증보판

참살이 의학

Well-being Medicine

기초교양교육 시리즈 8

증보판

참살이 의학

대표저자 정 희 순

서울대학교출판부

Well-being Medicine

Edited by Hee Soon Chung

Seoul National University Press

머리말

우리는 지금 웰빙 시대에 살고 있다고 해도 과언이 아니다. 인간의 궁극적인 목적이 행복(well-being)임을 고려할 때 지금의 웰빙 열풍은 지극히 당연한 현상이다. 웰빙은 우리말로 '참살이'라고 하는데, 참살이란 육체적 · 정신적 삶의 유기적 조화를 통해 건강한 심신을 유지함으로써 행복한 삶을 추구하는 생활양식이라 하겠다.

아무리 오래 살아도 건강하지 않으면 행복한 인생을 살았다고 할 수 없으며, 또한 건강이 망가지면 뜻있는 인생을 살아갈 수도 없다. 이렇게 중요한 건강을 유지하면서 참살이를 실현하려면 건강을 해치는 위해요인과 질병에 대한 이해가 선결되어야 가능하다.

'참살이 의학 특강'은 2005년 3월에 처음으로 개설된 교양 교과목으로, 대부분의 강좌가 서울대학교 보라매병원에 계시는 교수님들에 의해 매 시간 특강 형식으로 진행되고 있다. 지난 몇 학기의 강좌를 진행하면서 주교재가 없다는 것이 가장 큰 제약점이었는데, 이번에 주교재를 마련하게 되었다. 그리고 강좌는 강의시간의 제한으로 특강 주제가 한정될 수밖에 없었지만, 다행스럽게도 책이라는 매체를 통해서 좀더 다양하고 폭넓은 의학 상식과 지식을 다룰 수 있게 되었다. 이 책이 장래 우리 사회의 근간이 될 수강생들의 건강을 유지하는 데 실용적인 길잡이가 되기를 바라며, 또한 이 책을 읽는 모든 분들의 건강한 참살이에 실질적 도움이 되기를 빈다.

끝으로 원고를 집필하는 데 기꺼이 참여하고 수고해 주신 서울대학교 보라매병원 전 · 현직 동료 교수님들, 다른 곳에 근무하면서도 뜻을 함께 해 주신 윤영주 선생님 및 박상원 교수님, 그리고 출판 실무를 맡아주신 김덕겸 교수님께 진심으로 감사드린다.

2006년 6월

대표저자 정희순

증보판을 내며

자신만의 참살이를 위해서 각양 각색으로 살아가는 현실 속에서 의학적인 면에서 조금이나마 참살이의 실용적인 길잡이가 되기를 바라며 본 교재를 출간한 지도 벌써 세 돌을 가까이 하게 되었다.

그간 참살이 의학 강좌에서 성심을 다해서 수고해 주신 강사진 선생님들과 교양 과목으로서는 부담이 될 수 있는 내용 및 분량임에도 불구하고 매번 강의실에서 열심과 성의를 다하는 학생들이 있었기에 여기까지 왔다고 생각되며 감사를 드린다.

교재가 발간된 후에 하루가 다르게 발전하는 의학 지식의 변화와 강의 과정을 통해서 피드백을 받게 되는 미진한 점들을 발견하면서 이를 교재에 반영하지 못하는 안타까움이 있었으나 이번 증보판을 통하여 일부 부족하였던 점들을 조금이나마 개선할 수 있는 여지가 있어 다행으로 생각한다. 가능한 빠른 기간 안에 개정판으로 다시 만날 수 있기를 기대한다.

보다 나은 책으로 거듭날 수 있게 도와주신 집필진 선생님들과 참살이 강좌를 통하여 끊임없이 자극을 준 학생들, 증보판 발간을 도와주신 서울대학교출판부에 감사드린다.

2009년 4월
대표저자 정희순

차례

서 론

Introduction

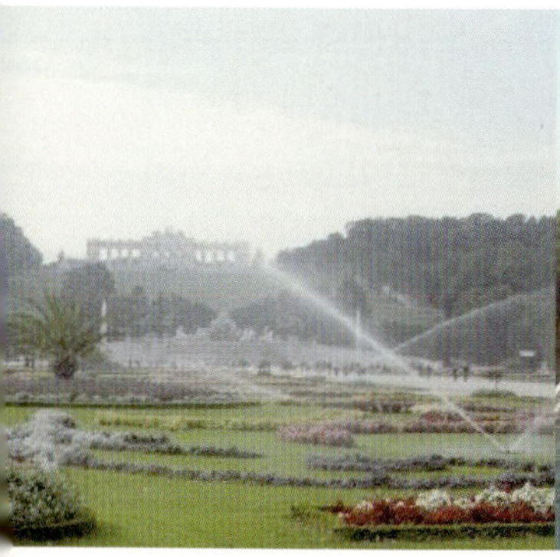
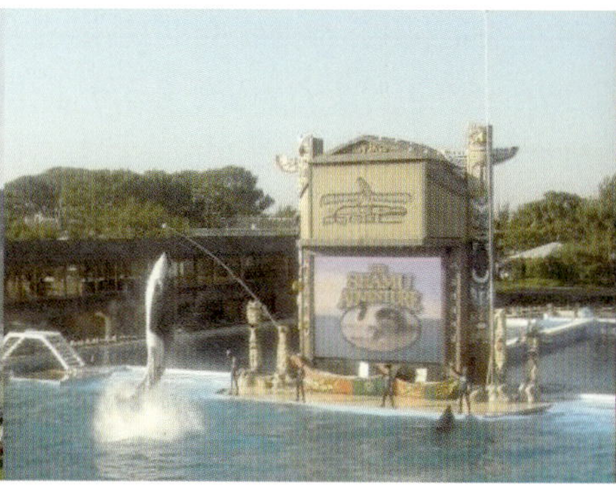
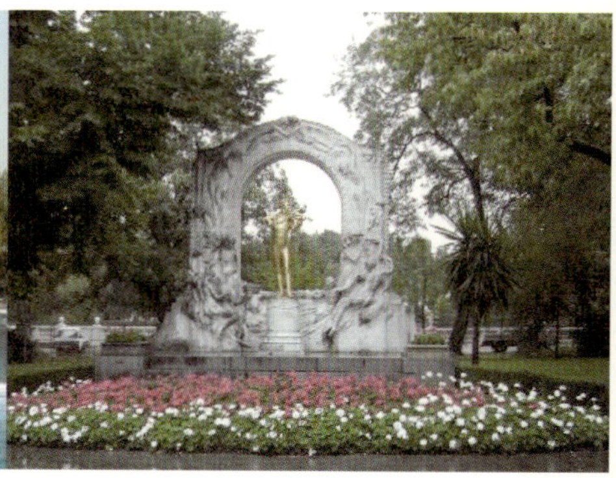

참살이를 위한 첫걸음

내과 정희순

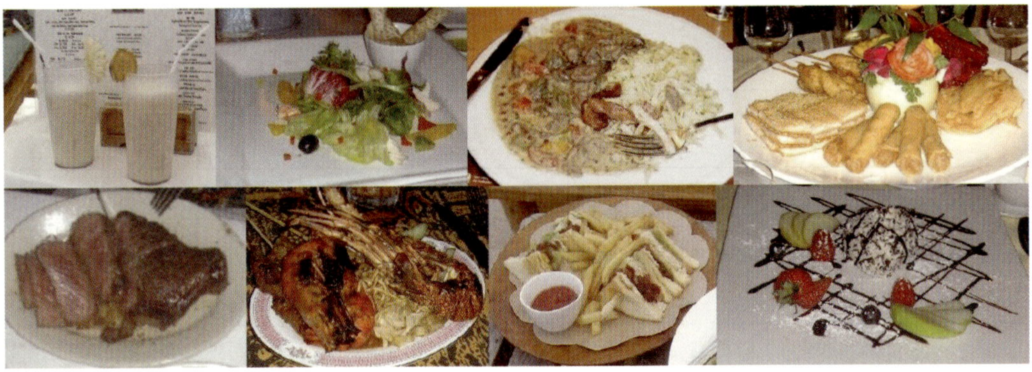

I. 웰빙과 참살이

수많은 문화적 개념 중에서 근래 주가가 가장 급상승한 대표적 예가 '웰빙(well-being)' 으로, 웰빙이란 용어는 2000년 이후 미국에서 처음 등장해 국내에는 2002년 말 한 여성잡지 기사를 통해 소개되었다고 알려져 있다. 사회 전 분야에 걸쳐 웰빙 열풍이 불면서 웰빙은 어느 틈엔가 우리 삶 곳곳에 깊이 스며들었는데, 웰빙 와인, 웰빙 농산품, 웰빙 화장품, 웰빙 가전제품, 웰빙 아파트 등과 같이 다소 낯설었던 용어도 흔히 접하게 되었고 웰빙의 대명사격으로 요가나 명상도 크게 유행하고 있다. 또한 웰빙과 연관되어 스파와 경락마사지, 발마사지, 피트니스센터가 성업 중이며, 보디라인 및 체형관리 등도 붐을 이루고 있다. 이처럼 웰빙이 물질적 풍요와 고급화, 건강과 미용에 대한 지나친 집착 등 상업적 목적으로 남용되면서, 웰빙의 본래 의미와 다소 다른 모습을 보이고 있는 것이 현실이다.

웰빙의 사전적 의미는 행복, 복지, 안녕 등으로 해석되는데, 인간은 누구나 행복해지고 싶어 하므로 웰빙 열풍은 지극히 당연한 사회적 현상이다. 웰빙을 단어 그대로 나누어 생각해 보면 건강한(well, 안락한 · 만족한) 인생(being)을 살자는 의미이니, 단순하게는 웰빙이란 "잘 먹고 잘 살자"란 뜻으로 해석할 수 있으며, 건강과 관계된 모든 것이 웰빙에 포함된다고 할 수 있다. 이는 1949년에 설립된 세계보건기구(WHO)의 창립 헌장에서 건강에 대한 정의가 '웰빙' 으로 표현되고 있는 것에서도 알 수 있는 사실이다. WHO에서는 질병에만 관심을 갖고 있던 시절, 즉 질병이 없으면 건강하다고 하는 개념밖에 없던 시절에 이미 "건강이란 단지 질병이나 쇠약함이 없는 상태뿐만 아니라, 육체적 · 정신적 그리고 사회적 안녕(well-being)까지를 포함하는 완전한 상태(Health is a complete state of physical, mental and social well-being not merely absence of disease or infirmity)"라고 정의하고 있다.

우리말 다듬기 운동의 일환으로 국립국어연구원에서는 2004년에 '웰빙'을 대신할 우리말로 임희연 씨가 제안한 '참살이'를 채택하였다. 임씨는 '참'이 주는 느낌은 '뭔가 모르게 바르다'는 생각이 들게 하므로 '질적으로 훌륭하고 바른 삶'이란 의미에서 '참살이'를 제안했다고 한다. 결론적으로 '웰빙'이란 우리말로 '참살이'라 하며, 육체적 · 정신적 삶의 유기적 조화를 통해 건강한 심신을 유지함으로써 행복한 삶(=질적으로 훌륭하고 바른 삶)을 추구하는 생활양식이라고 요약할 수 있다.

II. 웰빙족

15세기 체코의 보헤미아 지방에는 다른 유럽 국가에서와 마찬가지로 유랑하는 집시들이 많았다. 당시 프랑스인들은 자유를 추구하는 그들을 '보헤미안(bohemian)'이라고 불렀다. 이러한 보헤미안의 정신적 흐름은 20세기에 들어서면서 자본주의 부르주아(bourgeois)의 물질적 풍요와 과거 보헤미안의 정신적 자유를 동시에 추구하는 미국의 새로운 상류층인 '보보스(bobos)'족에 계승되었다.

보보스의 '보보'는 부르주아의 잎글자 보(bo)와 보헤미안의 잎글자 보(bo)의 합성어이며, 보보스족은 경제적으로 많은 소득을 올리면서도 여피(yuppie)들처럼 자신을 드러내기 위해 사치를 부리지 않고 보헤미안처럼 자유로운 정신을 유지하면서 예술적 고상함을 향유하는 데 힘쓴다. 그리고 이러한 보보스족의 삶에서 더욱 발전하여 몸과 마음이 유기적으로 결합된 풍요롭고 아름다운 인생을 영위하자는 웰빙족이 탄생하였다.

웰빙족은 정보화 시대의 개화된 엘리트로, 보헤미안 또는 히피족의 자유로운 정신 및 문화적 반역성과 부르주아 자본가들의 물질적 야망을 함께 지닌 새로운 문화권력으로 정의된다. 웰빙족은 겉으로 볼 때는 부르주아 같은 삶으로 보이지만 생활양식은 겉치레를 중시하는 부르주아와는 확연히 다르며, 패션은 고급이지만 경박하게 드러나서는 안 되고 화려한 외관의 미보다는 내적인 질을 더 중시한다. 자연 속에서 생명력을 되찾았던 선조의 지혜와 전통에서 빌려온 이 삶의 방식은 보보스족처럼 굳이 비싼 돈을 들이지 않더라도 누구나 충분히 맛볼 수 있는 삶이다. 웰빙족은 도심의 공해와 현대인의 바쁜 생활에서 벗어나 몸의 평화를 추구하고, 패스트푸드보다는 유기농 야채와 곡식으로 만들어진 신선한 건강식을 섭취하고자 한다. 또 몇 만 원짜리 비싼 레스토랑 식사보다는 가벼운 생식을 즐기고, 그 값으로는 향긋한 스파 마사지나 발마사지를 즐긴다는 사고방식이다. 그리고 퇴근 후에 헬스클럽이나 요가센터를 찾아 하루의 스트레스를 건전하게 날려버리는 것 또한 웰빙의 일환이다. 삶을 어떻게 즐겨야 한다는 구체적인 공식은 웰빙에게는 어울리지 않는다. 그 모든 것을 초월해 웰빙의 삶은 규정된 스타일이라기보다는 몸과 정신이 모두 편안해질 수 있는 마음가짐이 제일 우선한다.

고도화된 산업사회로 들어서면서 인간은 물질적인 풍요를 누리게 된다. 대부분의 사람들이 말 그대로 '살기 위해' 필요한 물건들은 모두 가지고 있게 된 것이다. 물질적 부의 축적에 대부분의 시간을 소비하는 인간은 곧 산업사회의 병폐를 인식하게 된다. 산업사회는 인간에게 부의 축적을 가져왔을 뿐 그보다 중요한 정신적 · 육체적인 '건강'에는 소홀하게 했다. 이에 따라 정신적 · 육체적 건강에 눈을 돌린 사람들이 늘어나면서 나타난 새로운 삶의 양식이 웰빙이다. 돌이켜보면 1980년대 중반 유럽에서 시작된 슬로푸드(slow food) 운동이나 1990년대 초 "느리게 살자"는 가치를 내걸고 등장한 슬로비족(slow but better working people), 물질적 실리와 보헤미안의 정신적 풍요를 동시에 추구하는 보보스(bobos)족 등도 어떤 면에서는 웰빙의 한 형태라고 할 수 있으나, 지금의 삶의 모든 가치들을 포괄하는 의미의 웰빙보다는 좀더 작은 개념이라고 볼 수 있다.

진정한 웰빙족이 되려면 나름대로의 생활수칙을 지켜야 하는데, 우선 균형 잡힌 식사, 규칙적인 운동, 충분한 휴식 — 이 세 가지의 기본수칙을 준수해야 한다. 식단을 작성할 때는 동물성 지방질과 소금 섭취를 줄이고, 생선과 야채를 늘리며, 과식하지 않고, 식사시간은 반드시 30분 이상으로 한다. 그리고 자신에게 맞는 운동 종목을 골라 꾸준히 1주일에 3회 이상 지속하며, 피로가 누적되지 않도록 그때그때 충분한 휴식을 취해야 한다. 그리고 직업이나 주거 등 환경이 변했을 때 저항하는 것은 스트레스 및 각종 질병을 유발하는 행위이므로 여러 가지 변화에 대해 잘 적응하도록 노력한다. 또한 일에서 벗어나 행복을 추구하는 데 게을리해서도 안 된다. 즉 아이들과 함께 놀거나 음악 및 영화 감상, 애완동물 기르기, 꽃 가꾸기, 공원 산책, 그림 그리기, 주말명상, 주말여행, 여가활동 등 자신의 취향에 맞는 한두 가지를 선택해 바로 시작하도록 한다.

인터넷을 통해 웰빙을 검색해보면 '웰빙 TV', '웰빙 가전제품', '웰빙 교회', '웰빙 컨설컨트' 등 웰빙에 관련된 각종 산업이 생겨나고, 웰빙을 논하지 않으면 시대에 뒤처진 사람처럼 보이게 한다. 웰빙을 가장한 많은 상품들이 이미 우리 사회를 지배하고 있으며, 이러한 상품들을 이용해야만 건강하고 오래 사는 것으로 착각하게 만든다. 반면 웰빙 열풍은 특정 부분의 위축을 초래하기도 하는데, 대표적인 예가 한의학 분야이다. 한의사 공급이 계속 늘면서 시장이 점차 포화상태에 이르고 의료시장 개방에 따른 중국 한의사(中醫)들의 국내시장 진출이 예상되는 등 의료여건이 불확실해지고 있을 뿐만 아니라, 웰빙 열풍으로 한의사들의 주요 수입원인 보약이나 침 대신 먹을거리와 운동으로 자신의 건강을 챙기는 사람이 늘어나고 있기 때문이다.

그런데 여기서 어리석은 질문을 한번 해보자. 우유를 먹는 사람과 우유를 배달하는 사람 중 누가 더 웰빙족에 가까울까? 정답은 물론 우유를 배달하는 사람이다. 우유를 앉아서 먹는 사람에 비해 배달하는 사람은 새벽 공기를 마시며 몇 시간 동안 걷거나 뜀으로써 충분한 운동을 하기 때문이다.

그럼 비싼 목욕은 웰빙에 필수적인가? 물론 그렇지 않다. 아로마 입욕제를 쓴 물이 수돗물보다 더 매끄러울 수는 있지만, 마음속 스트레스까지 씻어줄 수는 없다. 더 중요한 것은 편안한 마음가짐이다. 오늘날 우리 사회에 펼쳐지고 있는 웰빙의 문화적 풍경은 대중적 소비와 상업주의가 교묘히 연계되어 있다는 것을 간과해서는 안 된다. 우리 모두 너무 형식에 구애되어 사이비 웰빙족이 되지 않도록 주의해야 하며, 웰빙을 경제적으로 단순히 잘 먹고 잘 사는 인생을 뜻하는 것이 아니라 정신적으로 풍요롭고 육체적으로 건전한 문화적인 삶으로 이해해야 한다.

III. 웰빙과 비교되는 개념

1) 로하스(lifestyles of health and sustainability, LOHAS)

웰빙이 개인이나 가족 단위의 건강한 삶을 좇는 것으로 유기농산물 소비 등의 상업적 물질만족과 관련된 것만으로 이해되면서, 이에 대한 반성으로 나타난 것이 정신적이고 정서적인 생활양식을 좇는 사회적 단위의 웰빙을 뜻하는 로하스이다. 로하스는 개인적 웰빙을 뛰어 넘어 사회가 함께 웰빙하자는 이른바 사회적 웰빙을 뜻하는 것으로, 건강과 환경을 중요하게 생각하는 소비자들의 생활패턴으로 나타나고 있다.

예를 들어, 자동차의 경우 미국이나 일본은 전기와 휘발유를 함께 사용하는 하이브리드 자동차의 보급, EU는 친환경 디젤 자동차의 대중화를 시두르고 있으며, 온실가스 감축을 목표로 하는 교토의정서의 발효와 함께 우리나라 기업 쪽에서도 환경을 규제가 아닌 새로운 마케팅 기회로 인식하면서 자동차, 섬유, 건설 등 일부 업종에서 로하스 개념을 도입하고 있다.

2) 웰루킹(well-looking) 신드롬

좋은 음식을 먹고 운동이나 여행을 통해 건강하고 행복한 삶을 추구하는 웰빙에 덧붙여, 미(美)적 감각을 함께 추구한다.

3) 네오웰빙(neo well-being) 운동

현대사회의 웰빙 열풍에 감춰진 위험을 경계하고 삶의 진정한 행복을 누리자는 취지로, 상업적 · 물질적 관심에서 벗어나 가정과 삶의 행복을 추구하자는 일종의 사회운동이다.

4) 다운시프트(downshift)족

일종의 '느림보족'을 지칭하며, 경쟁과 속도에서 벗어나(직장이나 일에서의 이탈) 여유 있는 자기만족적 삶을 추구하는 사람들로, 가족에 큰 가치를 두고 자기만족적 삶을 민감하게 받아들이는 세대인 30~40대와 증권, 금융, 정보통신 등의 중산층 전문직이 주류를 이룬다.

5) 슬로비(slobbie)족

천천히 그러나 더 훌륭하게 일하는 사람들(slow but better working people)을 뜻하는 것으로, 어지러울 정도로 빠르게 돌아가는 현대생활의 속도를 늦추고 보다 천천히 그리고 느긋하게 살자고 주장하며 물질보다는 마음, 그리고 출세보다는 자녀나 가정생활을 더 중시한다. 요약하면 로하스는 '건강 + 환경', 웰루킹 신드롬은 '건강 + 미용'을 각각 목표로 한 반면, 슬로비족은 '건강 + 가정'을 추구한다고 할 수 있다.

6) 여피(yuppie)족

젊고(young) 도시화된(urban) 전문직업인(professional)을 뜻하는 말로서, 신세대 가운데 고등교육을 받고 도시 근교에 살며 전문직에 종사하면서 연 3만 달러 이상의 고소득을 올리는 젊은이들을 가리킨다. 이들은 개인 취향을 가장 우선시하며, 매사에 여유가 있고, 이들의 행동거지에는 거짓이나 꾸밈이 없다.

7) 예티(yettie)족

젊고(young) 기업가적(en-trepreneurial)이며 기술에 바탕을 둔(tech-based) 인터넷 엘리트(internet elite)의 머리글자를 딴 말로, 신경제가 만들어낸 신세대 인간형이다. 여유롭고 멋진 삶을 즐기는 여피족과 달리 20~30대인 이들은 외모에는 관심이 없고, 오로지 자신을 하나의 상품으로 팔기 위한 끊임없는 자기 개발에만 신경을 쓴다.

8) 이피(yiffie)족

젊고(young) 개인주의적이며(individualistic) 자유분방하고(free-minded) 이전 세대에 비해 사람 수가 적다(few)는 의미로, 1990년대 들어 미국에서 새로이 등장한 신세대 직업인들이다. 전후 베이비붐이 퇴조한 1965년 이후에 태어나 대학을 졸업한 고학력자들이며, 레저, 가족관계, 여유 있는 생활 등에 주로 관심을 쏟는다.

9) 명품족

요즘 미국에서는 아이들의 이름을 샤넬, 로레알, 구찌 등 명품 브랜드를 본따 짓는 새로운 작명법이 유행하고 있다고 한다. 가장 선호도가 높은 이름은 이탈리아 명품 브랜드인 '아르마니'라고 하며, 심지어 스포츠 전문 채널인 'ESPN', 코냑 브랜드 '쿠르브와제' 같은 이름도 등장하고 있다고 한다. 경제적 부(富)가 행복 수준을 결정짓는다고 생각하는 설익은 부모들이 자녀에게 '물질 만능의 조기

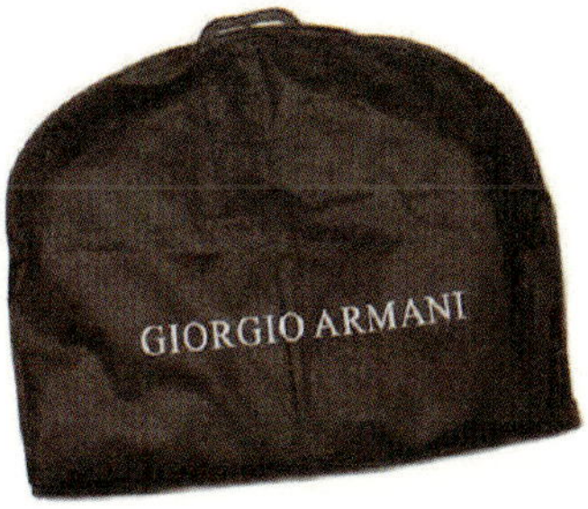

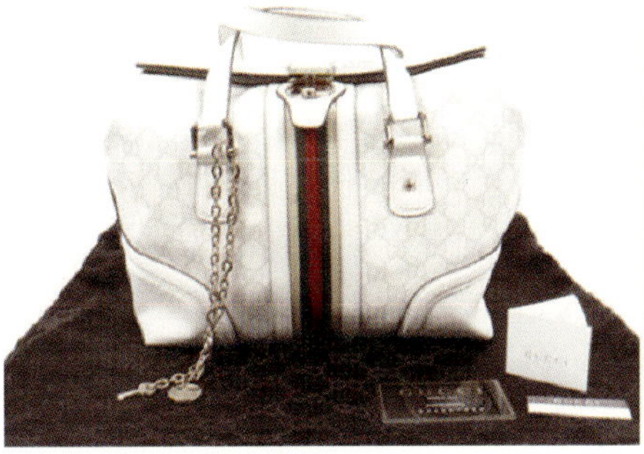

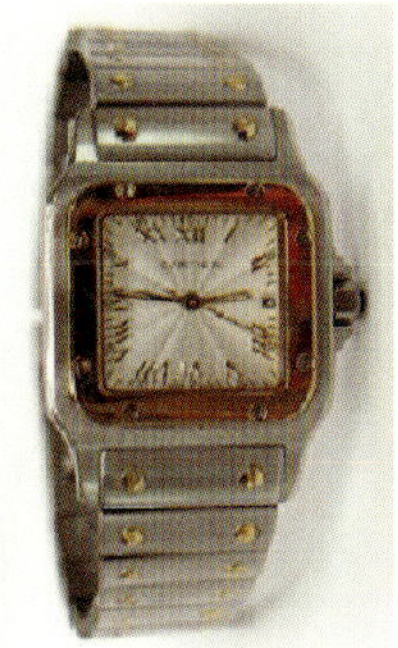

교육'을 시키고 있는 것이다.

우리나라도 과시적 명품 선호 경향은 예외가 아닌데, 웰빙족은 과시적 고급 소비를 지향하는 것이 아니라 자기만족을 위해 조화롭고 건전한 소비를 하는 것인 반면에, 명품족은 오직 경제적인 부에만 초점을 맞춘다.

Ⅳ. 진정한 웰빙

이미 언급한 바와 같이 세계보건기구(WHO)에서는 건강이란 육체적 · 정신적 그리고 사회적 안녕(well-being)까지를 포함하는 완전한 상태(Health is a complete state of physical, mental and social well-being)라고 정의하고 있다. 따라서 진정한 웰빙을 이루려면, 다음과 같은 세 가지 측면 모두를 충족시켜야 한다.

1) 육체적 웰빙

신체활동이 원활하게 이루어지고 건강증진을 위한 생활습관을 지속적으로 유지하는 상태

2) 정신적 웰빙

자신에 대한 만족감과 자부심이 충만한 상태

3) 사회적 웰빙

직장 또는 공동체에서 소속감과 함께 성취감을 느끼는 상태

V. 웰빙, 참살이와 의학

의료계에도 어김없이 웰빙 바람이 불어, 과거에는 질병을 가진 사람들이 병을 치유받기 위해 병원을 찾았으나 오늘날에는 건강한 사람들이 더욱 건강을 유지하고 좀더 젊고 행복한 삶을 영위하고자 나름대로 노력하거나 의료기관을 방문한다. 즉 건강에 대한 관심이 소극적 · 수동적 입장에서 벗어나 적극적 · 능동적 입장으로 바뀌어 가고 있다. 그러나 대부분의 사람들은 무엇이 정말로 건강에 좋은지 정확한 지식을 가지고 있지 못하기 때문에, 상업적으로 이용되고 있는 측면도 강해 건강보조식품을 비롯한 건강 관련 제품이 거대한 시장을 형성하게 되었다.

동양의학에는 '미병(未病)' 이라는 말이 있는데, 이것은 문자 그대로 아직은 병에 걸리지 않은 상태를 나타내는 말이다. 즉 단순히 지금 당장 병에 걸리지 않았다는 것만으로는 건강하다고 할 수 없다는 것이다. 자신이 건강하다고 생각하고 있는 사람들 중에서도 만성적으로 변비나 설사, 두통, 기침, 불면증 등으로 고통을 받는 사람 또한 적지 않을 것이다. 물론 이러한 증상은 의학적으로 의미없는 경우가 더 많지만, 한편으로는 특정 질환의 신호일 수도 있으므로 언제나 늘 그랬다고 생각하고 가볍게 보고 있으면 큰 병으로 진행될 위험성이 있게 마련이다.

행복이나 삶의 만족을 추구하는 웰빙이 인간이 어떻게 살아가야 하는가에 대한 해답이라면, 질병이 없는 상태의 웰빙은 개인적인 건강을 추구하는 것이다. 스스로 자신의 건강 문화를 만들어 내려고 노력한다면 그 자체가 웰빙, 참살이에 포함된다고 할 수 있으며, 참살이를 위해선 의학적으로 올바른 상식과 지식을 습득하는 것 또한 필수적이다. 그리고 건강을 유지하는 절대비법이 따로 있는 것이 아니므로 매스컴이나 잡지 선전에 놀아나 공연히 우왕좌왕 하지 않도록 해야 하며, 현재 자신이 처해 있는 환경에 따라 자신에게 필요한 항목을 추가해 각자의 맞춤형 건강을 추구하는 것이 의학적인 면에서의 진정한 웰빙이다.

최근 한국영양학회에서는 한국인 건강 5적으로 5저를 발표했는데, 5저를 극복해야만 진정한 웰빙에 이를 수 있다고 했다. 각각의 항목을 살펴보기로 하자.

1) 저체중

체중(kg)을 키(m)의 제곱으로 나눈 값인 체질량지수(BMI)가 18.5 미만이면 저체중으로 분류된다. 젊은 여성이 저체중이면 출산능력이 떨어지고 저체중아를 낳을 가능성이 크다. 또 당사자에겐 성장저해, 빈혈, 생리불순을 일으킬 수 있다.

2) 저출산

우리나라의 합계 출산율은 1.26명이다. 미국 중앙정보국(CIA) 통계에 따르면, 전 세계적으로 우리나라보다 출산율이 낮은 나라는 홍콩, 마카오, 싱가포르, 리투아니아, 체코, 슬로베니아뿐이다. 저출산이 지속되면 유·소년 인구가 줄어들어 국가의 노동력·경쟁력이 약해지고, 출산 경험이 없거나 적은 여성은 유방암·난소암·췌장암에 걸릴 위험이 크다.

3) 저골밀도

40대 이상 남성의 53%, 여성의 61%가 뼈가 약한 저골밀도 현상을 겪고 있다. 우유·멸치·뱅어포 등 칼슘이 풍부한 식품의 섭취가 적고 햇볕을 기피해 비타민 D(칼슘의 체내 이용을 도움)의 생성이 적은 것이 주원인으로 해석되며, 골밀도가 낮으면 뼈가 부러지기 쉽고 운동을 하기 어렵기 때문에 또 다른 질병에 노출될 수 있다.

4) 저모유수유

우리나라 여성의 모유수유율은 15%로 유럽(75%), 미국(52%), 일본(45%)보다 훨씬 낮다. 모유를 먹지 않은 아기는 설사 등 소화기 질환, 장티푸스 등 감염성 질환, 천식, 아토피 등 알레르기 질환에 걸릴 위험이 높다. 모유를 먹이지 않는 산모는 산후 체중이 쉽게 줄지 않고(6개월간 모유수유 때 18kg의 체중감소 효과), 유방암·난소암의 발생 위험도 높아진다.

5) 저쌀소비

영양학회의 주장에 의하면, 1인당 연간 쌀 소비가 최소한 100kg은 돼야 한다고 한다. 이보다 덜 먹으면 고혈압·당뇨병 등 각종 성인병이 크게 늘어나는데, 지난해 우리나라 국민 1인당 연간 쌀 소비량은 82kg이었다. 또한 쌀 위주의 우리 전통 식생활이 최고의 웰빙 식단으로, 쌀 소비가 줄면 혈관 건강에 해로운 동물성 식품(특히 육류)의 섭취가 늘어나는 것이 문제가 된다.

VI. 결론

웰빙이란 개념이 단계적으로 국민들에게 스며든 구미에서는 복지와 관련된 사회적인 웰빙과 모든 사람이 자연과 어우러질 수 있는 친환경적인 웰빙이 강조되고 있는 반면, 급속하게 대중매체를 통해 퍼지게 된 우리나라에서는 사회복지나 친환경과는 무관하게 개인적인 웰빙을 추구하기 위해 상품에 집착하는 물질지향적인 모습을 보이고 있다.

육체적·정신적으로 건강한 삶을 영위하고자 하는 것은 인간의 기본적 욕구이므로 현재 나타나고 있는 웰빙 바람은 소멸되지 않고 우리 생활에 하나의 생활양식으로 자리잡게 될 것이다. 현재 우리나라에서 나타나고 있는 물질에만 집착하며 유행에 민감하게 반응하는 웰빙의 모습은 점점 그 본래의 개념에 입각하여 재편되어 일부층만이 아닌 모든 사람들에게 적용될 것이며, 일상생활에서 정신적·육체적인 건강을 유지하며 환경과 어우러져 살아가는 모습으로 나타날 것이다. 또한 외국에서 유행하는 여러 운동 또는 건강식품을 무조건적으로 받아들이는 모습에서, 앞으로는 우리의 전통적인 것에서부터 쾌적하고 건강한 삶을 누릴 수 있는 다양한 방법이 나타나기를 기대한다.

잘 먹고 잘 사는 것도 중요하지만, 진정한 참살이는 평상시의 규칙적인 생활, 고른 영양섭취, 충분한 휴식과 숙면, 적당한 운동 등을 통해서 편하고 즐거운 마음상태를 유지하면서 행복한 삶을 사는 것이다. 건강하게 살기 위해 식생활을 바꾸거나 운동을 하는 것은 자신의 의지와 생각이 바뀌어야만 가능한 것이며, 삶의 질을 높이는 방향으로 삶을 살아가는 것이 참살이의 기본인데 그 삶의 질의 수준을 재는 잣대는 형식이나 과시가 아니라 스스로에 대한 만족이 되어야 한다.

영국의 일간지 '더 타임스'는 최근 인터넷판 건강 면에서 '참살이를 위한 지름길'이란 제목으로 12가지 방안을 제시했다. 참고삼아 이 내용을 요약해 보기로 한다.

1) 퇴근 후 '한잔'도 자제하라

일을 마치고 귀가하자마자 와인 한잔을 하는 것이 순간적으로는 위안이 될지 몰라도 결과적으로는 해가 된다. 알코올이 급속히 침투하면서 식사할 틈도 없이 소파에서 곯아떨어질 수 있기 때문이다. 따라서 술 생각이 나면 퇴근한 뒤 샤워나 목욕을 하면서 피로를 달랜 뒤 식사를 하며 가볍게 한잔하는 것이 좋다. 그러나 술을 마시지 않으면 다음 날 아침 컨디션이 한층 좋다는 것을 느낄 것이다.

2) 대마유를 섭취하라

엉뚱하게 들릴지 모르지만 대마유에는 심장병이나 뇌졸중을 방지하고 정신집중을 도와주는 오메가3 지방산과 오메가6 지방산이 풍부하다. 채소나 샐러드, 생선 요리를 할 때 가끔은 올리브유 대신 대마유를 사용하라.

3) 카페인과 타닌 섭취를 줄여라

카페인과 타닌이 들어 있는 커피나 차를 너무 많이 마시면 오히려 정신건강에 해로울 수 있다. 또 철분과 칼슘 등 필수 미네랄 흡수에도 악영향을 줄 수 있다. 커피와 차에 중독됐을 경우 섭취량을 줄인 뒤 두통이 올 수 있지만 참을 가치가 있다. 필요할 경우 진통제 복용이 도움이 될 수 있다.

4) 음식은 천천히 먹어라

식사할 때는 다른 것에 신경 쓰지 말고 음식에만 집중하며 천천히 맛을 음미하라. 그러면 TV를 보거나 다른 생각을 하면서 식사를 할 때보다 쉽게 포만감을 느끼게 돼 과식할 염려가 없다.

5) 이로운 박테리아를 섭취하라

과일과 요구르트로 하루를 시작하라. 유산균이나 비피더스균 등의 성분이 들어 있는 요구르트가 도움이 될 것이다. 국화과의 다년초인 아티초크나 통밀가루 빵, 양파, 마늘, 부추, 바나나, 콩류 등도 유산균들의 활동을 촉진하는 물질을 함유하고 있다.

6) 소금을 넣기 전에 간을 봐라

습관적으로 음식에 소금을 더 넣는 경우가 있는데, 이것은 건강에 아주 좋지 않다. 소금 대신 레몬이나 마늘, 후추, 야채 등으로 간을 맞추는 방법이 있다.

7) 충분한 양의 물을 마셔라

사무실 책상에 물컵이나 물병을 놓고 충분히 물을 섭취하라. 목표량은 매일 2.5L의 물을 마시는 것이며, 작은 물병을 가지고 다니면서 버스를 기다리거나 지하철 안에서도 한두 모금씩 마시는 것이 도움이 될 것이다.

8) 야채는 쪄서 먹어라

물에 끓이는 것보다 증기를 이용해 쪄서 먹을 경우 비타민 등 각종 영양소를 파괴하지 않게 된다. 끓는 물속에 로즈메리나 백리향 등의 화초를 넣으면 찐 채소의 향기도 좋아지게 된다.

9) 소다수나 탄산수를 끊어라

이들을 마시지 않게 되면 설탕 섭취량도 줄어든다. 대신 과일이나 우유나 설탕이 들어 있지 않은 초콜릿을 먹어라.

10) 다이어트용 제품을 피하라

이들은 각종 첨가제나 튀길 경우 몸에 해로운 지방 등이 들어 있을 수 있다.

11) 지방섭취를 줄여라

파스타의 소스는 토마토로 만든 것을 먹고, 탈지우유나 지방이 적은 육류를 구입하라.

12) 먹기 전에 몸에 좋은지 생각하라

마지막으로 이것이 내게 좋은 음식인지 아닌지 음식을 먹기 전에 한번 더 자문해 봐라.

참살이 의학 각론에 앞서서

내과 김덕겸 · 정희순

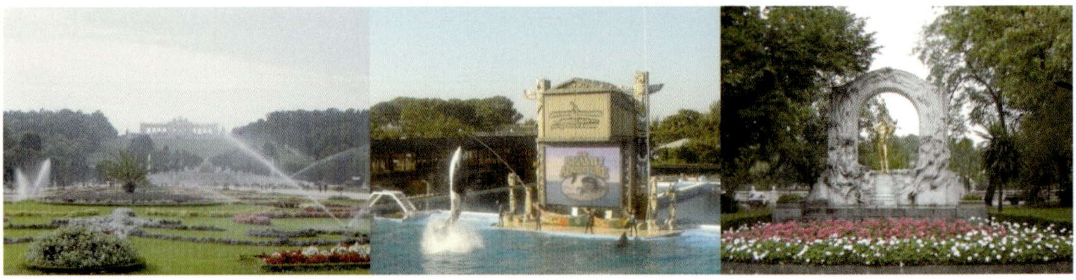

의학은 인간에게 발생하는 질병에 대한 이해를 통해 이를 예방 또는 치료하여 보다 건강한 상태를 유지하려는 인간의 노력의 일환이다. 시대가 변함에 따라서 의학의 연구 대상인 질병과 삶의 행태가 변화하였고, 최근의 유전자 정보에 대한 이해의 증가, 분자생물학적 방법 및 영상의학의 발달 등이 질병을 진단하고 치료하는 과정에 접목되면서 일선 진료 과정에도 많은 변화가 일고 있다. 또한 흔히 서양의학으로 일컬어지는 현대의학과 더불어 전통 한의학, 대체의학 등의 새로운 분야에 대한 관심과 연구활동이 커지고, 이에 따라 의학에 대한 다양한 정보를 손쉽게 접하게 되었다. 참살이 의학 강좌에서는 의료정보의 홍수 속에서 보다 객관적이고 접근하기 쉬운 주제를 중심으로, 의학의 각 영역에 대해서 소개하게 된다.

이 글에서는 현대 서양의학 각각의 영역의 특성을 이해하기에 앞서서 과거와 비교해 변화된 질병의 추세를 살펴보고, 기존의 경험 위주의 의학에서 보다 객관적인 자료를 중시하는 형태인 최근의 근거중심 의학에 대해서 개괄적으로 소개하고자 한다. 더불어 일반적인 질환의 진단 및 치료 과정을 살펴보고 이 과정에서 고려되어야 할 사항들을 간단히 소개함으로써, 향후 진행될 각론을 이해하는 데 이 글이 길라잡이가 되었으면 한다.

I. 연속선상 개념의 건강, 질병 및 치료

건강은 육체적 · 정신적 및 사회적인 안녕상태가 유지되는 상태를 말한다. 이는 거꾸로 말하면 육체적 · 정신적 또는 사회적인 그 어떤 이유로도 건강하지 못한 병적인 상태가 발생할 수 있음을 시사한다.

일반적으로 '병이 있는 상태'와 '건강한 상태'는 정반대의 상황이며, 서로 공존할 수 없는 이분법적인 것으로 이해하기 쉽다. 그러나 실제 인체에서 일어나는 현상은 질병이 전혀 없는 최적의 상태로부터 질병으로 인해 사망하는 단계까지 하나의 연결된 스펙트럼이며, 이 중간 단계로 건강에 대해서 걱정하는 단계, 증상만 나타나는 경우, 질환으로 인해 신체적 · 정신적 장애(disability)가 나타나는 경우 등 다양한 형태가 포함될 수 있다는 사실을 이해해야 한다. 또한 신체 내부의 이상 변화의 결과로 질병이라는 현증이 나타나기까지는 시간이 걸리는 과정이며, 증상의 발현 정도나 양상도 질병의 경과에 따라 달라질 수 있다. 그러므로 어느 시점에서 관찰했느냐에 따라서 진단 및 치료의 성공 정도가 차이가 나게 된다.

치료적인 면에서는 흔히 질병의 증상이 두드러지게 나타나는 형태에서 약물이나 수술적인 처치를 시행하는 것이 치료의 전부라고 생각할 수 있으나, 넓은 의미에서는 현증에 대한 치료뿐만 아니라 질병 발생 과정에 대한 이해를 통해 질병 발생 이전에 발생 위험을 낮추기 위한 노력(운동, 예방접종 등)과 질병 발생으로 인한 후유증 및 신체적 · 정신적 장애를 돌보는 과정도 포함시켜야 한다. 따라서 많은 질병들이 일회성 치료로는 종결되지 못하고 지속적으로 의료시스템 안에서 관리를 받게 되며, 이런 특성은 만성 질환이 증가하는 최근에는 더욱 두드러진 현상이다.

II. 최근의 질병 특성

세계의 역사가 진행하는 과정에서 예외 없이 나타나는 것이 콜레라, 천연두, 페스트, 결핵, 인플루엔자 등 '역병'으로 대표되는 전염병이었으며, 따라서 과거부터 의학의 관심은 전염병과 이의 원인 생물체에 대한 것이었다. 많은 경우 이런 질환은 급성으로 발현하고, 한두 가지 특정 원인균이 존재하며, 이를 제거하거나 적절히 방어하면 치료가 되는 특성이 있다. 그리고 적절히 치료가 되지 않으면 단기간에 사망에 이르러 치사율이 높은 경우가 많았는데, 대표적인 예가 현재는 지구상에서 사라진 천연두이다.

그러나 현재는 사회경제적인 발달과 위생환경의 개선으로 과거와 같은 전염병 외에도 당뇨, 고혈압, 만성폐쇄성폐질환 등 소위 '만성' 질환의 유병률이 증가하고 있다. 이런 질환은 보통 한 가지 특정 원인이 있지 않고 다양한 여러 가지 위험요인(risk factor)이 복합적으로 관여하며, 한 가지를 조절하거나 차단해서 해결되는 경우가 많지 않으며, 급격한 신체장애나 사망보다는 점진적인 기능장애나 합병증을 초래하는 특성이 있다. 따라서 치료적인 면에서도 소위 '완치(cure)'의 개념보다는 '관리 및 조절(care, control)'의 개념이 중시된다.

III. 현대의학 연구방법의 특성 및 근거중심 의학

과거에는 진단이나 치료 과정에서 단편적인 임상경험이나 질병의 발병기전 및 병태생리학적 추론에 근거한 임상판단을 중시하여 왔다. 그러나 최근에는 의료의 효율성을 높이고 양질의 의료서비스를 목표로 하면서 소위 '근거중심 의학(evidence based medicine)'에 대한 관심이 증가하고 있다. 이는 의학적 결론이나 판단의 근거를 가장 과학적이고 적용 가능성이 높은 최근 연구 결과에 두는 것이며, 역학적이고 통계학적인 분석을 통하여 최선의 노력을 찾고 임상적용 후 이의 유용성에 대해 재평가해 보는 방법이다.

근거중심 의학에서는 검증된 의학지식에 근거하여 진료함으로써 의료의 효율성을 높이고, 단편적인 임상경험이나 의학적 지식에 근거한 판단보다는 통계학적으로 증명된 임상정보를 진료에 이용할 것을 주장한다. 즉 질병의 발병기전을 이용하여 의학적 추론을 전개하는 것이 기존 의학이라면, 체계적 임상경험을 판단 근거로 하는 것이 근거중심 의학이다.

또한 임상기법의 발달로 병태생리학적 추론의 중요성은 상대적으로 줄어드는 반면, 영상학적 방법이나 표지자 등을 이용한 임상연구 결과의 통계학적 분석을 통해 판단하는 경우가 증가하고 있다. 그리고 무작위 대조시험 방법론(randomized controlled trial methodology)이나 메타분석(meta-analysis) 등 임상의학 연구방법론 및 논문의 평가방법의 개발, 의료정보의 저장이나 검색에 유용한 정보시스템의 발달도 근거중심 의학과 함께 의학의 새로운 방법론으로 유행하고 있다.

IV. 일반적인 질병의 진단, 치료 과정 및 고려사항

대부분의 경우 환자는 신체적 · 정신적으로 새로운 증상(symptom)이나 징후(sign)가 발생하여 의료시스템을 찾게 된다. 의사는 먼저 환자의 병력을 청취하고 기본적인 신체검진을 통하여 실질적인 문제가 무엇인지, 어떤 점에 중점을 두고 검사 및 치료를 진행할지를 결정하게 된다.

병력청취 과정에서는 환자가 호소하는 주된 증상(주소, chief complaint) 및 이와 관련된 정보를 수집하며, 이 과정에서 과거 병력이나 사회력(직업, 흡연, 음주 등), 가족력 등을 확인하다.

신체검진은 혈압, 체온, 호흡수, 맥박수와 같은 활력징후(vital sign)를 측정하는 과정 외에도 신체부위의 정상 여부를 눈으로 확인하는 시진(視診), 손으로 만져서 통증이나 감각이상 등을 살피는 촉진(觸診), 신체 일부를 두드려서 들리는 소리로 이상 유무를 확인하는 타진(打診), 그리고 청진기를 이용하여 신체 장기의 운동과 관련된 음을 청취하는 청진(聽診) 과정을 밟게 된다.

이러한 병력청취 및 신체검진을 통하여 환자가 호소하는 증상 및 징후의 원인이 무엇인지 확인하거나 의심되는 질환을 배제하기 위하여 각종 혈액 및 체액을 이용한 실험실적 검사 및 방사선학적 검사 등이 진행된다.

병력청취, 신체검진 및 각종 검사 결과를 토대로 의료진은 치료를 시행하게 된다.

이와 같은 일련의 과정에서 다음과 같은 의료행위의 제한점을 이해해야 환자와 의사 간의 오해가 줄어들 수 있다.

흔히 의학에서는 100%라는 없다고 말한다. 이는 어떤 진단적 방법도 100% 확실한 것은 없고, 어떤 치료방법도 100% 완벽한 방법은 없다는 것이며, 이로 인해 동일 질환에 대해서도 여러 가지 각종 진단적 방법이 동원되고 치료적인 입장에서도 다양한 접근이 이루어진다.

의학적 진단 및 치료 과정은 환자의 증상 및 징후, 검사 결과, 의사의 경험 등 여러 가지 상황을 토대로 기존 지식과 맞추어 가장 가능성이 있는 질환을 고려하여 진단하고 치료하는 일종의 확률에 근거한 행위이다. 다만, 단순한 확률 게임이 아니라 고귀한 생명을 다루는 상황이므로 보다 객관적이고 통계적 자료를 요구하는 것이며, 이 과정에서 최신 진단 및 치료 방법들에 대한 각종 연구 결과를 토대로 의사결정이 이루어진다. 병원에서 시행되는 각종 검사 결과의 판정 과정에서는 위음성, 위양성과 같은 오류가 있을 수 있음을 고려해야 한다. 이러한 오류는 검사를 시행하고 결과를 기다리는 환자나 보호자 입장에서는 명확한 해답을 얻지 못하기 때문에, 답답해하고 의료진을 불신하는 요인으로 작용하기도 한다.

치료적인 측면에서 살펴보면, 인간은 기계가 아니기 때문에 A를 넣어서 꼭 A′가 나오는 것은 아니다. 같은 약물 A가 들어가더라도 개개인의 약물 대사능력, 신체 상태 등 다양한 이유로 A′라는 효과가 나타나지 않을 수 있으며, 특정인에서 A′라는 효과가 나타났다고 해서 모든 사람에서 A′라는 효과를 기대할 수 있는 것은 아니다. 따라서 인간을 대상으로 하는 의학 연구에서는 항상 대조군이라는 비교 대상군을 선정하거나 각종 통계적 기법을 동원하여 우연히 발생할 수 있는 상황을 최소화한 상태에서 나오는 결과를 찾으려고 한다.

흔히 '누가 어느 약을 먹고, 또는 어느 치료를 받고 나았다' 라는 사실은 단편적인 현상일 뿐, 치료 효과에 영향을 줄 수 있는 여러 가지 생리적 · 사회적 요인들이 조정이 안 된 상태이므로 각종 오류 및 편견이 포함되었을 가능성이 있기 때문에, 질병을 치료하기 위한 방법을 선택하는 가치판단 과정에서 이를 고려해야만 한다. 각종 민간요법 등 객관적 증거가 부족한 — 즉 우연이나 각종 편견에 의해서 발생하였을 가능성을 배제하지 못한 — 진단 및 치료 방법에 대해서 서양의학에서 적극적으로 권유하지 못하는 이유가 여기에 있다.

또한 진단 및 치료 과정이 항상 분리되어 있는 것이 아니라는 점에 유념할 필요가 있다. 질병의 경과를 살펴보는 것 자체가 치료의 일환일 수 있고, 치료 목적으로 특정 약물을 투여하면서 이에 대한 반응을 토대로 진단을 내리기도 한다. 그러므로 모든 경우에 흔히 일컫는 '확진' 이 내려지지 않을 수 있으며, '확진' 이 내려지지 않은 상황에서도 치료가 시행될 수 있다는 점을 이해해야 한다.

간략하게 살펴본 위의 내용들은 앞으로 기술될 각 영역의 질환의 증상, 진단 및 치료 과정을 돌아보는 과정에서 직·간접적으로 다시 소개될 것이며, 각론에서 보다 깊은 이해가 이루어질 수 있을 것이다.

참고문헌

권상옥(2004). 『근거중심 의학의 사상 — 의학철학의 입장에서』. 의학사. 13: 335-346.

에드워드 골럽 저, 예병일 역(2001). 『의학의 과학적 한계』. 몸과 마음.

재컬린 더핀 저, 신좌섭 역(2006). 『의학의 역사 — 한 권으로 읽는 서양의학의 역사』. 사이언스북스.

http://www.cebm.net/

WELL-BEING MEDICINE

1편
건강 관리

Health Care

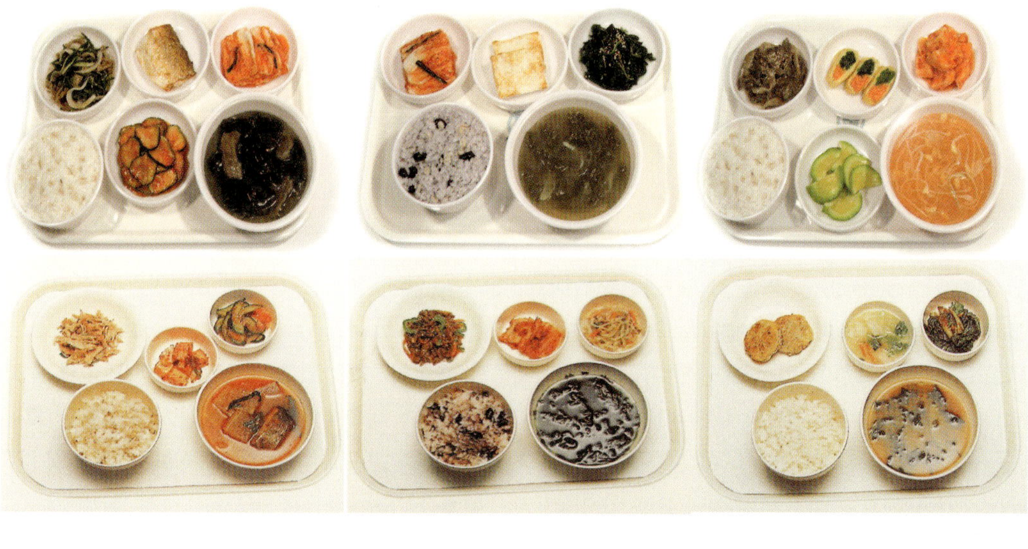

1장
건강 위해 요인

1절 스트레스

신경정신과 정희연

I. 스트레스의 개념

'스트레스'는 현대인의 일상생활에서 가장 널리 쓰이는 말 중 하나이다. 그러나 이 용어의 정의는 모호하며 다양하기 때문에, 그 의미가 정확히 이해되지 않은 상태에서 많이 사용되고 있다.

Cannon의 정의에 의하면, 스트레스란 '개인과 환경의 상호작용에 의해 개인의 항상성(homeostasis) 유지를 위협하거나 조화를 깨는 사건이나 자극'을 말한다. 흔히 걱정, 변화 또는 상상되는 변화, 압력, 물리적인 힘, 부담과 같은 용어가 동의어로 사용되기도 한다. 일반적으로 '현실에 존재하거나 상상 속이거나 상관없이 개인으로 하여금 적응이 필요한 어떠한 자극, 즉 사건·상황·사람 또는 대상'을 스트레스 유발요인(stressor)이라고 하고, 그 자극을 받았을 때 이에 적응하는 개인의 생리적·심리적·행태적 반응을 스트레스(stress)라고 정의한다. 스트레스는 정서적 위협이나 도전에 적응하기 위해 사용하는 정상적인 과정이며 일생 동안 존재한다.

스트레스, 즉 개인에게 의미가 있는 외적 또는 내적 자극이 가해지면 그에 대한 감정이 유발되고, 이것이 건강과 생존을 위협하게 되면 우리의 정신과 신체에서 각성 반응이 일어난다. 스트레스 반응(stress reaction)은 스트레스에 대한 개인의 반응으로 잘 조정된 전신적 반응이며, 정상적인 스트레스는 재난에 대비해 신체를 보호하는 역할을 한다.

스트레스는 양면이 있어 개인에 따라서는 긍정적인 경험일 수도 있고 부정적인 경험이 될 수도 있다. 스트레스 지각 정도와 대처 방법은 개인의 특성에 따라 매우 다르다. 스트레스를 경험한 모든 사람이 질병이나 건강상의 어려움을 겪는 것은 아니다. 스트레스와 질병 간의 관계는 선형적이지 않고, 개인의 특성이나 환경적 요인과 같은 다양한 인자에 의해 영향을 받는다. 예를 들면, 학습,

기억, 믿음, 편견, 욕구, 가치관과 같은 개인의 과거 경험이나 능력, 신체조건, 생활스타일, 사회적 지원, 자아의 강도, 발달 단계 및 유전적 감수성과 같은 개인적 특성에 큰 영향을 받는다. 즉 동일한 스트레스를 받아도 개인에 따라서 심한 불안 반응을 보이는 사람으로부터 동기와 도전의 기회로 삼는 사람까지 다양한 반응이 나온다. 따라서 스트레스에 취약한 사람도 존재하지만, 잘 적응하는 사람도 있다. 취약성(vulnerability)이란 스트레스를 처리하는 데 필요한 대처기술이 부족한 상태를 말하며, 대처(coping)란 스트레스를 다루는 개인의 노력을 일컫는다.

어느 정도의 스트레스는 삶의 필수요소로 건강 유지에 필요하다. 스트레스가 없다면 우리는 아무것도 성취할 수가 없을 것이다. 적절한 수준의 스트레스 하에서는 스트레스가 증가함에 따라 활력이나 열정이 고조되고, 낙관적이거나 긍정적 시각을 견지하며, 창의성과 생산성이 증대되고, 질병에 대한 저항력이 커져 건강이 증진된다. 이런 수준의 스트레스를 긍정적 스트레스(eustress)라고 한다. 반면에 스트레스가 증가하여 일정 수준을 넘어서면 피로감과 짜증이 증가하고, 집중력이 떨어져 생산성과 창의력이 저하되며, 비관적 태도와 부정적 시각을 보이고, 질병에 대한 저항력이 떨어져 병이 생기거나 악화되는 등 건강을 해치게 된다. 이러한 상태를 부정적 스트레스(distress)라고 한다.

II. 스트레스 반응

스트레스 반응은 몸과 마음의 상호작용에 의한 복잡한 과정이다. 이 반응은 무의식적 과정과 의식적 과정의 두 경로를 통해 일어난다. 무의식적 과정은 스트레스에 직면했을 때 몸을 각성시켜 필요한 활동을 취할 수 있도록 준비 상태를 유지하게 한다. 이 경우는 교감신경계의 활성화에 의해 일어나며, 부교감신경계는 스트레스 이전의 상태로 회귀하게 한다. 의식적 과정은 어떤 상황이나 사건 또는 대상을 스트레스 유발요인으로 지각하여 각성의 필요성이나 유용성을 주관적으로 판단하게 한다.

Selye는 스트레스를 자극에 대한 신체의 반응으로 정의하면서 유해자극에 대항하는 신체의 비특이적인 반응을 세 단계로 나누어 보았다.

첫째, 경보 단계(alarm stage)로 스트레스에 처음으로 노출되는 시기이다. 이 단계에서는 교감신경계가 활성화되면서 신체가 전반적인 각성 상태에 놓인다. 즉 에피네프린과 노르에피네프린의 분비가 증가하면서 신체가 어떤 행동(도피 또는 대항)을 취할 수 있도록 준비하는 단계이다. 이 단계에서는 스트레스가 특정 장기에 영향을 미치지는 않는다.

둘째, 저항 단계(resistance stage)로 신진대사가 원활하게 일어나면서 신체가 스트레스에 적응하는 시기이다. 이 단계에서는 스트레스 반응이 특정 신체기관이나 과정에 집중된다. 그러나 이 시기의 적응 에너지는 제한되어 있기 때문에 스트레스가 지속될 경우 질병을 야기할 수 있다. 이런 적응은 병적 과정이며, 예를 들면 고혈압, 심혈관 질환, 소화성 궤양, 갑상선기능항진증, 천식 등이 발생하게 된다.

셋째, 탈진 단계(exhaustion stage)로 신체가 더 이상 스트레스를 처리할 수 없는 상태이다. 이 단계에서는 신체가 더 이상 스트레스에 대응할 수 없어 특정 기관이나 과정의 와해가 일어나고 결국에는 사망에 이르게 된다. 통상적인 스트레스 상황에서 탈진 단계에까지 이르는 경우는 드물다.

대부분 정상적 수준의 스트레스 반응은 시간이 지나면 해결되고 회복이 가능하다. 그러나 지속적인 스트레스(예를 들면, 학대, 전쟁, 지각된 비현실적 압박감, 질병 등)가 지속되면 신체와 정신에 실제적인 손상을 초래할 수 있다. Sapolsky는 동물 실험에서 스트레스 호르몬이 흰쥐 대뇌 해마에서 뉴린의 새로운 가지돌기(dendrite)의 성장을 저해하여 뇌손상을 초래하고, 그 결과 긴망증과 학습곤란이 온다는 것으로 이를 증명하였다.

Taylor 등은 스트레스 반응에 대한 성별의 차이를 연구하였다. 남자는 스트레스를 받으면 "fight or flight" 반응이 전형적인 데 비해, 여자는 "tend and befriend"하는 경향이 있다고 하였다. 또한 이런 스트레스 반응의 차이 때문에 남자가 고혈압, 공격적 행동, 알코올 또는 마약남용이 더 많으며, 여자가 스트레스에서 보호받는 효과가 있는 것이라고 추측하였다. 이런 성에 따른 차이를 설명하기 위한 이론 중 대표적인 것이 모성 행위에 영향을 주는 것으로 알려진 호르몬인 옥시토신(oxytocin)으로, 남성호르몬은 그 영향을 감소시키나 여성호르몬인 에스토로겐(estrogen)은 그 효과를 증폭시킨다고 알려져 있다.

III. 스트레스가 신체에 미치는 영향

1. 신경내분비계에 미치는 영향(그림 1)

스트레스에 따른 신경내분비계의 반응은 시상하부(hypothalamus)에 의해 중재된다. 시상하부는 신경정보를 수용하여 호르몬을 생산하게 하는 중추신경계로서, 고차원적인 신경계의 활동을 생리적 반응으로 전환하는 역할을 담당한다.

일단 스트레스와 관련된 자극이 감각기관을 통해 뇌로 전달되면, 뇌에 들어온 스트레스에 대한 정보는 대뇌피질에서 통합되고 조정된 후 시상하부로 전달되고, 여기서 부신피질자극호르몬 분비인자(CRF)가 분비된다. 시상하부에서 분비된 부신피질자극호르몬 분비인자는 뇌하수체를 자극하여 부신피질자극호르몬(ACTH) 분비를 유도하고, 결과적으로 부신피질에서 코르티코스테로이드(corticosteroids) 분비를 촉진시켜 신진대사를 활발하게 한다. 즉 간에서 포도당을 생성시켜 혈당이 증가하

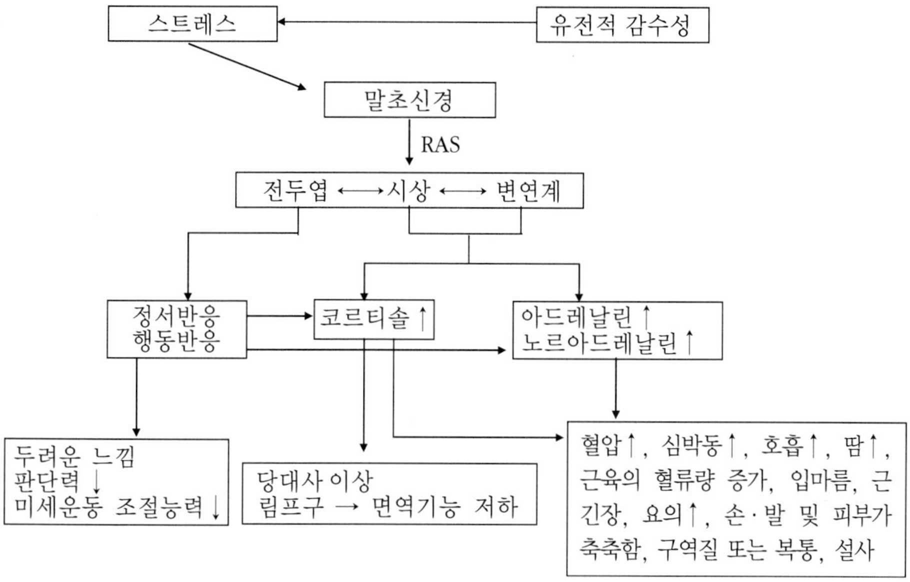

그림 1 스트레스에 대한 신체반응

고, 지방의 분해가 일어나 유리지방산이 증가하며, 가스트린(gastrin)의 분비가 촉진되고, 혈압이 올라간다. 또한 자율신경계도 스트레스에 의해 활성화된다. 스트레스는 부신수질에서 노르에피네프린과 에피네프린의 분비를 촉진시켜 심박동 및 심박출량의 증가, 혈압 및 호흡의 증가, 발한, 동공산대, 위장관 활동의 저하, 근육과 피부의 혈관 수축 등이 일어난다.

그 밖에 중추신경계의 도파민 신경계와 세로토닌 신경계 및 노르에피네프린 신경계가 활성화되며, 남성에서는 테스토스테론이 증가한다. 이러한 일련의 생리적 반응은 신체가 스트레스를 처리하기 위한 준비작업에 해당한다.

2. 면역계에 미치는 영향

뇌와 면역계는 서로 밀접한 연관을 갖고 있어 스트레스는 생체의 면역계에도 영향을 미친다.

예를 들면, 스트레스를 주는 생활 사건이 있으면 감기와 같은 감염성 질환에 대한 취약성이 증가한다는 것은 우리가 익히 잘 알고 있는 사실이다. 동물 실험에서도 스트레스는 단순헤르페스(herpes simplex)와 같은 바이러스 감염에 대한 취약성을 증가시키는 것으로 밝혀졌다. 사람을 대상으로 한 연구에서도 스트레스를 받을 경우에 단핵구증(mononucleosis)의 발생률이 증가하고, 의과대학생들에서 시험에 즈음하여 엡스타인-바(Epstein-Barr) 바이러스의 항체역가가 증가하고 여름방학 후에 감소하였다는 보고와 함께, 학업 스트레스에 의한 자연살해세포의 활성 저하, T 임파구 감소, 인터페론 생산 감소 및 항체 생산 감소에 대한 보고도 있다. 만성적인 스트레스 하에서 지속적인 코르티코스테로이드의 분비 증가는 면역체계에 필요한 단백질의 합성을 방해할 뿐만 아니라 T 임파구와 자연살해세포의 활성을 저하시킨다. 일반적으로 급성 스트레스 시에는 면역계가 활성화되나, 심한 또는 만성적인 스트레스는 면역기능을 저하시킨다고 알려져 있다.

Ⅳ. 스트레스와 신체질환

수많은 신체질환이 스트레스로 인해 발병되거나 악화되고, 병의 경과에 스트레스가 악영향을 끼친다. 따라서 적절한 환자 진료를 위해서는 스트레스에 대해 정확한 이해가 필요하다.

스트레스와 직접 관련 있는 대표적인 신체질환, 즉 정신신체 질환(또는 정신생리성 장애)은 다음에 기술된 바와 같다. 이들 각 질환이 스트레스로 인해 발병하거나 악화된다는 사실은 의학적 경험이나 연구들을 통해 확실하지만, 그 발생기전은 아직 명확하지 않은 경우가 많아 지속적인 연구가 필요한 분야이다.

1. 소화기계 질환

스트레스를 받으면 위장운동이 저하되고 위장으로 가는 혈류가 감소하며 소화기능이 현저히 떨어진다. 또한 위액분비가 많아져 위염이 잘 생기고, 만성적으로 위산이 과다분비되어 위질환 발생 가능성이 커진다. 대표적인 질환으로 소화성 궤양, 궤양성 대장염, 과민성 대장 증후군, 비만을 들 수 있다.

2. 호흡기계 질환

스트레스는 기관지 천식을 악화시키고 과호흡 증후군을 일으킬 수 있다.

3. 내분비계 질환

생활상의 스트레스로 내분비기능 장애가 유발되기도 하며, 내분비기능 이상이 정서장애나 인지, 성격 변화를 일으키기도 한다. 갑상선기능항진증, 당뇨병, 쿠싱 증후군과 에디슨 증후군을 들 수 있다. 여성에서의 월경 전 불쾌기분 장애(월경 전기 증후군)도 여기에 분류할 수 있다.

4. 심혈관계 질환

불안이나 긴장, 분노 등의 감정적 요소가 관상동맥 경화증, 본태성 고혈압, 심근경색증, 협심증, 부정맥, 심부전, 혈관운동성 실신 또는 급사 등을 초래하거나 악화시킬 수 있으며, 기질성 심장병을 갖고 있는 환자의 경우 더욱 심각한 부담을 줄 수 있다.

5. 통증

환자 가운데는 아프다고 의사를 찾는 경우가 가장 많다. 그러나 직장 남성의 두통, 중년 주부들의 허리나 등의 통증은 정밀조사를 해도 원인을 모르는 경우가 대부분이다. 이런 만성 통증은 스트레스와 밀접한 관련이 있을 수 있다.

6. 면역계 질환

앞서 기술한 대로 정신적 스트레스는 면역기능에 영향을 주고 이는 건강과 질병에 밀접한 관련이 있다. 연구 결과 스트레스로 인해 감소된 임파구 기능은 면역성 감소와 비례하며 감염이나 암 발생률을 높일 수도 있다고 한다. 반면, 긍정적인 마음 상태는 면역기능을 높이는 것으로 보인다. 실제로 말기 환자에서 생명을 연장시키는 효과가 있다고 보고되었다. 예를 들어, 감기, 인플루엔자, 폐결핵, 단순헤르페스와 같은 바이러스 감염은 스트레스와 관련하여 발병하는 수가 많다. 스트레스가 알레르기 장애도 잘 유발시키며, 류머티스 관절염과 같은 질환을 악화시키기도 한다.

7. 피부질환

정서변화는 여러 가지 피부질환의 발생, 악화, 예후 등과 밀접한 관계가 있다. 소양증, 다한증, 적면증(rosacea) 등을 들 수 있다.

V. 스트레스와 성격

특정한 성격 유형과 스트레스에 대한 반응에 대해 연구가 많이 이루어졌는데, 그 중 가장 널리 알려진 것은 A형 성격 이론(Friedman과 Rosenman, 1959)이다. 이들은 경쟁적이고 야심적 · 정력적이

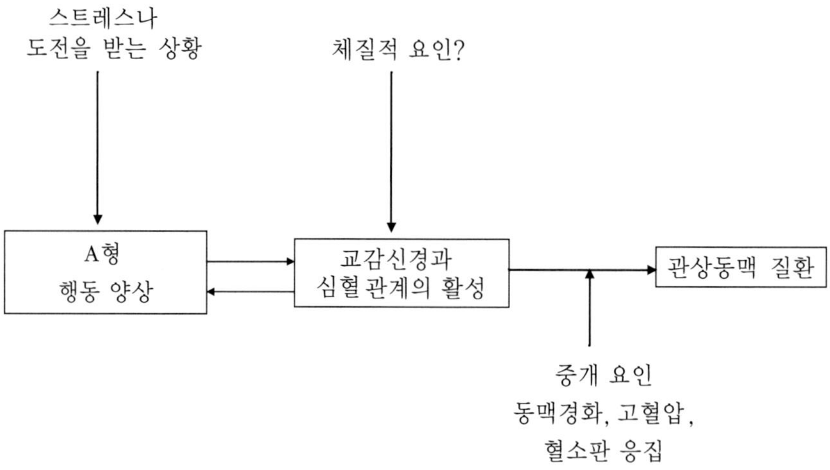

그림 2 A형 성격과 관상동맥 질환의 발생

며 항시 시간에 쫓기고 최고의 위치에 머물려는 욕망에 가득 찬 성격을 A형 행동 양상(type A behavior pattern)으로 개념화했는데, 이런 A형 행동은 관상동맥 질환을 잘 일으킨다고 하였다.

A형 행동은 시간의 긴박함, 과도한 경쟁심 및 적대감을 특징으로 한다. 반면에 B형 행동은 이완되어 덜 공격적이고 조급하지 않고 성취에 격렬함이 없다. 그렇다고 B형이 덜 성공하는 편도 아니다. B형은 좌절하지 않고, 느리지만 꾸준하다. A형 사람들은 일을 많이 만들고, 늘 바쁘고 성취하려고 노력하나, 동시에 끊임없이 좌절한다. A형 행동 양상을 구성하는 요소들 중에서도 가장 의미 있는 핵심 감정은 적대감이다. 심하지 않더라도 자주 보이는 분노감의 경험, 심한 말다툼, 만족하지 못하는 사회적 지지도 등이 적대감과 관련 있다.

A형 성격을 가진 사람들을 3년간 추적조사한 결과 높은 적대감(자극 과민성, 쉽게 분노-각성, 논쟁적 태도)을 가진 환자들에서 사망률이 높았다. 높은 적대감은 자체의 강도뿐만 아니라 이를 억제해야 하는 상황이 동반될 때 관상동맥 질환에 잘 걸리며, 적대감과 이를 억제하는 합이 관상동맥 질환의 정신병리라고 하였다(그림 2).

그 밖에 또 많은 다른 연구에서 스트레스에 취약한 성격적 특성으로 완벽주의, 지나친 자기억제, 불안 등이 거론된다.

VI. 스트레스의 평가

생활사의 변화를 스트레스로 느끼는 정도는 개인에 따라 다르다. 어떤 사람에게는 괴롭고 짜증나는 자극이 다른 사람에게는 생산적이고 긍정적인 자극이 될 수도 있다. 이렇듯 사람에 따라 생활에서 겪게 되는 사건들이 스트레스로 지각되는 정도의 차이는 있지만, 그렇다고 스트레스의 크기를 전혀 측정할 수 없는 것은 아니다.

스트레스를 평가하는 방법은 복잡하고 다양하다. 현재까지의 평가방법은 일반적으로 스트레스 요인에 대한 측정, 스트레스 반응에 대한 측정, 스트레스 반응에 대한 개인적 지각, 해석과 대처방식, 성격유형 및 사회적 지원 관계의 측정으로 구분할 수 있다.

1. 스트레스 요인 측정

Holmes와 Rahe는 개인의 지속적인 생활양상에서의 중대한 변화를 초래하는 사건을 스트레스 유발 요인으로 정의하고, '삶의 변화'라는 개념으로 스트레스를 평가하고자 하였다. 즉 배우자의 죽음을 100으로 했을 때 각 생활사건들의 상대적 크기를 통계적 방법으로 점수화하는 '사회재적응 평가척도'를 개발하였다. 그들은 이를 사용하여 생활의 변화량과 질병 발생 사이의 상관관계를 조사한 결과, 일정 기간 동안에 일정량 이상의 누적된 생활사건의 변화량은 질병의 발생과 유의한 상관이 있음을 확인하였다.

일반적으로 지난 6개월 동안 겪었던 생활사건들의 누적점수를 질병의 위험 예측지표로 사용한다. Holmes와 Rahe의 사회재적응 평가척도는 미국 사회의 기준이므로, 문화가 다른 우리나라에 그대로 적용하기는 곤란하다. '한국판 사회재적응 평가척도' 개발시 우리 사회에서는 배우자의 사망보다 자식의 사망이 더 큰 스트레스로 밝혀졌다(홍강의와 정도언).

2. 스트레스 반응 측정

스트레스에 대한 생리적 반응은 자율신경계 반응, 스트레스 호르몬, 내분비 반응, 신경펩티드, 신경전달물질 및 면역기능의 측정 등으로 평가하고, 인지적·행동적 스트레스 반응은 스트레스 반응에 대한 지각척도를 사용한다. 그 밖에 다면적 인성검사, 간이 정신진단검사, Beck 우울척도, 상태-특성 불안검사 등을 이용할 수도 있다.

3. 스트레스 반응에 대한 개인의 대처방식과 성격유형의 측정

스트레스 유발인자 지각척도, 대응전략 평가척도, 대처방식 척도 및 A 유형 행동특성 척도 등이 있다.

VII. 스트레스의 치료와 관리

Klamen과 Doblin은 스트레스의 단계를 먼저 파악하는 것이 필요하다고 하였다. 이들은 스트레스 반응을 4단계로 나누었다.

1단계는 미미한 증상만 보이는 단계로 특별한 치료가 필요 없다. 2단계는 심각한 스트레스를 자각하는 단계로 이 시점부터 치료가 필요하다. 스트레스를 경감하지 않으면 좌절하고 만성적인 증상이 발생하게 되는 3단계에서는 외적 스트레스 요인을 줄여 주어야 하며 전문적인 치료가 필요하다. 심한 스트레스 증상을 보이는 4단계에서는 외적 스트레스 요인을 상당히 줄여야 하고, 직무교체 또는 휴직, 그리고 전문적인 치료의 필요성이 커진다고 하였다.

스트레스 관리란 스트레스 유발요인의 제거가 아니라 스트레스에 대한 대처, 회복, 재해석, 재구조화, 인지 재구성을 말한다. 스트레스로 인한 증상의 발현과 그로 인한 고통이 있을 때 다음과 같은 치료방법과 관리기법을 사용할 수 있다.

1. 약물치료

약물치료시 유의해야 할 점은 '스트레스'가 진단이 아니고, 질병의 발생 또는 악화에 영향을 줄 수 있다는 것이다. 스트레스 관련 질환에서 약물치료도 하지만, 약물치료는 적절한 대처기술들을 개발하는 것에 대한 대체물로서 사용되어서는 안 되고, 다른 치료에 대한 보조제로 사용되어야 한다.

약물이 필요한 경우는 첫째, 극심한 고통을 줄이고자 하는 경우, 둘째, 현재의 위기가 일상생활을 유지하는 능력을 심하게 방해할 때, 셋째, 스트레스가 장기간 지속될 때, 넷째, 스트레스의 증가로 생명의 위협이 있는 경우 등이다. 예를 들면, 스트레스로 인한 심한 불안, 불면 등의 증상이 있을 때는 대개 항불안제를 많이 사용하게 되는데, 약물의존이 발생하지 않도록 단기간, 저용량으로 사용해야 한다. 공존하는 정신과 질환이 있을 때는 거기에 맞는 치료가 필요하다.

2. 정신치료 및 인지치료

주로 지지적인 정신치료를 한다. 인지치료란 불필요한 스트레스와 문제를 일으키는 생각, 믿음이나 태도를 건설적으로 재구성하도록 도와주는 기법이다.

인지치료는 다음의 두 가지 전제에 기초한다.

첫째, 스트레스와 감정적 고통의 대부분은 생각하는 방식(상황을 어떻게 지각하는가)에서 온다.

둘째, 스트레스를 일으키는 생각은 흔히 부정적이고, 비현실적이며, 왜곡되어 있다. 즉 인지치료는 자기-패배적인 사고나 부정적인 말, 비합리적인 믿음이 감정과 행동, 건강에 좋지 않은 영향을 준다는 것을 스스로 인식하는 것이다. 부정적인 감정상태를 초래하는 흔한 '인지왜곡(cognitive distortion)'으로 흑백논리, 과잉일반화, 긍정적인 면의 평가절하, 지나친 속단, 과대 또는 과소평가, 감정적 추론, '해야만 한다'라는 말, 꼬리표 달기, 귀인화와 비난을 들 수 있다.

먼저 인지모델에 대한 교육을 하고, 역기능적 사고에 대한 감시와 평가를 할 수 있게 한 다음 상황에 대한 합리적인 반응을 개발한다. 인지 재구성 방법의 예로, 스트레스를 긍정적으로 평가하기, 스트레스에 대한 지식을 갖고 자신의 스트레스 반응을 이해하기, 행동하기 전에 먼저 생각하기, 분노를 정당하게 나타내기, 스스로의 행동과 생각을 돌아보기, 화를 푸는 방법 익히기, 죄책감, 분노, 적대감, 공포, 우울증, 불안, 자존감 저하에 대한 통제를 위한 성공적인 방법 찾기 등을 들 수 있다.

3. 이완요법

이완의 목적은 스트레스 반응과 양립할 수 없는 이완 반응을 인위적으로 유도함으로써 스트레스를 효과적으로 조절하고자 하는 것이다. 이완 반응을 일으키는 기술들로는 호흡기법, 명상, 근육이완기법, 심상기법(visualization techniques), 생체되먹임 기법(바이오피드백) 등이 있다. 이런 방법을 통해 스스로 혈압수와 호흡수를 낮추고 신진대사를 억제하며 근육긴장을 떨어뜨려 스트레스 반응을 완화할 수 있다.

4. 기타

그 밖의 스트레스 관리법으로 분노관리, 감정조절, 자존감 증진, 인지기술 훈련이 있다. 적절한 식이조절, 충분한 수면과 규칙적인 운동, 효율적인 시간관리, 효과적인 의사소통, 유머, 쉬면서 여가 갖기, 현실적인 기대를 하기 등과 같은 것을 들 수 있다. 대처 및 문제해결 훈련을 통해 일단 멈추어 심호흡을 하고, 자신의 자동적이며 부정적인 사고, 믿음 및 태도를 통찰해 보고, 그 상황에 가장 적절한 대처방법을 선택하는 전략도 있다. 또한 친구, 가족관계, 애완동물 키우기와 같은 사회적 접촉 증가를 통해 정서적 지지와 신뢰를 얻는 것과 매사 자신감 있는 태도를 갖는 것도 필요하다.

참고문헌

대한신경정신의학회(1998). 『신경정신의학』 제2판. 하나의학사.

대한신경정신의학회(2004). 『의료행동과학』 제1판. 중앙문화사.
이정균 · 김용식(2000). 『정신의학』 제4판. 일조각.
조두영(2001). 『행동과학 — 의사와 환자』 제1판. 일조각.
홍강의, 정도언(1982). 「사회재적응 평가척도 제작: 방법론적 연구」. 『신경정신의학』 21(1): 123-136.
Friedman M, Rosenman R(1959). Association of a specific overt behavior pattern with increases in blood cholesterol, blood clotting time, incidence of arcus senilis and clinical coronary artery disease. *JAMA* 169: 1286-1296.
Holmes TH, Rahe RH(1967). The social adjustment rating scale. *J Psychosom Res* 11: 213-218.
Sadock BJ, Sadock VA(2003). *Kaplan & Sadock's Synopsis of Psychiatry, Behavioral Science and Clinical Psychiatry*. 9th edn. Philadelphia: Lippincott Williams & Wilkins.
Sapolsky RM(2000). Glucocorticoids and hippocampal atrophy in neuropsychiatric disorders. *Arch Gen Psychiatry* 57(10): 925-935.
Taylor SE, Klein LC, Lewis BP, Gruenewald TL, Gurung RA, Updegraff JA(2000). Biobehavioral responses to stress in females: tend-and-befriend, not fight-or-flight. *Psychol Rev* 107(3): 411-429.

2절 흡연

내과 김덕겸 · 한성구

담배에는 4천 가지 이상의 화학물질과 43가지 이상의 발암물질을 포함되어 있으며, 흡연이 건강에 해롭다는 사실은 여러 가지 교육매체를 통하여 일반인에게 널리 알려진 사실이다. 그러나 아직도 우리나라의 흡연인구는 남자에서 60%를 넘어 전 세계적으로 상위권이며, 젊은 여성 및 청소년의 흡연은 날로 증가하고 있다. 최근에는 공공장소에서의 흡연이 규제되고 간접흡연의 위험성에 대한 경각심으로 사회적으로 흡연자에 대해 과거와 같이 관대하지는 않으나, 아직도 국내의 경우 담배는 기호품이며 스트레스 해소의 도구라는 논리를 앞세우고 담배가 국가전매 사업으로 국가의 적극적인 규제가 이루어지지 않는 상황에서 사회생활에서 흡연을 일정 부분 허용하고 있는 것이 현실이다.

여기에서는 흡연과 관련된 대표적인 건강상의 위험과 효과적인 금연을 위한 대표적인 방법에 대해서 살펴보기로 한다.

I. 흡연의 폐해

1. 흡연과 관련된 질환

흡연은 각종 암, 심혈관계 질환 및 폐질환의 주요 원인이며, 골다공증, 생식기능 관련 질환, 화재 관련 손상, 외상 관련 손상과도 관련이 있다(표 1).

1) 암

흡연은 암 사망률의 약 30%를 차지하는 교정 가능한 가장 중요한 요인이다. 담배에 포함된 각종 화학물질이 종양 유발물질로 작용하며, 담배에 포함된 발암물질과 유전자(DNA)의 복합체가 종양을 유발하는 데 중요한 역할을 담당하는 것으로 알려져 있다. 이런 DNA 부가체(DNA adduct)는 흡연 시작 연령과 반비례 관계에 있어 젊은 청소년층이 흡연에 의한 유전자 손상에 더 취약하다.

폐암의 90%는 담배가 원인으로 추정되고 있으며, 폐암 발생 위험은 비흡연자에 비하여 평균 15~30배이고, 흡연 기간, 흡연량 및 흡연 시작 연령과 상관관계가 있다.

하루 두 갑 이상 흡연시에는 비흡연자에 비해서 폐암 발생률이 22배 정도 증가하며, 한 갑 정도 흡연시에는 11.2배 정도 증가한다. 담배연기를 마시지 않을 때에는 암 발생률이 8배 정도 증가하나, 깊이 마시는 경우에는 17배 정도 증가한다.

표 1. 흡연으로 인한 건강 위험

암	폐, 구강, 비뇨기, 구인두 및 하인두, 식도, 후두, 췌장, 비강, 부비동, 비인두, 위, 간, 신장, 자궁경부, 골수성 백혈병
심혈관계 질환	급사, 급성 심근경색, 불안정성 협심증, 뇌졸중, 말초혈관 폐쇄질환, 대동맥류
폐질환	폐암, 만성 기관지염, 폐기종, 천식, 폐렴/폐결핵에 대한 감수성 증가, 바이러스성 호흡기 감염의 합병증 증가
위장관 질환	소화성 궤양, 위식도 역류
생식기능 관련 질환	수정능력 감소, 조산, 저체중아, 출산, 자연유산, 태반박리, 조기 양수막 파열, 주산기 사망률 증가
구강질환	구강암, 백태증, 잇몸질환, 치아변색
기타	인슐린 비의존성 당뇨병, 조기폐경, 골다공증, 백내장, 황반변성, 피부주름, 갑상선기능저하증 악화, 약물대사 또는 효과 이상

흡연 시작이 15세 이전인 경우 25세 이후에 비해서 암 발생은 4배 정도 증가하게 되고, 비흡연자에 비해서는 18.7배 증가된다. 후두암은 약 10배, 구강암 · 구인두 및 하인두암은 4~5배, 식도암은 1.5~5배 높으며, 성인 백혈병의 약 15%가 관련이 있고, 대장 · 직장암의 20%와 관련되어 있다.

흡연은 음주와 함께 할 경우 구강암, 후두암, 식도암의 위험성을 더욱 높이며, 이는 알코올 성분에 더 잘 녹는 담배의 발암물질이 작용하거나 음주와 관련된 간이나 위장관의 효소에 의해서 담배의 화학물질이 발암성 물질로 대사되거나 활성화되기 때문이다.

2) 만성 폐질환

흡연에 의한 담배연기에 직접 노출되는 주요 기관은 호흡기계이다. 만성폐쇄성폐질환 환자의 80% 이상이 흡연에 기인한다고 알려져 있으며, 섬모운동의 기능 장애, 점액 분비샘의 증식, 염증 및 폐포의 파괴와 같은 일련의 손상으로 만성 폐질환인 만성 기관지염, 폐기종, 기도폐쇄와 같은 질환이 유발된다. 또한 흡입되는 담배연기 중의 일산화탄소는 혈액 내의 혈색소와 결합하여 정상적으로 산소와 결합해 각 조직으로 산소를 공급하지 못하기 때문에 실질적으로 빈혈 상태와 비슷한 상황을 초래한다.

담배를 한 개피만 피워도 폐기능 검사에서 폐활량이 약 10% 줄어든다. 따라서 지속적으로 담배를 피우면 폐기능이 약화되어 운동을 할 때 남보다 빨리 숨이 차게 된다. 이 외에도 흡연은 천식을 유발 또는 악화시키는 요인으로 작용하는 것은 널리 알려진 사실이다.

흡연은 호흡기계의 구조적인 변화뿐만 아니라 세균이나 바이러스에 의한 폐감염증의 위험도 증가시킨다. 흡연자의 경우 폐렴구균에 의한 폐렴 발생의 상대위험도가 2.6배이며, 감기는 1.5배, 결핵은 4.5배 더 잘 생긴다.

3) 심혈관계 질환

미국의 경우 흡연으로 인한 관상동맥 질환의 증가, 급사, 뇌혈관 질환, 말초혈관 질환 등의 위험성이 증가하여 심혈관계 질환에 의한 사망률의 20%는 흡연에 기인하는 것으로 알려져 있다. 이는 흡연으로 인해 심박수가 빨라지거나 혈압이 증가하고, 혈관 내피세포가 손상을 받고, 혈중 지질의 양상이 동맥경화에 유리한 방향으로 조성되며, 부정맥과 상대적으로 산소가 부족한 상태를 유발하기 때문인 것으로 설명한다.

4) 상처 회복 지연 및 수술 후 합병증의 증가

흡연은 상처의 회복을 늦추며, 수술 후 합병증을 증가시키는 것으로 알려져 있어서, 수술 전후로 금연을 시행하는 것은 불문율과 같이 의사들이 권하는 내용이다. 이는 흡연에 의해서 상처부위로 가는 혈관을 수축시키고 혈관 내에 혈전(피떡)의 생성을 촉진시켜 상처 치유에 필요한 산소 및 영양분의 공급이 원활하지 못하게 되고, 상처부위로부터 생성되는 분비물을 제대로 제거하지 못하고 국소적인 면역기능 저하를 초래하기 때문이다. 수술이 예정되어 있는 경우 적어도 8~12주 전부터는 금연을 시행해야 하는 것으로 알려져 있다.

이 외에도 흡연은 궤양의 회복 속도를 저하시키거나 재발 가능성을 높이므로 소화성 궤양의 위험을 증가시키며, 니코틴이 인슐린 저항성과 관련이 있어 인슐린 비의존성 당뇨병의 위험도 높이는 것으로 알려져 있고, 골다공증의 위험도를 높인다. 이 외에도 노화 촉진, 백내장 등 수많은 질환들이 흡연이라는 단일 행위와 관련되어 있다.

2. 간접흡연의 폐해

직접 흡연을 하지 않더라도 간접흡연만으로 어린이에서는 급성영아사망증후군, 영아기 호흡기계 감염으로 입원하는 빈도, 천명음, 중이염, 천식 등의 빈도를 높이며, 성인에서도 폐암, 심근경색, 폐기능 저하, 기침 등을 유발한다.

담배가 타면서 나오는 부류연(side stream)과 흡연자가 들이마셨다가 내뿜는 주류연(mainstream smoke)을 통하여 전체 연소되는 담배의 75%를 대기 중에 배출하므로 본질적으로 직접 흡연하는 것과 크게 다를 바가 없으며, 암모니아, 포름알데하이드, 니트로사민 등의 다른 물질은 간접흡연하는 경우에 더 높은 농도로 존재한다.

3. 니코틴 중독

중독(addiction)은 해로운 줄 알면서도 어쩔 수 없는 충동적인 욕구에 의해서 반복적으로 어떤 물질을 사용하는 것을 말하며, 흔히 신체적으로 해가 되고 정신적으로도 그 물질에 의존성이 생기게 된다. 흡연자에서 나타나는 니코틴 중독이 대표적이며, 일종의 합법적인 마약과 같은 역할을 한다. 흡연자들은 흔히 즐거움을 얻거나, 활력을 얻거나, 허기를 줄여 주거나, 체중조절 목적이거나, 일의 능률을 높이기 위해서 피우지만, 식사, 커피, 음주, 흡연하는 친구와 동석하는 경우 등 주위 상황도 흡연을 조장하는 주요한 요인 중 하나이다.

흡연자가 여러 이유로 니코틴에 대한 노출이 줄어 체내 니코틴의 효과가 없어지면, 우울, 불안, 불면, 초초, 집중력 저하, 식욕증가 등의 금단증상을 겪게 된다. 담배에 중독이 되는 것은 니코틴의 약리작용 외에도 금단증상을 해결하려는 욕구, 흡연을 통해 습득된 여러 가지 이득 등이 복합적으로 작용하여 형성된다.

4. 새로운 (니코틴 함량이 적은) 담배들에 대한 오해

흡연자는 자신도 모르게 자신에게 필요한 니코틴의 양을 조절한다고 알려져 있다. 즉 니코틴 함량이 적은 담배를 피우게 한 경우에 무의식중에 좀더 자주 담배를 빨아들이거나 좀더 깊게 빨아들이는 경향이 있어 더 많은 니코틴을 흡수하게 된다. 따라서 건강을 위해서 각종 유해물질 저함량 담배로 바꾸는 것은 그 효과가 미미하다고 할 수 있다. 일부 학자들은 최근에 폐암 중 선암의 빈도가 높아진 것은 이와 같이 흡연의 패턴이 변화하고 있기 때문이라고 주장하기도 한다.

II. 금연을 위한 방법

1. 금연으로 얻는 이익

금연을 하는 경우 앞에서 열거한 수많은 건강상의 위험으로부터 벗어나거나 또는 진행을 막거나 최소한 추가적으로 나타나는 위험을 줄일 수 있다. 이는 흔히 금연 과정에서 나타날 수 있는 경도의 체중증가(평균 2.3kg)나 정신적인 부작용을 훨씬 능가하는 이득이다. 예를 들어, 50세 이전에 금연을 하는 경우 50세 이상에서 계속해서 담배를 피우는 사람과 비교해서 사망 위험이 절반으로 감소하며, 금연은 폐암을 비롯한 암 발생률의 저하, 심장발작, 뇌졸중 및 만성 폐질환 발생의 위험을 낮춘다. 금연을 하더라도 연령증가에 따른 폐기능 저하를 막을 수는 없으나, 금연 후 폐기능 저하 속도는 줄여서 정상 비흡연자의 수준으로 회복시킬 수는 있다. 산모의 경우 임신 전에 금연을 하거나 최소한 임신 첫 3~4개월 동안 금연을 하는 경우 저체중아 출산 위험을 거의 비흡연 산모 수준으로 낮출 수 있다.

2. 금연을 위한 여러 가지 노력

금연 과정에 도움을 줄 수 있는 방법에는 행동요법과 약물요법이 있다.

1) 금연을 위한 상담

금연은 개인의 의지만으로 해결이 되지 않는 경우가 대부분이다. 개인적인 의지 외에도 의학적 · 사회적 지지가 필요한 일이다. 의료인이 흡연자에게 금연을 권고하고, 적절한 동기를 부여하며, 금연 과정에서 적절한 교육과 격려를 하는 등 적극적으로 개입하는 것이 — 특히, 임산부나 심혈관계 질환 위험성이 높은 환자나 이전에 심장발작을 겪었던 경우 — 개인적인 노력에 의한 금연 성공률보다 높다고 알려져 있다.

2) 니코틴 대체요법

금연 과정에 도움을 줄 수 있는 여러 가지 약물 중 미국 FDA의 허가를 받은 약물은 니코틴 대체제제와 부프로피온 서방형 제제(bupropion SR)가 사용되고 있다.

니코틴 대체제제는 패치, 껌, 사탕, 비강 스프레이, 흡입제, 정제 등 다양한 형태가 있으며, 모두 비슷한 효과를 나타내나, 한 무작위 대조군 연구에서 패치, 껌, 스프레이, 흡입제 순으로 환자 순응도가 좋았다. 어떤 형태든 적절히 사용하는 경우 금연 성공률이 배가될 수 있다. 임신부, 청소년, 중증의 심혈관 질환, 위궤양, 피부질환자 등은 피하도록 하며, 불안정성 협심증, 최근 2주 이내에 심근경색증이 없는 경우에 사용하도록 하고 있다.

니코틴 대체요법을 시행하는 데 가장 중요한 전제 조건은 완전히 담배를 끊은 상태에서 치료를 시작해야 된다는 점이며, 이를 흡연자가 충분히 이해하고 받아들일 자세가 되어 있어야 한다.

니코틴 껌의 경우 구강 점막을 통하여 흡수되도록 20~30분간 천천히 씹는데, 하루에 8~10정을 이용하게 되며, 담배 없이 생활하는 방식에 적응하는 데 3개월 이상이 필요하다. 국내의 경우 2mg 및 4mg 제제가 있다. 부작용으로는 주로 껌을 씹는 과정에서 나타나는 국소적인 것으로, 이를테면 턱이 아프거나 목이나 입이 아픈 경우, 위장관 증상 및 딸국질 등이다. 껌을 씹는 동안 커피, 주스 등의 산성 음료는 피해야 흡수율을 높일 수 있다.

니코틴 흡입제제는 목과 상기도를 통해 니코틴을 흡수하게 되며, 담배 형태로 판매되어 사용된다.

니코틴 패치는 24시간에 걸쳐서 약 21~22mg의 니코틴이 흡수되는 형태나 16시간에 걸쳐서 15mg이 흡수되는 형태 등 제약회사마다 용량에 약간의 차이가 있으며, 이후 순차적인 감량을 위한 좀더 낮은 용량의 제형이 있다. 신체부위 중 털이 없고 밀착이 가능한 부위에 붙이고 아침이든 저녁이든 일정 시간에 매일 패치를 교환하게 되며, 불면증, 악몽 등을 포함한 수면장애가 있는 경우에는 수면시간 중에는 뗄 수 있다. 첫 1~3개월 동안에서 최대 용량을 사용하며, 이후 낮은 용량 제제로 2~4주씩 줄여가면서 감량한다.

비강에 뿌리는 스프레이 제제는 한쪽 콧구멍에 약 0.5mg의 니코틴이 흡입되도록 되어 있으며, 30~60분 간격으로 사용한다. 쓰리거나 콧물, 눈물 등의 국소적인 자극 증상이 초기에 발생할 수 있으나, 수일이면 적응이 된다.

니코틴 정제는 2mg 또는 4mg 제제가 있으며, 구강 점막에 30분에 걸쳐서 서서히 흡수된다. 아침에 기상 후 30분 이내에 담배를 피워야 할 정도의 의존성이 있는 경우 4mg 제제가 사용되고, 30분 이후에 처음 담배를 피우는 정도면 2mg 제제를 사용하며, 1~2시간마다 사용하도록 한다.

3) 부프로피온(bupropion)

항우울제의 일종이나, 우울증 여부에 관계없이 흡연자에서 금연을 도울 수 있고, 금연 후의 체중증가 부작용도 덜하며, 니코틴 대체요법과의 병용도 효과적임이 알려지게 되어 금연의 보조수단 약물로 사용되고 있다. 일반적으로 금연 1주일 전부터 150mg 제형의 약물을 1일 1회 복용하며, 이후 6~12주에 걸쳐서 300mg을 복용한다. 과다한 용량이 투여되는 경우 발작을 일으킬 수 있으므로 발작의 병력이 있거나 거식증이나 폭식증 등에서는 피한다. 이 외에도 갈증, 피부 발진, 두통 등이 있을 수 있다.

III. 결론

지금까지 흡연에 따른 각종 위험 질환 및 금연을 위한 대표적인 보조요법에 대해서 알아보았다. 획기적인 완치법이 없는 각종 질환, 특히 만성 호흡기계 질환의 발병 및 진행 과정에서 가장 중요한 예방 가능한 요인이 흡연이므로 이를 통한 건강상의 이득은 다시 강조하여도 지나치지 않다. 따라서 건강을 위해 금연은 필수적이나, 이는 개인의 의지뿐만 아니라 의료계 및 국민 건강을 책임지는 국가보건 관리체계 등의 다방면의 유기적인 관계와 사회적인 공감대가 형성되어야 하며, 이를 위해서 각 부문별 노력이 필수적이다.

참고문헌

Boffeta P(2006). Human cancer from environmental pollutants; The epidemiological evidence. *Mutation Research/Genetic Toxicology and Enviromental mutagenesis* 608: 157-162.

Mason RJ, Broaddus VC, Murray JF, Nadel JA(2005). *Murray and Nadel's Textbook of Respiratory Medicine*. 4th ed. Elsevier Saunders.

Ross S, William D(2005). Bupropion: risks and benefits. *Expert Opin Drug Saf* 4: 995-1003.

3절 알코올과 건강

내과 정용진

I. 술의 역사

언제부터 술이 인류와 함께 했을까? 이에 대해 정확히 대답할 수 있는 사람은 없겠지만, 간단히 얘기하면 술은 인류 역사와 함께 탄생했다고 말할 수 있다. 즉 술은 자연적이면서도 우연적인 과정을 통해 사람들에게 신의 선물처럼 주어졌다. 이런 술의 탄생의 비밀을 바탕으로 했을 때, 인류가 목축과 농경을 영위하기 이전인 수렵 · 채취 시대에는 과실주가 있었을 것으로 추정된다. 과실이나 벌꿀과 같은 당분을 함유하는 액체에 공기 중의 효모가 들어가면 자연적으로 발효하여 알코올을 함유하는 액체가 된다. 원시시대의 술은 어느 나라를 막론하고 모두 그러한 형태의 술이었을 것이다.

고고학자들이 발굴한 유적과, 효모에 의해 저절로 발효가 일어나는 특성상 "인류가 마시기 시작한 최초의 술"은 아마도 와인(wine)이었을 것으로 생각된다. 기원전 6000년경의 과일 압착시에 사용한 것으로 보이는 유물과 기원전 4000년경의 술을 담았던 것으로 추정되는 유물로 보아 술의 역사는 그 이전에 시작되어진 것으로 보이며, 또한 포도재배 과정이 그려진 고대 이집트의 벽화와 아시리아의 유적, 페르시아의 진흙 그릇 등을 통해 기원전 3500~3000년경에는 술이 이미 보편화되었음을 짐작할 수 있다.

술이 보급됨에 따라 술에 대한 관심과 경계도 커져 갔다. 그리스의 의성 히포크라테스는 2,700여 년 전에 "술(포도주)은 음료로서 가장 가치가 있고, 약으로서 가장 맛이 있으며, 음식 중에서 가장 즐겁게 해주는 것이다"라고 하였으며, 2,000여 년 전 중국의 한나라 시대에 왕망이 저술한 『식화지』에는 "소금은 식효(食肴)의 장(蔣)이며, 술은 백약(百藥)의 장(蔣)"이라고 기록되어 있다. 이처럼 동서양을 막론하고 예부터 술은 양약으로 여겨졌다.

한편, 구약성서의 내용을 모티프(motif)로 하여 바티칸 궁 시스티나 대성당의 천장에 그려진 미켈란젤로의 '천지창조'에는 포도주에 대취하여 벌거벗은 채로 큰 술통 위에 쓰러져 있는 노아의 어지러운 모습이 담겨 있다. 그 내용을 보면, 사탄의 꾀임을 받아 포도나무를 심은 노아가 양과 사자, 원숭이, 돼지를 한 마리씩 잡아 그 피를 포도나무에 뿌렸는데, 이 때문에 사람들이 음주량에 따라 나타내는 반응을 이 동물들에 비유하는 우화가 생겨났다. 즉 술을 약간 마시면 양처럼 그대로 온순한 모습을 지니지만, 더 마시면 사자처럼 용기가 생겨 떠들썩해지고, 다시 더 마시면 원숭이처럼 익

살을 부리거나 어릿광대짓을 하며, 마지막으로 흠뻑 취하면 돼지처럼 전혀 분수를 모르고 마구 날뛴다는 것이다. 포도농사를 지은 노아는 그 자신이 포도주에 만취하여 분수를 잃고 자식들의 손가락질을 받았다고 기록되어 있는데, 구약성서가 전한 인류 최초의 명정(酩酊, intoxication)인 셈이다.

우리나라처럼 술에 관해 호방하고 너그러운 풍속을 가진 나라는 없을 것이다. 1996년 세계보건기구(WHO)의 자료를 토대로 하면, 세계 151개국의 술 소비량에 대한 보고서에서 성인 순수 알코올 섭취량을 보면 한국은 15세 이상 인구 1인당 연간 14.4L를 소비해 슬로베니아(15.1L)에 이어 세계 두 번째 술고래 나라로 조사되었다. 우리나라 사회에서는 음주문화가 집단주의적으로 형성되어 개인적 능력과 취향을 무시하고 있기 때문에, 술과 관련된 환자 및 음주와 관련된 여러 가지 사회적인 문제들이 늘고 있는 경향이다. 이에 간략히 음주에 따른 신체반응 및 술과 관련된 질환에 대해서 살펴보고자 한다.

II. 알코올의 신체에 대한 작용

알코올, 즉 에탄올은 약한 전하를 띤 분자로서 세포막을 쉽게 드나들 수 있다. 음주의 효과는 대개 체중당 마신 알코올의 양에 좌우되는데, 주로 mg/dL로 표현된다.

대개 20~30mg/dL의 수치가 한두 잔의 음주로 상승하는 혈중 알코올 농도이다. 약한 술은 잔이 크고 강한 술은 잔이 작은 경향이 있어 한 병(340mL, 12온스)의 맥주, 한 잔(115mL, 4온스)의 포도주, 한 잔(30~43mL, 1~1.5온스)의 양주, 한 잔(약 50mL)의 소주에 들어 있는 알코올의 양은 대개 10g 전후로 같다. 340cc의 소주에는 약 65g, 500cc의 양주에는 약 160g, 1L의 와인에는 약 80g의 알코올이 들어 있다.

주류에 섞여 있는 다른 불순물들이 인체에 나쁜 영향을 주기도 하는데, 이는 메탄올, 부탄올, 알데히드, 에스테르, 페놀, 타닌, 철, 납, 코발트 등이다. 알코올은 중추신경계 억제제로서 낮은 농도에서는 행동상의 흥분제 같이 보이나, 결국 신경세포의 활성도를 억제한다. 또한 다른 벤조디아제핀이나 바르비튜레이트와 같은 중추신경계 억제제와 교차적인 내성을 가지며, 같은 패턴의 행동장애를 보인다.

알코올의 흡수는 입이나 식도의 점막에서 소량이 일어나며 위나 대장에서 그보다 조금 더 많이 흡수되나, 그 대부분은 소장의 근위부에서 흡수된다. 흡수되는 속도는 위 배출시간이 빠를수록, 단백질이나 지방, 탄수화물이 동시에 없을 때, 적당한 농도로 희석되었을 때(부피로 20% 정도에 해당될 때가 최대), 샴페인이나 맥주와 같이 탄산가스가 있을 때 빨라진다. 흡수된 알코올의 2%(혈중 알코올 농도가 낮을 때)에서 10%(혈중 알코올 농도가 높을 때)는 알코올 상태 그대로 폐나 소변, 땀

등을 통해서 배출된다.

그러나 그 대부분은 주로 간에서 연료로서 산화된다. 간에서는 알코올 탈수소효소(alcohol dehydrogenase, ADH)라는 효소가 분비되어 알코올을 아세트알데히드로 바꿔준다. 이는 아세트알데히드 탈수소효소(acetaldehyde dehydrogenase, ALDH)에 의해 아세트산이 되어 간에서 분해되어 처리되는 것이다. 여기서 아세트알데히드란 물질은 구토, 쇼크, 안면홍조, 두통 등을 유발시키는 숙취의 원인물질로, 독성이 있으며 과잉생성시 자동배출이 안 되고 체내에 축적되는 특성이 있다. 이 물질을 제거하기 위해서 ALDH가 필요한데, 사람이 따라 이 효소의 작용 정도가 달라 사람마다 술의 의한 영향이 다르게 나타나는 이유가 된다.

III. 알코올과 관련된 신체질환

1. 중추신경계

약 35%의 음주자는 '기억 중단, 필름 끊김(blackout)'을 경험하는데, 이는 일시적인 전향적 기억상실을 말한다. 알코올에 의해 나타나는 흔한 증상 중 하나는 한 잔이나 두 잔 등 적은 양에서도 잠에 빠지는 현상이다. 쉽게 잠에 빠지는 것과는 대조적으로 알코올은 수면 단계를 바꾸어 수면주기를 혼란시키며, 결과적으로 깊은 수면의 부족을 초래하기도 한다. 한편, 알코올은 후두의 근육을 이완시켜 코골이를 일으키거나 수면 무호흡증을 악화시킨다.

알코올의 급성 효과는 판단력, 균형감각, 운동조화능의 상실인데, 이는 대개 사고와 연결된다. 만성 음주에서의 알코올의 효과는 더 커서 알코올 중독자의 5~15%에서 말초신경병증이 발견되는데, 이는 비타민 B1(thiamine) 결핍과 연관되어 있다고 생각된다. 알코올 중독자의 1%는 진행적인 기립과 보행의 불안정성과 안구진탕을 동반하는 소뇌 변성을 가지며, 알코올로 인한 치매는 전체 치매 환자에서 최대 20%까지도 보고되고 있다. 그 외 불안, 우울, 환청, 편집증 등의 정신과적 증상이 알코올 섭취나 금단시 알코올 중독자의 1~10%에서 나타난다.

2. 위장관

알코올은 식도와 위에 직접 작용하여 위염을 일으킬 뿐만 아니라, 기존의 위염이나 궤양을 악화시키고, 음주와 동반되어 나타나는 구토는 식도에 말로리-바이스 증후군(Mallory-Weiss syndrome)을 일으켜 출혈을 유발할 수 있다. 또한 위장으로부터 장관 내로 운반된 지방성분이 분해되지 않아 설사를 유발하기도 한다. 장점막이 손상되면 음식물의 흡수에 장애를 일으키므로 흔히 영양장애가 올 수 있다.

3. 췌장

췌장(이자)은 췌액이란 소화액을 분비하는 신체 장기인데, 장기간 만성적으로 술을 마시면 술이 췌장을 자극하여 극심한 통증발작을 유발하는 췌장염을 일으킬 수 있으며, 알코올 중독자에서는 급성 췌장염의 빈도가 정상인보다 3배 이상 높다고 알려져 있다. 췌장염이 진행하여 장기간 지속되면 췌장의 기능장애로 인슐린의 분비기능이 감퇴하여 당뇨병이 합병되기도 한다.

4. 간장

술을 다량으로 마신다고 해서 모든 사람들이 다 간손상을 입는 것은 아니다. 술로 인해 간질환이 발생되는 것은 유전적 요인과 관계가 있고 개인차가 심하며, 기존에 B형 간염이나 C형 간염 등 다른 간질환이 있는지가 중요하다. 하지만 술을 오랫동안 많이 마시는 사람들에서 알코올성 간질환의 빈도는 현저히 높아지며, 술을 마시는 사람의 영양상태, 음주량, 음주방법에 따라서도 간손상의 정도에 많은 차이가 있다. 술의 종류와는 관계없고 마신 총 알코올 양과 얼마나 자주 마시느냐에 따라 간질환이 발생되며, 특히 여성들은 적은 양의 술을 마셔도 간이 손상될 수 있다. 이런 간손상은 알코올의 대사산물인 아세트알데히드(acetaldehyde), 내독소(endotoxin) 등에 의한다.

알코올성 간질환은 지방간, 간염, 간경변증으로 구분하여 나뉘는데, 이들 질환들은 환자에 따라 겹쳐서 나타나는 경우가 많다. 혈액검사만으로 알코올성 간질환을 진단하거나 그 정도를 파악할 수는 없으며, 특히 아무런 증상 없이도 알코올성 간질환은 간경변증, 간암으로 진행될 수가 있다는 것을 명심해야 한다. 알코올성 지방간은 알코올에 의해 간세포에 지방이 과도하게 축적되지만 간세포 손상은 거의 없는 질환으로, 알코올성 간질환 중 가장 흔하며, 증상이 거의 없고 우연히 신체검사 등에서 발견될 수 있다. 그러나 일부 환자에서는 전신 쇠약감, 오심, 우상복부 동통을 호소하는 경우도 있다. 이런 지방간은 술을 많이 마시는 사람의 대부분에서 관찰할 수 있으며, 일반적으로 혈액검사에서 중성지방이 증가되고, 간기능 검사 중 AST(GOT)와 ALT(GPT)에 비해 특히 γ-GTP가 증가되며, 초음파 검사 등으로 진단할 수 있다. 알코올성 지방간은 회복될 수 있는 질환으로, 술을 끊으면 수주에서 수개월 내에 정상이 될 수 있다.

알코올성 간염이란 알코올에 의해 간에 염증이 발생하여 간세포가 파괴되고 결국 간이 손상되는 것을 의미한다. 임상양상은 매우 다양하여 증상이 없는 경우에서부터 발열, 황달, 상복부 동통을 호소하는 경우도 있으며, 간이 심하게 붓고 복수가 차거나 수개월 내에 생명이 위험할 정도로 심한 경우도 있다. 음주 정도에 대한 과거력과 간기능 검사 등을 통해 진단될 수 있다. 경미한 경우 금주에 의해서 완전히 정상으로 돌아올 수도 있지만, 심한 경우 입원을 해서 스테로이드 투여, 간이식 수술 등 특수한 치료를 해야 할 경우도 있다.

알코올성 지방간이나 간염 상태에서 계속해서 술을 마신다면 알코올성 간경변증이 될 수 있다. 외국의 보고에 의하면, 알코올을 하루 80g(소주 300~370cc, 양주 150cc, 맥주 1,500~2,000cc, 포도주 750cc) 이상을 15년 이상 마신 사람의 약 3분의 1에서 간경변증이 발생하였다고 한다. 알코올성 간경변증 또한 증상이 없이 지내다가 전신 피로감 및 식욕감퇴가 있고, 다른 원인에 의한 간경변증과 마찬가지로 진행하면서 복수, 식도정맥류와 출혈, 간성뇌증 또는 혼수 등의 합병증이 나타날 수 있다. 알코올성 간경변증은 지방간이나 간염과는 달리 금주를 해도 급속한 진행은 막을 수 있으나 정상적인 간으로 되돌리기는 어렵다.

5. 악성 종양

알코올은 이미 오래 전부터 종양을 유발하는 것으로 알려지고 있다. 특히 간장, 식도, 인두, 구강, 직장 등에서 암을 유발하는 물질로 알려지고 있다. 여성의 경우 하루에 한 잔 반 정도의 음주로도 유방암의 위험은 1.4배 상승한다. 남성 · 여성 모두에서 하루 4잔의 음주는 구강암과 식도암의 위험을 3배 높이며, 직장암의 위험을 1.5배 높인다. 하루 7~8잔 이상의 음주는 이러한 암의 발생률을 5배까지 높이며, 알코올 중독자의 경우 전체적인 암 발생률이 정상인보다 10배 이상 높다. 알코올 자체가 발암물질로서 작용하거나, 발암의 보조물질 또는 촉진물질로서 작용하고 있는 것으로 생각되고 있다.

6. 심장과 혈관

알코올은 급성으로 심근 수축력을 감소시키고 말초혈관을 확장시켜 약간의 혈압 하강과 대상성의 심박동량의 증가를 가져온다. 운동에 의한 심장의 산소 소비는 음주 후 증가한다. 이러한 알코올에 의한 급성 변화는 대개의 건강한 음주자에게 큰 영향을 주지 않으나, 심장병을 가진 환자에서는 문제가 될 수 있다. 만성적인 음주는 비록 적은 양이라 할지라도 다양한 효과를 가져오는데, 장기간에 걸친 하루 한두 잔의 음주는 고밀도 콜레스테롤의 증가와 색전 형성 과정의 변화를 통하여 심혈관계 사망을 낮출 가능성이 있다. 한 대규모 연구에서는 하루에 한 잔 이상의 음주자에서 비음주자와 비교하여 30~40%의 심혈관계 사망률의 감소를 보고하였고, 전체 사망률에 있어서도 하루 한 잔의 음주자에서 가장 낮은 사망률을 보고하였다.

최근의 연구에서는 주기적인 가벼운 음주에서 허혈성 뇌졸중의 발생 위험도의 감소를 보고하였으나, 출혈성 뇌졸중은 감소하지 않았다. 하루 3잔 이상의 음주는 음주량과 비례하여 오히려 혈압을 상승시키는데, 이는 대개 금주 후 수주 이내에 정상으로 돌아오게 된다. 따라서 과량의 음주는 경도 혹은 중등도의 고혈압의 중요한 한 원인이다. 만성적인 과량의 음주는 심근병증을 일으키는데, 이는 좌심실 부전을 동반한 부정맥에서 모든 방실의 확장과 심근의 수축력 저하를 동반하는 심부전까지 다양하게 나타난다. 심부전의 원인 중 많게는 3분의 1까지 알코올과 연관된다는 보고도 있다. 심부정맥, 특히 발작성 빈맥은 다른 심장질환의 증거가 없는 사람에게서 폭음 후 나타날 수 있다.

7. 생식기 및 비뇨기계

적절한 알코올은 성적 충동을 증가시키나 동시에 남성에게서 발기력을 감소시킨다. 한편, 생식내분비계는 알코올의 작용에 대해 매우 민감하여 남성 음주 습관자는 성욕감퇴가 흔히 있다. 일부 남성 알코올 중독자는 성기능 부전의 특징인 고환의 위축, 사정량의 감소, 정자수의 감소를 보이며, 여성에게 있어서는 무월경, 난소의 위축, 불임, 유산 등을 가져올 수 있고, 임신 중의 과량의 음주는 신속하게 태반을 통과하여 태아의 발달에 심각한 장애를 가져온다.

8. 조혈 및 면역 기능

알코올은 혈구세포에 급성 혹은 만성적인 여러 가역적 변화를 일으킨다. 적혈구는 대개 빈혈 없이 그 사이즈가 커지는데, 이는 조혈모세포에 대한 알코올의 영향에 의한다. 만성적인 다량의 음주는 백혈구의 생성을 감소시키고, 과립백혈구의 운동성과 부착력을 감소시키며, 새로운 항원에 대한 지연성 과민반응을 감소시킨다. 또한 알코올 중독자들에서 혈소판은 약간 감소되어 있는데, 반복되는 알코올 노출에 의한 혈소판 감소증은 대개 금주 후 회복된다.

Ⅳ. 적절한 알코올 섭취량

이와 같이 신체 각 부위에 미치는 알코올의 영향을 고려하여 알코올의 적정량을 고려한다면 심혈관계 보호작용 등의 순작용 등에 의거하여 일반적으로 하루 2잔 이내가 적당하다고 판단된다. 하지만 여성에게 있어서는 알코올성 간질환이 더 심하고 더 빨리 나타나며 더 적은 양에서도 나타난다는 사실에 주의해야 한다. 우리나라에 흔한 만성 B형 간염이나 만성 C형 간염 환자의 경우 알코올 섭취시 간경변으로의 진행이나 간암의 발생이 촉진되므로 역시 음주를 금해야 한다. 임신 중의 여성에 있어서는 술은 절대 금기에 해당한다. 비록 심혈관계 보호 효과가 있다 하더라도 술을 마시지 않는 사람에게 술을 권할 근거는 아직 없으므로 음주를 권장할 수는 없다고 생각된다. 특히 적은 양에서도 교통사고나 기타 사고의 위험이 크게 증가된다는 점에서 더욱 그렇다. 하지만 술이 가지고 있는 크고 다양한 사회적 · 문화적 · 예술적 순기능을 고려하여 음주 여부는 각자 스스로 결정할 문제에 속한다고 하겠다.

참고문헌

곽금연, 이효석(2005). 「술과 간질환」. 『2005 최신지견 내과학』. 고려의학.

김윤준(2006). 『알코올대사, 알코올성 지방간, 알코올성 간염 및 알코올성 간경변』. 소화기연관학회 춘계학술대회.

이창홍(2005). 「알코올성 간질환」. 김정룡. 『소화기계질환』 2판. 일조각.

통계청(2004). 『한국의 사회지표』. 통계청.

2장
식이와 운동

1절 식이와 비만

내과 문민경

음식과 건강은 밀접한 관계에 있고 잘못된 음식섭취와 관련된 문제는 크게 영양결핍과 영양과잉으로 나누어 생각해 볼 수 있겠다. 현재 영양과 관련된 우리의 주된 문제는 영양결핍보다는 영양과잉으로 인한 비만의 문제가 더 심각하다 할 수 있다. 2001년 국민건강 영양조사 결과에 따르면, 20세 이상 국민의 약 30%가 비만에 해당된다. 비만은 당뇨병과 고혈압, 심근경색증 또는 뇌졸중과 같은 심혈관계 질환, 관절염, 각종 암 등의 위험을 증가시키는 심각한 질환으로, 여기에서는 비만에 대한 기본적인 이해와 이의 치료에 대해 알아보고자 한다.

I. 비만의 정의

비만이란 체지방이 과도한 상태를 의미하는 것으로, 남성에서는 체지방이 25% 이상인 경우, 여성에서는 30% 이상인 경우를 비만이라 할 수 있다.

한 사람에서 체지방의 양을 정확히 측정하는 것은 쉽지 않다. 정확한 체지방량을 측정하는 방법으로는 물 속에서 체중을 측정하는 방법, dual energy X-ray absorptiometry를 이용하는 방법 등이 있으나, 이는 소수를 대상으로 연구용으로나 가능하지 일반인들에게 적용할 수 있는 방법은 아니다. 좀더 간단히 체지방의 양을 측정할 수 있는 방법으로 피부두께(skin fold thickness)를 재거나 electrical impedance를 이용하여 측정하는 방법 등이 있다. 그러나 가장 보편적으로 비만의 진단에 이용되는 기준은 체질량지수와 허리둘레이다.

표 1. 한국인의 비만 기준

구 분	체질량지수	위험도
저체중	<18.5	낮음
정상체중	18.5~22.9	보통
과체중	23.0~24.9	경한 위험
비만 1단계	25.0~29.9	중등도 위험
비만 2단계	>30.0	고도 위험

1. 체질량지수(body mass index, BMI)

체질량지수는 사람의 체중과 키로부터 계산되는 값으로 다음 계산식으로부터 산출되며, 한국인에서 권장되는 비만의 기준은 표 1과 같다.

$$\text{체질량지수(BMI)} = \text{체중(kg)}/[\text{키(m)}]^2$$

2. 허리둘레

건강에 위해가 되는 비만은 어느 부분이 비만한가에 따라 그 위험도가 다르다. 여러 연구들에서 보면 복부비만이 가장 문제가 되므로 비만의 기준으로 허리둘레를 또한 많이 사용한다. 서구에서는 남자 허리둘레 102cm(40inch) 초과시, 여자의 경우는 88cm(35inch) 초과시 비만으로 정의하며, 아시아에서는 남자 90cm(36inch), 여자 80cm(32inch)의 기준을 사용한다. 2001년 국민건강 영양조사 결과에 따르면, 20세 이상 남성의 25%, 50세 이상 여성의 50% 이상이 아시아 기준을 넘어 복부비만으로 분류된다.

II. 비만의 원인

비만은 소비하는 열량보다 섭취하는 열량이 많은 경우 발생된다. 개개인에서 섭취 열량과 소비 열량에 영향을 미치는 요인에는 유전적 요인, 환경적 요인, 그 외 다른 질병이나 약제 등이 있다.

1. 유전적 요인

일반적으로 비만한 부모의 자녀들이 비만한 경향이 있는 가족력이 발견되므로 비만에 유전적인 영

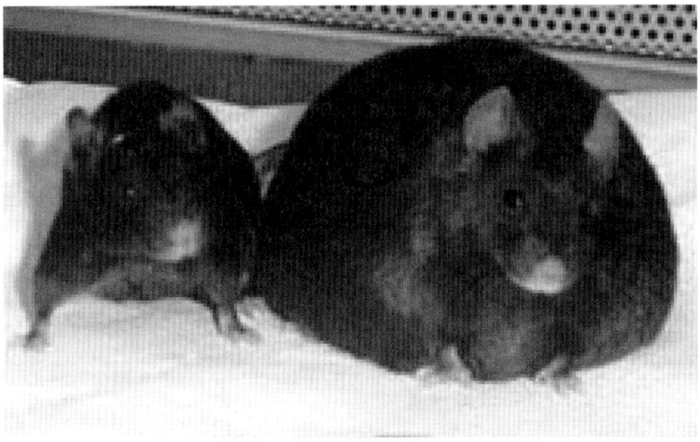

그림 1 정상쥐(좌)와 ob/ob mouse(우)
ob/ob mouse에서는 렙틴 유전자의 돌연변이로 심한 비만과 인슐린 저항성, 과식증을 보인다.

향이 있다고 생각되나, 가족은 비슷한 식습관과 생활습관을 가지므로 얼마만큼이 유전에 의한 것인지 구별하기는 어렵다. 그러나 일부 유전자 변이에 의한 비만이 알려져 있어 유전적 요인이 비만에 작용하는 것은 분명하다 할 수 있다.

유전적으로 비만한 ob/ob mouse에서 발견된 ob 유전자의 돌연변이의 발견은 매우 획기적인 일이었다(그림 1). 이 ob/ob mouse는 심한 비만과 인슐린 저항성, 과식증(hyperphagia), 그리고 아주 효율적인 대사상태를 보였다. ob 유전자에서 생산되는 단백은 렙틴이라는 물질로, 이는 지방세포에서 분비되어 주로 뇌하수체에 작용한다. 렙틴의 농도가 몸 속에 축적된 지방의 정도를 반영하며, 렙틴의 농도가 높으면 음식의 섭취가 감소하고 에너지 대사가 증가한다. 또 다른 돌연변이 모델인 db/db mouse의 경우는 렙틴 수용체의 이상으로 렙틴에 저항성을 보여 ob/ob mouse와 비슷한 표현형을 보인다. 그러나 사람에서는 실제로 렙틴의 변이나 부족 현상을 보인 경우는 병적인 비만인들 중 극소수에 불과하며, 지방조직이 많은 비만인은 조사 결과 오히려 렙틴 분비량이 증가되어 있는 것으로 알려졌다. 대부분의 비만인은 렙틴의 신호에 대해서 포만중추의 반응이 무뎌서 포만감을 느끼지 못한 채 계속 음식을 먹게 되는 기능적인 렙틴 저항성이 원인인 것으로 생각된다.

사람에서 심한 비만을 일으키는 것으로 알려진 유전자 변이가 몇 가지 있으나, 실제로 이를 가진 사람은 매우 드물다. 위에서 언급한 ob 유전자는 인간에서도 존재하여 이의 돌연변이로 인한 심한 비만을 가진 몇몇의 가계가 보고되었다. 이들은 출생 직후부터 심한 비만이 시작되며, 성선기능저하증, 중추성 갑상선기능저하증 등을 동반한다. 그러나 사람에서 보이는 대부분의 비만에서는 렙틴 유전자나 렙틴 수용체 유전자의 이상이 관련되어 있지 않은 것으로 생각된다. 또 다른 비만을 유발하는 유전적 이상으로는 proopiomelanocortin(POMC) 돌연변이가 있는데, 창백한 피부, 붉은 머리카락, 부신피질기능저하증을 동반한다(그림 2).

2. 환경적 요인

환경적 요인이 비만에 미치는 영향은 매우 크다. 미국의 경우에서 보면, 2001년 국민건강 영양조사 자료에 의하면, 과거보다 곡류를 덜 먹고, 그 대신 육류의 소비량은 증가했으다. 이에 따라 에너지의 급원이 과거보다 지방에서 오는 비율이 증가하고 있다. 그리고 이것은 연령별로 차이가 있어서 어릴수록 육류의 소비가 높다. 물론 경제적인 여유로 과일 소비량도 크게 증가했다.

이것은 세계 어느 곳에서나 보이는 현상으로, 경제가 풍요로워지면 곡류 소비가 줄고 육류 소비가 증가하게 되어 지방의 섭취가 많아지게 된다.

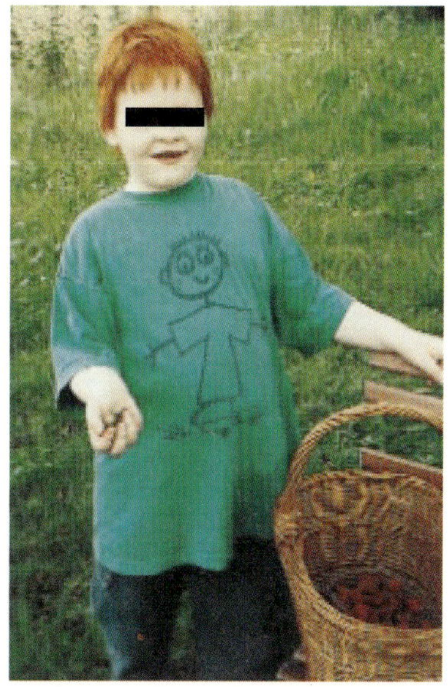

그림 2 POMC 유전자 돌연변이로 창백한 피부, 붉은 머리카락, 부신피질기능저하증과 비만을 동반한 5세 어린이 모습

3. 기타 요인들

체중증가 또는 비만을 가져올 수 있는 질환으로 갑상선기능지하증, 쿠싱증후군, 다낭성 난소증후군 등이 있다. 갑상선기능저하증은 우리 몸의 대사속도를 조절하는 갑상선호르몬의 생성이 적어져 대사속도가 낮아지고 체중증가를 가져온다. 쿠싱증후군은 코르티솔(cortisol)이라는 호르몬의 과다생성으로 인해 상체비만, 사지의 thinning, 월상안, buffalo hump 등을 보이는 내분비 질환이다. 다낭성 난소증후군은 과도한 안드로겐(androgen)의 분비로 불순한 생리 패턴, 다모증 등을 보이는 질환이다.

스테로이드 제제, 항우울제, 에스트로겐(estrogen) 또는 피임약 등의 약제도 비만을 유발할 수 있다.

III. 비만의 결과

비만은 여러 가지 심각한 질환의 발생과 관련되어 있어 미용상의 문제 이상의 심각한 문제이다. 먼저 비만은 고혈압, 고지혈증, 관상동맥 질환, 심부전, 뇌졸중 등의 발생 위험을 높인다. 남자의 경우 체중 10% 증가시 혈압이 평균 6.6mmHg 상승하고, 비만한 경우 정상체중에 비해 고혈압의 발생 가능성이 3배나 되며, 복부비만의 경우 심혈관 질환 발생이 정상인의 10배나 된다. 비만은

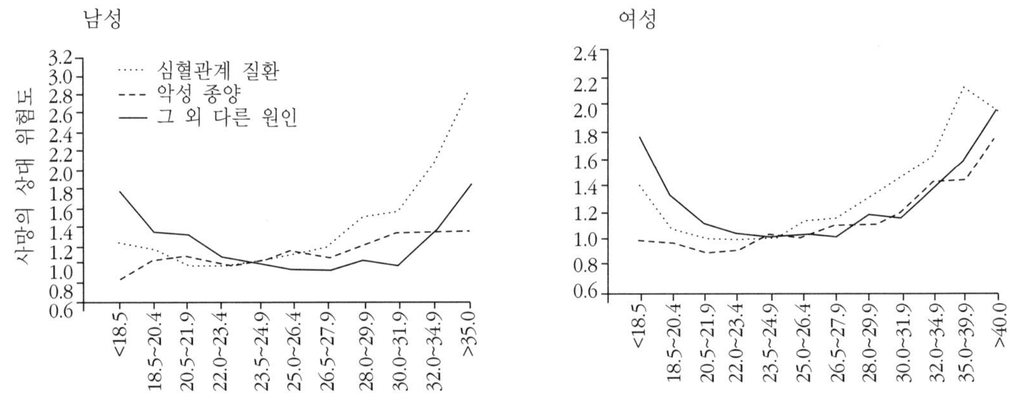

그림 3 심혈관계 질환, 악성 종양 및 다른 원인으로 인한 사망률과 체질량지수와의 관계. 체질량지수가 높을수록 악성 종양과 심혈관계 질환으로 인한 사망률이 증가하는 것을 관찰할 수 있다. 여성에서는 체질량지수 25.0 초과시, 남성에서는 26.5 초과시 심혈관계 질환으로 인한 사망률의 증가가 뚜렷하다(Calle EE, Thun MJ, Petrelli JM, Rodriguez C, Heath CW Jr., Body-mass index and mortality in a prospective cohort of U.S. adults. *N Engl J Med.* 1999 Oct 7; 341(15): 1097-1105).

제2형 당뇨병의 가장 중요한 원인으로 제2형 당뇨병 발생의 60%가 비만에 기인한다. 또한 비만은 특정 암의 발생과도 연관이 있다. 비만한 남성의 경우 대장암, 직장암, 전립선암의 발생 위험이 정상체중을 가진 남성에 비해 증가하며, 비만한 여성에서 자궁내막암, 유방암, 담낭암, 난소암의 발생 위험이 증가한다. 그 외 담석 및 담낭 질환, 지방간, 위식도 역류, 골관절염, 통풍, 수면 무호흡증, 여성에서 생식기능의 저하를 초래한다.

미국에서 약 100만 명(457,785명의 남성과 588,369명의 여성)을 대상으로 14년간 실시한 한 임상연구에 의하면, 흡연하지 않는 건강한 사람에서는 남자는 체질량지수 23.5~24.9, 여자는 22.0~23.4인 경우 가장 사망률이 낮았다. 가장 비만한 군에 속하는 남성과 여성의 경우 사망의 상대 위험도가 가장 낮은 군에 비해 각각 2.58배와 2.00배였다. 체질량지수가 높을수록 악성 종양과 심혈관계 질환으로 인한 사망률이 증가하는 것을 관찰할 수 있었다. 여성에서는 체질량지수 25.0 초과시, 남성에서는 26.5 초과시 심혈관계 질환으로 인한 사망률의 증가가 뚜렷하였다(그림 3).

Ⅳ. 비만의 치료

비만 치료의 기본은 식이요법과 운동이다.

1. 식이요법

식이요법의 원칙은 첫째, 적당한 하루의 총 열량을 섭취하고, 둘째, 당질 · 단백질 · 지질의 3대 영양소를 균형있게 섭취하며, 셋째, 비타민 · 무기질을 적절히 섭취하는 것이다. 적절한 하루 총열량은 개인의 연령 · 성별 · 활동에 따라 적절한 체중을 달성, 유지하는 정도에서 이루어져야 한다. 표준체중은 다음과 같이 계산한다.

표준체중(kg): 남자 = 키(m)×키(m)×22
여자 = 키(m)×키(m)×21

하루 총 섭취 열량은 일상적인 활동을 하는 경우 표준체중당 30~35kcal로 계산하고, 이때 3대 영양소인 탄수화물, 단백질, 지방의 섭취는 각각 섭취 열량의 55~60%, 15~20%, 20~25%로 한다. 개인의 키와 성별에 따른 표준체중 및 필요열량은 표 2에 정리하였다.

또한 1,700cal와 2,000cal 식단의 예를 표 3에 예시하였고, 흔히 먹을 수 있는 외식의 열량은 표 4와 같다.

2. 운동요법

운동이 따르지 않는 식이요법만으로는 적절한 체중감소를 이룰 수 없다. 가장 좋은 운동은 몸과 팔다리를 활발히 움직이는 것으로 빨리걷기, 가벼운 조깅, 줄넘기, 자전거타기 등이다. 운동을 선택할 때는 각자의 능력과 취미에 따라 가벼운 운동부터 시작하는 것이 좋고, 또한 매일 규칙적으로 즐기면서 할 수 있어야 한다.

운동의 효과로 심폐기능이 좋아지려면 일주일에 3일 이상, 최대 심박수의 70% 강도로, 30분 이상 운동을 해야 한다. 운동의 강도는 보통 실온에서 등에 땀이 촉촉히 날 정도가 좋다. 100cal가 소모되는 운동의 양은 표 5와 같다.

표 2. 키와 성별에 따른 표준체중 및 필요열량

성인 여자			성인 남자	
필요열량(kcal)	표준체중(kg)	신장(cm)	표준체중(kg)	필요열량(kcal)
1,300	44	145	46.5	1,400
1,400	45	146	47	
	45.5	147	47.5	
	46	148	48	
	46.5	149	49	1,500
	47	150	49.5	
	48	151	50	
1,500	48.5	152	51	
	49	153	51.5	
	50	154	52	1,600
	50.5	155	53	
	51	156	53.5	
1,600	52	157	54	
	52.5	158	55	1,700
	53	159	55.5	
	54	160	56.5	
	54.5	161	57	
1,700	55	162	57.5	
	56	163	58.5	1,800
	56.5	164	59	
	57	165	60	
	58	166	60.5	
1,800	58.5	167	61.5	
	59.5	168	62	1,900
	60	169	63	
	60.5	170	63.5	
	61.5	171	64.5	
	62	172	65	2,000
1,900	63	173	66	
	63.5	174	66.5	
	64.5	175	67.5	
	65	176	68	
2,000	66	177	69	2,100
	66.5	178	69.5	
	67.5	179	70.5	
	68	180	71.5	
2,100	69	181	72	2,200
	69.5	182	73	
	70.5	183	73.5	
	71	184	74.5	

표 3. 1,700cal 식단과 2,000cal 식단의 예

	1,700cal 식단	2,000cal 식단
아침	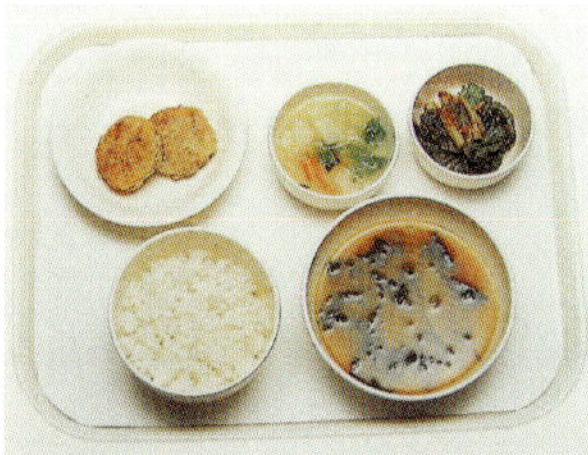 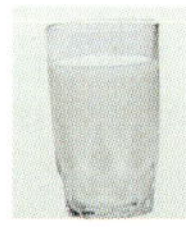 완자전(돼지고기 50g), 물김치, 상추겉절이, 쌀밥 140g, 근대국, 우유 200mL	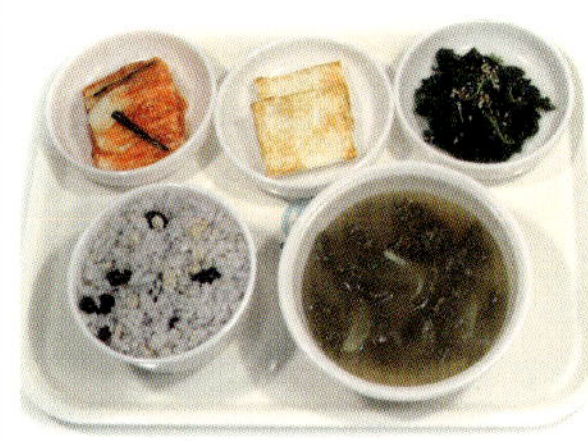 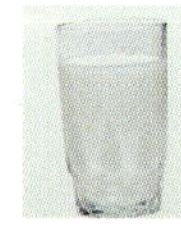 콩밥 230g, 된장국, 두부, 배추김치, 시금치 무침, 우유 200mL
점심	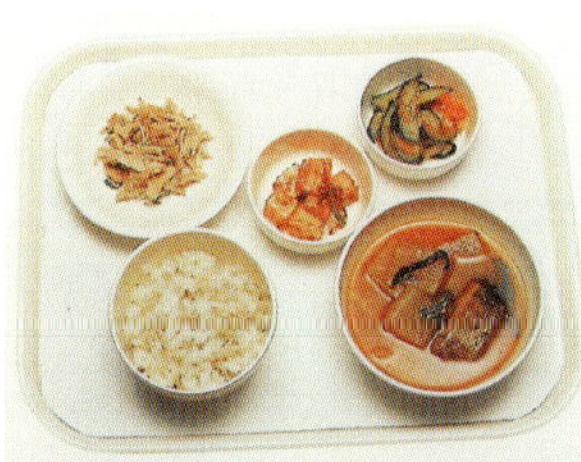 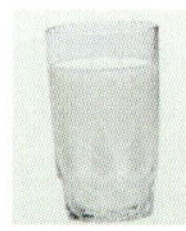 닭살무침(닭고기 40g), 깍두기, 오이생채, 보리밥 210g, 동태찌개(동태 50g), 우유 200mL	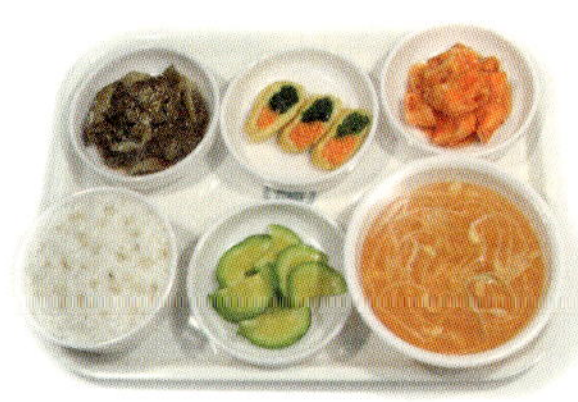 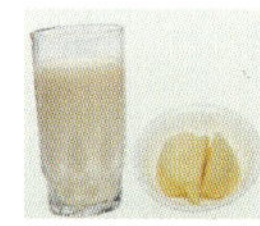 보리밥 230g, 콩나물국, 쇠고기 조림, 계란말이, 호박무침, 깍두기, 우유 200mL, 사과 100g
저녁	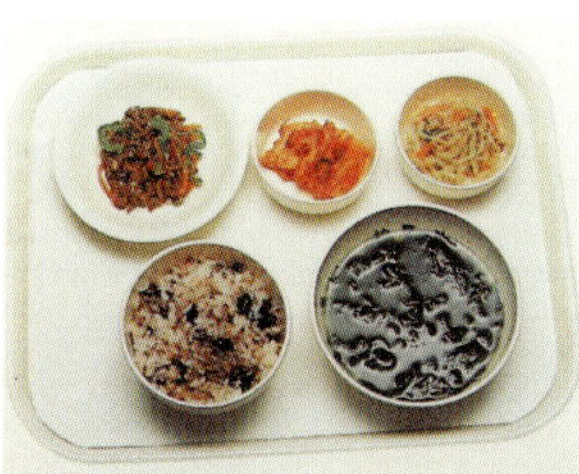 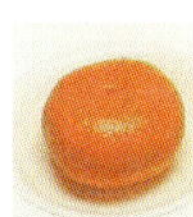 쇠고기잡채(쇠고기 60g), 배추김치, 숙주나물, 콩밥 210g, 미역국, 귤 100g	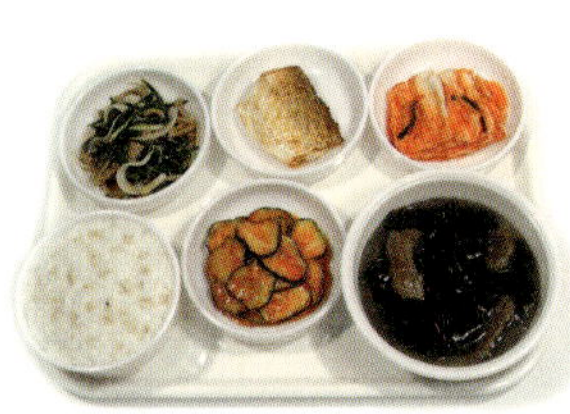 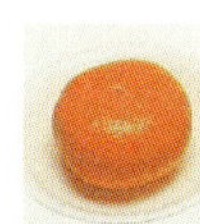 보리밥 230g, 미역국(쇠고기 50g), 쇠고기 야채볶음, 생선, 배추김치, 귤 100g

표 4. 외식의 열량(1인분 기준)

열량(kcal)	음 식 명
250~300	김밥, 김치전, 생등심구이, 전복죽
300~350	녹두전, 불고기, 햄버거(데리버거), 고기만두, 생선초밥
350~400	햄버거(불고기버거), 김초밥, 된장찌개*, 피자 1인분(regular 1/3)
400~450	수제비, 사골만두국, 장터국수
450~500	김치찌개*, 메밀국수, 물냉면, 설렁탕*, 칼국수, 육개장*
500~550	대구매운탕*, 불낙전골*, 비빔냉면, 유부초밥, 진곰탕*, 짬뽕, 회냉면, 회덮밥*
550~600	갈비탕*, 갈비구이, 돌냄비우동, 순두부백반*, 비빔밥, 김치볶음밥
600~650	카레라이스
650~700	자장면, 오므라이스
700~750	중국식 볶음밥, 일식형 도시락
800~900	햄버거 스테이크, 안심 스테이크, 생선가스, 삼계탕
900 이상	돈가스

*표시는 밥 1공기(210g)가 포함된 양임.

표 5. 100cal가 소모되는 운동

운동의 종류	시간	운동의 종류	시간
산보(보통걸음)	28분	턱걸이	6회
속보(빨리걷기)	10분	노래	35분
달리기	12분	낚시	75분
제자리 뛰기	6분	등산	8분
계단오르기	120단	에어로빅	20분
자전거타기	22분	수영	10분
윗몸일으키기	18회	줄넘기	18분
토끼뜀	12회	핸드볼	18분
엎드려 팔굽혀펴기	12회	볼링	25분
라디오 체조	25회	탁구	24분
가벼운 가사	50분	배구	35분
손빨래	35분	농구	12분

V. 영양제의 복용

우리 국민만큼 음식과 영양에 대해 남다른 관심이 있는 국민은 드물 것이다. 병원에서 만나는 많은 환자들은 어떤 음식을 먹는 것이 병의 치료에 도움이 되겠느냐는 질문을 한다. 현대의학의 입장에서는 오히려 특별한 음식을 먹지 않는 것이 더 도움이 되는 경우가 많다. 또 많은 영양제 혹은 보조식품들에 대해서 충분한 연구가 되어 있지 않아 실제 건강에 도움이 될 것인지, 동반되는 문제점은 없는지에 대해 단정지어 말할 수 없는 경우가 많다.

미국 식품의약국(FDA)에서 승인한 질병에 도움이 되는 식품보조제로는 칼슘, 섬유소(fiber), 엽산(folic acid), 차전자피(psyllium seed husk), 콩단백(soy protein)이 있다(표 6). 효과가 명확히 알려진 영양제로는 심혈관계 질환이나 유방암의 위험성이 큰 여성, 폐경기 여성에서 콩이나 곡류 섭취를 권장하고, 혈중 콜레스테롤이 높은 사람 또는 동맥경화로 인한 질환이 있는 환자에서 재발을 막고자 할 때 식물성 스테롤(phytosterol)의 섭취는 유용하다. 또 고중성지방혈증(hypertriglyceridemia)의 치료와 심혈관계 질환의 예방에 오메가3 지방산의 효과가 증명되어 있다.

VI. 결론

우리나라의 경제가 발전하면서 국민들의 영양섭취도 증가하고 있다. 이미 우리 국민의 30%가 비만이며 비만 인구가 계속 증가하고 있고, 비만으로 인한 건강의 위험성을 생각해 볼 때 우리 국민들에게 고열량의 보양식이나 보신 음식이 필요한 시대는 지난 것이라 생각된다. 2004년 통계청 자료에

표 6. 질병 예방에 도움이 되는 식품보조제

보조제	효 과
칼슘	골다공증의 위험 감소
섬유소	악성 종양과 관상동맥 질환의 위험 감소
엽산	신경관 결손 위험 감소
차전자피	관상동맥 질환의 위험 감소
콩단백	관상동맥 질환의 위험 감소

자료: Adapted from AACE Nutrition Guidelines Task Force(2003). American association of clinical endocrinologists medical guidelines for clinical use of dietary supplements and nutraceuticals. *Endocrine Practice* 9: 417-470.

의하면, 우리 국민의 주된 사망원인은 1위 암, 2위 뇌혈관 질환, 3위 심장질환, 4위 당뇨병으로 모두 비만과 관련된 질환이라 해도 과언이 아니다. 적절한 음식섭취와 운동을 통해 비만을 관리하여 보다 나은 삶을 추구해야 할 때이다.

참고문헌

보건복지부(2002). 『2001 국민건강 · 영양조사 — 검진편』.

AACE Nutrition Guidelines Task Force(2003). American association of clinical endocrinologists medical guidelines for clinical use of dietary supplements and nutraceuticals. *Endocrine Practice* 9: 417-470.

Calle EE, Thun MJ, Petrelli JM, Rodriguez C, Heath CW Jr(1999). Body-mass index and mortality in a prospective cohort of U.S. adults. *N Engl J Med* 341(15): 1097-1105.

Do You Know the Health Risks of Being Overweight? www.win.niddk.nih.gov/publications/health_risks.htm

Obesity Flier JS, Martos-Flier E(2005). *Harrison's Principles of Internal Medicine.* 16th ed. Ch. 64, 422-429.

Severe early-onset obesity, adrenal insufficiency and red hair pigmentation caused by POMC mutations in humans. *Nat Genet.* 1998 Jun 19(2): 155-157.

Understanding Adult Obesity. www.win.niddk.nih.gov/publications/understanding.htm

2절 운동과 건강

정형외과 강승백

운동이 건강과 밀접한 관계가 있다는 사실은 매우 오래 전부터 알려져 왔다. 많은 연구 결과가 운동은 건강을 증진시키고, 이에 따라 질병의 위험을 줄여준다는 사실을 증명하고 있다. 또한 최근 성인병 증가의 가장 중요한 원인 중 하나가 운동부족이라는 사실은 잘 알려져 있다. 이에 따라 각종 매체에서 운동의 중요성이 강조되고 있고, 많은 사람들이 운동에 대한 열의가 고조되고 있다.

여기에서는 운동의 종류와 효과에 대하여 살펴보도록 한다.

I. 웰빙과 건강의 정의

최근 웰빙(참살이) 열풍이 불고 있다. 이 웰빙의 사전적 의미를 보면, "육체적 · 정신적 건강의 조화를 통해 행복하고 아름다운 삶을 추구하는 삶의 유형이나 문화를 통틀어 일컫는 개념"이라고 한다. 웰빙은 한마디로 '복지 · 행복 · 안녕'을 뜻하는 말이다. 또 웰빙이란 보다 건강한 삶을 추구하는 일종의 생활태도를 지칭하는 것이라고 볼 수 있다.

사실 이 개념은 이미 1949년에 설립된 세계보건기구(WHO)의 창립 헌장의 '건강'에 대한 정의에서 찾아볼 수 있다. 당시 WHO에서는 질병에만 관심을 가져, 질병이 없으면 건강하다고 하는 초기 개념밖에 없던 시절에 "건강이란 단지 질병이 없거나 쇠약함이 없는 상태뿐만 아니라 육체적 · 정신적 그리고 사회적 안녕(well-being)까지를 포함하는 완전한 상태"라고 정의하였다. 그리고 최근 WHO 집행이사회에서는 건강의 정의에 '영적(靈的, spiritual) 요소'를 추가하였다. 그래서 "건강이란 신체적 · 정신적 · 사회적으로, 그리고 '영적으로 웰빙'(spiritual well-being)인 상태"라고 정의하였다.

II. 운동의 필요성

산업사회의 발달로 인간의 생활은 극도로 편리하고 윤택해지고 있다. 그러나 이 윤택과 편리는 결코 웰빙을 가져다 주지는 못한다. 매우 바쁘고 여유가 없어지면서 육체적 · 정신적으로 피곤하고, 육체활동이 줄면서 건강상의 문제를 야기하고 있기 때문이다.

이에 따라 건강 증진을 위한 가장 좋은 방법으로 일상생활의 방식을 올바로 고치고, 긍정적인 생활자세를 취하며, 규칙적인 운동을 할 것을 제시하고 있다. 이 중 운동은 현재의 체력 수준을 유지하게 해줄 뿐 아니라, 적합한 방법을 통해 그 수준을 크게 향상시킬 수 있다.

III. 유산소 및 무산소 운동

운동시 필요한 에너지(ATP)는 크게 두 가지 경로를 통해 공급된다. 한 경로는 산소를 사용하고, 다른 경로는 산소를 사용하지 않는다. 전자를 유산소 과정, 후자를 무산소 과정이라고 한다. 음식물로 섭취한 에너지원은 글리코겐 형태로 간이나 골격근에, 지방은 피하(皮下)나 내장 주위에 주로 저장된다. 운동을 하게 되면 에너지원이 동원되어 분해됨으로써 에너지를 방출하게 된다. 에너지원은 포도당으로 분해되어, 해당작용을 거쳐 피루브산이 된다. 산소가 충분한 경우 크렙스 회로를 돌아 더 분해되어 에너지(ATP)를 내고, 산화탄소와 물로 분해된다. 이 과정을 유산소 과정이라고 한다. 산소가 부족한 경우 피루브산은 젖산시스템을 거쳐 젖산이 된다. 이 과정을 무산소 과정이라고 한다(그림 4).

1. 유산소 운동

유산소 운동은 유산소 과정으로 에너지를 생산하는 운동을 말하며, 에어로빅스(aerobics), 에어로빅 운동이라고도 한다. 숨이 차지 않고 큰 힘을 들이지 않고도 할 수 있는 운동이다. 이러한 운동으로 심장과 다른 기관에 적당한 자극을 주게 되면 심근 등이 발달하여 강하게 된다. 또 심근에 산소를 공급하는 관상동맥이 굵게 되고 심근에 있는 모세혈관의 수도 많아져서 심근에 산소를 잘 보낼 수 있게 된다. 이러한 이유 때문에 유산소 운동은 협심증이나 심근경색의 예방 및 치료에 아주 좋은 효과를 나타낸다. 장기간에 걸쳐 규칙적으로 실시하면 운동부족과 관련이 높은 고혈압, 동맥경화, 고지혈증, 허혈성 심장질환, 당뇨병 등의 성인병을 적절히 예방할 수 있을 뿐만 아니라, 비만 해소와

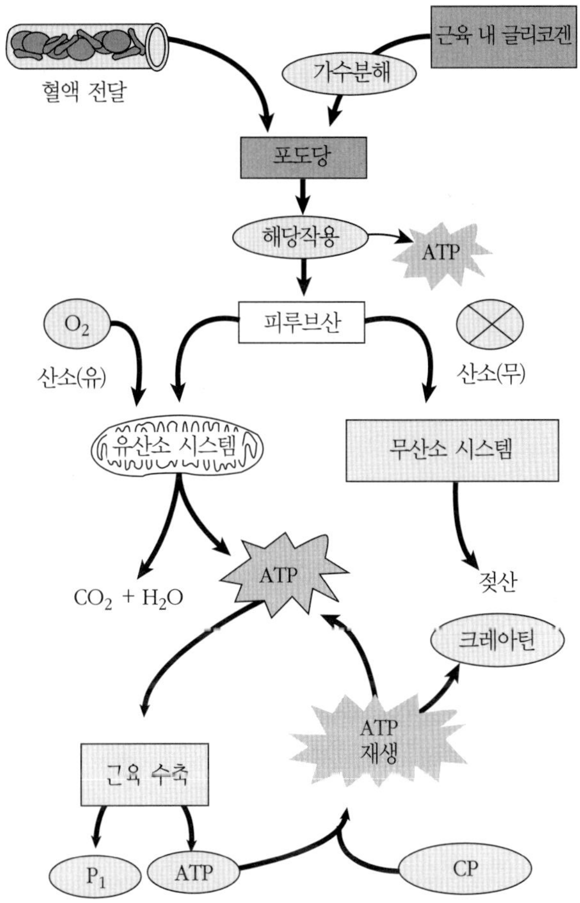

그림 4 근육 내 에너지 대사

노화현상을 지연시킬 수 있다. 조깅, 달리기, 수영, 자전거타기, 에어로빅, 크로스컨트리, 마라톤 등이 여기에 속한다.

2. 무산소 운동

무산소 운동은 무산소 과정으로 에너지를 생산하는 운동을 말하며, 언에어로빅스(anaerobics), 언에어로빅 운동이라고도 한다. 운동을 할 때 숨이 찬다는 말은 운동에 필요한 산소가 부족하다는 뜻을 나타낸다. 무산소 운동은 산소가 충분하지 않거나 없는 상태에서 이루어져서 숨이 차고 힘이 들어 길어야 2~3분 정도밖에 지속할 수 없는 단시간 운동이다. 테니스 · 배구 등의 서브나 스파이크, 단거리 달리기, 팔굽혀펴기, 던지기, 도약경기, 씨름, 잠수, 역도 등이 여기에 속한다.

무산소 운동으로 체내에 젖산이 점점 축적되면 혈액이나 조직이 산성화 상태가 된다. 산성화 상태에서는 생리적 기능이 정상적으로 작동되지 않는다. 이 경우 근육이 단단해지고, 유연성이 떨어지며, 호흡이 가빠지고, 극도의 피로감으로 운동을 계속할 수 없게 된다.

3. 운동방법이나 체력조건에 따른 유(무)산소 운동

유 · 무산소 운동의 종류가 정확히 분류되는 것은 아니다. 평균 정도의 체력(최대 산소섭취량 2.0L)을 가진 사람이 분당 120m 속도로 조깅을 하면, 통상 1분간에 1.3L의 산소가 필요하다. 이 사람에게는 이 정도 운동은 산소부족이 없어 유산소 운동이 된다. 그러나 분당 200m 속도로 조깅을 하면 매분 2.6L의 산소가 필요하게 되며, 이 사람의 최대 산소섭취 능력을 0.6L 초과하게 된다. 따라서 체내에 산소가 부족하게 되어 유산소 에너지만으로 조깅을 할 수 없게 되고, 부족한 에너지를 무산소적으로 공급 받아야 한다. 그 결과 체내에는 젖산이 축적되고 산성화 상태가 된다.

즉 달리기를 하더라도 여유 있게 천천히 달리면 유산소 운동이 되지만, 너무 빠르게 달리면 무산소 운동이 되어 버린다. 유산소 운동인지 아닌지는 운동종목에 따라서 결정되는 것이 아니라 운동방법에 따라서 달라진다.

Ⅳ. 운동의 효과

운동 중에 생기는 인체 내의 여러 가지 변화들은 운동이 끝나면 곧 사라져 버리거나 원상 회복된다. 그러나 규칙적인 운동을 장기적으로 시행하면 쉽게 소멸되지 않고, 인체 내의 기능적 변화가 일어난다. 우리가 흔히 말하는 운동의 효과라고 하는 것은 이 같은 장기적인 이점을 말한다.

운동은 육체적 · 정신적 건강을 지켜준다. 특히 심혈관계, 근골격 계통에 긍정적인 효과를 미친다. 규칙적으로 운동을 하면 만성 질환에 걸릴 위험이 줄어들고, 수명이 늘어나며, 노년의 삶의 질을 향상시킬 수 있다. 운동을 일상생활의 한 부분으로 만들다 보면 장보기, 정원가꾸기, 집안일, 계단오르기 등 일상적인 일이 매우 쉽고 자신감이 생기게 된다. 눈에 띄는 신체적 효능 외에도 운동을 규칙적으로 하면 정신건강에도 도움이 된다.

1. 심혈관계에 미치는 영향

규칙적인 운동을 하면 몸에 부하(負荷) 혹은 자극을 주게 되다. 특히 심장 혈관계가 자극을 받아 심박수(맥박)는 증가하고 혈압도 높아지게 된다. 이러한 부하가 적당한 범위 내에서 이루어지는 한 이러한 기능들이 더욱 발달하게 되어 운동을 지속적으로 하게 되면 더욱 강한 부하에도 견디어 내게 된다.

연구에 따르면, 운동을 하지 않는 사람들은 관상동맥 질환과 심장발작의 위험이 더 크다고 한다. 그러나 운동으로 심장질환의 위험을 줄이기 위해서는 규칙적이고 지속적으로 운동하는 습관을 유지해야 한다. 규칙적으로 운동하면 심장이 튼튼해지고 효율도 높아지며, 심장박동시 더 많은 양의 혈액을 펌프질 할 수 있어 심장박동이 빨라지는 경우에도 크게 무리가 가지 않는다. 얼마나 오랫동안 규칙적으로 운동했는가에 따라 심장발작이 왔을 때 살아남을 수 있는 확률도 달라진다. 규칙적으로 운동을 한 사람은 생존할 확률이 더 크다.

규칙적인 운동은 혈중 콜레스테롤 수치와 혈압이 낮아지고, 이 두 수치가 낮아지면 동맥에 지방 침작이 늘어날 위험이 줄어들게 된다. 연구에 따르면, 관상동맥 질환이나 다리의 혈관질환이 이미 있는 사람도 운동으로 혈액공급에 도움을 받을 수 있다고 한다.

2. 호흡기계에 미치는 영향

규칙적으로 운동을 하면 순환계 근육의 효율이 증진되고 폐의 폐포 이용량도 증가한다. 폐에서 산소와 이산화탄소 교환 효율도 증가한다. 활동이 많은 사람은 한번 숨쉴 때 더 많은 산소를 흡입하며 숨 쉬는 속도가 느리다. 만성폐쇄성폐질환을 앓고 있는 사람의 경우, 규칙적인 운동을 하면 가능한 일상활동이 늘어날 수 있다.

3. 근골격계에 미치는 영향

운동은 골격, 관절, 근육의 상태를 향상시켜 준다. 규칙적인 운동을 하면 유연성과 운동성을 오래 유지할 수 있고 삶의 질을 향상시킬 수 있다.

걷기와 달리기 등 체중을 싣는 운동은 골강도와 골밀도를 향상시킨다. 이러한 종류의 운동은 골격이 계속 자라고 있는 아동기와 청소년기의 신체발달에 특히 더 중요하다. 여성들에게도 이러한 종류의 운동을 규칙적으로 하는 것이 모든 연령에서 중요한데, 폐경기 이후 에스트로겐 호르몬의 수치가 감소하여 일어나는 골밀도 감소의 속도를 늦추어 줄 수 있기 때문이다.

4. 관절의 운동성과 안정성

규칙적인 운동은 관절의 유연성을 향상시켜 관절이 굳지 않도록 도와준다. 관절 주변의 근육과 인대를 강화시켜 관절의 안정성에도 도움을 준다. 따라서 골관절염 등을 예방할 수 있어 노년에도 독립성과 활동성을 유지할 수 있다.

5. 근육 강화

근육을 관리하기 위해서는 규칙적으로 운동을 해야 한다. 적당한 무게를 들어 올리는 운동을 하면 근육의 크기와 강도를 증가시킬 수 있다. 달리기와 자전거타기 등 체력을 길러주는 유산소 운동은 근육 효율을 높여 장시간 동안 일을 해도 지치지 않게 된다. 근육이 강해지면 건강하다는 느낌과 외모에서도 자신감을 얻게 된다.

25세가 지나면 매년 노화 과정의 일부로 소량의 근육을 상실하게 된다. 근육을 건강하게 관리하면 이러한 근육의 손실을 최소로 줄일 수 있다.

요통은 근육 강도와 유연성이 부족하여 생기는 경우가 많다. 특정 근육을 강화하고 전체 유연성을 향상시키는 운동을 하면 요통을 예방하고 활동하는 데도 무리가 없는 상태를 유지할 수 있다.

6. 정신건강에 미치는 영향

규칙적인 운동 프로그램을 시작하면 정신건강이 향상됨을 느낄 수 있다. 대부분의 사람들이 운동을 시작한 후 건강하다는 느낌을 받는다. 두뇌에서 엔도르핀(endorphin)으로 알려진 일종의 마약과 같은 화합물이 생성되고, 이 물질은 기분을 좋게 하여 건강하다는 느낌을 받게 되는 것이다. 이러한 화합물은 항우울증 성분으로 작용하여 마음을 편안하게 만든다. 경미한 정도의 불안증과 우울증을 겪는 사람들은 일정 기간 규칙적인 운동을 하면 눈에 띄게 기분이 나아짐을 경험하게 된다. 이러한 이유에서 운동은 심리치료에 점점 더 많이 이용되고 있다.

운동은 스트레스에 대처하는 데도 도움을 주며, 규칙적이고 활력을 주는 숙면에도 도움을 준다. 규칙적인 운동으로 건강한 외모와 상쾌한 기분을 갖게 되며, 자신감과 자기 존중감도 커진다.

V. 올바른 운동방법

올바른 운동방법이란 운동을 통하여 부족한 체력을 향상시키고, 건강을 증진시키며, 안전하게 운동을 할 수 있도록 자신의 건강 및 체력 상태에 맞는 운동량을 설정하여 운동을 지속적으로 유지해 주는 방법을 말한다. 이를 위해서 우선 자신의 건강상태를 점검하고, 운동목표를 설정하며, 또한 운동처방사와 같은 전문가와 상담한 후에 적합한 운동량을 정하는 것이 필요하다.

운동량은 운동강도, 운동 지속시간 그리고 운동빈도(횟수)에 의해 결정되는데, 운동목표와 운동종목에 따라 그 양이 달라진다. 체력수준에 따라서 기초단계, 향상단계 그리고 유지단계로 나누게 되며, 단계별 기간은 현재의 운동량에 의해 변할 수 있다. 운동의 효과를 보기 위해선 쉽게 시작할 수 있으면서 지속적으로 할 수 있는 운동종목을 택하는 것이 좋다.

운동생리학적 측면에서 보면, 갑자기 운동을 했을 때 생기는 심장의 부담을 줄이고 운동 중 발생하는 손상을 예방하는 준비운동과, 본 운동이 끝난 후 심장의 상태를 운동 전의 상태로 되돌려 주며 운동 중에 생긴 근육 내의 피로물질을 없애 줄 수 있는 정리운동을 반드시 함께 해야 한다. 운동 후에는 반드시 충분한 휴식이 필요하며, 휴식시간은 운동량뿐만이 아니라 운동 후의 몸 상태에 따라 달라져야 한다. 건강한 성인의 경우에는 격일제로 운동을 한다면 충분한 휴식이 될 것이다. 운동이 효과적으로 잘 됐다고 스스로 판단하는 방법은 운동 후 1시간쯤 지난 다음에도 피로하지 않으면서 사회활동에 영향을 주지 않는 상태가 유지되어야 한다는 것이다.

건강증진을 위한 올바른 운동방법은 유산소성 지구력 운동들이 적합하며, 지방의 신체 내 에너지 대사에 효과적이면서 근력발달에 도움을 줄 수 있는 중증도의 힘들기("약간 힘들다"고 느끼는 정도)의 운동강도로 1회 운동시 40~50분 정도를 유지하면서(동일한 강도를 유지하는 것이 좋음) 일주일에 3~4일 격일제로 운동하는 것이다. 또한 근력의 퇴행을 막기 위해서 웨이트트레이닝이 필요하다.

VI. 운동과 나이

체력증진을 위해서 운동을 할 때에는 어떤 운동종목을 선택해 얼마만큼을 어떻게 해야 하는지에 대한 구체적인 계획이 있어야 한다. 아무리 좋은 운동이라도 모든 사람에게 동일한 수준의 체력증진 효과가 있을 수는 없다.

운동을 통하여 최상의 효과를 얻기 위해서는 혈액검사나 심장기능 등의 의학검사를 통하여 자신의 질병 유무를 확인하고, 체력검사 결과에 따라 운동을 하는 것이 바람직하다. 일반적으로 20대와 30대의 남성의 경우는 근력증진 기구를 이용하여 근력을 증진한 후 달리기, 테니스, 검도, 스케이트 등을 통한 지구력 운동을 하는 것이 좋다. 여성의 경우는 에어로빅 무용과 고정식 자전거 타기, 등산, 볼링, 스케이트, 수영 등을 통해서 근지구력을 증진시키는 운동이 바람직하다.

40대와 50대의 경우에는 체조를 생활화하며, 조깅 · 수영 · 골프 · 등산 · 배드민턴 등을 통하여 지구력과 유연성을 증진시키는 것이 좋다. 또한 60대 이후의 경우는 스트레칭 체조, 배드민턴, 탁구, 수영, 고정식 자전거 타기 등을 통하여 유연성과 지구력을 증진시키는 것이 바람직하다.

Ⅶ. 건강과 체력

1. 체력의 요소

체력은 크게 건강 체력(방위 체력, 방어력행동 체력)과 운동기술 체력(행동 체력)으로 나눌 수 있다. 건강 체력은 활동에 필요한 신체적 움직임에 일차적으로 동원되고, 외부의 스트레스에 대하여 신체를 방위하고 환경에 적응하는 능력을 말한다. 운동기술 체력은 달리기, 던지기, 뛰기로 연상되는 신체적 행동력을 의미한다.

일반적으로 운동능력을 나타내는 체력의 요소에는 근력, 순발력, 지구력, 민첩성, 평형성, 유연성 등이 있다.

2. 체력운동의 기본원리

체력을 증진시키기 위해서는 과학적이고 합리적인 훈련방법을 선택하여 실시해야만 최대의 효과를 거둘 수 있다. 체력운동의 효과를 높이기 위하여 일반적으로 적용되는 원리에는 점진적 과부하의 원리, 개별성의 원리, 자각성의 원리, 특이성의 원리, 전면성을 원리 등이 있다.

3. 근력강화 트레이닝

근력을 기르는 운동에는 바벨이나 아령(덤벨) 등 무거운 물체를 이용하는 동적 근력 트레이닝과 벽이나 난간 등 고정된 물체를 밀기나 당김으로써 근력을 발달시키는 정적 근력 트레이닝이 있다.

참고문헌

하권익(1996). 『임상스포츠의학』. 최신의학사.

WELL-BEING MEDICINE

2편

성장과 발달

Growth and Development

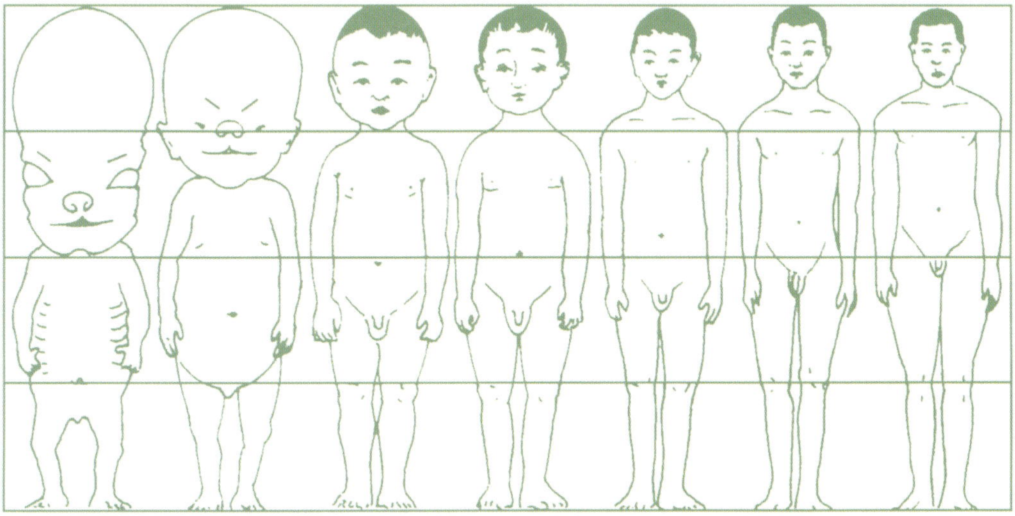

1장
성장 · 발달과 발달장애

1절 정상적인 성장 · 발달

소아과 최지은

성장(growth)은 양적으로 증가해 가는 과정을 말하며, 양적으로 측정할 수 있는 신장, 체중, 장기의 무게 등이 그 예이다. 발달(development)은 성장에 따르는 기능적인 발전 과정을 말한다. 예를 들면, 뇌가 커짐에 따라 운동기능, 정신기능이 발달해 나가는 것을 들 수 있다.

I. 성장과 발달에 영향을 주는 요인

성장과 발달에 영향을 주는 요인은 크게 유전적 요인과 환경적 요인으로 나눌 수 있다.

1. 유전

인종, 민족, 가계, 연령, 성별, 염색체 이상, 선천성 대사이상 등이 영향을 줄 수 있다.

2. 환경

영양의 정도, 사회 · 경제적 요인, 질병의 유무, 계절, 심리적 요인 등이 영향을 줄 수 있다.

II. 성장

1. 정상 범위

각 어린이의 성장 · 발육 중에서 측정할 수 있는 체중, 심박동수, 운동능력 등을 평가하기 위해서는 그 어린이와 같은 연령, 같은 성별의 어린이들에서의 정상 범위를 아는 것이 중요하다. 그러한 정상 범위를 기준으로 하여 그 어린이의 측정치나 능력이 적당한지를 판단할 수 있으며, 장차 그 어린이가 어떤 상태로 발전할 것인지를 예측할 수 있다.

신체의 성장과 관련된 측정치는 백분위수(percentile)로 나타내는데, 이는 측정치를 작은 순서에서 큰 순서의 차례로 늘어놓고 가장 작은 수를 1백분위수라고 하고 가장 큰 수를 100백분위수라고 명한다. 관습적으로 3백분위수에서 97백분위수까지, 또는 평균값에서 2 표준편차 범위 안에 포함되는 어린이를 정상 범위에 속한다고 한다(그림 1).

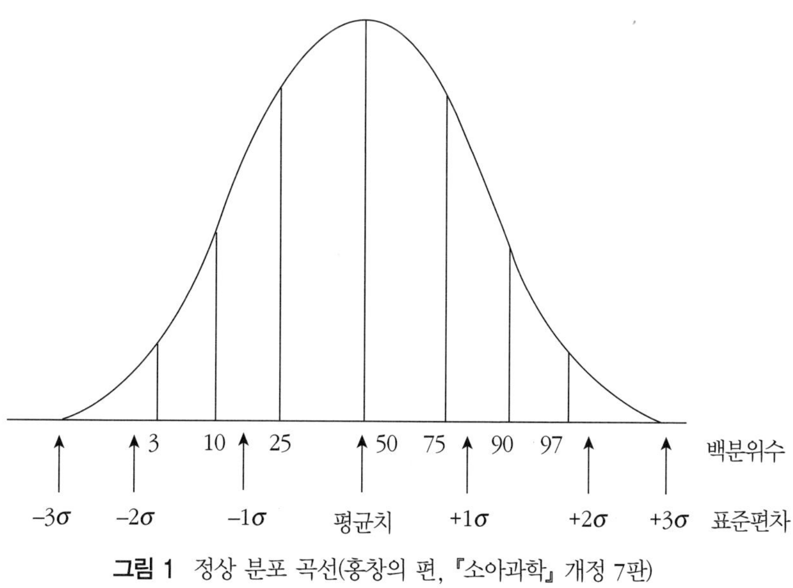

그림 1 정상 분포 곡선(홍창의 편, 『소아과학』 개정 7판)

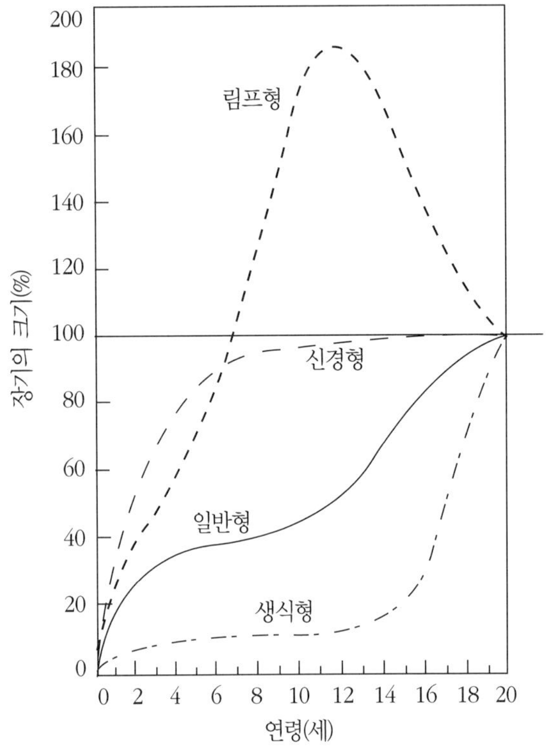

그림 2 장기별 성장 곡선(홍창의 편, 『소아과학』 개정 7판)

2. 장기별 발육 유형

1) 일반형(general type)

신장, 체중, 호흡기, 소화기, 신장, 심장, 비장, 근육 및 뼈 전체의 무게, 혈액량 등이 일반형에 속한다. S자형의 패턴을 보이며, 영아기, 사춘기에 급성장한다.

2) 신경형(neural type)

뇌, 척수, 시각기, 두위 등이 신경형에 속하며, 4세경에 성인의 80%에 달한다.

3) 림프형(lymphoid type)

흉선, 림프절, 편도 등 림프조직이 이러한 성장을 보이며, 10~12세경에는 성인의 2배에 달하였다가 점차 줄어들어 18세경에는 성인 정도로 줄어든다.

4) 생식형(genital type)

생식기, 유선, 음모, 자궁, 전립선 등이 생식형의 성장을 하며, 사춘기부터 급속히 커져서 16~18세에 성인 수준에 도달한다.

3. 신장

출생시의 신장은 약 50cm이다. 생후 6개월간은 약 17cm 자라고, 다음 6개월간은 약 8cm 자라므로 생후 1년이 되면 신장이 75cm가량 된다. 제2년째는 10cm, 제3년째는 8cm, 제4년째는 7cm가량 자란다. 4세에서 10세 사이에는 연간 5~6cm가량 자란다. 사춘기가 되면 신장이 급속히 자라기 시작하여 연간 6~7cm가량 자란다. 그리하여 4세 때에는 출생시 신장의 2배, 12세에는 약 3배(150cm)에 도달한다.

사람의 성장속도를 볼 때, 다음과 같이 네 시기로 나눌 수 있다.

① 태아기부터 2세까지 빨리 성장하는 시기

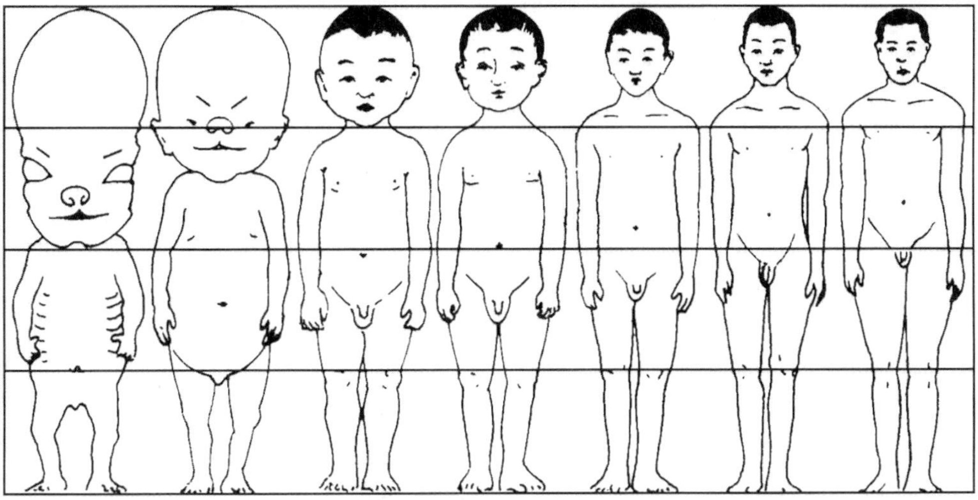

그림 3 신체 성장의 비례(홍창의 편, 『소아과학』 개정 7판)

② 2세부터 사춘기까지 서서히 성장하는 시기
③ 사춘기부터 15~16세까지 빨리 성장하는 시기
④ 15~16세부터 성숙기까지 성장속도가 감소하는 시기

사춘기의 성장 급증기가 나타나는 시기는 남녀에 따라 차이가 있고 같은 성에서도 사람에 따라 차이가 있다. 여자는 남자보다 급증기가 빨리 나타난다.

성장은 머리에서 다리의 방향으로 진행되는데, 즉 출생시에는 머리가 크고 몸통이 길며 하지는 비교적 짧고 팔이 다리보다 길다(그림 3). 출생시에는 몸의 중앙점이 배꼽보다 2cm가량 위쪽에 있다. 사지는 몸통보다 더 빨리 자라고, 사춘기가 지나면 몸통과 사지는 비슷한 속도로 자라나며, 사춘기가 지나면 몸통이 약간 더 빨리 자란다. 키는 성숙이 완료될 때까지(여자 18세, 남자 20세) 계속 자란다.

4. 체중

출생시의 평균 체중은 3.3kg이지만 2.6~4.4kg 정도이면 정상 범위에 속한다. 첫 아이는 다음에 출생하는 아이들보다 체중이 가벼운 경우가 많다.

생후 3~4일 동안은 5~10%의 초기 체중 감소가 있다. 이 체중 감소는 태변 및 요의 배설, 폐 및 피부로부터의 수분 소실, 수유량의 부족 등에 의한 것인데, 대개 7~10일째가 되면 회복된다. 생후

표 1. 우리나라 소아의 체중 증가 배수

연령	출생시	3개월	1년	2년	4년	6년	10년	12년
체중(kg)	3.3	6.6	10	13	16	20	30	40
출생시 체중에 대한 배수	1	2	3	4	5	6	10	12

자료: 홍창의 편, 『소아과학』 개정 7판.

3개월이 되면 출생시 체중의 2배인 6.6kg이 되고, 1년이 되면 체중은 3배인 10kg이 된다. 2년이 되면 출생시 체중의 4배인 13kg이 되고, 10년이 되면 출생시 체중의 10배인 30kg이 된다(표 1).

5. 두위 및 천문

두위는 앞이마에서 가장 튀어나온 부위와 뒷머리 정중앙의 튀어나온 부위를 지나는 최대 둘레를 재면 된다. 출생시 두위는 34cm로 가슴둘레보다 약간 크다. 두위는 처음 1년간은 약 12cm 커져서 1세가 되면 46cm쯤 된다. 그리고 4세가 되면 50cm로 성장이 완료되었을 때(20세, 55cm)의 약 90%에 달한다.

소천문은 생후 6~8주까지는 닫히고, 대천문은 14~18개월경에 닫힌다. 그러나 정상아에서도 생후 2년이 지나서 닫히는 경우도 있다.

6. 흉위

출생시 흉위는 약 33cm로 두위보다 약 1cm 작다. 생후 1년이 되면 두위와 흉위는 비슷해지며, 그 후에는 흉위가 두위보다 커진다.

7. 생치

유치는 20개이며, 생후 6개월경부터 나오기 시작하여 30개월경이 되면 다 나온다. 유치가 나오는 순서는 정해져 있으나, 나오는 시기는 아기마다 상당히 차이가 있다. 모든 이가 늦게 나오는 경우는 영양장애나 내분비 질환 또는 골형성 부전 같은 전신 질환으로 인하여 오는 수가 있다.

8. 심장 및 폐

출생시 심장의 무게는 25g이며, 성인의 심장의 무게는 250g이다. 소아의 정상 심박수, 호흡수는 연

표 2. 정상 소아의 심박수, 호흡수 (단위: 회)

연 령	심박수/분	호흡수/분
출생시	140	40
6개월	110	30
1세	100	28
3~4세	95	25
5~10세	90	24
10~15세	85	20
15세 이상	75~80	16~18

자료: 홍창의 편, 『소아과학』 개정 7판.

령에 따라 조금씩 느려진다(표 2). 신생아나 영아는 복식 호흡을 하는 것이 정상이며, 7세가 넘으면 흉식 호흡이 주가 된다.

9. 비뇨 생식기

배뇨 횟수는 어린 영아에서는 1일 10~30회 정도이며, 2~3년에는 약 10회, 성인이 되면 4~6회로 된다.

생식기는 사춘기 전에는 매우 서서히 발육하나, 사춘기 동안에 성기 전체 발육의 90%가량이 이루어진다. 고환의 용적은 사춘기 전에는 1~3mL이며, 사춘기가 시작되면 4mL 이상으로 커져 성인이 되면 12~25mL가 된다.

신생아에서는 대음순의 발육이 잘 안 되어 있어 소음순이 현저하게 보인다. 드물게 혈성 분비물이 보이는 경우가 있는데, 이는 엄마로부터 받은 여성호르몬 때문이다.

10. 골 발육

골 발육은 성별, 종족, 영양상태, 여러 가지 질병상태에 따라 차이가 많다. 여자의 골 성숙 과정은 남자보다 2년가량 빠르다. 골 성숙은 사춘기가 빨리 시작되면 빨라진다. 골 연령은 그 어린이가 성인이 되었을 때 키가 어느 정도까지 클 것인지 추정하는 데 도움이 된다.

III. 발달

1. 감각의 발달

1) 시각

신생아기에는 물체를 45~90도 내에서 움직이면 눈을 거기에 따라 고정하거나 따라서 볼 수 있으며, 4~5개월이 되면 물체를 따라 손을 움찔거리고, 6개월이 되면 손으로 붙잡을 수 있다. 5~6세가 되면 정상 성인의 시력에 도달한다.

2) 후각, 미각 및 촉각

후각은 신생아기에도 비교적 잘 발달되어 있고, 미각은 신생아기에도 있으나 3개월경이 되어야 섬세한 맛의 차이를 알 수 있다. 촉각은 출생시에는 입술과 혀를 제외하고는 그리 발달되어 있지 못하다.

3) 청각

청력은 생후 수일 이내에 예민해지며, 4~6개월이 되면 소리가 나는 방향을 알아챌 수 있고 낯익은 소리를 구별할 수 있다.

2. 운동 기능

1) 조대운동 발달

조대운동 발달이란 몸 전체적 자세, 평형, 운동 등 전체적인 몸의 움직임의 발달을 의미한다. 이러한 운동 발달은 머리부터 다리 쪽으로, 몸의 중심부로부터 먼 부위로 발달해 나간다. 또한 전체적 몸의 움직임은 머리를 가누는 것으로부터 시작하여 엎치기, 앉기, 기기, 서기, 걷기, 뛰기, 계단오르기 등의 순서로 발달해 나간다(표 3).

2) 미세운동 발달

손, 손가락, 엄지손가락 등을 움직여서 물건을 잡거나 수저로 음식을 먹는 등의 운동을 말하며, 손과 눈의 합동이 필요하다. 미세운동 발달의 정도는 아이가 손으로 물건을 붙잡는 모습, 입방체 쌓아 올리기, 그림 보고 그리기 등을 통하여 평가할 수 있다. 이러한 미세운동은 사람이 동물과 구별되는

표 3. 운동 발달의 순서

종 목	연 령
목을 가눈다.	3~4개월
물건을 붙잡는다.	5~6개월
엎친다. 혼자서 앉는다.	6~7개월
긴다.	8~9개월
붙잡고 선다.	9~10개월
혼자서 선다. 손잡고 걷는다.	12개월
혼자서 걷는다. 공을 발로 찬다.	15개월
손을 잡고 계단을 올라간다.	18개월
잘 뛴다. 계단을 오르내린다.	2년
세발자전거를 탄다. 한쪽 발로 잠깐 선다.	3년
한쪽 발로 뛴다.	4년
줄넘기를 한다.	5년

자료: 홍창의 편, 『소아과학』 개정 7판.

중요한 기능이다.

3. 언어

말을 배우는 속도는 아이마다 다르며 여러 가지 인자가 작용하는데, 정서장애, 적당한 사회경험의 부족, 부모의 과잉보호, 신체적인 질병, 유전적인 요인 등 여러 가지가 관련이 된다. 언어발달은 지능발달과 밀접한 관련이 있다. 일반적으로 18개월이 되어도 의미가 있는 단어를 하나도 말하지 못하거나 만 3세가 되어도 의사표시를 위한 문장을 말하지 못할 때에는 언어발달의 이상을 의심해야 한다.

4. 대소변 가리기

출생시 대소변을 보는 것은 반사적으로 일어나지만, 아이가 자라는 데 따라 점차 수의적으로 조절할 수 있게 된다. 보통 대변 가리기를 먼저 할 수 있게 되고, 그 다음에 낮에 소변 가리기가 가능하게 되며, 그 후에야 밤에도 소변 가리기가 가능하게 된다. 대소변을 가릴 수 있게 되는 시기는 개인에 따라 차이가 많아서 경계선을 그을 수는 없으나, 대개 대변을 완전히 가릴 수 있는 시기는 출생 후 3년 말까지, 밤에 소변을 가릴 수 있게 되는 것은 여아는 5년, 남아는 6년까지로 기준을 둔다.

5. 신경, 정신사회적 발달

1) 영유아 및 학령 전기(표 4)

영유아 및 학령 전기에는 발달이 연령에 따라 변화가 크다. 각 연령에 따른 발달 과정이 제대로 되

표 4. 소아의 정상 행동 발달표

연령	운 동	적 응	언 어	개인사회적 행동
1개월	주먹을 쥔다.	중앙선까지 좇아볼 수 있다.	보고 웃는다. 옹알이 한다.	얼굴을 쳐다본다. 소리에 반응한다.
4개월	머리를 가눈다.	물체를 쥘 수 있다.	큰 소리로 웃는다.	낯선 환경을 안다.
7개월	뒤집는다. 앞으로 기울이고 앉는다.	장난감을 흔든다. 다른 손으로 옮겨 쥔다.	'마', '바' 자음 소리를 낸다.	낯선 사람에게 부끄러움을 탄다.
10개월	혼자 앉는다. 기어다닌다. 붙잡고 일어선다.	엄지손가락과 집게손가락을 사용한다.	이름에 반응한다. '엄마', '아빠'를 말한다.	'까꿍', '짝짜꿍', '바이바이'를 한다.
12개월	혼자 선다. 손잡고 걷는다.	엄지손가락과 집게손가락으로 정확하게 집는다.	'엄마', '아빠' 외의 단어를 말한다.	옷을 입힐 때 협조한다. 컵으로 마신다.
15개월	혼자 걷는다. 계단을 기어오른다. 공을 발로 찬다.	그리는 시늉을 한다. 2개의 정육면체를 쌓는다.	3~5개의 단어를 말한다. 신체부위를 말한다.	손가락질을 한다. 집안일을 한다.
18개월	한 손을 잡고 계단을 올라간다. 뒤뚱거리며 뛴다.	3개의 정육면체를 쌓는다. 자의로 그림을 그린다.	그림을 보고 이야기하는 흉내를 낸다. 10개의 단어를 말한다.	흘리면서 혼자 먹는다. 소변을 보고 알려준다.
2세	잘 뛴다. 계단을 오르내린다.	6개의 정육면체를 쌓는다. 수평선을 그린다.	짧은 문장을 말한다. 그림을 보고 이름을 말한다.	숟가락질을 한다.
3세	세발자전거를 탄다. 한쪽 발로 잠깐 선다.	원과 십자를 보고 그린다.	자신의 이름, 성별을 말한다. 3까지 센다.	양말과 신발을 신는다. 손을 씻는다.
4세	가위질을 한다. 한쪽 발로 뛴다.	사각형을 보고 그린다.	의사대로 이야기한다. 전치사와 반대말을 안다.	양치질, 세수를 한다. 다른 어린이와 협조적으로 논다.
5세	한 발을 번갈아 올리고 뛴다. 줄넘기를 한다.	10까지 센다. 사각형을 보고 그린다.	기본색을 안다. 단어의 의미를 물어본다.	혼자 옷을 입고 벗는다. 다른 어린이와 경쟁적 놀이를 한다.

자료: 홍창의 편, 『소아과학』 개정 7판.

지 않을 경우에는 발달지연을 의심해야 한다.

2) 학동기

6~12세의 학동기는 특히 인지적인 발달이 뚜렷이 이루어지는 시기이다. 학교생활에서 어린이는 새로운 것을 배우고, 그 과정에서 자신의 재량과 근면성을 배우게 된다. 학습장애나 지능발육에 지연이 있는 경우에는 될수록 조기에 발견하여 적절한 조치를 취해야 한다.

또한 사회성 발달 과정에서 양심의 형성도 이루어진다. 아동기의 초기에 어린이의 양심은 부모의 제재나 부모의 행동, 태도 또는 가치관의 단순한 내면화에 불과하지만, 학동기에는 자신의 사고를 통하여 옳고 그름을 결정하게 된다.

6. 청소년기

청소년기는 신체의 크기, 모양, 생리, 정신 및 사회적인 변화가 일어나는 시기로 성인이 되기 전 성장과 발달 과정에서 중요한 시기이다. 이 시기의 연령은 각 개인마다 차이가 있으나 10세에서 20세 미만으로 정의하며, 세 가지 뚜렷한 현상이 일어난다.

첫째는 신장의 급성장과 이차 성장이 나타나는 생물학적인 성장 또는 사춘기로 특징지어지며, 둘째는 추상적인 생각을 할 수 있는 인지발달의 성숙, 셋째는 의존적인 소아의 상태에서 독립적인 성인으로 변화하는 정신 사회직 변화이다.

청소년기는 정신 사회적 변화에 따라 3등분하여 초기는 10~13세로 중학교, 중기는 14~17세로 고등학교, 말기는 17~21세로 대학교 기간 또는 고등학교 졸업 후 4년의 기간으로 정의한다.

1) 사춘기

사춘기의 중요한 변화는 성의 성숙과 신장의 성장이다. 사춘기의 시작의 기전은 아직 정확하게 알려져 있지 않으며, 대체적으로 여성호르몬과 남성호르몬에 대한 뇌의 시상하부의 감수성이 감소하면서 성선자극호르몬 분비호르몬이 분비되기 시작하여 생식기관과 근육 골격계 기관을 자극함으로써 사춘기가 시작된다고 추정하고 있다. 생식기관의 자극과 더불어 남성호르몬과 여성호르몬의 증가는 혈중 성장호르몬과 IGF-1의 증가를 자극하여 사춘기의 급성장을 가져온다.

남자의 사춘기는 이차 성징이 나타나기 전에 고환의 부피가 커지는 것으로 시작된다. 고환이 커진 후 6~8개월이 지나면 성기의 크기가 커지며 음모가 발달한다. 여자는 8~13세경에 유방이 돌출되면서 사춘기가 시작되며, 대음순을 따라 음모발달이 뒤따른다. 초경은 사춘기가 지나고 2~2.5년 사이에 신장이 급성장한 후 나타난다(그림 4).

신장과 체중의 증가와 더불어 두위, 심장, 폐, 복부 장기들, 골, 근육기관 등의 모든 기관들이 커지며, 여자의 경우 지방조직의 증가가 뚜렷하다. 변성도 사춘기의 특징이지만 신체변화의 좋은 지표는 되지 못하며, 주로 남성호르몬의 작용으로 인후와 성대가 확대되는 것이 원인이다.

2) 인지의 성숙

Piaget의 정의에 의하면, 청소년기 초기에는 문제해결이나 직접적인 사고를 할 때 구체적인 사고에서 추상적인 사고로 작용하는 능력이 점차 증가한다고 한다. 구체적인 사고는 특별한 물건 등에 제한되어 있고, 한 경험으로부터 얻은 것을 새로운 경험에 적용하는 능력이 부족하며, 추상적인 사고는 과거와 현재의 경험으로부터 가능성을 구체화하며, 지적인 창조력을 가지게 한다. 청소년의 경우 12세부터 추상적인 사고를 하기 시작하여 16세에 완숙된다. 그러므로 판단은 지성이나 논리의 힘보다는 경험에 따라 이루어지며, 환상과 몽상에 잘 빠지는 경향이 있다.

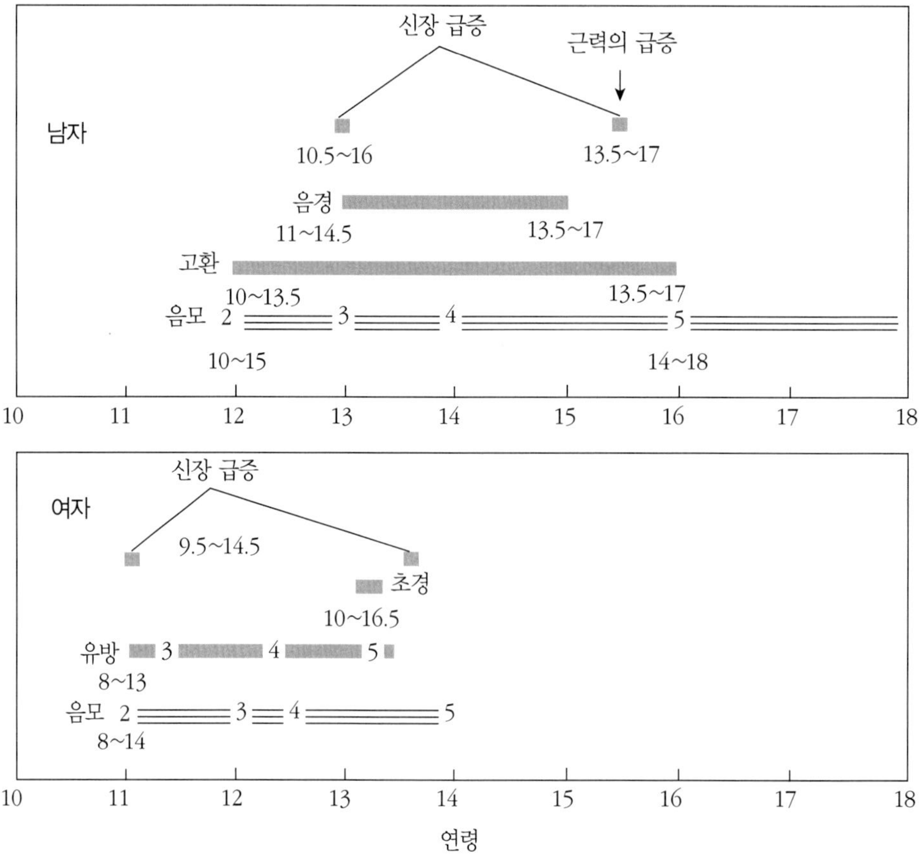

그림 4 사춘기 남녀의 성숙의 차이(홍창의 편, 『소아과학』 개정 7판)

3) 정신 사회적 발달

(1) 초기 청소년기

급변하는 신체변화가 특징으로 신장의 급성장, 신체모습의 변화, 성적 흥분을 보이는 시기이다. 많은 청소년들이 아직 가족과의 관계에서 약간의 갈등은 있으나 밀착되어 있고, 가족 구성원에 협조적이지만, 또래 관계가 늘어나는 시기이다.

(2) 중기 청소년기

청소년기의 정형인 시기로 신체발달이 90~95% 정도 완성이 되고 성인의 크기, 모양, 신체 이미지의 새로운 개념을 가지게 된다. 추상적인 사고를 하게 되고, 부모로부터 거리감을 두기 시작하면서 최고조의 독립심을 보인다. 이 당시 청소년의 독립 형성은 개인마다 큰 차이가 있으나 대부분 비교적 쉽게 극복하는데, 20% 정도는 어려운 과정을 겪기도 한다. 일반적으로 조기 성숙한 여자나 늦게 성숙한 남자, 인지발달이 미숙한 청소년의 경우가 어려움을 겪을 가능성이 많다. 이때 부모가 자녀에 대하여 신뢰감을 가지고 자녀의 구속을 점차적으로 풀어 주는 대신 책임을 부여하며 적당한 제한을 두는 것이 독립 형성에 도움이 된다. 일반적으로 가정의 역할은 줄어 들고 또래가 중심적인 역할을 담당하여 외모의 표준이나 행위의 기준을 결정한다.

(3) 말기 청소년기

이미 자아독립이 이루어진 상대로 다시 부모와 가까워지나 그 관계는 성인 대 성인이 되며, 친구 관계도 자아도취적인 생각에서 벗어나 실제적이고 상호적인 관계를 찾고 조화를 이루는 인간관계를 형성한다. 추상적인 사고는 완전히 발달하여 미래에 대한 역할을 찾으며, 성인으로서 세계 속에서의 역할, 직업, 가족 형성 등에 대한 구체적인 계획을 생각하게 된다.

참고문헌

홍창의(2004). 「성장과 발달」. 『소아과학』 7판. 대한교과서주식회사. pp.22-54.

Behrman RE(2004). Growth and development. *Nelson Textbook of Pediatrics.* 17th ed. Philadelphia: WB Saunders Co. pp.30-57.

Gesell A, Amatruda CS(1967). Norms of development. *Developmental Diagnosis; Normal and Abnormal Child Development.* Harper & Row. pp.23-90.

2절 유아 · 청소년기 발달장애

소아과 최지은

I. 정상 발달의 평가

발달의 평가는 어린이의 연령에 따라 그 목적이 달라진다. 신생아기에는 주로 신경학적 이상을 찾아내는 데, 영아기에는 운동, 감각, 인지 부문의 문제를 조기에 발견해 치료하는 데 목적이 있다. 또 학령 전기와 학동기에는 학습과 사회적 문제를 발견해서 해결하는 데 그 목적이 있다.

현재 세계적으로 많이 쓰이고 있는 선별 검사로는 덴버 발달 검사가 있으며, 우리나라에서는 한국 어린이를 표준으로 하여 만든 서울 영유아 발달 선별 검사가 사용되고 있다. 또 언어발달을 선별하기 위해서는 조기언어 선별 검사를 시행한다. 이러한 선별 검사에서 이상한 점이 발견되면 정확한 진단을 위하여 발달 전문의에게 보내야 한다. 한 시점에서의 발달 선별보다는 지속되는 관찰과 반복 검사로 더 정확한 정보를 얻을 수 있으며, 이로 인하여 선별 검사의 약점을 보완할 수 있다.

그 밖에 발달의 평가 및 진단 과정에 주산기를 비롯한 상세한 과거력, 가족의 병력, 신체검사 등이 병행되어야 하며, 필요할 경우 염색체 검사, 생화학적 검사(아미노산 대사 또는 유기산 대사 검사) 등도 시행하여 원인질환을 감별해야 한다. 이러한 진단 과정에는 부모는 물론이고 교사의 협조도 필요하다.

표 5. 많이 사용되는 발달 선별 검사의 종류

검사방법	연령	특 징
서울 영유아 발달 선별 검사	0~4세	한국 아동 대상, 발달의 선별
덴버 발달 검사(DDST)	0~6세	전 세계적으로 가장 많이 사용
조기언어 선별 검사	0~3세	한국 아동 대상, 언어발달 선별
CAT/CLAMS	0~3세	발달과 언어 선별
Peabody Picture Vocabulary Test	2.5~4세	언어 선별 검사
Infant Monitoring System	4~6세	발달에 대한 설문

II. 발달장애

어린이에서 많이 발생하는 발달장애는 표 6과 같다.

1. 정신지체

정신지체(mental retardation)는 18세 이전에 시작되는데, 표준화된 지능검사 방법에 의하여 측정된 지능지수(IQ)가 평균 지능의 2 표준편차 이하인 경우로 지능지수 70 이하인 경우를 말한다. 또한 적응능력을 반드시 함께 고려해야 하므로 지능지수가 70~75 사이라도 적응능력이 크게 떨어지는 경우 정신지체라고 진단할 수 있다.

정신지체의 발생률은 대개 인구 1,000명당 6~20명이며, 경한 경우는 30명으로 중증 정신지체보다 10~12배 더 흔하다. 성 염색체와 관련된 증후군에서 정신지체가 많이 동반되므로 남아가 여아보다 1.3~1.9배 정도 더 많다.

1) 원인

정신지체는 유전학적·환경적·생태학적 원인에 의한다. 발생시기에 따라 추정할 수 있는 원인이 다르다. 태생기의 원인은 60~80%가 유전적인 이유로 발생하며, 주산기의 원인으로 발생하는 경우는 드물지만 신생아 가사나 머리의 손상 등으로 뇌성마비가 초래된 경우가 있다.

중증 정신지체의 70~80%는 그 원인을 찾을 수 있으나, 경한 경우는 뚜렷한 원인이 없는 경우가 많다. 염색체 이상은 중등도 이상의 지능 저하에서 얼굴두부 기형이나 다른 선천성 이상을 동반하는 경우가 많다. 다운증후군이나 취약 X증후군이 지능 저하를 동반하는 대표적인 염색체 이상이다.

표 6. 어린이의 발달장애

발달장애	빈도(1,000명당)
뇌성마비	2~3명
시력장애	0.3~0.6명
청력장애	0.8~2명
정신지체	25명
학습장애	75명
주의력결핍 과잉운동장애	150명
행동장애	6~13명

또한 신생아학의 발달로 생존하는 미숙아들이 증가한 이후로 이러한 미숙아들에게서 인지장애, 학습장애, 청력장애, 시력장애 등의 복합적인 후유증이 정신지체를 유발할 수 있다. 그 밖에 알코올이나 흡연, 마약 등을 상용하는 산모에게서 태어난 신생아에서 정신지체를 보일 수 있다. 신생아 알코올 증후군은 북미나 유럽에서는 정신지체의 가장 흔한 원인으로 알려져 있다. 영양부족이 있거나 사회경제적 수준이 낮은 저소득층에서 더 흔하며, 가족 중 특히 어머니의 관심이 부족할 때 문제가 된다. 갑상선호르몬은 뇌의 성장에 많은 영향을 미치는 호르몬으로 갑상선 기능 저하가 있는 산모의 신생아나 선천성 갑상선기능저하증에서 정신지체를 초래할 수 있다. 그 외에 태생기의 중추신경계 감염, 즉 매독이나 톡소플라즈마증, 풍진, 거대세포바이러스 또는 헤르페스바이러스 감염 등은 다른 여러 가지 증상과 함께 정신지체의 증상을 나타낼 수 있다. 신생아기의 뇌수막염도 정신지체의 원인이 될 수 있다.

2) 분류

정신지체는 지능지수에 따라 네 가지로 분류한다.

⑴ 경도 정신지체

지능지수 50~55에서 70까지로 전체 정신지체의 약 85%를 차지하며, 교육이 가능한 군이다. 이 경우 어린이가 학교에 입학할 때까지 진단이 내려지지 않을 수도 있는데, 이는 이들의 대인관계 능력 또는 언어발달 상태가 학령 전기에서는 크게 문제가 되지 않을 수도 있기 때문이다.

⑵ 중등도 정신지체

지능지수 35~40에서 50~55까지로 전체 정신지체의 10%를 차지한다. 학습능력은 초등학교 2학년 수준을 넘지 못하며, 비교적 높은 수준의 감독이 필요하다. 하지만 도움을 받는 상황에서는 스스로를 돌볼 수 있는 능력을 갖출 수 있다.

⑶ 중증 정신지체

지능지수 20~25에서 35~40까지로 전체 정신지체의 3~4%를 차지한다. 학습능력은 '가 · 나 · 다' 정도나 간단한 셈은 가능하다. 성인이 되면 철저한 감독 하에 단순한 일은 할 수 있다.

⑷ 최중증 정신지체

지능지수 20~25 이하로 전체 정신지체의 3~4%를 차지한다. 지속적인 감독이 필요하며, 언어나 운동발달에 심한 장애가 동반된다.

3) 치료

정신지체 어린이는 자신의 능력이 다른 사람보다 전반적으로 떨어진다는 것을 어느 정도 인식하고 있으므로 심리적으로 항상 위축되어 있고 불안 및 우울을 느끼는 경우가 많다. 정서적 또는 행동의 문제가 있는 경우에는 지능 수준에 근거한 적절한 치료가 필요하며, 포괄적인 특수 프로그램이 요구된다. 또 가족에 대한 교육이 필수적이다. 이를 통하여 부모 자신의 죄책감, 낙심, 분노 등의 감정을 표현할 수 있는 기회도 제공할 수 있다.

2. 학습장애

학습장애는 어린이의 나이, 학교 교육, 지능 전반을 고려했을 때 읽기, 쓰기, 또는 산수 학습능력이 기대치에 미치지 못하는 경우를 말한다. 부적절한 인지발달 때문에 발생한 선택적인 장애일 뿐 주의력에 장애가 있어서 생긴 전반적인 장애는 아니다. 그러나 주의력 결핍 과잉운동 장애, 우울증, 행동장애, 강박장애, 약물남용 등의 경우에도 학습장애를 초래할 수 있으므로 원인질환 검사가 필요하다.

1) 읽기 장애

읽기 능력이 기대 수준에 미치지 못하여 학습이나 일상생활에서 장애를 보이는 질환이다. 분명한 원인은 아직 밝혀져 있지 않으나, 뇌 자기공명영상 촬영을 시행하였을 때 측두엽과 두정엽의 비대칭을 보였다고 보고된 적이 있다. 소리 내어 읽을 때 단어를 빼먹고 읽거나 엉뚱하게 왜곡하여 읽기도 하고 없는 글자를 집어넣어 읽기도 한다.

2) 산수학습 장애

산수능력의 장애를 보이는 질환으로 여아에게서 더 많이 나타난다.

3) 쓰기 장애

글을 쓸 때 철자법의 오류뿐만이 아니라 문법, 구두점의 적절한 사용에도 어려움이 있는 장애를 말한다.

3. 언어지연

의사표현을 위한 언어를 적절하게 사용하지 못하는 것을 의미하며, 어린이의 지능과 정서 발달에 큰 영향을 주므로 조기에 발견하여 치료해 주는 것이 필요하다.

일반적으로 만 2세가 되어도 의미 있는 말을 하지 못하면 언어지연이라고 한다. 정신지체, 자폐증, 뇌성마비, 청력저하, 교육부족, 정서장애 등이 언어지연의 원인이 된다.

발달성 언어장애란 청력이나 다른 분야에는 지연이 없으면서 언어 발달만 늦는 경우를 말한다.

4. 전반적 발달장애(자폐증)

발달의 모든 면에서 이상을 보이는 발달장애로 사회성 발달, 언어발달, 인지발달 등에 심각한 장애가 있어서 정상적인 발달을 이루지 못하고 일상생활에 적응을 하지 못하는 경우를 말한다. 증상의 발현은 대개 3세 이전에 있다.

1) 발병률

인구 1만 명당 4~5명으로 남아가 여아보다 3~4배 많다.

2) 증상

⑴ 대인관계 형성의 장애

출생 후 수개월부터 엄마와의 눈 접촉이나 신체접촉을 피하고 엄마를 특별히 좋아하지도 않고 생후 3~8개월에 낯가림을 하지 않는다. 혼자 지내기를 좋아하며 엄마와 애착이 형성되지 않는다. 의사표시를 할 때 말보다 손을 잡아당기며, 다른 사람의 존재를 인식하지 않는 듯이 행동한다.

⑵ 언어장애

언어가 전혀 발달되지 않거나 괴성을 발하며, 언어 이전 단계인 옹알이나 모방행위도 보이지 않는다. 어떤 말을 앵무새처럼 따라하기도 하며, 발음과 음의 고저가 특이하고 비정상적인 경우가 많다. 언어가 많이 발달되어도 이해력과 연상이 비정상적인 것을 알 수 있다.

⑶ 제한되고 반복적인 행동이나 관심

한 가지 물건에 집착하거나 한 가지 행동을 되풀이하며, 조그마한 변화도 싫어하고 같은 행동을 고집하기도 한다. 어린이마다 특이하게 같은 반복적인 행동을 보이기도 한다.

⑷ 기타 증상

과잉운동, 자해행위 등을 보인다. 지능도 전체의 75% 정도는 정상보다 낮은 편이다. 특히 언어지능이 저하되어 있으나, 일부 어린이에서는 단순 기억이나 계산 등의 특정 분야에서 놀랄 만한 능력을 보이기도 한다.

3) 원인

과거에는 부모의 비정상적인 양육방법, 애정결핍 등의 환경적인 것이 원인으로 생각되었으나, 최근에는 기질적 · 생물학적 원인으로 생각하고 있다. 출생 전후의 뇌손상, 뇌염 등이 원인이 될 수 있으며, 뇌 자기공명영상에서 뇌의 이상을 보고하는 경우가 많다. 또한 혈중 세로토닌 양이 정상아보다 높다고 한다.

4) 치료

치료의 목표는 지연된 발달을 촉진시켜 주고 문제행동을 감소시켜 나가며 가족의 고통을 덜어주는 것이다. 가장 중요한 치료대책은 체계화된 특수교육과 행동수정 치료이다. 이러한 치료는 초기부터 지속적으로 이루어져야 한다.

기타 약물치료를 하기도 하며, 부모교육도 필수적이어서 부모들이 불필요한 죄의식을 가지지 않도록 도와주어야 한다.

5) 예후

전반적으로 예후가 좋지 않아서 60~70%의 환자는 일생 동안 다른 사람의 도움을 받거나 수용시설에서 지내야 한다. 전체의 1~2% 정도는 스스로 직장을 얻어 독립적인 생활을 하는 것이 가능하다.

5. 주의력결핍 과잉운동장애

학령 전기 또는 학동기에서 가장 흔히 관찰되는 질환 중의 하나로, 충동적이며 한 가지 일에 주의집중을 하지 못하고 많이 움직이는 특징을 가지고 있다. 보통 행동장애와 학습장애가 동반된다.

1) 발병률

미국에서는 1.5~4%라고 알려져 있으며, 여아보다 남아에서 4~6배 많다. 우리나라에서는 학동기 어린이의 4.5%라고 보고되어 있다.

2) 원인

아직 확실히 밝혀진 바는 없고 유전적 요인, 출생시 뇌손상, 신경화학적 요인, 신경생리적 요인, 정신사회적 원인 등 매우 다양한 요인의 가능성이 거론되고 있다.

3) 증상

주의력이 부족한 어린이의 증상은 이미 유아기 때 발생된다고 볼 수 있다. 유아기에는 자극에 지나치게 민감하여 소음, 빛, 온도 및 다른 환경 변화에 쉽게 동요된다. 일반적으로 주의집중 기간이 짧고 안절부절 못하며, 학교에서도 자신의 자리에 잘 앉아 있지 못한다. 주의를 쉽게 다른 데로 돌리며 자신의 차례를 기다리지 못하고 질문에 불쑥 대답해 버리거나 지시에 따르기를 어려워한다. 한 가지 일을 하다가 다 마치지 못하고 다른 일을 시작하고, 끊임없이 떠들고 남의 일에 쉽게 개입하며, 물건을 잘 잃어버리고, 결과를 생각하지 않으며, 신체적으로 위험한 활동을 한다. 좌절감에 대한 참을성이 적고 쉽게 흥분하는 등 감정적으로 변화가 많으며, 이차적으로 적대감이 생기거나 부정적이고 때로는 과도하게 의존적으로 되는 등의 정서나 행동의 문제가 생기는 경우가 많다. 학교에서는 친구들에게서 따돌림을 당하고, 부모나 선생님에게 벌을 받을 때가 많으며, 자아상이 나쁘고 자부심이 없으며, 만성 우울증에 빠지기도 한다. 지능검사에 나타난 지능지수에 비하여 학교성적이 좋지 않다.

4) 진단

집이나 학교 또는 놀이장 등 두 곳 이상에서 증상이 있고 적어도 6개월 이상 지속되는 경우가 대부분이다. 주의력 집중 장애 어린이라도 의사 앞에서는 얌전히 앉아서 지시에 잘 따르는 경우가 많으므로 가장 정확한 정보는 부모나 교사의 보고이다. 또한 어린이의 행동을 객관적으로 평가할 수 있는 평가표를 사용하기도 한다.

5) 치료

주변 환경을 차분하게 만들어 주는 것이 필요하며, 가능한 적은 수의 학생들로 구성된 교육 분위기가 바람직하다. 약물치료로는 methylphenidate라는 중추신경 흥분제를 가장 많이 사용한다. 기타 심리치료나 행동치료를 병행하기도 한다

6) 예후

청소년기 혹은 성인기까지도 지속될 수 있는 질환으로, 특히 학습곤란이나 정신사회적 문제는 사춘기에 더 심해질 수도 있다. 그러므로 조기에 치료를 받는 것이 중요하다.

6. 뇌성마비

뇌성마비란 발달이나 성숙 과정에서 뇌의 병변이나 결함으로 인해 운동이나 자세의 이상을 나타내

는 진행하지 않는 신경장애를 말하며, 흔히 간질, 정신지체, 언어장애, 시각장애, 청각장애 등을 잘 동반한다.

1) 원인 및 발생률

발생률은 출산아 1,000명당 약 1~4명 정도로 추정된다. 지금까지 알려진 위험인자들로는 주산기 가사, 미숙아 및 저출생체중아, 자궁 내 감염, 고빌리루빈혈증, 자궁 내 발육지연, 선천성 감염, 유전적 소인, 신생아기의 경련, 신경계 감염, 두개 내 출혈 및 각종 모체의 질환 등이 있다.

2) 증상

증상은 강직성, 무력성, 아데도증, 실조증, 혼합형 등으로 분류되며, 마비의 부위에 따라 편마비, 사지마비, 하지마비로 분류된다. 뇌성마비 환자의 25%가 부축을 해도 걷지 못하며, 약 30%가 정신지체를 나타내고, 35% 정도의 환자가 간질을 동반한다.

⑴ 강직성 사지마비

가장 중증으로 상지의 강직은 4개월이 지나서야 나타난다. 머리를 들어 올리거나 몸을 뒤집는 운동발달이 늦어지고, 좀더 지나면 하지강직이 진행되어 발끝으로 걷는 증상과 가위처럼 두 다리가 교차되어 있는 증상이 나타나며, 심한 운동장애를 동반한다. 흔히 간질이 동반된다.

⑵ 강직성 편마비

뇌에 병이 있는 부위와 반대쪽 하지의 운동이 미약하고 저는 증상이 나타난다.

⑶ 강직성 하지마비

대개 생후 6개월이 지나 영아의 앉는 자세가 불안정하여 발견되거나, 7개월이 지나 배밀이나 기어가기 등을 시작할 때 알게 되는 경우가 많다. 주로 하지에 강직현상이 보이고, 가위처럼 두 다리가 교차되어 있거나, 발목관절을 뻗치고 있거나, 발끝으로 걷는 특징을 보인다.

⑷ 아데도이드 뇌성마비

신생아 황달이 심한 경우 동반되는 수가 많은데, 발달의 지연과 더불어 1세가 되면 균형이상이 나타나 보행장애, 구음장애, 손발이 뒤틀리는 장애를 일으킨다. 그러나 정신지체는 나타나지 않는다.

3) 진단

자세한 병력과 이학적 소견, 뇌 자기공명영상 등으로 진단이 가능하며, 기타 원인질환에 관한 다양한 검사가 필요하다. 발달지연이 있는 어린이에서 주기적인 진찰과 검사를 해야 하며, 보조적인 치료가 필요하다.

4) 치료

뇌성마비는 운동능력 외에도 다양한 기관의 장애가 동반되므로 소아과 의사, 물리치료사, 언어치료사, 이비인후과 의사, 안과 의사, 심리학자, 정신과 의사 등이 한 팀을 이루어 종합적인 진단, 평가, 치료를 해야 한다. 또 지능발달을 위한 교육 프로그램을 수행해 주어야 한다.

참고문헌

홍창의(2004). 「신경계 질환」. 『소아과학』 7판. 대한교과서주식회사. pp.1065-1070.

홍창의(2004). 「심리적 장애」. 『소아과학』 7판. 대한교과서주식회사. pp.56-62.

Menkes JH(2000). Disorders of mental development. *Child Neurology*. 6th ed. Lippincott Williams & Wilkins. pp.1155-1211.

2장
남성의 생리 발달

비뇨기과 정현

생식분야에서 남성과 여성은 서로 다른 해부학적인 구조와 기능을 가지고 있으며, 다른 호르몬을 통해 조절된다. 이에 따라 각각의 성은 각자의 특징과 기능을 하게 된다. 남성에서의 가장 중요한 기능은 정자의 생성이며, 이에 수반하는 여러 활동을 하게 된다.

I. 남성 생식기관의 구조와 기능(그림 1)

1. 고환

고환은 생식에 가장 중요한 정자를 생산하는 곳이다. 우리나라 정상 성인의 크기는 19±5mL이다.

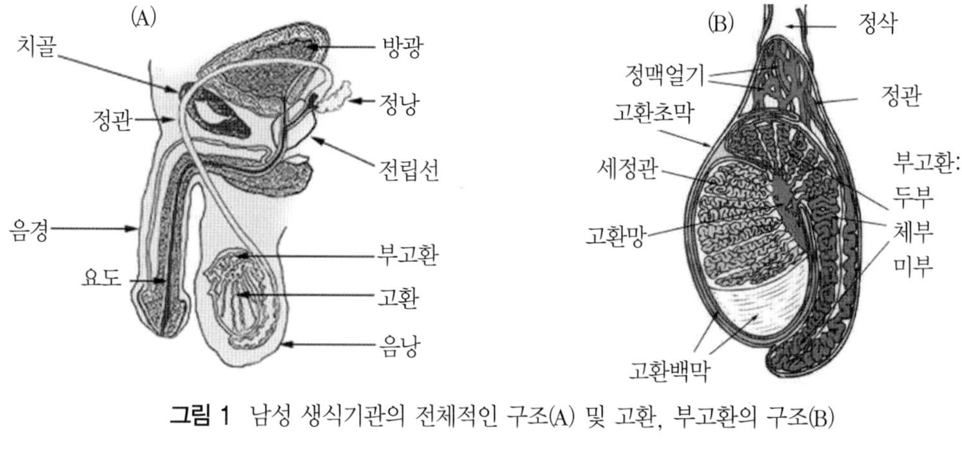

그림 1 남성 생식기관의 전체적인 구조(A) 및 고환, 부고환의 구조(B)

고환 온도는 신체 바깥으로 돌출된 위치와 음낭 피부와 넓은 표면적을 이용한 발한작용으로 체온보다 2~4℃ 정도 낮게 유지되어 있는데, 정상적인 정자형성은 이런 체온보다 낮은 온도에서 이루어진다. 또한 고환은 인체조직 중에서 뇌와 더불어 단위 무게당 가장 많은 산소와 영양을 소모하는, 대사작용이 가장 활발한 장기들 중 하나이다.

고환의 85% 정도는 생식세포가 만들어지는 세정관으로 채워져 있으므로, 고환의 생식능력을 고환의 크기로 대략 추정할 수 있다. 세정관에서 복잡한 과정을 거쳐 만들어진 정자는 고환망(rete testis)을 통하여 부고환으로 이동하게 된다. 고환에서 막 생성된 정자는 미숙상태이므로 아직 운동성이 없으며, 스스로 난자와 결합할 능력도 없다.

2. 부고환

부고환(epididymis)은 하나의 길고 가는 관으로 이루어져 있는데, 이를 늘어뜨리면 5~6m에 달한다. 고환에서 이동한 미숙정자는 부고환에서 성숙되어 난자와 결합할 수 있는 능력을 갖추게 된다. 정자가 부고환 두부와 체부의 관을 약 12일간에 걸쳐서 통과하는 동안 정자의 형태, 투과능, 화학성, 수정능, 운동성, 표면특성, 항원성, 비중 등이 변하게 된다. 부고환관은 사정이 배출되는 정자의 저장 역할도 하며, 필요한 경우 정자를 분해 · 흡수할 수도 있다. 이 저장과 흡수 기능으로 가족계획을 위한 정관절제술 후에 생산된 정자가 어떻게 되는지를 설명할 수 있다.

3. 정관

부고환 미부는 정자 배출을 위하여 정관(vas deferens)으로 연결된다. 정관은 약 30~35cm 길이의 근육성관으로 이루어져 있다. 정관은 해부학적 위치와 기능에 따라서 부고환부 정관, 음낭 내정관, 서혜부 정관, 후복막강 정관, 정관 팽대부로 나눈다. 부고환부 정관은 굴곡이 있으며 비교적 내강이 커서 다른 부위의 정관보다 정자의 저장역할이 크다. 이후 정관 팽대부 직전까지의 정관은 직선형이고 외형이 둥근 원주상으로 외경은 0.2~0.3cm 정도이고, 내경은 0.05~0.1cm 정도인데, 음낭에서 단단한 국수가락처럼 만져진다. 평소에 부고환 미부와 부고환부 정관에 저장되어 있는 정자는 사정과정 중에서 정루(emission)가 일어날 때 정관 팽대부와 후부요도로 이동된다. 이때 정자의 이동은 정관 근육층의 강력한 연동운동 때문에 이루어진다.

4. 사정관

전립선의 기저부에서 정관 팽대부와 정낭이 만나 형성되는 짧은 관이다. 사정관(ejaculatory duct)은 정구(verumontanum) 주위의 요도로 개구한다. 사정관도 근육층을 가지고 있어 사정 중에는 정관, 부속 성선들과 함께 수축하여 정자의 배출을 돕고, 평상시에는 요가 역류하지 못하게 한다. 중앙 낭종(midline cyst), 사정관 협착, 사정관 내 결석 등은 사정관 폐색(ejaculatory duct obstruction)을 유발할 수 있다.

5. 요도

정자는 마지막으로 요도를 지나 여성 성기로 배출된다. 구부요도선(bulbourethral gland, Cooper' s gland) 등 요도선에서 나오는 분비물은 요도를 지나는 정액에 더해지게 된다.

6. 부속성선

1) 전립선

정액의 20~30%는 전립선에서 나온다. 전립선액은 유백색으로 약산성(pH 6.5)을 나타내며, 다-아민(polyamine, spermine & spermidine), 구연산(citric acid), 산성인산효소(acid phosphatase) 외에도 각종 단백분해효소, 아연, 마그네슘을 갖고 있다. 이 중 아연은 항세균성 작용을 하며, 정자의 산소 소비를 감소시키고, 정자세포막을 안정시키며, 정장액 내에서 DNAase의 활동을 저지한다. 전립선에서는 DHT가 주된 남성호르몬으로 작용하여 전립선 세포의 성장과 분화에 관여한다.

2) 정낭

정낭은 낭포모양으로 전립선의 후상방에 있으며, 정액의 60%를 차지하는 정낭 고형물을 생산한다. 정낭 고형물은 정액의 사정 중 주로 후반부에 배출되며, 사정 직후에는 유백색의 묽은 청포묵 형상을 하고 있으나, 전립선액 내의 효소들(proteolytic enzymes)과 여러 성분(plasminogen activator, seminin, prostate specific antigen)들에 의하여 20~30분 내에 완전 액화된다. 정낭 분비물에는 과당(fructose), 프로스타글라딘, 비타민 C, phosphorylcholine 등이 들어 있다. 특히 과당은 정낭 기능의 지표로 쓰이고 있다.

3) 구부요도선

정장액의 약 5%는 구부요도선에서 분비되는 점액이 차지한다. 성적 흥분과 음경 발기시에 정액의 분격적인 사정에 앞서서 구부요도선에서 요도로 맑고 투명한 점조성 분비물을 미리 내보낸다. 구부요도의 점액은 요도에서 윤활작용과 항균작용을 나타내는 것으로 알려져 있다.

4) 요도선

요도선(urethral gland, Littre's gland)은 아주 작은 분비선으로 음경 요도를 따라 위치한다. 요도선의 분비물은 주로 질내 삽입을 위한 윤활 역할을 하는 것으로 알려져 있다.

II. 정자 생성(그림 2)

정자의 생성(spermatogenesis)은 남성의 고유 기능으로 미분화된 생식세포에서 정자가 만들어지는 과정을 의미한다.

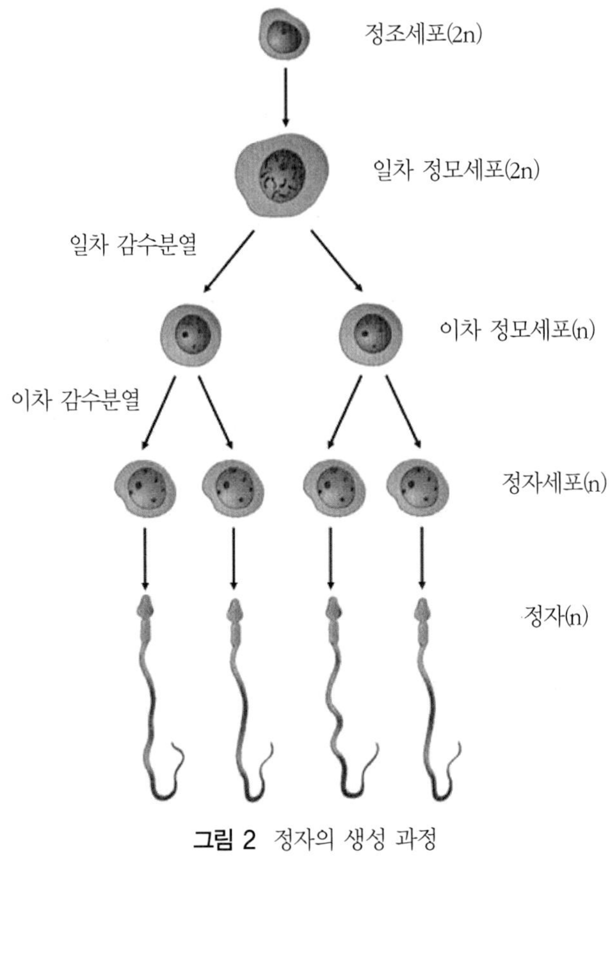

그림 2 정자의 생성 과정

1. 생식세포

생식세포는 세정관의 기저막으로부터 세정관의 내강을 향하여 정세포의 분열발전 순서대로 정열되어 있다. 즉 정조세포(spermatogonia, 2n)는 기적막에 직접 붙어 있고, 세정관의 내강을 향하여 일차 정모세포(primary spermatocyte, n), 이차 정모세포(secondary spermatocyte, 2n), 정자세포(spermatid, n) 순으로 발견된다. 정조세포는 증식단계를 거친 후 유사분열에 의하여 일차 정모세포로 변화한다. 이차 정모세포는 다시 감수분열에 의하여 단배체(haploid)인 두 개의 이차 정모세포로 분열한다. 이들 정자세포는 형태적 · 기능적 변화인 정자형성 과정(spermiogenesis)을 거쳐서 비로서 정자(spermatozoa)가 된다. 정조세포에서 성숙 정자가 되는 과정에는 약 74일이 소요된다.

2. 지주세포

지주세포(sertoli cell)는 세정관의 기저막에 붙어 있어서 세정관의 내강을 유지하고 있다. 지주세포 간에는 단단한 섭합섬을 형성하여 혈액-고환상벽(blood-testis barrier)을 구성한다. 혈액-고환상벽은 세포분열 활동이 매우 활발한 세성관 내부를 면역인식기선으로부터 보호하여 면역인식기선이 분열 중인 미숙 정세포들을 외부 이물질로 인식하고 손상을 일으키는 것을 막아주며, 또한 고환 내의 정지형성 과정 중에 필요한 물질의 공급을 최대한으로 보장하고 원할하게 하며, 이물질의 침입을 막는다. 또한 지주세포는 생식세포에 영양공급과 정자형성 과정 중 손상된 세포에 대한 식작용(phagocytosis), 정자형성 과정에 필요한 FSH와 세정관 내 남성호르몬의 저장, 남성호르몬-결합단백(androgen-binding protein)과 인히빈(inhibin)의 생산, 일부 스테로이드 호르몬의 대사를 통한 특정 남성호르몬(5-α reduced androgens)과 여성호르몬의 생산 등의 역할을 한다.

III. 성 생리에 관계하는 내분비계의 역할(그림 3)

인간의 생식에 대한 전체적 조절은 내분비계가 담당한다. 그 중 종합적 통제기능을 가지고 있는 시상하부와 뇌하수체는 남성의 성과 생식에 가장 중요한 남성호르몬 생성과 정자생산을 조절한다.

1. 시상하부와 뇌하수체

시상하부는 중추신경계나 고환 등으로부터 전달되는 자극에 의하여 성선자극호르몬분비호르몬

(gonadotropin-releasing hormone, GnRH)을 합성하고 이를 맥동성으로 분비(pulsetile secretion)한다. GnRH는 시상하부에서 문맥을 통해 이동하여 뇌하수체 전엽에서 황체형성호르몬(luteinizing hormone, LH)과 난포자극호르몬(follicle stimulating hormone, FSH)을 맥동성으로 분비시킨다. 그러나 뇌하수체가 GnRH에 지속적으로 노출되면 오히려 LH와 FSH의 분비는 저지된다. 분비된 LH와 FSH는 각각 고환의 간질세포인 라이디히 세포(Leydig cell)와 지주세포(sertoli cell)에 작용하여 세포대사활동을 자극한다. LH의 자극으로 고환의 라이디히 세포는 남성호르몬인 테스토스테론(testosterone)을 분비한다. 또한 FSH는 지주세포로부터 인히빈(nonsteroidal sertoli cell factor)을 분비하게 하고, 이 인히빈은 여러 성호르몬과 함께 시상하부와 뇌하수체에 생체되먹임 기전(feedback system)으로 작용하여 FSH 분비를 조절한다. 따라서 혈청 FSH치는 생식상피의 상태와 활동성을 나다내는 지료로 쓰이고 있다. 생식상피의 활동이 저조하면 인히빈 분비도 저조하게 되어 혈청 FSH치는 증가한다.

2. 고환의 라이디히 세포(Leydig cell)

라이디히 세포는 고환의 간질에 위치하며, 뇌하수체 전엽으로부터 맥동성으로 분비되는 LH에 의하

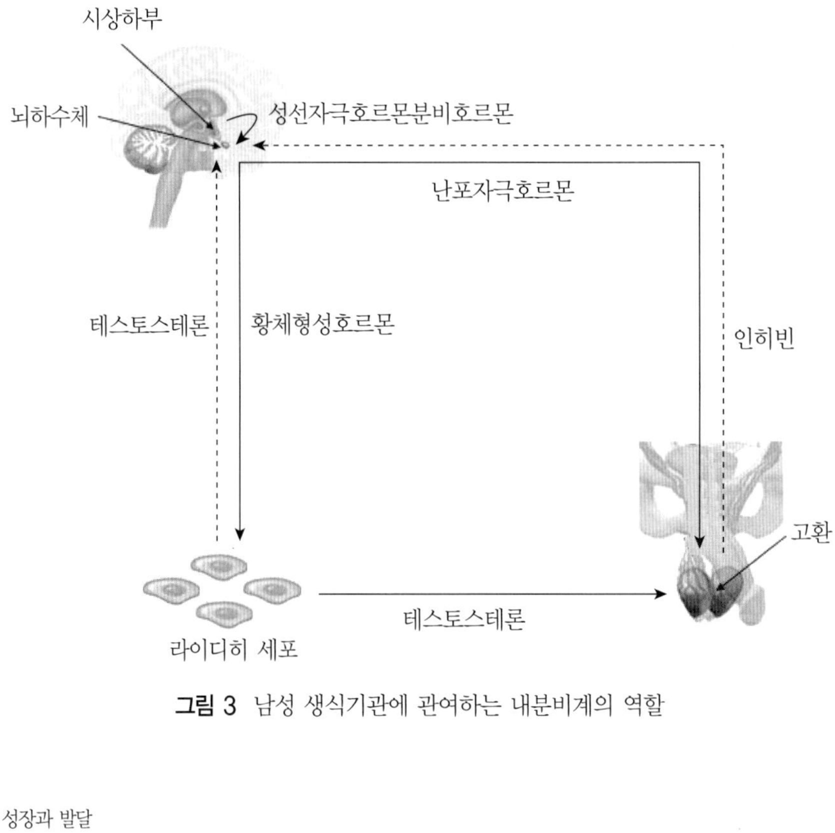

그림 3 남성 생식기관에 관여하는 내분비계의 역할

여 테스토스테론을 분비하나, 테스토스테론은 시간에 따라 그 분비가 달라져 이른 아침에 최고치를, 저녁에는 최저치를 보인다. 테스토스테론은 말초조직에서 디하이드로테스토스테론(dihydrotestosterone, DHT)과 여성호르몬인 에스트라디올(estradiol)로 대사되어, 남성 생식기의 분화, 성숙, 이차 성징의 발현 및 GnRH의 분비조절 등에 관여한다. 테스토스테론은 나이가 들어가면서 혈중농도가 저하되는데, 여성의 폐경기처럼 일시에 성호르몬 농도가 저하되는 것이 아니라 점차적으로 감소된다. 이와 같은 현상을 남성 갱년기 또는 PADAM(partial androgen deficiency in aging male)이라 하는데, 최근에는 이에 대한 연구가 활발히 진행되고 있다.

여성호르몬은 테스토스테론 합성에 관여하는 효소를 방해하고, 프로락틴은 테스토스테론의 생산을 조절하는 되먹임 기전에 관여함으로써 테스토스테론의 생산을 직접적으로 저하시킨다. 생산된 테스토스테론은 표적기관의 세포에서 5-α reductase에 의해 강력한 활성형인 DHT가 된다. DHT는 세포 내의 수용체 단백과 결합한 후 핵으로 들어가서 염색질(chromatin)과 결합하여 mRNA를 합성하게 하고, 이것이 단백질 합성을 유도하여 남성호르몬의 효과를 나타내게 한다.

Ⅳ. 남성 불임

임신과 출산은 인류의 생존과 직결된 중요한 문제로, 세계보건기구에서는 외견상 정상적인 남녀가 피임하지 않고 1년 이상 동거하였는데도 임신이 되지 않는 것을 불임이라 정의하였다. 불임부부는 전체의 약 15%이고, 이 중 3분의 1은 남성에게 원인이 있다.

1. 원인(표 1)

남성 불임의 원인은 매우 다양한데, 고환을 기준으로 세 가지로 나눌 수 있다.

1) 고환 전 원인

고환 전 원인의 첫 번째는 남성 생기기관에 관여하는 호르몬의 이상으로 인한 시상하부의 호르몬 분비 장애나 뇌하수체의 질환이다. GnRH의 단독 결핍을 보이는 칼만 증후군(Kallmann's syndrome)이 대표적인 시상하부 질환이며, 그 밖에도 각종 성선자극호르몬의 결핍 증후군 등이 이에 속한다. 시상하부에는 결함이 없고, 선천성 또는 후천성으로 뇌하수체 기능장애에 의한 성선자극호르몬의 분비장애로 성선기능저하증, 특히 사춘기 이전에 발생한 경우에도 불임이 발생하는데, 갑상선 및 부신의 각종 내분비 질환도 성선자극호르몬 대사를 방해하여 동일한 결과를 초래하기도 한다.

2) 고환 원인

고환 원인에 의한 불임은 원인과 발생시기에 따라서 성선기능저하증의 임상적 양상이 나타날 수도, 나타나지 않을 수도 있다. 정액검사도 무정자증을 비롯한 다양한 이상소견을 보인다. 대표적인 고환 원인으로는 염색체 질환, 지주세포 증후군(sertoli-cell-only syndrome) 또는 정세포 형성 결여증(germinal cell aplasia), 정계정맥류, 정류고환, 염증 등이 있으며, 당뇨나 간질환 등에 의해서도 발생한다.

염색체 질환의 대표적인 예는 클라인펠터 증후군(Klinefelter's syndrome)으로서 세정관 이상발생을 특징으로 하며 47XXY 또는 46XY/47XXY 등의 염색체 이상을 보인다. 이 외에도 각종 성선이상발육 증후군(gonadal dysgenesis syndrome) 등도 염색체 이상을 동반한다.

표 1. 불임의 원인

고환 전 원인	• 시상하부 질환: 칼만 증후군(Kallmann's syndrome) 각종 성선자극호르몬의 결핍 증후군 • 뇌하수체 질환: 선천성, 후천성, 종양 등의 뇌하수체 기능장애, 갑상선 및 부신의 각종 내분비 질환
고환 원인	• 염색체 질환: 클라인펠터 증후군(Klinefelter's syndrome) 성선이상발육 증후군(gonadal dysgenesis syndrome) • 유전적 질환: 근긴장성 이영양증(myotonic dystrophy) • 지주세포 증후군(sertoli-only syndrome) • 정계정맥류 • 정류고환 • 음낭수종 • 염증: 유행성 이하선염성 고환염, 매독성 고환염, 결핵성 고환염 • 고환 발달장애: 고환염전, 외상, 혈관손상 무고환 • 전신질환(신부전, 간질환, 당뇨 등) • 성선 독성물(gonadotoxins): 항암제, 방사선, 흡연, 음주, 약물(ketoconazole 등), 습관성 마약(heroin, marijuana 등) • 내분비 교란물질(endocrine disrupting chemicals, EDC)
고환 후 원인	• 부고환염 • 선천성 정관형성 부전(congenital vas agenesis) • 사정관 폐색(ejaculatory duct obstruction) • 부속성선 장애(전립선, 정낭질환) • 기능적 정로폐색(약물, 하반신 마비, 광범위 골반강 수술) • 역행성 사정 • 항정자 항체 • 성생활 장애(발기부전, 지루 등) • 특발성

지주세포 증후군은 고환 조직검사에서 유리질화(hyalinization)된 세정관 내에 생식세포가 없고 지주세포만 있으면서 간질세포에는 이상이 없는 경우이다. 하지만 고환조직을 세밀히 검사해 보면 그 중 일부에서 정상 정자형성 세정관을 발견할 수 있는 경우가 있어, 여기에서 추출한 정자로 난자 세포질 내 정자주입법(intracytoplasmic sperm injection, ICSI)을 시행하여 체외수정에 의한 임신이 가능할 수 있다.

정계정맥류는 pampiniform plexus의 정맥들이 확장된 상태이며, 일반 남자 성인의 10~15%에서 발견되나, 불임으로 검사 받는 남자들 중에는 21~41%에서 발견된다. 정계정맥류에서 확장된 정맥들은 고환 주위의 혈액순환을 방해하고 고환의 온도를 높여 정자형성과 성숙을 저해하게 된다.

그 밖에 고환에 독성을 미칠 대사물이 함유되어 있는 신정맥혈 또는 부신정맥혈의 역류, 산소결핍, 간질세포의 기능장애가 불임을 초래하는 것으로 추정된다.

3) 고환 후 원인

부고환, 정관 등 정자의 수송로(정로) 장애나 정자의 운동성에 영향을 주는 질환으로 고관에서 나온 정자가 여성 생식기까지 다다르지 못하여 불임이 초래된 경우를 말한다. 대표적 질환으로는 부고환염, 선천성 성관형성 부선(congenital vas agenesis), 사성관 폐색(ejaculatory duct obstruction), 역행성 사정, 항정사 항체 등이 있다.

2. 진단

진단 과정에서 가장 중요한 것은 병력청취, 신체검사, 정액검사라 할 수 있다. 또한 여러 전신질환에 의해서도 가능하므로 필요에 따라 호르몬 검사, 염색체 검사, 고환 조직검사나 방사선 검사를 시행할 수 있다.

1) 병력청취

불임은 타 질환과는 달리 개개인이 아닌 부부를 한 단위로 취급하여 판단해야 한다. 따라서 병력청취는 불임부부와 의사간의 상호 신뢰 아래 주의 깊고 광범위하게 진행되어야 한다. 남편에게는 유아기와 청소년기의 성장 발달력, 과거 병력과 수술력, 가족력, 성생활력, 직업력, 습관성 기호품(담배·술 등), 투여약물 및 생활습관 등을 문진해야 한다. 성생활에 대한 질문은 개인의 비밀을 절대 존중하면서 진행되어야 한다. 성생활에 대한 문진으로서는 성욕, 발기, 사정, 극치감, 해소, 성교빈도와 습관, 혼외성교, 혼전임신, 혼외임신 등에 관한 질문들이 불임의 진단과 치료에 도움을 준다.

표 2. 정액검사 정상수치

용량(Volume)	2.0mL 이상
수소이온농도(pH)	7.2 이상
정자농도(Sperm concentration)	20×10^6/mL 이상
총 정자수(Total serpm number)	40×10^6/ejaculate 이상
운동성(Motility)	grade a+b 50% 이상 또는 grade a 25% 이상
형태(Morphology)	정상 형태가 30% 이상*
생존율(Vitality)	75% 이상
백혈구(White blood cells) 수	1×10^6/mL 미만
면역주검사(Immunobead test)	bead 부착 운동정자 50% 미만
혼합응집반응검사(Mixed antiglobulin reaction test)	adberent particel 부착 운동정자 50% 미만

* Reference values of semen variable, WHO laboratory manual for the examination of human semen and sperm-cervical mucus interaction, 4th edition 1999.

2) 신체검사

철저한 신체검사는 병력청취만큼이나 많은 정보를 제공하여 진단 과정에서 많은 검사를 생략할 수 있게 해준다.

일반적 신체검사로는 신장, 체중, 체형 및 전신질환이 있는지 외견상 건강상태를 살핀다. 이차 성장발달 상황으로서 얼굴 외형, 발모상태, 신장과 하지의 비율, 복부와 외부생식기의 발육상태를 살핀다. 또한 음경과 음낭의 발육상태와 외요도구의 상태를 확인해야 하는데, 고환의 위치, 크기 및 경도, 부고환의 크기와 경도 및 결절 유무와 고환과의 밀착 정도, 음낭수종 유무, 정관의 유무와 상태 및 경도를 촉진하고, 음낭 내의 정계정맥류의 유무를 살핀다. 직장수지검사를 통해 전립선을 촉진하면서 낭종의 유무를 알아보고, 동시에 정낭과 항문괄약근 상태를 살펴야 한다.

3) 정액검사

남성 불임에 있어 가장 중요한 검사 중 하나는 정액검사이다. 불임검사에 있어 필수적인 검사이며, 2~5일간의 금욕기간을 거친 후 자위를 통해 시행한다. 3회 정도의 검사가 추천된다. 일반적으로는 용량, pH, 운동성, 형태, 생존율, 백혈구 수 등을 관찰하며, 그 정상치는 표 2와 같다.

4) 그 외의 임상검사

전신상태의 검사와 남성호르몬, 황체화호르몬, 난포자극호르몬 등을 포함한 혈액검사를 일반적으로 시행하며, 고환 크기가 정상적이고 정액검사와 호르몬 검사에서 원인을 발견할 수 없는 경우 고환

조직검사를 시행한다. 그 외 필요에 따라 초음파 검사나 정관조영술 등의 방사선 검사를 시행하기도 한다.

3. 치료

치료의 기본원칙은 각각의 원인에 따라 교정해 주는 것으로 내과적 치료와 외과적 치료로 나눌 수 있다. 고환 전 원인에 의한 불임은 호르몬 보충요법 등을 통한 내과적 치료가 주로 이용되며, 고환 후 원인에 의한 것은 정관복원술, 부고환정관문합술 등 폐색부위의 교정을 하는 외과적 방법들이 이용된다. 고환 원인인 경우에는 대개 보조 생식수정술이 이용되는데, 최근에는 세포질 내 정자주입법(intracytoplasminc sperm injection, ICSI)을 이용한 인공수정법이 널리 이용되고 있다. 하지만 아직까지 그 성공률이 20~30%이며 비용이 많이 드는 단점이 있다.

참고문헌

대한비뇨기과학회(2001). 『비뇨기과학』. 3rd ed. 고려의학.

Tanago EA, McAninch JW(2004). *Smith's General Urology*. 16th ed. McGraw-Hill.

3장
여성의 생리 발달

1절 정상 여성 생리

산부인과 전혜원

I. 여성 생식기의 해부학적 구조

1. 외부 생식기

흔히 외음이라 부르는 외부 생식기는 치골부터 회음까지 바깥쪽에서 보이는 모든 구조물이 포함된다. 치구, 대음순, 소음순, 음핵, 질전정, 회음 등이 있다.

2. 내부 생식기

1) 자궁

자궁은 납작한 서양 배 모양으로 골반강 내의 한가운데에 있는 장기로 앞쪽에는 방광, 뒤로는 직장이 위치한다. 나이와 출산 여부에 따라 크기와 모양이 다양하나, 보통 임신하기 전의 자궁은 길이가 약 8~9cm, 폭은 6cm, 두께는 4cm 정도로 큰 달걀만한 크기이며, 무게는 50gm 정도 된다.

자궁 협부를 경계로 하여 그 역삼각형 모양의 위쪽 3분의 2를 자궁체부, 원통형 모양의 아래쪽 3분의 1을 자궁경부라 한다. 자궁체부 벽은 장막층, 근육층, 점막층으로 이루어져 있다. 점막층인 자궁내막은 월경주기에 따라 그 두께가 달라지며, 착상이 이루어지지 않아 자궁내막의 일부분이 떨어져 나오는 것이 바로 월경이다. 자궁경부는 자궁 입구를 말하며, 흔히 말하는 자궁암을 검사하는 곳이다.

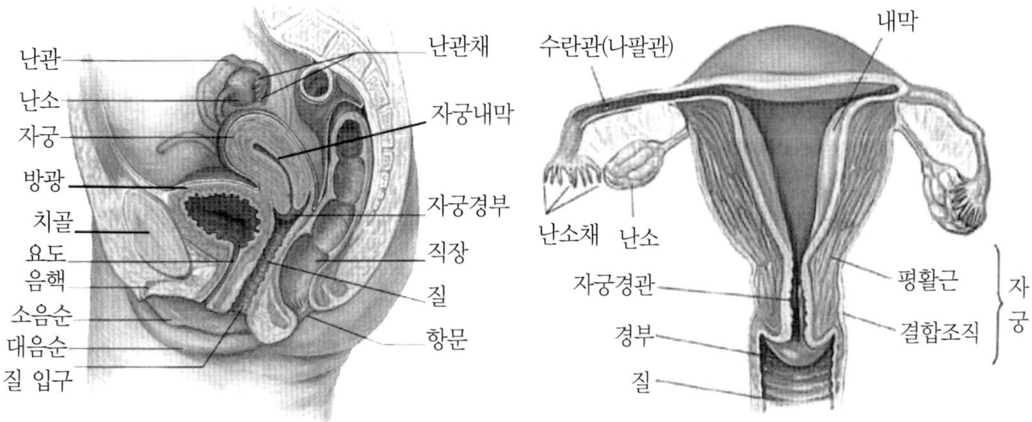

그림 1 여성의 내부 생식기

2) 난소

여성의 난소는 양쪽에 하나씩 있으며, 크기는 다양하나 가임기인 여성의 경우 약 3×2×1.5cm 정도의 조그마한 살구모양을 하고 있다. 폐경기 후 그 크기는 격감한다. 난소는 여성의 호르몬인 난포호르몬과 황체호르몬을 생산하고, 난자의 발달과 배출의 기능을 담당한다.

3) 난관

난관은 자궁에서 시작하는 약 10cm의 관 모양의 구조물로 그 끝은 손가락의 모양을 하고 있고, 난소를 감싸고 있다. 난관은 난소에서 방출한 난자를 보호하고 있다가 정자가 만나 수정할 수 있도록 도와주는 기능을 한다. 이처럼 난자와 수정란이 자궁으로 가는 통로가 난관이므로, 이곳에 염증이 생기면 내부가 막히게 되거나 주변과 유착이 생기게 되어 불임의 원인이 되기도 한다.

한편, 수정된 난자가 자궁으로 도착하지 못하고 난관 팽대부에서 임신이 성립되는 경우가 간혹 발생하는데, 이 경우를 자궁외 임신이라고 한다.

II. 성 분화 및 여성 생식기의 발생

1. 성 결정 및 성 분화

다양한 유전학적인 요인과 내분비학적인 요인이 관여하며, Y 염색체의 존재 여부에 따라 결정된다.

Y 염색체에 존재하는 성 결정인자는 생식선의 발육에만 영향을 미치는데, Y 염색체가 있으면 미분화 생식선은 고환으로, Y 염색체가 없으면 난소로 발육한다. 생식선이 발육된 후 테스토스테론, 디하이드로테스토스테론(DHT), 여성생식관 억제인자 등의 영향으로 성분화가 이루어진다.

2. 여성 생식기의 발생

수정된 후 약 4주경 생식선이 나타나며, 미분화된 생식선은 양쪽 생식관을 모두 갖고 있다. 여성 배아는 약 10주 배아 때까지 테스토스테론의 영향이 없으면 남성 생식관은 퇴화되고 여성 생식관은 발육하게 되어 자궁, 난관, 질 상부가 형성된다.

3. 생식 생리(월경 생리)

생식기가 되면 성선자극호르몬분비호르몬, 성선자극호르몬 및 성호르몬의 주기적 변화와 배란을 동반하는 월경주기를 갖게 된다. 1회의 월경주기는 배란 전기인 난포기, 배란, 배란 후기인 황체기 및 월경으로 이루어진다. 월경주기는 지속적으로 반복되는 시상하부-뇌하수체-난소 축의 기능적 상호관계의 총화로서, 궁극적으로 자궁의 자궁내막, 난관, 자궁경관 및 질과 유방을 포함하는 모든 표적

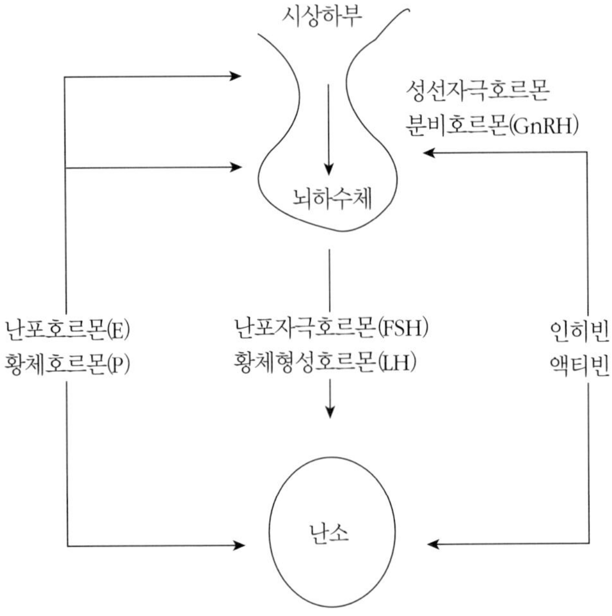

그림 2 시상하부-뇌하수체-난소 축

기관에 대해 주기적인 변화를 일으켜 종족보존의 기능을 완성하게 하는 신비스런 현상이다. 월경주기는 최종적으로는 자궁내막의 증식과 탈락에 의해 월경으로 표현되는 주기적 출혈이지만, 이와 같은 주기성을 갖는 데는 시상하부-뇌하수체-난소로 이어지는 일련의 기능 축 또는 고리로 형성되는 매우 긴밀한 상호 작용기전에 의하여 조절되고 있다(그림 2).

1) 성선자극호르몬분비호르몬

성선자극호르몬분비호르몬은 10개의 아미노산으로 구성되어 있고, 이는 주로 시상하부의 궁상핵에서 분비되어 뇌하수체의 문맥으로 전달된다. 성선자극호르몬분비호르몬의 반감기는 2~4분 정도로 매우 짧으며, 일정한 주기, 기간 및 강도로 파동성에 의해 분비되는데, 이는 정상적인 성호르몬의 분비와 조절을 위해서 필수적이다.

성선자극호르몬분비호르몬은 뇌하수체에서 성선자극호르몬을 합성하여 저장시키며, 저장된 형태를 즉시 분비할 수 있도록 성선자극호르몬 생성세포를 활성화하고, 또한 저장된 성선자극호르몬이 즉시 분비될 수 있도록 한다.

성선자극호르몬분비호르몬의 분비는 궁상핵 자체의 기능뿐 아니라 시상하부 이상의 뇌중추에서 분비된 신경전달물질과 발조의 내분비학적 되먹임 기전에 의해서 조절된다.

2) 성선자극호르몬

성선자극호르몬에는 난포자극호르몬과 황체형성호르몬이 있는데, 이들은 당단백질로서, α 이단위와 β-아단위로 구성되어 있다. 성선자극호르몬은 성선자극호르몬분비호르몬의 파동성 분비에 의하여 뇌하수체 전엽에서 분비되며, 이때 시상하부의 성선자극호르몬분비호르몬 신경세포는 뇌하수체 전엽세포와 직접적인 신경근연접을 갖지 않고 문맥혈류를 통하여 신경전달물질을 수송한다.

주기적인 월경을 하는 성인 여성의 경우 성선자극호르몬은 남성에서와 달리 주기적인 변화를 갖게 된다. 난포자극호르몬은 월경 시작 2~3일 전부터 증가하기 시작하여 초기 난포기에 최고치에 도달하였다가, 난포의 성숙으로 에스트로겐과 인히빈이 증가함에 따라 음성 되먹임에 의하여 감소하게 된다. 그러나 배란 전 다시 증가하기 시작하여 난포자극호르몬의 폭발적 분비를 이룬 후 즉시 다시 감소하게 된다. 반면 황체형성호르몬은 난포기 후반에 서서히 증가하기 시작하다가, 에스트로겐에 의한 양성 되먹임에 의하여 배란 10~12시간 전에 폭발적인 분비가 일어난다. 배란 후 난포자극호르몬과 황체형성호르몬은 성호르몬에 의한 음성 되먹임에 의하여 감소하게 되어 황체기 동안 낮은 농도로 유지되다가, 황체가 소실되기 시작하여 성호르몬이 감소됨에 따라 다시 난포자극호르몬이 증가하게 된다.

3) 성호르몬

난소는 에스트로겐, 황체호르몬, 남성호르몬 같은 스테로이드 호르몬과 인히빈 같은 비스테로이드 호르몬을 합성·분비한다. 난소에서 생성된 에스트로겐과 테스토스테론은 혈액 내로 나오면 대부분 성호르몬 결합 글로불린과 결합되고, 나머지 10~40%는 알부민과 느슨하게 결합되며, 1% 미만은 결합되지 않은 상태의 유리형으로 남는다. 난소에서 생성된 호르몬의 생물학적 활성은 결합되지 않은 상태인 유리형의 양에 의해 결정된다.

III. 난소 주기

난소의 주기는 난포기, 배란, 황체기로 나뉜다.

1. 난포기

원시난포가 성숙하여 배란하기 전까지를 말한다. 배란 전에 FSH와 에스트로겐의 영향으로 각 난소에서 1~30개의 난포가 성숙하기 시작하며, 배란 전 프로게스테론의 상승은 선택적으로 한 개의 난포에 영향을 미친다. 난포 안에서 난모세포가 성숙되고 배란되며, 드물게는 하나 이상의 난포가 선택되어 성숙하여 배란되는 경우도 있다.

2. 배란

배란은 월경 14일 전에 좌우 난소에 있는 난포 중에서 가장 잘 성숙한 한 개의 성숙난포에서 일어난다.

성숙한 난포가 10~15mm로 성장하면 급격한 난포액의 증가로 인해 내압이 상승되고 뇌하수체호르몬의 영향으로 인해 난포는 난소의 표면으로 밀려나오게 된다. 그 결과 이 부분의 혈액순환 장애로 난포를 둘러싸고 있는 조직의 괴사변성(necrotic change)이 일어난다. 이로 인해 난포의 융기된 막이 가장 얇아지면서 투명한 곳이 파열되어 난포액이 난자를 복강 내로 서서히 배출시킨다. 이와 같은 현상을 배란이라고 한다.

배란이 되면 여성의 기초체온의 변화를 가져온다. 기초체온의 변화는 가장 신빙성 있는 배란의 징후로 중요한 것이다. 난포기 때는 저온이고, 배란 후 황체기에는 고온이며, 배란기는 저온에서 고온으로 올라갈 때이다. 체온은 프로게스테론의 영향으로 0.2~0.3°C 정도 상승한다.

3. 황체기

황체기는 배란 후에 바로 시작되고 월경의 시작과 더불어 끝난다. 배란 후기는 보통 14일간 지속된다. 배란 후 난자, 난포액 및 과립막의 일부가 떨어져 나간 자리에 혈액이 고여 혈체(corpus hemorrhage)가 형성되며, 이 혈체는 성숙하여 황체가 된다. 완전히 성숙한 황체(corpus luteum)는 그 크기가 1~3cm 정도 되며, 12~14일간 지속된다. 황체 기능이 최고가 되는 이 시기와 일치하여 수정란은 자궁내막에 착상한다. 이때 착상이 되지 않으면 황체는 퇴행하며, 호르몬의 수준은 저하된다. 그 후 퇴행기에 들어가 점차 백체(corpus albicans)가 되고 위축되어 소실된다.

IV. 월경주기

자궁내막 주기라고도 하며, 월경주기의 목적은 임신을 위한 자궁을 준비하는 것으로 추측되고 임신이 안 되면 월경을 한다. 대부분 월경 제1일에서 다음 월경일까지 평균 28일의 주기를 갖고 있다(그림 3).

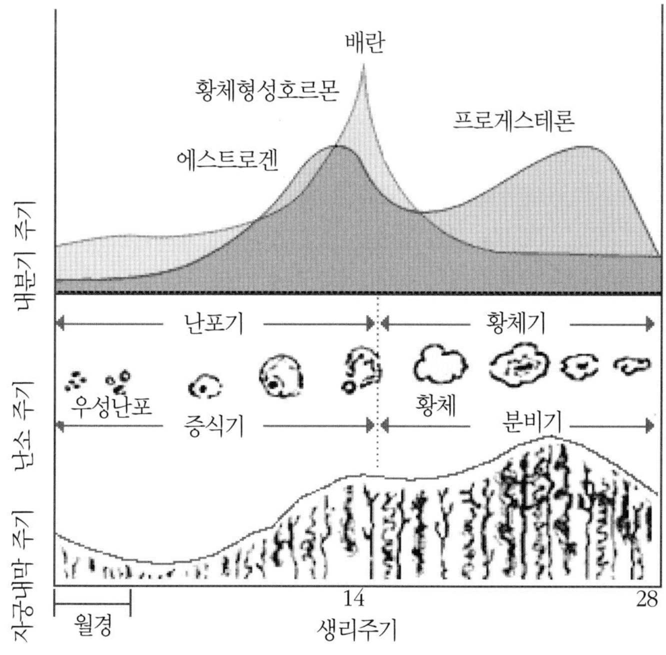

그림 3 월경주기에 따른 호르몬, 난소 및 자궁내막 변화

1. 월경기

월경주기 첫 5일간으로, 수정이 이루어지지 않으면 자궁내(속)막 위층을 차지하는 기능층(해면층과 조밀층)이 떨어져 나가고 기저층(바닥층)만 남아 있게 된다. 월경의 시작은 나선형으로 꼬인 혈관이 파열된 결과이며, 혈관이 다시 수축하면 월경이 멎게 된다.

2. 증식기

월경 5일째부터 배란까지의 빠른 성장을 하는 시기이다. 자궁내(속)막의 표면은 출혈이 멈추기 바로 전에 완전히 원상태로 복귀된다. 증식기에 선(샘)들은 관상 혹은 원주상으로 되며, 배란 약 3~4일 전에 자궁내(속)막의 샘이 발달하고 혈관분포가 증가한다. 증식기의 자궁내(속)막 성장은 난소의 난포에 의해 생산된 에스트로겐에 의해 영향을 받는다.

3. 분비기

배란에서부터 월경 3일 전까지이다. 배란 후 난소에서 많은 양의 프로게스테론이 분비된다. 착상은 대개 배란 7~10일 후에 일어난다. 월경 전 마지막 3일간으로, 수정이 안 되면 황체가 퇴행하여 에스트로겐과 프로게스테론의 수치가 급격히 떨어지면서 자궁내(속)막의 나선형 혈관으로 가는 혈액공급이 차단되어 혈관이 수축되고 국소빈혈로 인해 내막(속막)조직의 괴사현상을 초래하여 기능층의 박리가 일어나면서 월경이 시작된다.

참고문헌

Mishell DR Jr, Davajan V, Lobo RA(1991) *Infertility, Contraception and Reproductive Endocrinology.* 3rd ed. Blackwell. pp.3-313.

Speroff L, Glass RH, Kase NG(1999). *Clinical Gynecologic Endocrinology and Infertility.* 6th ed. Lippincott Williams & Wilkins. pp.107-122, 201-246, 339-380, 643-724.

Wilson JD, Foster DW(1985). *Textbook of Endocrinology.* 7th ed. WB Saunders. pp.206-258.

Yen SSC, Jaffe RB(1991). *Reproductive Endocrinology.* 3rd ed. WB Saunders. pp.1-237.

2절 임신과 피임

산부인과 전혜원

I. 임신

1. 임신 날짜 및 분만예정일 계산

일반적으로 임신기간을 나타내는 용어로는 월경령(menstrual age) 혹은 임신주수(gestational age)를 사용하며, 이는 최종 월경 시작일을 기준으로 한다. 이는 배란기 및 수정시기보다 2주 정도, 그리고 주머니배(blastocyst)의 착상시기보다는 3주 정도 빠르다.

사람의 경우 임신기간은 대략 280일(40주)이다. 따라서 분만예정일은 월경이 규칙적인 사람인 경우 최종 월경 시작일의 달에서 3을 빼고 날짜에 7일 더하여 간단히 예측할 수 있다. 하지만 월경이 불규칙한 사람인 경우 임신 초기 초음파상 태아의 크기를 기준으로 분만예정일을 예측한다(그림 4).

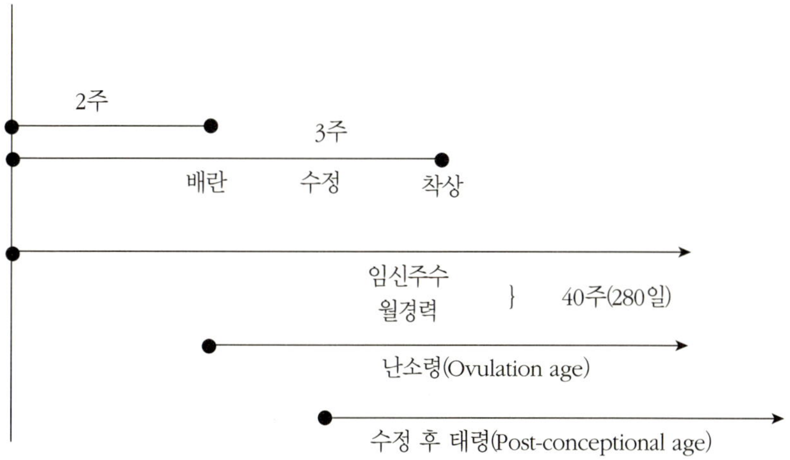

그림 4 임신기간을 나타내는 용어들

2. 임신주수에 따른 변화

1) 수정, 착상, 배아기

난관 팽대부에서 수정된 수정란은 자궁강 쪽으로 이동하여 수정 후 약 5~7일이 지나면 주머니배의 형성 및 착상이 이루어진다. 배아기(embryo period)는 배란/수정 후 제3주 초부터 시작되며, 보통 다음 월경주기의 시작 시기에 해당된다. 이때부터 대부분의 임신반응 검사에서 양성 반응이 나타난다.

2) 임신 제6주

융모막낭(chorionic sac)의 직경이 2~3cm, 배아의 길이는 4~5mm 정도로 된다. 초음파상 심장박동이 관찰되며, 팔과 다리의 발달이 시작된다.

3) 임신 제10주

대부분 이때부터 태아기(fetal period)라 불리며, 머리-엉덩이 길이(crown-rump length)는 4cm 정도이다. 이후에는 주로 배아기에 형성된 구조들이 성장하고 성숙되는 시기이다.

4) 임신 제12주

임신 제12주 말이 되면 머리-엉덩이 길이는 6~7cm가 되고, 자궁을 치골결합부(symphysis pubis) 바로 위에서 만질 수 있다. 대부분의 태아 뼈에서 골화중심(ossification center)을 발견할 수 있다.

5) 임신 제16주

태아의 머리-엉덩이 길이는 12cm, 무게는 110g 정도 된다. 자궁은 치골결합부와 배꼽 중간 정도에 이르며, 이 시기에 신경관 결손증 및 염색체 이상 선별 검사를 시행하게 된다.

6) 임신 제20주

제20주 말, 즉 임신기간의 중간 시점이 되면 태아의 체중은 300g 정도이고, 자궁은 배꼽 근처까지 커지게 된다. 대부분 태동을 느끼며, 철분제 복용을 시작하는 시기이다.

7) 임신 제24주

제24주 말이 되면 태아의 체중은 630g 정도 되고, 피부는 특징적으로 주름이 생긴다. 이 시기에 조산되면 태아는 호흡운동을 시도하지만, 거의 대부분 곧 사망한다. 분만 후 생존 가능성의 기준이 되는 시기이므로 초음파로 치명적 기형 여부를 파악한다.

8) 임신 제28주

제28주 말이 되면 체중은 1,100g에 이르고, 피부는 태지(vernix caseosa)로 덮여 있다. 이 시기에 조산된 아이는 약하게 울며, 다른 이상이 없는 경우 집중적 치료로 생존하는 일이 자주 있다. 이 시기에 임신당뇨병 선별 검사로 50g 당부하 검사를 시행하게 된다. Rh 음성인 산모에게 예방적 Rh(D) 면역글로불린을 투여한다.

9) 임신 제32주

제32주 말이 되면 머리-엉덩이 길이는 28cm, 체중은 1,800g 정도 되며, 이 시기에 조산된 아이는 적절한 치료로 대부분 생존할 수 있다.

10) 임신 제36주

제36주 말이 되면 머리-엉덩이 길이는 32cm, 체중은 2,500g 정도 되며, 이 시기에 조산된 아이는 적절한 치료로 생존율이 매우 높다.

11) 임신 제37~42주

임신 제37주 이후는 만식 분만이며, 제42주에는 대부분 양수 양이 감소하며, 이 시기까지 진통이 없는 경우 유도분만을 하게 된다.

3. 산전관리

1) 영양관리

임산부 기호에 따라 적절한 열량을 얻을 수 있고 단백질, 필수지방산, 무기질 및 비타민 등을 골고루 섭취할 수 있는 식사를 충분히 하도록 한다.

특히 철분의 경우 식사만으로는 부족하며, 단태아의 경우 하루 30mg의 추가 섭취가 필요하다. 엽산(folic acid) 경우 신경관 결손증 예방목적으로 임신 전부터 복용할 수 있다. 충분하고 고른 식사를 하는 경우 그 외 비타민의 추가 복용은 필요하지 않다.

2) 운동

적절한 신체적 활동은 혈액순환을 증진시키고, 근육의 탄력성을 증가시키며, 피곤을 예방하고, 신체적 편암함을 증진시키며, 좋은 자세를 유지하는 데 도움을 준다. 원칙적으로 운동을 제한할 필요는 없지만, 임신 후 격렬한 운동을 새로 시작하는 것은 권하지 않는다. 임신부의 과도한 심박동 증가는 태아 심박동 저하를 유발할 수 있어 주의를 요한다.

3) 직업

가임여성의 취업이 증가하고 있으며 앞으로 더 늘어날 전망이다. 임신 중 육체노동이 유산이나 조기진통을 유발하지 않지만, 태아 체중은 감소하는 경향이 있다. 임산부에 부담이 되는 중노동은 피하며, 적절한 휴식을 취하도록 한다. 저체중아 출산 과거력이 있는 경우 과도한 노동을 피하도록 한다.

4) 여행

임신 합병증이 없는 한 제한할 필요는 없다. 자동차 안전벨트는 3점식 벨트가 유용하며, 무릎벨트는 관골 아래쪽을 지나도록 편안하게 매고, 어깨벨트는 자궁 위쪽으로 매도록 한다. 항공여행도 제한할 필요는 없지만, 장거리 여행시 최소한 2시간마다 보행하도록 한다.

5) 목욕

임신 중이나 산욕기 언제든 가능하다. 다만 임신 후반기는 몸의 균형을 잡기 힘들므로 욕조목욕은 피한다.

6) 옷

실용적이고 몸에 꽉 끼이지 않는 가벼운 옷차림이 좋다. 요통을 유발하지 않고 몸의 균형을 잡을 수 있는 편한 신발을 신도록 한다.

7) 성생활

유산이나 조산의 위험이 있는 경우 금하며, 분만 전 4주간은 피하는 것이 좋다.

8) 치과 치료

임신 중 치아 치료는 가능하며 충치는 악화되지 않는다. 임신부는 치과의사에게 자신이 임신 중이라는 사실을 알려야 한다.

9) 흡연과 음주

가능한 한 빨리 금연하도록 한다. 임신 중 흡연시 저체중아 출산 및 주산기 사망률도 증가하는 것으로 보고되고 있다. 또한 임신이 확인되면 즉시 음주를 중단하도록 한다.

II. 피임

피임이란 임신을 자발적으로 예방하는 것으로, 각자의 상황에 따라 선택할 수 있는 피임법이 다르다. 먼저 성생활 패턴과 남성의 협조 정도, 출산 경험 및 계획, 연령, 질병이나 신체조건 등을 전반적으로 고려해야 한다. 또한 각 피임법의 안정성 및 가격도 고려하여야 한다.

우리나라의 경우 기혼여성 중 40%가 인공유산을 한 번 정도 경험하고 있고, 평균적으로 가임연령 기간 중 두 번의 인공유산을 경험한다고 보고되고 있다(보건사회연구원, 2001). 우리나라 여성의 피임 실천율은 1991년 79.4%에서 1997년 80.2%로 점점 향상되고 있지만, 인공유산율이 높은 것은 피임법을 효과적으로 선택하지 못하기 때문이라고 생각된다.

우리나라 기혼부부들이 선호하는 피임법은 난관수술 18.3%, 콘돔 16.5%, 자궁 내 장치 13.7%, 정관수술 13%, 먹는 피임약 2.1% 순으로 난관수술과 정관수술을 합치면 30%가 넘는다. 미국에서도 불임수술은 가장 인기 있는 피임방법으로, 피임 이용 남녀의 39%가 시술을 받았으며, 그 다음으론 경구피임약(27%), 콘돔(20%) 순으로 나타났다.

1. 자연주기법 및 질외 사정

자연주기법은 여성의 생리주기를 이용하여 임신이 가능한 시기, 즉 배란기에 성관계를 피함으로써 피임을 하는 방법으로, 생리주기가 정확한 여성에게만 가능한 방법이다. 여성의 배란 후 난자가 살아 있는 1일과 정자가 여성의 생식기 내에 살아 있는 2~3일을 고려하여 배란을 전후로 한 임신 가능 시기를 피하는 방법이다. 물리적 · 화학적인 방법이 아니므로 인체에는 무해하지만 실패율이 높다. 생리가 불규칙적인 여성에게는 적합하지 않으며, 생리가 규칙적이라 하더라도 심리적인 원인으로 인해 배란주기가 변동될 수 있고 성관계를 피해야 하는 기간도 길다는 문제가 있다.

질외 사정은 사정 전에도 남성 분비물에 일부 정자가 섞여 분비되기 때문에 이로 인해 충분히 임신이 될 수 있고, 성관계시 남성이 흥분된 상태이므로 조절능력이 감소되어 질외 사정에 실패하는 경우도 있다.

2. 호르몬 피임제

호르몬 피임제는 경구제제와 주사제, 피하이식 제제가 있다. 최근 붙이는 패치형도 개발되었다. 경구용은 일반적으로 합성 에스트로겐과 프로게스테론이 함께 포함된 복합제제가 흔하며, 주사제, 피하이식 제제와 패치형은 합성 프로게스테론만 사용되고 있다.

1) 경구용 호르몬 피임제

복합 경구피임제의 주 피임기전은 난포자극호르몬(FSH)과 황체형성호르몬(LH) 분비 억제에 의한 배란방지 효과이다. 뇌하수체의 FSH, LH 분비를 저하시켜 난포가 성숙되지 않게 되고 낮은 에스트로겐 농도로 월경 중기 LH surge를 억제하여 배란을 방지한다. 따라서 황체가 형성되지 않으므로 프로게스테론이 생산되지 않는다.

복합 경구피임제는 3주간 복용하고 1주간 쉬며, 약제 복용을 중단한 1주 동안에 쇠퇴성 출혈이 일어난다. 피임 실패율은 0.2~3%로 보고되고 있다. 일정한 시간에 복용하도록 하고, 복용을 잊어버렸을 경우 12시간이 지나지 않았으면 정제를 바로 복용하고 다음 날 정한 시간에 복용하면 피임효과가 유지된다. 만약 12시간이 지났거나 1알 이상 잊어버린 경우 별도의 피임법이 필요하다.

복합 경구피임제의 차이점은 ethinyl estradiol(EE) 용량과 프로게스테론의 종류에 있으며, 순응도를 좌우하는 부작용의 다양성은 프로게스테론의 종류에 따라 나타난다.

부작용으로 파탄출혈과 점상출혈이 처음 나타날 수 있으나, 시간이 지남에 따라 호전된다.

오심, 유방압통, 성욕감퇴, 우울증, 체중증가가 있을 수 있으나, 저용량 경구피임제 사용 여성에서는 현저히 드물게 나타나며, 대개 처음 몇 달 이내에 소실된다. 정맥혈전증 위험도가 복용 첫 4개월 후 나타나며, 복용 첫 해에 그 위험도가 제일 높다. 그러나 지속적인 복용으로 그 위험도가 증가하지 않는다. 고혈압, 당뇨 및 간질환의 경우 저용량 제재나 새로운 프로게스테론(desogestrel, norgestimate) 사용 제제의 경우 부작용을 줄일 수 있다고 알려져 있다.

장기 복용시 생리통 경감, 생리주기 조절, 생리량 감소, 자궁외 임신 감소, 자궁근종 감소, 난소암과 자궁내막암의 발생빈도 감소 등 부가적인 건강상의 유익성도 있다.

위장과 흡수장애 환자는 피임에 실패할 수도 있다. 먹는 피임약 복용시 일부 진정제, 항생제, 항전간제, 류머티즘약 등을 동시에 복용하면 피임효과가 감소될 수 있다.

2) 주사용 호르몬 제제

Depomedroxyprogesterone acetate(DMPA) 단독 제제로 대부분의 여성에서 150mg 한 번 주사로 14주 이상 배란이 억제된다. 일반적으로 1년간 사용시 50%, 3년 사용시 80% 여성에서 무월경이 나타나며, 지속적인 부정출혈이 있는 경우 소량의 에스트로겐을 사용할 수 있다. 피임효과 외에 빈혈, 골반염, 자궁외 임신 등의 감소 효과도 나타난다.

3) 피하이식 스테로이드 호르몬 피임제

Implanon은 3-keto-desogestrel을 포함하는 4cm 크기의 이식형 피임제로 피임효과는 3년 정도이다. 10 gauge trocar를 이용하여 상완부 안쪽 피하에 이식하며, 제거시에는 장치 주위가 섬유조직으로 둘러싸이므로 부위를 절개하고 지혈겸자를 이용해야 한다. 월경이 불규칙해지는 것이 가장 큰 문제점이나, 대부분 양이 아주 적다.

4) 경피 호르몬 피임제

매일 복용하는 경구피임제보다 피임제에 대한 순응도를 높이기 위해 개발된 약제 중의 하나가 경피피임제(evra patch)이다. 경피 피임제로는 일주일에 한 번 사용하는 Ortho EvraTM(미국)/Evra™(유럽) 피임 패치가 있으며, 2001년 미국 식약청의 인가를 얻었다. 패치 한 개는 20cm^2 크기이며, 월경 첫째날 부착하고, 1주일 후 같은 요일에 제거하고 새로운 패치를 부착하며, 3주 연속 시행한다. 상완 바깥부위, 유방을 제외한 가슴부위, 엉덩이 부위, 하복부 등의 깨끗하고 건강하며 마른 피부에 부착하며, 상처가 있거나 가려운 부위는 피한다. 매일 패치가 완전히 부착되었는지 확인해야 한다. 피임 실패율은 0.7~1.2% 정도이다. 부작용 및 금기증은 경구피임제와 비슷하고 부착부위 피부반응으로 사용을 중단하는 경우는 2% 정도이다.

3. 자궁 내 장치

자궁 내 장치(intrauterine device)는 자궁강 내에 이물질을 삽입하여 피임효과를 얻는 피임도구이다. 화학적으로 활성화된 물질로 이용되는 것은 구리(copper T)나 황체호르몬제(levonorgestrel, Mirena®)인데, 이들 물질은 국소적으로 자궁 내 프로스타글라딘 생성을 자극하여 평활근 수축 및 염증반응을 유발한다. 미레나는 우수한 피임효과 이외에도 월경량과 월경기간을 감소시키고 생리통을 감소시켜 주는 이점이 있어서 이러한 증상이 있는 여성들에게 치료목적으로 사용되기도 한다.

과거에는 골반염이 더 증가한다고 보고되었지만, 최근 발표를 보면 골반염의 경우 매년 1천 명의 여성 중 1.6예로 일반 여성과 비슷하다. 즉 골반염의 경우 자궁 내 장치 사용 유무보다 성 매개성 질환의 원인균에 노출이 더 중요하다고 보고되고 있다. 만약 자궁 내 장치를 가진 여성이 골반염이 의심되면 즉시 자궁 내 장치를 제거하고 균배양의 고용량의 항생제를 사용해야 한다. 성 매개질환균에 노출될 경우 불임의 가능성이 조금 증가한다. 자궁 내 장치를 가진 여성이 임신했을 때 약 5%에서 자궁외 임신이 일어나며, 피임을 하지 않은 경우보다 80~90% 정도의 감소 효과가 있다.

자연탈출만 없으면 지속적인 피임이 되며, 실패율은 0.5~5%이다.

4. 콘돔

콘돔은 성교시 남성의 성기에 씌우는 얇은 고무봉지이며, 이 안에 사정을 하게 되므로 정충의 질 내 침입이 차단되는 방법이다. 콘돔 착용시 주의해야 할 점은 끝부분의 돌출부위를 살짝 비틀어 납작하게 하여 공기를 뺀 후 사용해야만 콘돔이 찢어져 피임에 실패하는 것을 방지할 수 있다. 또한 사정이 끝난 후 콘돔이 빠져 질 내로 정액이 흘러 들어가지 않도록 주의해서 제거해야 한다. 요즘 피임효과를 높이기 위해 살정자제가 미리 처리된 콘돔이 나와 있어 간편하고 성병을 예방할 수 있는 장점이 있으나, 라텍스 알레르기가 있는 경우 치명적일 수 있다. 피임 실패율은 3~4% 정도이다.

5. 살정자제

살정자제는 질 좌약식(상품명: 노원, 오뷰콘)이나 크림, 젤리 등의 형태가 있는데, 질 안에서 정자가 움직일 수 없게 한다. 성교 약 10분~1시간 전에 질 깊숙이 삽입 혹은 주입해야 하며(질 좌약식은 삽입, 젤리형은 주입기로 주입), 성교 반복시에는 다시 한 차례 삽입 혹은 주입해야 한다. 질 좌약식은 질에서 녹는 시간을 감안해야 효과적이다.

6. 여성용 콘돔, 다이아프램, 경부 캡

여성용 콘돔은 거꾸로 여성의 질 내부를 감싸줌으로써 정충을 차단하는 방법으로, 임신 실패율은 약 2.6%이다.

다이아프램(diaphragm)은 고무로 만든 둥근 스프링으로 이루어져 있으며, 대개 살정자제와 같이 사용한다. 적절한 사용과 착용이 중요하며, 장기간 사용시 방광염이 증가할 수 있다.

경부 캡(cervical cap)은 다이아프램보다 크기가 작고, 자궁경부만 덮게 되어 있다. 경산부의 경우 실패율이 초산부보다 높다.

7. 불임시술

불임시술은 반영구적인 피임법으로 아기를 더 이상 원하지 않을 경우 하게 된다. 여성측에서 난관을 묶는 방법과 남성측에서 정관을 묶는 두 가지 방법이 있다. 두 가지 방법 모두 피임 성공률이 높으나, 임신을 다시 원하는 경우에는 복원수술을 해야 하는 번거로움이 있다. 복원수술은 까다롭고 성공률도 높지 않으므로(여성의 경우 약 60%), 피임수술을 결심할 때는 반드시 앞으로의 가족계획에 대해 신중히 고려해야 한다.

8. 응급피임법

성교 후 응급피임법은 계획하지 않은 성교나 피임방법이 불확실할 때, 강간 등 뜻하지 않은 성교 후 수일 이내 임신을 방지하는 방법이다. 응급피임법은 ① 소위 Yuzpe method로 불리는 복합피임약의 고용량 처방, ② levonorgestrel이나 norgestrel을 함유하는 progestogen 단일 피임약의 고용량 처방, ③ 구리 함유 자궁 내 장치, ④ RU 486(mifepristone) 등이 있으며, RU 486은 현재 국내에 시판되어 있지 않다.

Yuzpe법은 성교 후 72시간 내에 고용량의 복합 호르몬제를 12시간 간격으로 2회 복용하는 방법이다. 최근에는 levonorgestrel 0.75mg(노레보®) 2정을 72시간 이내 복용하는 방법이 많이 사용되고 있다.

응급피임제를 사용하지 않은 경우 그 성관계로 인하여 임신될 사람 중에서 응급피임제를 복용하였을 때 피임이 되는 확률은 75% 정도로 되어 있다. 즉 응급피임제를 복용하였더라도 25% 정도에서는 임신이 될 수 있나. 따라서 복용 후 1~2주 이내에 정상적인 생리를 확인해야 하며, 돌아오는 생리가 정상적인 생리로 판단하기에 불확실하거나 복용 3주 후까지도 생리가 없는 경우는 반드시 의사의 진찰을 통하여 임신 여부를 확인하도록 해야 한다.

경구 응급피임법은 고용량의 호르몬을 사용하므로 응급이 아닌 일상적인 피임방법으로 사용해서는 안 된다. 흔한 부작용은 오심, 구토, 두통, 어지럼증, 피로, 유방통 등이 있다. 약을 복용한 지 2시간 이내 구토를 한 경우 다시 복용하고, 다시 복용하기 어려운 경우 다른 방법을 사용한다.

만일 성교 후 72시간은 경과하였으나 5일 이내라면 응급피임법으로서 구리 함유 자궁 내 장치를 사용할 수 있으며, 특히 지속적인 피임을 원할 때 사용할 수 있다. 응급피임 실패율은 2% 정도이며, 의사로부터 시술 받아야 한다는 점이 부담스러울 수도 있으나, 확률적으로는 더욱 안전한 방법이라고 할 수 있다.

참고문헌

Center for Disease Control Cancer and Steroid Hormone Study(1983). Oral contraceptive use and the risk of ovarian cancer. *JAMA* 249: 1596-1604.

Cramer DW, Goldman MB, Schiff I et al(1987). The relationship of tubal infertility to barrier method and oral contraceptive use. *JAMA* 257: 2246-2250.

Cuningham FG, Leveno KJ, Bloom SL et al(2005). *Williams Obstetrics.* New York: McGrow-Hill Companies, Inc. 22ed.

Grady WR, Tanfer K.(1994). Condom breakage and slippage among men in the United States. *Fam Plann Perspect* 26: 701-710.

Peterson HB, Jeng G, Folger SG et al(2000). The risk of menstrual abnormalities after tubal sterilization. *N Engl J Med* 343: 1681-1687.

Sazelenko JK, Nace MC, Alving B(1998). Women with thrombophilia: assessing the risks for thrombosis with oral contraceptives or hormone replacement therapy. *Semin Throb Hemost* 24[Suppl] 1: 33-39.

Sivin I, Stern J(1994). Health during prolonged use of levonorgestrel 20 micrograms/d and the copper TCu 380A intrauterine contrapceptive devices: a multicenter study. *Fertil Steril* 61: 70-77.

Spellacy WN, Buhi WC, Birk SA(1972). The effect of estrogens on carbohydrate metabolism: glucose, insulin, and growth hormone studies on 171 women ingesting Premarin, mestranol and ethinyl estradiol for six months. *Am J Obstet Gynecol* 114: 378-392.

Yuzpe AA(1984). Postcoital contraception. *Clin Obstet Gynecol* 11: 787-797.

WELL-BEING MEDICINE

3편

주요 질환에 대한 이해

Comprehension for the Main Disorders

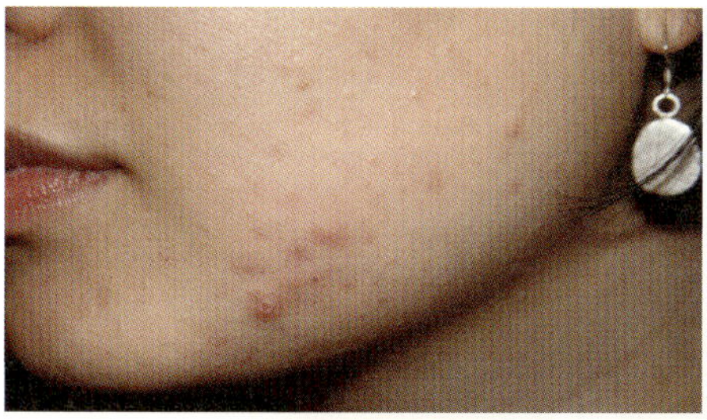

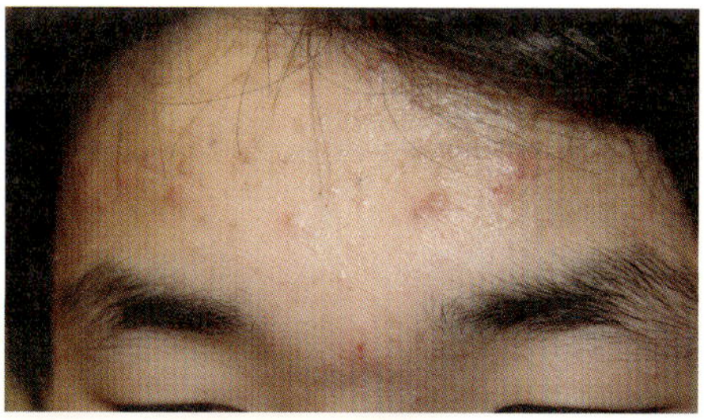

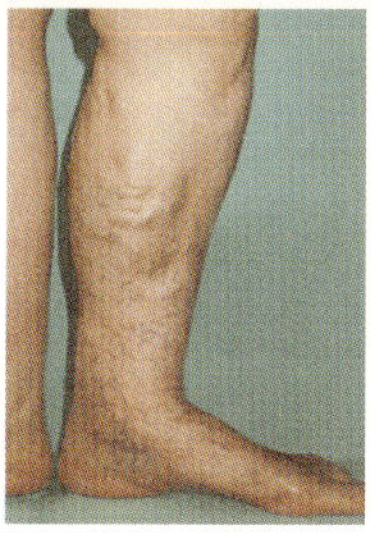

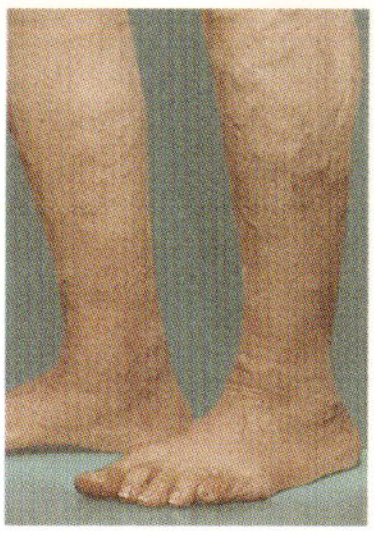

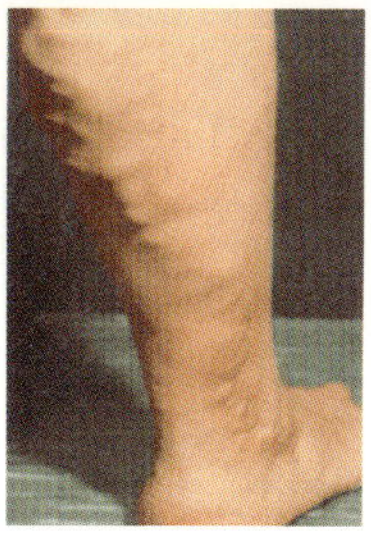

1장
호흡기계 질환

1절 호흡기계 주요 증상

내과 김덕겸 · 정희순

I. 호흡기계의 구조 및 기능

사람이 생명을 유지하기 위해서 공기 중의 산소를 취하고 체내에서 만들어진 이산화탄소를 배출시키는 일련의 과정을 '호흡'이라고 한다. 호흡은 양측 폐를 통하여 이루어지며, 폐는 공기의 통로인 기도부분과 가스교환이 이루어지는 폐포를 중심으로 구성된 폐실질로 구성되며, 이를 흉곽이 둘러싸서 보호하고 있다. 폐와 흉곽은 흉막으로 덮여 있고 그 사이에 소량의 윤활제가 있어서 호흡작용시 폐와 흉곽의 마찰을 줄여 준다.

폐는 크게 좌우 각각 한 쪽씩 존재한다. 우측과 좌측의 용적은 각각 55%와 45%로 우측이 좀더 크며, 우측은 다시 상 · 중 · 하 세 개의 폐엽, 좌측은 상 · 하 두 개의 폐엽으로 나뉜다.

공기는 횡격막을 중심으로 이루어지는 능동적인 운동으로 기도 내에 음압이 형성되어 외부 공기가 코나 입을 통하여 기관-주기관지-세기관지-폐포로 들어가게 된다. 공기의 통로인 기도는 크게 상기도와 하기도로 나누어지며, 통과된 산소와 체내의 이산화탄소와의 교환은 폐포(허파꽈리)라는 무수한 모세혈관으로 둘러싸인 공기주머니에서 이루어진다. 허파꽈리는 3~5억 개로 구성되며, 총 단면적은 체표면적의 50배에 이르러 효과적인 가스교환이 이루어질 수 있게 구성되어 있다.

체격에 따라서 호흡량에는 차이가 있으나, 보통 1회 호흡량은 500cc 정도이고 운동시에는 2L 정도까지 증가한다.

일반적으로 크기가 10μm 이상인 입자와 수용성의 유독가스는 코와 후두를 통과하면서 걸러지거나 재채기나 기침을 통해서 배출하게 된다. 3~10μm의 입자는 기관지를 통과하면서 기관지 분비액에 섞여서 밖으로 배출되며, 3μm 이하의 입자는 폐포에 도달하게 되지만 폐포에 존재하는 백혈구 등의 방어기전으로 제거된다.

II. 호흡기계의 주요 증상 및 징후

호흡기계에 이상이 있을 경우 흔히 경험하게 되는 증상들은 기침, 객담, 호흡곤란, 흉통, 객혈 등이다. 물론 이런 증상들이 호흡기계의 이상에서만 비롯되는 특이적인 증상은 아니다.

1. 기침

기침은 숨을 급하게 들이쉰 후 공기의 통로인 성문이 막힌 상태에서 숨을 내쉬는 흉곽운동이 일어나면서 일시에 폭발적으로 숨을 내쉬는 반응으로 호흡기계에 존재하는 정상적인 중요한 방어작용기전이다. 적절한 기침 반사를 통하여 기도에서 발생하는 과도한 분비물이나 기도에 존재하는 이물질을 배출하고 이물질이 하기도로 흡인되는 것을 막게 된다. 그러나 외부의 자극이 뚜렷하지 않은 상황에서 기침이 반복되거나 빈도가 점점 심해지는 현상은 비정상적으로 원인을 찾는 노력이 필요하다. 기침 증상은 세균, 바이러스 등의 감염에 따른 염증성 질환, 기관지를 침범하는 만성 기도질환, 폐실질에 병변을 수반하는 제한성 폐질환 및 기타 폐혈관 질환 등 다양한 원인에 의해서 발생할 수 있다.

기침은 보통 지속기간에 따라서 급성 기침과 만성 기침으로 구분하여 흔히 발생하는 원인질환을 찾고 이에 대한 치료를 시행하게 된다.

감기에 걸렸을 때 흔히 경험하게 되는 형태가 급성 기침이며, 이는 감기 외에도 알레르기성 비염, 급성 부비동염, 만성폐쇄성폐질환 등에서 발생한다. 만성 기침은 기침 증상이 3주 이상 지속되는 경우를 말하며, 코나 부비동의 분비물이 후두로 넘어가는 후비루 증후군, 기관지 천식, 위식도역류, 만성 기관지염 등에서 나타날 수 있다. 이 외에도 흡연, 심인성 요인, 습관성 기침, 먼지나 외부의 온도 변화와 같은 외부 요인 때문에도 만성 기침이 발생한다. 감기 등의 감염 후 발생하는 기침은 보통 3주 이상 지속하는 경우가 많지 않으므로 이보다 오래 지속되는 경우에는 원인을 찾기 위한 노력이 필요하다. 기침이 심할 경우 이에 따른 합병증으로 실신을 하거나 두통, 위식도 역류, 요실금, 흉통 등이 동반될 수도 있다.

재채기(sneeze)는 기도의 방어기전과는 달리 코의 자극에 대한 신체반응으로 코에 대한 자극물질을 제거하기 위해서 나타나는 현상이다.

2. 객담

객담은 기관지나 폐에서 분비되는 액체성 물질로 정상적으로 기도를 깨끗하게 유지하는 방어기전의 하나이며 건강한 사람에서도 하루에 100mL 정도 분비되지만, 무의식적으로 삼키게 되어 객담 증상으로 느끼지 못하고 지내는 것이 보통이다. 특히 여성이나 어린이의 경우 객담을 밖으로 배출하지 않고 삼키는 경향이 크다. 그러나 여러 가지 기도 및 폐질환에 의해서 객담의 분비량과 배출량이 증가하게 되면 체외로 배출하려는 노력과 함께 증상으로 인지하게 된다. 따라서 객담은 흔히 기침 증상을 수반하게 된다.

객담의 양뿐만 아니라 성상(색깔, 냄새, 점도, 객혈 유무 등)의 변화도 중요한 증상이다. 특히 평소에 흡연 등을 통하여 지속적으로 기도 자극이 존재하여 어느 정도의 객담이 있었던 경우에는 객담의 양과 성상 변화가 호흡기계 내에서 일어나는 질환을 나타내는 시초일 수 있다.

흔히 세균성 감염이 동반되면 화농성으로 변화하여 누런 객담을 배출하게 된다.

3. 객혈

호흡기계의 병변에 의한 출혈로 객담에 피가 섞이거나 피를 뱉어내는 증상을 말하며, 식도나 위장관에서 나타나는 출혈로 피를 토하는 것은 토혈이라고 하여 구분된다. 그러나 배출되는 입구가 입을 통하기 때문에 두 가지가 구별이 어려운 경우도 있다. 또한 잇몸 출혈, 코피, 인후염 등 코나 구강 내의 문제로 인한 것이 객혈로 오인되는 경우가 흔하다. 객혈을 일으키는 호흡기계 질환은 매우 다양하며, 감염성 질환(기도를 침범하는 기관지염, 기관지 확장증 등, 폐실질을 침범하는 폐렴, 폐흡충증 등), 악성 종양, 심장질환에 의한 이차적인 증상(심부전증, 승모판 폐쇄증), 외상 등이 있다.

일반적으로 객혈의 경우는 객담이나 기침과 동반되며, 선홍색을 띠는 경우가 많고, 호흡곤란 등의 증상이 수반될 수 있다. 흔히 "목이나 가슴에서 가랑거리는 소리가 동반되면서 피가 나온다"고 호소하기도 한다. 객혈은 원인에 따라서는 출혈에 의한 흡인으로 질식될 수 있는 매우 위험한 증상이므로, 객혈의 양이 많거나 반복되는 경우에는 반드시 원인에 대한 검사 및 처치가 필요하다. 일반적으로 24시간 동안 200mL 이상의 객혈이 나타나는 경우 대량 객혈로 정의하며, 이는 응급상황에 해당하며 적절한 치료가 필요하다.

4. 호흡곤란

정상적으로는 자신이 호흡하는 것을 자각하지 못하고 무의식적으로 호흡을 하게 되는 것과는 다르게, 호흡곤란은 주관적으로 불쾌하게 자기 호흡을 인지하게 되는 현상으로 흔히 '가슴이 답답하다', '숨이 차다', '숨이 가쁘다', '숨쉬기가 불편하다'는 등으로 표현하게 된다. 호흡곤란이 나타나는 기간을 기준으로 급성 호흡곤란과 만성 호흡곤란으로 나누며, 급성 호흡곤란은 기흉, 기관지 천식, 만성폐쇄성폐질환의 급성 악화, 폐색전증, 심부전 등에서 발생하며, 만성적으로는 만성폐쇄성폐질환, 폐섬유화증, 늑막질환 등에서 나타날 수 있다. 호흡곤란 증상은 다양한 호흡기계 질환 외에도 심혈관계 질환 및 불안 등의 심인성 질환, 빈혈, 비만, 발열 상태 등에서도 나타날 수 있다.

5. 흉통

흉곽 및 내부 구조를 구성하는 기관의 이상으로 나타날 수 있으나, 폐실질에는 통증을 느낄 수 있는 감각신경이 존재하지 않기 때문에 폐실질 병변만으로는 통증을 느끼지 못하고, 기관이나 종격동, 흉막 등의 질환이 있는 경우에 흉통이 나타날 수 있다. 이 외에도 식도질환이나 심장질환, 근골격계 질환 때문에 흉통이 나타날 수 있으며, 이런 원인에 기인하는 경우가 더 많다. 흉통은 흉곽 내 구조물 이외에도 목, 팔, 복부에서 기인한 통증이 연관되어 흉통으로 나타날 수 있다. 흉막, 흉벽, 대기도, 횡격막, 종격동 구조물 또는 늑간 신경의 병변에서 발생하는 흉통 중 보통 흉곽의 후면 및 측면에 발생하며, 예리한 성격으로 '칼로 찌르는 듯하고 베이는 듯한' 통증을 호소하며, 심호흡이나 기침 등에 의해서 통증의 강도가 심해지는 것이 특징이며, 흉막성 통증이라고 한다. 이와는 달리 비흉막성 흉통은 흉곽 중심부에서 나타나고 지속적이고 다른 부위로 퍼지는 느낌의 둔감한 통증이며, 폐 이외의 다른 장기 이상에 의해 나타나는 경우가 대부분이다.

6. 천명

흔히 목이나 가슴에서 '쌕쌕 소리가 난다', '피리 소리가 난다'고 호소하는 증상이며, 흉부 청진상에서 확인할 수 있는 기도의 이상을 시사하는 징후이기도 하다. 기도가 좁아져서 좁아진 공간을 통하여 공기가 흐르면서 나타나는 소리이며, 주로 숨을 내쉴 때 나타난다. 대표적인 경우가 기관지 천식이 있는 경우이나, 이 외에도 기관지 결핵 등 다른 이유로 기도가 좁아져도 나타날 수 있다.

III. 호흡기계 질환의 신체검진

호흡기계 질환에 대한 신체검진은 눈으로 흉곽의 형태 및 크기, 변형 여부, 호흡에 따른 운동, 피부 병변 등을 관찰하는 시진, 압통이 있는지 등을 살피는 촉진, 흉곽을 두드리면서 흉벽 및 흉곽 안의 내부 구조물의 진동에 따른 소리의 이상 여부를 살피는 타진, 청진기를 이용하여 기도의 호흡기류 상태, 기도 내 분비물이나 폐색 여부, 기도 주변, 폐, 흉막의 상태를 파악하는 청진 등으로 구성된다. 의사는 증상과 신체검진 결과를 토대로 진단에 접근하게 되며, 필요하다고 판단된 경우 다음에 소개되는 검사를 시행하게 된다.

Ⅳ. 호흡기계 질환의 검사

호흡기계 질환의 진단 과정에서 우선적으로 여러 가지 증상 및 신체검진상의 이상 소견을 통하여 원인질환을 찾게 되지만, 이 외에도 진단에 도움을 줄 수 있어 호흡기계 질환의 진단 과정에서 행해지는 객담 검사, 폐기능 검사 및 기관지경 검사 등에 대해서 알아보도록 한다.

1. 객담 검사

호흡기계 질환자에서 폐실질이나 기도 내의 이상으로 나타나는 주요 증상이 객담 배출이므로 이를 모아서 각종 염색방법을 이용하여 현미경으로 관찰하거나 배양 검사를 시행하는 것으로, 간편하고 저렴하여 호흡기계 질환에서 우선적으로 시행하는 검사방법의 하나이다. 흔히 감염성 질환에서 감염된 세균의 종류를 확인하는 데 사용되며, 결핵균을 확인하는 데도 사용된다. 또 다른 목적으로 기도 내에 비정상적인 이상세포가 존재하는지 확인하여 폐암을 진단하는 데 사용한다. 흔히, 결핵 및 폐암 진단을 위해서는 3회 이상의 검사를 반복한다. 스스로 객담을 뱉지 못하는 경우에는 고농도의 식염수를 분무기를 통하여 흡입한 후 객담을 모으기도 한다.

2. 폐기능 검사

호흡곤란 등의 증상이 호흡기계 질환에서 기인하는지 알아보거나, 호흡기 질환의 중증도를 판정하거나, 질환의 임상 경과를 관찰하거나, 수술이나 마취와 관련된 위험도를 판정하는 경우 등에 사용하는 검사로 폐활량계(spirometer), 유량계(flowmeter), 압력변환기(pressure transducer), 체적변동기록계(plethysmography) 등으로 구성된 복잡한 장비로 구성된다(그림 1, 2). 폐활량을 측정하는 경우 평상호흡을 하다가 최대로 숨을 들이마신 후 숨을 가능한 한 끝까지 천천히 내쉬고 다시 평상호흡으로 돌아오는 과정에서 폐용적을 구하게 된다. 또한 평상호흡에서 최대로 숨을 들이마신 후 가능한 세고 빠르게 끝까지 숨을 내쉬면서 노력성 폐활량 및 1초간 노력성 호기량 등을 구하여 폐쇄성 폐질환으로 인한 환기장애가 있는지 알아보게 된다. 폐쇄성 환기장애가 있는 경우 기도폐쇄의

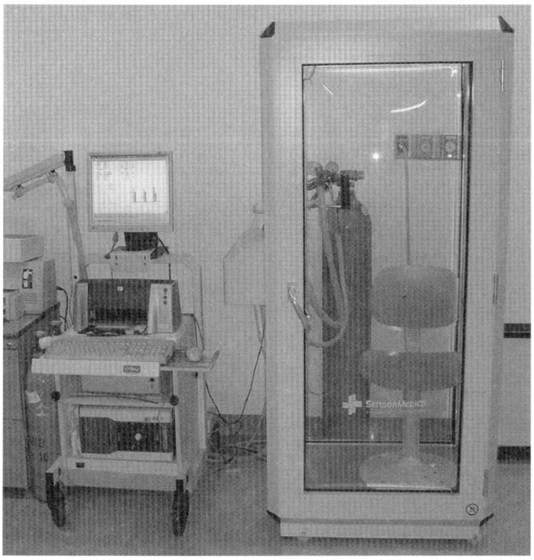

그림 1 폐기능 검사 장비

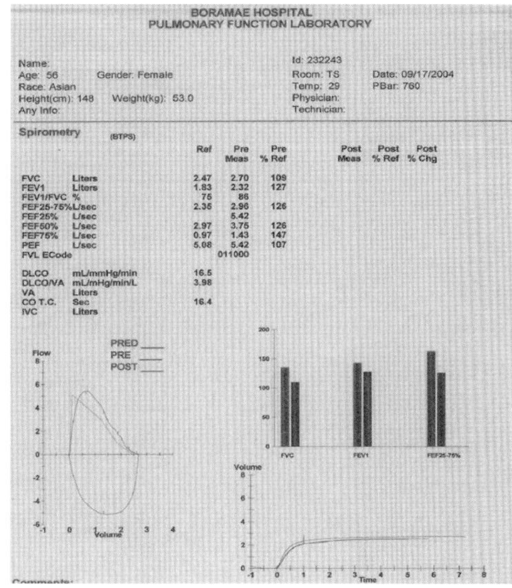

BORAMAE HOSPITAL
PULMONARY FUNCTION LABORATORY

Name:
Age: 56 Gender: Female
Race: Asian
Height(cm): 148 Weight(kg): 53.0
Any Info:

Id: 232243
Room: TS Date: 09/17/2004
Temp: 29 PBar: 760
Physician:
Technician:

Spirometry (BTPS)

		Ref	Pre Meas	Pre % Ref	Post Meas	Post % Ref	Post % Chg
FVC	Liters	2.47	2.70	109			
FEV1	Liters	1.83	2.32	127			
FEV1/FVC	%	75	86				
FEF25-75%	L/sec	2.35	2.96	126			
FEF25%	L/sec		5.42				
FEF50%	L/sec	2.97	3.75	126			
FEF75%	L/sec	0.97	1.43	147			
PEF	L/sec	5.08	5.42	107			
FVL ECode			011000				
DLCO	mL/mmHg/min	16.5					
DLCO/VA	mL/mHg/min/L	3.98					
VA	Liters						
CO T.C.	Sec	16.4					
IVC	Liters						

그림 2 폐기능 검사 결과 보고서

가역성을 판정하기 위해서 기관지 확장제를 흡입한 후 노력성 폐활량 및 1초간 노력성 호기량이 기저치보다 증가하는지 검사한다.

증상은 없는 상태에서 천식과 같은 기도 과민성이 의심되는 경우에는 메타콜린이라는 화학물질로 농도를 높여가면서 기도를 자극하여 기도수축에 의한 호흡기류의 장애가 발생하는지를 살펴보는 기관지 유발검사를 시행하기도 한다.

3. 단순흉부방사선 검사

호흡기계를 포함한 흉부 내의 이상 소견을 확인하는 데 가장 흔히 사용되는 검사방법의 하나로 후전(posteroanterior) 촬영, 전후(anteroposterior) 촬영, 측면 촬영 등이 있다. 방사선 투과의 차이로 투과가 잘 되는 공기로 차 있는 폐는 검게 나타나며, 이와 달리 심장을 포함한 대혈관이나 골격 구조물 등은 하얗게 나타나게 된다. 따라서 폐실질인 검은 배경에 종괴와 같이 비정상적인 구조물이 나타나거나 정상적인 경우보다 폐실질 내에 방사선 음영이 증가된 경우에는 이상이 있는 소견으로, 이에 따라서 흉부단층촬영을 포함한 추가적인 검사나 치료를 하게 된다.

4. 기관지경 검사(그림 3, 4)

외부로부터 폐포까지를 연결하는 기도 내부의 형태학적 이상을 살펴보는 검사방법의 하나로, 흔히

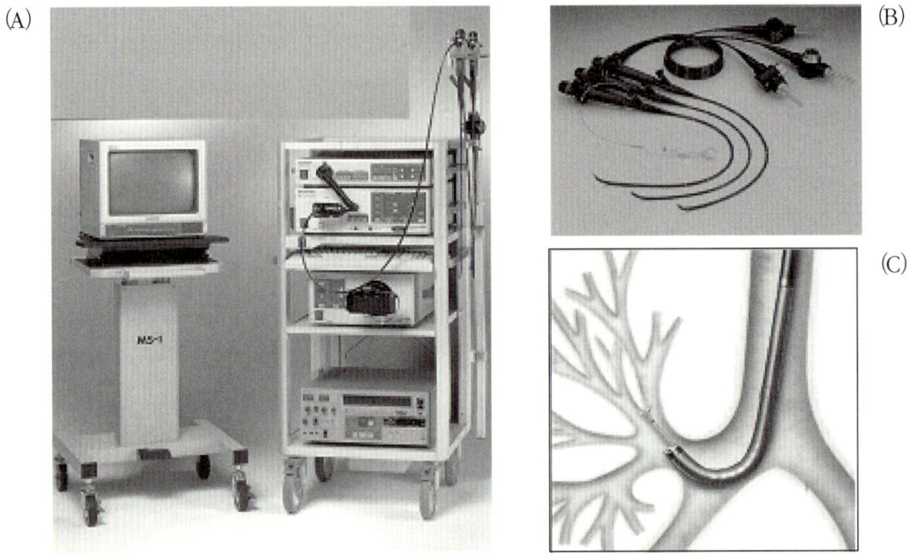

그림 3 기관지경 검사 장비(A), 굴곡성 기관지경(B) 및 우측 상엽 기관지를 검사하고 있는 도식도(C)

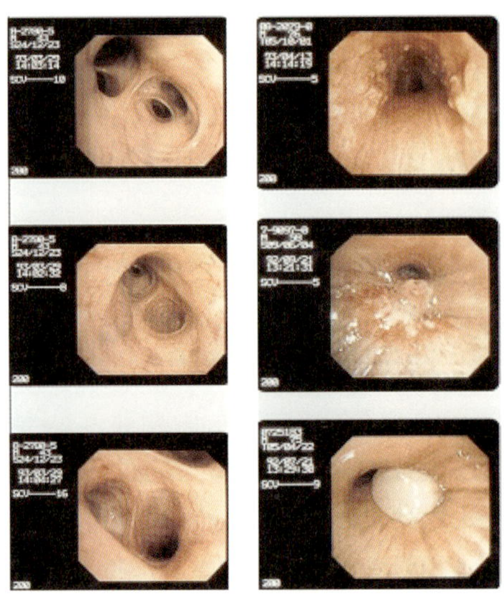

(A) (B)

그림 4 정상 기관지 소견(A) 및 기관지 내 이상 소견(B; 결절, 기관지 폐쇄, 기관지 내 종괴 등)

진단목적으로 이용되지만 치료목적으로 사용되기도 한다. 굴곡성 기관지경과 경직성 기관지경이 있으며, 흔히 사용되는 것은 굴곡성 기관지경을 이용한 검사 및 치료이다. 따라서 굴곡성 기관지경을 중심으로 소개한다.

기관에서 양측 폐의 아분엽 기관지까지 관찰할 수 있으며, 기관지경의 내경이나 대상 환자의 기관지 내경에 따라서 검사가 가능한 기관지 분지가 다르다. 일반적으로 굴곡성 내시경은 국소마취하에서 시행하게 되고, 경직성 기관지경은 전신마취가 필요하다. 일부에서는 단기간 작용하는 마취제를 이용하여 수면내시경을 시행하기도 한다. 코나 입을 국소마취제를 이용하여 마취한 후 코나 입을 통하여 굴곡이 가능한 가는 내시경을 기도 내로 넣게 되며, 이를 통하여 기관지 내부 점막의 이상이나 종괴, 궤양 등을 살펴보게 된다. 원하는 부위에서 조직생검용 집게를 이용하여 조직검사를 시행하거나 검사하려는 기관지 분지에서 생리식염수를 이용하여 기관지 세척을 시행하여 세균학적 검사나 세포학적 검사를 시행하기도 한다. 이 외에도 기관지 내 이물질 제거, 지혈, 종괴의 제거 등 치료목적으로 이용될 수도 있다.

5. 알레르기 피부 시험

외부 이물질에 대해서 과민반응을 나타내는 천식 환자 등에서 원인 항원을 알아내기 위하여 흔한 알레르기 원인 물질에 대한 반응을 살펴보는 검사이다. 원인 항원에 대한 특이항체(immunoglobulin E)의 작용으로 피부 내의 비반세포가 자극되어 히스타민 등의 화학 매체를 분비하여 피부의 모세혈관을 확장시켜 팽진과 발적을 일으키게 된다. 환자의 상태나 항히스타민제 복용 등의 약물에 의해서 반응에 차이가 있을 수 있다.

참고문헌

서울대학교 의과대학 내과학교실(2004). 『임상내과학』. 고려의학.

서울대학교 의과대학 편(2005). 의과대학통합교재 『호흡기학』. 서울대학교출판부.

Mason RJ, Broaddus VC, Murray JF, Nadel JA(2005). *Murray and Nadel's Textbook of Respiratory Medicine*. 4th ed. Elsevier Saunders.

2절 호흡기계 주요 질환

내과 김덕겸 · 정희순

I. 폐렴

1. 질환에 대한 개요

외부에서 침입한 세균, 바이러스, 진균 및 각종 화학물질 등에 대한 숙주의 반응으로 기관지와 폐포에 염증세포의 침윤이 일어나면서 일어나는 염증반응을 말하며, 일반적으로 감염성 원인(세균, 바이러스 및 진균)에 의한 폐실질의 염증을 일컫는다. 서구에서는 전체 사망원인 중 여섯 번째로 흔한 원인이며, 감염질환 중 가장 흔한 원인의 하나이다. 폐렴으로 인한 치명률은 외래 환자의 경우 1~5%, 입원 환자의 경우 12% 정도로 알려져 있다. 세균이 혈액 내에서 발견되는 균혈증이 동반되는 경우에는 치명률이 25~33%까지 이른다.

흔히 폐렴을 지역사회에서 걸린 경우(지역사회 획득성 폐렴)와 병원이나 요양시설 등 고위험성 병원균에 노출된 상태에서 발생하는 병원감염성 폐렴으로 구분하기도 한다.

노인이나 만성폐쇄성폐질환(chronic obstructive pulmonary disease, COPD), 당뇨병, 신부전, 울혈성 심부전, 악성 종양, 만성 간질환 등 기저질환이 있는 경우에 발생이 증가하며, 사망률도 높아진다.

2. 임상증상

임상적으로는 누런 가래, 기침, 발열 등의 증상이 나타나며, 흉부방사선 검사에서 폐침윤이 의심되거나 관찰되며, 청진상 비정상적인 호흡음이 들리게 된다. 노인 환자나 면역기능이 저하된 환자에서는 정신착란, 기저질환의 악화 등과 같이 비전형적으로 증상이 나타나기도 하며, 바이러스나 마이코플라스마 등에 의한 비전형 폐렴인 경우 호흡기계 증상보다 발열, 근육통, 위장관 증상 등 비전형적인 증상을 호소할 수도 있다.

3. 진단 및 치료

임상증상과 함께 폐렴을 진단하기 위한 검사로는 혈액검사(전혈구 검사, 간기능 검사, 신장기능 검사, 전해질 검사 등), 객담 그람염색과 배양검사, 단순흉부방사선 검사 등이 있다. 일반적으로 원인균이 확인되기 전에 흔한 폐렴 원인균에 대해서 경험적으로 항균제를 투여하여 치료를 시작하게 되며, 검사 결과나 임상 경과의 변화에 따라서 항균제를 조절하게 된다.

4. 예방

폐렴의 예방을 위해서는 지역사회 획득성 폐렴의 가장 흔한 원인균인 폐렴구균(*Streptococcus pneumoniae*)의 85~90%를 차지하는 23가지 혈청형에 대한 백신을 투여하는 방법이 있다. 정상적인 면역반응이 있는 65세 이상의 환자에서는 75% 정도의 예방효과가 있다고 알려져 있으며, 연령이 증가하면서 예방효과는 감소한다. 폐렴이 발생할 경우 치명적인 경과를 밟을 수 있는 당뇨병, 관상동맥 질환, COPD, 해부학적 무비증(asplenia) 환자에서는 65~84%의 예방효과가 알려져 있다. 따라서 65세 이상의 모든 환자는 예방접종을 받는 것이 권장되며, 65세 미만이라도 심혈관 질환, COPD, 당뇨병, 알코올 중독, 만성 간질환, 무비증 등의 만성 질환이 있는 경우도 예방접종을 받도록 한다. 65세 이상에서 예방접종이 이루어진 경우 재접종은 필요하지 않다. 급성 감염이 있거나 임신 또는 모유수유를 하는 경우에는 폐렴구균 백신 접종은 권장되지 않는다.

II. 결핵

1. 질환에 대한 개요

활동성 결핵 환자가 기침 혹은 재채기를 할 때 결핵균이 포함되어 있는 비말핵(droplet)이 다른 사람의 호흡기를 통하여 폐포까지 도달하여 감염이 일어난다. 비말핵을 흡입한 사람들 모두에서 발병하는 것은 아니며, 숙주의 감수성 차이에 의해서 비말핵을 흡인한 사람의 약 30%에서만 결핵균이 감염되고, 이들 중 5~10%만이 임상적인 결핵이 발생한다. 체내에 감염은 되었지만 대부분은 활동성 결핵이 아닌 잠복 결핵의 형태로 존재하게 된다. 전신의 모든 장기에 발생할 수 있으며, 폐가 가장 흔한 병발 장소이나, 15% 정도는 폐 이외에도 림프절, 골관절, 위장관, 비뇨생식계, 뇌신경계 등을 침범할 수 있다.

국내의 경우 전체적으로 결핵이 과거에 비하여 꾸준히 감소하였지만, 어린이와 젊은 연령층 및 노년층에서의 발생이 중심을 이룬다. 어린이와 젊은층의 경우 아직까지도 국내의 결핵 감염 위험률이 높아서 최근의 결핵 감염에 의한 발병에 의하고, 노년층의 경우 젊은 시절에 감염되었다가 연령 증가에 따른 면역력 감소 등에 의해서 결핵균이 재활성화되어 발병하기 때문이다. 여기에서는 폐결핵을 중심으로 소개한다.

2. 임상증상

결핵은 초기에는 증상이 없을 수 있으나, 증상이 나타나는 경우는 어느 장기를 침범했는지와 관계없이 발열, 체중감소, 식욕부진 등 전신증상이 나타나는 경우가 많다. 폐를 침범하는 경우 기침이 발생하며, 발병 초기에는 마른 기침에서 시작하여 이후 병이 진행됨에 따라서 객담이 나타날 수 있으며, 객담에 피가 섞여 나오는 증상(객혈)이 나타나기도 한다. 폐실질의 파괴가 진행될수록 호흡곤란이 발생할 수 있으나, 기도 내에 결핵이 침범하는 기관지결핵이 있는 경우에는 폐실질의 파괴 정도에 비하여 호흡곤란이 심할 수도 있다. 이 외에도 야간 발한, 피로감, 빈혈 등이 동반될 수 있다. 침범하는 장기에 따라 증상에 차이가 있다. 림프절을 침범하는 경우 목 주위의 림프절 종대가 관찰될 수 있으며, 뇌수막이나 뇌실질을 침범하여 두통, 의식저하 등의 증상이 발생할 수 있다.

3. 진단

결핵의 진단은 다양한 검사에서 결핵을 일으키는 *Mycobacterium tuberculsosis*을 확인하는 것이다. 호흡기계를 주로 침범하므로 객담 내에 결핵균이 확인되는 경우 결핵이 있다고 판단한다. 객담으로 결핵균에 대한 도말검사와 배양검사를 시행하게 되는데, 결핵균은 염색 과정(carbofuchsin 또는 auramine-O 형광물질)에서 염색물질이 페놀의 작용을 통해 결핵균 안으로 들어간 후 탈색반응 과정을 견디어 내므로 carbofuchsin으로 염색하는 경우 적색으로, 형광염색을 한 경우는 노란색에서 오렌지색으로 나타나는 특성이 있어, 이를 이용한 항산균 도말검사에서 확인이 가능하다. 따라서 일반적으로 항산균 도말검사에서 항산균이 확인이 되면 결핵으로 의심하여 치료하나, 결핵균 외에도 비결핵성 항산균 등도 동일하게 나타날 수 있어 배양검사를 시행하게 된다. 배양은 결핵 진단에 필수적이나 3~8주가 소요되는 단점이 있으며, 특수 배지를 사용하더라도 1~3주가 걸린다. 객담 검사는 보통 2~3회를 시행하게 되며, 전염력이 있는 폐결핵 환자의 80~95%에서 양성을 나타낸다.

객담 검사 이외에도 핵산증폭 검사 등의 분자생물학적 검사나 면역학적 검사 방법이 이용되기도 한다.

폐결핵을 임상적으로 진단하거나 병의 경과를 관찰하는 과정에서 중요한 검사가 흉부방사선 사진이다. 흔히 폐상부을 침범하며 특징적인 소견을 나타낼 수 있지만, 폐결핵이 아닌 다른 질환도 유사하게 나타날 수 있으므로 미생물학적 검사가 함께 필요하다.

4. 치료

결핵치료에 사용되는 약제는 효과가 좋고 상대적으로 부작용이 덜한 '일차 약제'와 이들에 비하여 효과가 떨어지고 부작용이 심한 '이차 약제'로 나뉘며, 우선적으로 일차 약제를 투여하게 된다. 증식 속도가 느려서 항결핵제가 효과를 나타내는 시간도 느리고 내성균의 발현도 잦다는 결핵균의 특성 때문에 결핵치료는 여러 가지 약제를 함께 장기간 사용해야 한다. 처음 치료하는 경우 흔히 네 가지 이상의 약제를 포함하는 병합요법이 추천되며 6개월이 표준치료이나 병의 경과나 기저질환, 약제내성균 유무 등을 고려하여 치료기간이 2년까지도 연장될 수 있다. 치료 실패의 가장 큰 원인은 약제의 조기 중단과 불규칙한 치료이므로 꾸준한 치료가 무엇보다도 중요하다. 치료의 목표는 증상의 개선만이 아니며, 증상이 좋아졌다고 치료를 중단하는 경우 사용한 약제에 내성을 가지면서 살아남았던 균만 증식하여 결과적으로 체내에 약제 내성균을 배양하는 결과를 가져오게 되므로 의사의 지시가 있을 때까지 치료를 계속하여야 한다.

5. 다제약제내성결핵 및 비결핵 항산균 폐질환

일차 결핵약 중 가장 중요한 isoniazid와 rifampicin을 포함하여 두 가지 이상의 항결핵제에 내성이 있는 경우로 일차 치료에 반응이 없어 결핵 약제 감수성 결과를 바탕으로 개별적인 치료를 하게 된다. 2003년 국내 약제 내성률 검사에서 rifampicin 일차 내성률은 3.2%였다.

비결핵 항산균(nontuberculous mycobacteria, NTM)은 결핵균과 나병균을 제외한 마이코박테리아를 말하며, 폐질환, 림프절염, 피부질환, 파종성 질환 등을 일으킨다.

III. 기관지 천식

1. 질환에 대한 개요

여러 가지 자극물질에 대한 기도의 과민반응으로 기도의 광범위한 협착에 의해서 호흡곤란, 기침, 천명 등의 증상이 발작적이며 반복적으로 나타나는 기도질환이며, 기도의 지속적인 염증상태에서 비롯된다. 모든 연령층에서 발생할 수 있으나 주로 어린이에서 발생하며, 최근 증가 추세에 있다.

천식의 발생에는 유전적인 요인과 함께 산업화에 따른 알레르기 항원에 대한 노출의 증가, 대기오염, 호흡기 감염 등이 위험요인으로 알려져 있다.

2. 임상증상 및 악화인자

천식은 알레르기 천식이라고 일컫는 외인성 천식과 내인성 천식으로 구분하기도 한다. 외인성 천식은 알레르기 비염, 두드러기, 습진과 같은 알레르기 질환에 대한 병력 또는 가족력이 있고, 원인 항원으로 피부시험이나 기관지 유발 검사를 시행하는 경우 양성을 나타내며, 흔히 계절적인 성향을 보이고 주로 소아와 젊은 연령층에서 발병한다. 내인성 천식은 알레르기 질환에 대한 개인 병력이나 가족력도 없고 특이한 원인 항원도 확인되지 않은 경우이지만, 전형적인 천식 증상을 나타내며 나이가 들어서 시작되는 경우가 흔하다.

천식 환자의 기도폐쇄는 저절로 또는 치료에 의해서 회복되는 특성이 있고, 유발 자극에 의해서 아주 쉽게 반응하는 기도 과민성이 존재하며, 만성적인 객담 생성이 특징이다. 마른 기침, 발작적인 기침, 가슴이 답답하거나 흉부 압박감을 호소하는 경우, 천명이 들리는 경우 등을 호소하게 되며, 상기도 감염이나 심한 운동 후에 악화되기도 한다. 급성 천식 발작은 저산소증을 유발하여 장기손상을 유발할 수 있는 위험한 상태로 즉각적인 응급치료가 필요하다. 증상의 악화는 꽃가루, 곰팡이, 먼지, 동물의 비듬, 원인 음식물 등 특이 항원에 노출되는 경우, 비특이적인 자극, 기후의 변화, 운동, 상기도 감염, 정서적 긴장, 아스피린 복용, 약제 복용의 불이행 등에서 비롯될 수 있다.

3. 진단

천식의 진단은 이와 같은 특징적인 증상 및 치료 병력과 함께 검사실에서 기류의 폐쇄가 일어남을 확인하는 결과를 토대로 이루어진다. 증상이 있는 경우에는 급속히 효과를 나타내는 흡입제를 흡입한 후 폐기능 검사를 시행하여 흡입 전후의 기류폐쇄가 일정 수준 이상 차이가 있는지를 확인하며, 진찰시 증상이 없는 경우에는 기관지에 비특이적인 자극물질(메타콜린)을 흡입시켜서 기도가 과민하게 반응하는지를 검사하여 판정한다. 다른 질환을 배제하기 위해 흉부방사선 촬영을 하기도 한다. 원인 항원을 찾기 위한 혈액 검사나 알레르기 피부시험 등을 시행한다.

호흡곤란이 있고 천명음이 들리는 경우가 모두 천식은 아니며, 만성폐쇄성폐질환이나 기관지결핵이나 성대기능 이상, 심부전 등에서도 나타날 수 있으므로 주의해야 한다.

천식은 증상의 빈도, 야간에 증상이 악화되는 빈도, 폐기능 검사상 기류폐쇄의 정도, 폐기능의 일중 변동률 등을 고려하여 중증도를 분류하며 이에 따른 치료를 시행하게 된다.

4. 치료

천식의 치료는 증상을 완화시키고, 급성 발작을 예방하며, 정상활동을 유지시킬 목적으로 이루어진다. 집먼지 진드기, 꽃가루, 곰팡이 포자, 애완동물의 털, 바퀴벌레 등 원인 항원(알레르겐)이 밝혀진 경우는 이들에 대한 노출을 줄이는 것이 최우선이다.

증상이 있는 경우 약물치료를 시행하게 되며, 경구약물뿐만 아니라 흡입약물도 사용된다. 흔히 기도폐쇄를 단시간 내에 완화시킬 목적으로 사용되는 증상완화제(reliever)와 기도의 염증반응을 억제하고 천식발작을 예방하는 질병조절제(controller)로 구분한다.

Ⅳ. 만성폐쇄성폐질환(COPD)

1. 질환에 대한 개요

소기도의 기도폐쇄를 주요 특징으로 하는 질환으로 만성 기관지염과 폐기종이 포함된다. 흡연을 포함한 외부 유해물질에 노출되면서 염증세포가 침윤되고 이로 인한 조직손상과 비효율적인 재생 과정이 반복되면서 기도 내 점액의 과도한 분비와 기류제한, 가스교환의 장애 등이 나타나는 비가역적인 질환으로, 가역적 기도폐쇄가 특징인 기관지 천식과 구별된다. 만성 기관지염의 경우 점액 과분비와 기도 내 섬모기능의 장애로 만성 기침과 객담 및 이로 인한 호흡곤란 등이 특징이며, 폐기종은 폐포벽의 파괴로 인한 탄력반동의 저하 및 수반되는 기도저항의 증가로 인한 호흡곤란이 나타난다. COPD 환자의 대부분이 흡연자이고 보통 하루 한 갑씩 20년 이상의 흡연력을 나타내는 것에서 알 수 있듯이 흡연이 만성 기도폐쇄를 일으키는 가장 중요한 요인이다. 이 외에도 직업적으로 먼지나 유해물질에 자주 노출되는 경우, 실내외의 공기오염, 유년기의 심한 호흡기 감염으로 인한 불충분한 폐기능 발달 등이 위험요인으로 작용한다. 외국의 경우 항단백분해효소의 결핍과 관련된 유전요인이 알려져 있으나, 국내에는 아직 보고가 없다.

2. 임상증상

중년 이후에 증상이 나타나게 되며, 90%의 환자가 흡연력이 있거나 현재 흡연자이며, 대개 40대에 가래를 동반한 기침 증상이 발생하고, 50~60대에 운동능력의 저하를 가져오는 운동시 호흡곤란이 나타난다. 또한 병의 경과 중에 급성 악화로 인한 호흡곤란의 악화가 반복적으로 나타난다. 시간이

지날수록 폐기능의 저하와 폐저항의 증가로 인해 심장의 기능 저하, 특히 우심부전이 발생할 수 있으며, 안정시에도 호흡곤란 증세를 호소하게 된다. 이 외에도 전신증상으로 골격근의 감소와 피로도의 증가, 체중감소, 골다공증, 불안, 우울, 수면장애 등이 동반된다.

진행된 경우 호흡곤란을 이기기 위한 방법으로 흉곽이 앞뒤로 과팽창되어 술통 모양으로 되고 어깨가 들어 올려진 상태에서 힘든 호흡을 하고 입술을 모아서 한숨을 쉬듯이 숨을 내쉬는 시간을 길게 하는 특징적인 호흡형태를 취하게 된다.

3. 진단

환자의 연령, 흡연력, 증상과 함께 폐기능 검사에서 기도폐쇄가 있음을 확인하여 진단한다. 폐기능 검사에서 기도폐쇄의 정도에 따라서 질환의 중증도를 구분하나, 환자의 증상과 폐기능 검사상의 중증도가 반드시 일치하지는 않는다. 단순흉부방사선 사진에선 폐가 과팽창되어 폐투과도가 높아져 더 검게 나타나고, 횡격막이 편평해지며, 심장 음영이 상대적으로 수직적으로 가늘어지는 소견이 나타날 수 있다.

4. 치료

COPD는 오랜 시간에 걸쳐서 진행하는 비가역적인 질환으로 현재까지는 완치할 수 없는 질환이므로 무엇보다도 금연을 통한 예방이 가장 중요하다. 이미 기도폐쇄의 비가역적인 변화가 발생하였더라도 진행을 진행시키거나 흡연에 의한 기도 내 분비물 배출을 줄이기 위해서 금연은 필수적이다. 이 외에 기류폐쇄의 증상이 있는 경우 이를 개선하기 위해서 경구 또는 흡입용 기관지 확장제를 사용하며, 기도 내 염증을 줄이기 위해 항염증 약물을 투여한다. 상기도 또는 하기도 감염 등에 의한 급성 악화로 인한 호흡곤란이 있는 경우 입원치료가 필요하며, 항균제 투여, 산소공급 등 보조적인 치료가 병행된다.

V. 기관지 확장증

1. 질환의 특성

정상적인 기관지 구조물의 파괴로 탄력성이 소실되어 만성적으로 확장되고 변형이 일어나는 질환으로 잦은 폐감염을 일으키거나 만성적으로 객담 배출이 나타난다. 각종 폐질환과 기도 내 괴사성 염증을 초래하는 질환의 후유증으로 발생할 수 있으나, 흔한 원인은 어릴 때의 폐렴, 홍역이나 백일해의 후유증으로 발생한 폐렴, 폐결핵의 합병증, 기도 내 이물질의 흡인 등이다.

2. 임상증상

정상적인 기도의 분비물 제거능력이 소실되어 다량의 객담이 쌓이고, 화농성이거나 냄새가 나는 객담을 배출하게 된다. 또한 이 부위에 기관지염이 동반되면서 잦은 폐렴으로 진행하며, 객혈이 반복적으로 나타날 수 있다. 반복적이고 지속적인 염증상태 때문에 전신쇠약, 발열감, 권태감 등이 나타난다.

3. 진단

환자의 병력과 함께 심한 경우 나타날 수 있는 흉부방사선 사진상의 늘어난 기관지 음영으로 진단하며, 최근에는 고해상도 전산화 촬영으로 경증의 기관지 확장증 진단이 늘어나는 경향이 있다.

4. 치료

비가역적으로 늘어난 기관지 확장은 교정할 수 없으나, 이에 수반되는 감염증이나 객담 배출 등은 약물치료로 호전시킬 수 있어 증상 개선을 유도할 수 있다. 원활한 객담 배출을 위해서는 충분한 수분을 섭취하고 거담제 등을 사용할 수 있다. 객혈이 심한 경우에는 출혈부위의 혈관을 막아주는 폐동맥 색전술 등이 시행되기도 한다.

VI. 흉막질환

1. 질환에 대한 개요

늑막 또는 흉막(pleura)은 흉벽, 횡격막 및 종격동의 표면을 이루는 벽측 흉막과 폐를 둘러싸는 폐흉막 또는 장측 흉막으로 구성되며, 그 사이의 잠재 공간을 흉강(pleural space)이라고 한다. 이 공간에 비정상적으로 공기가 차면 기흉(pneumothorax)이라고 하며, 물이 차는 경우는 흉막삼출증(pleural effusion)이라고 한다. 정상적으로 폐의 원활한 운동을 위하여 흉벽과의 사이에 10~30mL의 소량의 흉수가 존재한다. 폐흉막에는 혈관 및 림프관이 풍부하지만, 감각신경이 존재하지 않고 벽측 흉막에만 존재한다. 흉수의 원인으로 감염성 질환(폐렴, 결핵), 악성 질환(폐암, 전이성 암, 늑막 종양), 심부전(좌심부전), 신부전, 외상(혈흉) 등에서 관찰될 수 있으며, 질환에 따라서 흉수의 구성 성분에 차이가 있다. 기흉은 폐질환 없이 발생하는 자연기흉과 폐기종, 만성 기관지염, 기관지천식, 결핵, 유육종증, 교원성 질환 등 기저 폐질환과 관련되어 나타나는 이차성 기흉이 있다.

2. 임상증상

흉막질환이 있는 경우 흉막성 동통(pleuritic pain), 호흡곤란, 기침 등의 증상과 함께 청진상 흉막의 염증 때문에 호흡주기마다 나타나는 긁거나 비비는 소리가 들리기도 한다.

흉막성 동통은 벽측 흉막에 존재하는 감각신경의 자극에 의한 것이며, 보통은 한쪽으로 날카로운 통증이 나타나며, 심호흡이나 기침, 흉곽의 운동 등에 의해 심해지는 특성이 있다. 이 때문에 호흡이 얕고 빠른 경향이 있다. 흉곽뿐만 아니라 어깨, 목 또는 복부로 연관통(referred pain)이 나타날 수 있다.

호흡곤란은 흉강이 공기나 물 때문에 비정상적으로 팽창하여 폐를 압박하여 발생한다. 기흉의 경우 급성 호흡곤란으로 나타날 수 있는 대표 질환이며, 일차성 자연기흉은 키가 크고 마른 젊은 남자에서 호발하며 폐첨부의 기포 파열로 발생한다. 흉수의 경우 소량일 때는 흉막성 동통 때문에 호흡곤란이 발생하며, 흉수의 양이 많아지면 동통은 사라지나 흉수에 의한 압박으로 호흡곤란은 점점 심해진다.

3. 진단

흉부 신체검진과 함께 일반적으로 단순흉부방사선 촬영으로 진단이 가능하다. 흉수의 경우 250mL 이상이 저류되어야 진단이 가능하며, 검사의 예민도를 높이기 위해서 옆으로 누운 상태에서 촬영하는 측와위 검사를 시행하기도 한다. 흉수가 존재하는 경우 흉수를 진단적 목적으로 뽑아서 검사를 시행하며, 호흡곤란이 심한 경우는 치료목적으로 카테터나 흉관을 삽입하여 흉수를 체외로 배액시키게 된다.

4. 치료

기흉은 흉강 내의 공기가 소량이며 기저질환이 없는 경우에는 시간이 지남에 따라서 자연적으로 흡수되므로 경과 관찰을 하거나 흡수 속도를 촉진시키기 위해서 산소를 흡입한다. 재발성이거나 기흉의 크기가 큰 경우, 이차성 기흉인 경우에는 흉관을 삽입하여 공기를 제거하고 폐를 펴 주는 치료를 시행한다. 기흉은 재발 가능한 질환이다. 재발성이거나 일부 이차성 자연기흉에서는 흉막유착술을 시행하여 공기의 누출 공간을 없애는 시도를 한다. 수술적 치료가 필요한 경우도 있다.

흉수는 원인질환에 따라서 치료방법이 결정되며, 폐렴과 동반된 경우는 전신적 항균제 치료를 시행하고, 고름으로 변한 농흉인 경우는 흉관을 삽입하여 배액한다. 결핵성 늑막염의 경우 항결핵약제로 치료하며, 악성 질환인 경우 기저질환에 대한 방사선 요법이나 항암화학요법 등을 시행한다.

VII. 폐암

1. 질환에 대한 개요

폐암은 국내 암 사망원인 중 1위이며 45~75세에 가장 빈번하다. 진단시 약 3분의 1은 국소적 병변이며, 3분의 1은 국소 림프절 전이가 있고, 약 3분의 1은 다른 장기로의 원격 전이가 있는 상태로 발견된다. 가장 중요한 원인은 흡연인데, 폐암 환자의 90%가 흡연자이며, 정도의 차이는 있으나 모든 폐암이 흡연과 관련되어 있다. 폐암 발생의 위험은 금연 후 감소하지만 비흡연자 수준으로 돌아오지는 않는다. 이 외에도 석면, 라돈 가스 등 환경오염 물질이 원인이 될 수 있다. 폐암은 크게 치료와 관련하여 임상적으로 비소세포암(편평상피세포암, 선암, 대세포암 등)과 소세포암으로 구분하며, 병리학적으로는 편평상피세포암, 선암, 소세포암, 대세포암이 가장 흔한 형태이나, 최근 선암의 빈도가 증가하며, 특히 비흡연자, 젊은 연령, 여성의 폐암에서 빈도가 높다.

2. 임상증상

환자의 5~15%는 무증상 시기에 발견된다. 폐암에 의한 국소적 증상(새로 발생한 기침 혹은 만성 기침일 경우 기침의 형태나 빈도의 변화, 객혈, 호흡곤란, 흉통 등)과 다른 장기로의 전이에 의한 증상이 발생할 수 있다. 이 외에도 식욕저하, 체중감소, 발열 등의 전신증상이 나타난다.

3. 진단

현재까지 폐암을 조기에 진단하는 방법은 없으며, 45세 이상의 흡연자에서 객담세포진 검사와 흉부방사선 검사를 주기적으로 시행하는 것의 유용성은 입증되지 못하고 있지만, 최근에서 저선량 흉부전산화단층촬영(CT)을 이용한 방법의 유용성이 대두되고 있다.

흉부방사선 검사가 가장 기본적인 검사로 종괴의 크기가 10mm 이상이 되어야 발견이 가능하며,

과거 사진과 비교하여 크기가 커진 경우 폐암 가능성이 높다. 종양의 크기, 위치 및 주위 조직으로의 침범 정도, 림프절 평가 등을 위해서 흉부 전산화단층촬영(CT)를 촬영한다. 조직학적 진단을 위해서 객담 내에 이상세포가 있는지 관찰하는 객담세포진 검사와 기관지경 검사나 체외에서 바늘로 찔러서 조직을 얻는 경피적 침흡인 및 생검법 등을 이용하여 조직검사를 시행한다. 기타 접근이 가능한 다른 병변(림프절, 흉수 등)이 있으면 이 부위에서 조직검사를 시행하게 된다. 혈액검사로 암을 진단하는 특이적인 방법은 없으며, 암 표지자로 알려진 여러 가지 검사방법은 대부분 민감도와 특이도가 높지 않아서 이를 토대로 폐암 유무를 진단할 수는 없다.

조직학적 검사 이외에도 폐암이 진단되면 병의 진행 정도(병기, stage)를 판단하는 작업이 진행되며, 이때에 CT, PET 또는 PET-CT, 뼈 스캔 등이 이용된다.

4. 치료

치료방법에는 비소세포암과 소세포암이 서로 차이가 있으며, 비소세포암의 경우 암의 진행 정도에 따라서 수술, 방사선 치료, 항암화학요법 또는 이들의 병행치료가 이용된다. 국소적인 병변이면 가능한 수술적 치료가 권장되고, 수술을 시행할 수 없는 경우에는 방사선 치료를 하며, 수술적 치료나 방사선 치료가 불가능할 정도로 진행된 경우 항암화학요법을 시행한다. 병기에 따라서 수술적 치료, 방사선 치료와 항암화학요법을 병행하기도 한다. 소세포암은 항암화학요법이 일차적 치료이며, 병기에 따라서 방사선 치료가 함께 사용된다.

참고문헌

대한결핵 및 호흡기학회(2005). 『COPD 천식의 진료지침』.
대한결핵 및 호흡기학회(2005). 『폐렴 결핵의 진료지침』.

2장
순환기계 질환

1절 순환기계에 흔한 증상

내과 김상현

I. 호흡곤란

호흡곤란은 호흡이 비정상적으로 불편하게 느껴지는 상태, 즉 숨이 차다는 느낌인데, 심장이외에서 호흡기, 내분비, 혈액 질환에 의해서도 나타날 수 있다(표 1). 일반적으로 정상인은 심한 운동이나 어느 정도의 운동을 한 후에야 호흡곤란을 느낀다. 따라서 휴식시 혹은 일반적으로는 증상을 느낄 수 없을 정도의 가벼운 운동에도 호흡곤란을 호소한다면 비정상이라 할 수 있다.

호흡곤란의 원인이 심장질환에 의한 경우는 좌심실 기능부전 등에 의한 폐울혈이 원인이다. 폐간질이나 폐포의 부종은 폐를 뻣뻣하게 함으로써 호흡을 촉진시킨다. 그러나 일부질환에서는 심박출량 감소에 의한 폐울혈을 동반하지 않으면서 호흡곤란을 일으키는 경우도 있다.

갑자기 발생하는 급성 호흡곤란은 폐색전증, 기흉, 급성 폐부종 및 기도폐쇄 등의 원인을 의심해야 한다. 만성 심부전에 의한 호흡곤란은 폐정맥과 모세혈관 압력이 상승하여 발생하는데, 일반적으로 수 주 내지 수개월에 걸쳐 서서히 나타난다. 심부전에 의한 호흡곤란은 특징적으로 활동 중이나 누웠을 때 심해지며, 앉거나 서면 증상이 완화된다. 환자는 상체를 높게 하고 수면을 취하면 편하고, 반듯이 누우면 호흡곤란이 심해진다(좌위호흡 orthopnea).

발작성 야간호흡곤란(paroxysmal nocturnal dyspnea)은 좌심실부전에 의한 이차적 폐 간질 및 폐포 부종이 원인이다. 잠자리에 든 후에 호흡곤란이 시작되고, 일어나 앉아 있으면 15분 내지 30분후 호전된다. 심부전에 의한 발작성 야간호흡곤란 환자 대부분이 호흡곤란을 느낀 후 기침이 발생한다. 이는 기침과 객담이 먼저 발생한 후 호흡곤란을 느끼는 만성 폐질환과 구별되는 점이다. 특

표 1. 호흡곤란의 원인

급성 호흡곤란
폐부종
천식
외상(흉벽과 가슴우리 내 기관)
기흉
폐렴
흉막 삼출
폐출혈
산증
만성, 진행성 호흡곤란
만성 폐쇄성 폐질환
심부전
미만성 폐 간질 섬유화
천식
흉막 삼출
폐색전증
폐혈관 질환
심인성의 호흡곤란
빈혈
기관 삽관 후 기도폐쇄
과민성 폐질환

히 만성 폐질환에 의한 호흡곤란은 앉은 자세를 취해서 증상호전이 꼭 이루어지지 않고, 오히려 객담을 제거함으로써 호전된다.

폐색전증(pulmonary embolism)에 의한 호흡곤란은 갑자기 시작하며, 불안감, 심계항진, 객혈 및 흉막 통증을 동반한다. 기흉에 의한 호흡곤란도 갑자기 발생하며 심한 흉통을 동반한다. 심근허혈에 의해 발생하는 호흡곤란은 '협심증 유사증상'으로 흉부 통증을 동반할 수도 있고 혹은 동반하지 않을 수도 있다.

운동성 호흡곤란이 있는 환자에게는 증상이 심한 정도, 지속되는 시간, 악화 혹은 완화 요소, 증상 시작의 급성도 등이 감별의 포인트가 되며, 병력청취와 신체검사가 호흡 곤란을 감별 진단하는 가장 중요한 단서를 제공한다.

II. 흉통

흉통의 원인을 감별 진단함에 있어서 가장 중요한 요소는 병력 청취이다. 흉통 혹은 흉부 불쾌감이 순환기 질환의 가장 중요한 증상 중 하나이기는 하지만, 기타 여러 장기의 질환에 의해서도 흉통이 발생할 수 있으므로 세심한 감별진단이 필요하다. 흉통을 유발할 수 있는 장기는 심장 외에도 (1) 흉곽 내 기관인 대동맥, 폐동맥, 기관지, 폐, 흉막, 종격동, 식도 및 횡경막 (2) 경부와 흉부 벽을 구성하는 피부, 근육, 경추, 갈비뼈 및 신경 (3) 횡경막 하부의 위, 췌장, 담낭 등에 의해서도 흉통은 발생할 수 있다(표 2).

흉통을 호소하는 환자들에 대한 병력 청취는 원인의 진단에 매우 중요하며 대개 다음과 같은 내

표 2. 흉통의 원인

1. 순환기 질환
   - 가. 협심증, 심근경색
   - 나. 대동맥판협착/대동맥판폐쇄부전
   - 다. 비후성 심근증
   - 라. 승모판일탈증
   - 마. 대동맥박리
   - 바. 심낭염
2. 폐질환
   - 가. 폐색전증 및 폐경색증
   - 나. 폐렴
   - 다. 기흉
   - 라. 늑막염
3. 위장질환
   - 가. 식도질환-경련, 역류, 파열
   - 나. 위궤양
4. 신경근육 질환
   - 가. 흉부출구증후군
   - 나. 경부 혹은 흉부 척추의 퇴행성 질환
   - 다. 늑연골염(Tietze 증후군)
   - 라. 대상포진
   - 마. 흉곽통증
5. 정신질환
   - 가. 불안증
   - 나. 우울증

용을 포함해서 시행한다. (1) 흉통의 특성, 위치 및 방사통 존재여부 (2) 흉통을 유발시키거나 완화시키는 요인, 설하 질산염 투여에 대한 반응 여부 (3) 흉통의 빈도, 지속시간 및 발생양상 (4) 흉통의 발생상황과 관련 증상 등을 알아본다.

협심증은 여러 가지 원인, 특히 관상동맥의 협착에 의한 심근허혈(심장근육에 산소공급 부족)에 의한 흉통을 일컫는데, 실제로 통증이라기보다는 조이는 느낌에 가깝다. 따라서 일반적으로 환자들이 협심증을 설명할 때는 통증보다는 "짓누르듯, 쥐어짜듯, 조이듯, 뻐개지듯 혹은 따가운" 흉부 불쾌감을 호소한다. 이 외에도 "가슴에 띠를 두른 듯하다", "가슴 복판을 압박한다" 등도 환자들이 자주 호소하는 표현들이다. 협심증을 유발하는 운동의 강도는 때에 따라 변할 수 있으나 자세히 문진해 보면 식사의 양, 날씨, 정서 상태 등의 요인이 복합되어 있는 경우가 많다.

"협심증 유사증상"이란 심근허혈에 의한 증상으로 전형적인 흉통 대신 다른 증상으로 나타나는 경우이며 역시 협심증을 의심할 수 있다. 호흡곤란이 협심증 유사증상으로 나타나는 경우, 환자들은 호흡곤란의 위치가 가슴 중앙에 있음을 호소한다. 이는 일반적으로 호흡곤란을 호소하는 환자들이 그 위치를 규정하지 못하는 것과 구별된다. 다른 협심증 유사증상으로는 방사통이 일어나는 부위인 좌측 상완, 턱, 치아, 목, 어깨의 통증을 호소하거나 소화불량, 트림, 오심, 어지럼증이나 발한 등을 호소하기도 한다. 그러나 이런 협심증 유사 증상들이 하악골 위쪽이나 배꼽 아래에 있는 것은 매우 드물다.

심장은 가슴 중앙과 좌측에 걸쳐 위치하는 장기이므로, 심근허혈에 의한 증상은 전형적으로 가슴 중앙에 위치하지만, 때로는 가슴의 좌우측 어느 곳에서든 있을 수 있다. 간혹 환자에 따라 좌측 가슴의 통증을 호소하는 경우도 있으며, 드물게 우측 가슴의 통증을 호소하는 경우도 있다. 흉통이 피부 혹은 흉부 벽에 있거나 손으로 눌렀을 때 통증을 느끼는 경우는 협심증이 아니며, 통증의 위치를 손가락으로 지적하거나 아픈 부위를 직경 3cm 이하의 크기로 지적하는 경우, 왼쪽 유두 아래나 우측 흉부 아래로 뻗치는 방사통을 호소하는 경우도 협심증이 아닐 확률이 많다.

통증의 지속시간도 흉통 감별진단에 매우 중요한데, 협심증은 대부분 30초에서 10분가량 짧게 나타나는 것이 특징이다. 그러고, 통증 지속시간이 아주 짧아 순간적이거나, 찌르듯 아픈 경우는 협심증이 아니다. 협심증은 운동 시 발생하는 것이 전형적이며, 서두르거나 경사면을 오를 때, 바람을 안고 걷거나, 식후 혹은 추운 날씨에 활동하는 경우에 잘 나타난다. 이 외에 협심증을 유발시킬 수 있는 요인으로는 감정적으로 흥분하거나, 놀라거나, 악몽, 팔을 머리 위로 하고 걷거나, 추운 날씨에 노출되는 경우, 흡연 등이 있다. 협심증의 특별한 경우로서 심장 관동맥 혈관의 경련에 이은 혈관 내 직경의 감소로 유발되는 이형협심증이 있는데, 우리나라를 포함한 극동지방에 자주 나타나며, 주로 저녁이나 새벽 혹은 아침시간에 운동과 관련 없는 통증이 나타난다.

표 3. 실신의 원인 감별

선행사건	실신기전
약제	기립성 저혈압(강압제), 저혈당(인슐린)
심한 동통, 스트레스	혈관미주신경성 실신(vasovagal syncope), 과호흡(hyperventilation)
두부 및 경부 움직임	경동맥 팽대부 과민성(carotid sinus hypersensitivity)
운동	비후성 심근병증, 타카야수 동맥염
상지신전	빗장밑동맥 도류(subclavian steal)
발병양상	
갑자기 발병	뇌신경성(간질), 부정맥(심실성 빈맥 혹은 심실세동, Stokes-Adams)
전조증상 동반	혈관미주신경성 실신, 뇌신경성(aura)
서서히 발병	과호흡, 저혈당
발병자세	
앉았다 일어설 때	기립성 저혈압
오래 서 있을 때	혈관미주신경성
자세와 관계없이	부정맥, 뇌신경성, 저혈당, 과호흡
실신 후 소생	
천천히 소생	뇌신경성
빠르게 소생	이 외 다른 원인에 의한 실신
관련 사항	
요실금, 대변실금, 혀손상, 외상	뇌신경성

III. 실신

실신은 뇌혈류의 감소로 발생하는 의식소실로서, 원인은 매우 다양하다. 실신 환자에 대하여 병력 조사를 할 때는 유발원인, 전조증상, 실신시 외상, 경련, 요실금, 발작후 증상 등에 대하여 자세히 물어 보아야 한다.

미주신경긴장도가 과도한 혈관 미주신경성 실신(vasovagal syncope)은 실신 중 가장 흔하며, 서맥이나 저혈압으로 자주 재발하고, 흥분하거나 심한 통증으로 잘 발생한다. 현기증, 하품, 발한, 구역 등의 전조증상이 있으며 환자를 눕히면 의식을 곧 회복한다. 혈관 미주신경성 실신은 의식이 서서히 소실되기 시작하여 수 초 동안 지속되며 실신 후 환자는 창백해지고 땀을 흘리며 맥박은 느리다. 간질이나 심인성 실신(cardiac syncope)은 외상을 일으킬 수 있으나 혈관미주신경성 실신으로 외상을 일으키는 경우는 드물다. 반복적인 실신의 원인으로 미주신경성 실신이 의심되면, 경사테이블 검사를 통해 실신이 유발됨을 확인함으로써 진단할 수 있다.

경동맥동 실신은 머리를 갑자기 돌리거나 목에 면도를 하거나 목이 죄는 옷을 입었을 때 발생한다. 일부의 사람에서는 소변을 오래 참다가 배뇨하는 경우 배뇨실신을 일으킬 수 있으며 심한 기침도 간혹 실신을 일으킬 수 있다.

체위성 저혈압으로 인한 실신은 노인에서 흔하며, 말초신경증, 자율신경장애, 혈관 내 저혈량증, 약물 부작용(특히 고혈압약물) 등으로 발생한다. 저혈량증으로 인한 실신환자에서는 혈변, 빈혈, 월경과다, 설사, 탈수 등의 병력을 물어보아야 한다.

심인성 실신이란 심박출량의 심한 감소로 뇌혈류가 감소하여 의식을 잃는 것으로 실신 전에 전조증상이 없으며, 경련, 요실금, 발작 후 혼란 등의 증상이 없다. 심실성 빈맥성, 부정맥, 방실차단, 동기능부전증후군 등과 같은 부정맥으로 인한 심인성 실신은 부정맥치료 후 즉시 의식이 정상화된다. 대동맥판협착이나 비후성 심근증에서 운동 시 좌심실유출로의 협착으로 심박출량을 증가시키지 못하고 말초혈관이 확장되어 실신을 일으키기도 하며 이들 질환에서 좌심실유출로의 협착 외에 심실성 빈맥성 부정맥이 실신의 원인이 되기도 한다.

실신은 일반적으로 일어설 때 잘 발생하는데 실신이 체위에 관계없이 발생하면 중추신경이상, 과호흡, 경련성 질환 등의 원인을 의심하여야 한다. 완전 방실차단, 동정지, 심실성 빈맥성 부정맥 등으로 발생한 실신은 전조증상 없이 갑자기 실신하며, 수초에서 수분간 지속하며 발작 후 증상 없이 정상으로 곧 회복한다.

의식은 심인성 실신에서는 즉시, 경련성 질환에서는 서서히 회복된다. 의식회복 후 혈관 미주신경성 실신 환자는 맥박이 느리고 창백하며 발한이 있으나, 부정맥에 의한 실신 환자는 안면홍조가 있고 맥박이 빠르다. 몸을 구부리는 것과 같은 특별한 체위를 취할 경우에 실신이 발생하면 좌심방점액종이나 심장 내 구형혈전을 의심한다. 운동 중이나 운동 직후에 실신이 발생하면 대동맥협착증, 폐쇄성 비후성 심근증, 원발성 폐고혈압 등을 의심한다.

뇌졸중으로 발생하는 실신은 흔히 실어증이나 반신마비와 같은 운동장애를 동반한다. 간질은 경련이 있기 전에 전구증상이 있으며, 넘어져서 다친 상처가 많고, 요실금, 경련 후 혼란이나 두통 등의 증상이 있다.

히스테리성 실신은 맥박수, 혈압, 피부색이 정상이며 손이나 얼굴에 감각이상, 과호흡, 호흡곤란, 흉통, 불안증 등의 증상을 동반하고, 실신에 의한 외상은 없는 경우가 감별점으로 도움이 되기도 한다.

실신에 대한 가족력이 있는 경우 유전성 원인에 의한 비후성 심근증이나 부정맥을 의심할 수 있다. 비후성 심근증으로 인한 실신은 심한 기침 후나, 갑자기 일어서거나, 오래 서 있거나, 운동 직후에 발생한다.

Ⅳ. 심계항진

심계항진은 본인의 심장박동이 강하거나, 불규칙하게 혹은 빠르게 뛰는 것을 스스로 느끼는 것이다. 정신적으로 충격을 받거나 긴장할 때, 음주 후, 수면부족, 카페인 과다섭취 혹은 격렬한 운동 시 심계항진이 생기는 것은 정상이지만, 안정하고 있거나 가벼운 활동 시 심계항진을 느끼는 것은 병적인 경우가 많다. 심계항진은 빈맥, 조기수축, 대상성 휴지 등의 부정맥이나 판막 폐쇄부전 등에 의한 순간적인 심박출량의 증가, 순환혈류량 과다에 의해 나타날 수 있으며, 또한 갑작스러운 서맥의 발생 등과 같이 심율동과 심박동수를 변화시키는 다양한 질환에 의해서 발생할 수 있다. 또는 심계항진은 심장의 과도한 수축보다는 흉곽 내에서 심장의 움직임이 증가할 때 감지된다.

심계항진은 간헐적으로 혹은 연속적으로 발생하고 규칙적이거나 불규칙적이다. 심계항진을 호소하는 환자에게 발생양상, 지속시간, 동반된 증상, 발생상황, 분당 맥박수 등을 물어보아야 한다. 심계항진이 있을 때 촉진한 맥박수가 원인질환의 감별진단에 도움을 주기도 한다.

순간적인 심계항진은 주로 조기수축에 의한 것이며 환자들은 심장박동이 건너뛴다거나 가슴이 내려앉는 듯한 느낌을 호소한다. 반면에 심장이 멎는 듯한 느낌은 조기수축 후 잇따르는 대상성 휴지에 의한 것이다. 간혹 심질환에 의한 경우 심계항진과 함께 목에 박동감을 느낄 수 있다. 만약 앞으로 구부리거나 숨을 참거나 구역질을 유발시켰을 때 심계항진이 소실되면 발작성 상심실성 빈맥이 원인일 가능성이 크다. 심계항진이 있다가 없이지면서 실신이 발생하면, 빈맥소실 후 생기는 무수축이나 심한 서맥임을 암시한다. 심계항진이 있은 후 협심증의 흉통이 있으면 빈맥에 의한 산소요구량의 증가로 인해 심근허혈이 발생하였다는 것을 생각해 볼 수 있다. 불안증, 공황장애, 정신적 스트레스에 의해서도 심계항진이 흔히 발생한다. 공황장애는 심계항진을 호소하는 환자의 20%에서 원인이 된다. 그러나 심계항진의 원인이 부정맥에 의한 것이 아니라고 판명되기 전까지는 불안증이나 공황장애가 심계항진의 원인이라고 단정해서는 안 된다. 마약복용, 갑상선 중독증, 빈혈 등의 병력과 흡연과 카페인이 함유된 음료, 술, 감기약 등의 복용과 심계항진의 상관관계, 실신, 부정맥, 돌연사 등의 가족력 등을 물어보는 것은 심계항진의 감별진단에 매우 유용하다.

심계항진을 호소하는 환자의 평가에서 그 원인이 치명적인 부정맥인가를 우선적으로 판단해야 한다. 관상동맥 질환, 심부전 혹은 다른 구조적 심장 이상이 있는 환자에서는 치명적인 부정맥이 심계항진의 원인이 될 수 있으므로 꼭 치료를 받도록 해야 한다. 환자 진찰과 심전도 검사에서 그러한 진찰이 동반될 가능성을 집중적으로 찾아야 한다. 심계항진을 호소하는 환자의 표준 12유도 심전도에서 특별한 원인이 없을 때 시행하는 가장 흔한 검사는 24시간 활동 중 심전도 검사다. 이 검사는 특히 환자가 매일 심계항진을 호소할 때 유용하다. 만약 심계항진이 매우 불규칙적으로 발생하면 증상 발생 시 심전도를 간단히 찍을 수 있는 휴대용 사건기록기가 유용하게 사용될 수 있다. 만약 육체적 스트레스에 의해서 심계항진이 발생하면 부정맥을 유발하기 위한 운동부하 심전도를 시행할 수 있다.

원인과 치료에 상관없이 심계항진이 환자에게 매우 괴로움을 주는 증상이라는 인식이 선행되어야 한다. 또 원인을 찾기 위한 검사가 모두 시행되었으며 심계항진이 환자의 임상 경과에 악영향을 끼치지 않는다고 판명된 경우에는, 환자를 안심시키는 것이 중요하다.

V. 부종

혈관에서 여과되어 혈관 밖으로 나온 세포 외액은 림프계를 통해서 혈관 안으로 다시 들어가서 순환되는데, 혈관에서 빠져나온 세포 외액이 림프계로 모두 흡수되지 못하여 간질에 축적될 때 부종이 생긴다. 부종은 모세혈관압의 과도한 상승, 삼투압의 심한 감소, 모세혈관 투과성이나 표면적의 상승 등에 의해서 발생한다. 부종은 크게 국소 부종과 전신 부종으로 분류할 수 있다. 국소 부종은 신체의 일부에 국한되어 있으면서 비대칭 분포를 하고, 색소침착, 발적, 열, 통증 등이 동반될 수 있으며 염증, 림프계 폐쇄, 정맥 폐쇄, 혈전혈관염 등이 원인이다. 전신 부종은 신장의 염분 저류에 의해서 발생하는데 심부전, 간경화증, 신증후군 등이 주원인이다.

심부전에 의한 심실수축력의 감소와 확장기능 장애에 의해서 심장과 정맥혈관계에 혈액이 축적되면 유효 동맥혈 용적이 감소하는데, 여러 보상기전을 통해서 신장에서는 염분과 수분의 재흡수가 증가한다. 경한 심부전에서는 총 혈액량이 약간만 증가해도 동맥혈 용적의 감소가 보충되고, 심장 내 혈액량이 증가하면 심근수축력이 증가하여 심박출량도 증가할 수 있다. 그러나 심부전이 심하면 감소된 유효 동맥혈 용적이 보충되지 못해서 염분과 수분을 축적하기 위한 보상기전이 지속되어, 정맥혈관계에 혈액이 축적되고 모세혈관과 림프계 압력이 증가하여 부종이 발생한다. 폐정맥압과 모세혈관압이 상승하여 폐부종이 생기고 폐동맥압, 우심실 확장기압, 중심정맥압, 전신 정맥압이 순차적으로 상승되면 하지 부종이 발생한다.

전신 부종의 원인인 심부전, 간경화증, 신증후군 등은 병력, 진찰소견, 간단한 임상병리 검사 등에 의해서 감별할 수 있다. 심부전에 의한 부종은 운동 시 호흡곤란, 좌위호흡 등의 병력과 동반되고 간울혈 등이 관찰된다.

저녁에 심해지는 양측 하지 부종은 심부전이나 양측 만성 정맥부전이 주된 원인인데, 적어도 3~5kg의 세포 외액이 축적되어야 눈으로 관찰할 수 있는 하지 부종이 생긴다. 신발 크기가 맞지 않는 것이 흔한 초기 증상이다. 심부전에 의한 부종은 주로 대칭적으로 분포하고, 진행되면 종아리, 넓적다리, 외부 생식기, 복벽 등이 붓는다. 주로 침상에 누워있는 환자의 부종은 엉치뼈 부위에 국한되기도 한다. 간경화증에 의한 부종인 경우 심한 복수가 동반되지 않는 한, 호흡곤란의 병력이 드묻고 진찰 시 복수, 황달, 손바닥 홍반, 거미혈관종 등 만성 간질환의 징후가 관찰되지만 목정맥압은 정상이거나 낮고 혈압도 낮다. 신장질환에 의한 부종이 있는 환자는 혈압이 대개 높고 심한 안와주위 부종이 관찰될 수 있다. 폐암, 림프종, 대동맥류 등에 의해서 상대정맥이 폐쇄되면 안면, 목, 상지에 국한된 부종이 생길 수 있다.

호흡곤란이 동반된 부종은 심부전이 주된 원인이지만, 심한 양측성 흉막삼출, 복수에 의한 횡격막의 상승, 후두를 침범한 혈관신경부종, 폐색전증 등에서도 관찰할 수 있다. 호흡곤란이 부종에 선행되면 좌심부전, 승모판 협착증, 폐심장증이 있는 만성 폐질환 등을 원인질환으로 의심할 수 있다. 황달의 병력은 간질환에 의한 부종을 암시하고, 다리 피부에 궤양과 색소 침착이 있는 부종은 주로 만성 정맥부전, 정맥혈잔염 등에 의한 것이다. 노인들이 장시간 앉은 자세로 있으면 정맥울혈에 의한 부종이 발생할 수 있다. 부종이 생기기 전에 복수가 있으면 간경화증을 의미하고, 부종이 있은 후 복수가 생기면 심질환이나 신장질환을 암시한다. 장시간 기립자세로 있은 후에 생기는 부종은 만성 정맥부전 환자에서 관찰할 수 있다. 또한 부종을 유발할 수 있는 항고혈압 약제, 비스테로이드 호르몬 항염증제, 진통제 등의 약물을 복용하고 있는지 환자에게 물어보아야 한다.

VI. 기침

기침은 모든 심혈관 질환과 호흡기 질환에서 가장 흔한 증상인데, 폐정맥 고혈압, 폐부종, 기관지를 압박하는 심질환 등에 의해서 기침이 발생한다.

좌심실부전이나 승모판 협착증에 의한 폐정맥 고혈압에 의해서 생기는 기침은 가래를 동반하지 않고 발작적이며 야간에 심해지는 경향이 있다. 호흡곤란과 동반된 기침은 만성 폐쇄성 폐질환이나 심부전을 암시한다. 반면에 알레르기의 병력과 쌕쌕거림이 있는 환자의 기침은 천식에 의한 것이다. 상기도 질환이 없는데 쉰 소리가 기침에 동반되면 심한 좌심방 확장과 폐동맥 확장에 의한 후두신경의 압박을 암시한다. 수개월 혹은 수년간 객담과 동반된 기침은 만성 폐쇄성 폐질환에 의해서 생긴다. 안지오텐신 전환효소 억제제를 항고혈압 약물로 복용 중인 환자의 5~20%에서 객담을 동반하지 않은 마른 기침을 호소할 수 있다. 대개 복용 1주 이내에 마른 기침이 시작되지만 6개월 후에 발생할 수도 있다. 약제에 의한 기침은 기관지 폐 자극에 의한 것으로서 약물 복용을 중단하면 정상으로 회복되어 수일에서 수개월 내에 기침이 사라진다.

객담의 특징이 감별진단에 도움될 수도 있다. 거품이 있는 선홍색 객담을 동반한 기침은 폐부종이 있을 때 관찰할 수 있다. 반면에 피얼룩이 있는 객담은 결핵, 기관지 확장증, 폐암 등이 원인이다.

VII. 객혈

객혈은 폐의 충혈된 혈관으로부터 적혈구가 폐포로 빠져나갈 때(급성 폐부종), 폐혈관과 기관지혈관 사이에 측부혈관을 형성하고 있는 확장된 기관지 상피혈관이 파열되었을 때, 폐조직이 손상되어 폐포로 출혈될 때, 기관지 점막의 궤양이나 건락 병변의 탈피, 격렬한 기침에 의한 기관지 점막의 작은 손상, 폐암 등에 의한 혈관 침범, 폐-기관지 정맥 연결이 파열되면서 점막이 괴사될 때 등의 경우에서 발생한다. 병력이 객혈의 감별진단에 도움을 주기도 한다. 반복되는 작은 출혈은 만성 기관지염, 기관지 확장증, 폐결핵, 승모판 협착증 환자 등에서 관찰된다. 반 컵 이상의 대량 객혈은 폐동정맥루의 파열에 이해서 발생할 수 있다. 빈혈을 유발하는 객혈은 동맥류가 기관 기관지로 파열되면서 생긴다.

VIII. 청색증

청색증은 증상이라기보다는 징후이며, 혈액 내 환원 헤모글로빈이나 비정상 헤로글로빈 색소가 증가하여 피부나 점막이 청색으로 변색한 것이다.

청색증은 중심 청색증과 말초 청색증의 두 종류가 있다. 중심 청색증은 선천성 심장병이나 폐기능저하로 동맥 내 산소포화도가 감소하여 발생하며 피부와 점막에 청색증이 있다. 말초 청색증은 심박출량이 감소하거나 찬 공기나 찬물에 피부가 노출되어 피부혈관이 수축하여 발생하며, 청색증이 피부에는 있으나 점막에는 없다. 말초청색증이 하지에 국한되어 있으면 레이노 현상(Raynaud's phenomenon)을 의심하여야 한다. 중심 청색증은 운동으로 심해지나 말초 청색증은 운동의 영향이 적다.

IX. 피로감

피로감은 비특이적 증상이긴 하나 심장 기능이 감소된 환자에게 흔한 증상이다. 전신 순환 혈액량이 감소된 환자는 전신 쇠약과 동반된 피로감을 느낄 수 있다. 항고혈압 약물 중에서 베타차단제의 복용, 고혈압과 심부전의 치료와 관련된 저혈압, 과도한 이뇨, 저칼륨혈증에 의해서도 피로감이 생길 수 있다.

표 5. 심혈관 증상-장애의 등급

등급	뉴욕심장협회 분류	캐나다심혈관학회 분류
I	활동제한이 없는 심질환 환자 일상 활동으로 증상이 없음.	걷거나 계단을 올라가도 흉통이 없음. 격렬하거나 지속적인 운동 시 흉통 발생 경도의 일상 활동 제한이 있음.
II	경도의 신체활동 제한이 있는 심질환 환자 일상 활동에도 증상이 있음.	빠르게 걷거나 계단을 오를 때, 평지로 2 블록이상 걷거나 계단 2개 이상을 오를 때 흉통 발생. 일상 육체활동의 심한 제한.
III	활동제한이 심한 심질환 환자 일상 활동 이하의 활동에도 증상이 있음.	평지로 1~2 블록 걷거나 계단 1개 이상을 오를 때 흉통 발생.
IV	안정 상태에도 증상이 있어서 어떤 육체 활동도 하기 힘든 심질환 환자.	조금만 움직여도 흉통이 있음. 안정 상태에도 흉통이 있을 수 있음.

X. 기타 증상

야간뇨는 심부전 환자의 흔한 초기 증상이다. 식욕부진, 복부팽만감, 우상복부 불쾌감, 체중감소는 진행된 심부전의 증상이다. 오심과 구토는 급성 심근경색증 환자에서 흔히 관찰할 수 있다.

XI. 심혈관 증상-장애의 평가

심혈관 증상-장애의 등급을 결정하는 것은 시간경파에 따른 환자의 상태와 치료효과의 판정, 다른 환자와의 비교 등을 위해서 필요하다. 이를 위해서 뉴욕심장협회에서 제정한 분류표를 임상에서 가장 흔히 사용한다(표 5). 캐나다심혈관학회의 분류 기준은 협심증 환자에만 적용된다.

참고문헌

대한순환기학회 편(2004). 『심장학 교과서』. 진기획.
최윤식(2001). 「순환기 질환의 증상」. 이영우 편. 『순환기학』. 일조각.
Ingram Jr RH, Braunwald E(2005). Dyspnea and Pulmonary Edema. Braunwald E, Fauci AS,

Kasper DL, Hauser SL, Longo DL, Jameson JL editors. *Harrison's Principles of Internal Medicine*. 16th ed. New York; McGraw-Hill. pp. 201-217.

2절 순환기계 주요 질환

내과 조주희

최근 식습관 및 생활방식의 급격한 서구화로 인하여 고혈압, 허혈성 심질환 등 심장·혈관계 질병으로 인한 사망률이 급격히 증가고 있다. 심장병 중 가장 많은 유병률을 보이는 이 두 가지 질병은 동맥경화(죽상경화)에 의한 것으로, 이의 위험인자를 바로 알고 미리 예방하면 고혈압, 허혈성 심질환의 발생을 크게 줄일 수 있다.

I. 심혈관 질환(죽상경화)의 위험인자와 교정

죽상경화의 주요 위험인자로는 흡연, 고혈압, 고지혈증, 조기 허혈성 심질환의 가족력, 나이, 생활습관 등이 있다. 최근 새로 주목받고 있는 위험인자로 지단백a, 호모시스테인(homocysteine), 염증

용어 설명

- 고지혈증: 콜레스테롤과 중성지방 중 어느 하나 또는 둘 다 높은 경우
- 고콜레스테롤혈증: 콜레스테롤이 높은 경우
- 고중성지방혈증: 중성지방(triglyceride, TG)이 높은 경우
- LDL콜레스테롤(low density lipoprotein cholesterol, 저밀도지단백콜레스테롤): 콜레스테롤의 한 종류로 심혈관 질환 위험을 증가시켜 '나쁜 콜레스테롤'이라고도 함.
- HDL콜레스테롤(high density lipoprotein cholesterol, 고밀도지단백콜레스테롤): 콜레스테롤의 또다른 종류로, 이것이 높을 경우 다른 위험인자를 하나 감소시킬 수 있어 '좋은 콜레스테롤'이라고도 함.
- 비HDL콜레스테롤: 총콜레스테롤에서 HDL콜레스테롤을 뺀 값(비HDL콜레스테롤 = 총콜레스테롤 − HDL콜레스테롤)
- 공복혈당장애: 공복시 혈당이 110mg/dL 이상일 경우(정상: 100mg/dL 미만)
- 당화혈색소: 당뇨병의 검사항목 중 하나로 최근 3개월간 당조절이 잘 되었는가를 반영함.
- 체질량지수(body mass index, BMI): 비만을 표시하는 지표 중 하나로 체중을 키의 제곱으로 나눈 값(BMI = 체중kg/ 키m^2)

표 1. 심혈관 질환의 주요 위험인자

흡연	
고혈압	혈압이 140/90mmHg 이상이거나, 이전에 혈압약 복용 병력이 있는 경우
당뇨병	공복시 혈당이 126g/dL를 넘는 경우
고지혈증	특히 고LDL콜레스테롤혈증(160mg/dL 이상)과 저HDL콜레스테롤혈증(45mg/dL 미만)
조기 허혈성 심질환의 가족력	남자는 55세 미만, 여자는 65세 미만에 질병이 발생한 경우
나이	남자는 45세 이상, 여자는 55세 이상인 경우
비만	과체중 및 비만(BMI가 25kg/m^2 이상, 특히 30kg/m^2 이상인 경우)
운동부족	운동부족
새로운 위험인자	지단백a, 호모시스테인, 공복혈당장애, 염증인자(proinflammatory factor), 혈전인자(prothrombotic factor)

인자(proinflammatory factor), 공복혈당장애, 혈전인자(prothrombotic factor) 등이 있다(표 1).

1. 흡연

흡연은 심혈관계 질환의 가장 강력한 위험인자이다. 담배는 한 개피만 피워도 바로 혈관이 수축되고 혈압이 오른다. 따라서 담배를 줄이는 것은 별 의미가 없고 반드시 끊어야 한다. 흡연을 계속할 경우 고혈압을 치료해도 심혈관 질환을 예방할 수 없다. 담배는 시가레트, 시가, 파이프 담배 등 모든 형태의 담배가 모두 위험하다. 또 비흡연자라도 간접흡연을 할 경우(담배연기에 노출될 경우)에는 심혈관 질환 위험률이 증가한다. 따라서 흡연자는 본인의 건강뿐 아니라 타인의 건강도 해치는 셈이 된다. 금연 하나가 심혈관 질환의 이차 예방을 위한 모든 노력을 다 합한 것만큼 큰 효과가 크다. 흡연은 심혈관 질환의 위험 외에 폐질환이나 각종 암 발생 위험도 증가시키므로 반드시 끊어야 한다. 혼자서 금연을 할 수 없는 경우 금연 프로그램의 도움을 받을 수 있고, 니코틴을 함유한 금연 보조품도 사용이 가능하다.

2. 고혈압

정상 혈압 및 고혈압의 진단기준은 표 2와 같다. 일반적으로 혈압이 115/75mmHg 이상부터 혈압증가에 따라 허혈성 심질환과 뇌졸중의 사망률이 비례하여 증가한다. 수축기 혈압 20mmHg, 이완기

표 2. 고혈압 진단기준(JNC 7 기준)

정상 혈압	수축기 120mmHg 미만, 이완기 80mmHg 미만
고혈압 전단계	수축기 120~139mmHg, 이완기 80~89mmHg
고혈압 1단계	수축기 140~159mmHg, 이완기 90~99mmHg
고혈압 2단계	수축기 160mmHg 이상, 이완기 100mmHg 이상
수축기 고혈압	수축기 140mmHg 이상, 이완기 90mmHg 미만

혈압 10mmHg 상승할 때마다 이들 질환으로 인한 사망률이 배가 된다.

고혈압이 있는 경우 혈압을 140/90mmHg 미만으로 조절한다. 심부전이나 신기능 이상, 당뇨가 있는 경우 130/80mmHg 미만으로 더욱 철저하게 조절한다. 혈압을 조절하면 뇌졸중(35~40%), 심근경색(25~30%), 심부전(50%)을 감소시킬 수 있다. 고혈압 전단계부터 혈압을 낮추기 위해 모든 위험인자의 개선과 함께 생활습관 개선을 위한 여러 가지 항목을 철저히 실행한다. 더 높은 고혈압 단계에서는 위험인자 개선과 생활습관 개선만으로 목표 혈압에 도달하지 못하면 약(항고혈압제)을 복용한다. 혈압은 증상이 없다. 두통이나 뒷목의 뻣뻣한 느낌 등은 실제 혈압과 관련이 없는 경우가 더 많으므로 반드시 정기적으로 혈압을 측정하는 것이 중요하다. 정상이나 고혈압 전단계의 혈압일 경우는 자주 잴 필요가 없겠으나, 고혈압 단계에서는 최소 한 달에 한 번 측정할 것을 권한다. 약물요법이 필요할 경우 반드시 의사와 상의하며, 임의로 투약을 변경하지 않는다.

3. 당뇨병 및 대사증후군

당뇨병 환자는 심장질환의 고위험군에 속하며, 당뇨가 허혈성 심질환의 동일 위험인자로 취급될 만큼 위험하다. 당뇨가 없더라도 45세 이후부터는 매 3년마다 당검사를 권하며, 당뇨병의 가족력이 있거나 공복시 혈당이 정상이 아닌 경우, 고혈압이나 고지혈증이 있는 경우는 더 자주 검사하도록 권한다. 식사조절, 운동요법, 체중감량을 통한 적극적인 당조절이 요구되며, 필요시 약물을 사용하여 철저히 조절한다. 식전/식후 2시간 혈당수치 외에 당화혈색소 수치가 7.0% 미만이 되도록 유지한다. 당뇨병 환자가 말초혈관 질환이나 뇌혈관 질환을 동반한 경우, 심전도에 이상이 있는 경우, 위에 열거한 심혈관 질환의 위험요소 중 두 개 이상을 가진 경우에는 증상이 없더라도 심장 검사를 받도록 권유한다.

대사증후군이란 비만, 고중성지방혈증, 낮은 HDL콜레스테롤혈증, 고혈압, 공복혈당장애(공복시 혈당이 110mg/dL 이상일 경우) 등의 다섯 개 중 세 개 이상에 해당되면 진단할 수 있으며, 각 항목의 기준은 표 3에 표시하였다.

이 질환은 심혈관 질환의 위험요소를 모두 가지고 있어 허혈성 심질환이나 뇌졸중의 위험이 3배

표 3. 대사증후군의 진단기준 및 치료목표

위험인자	진단기준	치료목표
복부비만 (허리둘레)	남 >102cm(40inch)(동양인 >90cm) 여 >88cm(35inch)(동양인 >80cm)	체질량지수 25 미만 체질량지수 25 이상일 경우: 허리둘레를 남 40인치(동양인 90cm), 여 35인치(동양인 80m) 미만으로 감량
중성지방	150mg/dL 이상	150mg/dL 미만
HDL콜레스테롤	남 40mg/dL 미만 여 50mg/dL 미만	
고혈압	130/85mmHg 이상	140/90mmH 미만(당뇨병은 130/80 미만)
공복혈당	110mg/dL 이상	100mg/dL 미만 당화혈색소 7% 미만

증가하며, 결과적으로 생존율이 감소한다. 대사증후군에서 심혈관 질환이 발생하는 기전은 복부비만과 면역체계가 중요한 역할을 하여, 지방에서 분비되는 adipokine, 간에서 분비되는 cytokine이 합세하고, 인슐린 저항성, 지질대사 이상, 혈압상승, 만성 염증 등의 결과로 죽상경화가 촉진된다. 즉 지방 조직은 단순히 '지방 덩어리'가 아니라 '모든 병을 만들어 내는 공장'과도 같으므로 체중감량이 매우 중요하다. 따라서 식사량을 줄이고 운동을 통해 체중조절을 하며, 지질대사 이상, 공복혈당장애를 교정하고 — 비약물요법으로 조절이 안 되는 지질대사 이상은 약물치료를 한다 — 고혈압일 경우 목표 혈압까지 혈압을 조절한다. 공복혈당 이상을 넘어 실제 당뇨병인 경우 역시 혈당을 철저히 조절한다. 각 항목의 치료목표는 표 3에 표시하였다.

4. 고지혈증과 지방섭취 제한

우리 몸에는 여러 종류의 지질이 있다. 이 중 심혈관 질환과 관련된 지질은 콜레스테롤과 중성지방이다. 콜레스테롤에는 여러 종류가 있으며(4~5종으로 분류), 모든 종류의 콜레스테롤을 다 측정한 것이 총콜레스테롤이고, LDL콜레스테롤(low density lipoprotein cholesterol, 저밀도지단백콜레스테롤)은 콜레스테롤의 한 종류로 심혈관 질환 위험을 증가시켜 '나쁜 콜레스테롤'로도 불린다. 콜레스테롤의 또 다른 종류인 HDL콜레스테롤(high density lipoprotein cholesterol, 고밀도지단백콜레스테롤)은 이것이 높을 경우 다른 위험인자를 하나 감소시킬 수 있는 이로운 작용을 하여 '좋은 콜레스테롤'이라고도 한다. 총콜레스테롤, LDL콜레스테롤, 중성지방 등이 높은 경우는 허혈성 심질환의 위험이 증가한다. 각 지질의 정상치는 표 4에 표시하였다.

표 4. 고지혈증의 진단기준

구 분	적정(정상)	경계성 높음	높음	매우 높음
LDL콜레스테롤	100 미만 정상 100~129 정상에 가까움	130~159	160~189	190 이상
총콜레스테롤	200 미만	200~239	240 이상	
중성지방	150 미만	150~199	200~499	500 이상

표 5. 콜레스테롤의 목표치와 치료방법

위험 카테고리	LDL 목표	비HDL 목표	생활습관 개선	약물치료
허혈성 심질환 또는 동등조건*	100 미만	130 미만	100	130 이상
위험인자 2개 이상	130 미만	160 미만	130 이상	10년 위험도 10~20%: 130 이상 10년 위험도 10% 미만: 160 이상
위험인자 1개 이하	160 미만	190 미만	160 이상	190 이상

* '허혈성 심질환 또는 동등조건'은 이미 관동맥 질환이 있는 경우와 동등한 위험도를 가진 군으로, 말초동맥 질환, 경동맥 질환, 복부동맥류, 당뇨병, 10년 위험도 20% 이상 등을 말한다.

식사조절, 운동 등을 통하여 LDL콜레스테롤, 중성지방을 낮추도록 끊임없이 노력해야 한다. 우선 LDL콜레스테롤이 목표치에 도달하도록 치료한다. 단, 중성지방이 200mg/dL 이상일 경우는 비HDL콜레스테롤(비HDL콜레스테롤=총콜레스테롤−HDL콜레스테롤)이 목표치에 도달하도록 치료한 후, 다시 LDL콜레스테롤이 목표치에 도달하도록 치료한다. 중성지방이 500mg/dL이 넘는 경우는 이것부터 낮추도록 노력한다. 콜레스테롤의 목표치는 표 5에 표시하였다.

고중성지방혈증의 원인으로는 과체중 및 비만, 운동부족, 흡연, 과음, 고탄수화물 식이(총 칼로리의 60%를 넘는 경우), 당뇨병, 신장질환 등이 있다. 체중감량, 운동, 식습관 개선을 통해 낮춘다.

식사량은 이상체중을 유지할 수 있도록 칼로리를 줄여 섭취하며, 탄수화물은 총칼로리의 50~60%, 지방은 25~35%, 단백질은 15% 정도로 구성하고, 식이섬유는 하루 20~30g 정도 섭취하도록 한다. 지방 중에서도 특히 포화지방산 섭취를 총칼로리의 7% 미만, 콜레스테롤 섭취를 200mg 미만으로 줄인다. 좋은 음식과 피해야 할 음식을 표 6에 표시하였다.

탄수화물은 주로 복합탄수화물이 많은 곡류, 과일, 채소 등을 통해 섭취한다. 꾸준한 식사조절과 운동요법으로 목표치에 도달하지 못하면 약물치료(지질강하제)를 시작한다. 약물치료를 하더라도 지속적으로 식사조절과 운동을 병행해야 목표치에 도달하기 쉽다. 지질강하제 사용의 기준은 표 5에 표

표 6. 권장식품과 주의식품

식품	선택해야 할 것	가급적 피할 것
어육류	• 쇠고기, 돼지고기, 양고기: 조리 전에 지방을 잘라낸 살코기 • 껍질을 벗긴 가금류 • 생선류	• 갈은 고기, 갈비, 내장 • 가금류 껍질, 튀긴 닭 • 고지방 육가공품(예: 스팸, 소시지, 베이컨)
난류	• 달걀 흰자 • 달걀 노른자: 고중성지방혈증: 4개 이하/주 고LDL콜레스테롤혈증: 2개 이하/주	• 달걀 노른자, 메추리알, 오리알, • 생선알젓
저지방 유제품	• 탈지유, 탈지분유, 저지방 분유 • 저지방 요거트 • 저지방 치즈	• 전유, 연유 • 요거트 • 치즈, 크림치즈 • 아이스크림 • 커피 프림
지방	• 불포화지방: 해바라기유, 옥수수유, 대두유, 올리브유 • 불포화지방으로 만든 마가린 • 저지방 또는 무지방 샐러드 드레싱 • 견과류: 땅콩 및 견과류	• 코코넛기름, 야자유 • 버터, 돼지기름, 쇼트닝, 베이컨기름, 소기름 • 난황, 치즈, 전유로 만든 샐러드 드레싱 • 코코넛
곡류 두류	• 밥, 잡곡밥, 국수, 빵, 두부, 옥수수 • 강냉이, 기름 없이 튀긴 팝콘	• 달걀과 버터가 주성분인 빵과 케이크 • 고지방 크래커, 비스킷, 칩 • 버터로 튀긴 팝콘 등
국	• 조리 후 지방을 제거한 국	• 기름이 많은 국, 크림스프
야채 과일	• 신선한 야채, 과일 • 기름진 소스나 당이 첨가되지 않은 통조림	• 튀기거나 버터, 치즈, 크림소스가 첨가된 야채 및 과일
간식 후식	• 음료: 식혜, 수정과, 과일화채, 과일주스 • 당분: 무지방 사탕 • 후식: 과일, 저지방 요거트, 젤로, 샤베트 • 허용되는 재료로 집에서 만든 과자, 케이크	• 초콜릿, 코코넛기름, 야자유를 사용하여 만든 초콜릿바 종류 • 아이스크림 • 파이, 케이크, 도넛, 고지방 과자 • 튀긴 간식류

시하였다. 지질강하제의 종류에는 콜레스테롤합성억제제(스타틴), 니코틴산, 피브린산, 담즙산 결합수지 등이 있으며, 약의 사용은 의사와 상의한다. 약물치료를 시작하면 4~6주 후 지질검사를 하여 개선

여부를 확인하고 약 용량을 조절한다. 목표 수치에 도달하면 4~6개월 간격으로 추적검사를 한다.

5. 심혈관 질환의 가족력, 나이, 성별

가족 중 남자(아버지, 할아버지 등)는 55세 미만, 여자(어머니, 할머니 등)는 65세 미만에 허혈성 심질환의 진단을 받고 치료 중이라면 위험인자로 작용한다.

나이가 많은 것도 위험인자로 작용하며, 남자는 45세 이상, 여자는 55세 이상인 경우가 이에 해당한다.

남자의 경우 여자보다 위험도가 증가한다. 그러나 여자는 완경(폐경) 이후 심혈관 질환의 발생빈도가 급격히 상승하며, 이는 여성호르몬인 에스트로겐과 관련이 있다고 알려져 있다. 실제 에스트로겐이 LDL콜레스테롤을 낮추고 HDL콜레스테롤을 높여 이로운 작용이 있으나, 심혈관계 질환의 위험도를 낮추기 위해 호르몬 치료를 하는 것은 효과가 없다는 것이 대규모 연구를 통해 알려졌다. 또 실제 호르몬 치료를 할 경우 조기에 심혈관 질환 발생빈도가 증가하는 양상을 보여, 현재 호르몬 치료는 하지 않는다.

이상의 심혈관 질환의 가족력, 나이, 성별 등은 본인의 힘으로 교정이 불가능한 위험인자이다.

6. 과체중 및 비만

과체중이나 비만을 표시하는 방법에는 체중, 허리둘레, 체질량지수 등 여러 가지 방법이 있다. 일반적으로 과체중이라 함은 이상체중(이상체중 = (키cm − 100) × 0.9)의 110% 이상, 비만은 이상체중의 120% 이상일 경우를 말한다. 또 다른 표시법으로 체질량지수(body mass index, BMI)라는 것을 사용하는데, 이는 체중을 키의 제곱으로 나눈 것이다(BMI = 체중kg/키m^2). 여기서 비만이라 함은 체질량지수가 25kg/m^2 이상(특히 30kg/m^2 이상)인 경우를 말하며, 체질량지수가 증가할수록 고혈압, 당뇨, 심장병, 뇌혈관 사고 등의 질병 발생이 크게 증가한다. 체중감량으로 이러한 질병의 발생을 줄일 수 있고, 또 10kg당 5~20mmHg의 혈압 하강을 기대할 수 있다. 비만 중 복부비만이 특히 위험하며, 여러 가지 나쁜 결과를 예측할 수 있는 가장 강력한 지표이다. 허리둘레(복부둘레)는 손쉽게 측정할 수 있고 복부 피하지방 및 내장지방을 함께 반영하여 심혈관 질환의 위험을 예측할 수 있는 가장 적절한 지표이다.

체중조절은 체질량지수 25kg/m^2 미만을 목표로 하며, 25kg/m^2 이상일 경우에는 허리둘레가 남자는 90cm, 여자는 80cm 미만이 되도록 우선 조절한다. 체중감량을 위해서는 섭취열량을 제한하고 규칙적인 운동을 병행한다. 단기간의 급격한 체중감량보다는 장기간에 걸쳐 서서히 줄이도록 한다. 보통 1개월에 1~2kg 정도의 감량이 적당하며, 이를 위해서는 하루 250~300cal 정도 적게 섭취한다.

과거에 나왔던 식욕억제제는 심장병 발생 가능성이 있어 사용이 중지되었으며, 최근 나온 비만치료 약물들은 치료효과가 있으나 부작용이 있고, 식이요법과 운동을 병행해야만 체중을 줄일 수 있다. 과체중(체질량지수 23 이상, 25 미만)이면서 비만과 관련된 질병이 있거나, 체질량지수 25 이상인 비만일 경우 약물치료를 시작할 수 있으나, 부작용이 있으므로 반드시 의사와 상의한다. 결국 적게 먹고 운동하는 것이 체중감량을 위한 올바른 길이다.

7. 운동

규칙적인 운동은 체중감소와 함께 건강상태를 향상시키며, 심혈관계 질환의 위험과 모든 원인의 사망률을 감소시킨다. 또한 고지혈증 개선에도 크게 도움이 되어 중성지방을 낮추고 몸에 이로운 HDL콜레스테롤을 증가시킨다(운동으로 2~8mg/dL 정도를 증가시킬 수 있으며, 운동으로 체지방이 줄면 더 증가한다). 운동은 하루에 30~45분(1시간이 더 좋다), 1주일에 최소 3~4회(매일 하는 것이 더 좋다) 하며, 운동을 전후하여 5~10분 준비운동, 5~10분 마무리 운동을 한다. 운동강도는 중등도 정도로 최대맥박수(최대맥박수 = 200 − 나이)의 60~75% 정도 도달할 때까지 한다. 일반적으로 등에 땀이 촉촉이 배일 정도로 하면 대개 중등도의 운동이 되며, 이런 강도의 운동을 한 실제 시간이 30~45분 정도 되어야 효과가 있다. 운동은 유산소 운동을 할 것을 권하며, 심폐기능을 향상시키는 운동으로는 자전거타기, 에어로빅, 조깅, 속보, 계단오르기, 수영, 줄넘기, 제자리뛰기 등이 있다. 집안일이나 산보는 크게 도움이 안 된다. 운동을 규칙적으로 함으로써 혈압을 4~9mmHg 정도 떨어뜨릴 수 있다. 100cal를 소모하기 위한 운동시간은 조깅 1.2km, 속보 10분, 계단오르기 120단, 수영 10분, 줄넘기 18회, 제자리뛰기 6분, 제자리 높이뛰기 25회, 자전거타기 6분, 토끼뜀 12회 등이다.

II. 새로운 위험인자

1. 호모시스테인

호모시스테인(homocysteine)은 아미노산 중 하나인 메티오닌(methionine)이 시스테인으로 대사되는 과정의 중간산물이다. 혈중 호모시스테인치가 독립적 위험인자로 알려져 있다. 정상치는 10μmol/L 이하이고 여성이 남성보다 낮다. 호모시스테인치에 영향을 주는 인자로는 나이, 성별, 흡연, 영양 등이 있다. 나이가 들면서 수치는 상승하고, 남성이 여성보다 높으며, 흡연자의 경우 수치가 올라간다. 비타민 B6, B12, 엽산 등의 조효소가 부족하면 수치가 상승한다. 또 호모시스테인 대사과정의 효소를 억제하는 약이나 조효소의 작용을 방해하는 약을 복용하면 수치가 상승한다.

비타민 B6, B12, 엽산 등을 추가로 섭취할 필요는 없으나, 신선한 야채나 과일을 충분히 섭취할 것을 권한다.

2. 염증인자

염증 표시자(marker)가 죽상경화 및 심혈관 질환의 위험과 관련 있다는 것이 알려져 있다. 이 중 C 반응단백(C reactive protein, CRP)은 수치가 높을수록 허혈성 심질환, 뇌졸중, 말초동맥 질환, 돌연사의 위험이 높다.

3. 혈전인자

혈청 내 피브리노겐은 혈소판 응집, 혈액 점성 등에 영향을 미친다. 또 이 수치는 나이, 비만, 흡연, 당뇨, LDL콜레스테롤 등과 관련이 높다. 또 뇌졸중, 말초동맥 질환의 위험도 증가시킨다. 피브린산과 니아신이 피브리노겐을 낮춘다는 보고가 있으나, 적극적 치료가 심혈관 위험을 줄인다는 보고는 없다.

PAI-1은 혈전용해를 방해하는 인자로 아침에 가장 높다. 심근경색의 발생이 아침에 높은 것과 관련이 있다. 내장비만은 지방세포로부터 PAI-1의 생성을 증가시키므로 체중감량을 해야 할 또 하나의 이유이다. PAI-1은 측정법이 쉽지 않고 하루 중 변동이 커서 임상적으로 잘 사용하지 않는다.

4. 지단백a

지단백a는 LDL콜레스테롤의 구성물질 중 하나로 심혈관 질환과 관련이 있으며, 특히 당뇨병이나 고지혈증이 있는 경우는 중요 위험인자로 알려져 있다. 그러나 아직까지는 논란의 여지가 있어 임상적으로 잘 사용하지 않는다.

III. 생활습관 개선

생활습관 개선 중 중요한 것에는 앞에서 언급한 체중조절, 운동, 금연, 식사조절 등이 있고, 이 외에 심혈관 질환을 예방하기 위한 생활습관 개선에는 다음과 같은 것들이 있다.

1. 술

일반적으로 술은 적당히 마시면 혈액순환에 도움이 되고 HDL콜레스테롤을 증가시키며 심혈관 사고율 및 사망률을 줄인다. 그러나 지나친 알코올 섭취는 건강에 해롭고, 고혈압 및 뇌졸중의 위험인자이며, 혈압강하제에 대한 내성을 유발하여 혈압조절이 잘 안 된다. 이 외에도 간질환(지방간, 알코올성 간염, 간경화), 췌장염, 알코올성 심근병, 뇌신경계 질환 등의 발생이 증가하고, 음주로 인한 사고와 사망이 증가하므로 지나친 음주는 반드시 피해야 한다. 알코올의 적당량이란 에탄올로 하루 15~30mL이며, 여자나 저체중인 사람은 15mL이다. 일반적으로 맥주 2병, 포도주 반 병, 소주 반 병, 위스키 2잔 정도가 이에 해당한다. 적당한 음주가 도움이 된다고 하여 안 마시는 사람에게도 마실 것을 권장하지는 않는다.

2. 저염식

염분 섭취량이 많으면 혈압이 상승한다. 염분 섭취를 줄이면 필요한 혈압강하제의 양을 줄일 수 있고 좌심실 비대를 역전시킬 수 있다. 또 소변으로 칼슘 배출을 감소시켜 골다공증이나 요로결석 등을 예방할 수 있다.

권장되는 하루 염분(소금 NaCl) 섭취량은 6g이나, 이를 나트륨(Na) 양으로 환산하면 2.4g이다. 우리나라 보건복지부에서 권장하는 하루 소금 섭취량은 10g 이하이다.

염분의 섭취를 줄이는 방법으로 다음과 같은 것들이 있다.

① 음식을 요리할 때 소금 대신 후추나 향신료로 맛을 낸다.
② 식탁에서 소금을 추가로 넣지 않는다.
③ 국, 찌개, 라면 등의 국물은 되도록 마시지 않는다.
④ 인스턴트 음식과 가공식품, 외식은 가급적 줄인다.
⑤ 가공하지 않은 신선한 야채와 과일, 육류를 섭취한다.

3. 칼륨(포타슘)

칼륨을 섭취하면 고혈압의 발현을 억제하고 혈압조절을 향상시킨다. 하루 50~90mmol을 섭취할 것을 권하며, 신선한 야채나 과일을 통해 섭취할 수 있다.

4. 칼슘

충분한 양의 칼슘을 섭취하면 혈압이 떨어진다는 보고가 있으나, 정도가 미미하다. 그러나 일반적으로 건강 유지를 위하여 적절한 양의 칼슘 섭취를 권한다.

5. 카페인

카페인은 혈압을 급격히 올릴 수 있다. 그러나 혈압 상승작용에 대한 내성이 급격히 생기므로 하루 1~2잔 정도의 커피는 마셔도 큰 문제가 없다.

IV. 일차 예방을 위한 약물치료

심혈관 질환 예방을 위하여 앞에서 언급한 모든 위험인자들을 교정하고 제거한다. 일차 예방을 위해 사용되는 약물에는 아스피린과 지질강하제가 있다.

1. 아스피린

아스피린은 심혈관 질환 및 뇌혈관 질환을 예방하고 사망률을 감소시킨다. 그러나 위장관 출혈이나 뇌출혈 등의 부작용이 있다. 고혈압이나 당뇨병이 있는 경우, 고혈압의 표적장기 손상이 있는 경우(좌심실 비대, 허혈성 심질환, 심부전, 뇌혈관 질환, 신장 질환, 말초동맥 질환, 눈병변 등), 심혈관 질환의 10년 위험도가 15%를 넘는 경우는 반드시 사용한다.

2. 지질강하제

지질강하제 중 대표적인 것이 콜레스테롤 합성억제제인 스타틴이다. 콜레스테롤 수치의 목표치와 치료방법은 앞에서 언급한 바와 같다.

V. 심혈관 질환의 10년 위험도 평가

각 성별에 따라 나이, 흡연 여부, 총콜레스테롤치, HDL콜레스테롤치, 고혈압(수축기 혈압) 등 5항목을 기준으로 각 항목을 점수화하여 계산한다.

1. 남자의 심혈관 질환 10년 위험도

1) 나이

나이	20~34	35~39	40~44	45~49	50~54	55~59	60~64	65~69	70~74	75~79세
점수	−9	−4	0	3	6	8	10	11	12	13

2) 총콜레스테롤

콜레스테롤(mg/dL)	20~39	40~49	50~59	60~69	70~79세
160 미만	0	0	0	0	0
160~199	4	3	2	1	0
200~239	7	5	3	1	0
240~279	9	6	4	2	1
280 이상	11	8	5	3	1

3) 흡연

흡연 여부	20~39	40~49	50~59	60~69	70~79세
비흡연자	0	0	0	0	0
흡연자	8	5	3	1	1

4) HDL콜레스테롤

HDL콜레스테롤(mg/dL)	20~39	40~49	50~59	60 이상
점수	2	1	0	−1

5) 수축기 혈압

수축기 혈압(mmHg)	120 미만	120~129	130~139	140~149	160 이상
치료하는 경우	0	1	2	2	3
치료 안 하는 경우	0	0	1	1	2

10년 위험도(%)

총점수	<0	0	1	2	3	4	5	6	7	8	9	10	11	12	13	14	15	16	17 이상
위험도	<1	1	1	1	1	1	2	2	3	4	5	6	8	10	12	16	20	25	30 이상

예를 들어, 45세 남자로 담배를 하루 반 갑 피우며 혈액검사에서 총콜레스테롤이 215mg/dL, HDL콜레스테롤이 35mg/dL이고, 혈압이 140/90mmHg으로 혈압약을 먹지 않고 있다면, ① 45세-3점, ② 콜레스테롤-5점, ③ HDL콜레스테롤-2점, ④ 흡연-5점, ⑤ 혈압-1점으로, 이 사람의 심혈관 질환 10년 위험도는 3+5+2+5+1 = 16점에 해당하는 25%가 된다.

2. 여자의 심혈관 질환 10년 위험도

1) 나이

나이	20~34	35~39	40~44	45~49	50~54	55~59	60~64	65~69	70~74	75~79세
점수	−7	−3	0	3	6	8	10	12	14	16

2) 총콜레스테롤

콜레스테롤(mg/dL)	20~39	40~49	50~59	60~69	70~79세
160 미만	0	0	0	0	0
160~199	4	3	2	1	1
200~239	8	6	4	2	0
240~279	11	8	5	3	2
280 이상	13	10	7	4	2

3) 흡연

흡연 여부	20~39	40~49	50~59	60~69	70~79세
비흡연자	0	0	0	0	0
흡연자	9	7	4	2	1

4) HDL콜레스테롤

HDL콜레스테롤(mg/dL)	40 미만	40~49	50~59	60 이상
점수	2	1	0	−1

5) 수축기 혈압

수축기 혈압(mmHg)	120 미만	120~129	130~139	140~149	160 이상
치료하는 경우 치료 안 하는 경우	0 0	3 1	4 2	5 3	6 4

10년 위험도(%)

총점수	<9	9	10	11	12	13	14	15	16	17	18	19	20	21	22	23	24	25 이상
위험도	<1	1	1	1	1	2	2	3	4	5	6	8	11	14	17	22	27	30 이상

참고문헌

Kasper DL, Braunwald E, Fauci AS, Hauser SL, Longo DL, Jameson JL(2005). *Harrison's Principles of Internal Medicine*. 16th ed. McGraw-Hill.

The seventh report of the Joint National Committee on prevention, detection, evaluation, and treatment of High Blood Pressure.

Zipes DP, Libby P, Bonow RO, Braunwald E(2005). *Braunwald's Heart Disease*. 7th ed. Elsevier Saunders.

3절 순환기계 주요 질환

내과 조주희

I. 허혈성 심장질환

1. 정의 및 원인

허혈성 심장질환이란 심근조직의 산소 부족으로 인한 질환을 총칭하며, 협심증, 심근경색증, 급사, 울혈성 심부전 등 여러 임상증상으로 나타날 수 있다.

최근 식생활과 생활양상이 서구화됨에 따라 그 빈도가 급증하여 이에 대한 치료와 예방이 매우 중요하다. 심근허혈을 유발하는 원인으로는 혈관 내경이 감소되어 절대적인 산소공급의 부족을 초래하는 동맥경화, 혈관 경련, 색전증과 빈혈 등이 있으며, 산소 요구량이 증가되어 상대적으로 허혈이 생기는 좌심실 비대, 대동맥판 협착증, 비후성 심근증 등이 있다.

2. 임상증상

협심증의 증상은 대개 '쥐어짠다', '짓누른다', '우리하다', '조인다', '터질 것 같다' 등의 둔통이 흉골 혹은 흉골 좌연에 위치한다. 이러한 통증은 목이나 왼쪽 팔로 방사되기도 한다. 통증은 처음에는 미약하게 시작하여 점진적으로 최고치에 달한다. 통증이 아닌 호흡곤란, 오심, 소화불량, 어지럼증, 발한 등의 증상으로 나타나는 경우도 있다.

협심증은 전형적으로 운동에 의해서 유발된다. 급히 서두르거나, 언덕을 오를 때, 식후 운동 등에 의해서 악화되고, 특히 과식, 심한 스트레스, 몹시 덥거나 추운 날씨, 흡연 등으로 악화된다. 통증은 휴식을 취하면 대개 1~5분 내에 소실되며, 니트로글리세린 설하정으로 완화된다. 통증을 유발하는 운동량의 정도는 매일 다를 수 있으며, 운동에 의해 생긴 통증이 운동을 계속하면서 사라지거나(walk-through phenomenon), 처음 또는 오전에 흉통을 유발했던 일도 두 번째 또는 오후에 같은 일을 하게 되면 흉통이 생기지 않는(warm-up phenomenon) 경우도 있다.

전형적인 통증은 2~10분 정도 지속된다. 통증이 30분 이상 지속되는 경우에는 급성 심근경색이나 다른 원인에 의한 통증을 고려해야 한다.

3. 이학적 소견 및 진단방법

협심증 환자에서 이학적 검사 소견은 대부분 정상이지만, 혈압이 오를 수도 있고, 허혈이 아주 심하면 저혈압이 생길 수도 있다. 빈맥이나 서맥, 부정맥 등도 있을 수 있다. 심한 경우 승모판 폐쇄부전의 잡음이나 폐 기저부에 수포음 등이 나타날 수 있다. 그 외에 관상동맥 질환의 위험인자인 동맥경화증과 관련하여 말초혈관 질환, 경동맥 잡음, 건황색종 등이 관찰될 수 있다.

협심증의 진단은 임상 양상만으로도 어느 정도 가능하나, 확진이 필요하거나 치료 방향 및 예후를 판정히는 데 검시실 검사들이 이용된다. 또 증싱의 익화 요인이나 동맥경화증의 위험인사 조절을 위해 빈혈, 갑상선기능, 신기능, 혈당, 지질대사 등을 확인해야 한다. 심전도 검사상 50% 정도에서만 비정상 소견이 나타나게 되며, 진구성 심근경색증의 소견이 나타날 수 있고, ST 분절 혹은 T파의 이상이 나타날 수 있다. 이러한 심전도의 변화는 흉통과 동시에 발생했다가 흉통의 소실과 동시에 사라지게 되면 특히 진단적인 가치가 있다.

부하검사란 심근에 여러 가지 방법으로 스트레스를 주어 허혈을 유발하여 이에 의한 심전도나 관류 이상을 검사하는 방법으로 심근허혈을 진단하거나 그 정도를 판단하는 검사법이다. 심근에 부하를 주는 방법에는 답차, 자전거 등을 이용한 운동부하법과 여러 가지 약물을 이용하는 방법이 있으며, 허혈을 판단하는 방법에는 심전도, 동위원소 관류검사와 심초음파를 이용한 국소벽운동검사 등이 있어, 이들을 적절하게 조합하여 검사를 시행한다. 가장 흔히 사용되는 검사법은 운동부하 심전도 검사로서 진단뿐만 아니라 예후가 나쁜 위험도 높은 환자를 가려내어 그에 적절한 치료방침을 결정하는 데에도 이용된다.

관상동맥조영술은 심장의 중요 혈관의 모양을 직접 관찰하는 침습적 검사방법으로서, 검사 자체가 갖는 위험성이 있으므로 모든 협심증 환자에서 시행하지는 않는다. 증상은 있으나 비침습적 검사상 진단이 확실치 않을 때, 약물치료에 반응이 없거나 증상의 중증도와 관계 없이 비침습적 검사에서 중증의 허혈이나 다혈관 질환이 의심되어 혈관 재개통술을 시행하고자 할 때는 관상동맥조영술의 적응증이 된다.

4. 치료

협심증의 치료에는 허혈성 심장질환에 대한 의학적 상식의 교육과 체중조절, 식이요법, 적절한 운동, 금연, 절주 등의 생활요법이 기본적으로 시행되어야 한다. 또한 심혈관 질환의 이차 예방을 위한 고혈압, 당뇨병, 흡연 등과 같은 위험인자의 교정과 함께 빈혈이나 갑상선기능항진증과 같은 협심증을 악화시키는 질환의 치료도 병행되어야 한다. 항협심증 약물의 투여와 필요한 경우 경피적 관상동맥중재술 혹은 관상동맥우회로이식술을 시행한다.

관상동맥이 혈전이나 색전에 의해 막혀 심근에 혈류의 공급이 완전히 차단된 상태로 30분 이상 지속되면 심근의 괴사가 일어나는데, 이를 심근경색이라 한다. 심근경색에 의한 사망은 1시간 이내에 매우 높은데, 이는 치명적인 심실성 부정맥에 의한 것으로 건강하던 사람이 갑자기 사망하는 돌연사의 상당 부분이 이에 해당한다. 따라서 심근경색이 의심되는 환자가 발생하면 병원에 도착하기 전이라도 제세동을 포함한 심폐소생술이 가능한 응급 의료진의 투여와 신속한 이송이 필수적이다.

심근은 한번 손상이 되면 재생이 되지 않기 때문에 심근 손상을 최소화하기 위해서는 막힌 혈관을 가능한 빨리 다시 열어주는 치료가 매우 중요하다. 이러한 혈관 재개통 치료에는 혈전용해요법과 일차적 관상동맥 성형술 및 스텐트 삽입술이 있다. 경우에 따라서는 응급으로 관상동맥우회로이식술을 시행하기도 한다. 급성기가 지나 안정이 되면 협심증의 치료와 마찬가지로 심근경색의 이차 예방을 시행하고 심근 손상에 따른 심실 기능의 저하를 막기 위한 약물요법을 시행해야 한다.

II. 판막질환

1. 정의 및 원인

심장에는 혈액의 역류를 막아주는 판막이 좌우 각 두 개씩 있다. 여러 가지 원인에 의해서 판막이 좁아져서 혈류에 장애가 오는 경우를 협착증이라 하고, 판막이 망가져서 역류를 막아주는 기능이 저하된 경우를 폐쇄부전이라 한다. 협착증과 폐쇄부전증은 독립적으로 올 수도 있고, 같은 판막에 협착증과 폐쇄부전증이 동시에 올 수도 있으며, 또한 하나 이상의 판막에 이상이 올 수도 있다.

판막질환은 여러 가지 원인에 의해서 올 수 있는데, 대표적인 것이 연쇄구균 감염 후에 유발되는 후유증으로 오는 류머티스성 열이다. 그러나 최근에는 항생제의 사용과 전반적인 위생상태의 개선으로 류머티스성 열에 의한 판막질환은 감소하였고, 평균수명의 연장으로 노인 인구가 증가하면서 퇴행성 변화에 의한 판막질환이 증가 추세에 있다.

2. 임상증상 및 치료

판막질환은 결국은 심장 기능의 저하를 가져와 심부전의 증상을 초래한다. 이러한 심부전의 증상이 발생하거나, 증상이 없더라도 심실 기능의 저하가 오거나 급사의 위험성이 높은 경우에는 수술로서 치료를 해 주어야 한다. 대개는 이상이 있는 판막을 인공판막으로 갈아주는 치환술이 기본적인 수술방법이나, 경우에 따라서는 망가진 판막을 그대로 두고 고쳐서 사용하는 수선술이나, 협착부위를 풍선을 이용하여 넓혀주는 경피적 판막절개술 등의 치료방법도 있다.

가장 기본적인 치료방법인 판막치환술의 경우 여러 가지 문제점이 있다. 특히 생체조직으로 만든 인공판막은 자체의 수명이 한정되어 있기 때문에 일정 기간이 지나면 다시 판막의 기능 부전이 생기고 결국은 재수술이 필요하게 된다. 기계판막의 경우에는 혈전증의 위험이 높기 때문에 평생 항응고제를 복용해야 하고, 이로 인한 출혈의 위험을 항상 안고 있게 된다. 또한 심내막염의 위험이 매우 높아진다. 그렇다고 수술 시기를 너무 늦추다 보면 비가역적인 심근의 손상을 가져와서 수술 후에도 심장의 기능이 회복되지 못하고 수술 후의 예후가 나빠지게 된다. 따라서 증상이 없더라도 정기적인 심장 검사를 통해서 적절한 수술 시기를 결정하는 것이 판막질환의 치료에 매우 중요한 부분이 된다고 할 수 있다.

3. 심내막염의 예방

그 외에도 판막질환을 가지고 있는 사람의 경우 심내막염의 위험도가 증가되기 때문에 치과 치료나 수술 등을 할 때에는 꼭 심내막염의 항생제 예방 요법을 받아야 한다. 지금은 많이 감소하였지만 류머티스성 열의 항생제 예방요법이 필요한 경우도 있다.

III. 심부전

1. 정의 및 원인

심장이 신체의 대사에 필요한 충분한 산소를 공급할 수 있는 심박출량을 유지할 수 없거나 비정상적으로 심실 충만압을 높여야만 심박출량을 유지할 수 있는 상태를 심부전이라 한다. 심부전은 하나의 질병이라기보다는 다양한 원인질환에 의해 발생되는 심장기능 이상에 따른 증상을 동반하는 임상 증후군이다. 임상적으로는 심근의 수축 및 이완 기능의 장애로 인한 운동시 호흡곤란, 기좌호흡 및 부종, 경정맥압의 상승 등과 같은 울혈 증상과 피로, 운동능력의 저하 등 심박출량 저하에 따른 증상을 나타낸다.

심부전은 하나의 질환이 아니라 다양한 질환과 심혈관계 위험인자들에 의해 발생하는 임상 증후군이기 때문에 그 빈도가 매우 높고, 특히 노인 연령군에서는 가장 흔한 입원의 원인이 되기 때문에 임상적으로 매우 중요하다.

2. 병태생리

심부전의 병태생리학적 기전을 이해하기 위해서는 심기능에 관여하는 다양한 생리학적 변화뿐만 아니라 자율신경계를 포함한 신경호르몬계의 변화와 그 역할에 대한 이해가 필요하며, 심장기능의 궁극적인 결과인 심박출량을 결정하는 인자들의 상호작용을 알아야 한다. 심박출량은 심장의 1회 박출량과 심박수의 곱으로 나타낼 수 있는데, 심장의 1회 박출량은 전부하, 후부하, 심근 수축력에 의해 결정된다.

심부전은 고정된 임상 양상을 나타내기보다는 심근기능의 점진적인 변화와 함께 심장 외에 신장, 폐, 간, 자율신경계, 면역체계 및 혈관의 내피세포의 기능에 이르기까지 영향을 미치는 전신질환이며, 또한 점차 진행하는 진행성 질환이다. 심근기능 이상으로 인한 혈압과 심박출량의 저하를 보상하기 위한 여러 가지 기전이 작동되며, 교감신경계, 레닌-앤지오텐신계 등 신경호르몬의 활성화뿐 아니라 심실의 확장, 재성형 과정 등이 관여한다. 이러한 보상기전은 일시적인 혈압나 심박출량의 유지에는 도움이 되나, 장기적으로는 심장기능에 나쁜 영향을 미쳐 심부전의 진행에 기여한다.

3. 임상증상

심근 손상으로 수축 및 이완 기능이 저하되면 심박출량과 혈압이 저하되므로 혈압을 유지하여 주요 장기로의 관류를 유지하기 위해 여러 보상기전이 작용하고 활성화되며, 이러한 보상기전의 활성화가 심부전의 증상을 유발한다. 즉 레닌-앤지오텐신계의 활성화로 신장에서 수분과 염분 저류를 통해 심실충만용적을 증가시켜 심박출량을 늘리려 하지만, 이러한 과정으로 오히려 부종·호흡곤란 등의 증상을 유발하게 된다. 심부전의 증상은 크게 울혈에 의한 증상과 심박출량의 감소에 의한 증상으로 나눌 수 있다. 폐에 울혈이 생기면 심부전의 가장 흔한 증상인 호흡곤란이 올 수 있고, 전신 울혈에 의해서 하지부종·간종대, 심하면 복수 등이 발생할 수 있다. 피로감이나 어지럼증 등은 심박출량의 감소로 인한 증상이며, 심한 경우에는 협심증이나 의식장애가 나타날 수도 있다.

4. 치료

심부전의 치료는 급성기에는 증상적인 치료로서 울혈을 감소시키고 심박출량을 유지하는 것이 기본이며, 특히 심부전을 악화시킨 인자를 찾아내어 같이 치료하는 것이 중요하다. 장기적으로는 심부전을 일으킨 원인질환을 치료하고, 심부전을 진행시키는 주요 요인인 과도한 보상기전을 적절히 차단하는 것이 심부전의 진행을 막고 심장기능이 악화되지 않게 하는 요소이다. 이러한 치료에도 불구하고 진행된 심부전의 경우에는 여러 가지 보조적 수술법을 사용하기도 하나, 어떠한 치료에도 반응을 하지 않는 말기 심부전 환자의 경우에는 심장이식 수술을 해야 한다.

Ⅳ. 부정맥

부정맥은 크게 조기수축, 빈맥성 부정맥, 서맥성 부정맥으로 나눌 수 있다.

1. 조기수축

조기수축에는 심실성 조기수축과 심방성 조기수축이 있는데, 이는 심장병이 없는 정상인에서도 흔히 나타나며, 술 · 담배 · 커피 · 긴장 · 흥분 등에 의해서 쉽게 유발된다. 증상은 심장이 잠시 멎는 듯한 느낌이나 가슴이 철렁 내려앉거나 심장을 쿵 하고 치는 듯한 느낌이 든다고 하는데, 이는 조기수축 후의 정상적인 박동이 상대적으로 크게 일어나기 때문이다.

심장병이 없는 사람에게서 나타나는 조기수축은 위험성이 매우 낮아 예후에 나쁜 영향을 미치지 않기 때문에 치료가 필요 없지만, 증상이 심해 일상생활에 불편을 초래할 정도면 치료를 하기도 한다. 이러한 경우의 치료는 조기수축을 유발하는 술 · 담배 · 커피 등을 피하고, 심한 경우에는 안정제나 항부정맥제를 사용하는 경우도 있다.

2. 빈맥성 부정맥

빈맥성 부정맥은 다양한 원인에 의해서 나타날 수 있는데, 아무런 이유 없이 심장이 갑자기 빨리 뛰다가 어느 순간에 갑자기 정상 맥으로 돌아오는 특징을 가지고 있다. 증상은 대개 놀랐을 때나 운동을 했을 때 두근거리는 양상을 호소하나, 맥이 빠르거나 오래 지속되는 경우에는 현훈이나 흉부압박감 등을 느낄 수도 있다. 특히 심실성 빈맥의 경우에는 실신이 올 수도 있고 돌연사의 원인이 되기도 한다. 약물치료는 복용시에만 부정맥을 억제하는 효과가 있기 때문에 평생 복용하여야 하고, 항부정맥 제제의 여러 가지 부작용의 위험성이 있기 때문에 최근에는 많은 경우에서 고주파 도자절제술로 치료하는 경우가 증가하고 있다.

심실위 빈맥성 부정맥의 하나인 심방세동은 매우 흔한 부정맥이다. 심장질환이 있는 환자에게서 흔히 발생하지만, 심장질환이 없어도 나이가 든 사람에게서는 흔히 발생한다. 심방세동이 있는 경우 좌심방에 혈전이 잘 생기기 때문에 뇌색전증의 위험도가 동율동 환자보다 월등히 높아 항응고 치료를 해야 한다.

3. 서맥성 부정맥

서맥성 부정맥은 심장 전기전도계의 여러 질환의 이상에 의해서 발생한다. 크게 나누어보면 동결절에서 전기자극의 형성 장애에 의한 동기능부전 증후군과, 형성된 전기자극의 전도 이상으로 생기는 방실전도장애가 대표적이다. 증상으로는 갑자기 의식을 잃거나 의식을 잃을 것 같은 느낌이 오는 심한 경우부터 만성적으로 어지럼증이나 피로감, 혹은 서맥으로 인한 심박출량의 감소로 호흡곤란 등이 올 수도 있다. 치료는 인공심박동기를 삽입해야 한다.

4. 동성빈맥

동성빈맥이란 정상적인 동율동으로서 맥의 속도가 분당 100회 이상인 것을 일컫는데, 대개는 생리적인 반응에 의한 것이다. 운동을 하면 근육에 산소와 영양분 공급을 많이 해야 하기 때문에 심박출량을 늘리기 위해 정상적인 반응으로 맥이 빨라지게 된다. 신경 쓰는 일이 있거나 긴장을 하게 되면 교감신경이 흥분을 하기 때문에 이에 반응을 하여 맥이 빨라지게 되는데, 이를 부정맥이나 아니면 심장에 이상이 있는 것으로 오해하는 경우가 많이 있지만, 이는 정상적인 심장의 반응일 뿐이다. 드물게는 위에 열거한 정상적인 반응이 없이 동성빈맥이 오는 경우도 있는데, 이를 부적절 동성빈맥이라고 한다.

V. 실신

실신이란 특별한 치료 없이 저절로 회복되는 갑자기 발생하는 일시적인 의식의 소실로 정의된다. 이는 뇌간에 존재하는 망상활성화계로의 일시적인 혈류의 감소에 기인한다. 실신은 비교적 흔한 질환으로서 성인의 30%가 일생에 한 번은 경험하는 것으로 알려져 있다.

나이가 들어서 발생하는 실신의 경우에는 부정맥이나 다른 심장병, 뇌혈관 질환, 자율신경계의 이상 등 기질적인 원인이 많으나, 젊은 사람에서 발생하는 실신은 반사매개성 실신이 대부분이다.

반사매개성 실신의 대표적인 원인인 신경매개 실신은 심실의 충만이 감소되어 카테콜아민의 분비가 항진되는 상황에 의해 유발되는데, 예를 들면 피를 본다든지 통증을 느꼈을 때, 오랫동안 서 있거나 더운 날씨나 사우나 등에 장시간 노출된 경우, 그리고 스트레스를 받는 상황 등이 그것이다. 이러한 상황에서는 정맥에 저류가 일어나 심실의 전부하가 감소되고, 이에 의해 심박출량과 혈압이 감소되면, 이는 동맥의 압력수용체에 의해 감지되어 카테콜아민의 분비를 증가시킨다. 카테콜아민의 증가는 심실의 수축력을 갑자기 항진시켜 심장 내의 기계수용체를 자극하여 역설적으로 말초 교감신경을 억제하고 미주신경의 긴장도를 증가시켜 혈관 확장과 서맥을 초래하여 실신을 일으키게 된다. 이는 병적인 상태라기보다는 생리적인 반응의 결과이기 때문에 심한 경우를 제외하고는 특별한 치료가 필요치 않다. 실신 그 자체보다는 실신에 의해 넘어지면서 다치거나, 운전이나 잠수 등 특수한 상황에서의 실신은 생명에 위험할 수 있기 때문에, 위에서 열거한 실신을 유발할 수 있는 상황을 피하는 것이 가장 중요하며, 또한 실신이 발생할 때 전구증상을 느끼는 사람은 바로 눕거나 머리를 낮춤으로써 실신을 미연에 방지하는 것이 상책이다.

VI. 심장돌연사

1. 정의

돌연사 또는 급사는 일반적으로 심장에서 비롯된 증상이 급격하게 시작된 뒤로부터 1시간 이내에 사망하는 경우로 정의하고 있다. 즉 갑자기 흉통이 시작되어 30분 있다가 사망하는 경우라든가, 갑작스런 호흡곤란에 이어 매우 어지러워 정신을 잃고 수분 후에 사망하는 경우가 대표적인 예이다.

2. 원인

돌연사의 직접 원인이 되는 부정맥으로는 심실성 비맥, 특히 심실세동이 가장 흔하며, 적게는 심실빈맥이 심실세동으로 진행하는 경우이다. 심장돌연사는 어느 정도 가역적인 요인에 의한 심장마비의 상태로서 제세동을 포함한 심폐소생술을 조기에 시행하면 소생이 가능한 상태를 의미한다. 즉 돌연사의 상태에서 수분 내에 응급치료를 하지 않으면 정말 사망하거나, 소생해도 뇌손상이 남게 된다.

돌연사는 대부분의 경우 과거력에 관계 없이 심장질환이 있는 환자에서 발생한다. 심장병이 있는 환자에서 심장의 전기적인 상태가 불안정해져서 심실이 비정상적으로 매우 빠르고 불규칙하게 뛰는 심각한 심실세동을 초래한 뒤에 심장의 펌프기능이 정지됨으로써 환자는 사망에 이르게 된다. 돌연사는 여자보다 남자에서, 젊은이보다는 45세 이상의 장년층에서 더 호발한다. 허혈성 심장질환자에서 사망하는 경우의 약 절반은 돌연사 때문이며, 급성 심근경색 환자의 약 20%에서 돌연사가 일어난다. 관상동맥 질환 다음으로 흔한 돌연사의 원인은 확장성 및 비후성 심근증인데, 이 세 질환이 돌연사 원인의 95%를 차지한다.

응급의료 체제가 잘 갖춰진 미국에서도 심장돌연사를 당한 환자의 약 10%만이 신경학적으로 양호한 상태로 퇴원하는 것으로 알려져 있는데, 이는 조기에 환자를 발견하여 즉시 심폐소생술을 시행하고 제세동기를 사용하는 것이 무엇보다도 중요함을 시사해 준다. 심장돌연사 환자가 응급소생술로 소생하면 그것으로 완치된 것이 아니고 재발률이 매우 높기 때문에 이의 예방을 위해 돌연사의 원인과 발생기전, 재발위험 여부, 효과적 치료방법 등에 대해서 철저하게 평가하고 이를 근거로 하여 적극적인 치료를 시행해야 한다.

3. 예측 및 예방

좌심실의 기능부전이 가장 확실한 돌연사의 예측인자이므로 관상동맥 질환 자체의 치료뿐만 아니라 좌심실 기능을 유지하고 향상시키는 치료가 돌연사의 예방에 중요하다. 항부정맥제 치료나 고주파 도자절제술 등도 일부에서는 효과가 있지만, 그 대상과 효과가 극히 제한적인 것으로 알려져 있다. 최근에는 체내삽입형 제세동기가 가장 확실한 돌연사의 예방치료법으로 인정받고 있어 그 사용이 증가하는 추세이다. 그러나 이러한 치료가 효과적으로 이루어지기 위해서는 먼저 돌연사의 현장에서 응급소생술로 소생되는 환자가 많아야 한다. 이를 위해서는 응급의료의 전달체계와 그 질이 개선되어야 하고, 나아가서는 의료인뿐만 아니라 일반인의 심폐소생술에 대한 교육 및 훈련이 무엇보다 필요하다.

참고문헌

서울대학교 의과대학 내과학교실(2004). 『임상내과학 1』. 고려의학.

이영우 편저(2001). 『순환기학』. 일조각.

Kasper DL, Braunwald E, Fauci AS, Hauser SL, Longo DL, Jameson JL(2005). *Harrison's Principles of Internal Medicine*. 16th ed. McGraw-Hill.

Zipes DP, Libby P, Bonow RO, Braunwald E(2005). *Braunwald's Heart Disease*. 7th ed. Elsevier Saunders.

3장
소화기계 질환

1절 변비와 설사

내과 이국래

I. 변비

변비는 소화기 배변이상의 흔한 증상으로 기능적 또는 기질적 질환에서 초래되며, 복통 · 설사 등과 마찬가지로 여러 가지의 감별진단을 요한다.

일반적으로 매일 아침에 규칙적으로 배변하는 습관을 건강의 중요한 요소라고 믿고 있으나, 배변습관 및 배변량은 그 지역의 문화, 식사습관, 개개인의 정신적 · 신체적 요소에 따라 다양한 차이가 있을 수 있으며, 배변이상 증상인 변비의 정의 또한 지역 및 개인에 따라 주관적 차이가 있을 수 있기 때문에 이를 객관화하여야 한다.

1999년 국제적인 합의도출회의가 개최되어 기왕의 위장관 장애의 진단기준인 '로마 진단기준 I'을 개정하여 '로마 진단기준 II'를 발표하였다. 이 기준에는 첫째, 배변시 무리한 힘이 필요한 경우, 둘째, 대변이 과도하게 굳은 경우, 셋째, 불완전 배변감이 있는 경우, 넷째, 항문직장 폐쇄감이 있는 경우, 다섯째, 배변을 용이하게 하기 위한 손동작이 필요한 경우 등의 항목이 포함되어 있으며, 이러한 불편함이 배변의 4분의 1에서 발생할 때 양성 소견으로 판정하게 하였다. 이러한 항목에 더하여 여섯 번째로, 과거에 가장 중요한 기준의 하나였던, 일주일 세 번 미만의 배변횟수가 포함되어 있다. 위의 6개 기준 항목 중 2개 이상이 지난 12개월 동안 적어도 12주 이상 양성인 경우 기능성 변비로 진단하게 하였다. 물론 기질적 병변이 원인인 이차성 변비에 대한 언급이 빠져 있지만 변비의 정의로 간주하여도 부당함이 없을 것으로 판단된다.

우리나라에서는 변비에 대한 역학조사가 충분하지 않은 실정이다. 변비의 유병률은 정확히 밝혀진 바 없으나, 인구의 20%가 생애 중에 한 번 이상 경험하는 것으로 보고되었고, 일주일 세 번 미만의 배변을 하는 경우는 전체 인구의 약 4%로 보고되어 있다. 여성에서 3배 정도 더 흔하게 발생하며, 교육 정도가 낮고 경제적으로 가난한 층에서 호발하고, 연령이 60세 이상이 되면 빈도가 급격히 증가하는 것으로 알려져 있다. 젊은 연령층에서의 변비는 배변횟수 감소와 대부분 동반되나, 노년층에서의 변비는 배변횟수에 관계 없이 주관적인 '로마 진단기준 II' 항목의 증상을 호소하는 경우가 많다. 노년에 변비가 잘 생기는 이유는 소화기관의 노인성 변화, 영양섭취와 수분섭취의 변차, 신체활동의 저하, 약물복용, 우울증 등 정신과적 질환, 신경과적 질환, 당뇨병 등 내분비 이상, 치질, 치열, 대장암 등의 소화기계 질환 및 기타 여러 전신질환 등이 병발하기 때문이다.

변비는 대개 낮 시간에 생기는 부위가 뚜렷하지 않은 복통과 동반되는 경우가 많으며, 복부팽만감, 조기 포만감, 고창감, 잦은 방귀 등이 있을 수 있고, 오심, 속쓰림, 식욕부진, 불면증, 우울증과도 흔히 동반된다. 혈변도 흔한데, 연령에 따라 치질 · 치열 등 항문 주위 질환 외에 대장암 등을 염두에 두고 철저한 검사를 시행하여야 한다.

다행히도 변비 환자의 대부분에서는 기질적 원인이 없기 때문에 섬유소 섭취 등의 식이요법, 생활습관 교정, 단기적인 약물사용 등으로 증상의 호전을 기대할 수 있으나, 일부에서는 일반적인 치료에 쉽게 반응하지 않아 전문적인 검사와 치료가 필요하기도 하다.

1. 원인과 병태생리

정상적인 배변에는 대장 및 직장의 운동, 직장 및 항문 팽창에 대한 배변감각 인지, 내인성 비교감성 억제신경에 의한 속항문 조임근의 반사적 이완, 바깥항문 조임근의 수의적 이완, 회음부를 하강시키기 위한 발살바법(숨을 멈추고 복부에 힘주는 방법)에 의한 복압의 상승 등이 관여한다. 따라서 변비는 어떤 원인에서든 대장 및 직장 운동의 이상이 생기거나, 배변감각 및 반사의 둔화, 항문의 기질적 및 기능적 폐쇄 등이 초래되면 발생할 수 있으며, 여기에 섬유소 섭취의 결핍, 배변 반사의 자의적인 억제, 개인의 성격 등도 복합적으로 관여하리라 생각된다.

변비의 원인은 원발성 원인과 이차성 원인으로 분류할 수 있는데, 이차성 원인으로는 기질적 국소성 질환, 전신질환 또는 약물사용 등이 있으며, 이차성 원인에 기인하지 않는 대장의 운동기능 이상이나 항문직장기능 이상을 원발성 원인으로 분류한다. 변비의 90% 이상은 뚜렷한 이차성 원인이 밝혀지지 않는 원발성 원인에 의한 변비이며, 이를 기능성 또는 특발성 변비라고 부른다.

2. 이차성 원인

섬유소 섭취 부족, 신체운동 부족과 배변을 억제하는 습관 등 생활습관이 변비를 유발할 수 있으며, 장거리 여행 등 생활환경의 변화도 변비를 동반할 수 있다. 대장의 내강을 폐쇄시키는 종양, 게실염, 당뇨병, 갑상선기능저하증 등의 내분비 질환, 유전분증, 고칼륨증 등 대사 및 전해질 이상 질환, 가족성 내장근병증, 다발성 경화증 등 근육 및 신경 질환, 우울증 등의 정신질환 등에서 변비가 생길 수 있고, 질병이 아닌 임신 또는 월경주기의 황체기에도 변비가 올 수 있다. 탈장 등 배변시 복압을 올리지 못하는 경우에도 변비가 생긴다. 약물도 변비의 중요한 이차성 원인 중 하나이다.

3. 평가

이차성 원인이 없다고 확인한 후에 원발성 기능성 변비를 고려해야 한다. 그러나 불필요한 검사는 가능한 하지 않는 것이 좋다. 간단한 치료로 환자가 편안해질 수 있는 경우에는 평가검사와 치료를 병행하는 것이 좋으나, 대장암 등의 병발을 간과하여서는 안 된다.

초기 평가에 포함시켜야 할 항목은 병력 확인, 신체검진과 간단한 검사실 검사이다. 검사 추천 항목은 대변잠혈, 전혈구 계산, 빈혈, 갑상선 기능, 칼슘, 단순복부촬영 검사 등이다. 특별한 이차성 원인이 없다고 판단되면 더 이상 검사를 시행하지 않고 섬유소 섭취를 권장하고 팽창성 설사제(bulk laxative)를 복용시켜 치료한다. 이러한 검사에 이상 소견이 없으면서 치료에 반응이 없으면 대장폐쇄 병변 유무를 검사해야 한다. 대장의 기질적 폐쇄가 없다고 진단되면 방사선 비투과성 표지자를 이용한 대장 통과시간 검사로 장운동 기능이상을 확인한다. 방사선 비투과성 표지자를 복용시킨 후 5일간 연속적으로 단순복부촬영을 시행하여 복용한 표지자의 20% 이상이 전 대장에 걸쳐 남아 있으면 장 신경총의 이상에 의한 대장 통과시간 지연 변비, 즉 대장무력증으로 진단한다. 표지자들이 직장과 S상결장 부위에 주로 남아 있으면 골반저 기능이상에 따른 기능성 출구폐쇄로 진단한다. 후자의 경우에는 전문병원에 의뢰하여 항문직장내압 검사, 배변조영술, 배변 관련 근육들의 근전도 검사를 시행하고 그 결과에 따라 대처해야 한다.

4. 치료

1) 치료원칙

변비의 유병기간, 정도, 유발인자, 연령, 환자의 기대에 따라 개인별로 치료해야 한다. 개개인의 대장운동 이상이나 변비 발생기전을 밝혀 그에 맞게 치료하는 것이 원칙이나, 시행하기 어렵고 시행하더라도 알기 어려운 경우가 많으므로 경험적인 증상치료가 주가 될 수밖에 없으며, 기질적 질환이 없다는 것을 확인해야 한다.

치료계획을 세우기 전에 염두에 두어야 할 사항은 유발요인, 발생기전, 치료방법의 효율성과 안전성, 변비 때문에 환자가 느끼는 고통의 정도이다. 약물은 급성 및 만성에 모두 효과가 있고, 정상기능 회복을 추진하여야 하고, 의존성이 없어야 하며, 안전하고도 저렴한 것이 이상적이다. 경증의 환자에게는 가능한 한 약물을 사용하지 않고 생활습관을 교정하고 섬유소 섭취를 권장하는 것이 좋다. 치료에 앞서 의사와 환자 간에 돈독한 신뢰관계가 형성되는 것이 중요하다. 또한 환자에게 대장운동과 배변의 생리적인 순서를 알려 주고 '얼마나 자주', '얼마만큼의 양'이 정상인지에 대해 설명해 준다. 매일 배변해야 한다는 강박관념이 잘못된 것이라는 사실과 사흘에 한 번 배변하면 정상적이라고 반복 교육하고, 기질적 병변이 없다고 검사에서 확인된 경우에는 더욱 더 안심시켜야 한다. 앉아서 일하고 비만한 사람에게는 신체운동이 없는 생활습관을 고치도록 활발한 신체운동을 권장하여야 한다.

식이로는 수분과 섬유소 섭취를 늘리게 하고 필요하면 대변량을 늘리는 설사제를 사용하는 것이 초기 치료의 기본이다. 메틸셀룰로오스(methylcellulose) 또는 차전자피(psyllium) 등 대변량을 늘리는 설사제 외의 다른 약물의 장기 사용은 삼가해야 한다.

변비 유발의 원인이 되는 요인이 있으면 그에 대한 치료를 먼저 시행하여야 한다.

2) 고섬유소 식사요법

기질적 병변이 없는 기능성 변비 환자가 정상인에 비해 섬유소 섭취가 적다는 명백한 증거는 없다. 그러나 섬유소 섭취가 부족하면 변비를 유발할 수 있기 때문에 일일 25~30gm의 섬유소를 충분한 수분과 같이 복용시키면 경증 변비 환자에서는 대변의 횟수, 양의 증가와 증상의 호전을 보인다. 따라서 가장 간단한 초기의 치료법으로 추천된다. 동시에 하루 200cc 잔으로 6~8잔 분량의 수분섭취를 권장하고 있지만, 과학적인 증거는 아직 뚜렷하지 않은 실정이다.

3) 행동요법

대장의 운동은 아침에, 또 식사 후에 가장 활발하기 때문에 아침식사나 음료수 복용 5~15분 후에 변기에 앉아 일정 시간을 보내게 추천한다. 위·대장 반사에 따라 배변하려는 노력을 하도록 권장하고, 필요시에는 설사제 등의 약물을 일시적으로 복용시켜 배변을 도와준다. 궁극적으로는 정상적인 배변습관을 찾도록 훈련시키는 처방이다.

4) 생체되먹임 요법

기능성 출구폐쇄가 있는 변비의 가장 뛰어난 치료법이다. 항문직장내압 검사나 근전도를 배변시 시행하게 하여 환자가 직접 근육의 변화를 보면서 배변시 골반저가 수축보다 이완할 수 있게 근육을 재교육하는 요법이다. 80%의 효과가 보고되고 있다.

5) 정신심리치료 요법

정신적 문제가 있는 일부 환자에게 정신과적 치료가 도움이 되는 경우가 있다.

6) 약물요법

위장운동 촉진제 등 약물을 사용하여 대장의 운동성을 증진시킨다.

사하제는 대부분 대변의 수분함량을 높이고 연동운동을 촉진한다. 충분한 섬유소와 수분섭취, 적절한 운동 및 행동요법에도 불구하고 변비가 지속될 때 사용을 고려한다. 대장무력증이 있는 변비에는 대부분 설사제 사용이 필요하다. 처음 치료시에는 팽창성 설사제가 추천되는데, 이 계열의 설사제는 기질적 질환이나 통과시간 지연이 있는 환자에서는 증상 악화를 초래할 수 있으나, 그 외에는 장기 사용도 가능하다. 변비가 지속되면 2선 요법으로 락툴로오스(lactulose), 수산화 마그네슘 등의 과삼투압성 설사제가 추천된다. 이들 1, 2선 약물들은 값이 싸고 부작용이 적다. 3선 약물인 완화제, 자극성 설사제, 안트라퀴논제제 등은 장기간 사용하면 부작용 발생의 위험이 높고 중독될 수 있기 때문에 단기간만 사용해야 된다. 특히 자극성 설사제는 장기 사용하면 효과가 감소하고 부작용이 크기 때문에 장기 사용은 금해야 한다.

II. 설사

건강한 성인의 배변횟수나 배변량은 지역적 · 민족적으로 다르나 일반적으로 주 3회에서 일일 3회가 정상배변 횟수, 50~250gm까지를 정상 대변량의 범위로 간주하고 있다. 임상적으로는 배변횟수가 하루 4회 이상, 대변량이 하루 250gm 이상의 묽은 변이 있을 때 보통 설사라 칭한다. 성인에서 2~3주 이상 지속되는 설사를 만성 설사라 하고, 그 이하를 급성 설사라고 정의하고 있다.

설사는 가성 설사나 배변실금과 구별되어야 한다. 가성 설사는 하루 3~4회 이상 배변하나 전체 배변량은 정상 범위에 있는 것으로, 과민성 장증후군, 직장염, 갑상선기능항진증 등에서 나타나게 된다. 배변실금은 항문직장 또는 골반근육의 이상으로 인한 수의적 배변조절의 불능 때문에 본인의 의사와 관계 없이 자주 배변하는 것으로, 대변량 자체는 250gm을 넘지 않아 설사와는 다르다.

정상 대변의 60~85%는 수분이며, 대변량은 음식물 내의 섬유소 양에 의해 결정되나, 성, 운동, 스트레스, 약물 등의 영향을 받는다.

1. 원인 및 병태생리

급성 설사의 원인은 대부분 병원성 생물체와 약물이다.

병원성 생물체란 세균, 바이러스, 원충, 기생충 등을 말하며, 모든 약물이 설사의 원인이 될 수 있다.

만성 설사의 원인은 매우 다양하며, 기능성 장관장애(과민성 장증후군), 약물에 의한 설사, 만성 염증성 장질환, 수술 후 야기된 설사, 흡수장애, 전염성 병원성 생물체에 의한 설사 등의 순이다. 설사의 기전은 첫째, 장관 내 삼투압 증가에 의한 장관 내 수분의 증가, 둘째, 활동성 전해질 분비, 셋째, 장점막의 구조적 손상, 넷째, 여과의 증가, 다섯째, 장관운동의 이상으로 대별할 수 있다.

1) 삼투성 설사

삼투성 설사는 장관 내에 흡수가 잘 안 되거나 불가능한 물질의 농도가 높을 때 장관 내 삼투압의 증가로 인해 수분이 혈액에서 장관 내로 이동하게 되어 발생한다. 그러므로 대변은 대부분 수분과 흡수되지 않은 물질로 구성된다.

삼투성 설사는 세 가지 경우에 일어난다. 첫째, 흡수가 불가능하고 삼투압을 발휘하는 물질, 즉 sulfate, phosphate를 함유한 설사제, 제산제 내의 마그네슘염, 락툴로오스, 소르비톨 등을 섭취했을 때, 둘째, 흡수되지 않은 포도당, galactose, chloride 등이 삼투압 현상을 일으킬 때, 셋째, 탄수화물 흡수 장애군, 즉 우유나 유제품을 섭취하면 설사가 일어나는 유당분해효소 결핍증의 경우이다. 이때 흡수되지 않은 탄수화물은 대장으로 들어가 세균에 의해 발효되어 단지 short chain 지방산, 수소, 이산화탄소, 메탄가스 등이 생성되며, 대변은 산도가 증가한다(pH <5.5).

2) 분비성 설사

장점막의 구조적 손상 없이 세균성 독소, 담즙산, 지방산, 설사제 등에 의하여 장관 내로 수분 및 전해질 분비가 증가되어 일어나는 설사이다.

3) 점막손상

장점막의 구조적 손상이 있을 때에는 수분 및 전해질의 흡수장애가 있을 뿐만 아니라, 혈액 성분의 장관 내 삼출이 동반되어 설사가 일어나게 된다. 궤양성 대장염, 크론병, 방사선 장염 등의 만성 염증성 장질환이나, salmonella, shigella, EPEC(enteropathogenic *E. coli*) 등의 세균 및 원충의 감염이 이에 속한다.

점막손상으로 인한 설사의 임상적 특징은 분비성 설사와 모두 같으나, 대변 내 염증세포나 혈액이 관찰되는 것이 특징이 된다.

4) 여과의 증가

장폐쇄의 경우 장관내압이 증가하여 정맥 및 림프의 흐름에 장애가 일어나므로 수분이 장관 내로 이동하게 된다. 문맥압이 증가하면 때로 설사가 일어나지만, 문맥압 증가의 정도와 수분 및 전해질 분비와는 직접적 관계가 없다.

5) 장운동 장애

절제 위, 과민성 대장, 당뇨병 등에서의 만성 설사는 장운동 장애에 의해 야기된다.

급성 설사에서도 여러 가지 세균 또는 독소들이 장운동을 항진시켜 설사를 증가시키는 것으로 알려져 있다.

2. 임상소견

장관감염에 의한 급성 설사는 원인 병원체의 독성에 따라 그 임상증상이 다르다

로타바이러스나 Norwalk-like agent는 대부분의 경우 설사 외에 구토를 일으킨다.

콜레라나 ETEC(enterotoxigenic *E. coli*)는 심한 물 같은 설사를 일으키는데, 콜레라는 열이 없으나 ETEC는 미열이 있을 수 있다.

세균성 이질(shigellosis)은 하향성 장관감염의 양상을 잘 나타낸다. 즉 이질 초기, 1~3병일까지는 이질균이 소장에 정착 독소를 분비하므로 콜레라와 ETEC 때와 같이 물 같은 설사와 열이 난다. 이후 이질균이 종착 지점인 대장으로 내려와 증식하여 대장점막을 손상시키면 대변량은 감소하나 횟수가 증가되며, 대변에 피와 점액이 섞이고 열이 나며 복통과 후중(tenesmus)이 나타나는 등 전형적인 세균성 이질의 양상을 나타낸다.

약물에 의한 급성 설사는 장관감염에 의한 설사처럼 열 등의 전신증상이 없으며, 심한 복통과 후중이 없고, 대변에 피나 점액이 섞이지 않는다.

3. 진단

급성 설사의 대부분은 며칠 이내에 자연 소실되는 것이 보통이므로 임상적으로 크게 문제가 되지 않는다. 이럴 경우 복잡한 검사방법을 동원하여 그 원인을 찾으려고 할 필요는 없겠다.

설사 환자 진단의 첫 번째는 급성과 만성을 구별하는 것이다. 때로 만성 설사를 일으키는 질환, 예를 들면 궤양성 대장염은 간헐적으로 급성 설사의 양상을 띠는 수가 많으므로 각별한 주의를 요한다.

두 번째로 설사의 원인 부위가 왼쪽, 즉 하행결장 및 직장, S상결장에 있는지, 또는 오른쪽, 즉 소장 혹은 상행결장에 있는지를 감별해야 한다. 왼쪽의 대장은 대변의 저장고 역할을 하므로, 이 부위에 염증성 병변이 있을 때는 변이 조금만 차도 자극을 받아 배변횟수가 잦고, 대변량이 적으며, 변의가 있을 때 복통이 있고, 후중이 심한 것이 특징이다. 반대로 오른쪽, 즉 소장이나 상행결장에 병변이 있어 설사가 있을 때는 배변횟수가 많지 않고, 한 번의 대변량이 많으며, 배변 전에는 복통

이 있을 수 있으나, 배변 후에는 후중이 없는 것이 특징이다. 왼쪽 부위가 원인인 전형적인 급성 설사를 일으키는 것으로는 세균성 이질, 만성으로는 궤양성 대장염을 들 수 있으며, 오른쪽 병변에는 영양흡수장애군에 의한 설사, 살모넬라증 등이 이에 속한다.

감별진단에 있어 셋째로 고려해야 하는 것은 설사의 원인이 삼투성, 분비성 혹은 점막손상 때문인지를 임상적 소견 및 검사실 소견으로 따져보아야 한다는 점이다. 급성 설사의 경우 탈수가 심하고 고열이 있으며 구토가 있거나 대변 내 혈액이 있으면 입원 치료를 요하며, 설사의 집단발생 여부를 가려 공통적인 원인이 있는가를 알아보아야 한다. 급성 설사의 경우 병력청취, 이학적 검사, 대변검사, 직장경 검사 등을 동원하여 감별진단을 하게 된다.

4. 치료

설사의 치료는 3단계로 나누어 생각해야 한다. 첫째, 설사에 의하여 야기된 수분과 전해질 이상의 교정, 둘째, 설사의 대증요법, 셋째, 설사를 일으킨 원인에 대한 원인치료이다.

설사는 정확한 원인을 규명할 수 없을 때가 많아 증상적인 치료만 하게 되는 경우가 많다.

1) 수분, 전해질 보충

구역 및 구토가 심한 경우 심한 탈수, 쇼크, 또는 대사성 산증이 있을 때에는 혈관으로 수분과 전해질을 공급해야 하며, 대부분 12시간 이내에 보충하도록 해야 한다. 이후 경구로 수분과 전해질을 공급한다.

대부분의 급성 설사의 경우 소장 상피세포의 포도당-Na 흡수기전이 작동하고 있으므로 경구로 수분과 전해질을 공급할 때 포도당을 동시 투여하여 포도당이 Na의 흡수를 증가시키게 해야 한다.

대표적인 WHO formula는 Na^+ 90, K^+ 20, HCO_3^- 30, Cl^- 80(meq/L), 포도당 111mmol/L로서 삼투압 331mOsm/kg이 된다. KCl 1/4찻술(1.5gm), $NaHCO_3$ 1/2찻술(2.5gm), NaCl 1/2찻술(3.5gm), 포도당 2순가락(20gm)[설탕 4순가락(40gm)]을 물 1L에 녹여서 만들면 위의 WHO formula와 비슷하다.

여러 상업적인 용액이나 청량음료도 경구 수액제로 사용할 수 있다.

2) 대증요법

가장 흔히 쓰이는 bismuth subsalicylate는 분비성 설사에 좋은 효과를 기대할 수 있다.

Loperamide나 diphenoxylate(Lomotil®)는 가장 빨리 설사를 멎게 하는 약물로서 설사에 동반되는 복통의 치료에도 효과가 있다. 주 작용기전은 장운동을 감소시키는 것이나, 장점막에서의 수분과 전해질의 흡수에도 어느 정도 작용할 것으로 생각되고 있다. 그러나 열이 있거나 대변에 피가 섞여 나오는 경우는 병의 경과를 길게 하거나 악화시킬 염려가 있으므로 이들을 사용해선 안 된다.

3) 항생제 투여

원인균이 발견되거나 의심되면 항생제를 사용하여야 한다.

ETEC, EPEC, shigella, salmonella 등은 설사를 유발하는 병원체 중 항생제 치료에 반응하는 균들이다. Ciprofloxacin, ampicillin, trimethoprim + sulfamethoxazole 등이 추천되고 있다.

아메바나 지알디아(giardia) 등의 원충은 metronidazole 같은 항원충제를 투여한다.

참고문헌

김진호(2005).「변비」. 김정룡.『소화기계질환』제2판. 일조각. pp.42-49.

송인성(2005).「설사」. 김정룡.『소화기계질환』제2판. 일조각. pp.50-60.

이풍렬(2004).「과민성 장증후군」. 서울대학교 의과대학 내과학교실.『임상내과학』. 고려의학. pp.298-303.

2절 위염과 소화성 궤양

내과 김지원

I. 위염

위염이란 각종 손상에 대하여 위점막에 염증이 생기고 위 상피세포의 재생이 일어나는 일련의 반응을 말하며, 감염이나 약물 또는 자가면역성 및 과민성 반응 등의 다양한 원인에 의하여 발생한다. 위염에 특징적인 증상은 없으며, 대부분의 위염 환자들은 증상 없이 지내는 것이 보통이다. 위염 자체만을 진단하기 위하여 위내시경 검사나 상부위장관 조영술 등의 검사를 시행하는 경우는 별로 없으며, 상부위장관 증상이나 출혈 등으로 인하여 위내시경 검사를 시행하였을 때 위점막의 발적이나 부종 등의 위점막의 변화들이 관찰되어 진단되는 경우가 대부분이다.

위염은 발병 원인에 따라 만성 *Helicobacter pylori* 위염, 급성 출혈성 및 미란성 위염, 만성 위축성 위염 등으로 나눌 수 있다.

1. 만성 *H. pylori* 위염

1) 세균학적 특성

*H. pylori*는 사람의 위점막에 상주하는 그람 음성균으로 1983년 호주의 Warren에 의해 처음 발견되었고, 1984년 Marshall에 의해 배양되어 분리에 성공하였으며, 두 사람은 이 공로로 2005년 노벨의학상을 공동 수상하였다. *H. pylori*는 나선형의 모양을 가진 0.5×3.0μm 크기의 그람 음성균으로 위점막에 있는 점액 아래에 살고 있다. 또한 고분자량의 요소분해효소를 가지고 있어 요소를 암모니아와 중탄산염으로 분해시킴으로써 주위 환경을 염기상태로 만들어 위산으로부터 자기를 보호할 수 있다.

2) 역학

*H. pylori*의 유병률은 소아에서 노년층으로 갈수록 점점 높아지며, 우리나라의 경우 15세 이하에서는 18%, 16세 이상에서는 65%의 유병률을 보여 *H. pylori*의 감염은 초등학교 및 중학교 시절인 성장기에 주로 일어날 것으로 생각된다. *H. pylori*의 자연숙주는 사람이며 위점막에서만 정착하여 서식하는 것으로 알려져 있어, 사람에서 사람으로 전파되며 주로 구강-구강이나 대변-구강을 통하여 감염될 것으로 생각된다.

3) 임상상 및 진단

만성 *H. pylori* 위염에 특징적인 증상이나 위내시경 소견은 없으나, 많은 환자들이 소화불량 같은 상부위장관 증상을 호소한다. 소화불량이란 상복부의 동통 또는 식후 심와부의 그득함, 복부팽만감, 조기 포만감, 메슥거림, 속쓰림, 트림, 역류증상 등을 포함하는 거북함 또는 불쾌감을 말한다.

*H. pylori*의 감염 여부를 확인하기 위한 방법은 크게 내시경으로 조직을 채취하여 검사하는 침습적인 방법과 비침습적인 방법으로 나눌 수 있다. 침습적인 방법에는 채취한 조직을 이용한 배양 검사, 조직학적 검사, 요소분해효소 검사 등이 있고, 비침습적인 방법에는 요소호기법과 면역학적으로 항체를 검사하는 혈청학적 검사법이 있다.

2. 급성 출혈성 및 미란성 위염

아스피린이나 비스테로이드성 소염제, 알코올 등과 같이 위점막에 손상을 주는 각종 약물이나 물질에 노출되거나 외상, 화상 또는 패혈증에 의해 위점막으로의 혈류가 감소한 경우에 생긴다. 환자는 상복부 속쓰림이나 동통을 호소하며, 위내시경 소견으로 다발성의 점상 출혈이나 작은 미란성 병변들이 관찰된다.

3. 만성 위축성 위염

만성 *H. pylori* 감염에 이환된 환자의 일부에서는 시간이 경과함에 따라 위축성 위염으로 진행하게 된다. 위축성 위염이 위체부를 주로 침범하는 경우를 A형, 위 전정부를 주로 침범하는 경우를 B형이라 하며, A형 위축성 위염은 악성 빈혈과 연관되어 있는 경우가 많으며, B형 위축성 위염은 대부분 *H. pylori* 감염에 의해 발생한다.

II. 소화성 궤양

1. 역학 및 자연경과

소화성 궤양은 위와 상부 십이지장에 발생하는 만성적 질환으로, 인구의 약 10%가 일생 동안 한 번 이상은 경험하리라 생각될 만큼 흔한 질환이다. 소화성 궤양은 발생 부위에 따라 위궤양과 십이지장 궤양이 있으며, 최근에는 위궤양보다는 십이지장 궤양의 발병률이 높아지는 경향을 보이고 있다.

십이지장 궤양은 봄과 가을에 흔히 발병하는 계절적인 특성이 있으며, 잘 생기는 부위는 십이지장 구부로서 95% 이상의 십이지장 궤양이 이 부위에서 발생한다. 크기는 보통 1cm 이하이지만 거대궤양이라 하여 크기가 3 또는 6cm에 이르는 것도 있으며, 만성 신부전증, 간경변증, 신이식 수술 후, 부갑상선기능항진증이나 만성폐쇄성폐질환 등의 기저질환이 있는 환자에서 궤양이 발병할 확률이 높다.

십이지장 궤양이 잘 생기는 연령은 평균 40세이며, 남녀에서 발병 비율은 비슷하다. 반면 위궤양은 십이지장 궤양 환자보다 평균 10세 정도 높은 연령층에서 잘 생기며, 평균 연령은 50세이고, 대부분의 위궤양은 위각 직하부의 전정부라 불리는 부위에 발생한다.

소화성 궤양은 자연 치료율이 높아 궤양치료제가 아닌 위약으로 4주간 치료한 경우에도 위궤양 환자의 30%, 십이지장 궤양 환자의 40% 정도가 완치되었다는 보고도 있다. 그러나 완치 후 유지요법이나 초기에 *H. pylori* 제균 치료를 하지 않은 경우에는 재발률 또한 높아 십이지장 궤양의 1년 후 재발률은 74%, 위궤양은 35~80%에 이르는 것으로 알려져 있다.

2. 발병원인 및 병태생리

소화성 궤양이 발생하는 기전은 공격인자(주된 인자는 위산 및 펩신이나 그 외에 흡연, 알코올, 점막허혈증, 저산소증 등)의 기능이 항진되거나 산과 펩신으로부터 점막을 보호하는 방어인자들(중탄산염, 점액, 점막하 혈류, 상피세포 성장인자 및 재생능)의 기능이 감소되어 이 두 가지 인자 간의 균형이 파괴될 때 발생하는 것으로 생각된다. 최근에는 *H. pylori*라는 세균 감염 및 비스테로이드성 소염제들이 소화성 궤양의 발병에 중요한 원인이라는 밝혀지고 있다.

음식 또는 기호식 중 소화성 궤양의 가장 중요한 위험인자는 흡연이다. 담배를 피우는 사람은 위궤양 및 십이지장 궤양의 발병률이 높고, 궤양이 잘 치유되지 않으며, 재발률 및 합병증의 발생이 증가하며, 궤양과 관련된 사망률 또한 높아진다. 흡연은 음식물을 위에서 빨리 배출하게 하여 십이지장이 상대적으로 많은 양의 산에 노출되게 하고 위십이지장 운동에도 장애를 일으켜 십이지장액을 위장 안으로 역류하게 한다.

알코올이 궤양의 원인이 된다거나 궤양을 악화시킨다는 객관적인 증거는 아직 없으며, 술이 산 분비에 미치는 효과도 알코올 농도에 따라 다르다. 일반적으로 알코올 농도가 낮은 술은 산 분비를 촉진시키지만, 알코올 농도가 높은 술은 영향이 없거나 오히려 감소시키기도 한다.

일부 음식이 소화성 궤양의 발병이나 경과에 영향을 미칠 수 있다는 보고가 있기는 하지만, 일반적으로 특정 식품이 궤양 발병의 위험인자가 된다는 객관적인 증거는 없으며, 또한 커피와 같이 카페인이 든 기호품이 위산의 분비를 항진시키기는 하지만, 이러한 위산 분비의 항진이 궤양 발생의 위험요인이 되지는 않을 것으로 추정된다.

3. 임상증상

소화성 궤양의 가장 흔한 증상은 주로 명치 부분이나 우측 늑골 아래에 찌르거나 쪼아내는 듯한 통증이 반복되는 것이지만, 막연한 압박감 또는 팽만감만 느끼는 경우도 흔하다. 십이지장 궤양의 경우 식후 1~3시간 정도 지나 속이 빌 때쯤 명치 부위에 타는 듯한 통증이 나타나는 것이 전형적인 증상으로, 음식을 먹거나 제산제를 복용하면 쉽게 통증이 가라앉는다. 반수 이상의 환자들은 밤에 심한 통증을 겪기도 하지만, 일부 환자들은 수일 또는 수주간 통증을 느끼다가 별다른 치료 없이도 증상이 사라진 채로 수주간 혹은 수개월간 지내기도 한다. 통증의 양상이 급격하게 변할 때에는 합병증이 생겼을 가능성을 항상 염두에 두어야 한다. 예를 들어, 통증이 제산제나 음식물을 먹어도 호전되지 않고 지속되거나 등 쪽으로 통증이 뻗치는 경우에는 침투성 궤양으로 발전하였을 가능성이 있으며, 음식을 먹으면 통증이 악화되거나 토할 때에는 유문부 폐쇄가 동반되었을 가능성이 있다.

또한 통증이 배 전체로 퍼지면서 그 정도가 아주 심해지면 천공성 궤양의 가능성을 의심할 수 있다. 그러나 소화성 궤양을 앓고 있으면서도 증상이 전혀 없는 환자도 많으며(십이지장 궤양 환자의 50%), 전형적인 궤양 증상을 가진 환자라도 위내시경 검사를 하였을 때 소화성 궤양이 없는 경우가 많으며, 증상이 심하다고 하여 반드시 궤양이 심한 것은 아니기 때문에 환자가 호소하는 임상 증상으로 소화성 궤양을 진단할 수는 없다. 이 외에도 식욕감퇴, 구역질, 체중감소, 흑변 등의 증상이 있을 수 있다.

4. 진단

소화성 궤양을 진단하는 방법에는 위내시경 검사와 상부위장관 조영술이 있으며, 위내시경 검사가 진단적인 가치가 더 높다. 상부위장관 조영술은 바륨이라고 하는 조영제를 마신 후 X선을 이용하여 위와 십이지장 부위를 촬영하는 검사로서, 궤양이 있을 경우 그 크기나 모양, 발생 장소를 정확하게 알기가 불가능할 때가 많으며, 또한 조직검사를 시행할 수가 없어 궤양이 양성인지 악성인지를 감별할 수가 없다. 그러나 위내시경 검사는 직접적으로 궤양을 관찰할 수가 있어 크기와 모양을 정확하게 알 수가 있을 뿐만 아니라, 내시경 검사와 동시에 조직검사를 병행할 수 있어 위암에 의한 악성 궤양인지를 직접 감별할 수 있다. 또한 소화성 궤양의 재발에 원인이 되는 *H. pylori*의 감염 여부를 확인할 수 있으며, 소화성 궤양에 의한 출혈이 있는 경우 내시경적 처치를 통하여 출혈의 치료도 가능하다.

5. 치료

1) 치료목표

소화성 궤양의 치료목표는 궤양에 의한 복통, 속쓰림, 소화불량 등의 증상을 없애고, 궤양을 치료함으로써 궤양에 의한 합병증이 생기지 않게 하며, 재발을 방지하는 것이다. 소화성 궤양의 치료는 천공, 장폐쇄, 출혈 등의 합병증이 없는 한 약물요법을 우선하며, 동시에 궤양을 일으키거나 악화시킬 수 있는 약물들의 복용을 금지하는 것이 중요하다. 궤양 치료제는 크게 위산이나 펩신 등의 공격인자를 감소시키는 약제와 방어인자를 증가시키는 약제들이 있다. 최근에 사람의 위장 내에 상주하는 세균인 *H. pylori*와 소화성 궤양과의 연관성이 알려지면서 궤양의 재발을 방지하기 위하여 *H. pylori*의 박멸이 소화성 궤양의 초기 발병이나 재발에 관계 없이 추천되고 있다.

2) 공격인자 억제제

(1) 제산제

오래 전부터 소화성 궤양의 증상을 완화하거나 치료약제로 널리 사용되어 왔으나, 최근 프로톤 펌프 억제제를 비롯한 강력한 위산분비 억제제가 개발됨으로써 단독 치료제로서는 잘 사용되지 않고 있다. 제산제의 투여시간은 분비된 위산을 완전히 중화하기 위하여 매 식후 1시간과 취침시 하루 4회 복용한다.

(2) 위산분비 억제제

① H_2 수용체 길항제: 1970년대 초 cimetidine이 개발된 이후 궤양치료의 주된 치료약제로 사용되어 왔으며, ranitidine, famotidine, roxatidine, nizatidine 등의 여러 약제들이 개발되었다. 기본적인 약리작용은 동일하며 궤양치료 효과도 서로 비슷하다. Cimetidine은 여러 가지 부작용이 알려져 있으나, 실제적인 빈도는 아주 적지만 혈전 용해제인 warfarin 등의 다른 약제들의 대사와 경쟁함으로써 이들 약제의 혈중농도를 높여 독성을 증가시킬 수 있으므로 주의를 요한다. 약물투여 방법은 대부분의 경우 하루 2회 아침과 저녁 식사 후에 복용하며, 유지요법의 경우 저녁 식후나 취침 시 하루 1회 복용하기도 한다.

② 프로톤 펌프 억제제: 위벽 세포에서 생성된 산을 위강 내로 퍼내는 역할을 하는 H^+/K^+ ATPase를 억제하는 작용을 가진 약물로서, 산분비 억제 효과가 기존 약제에 비해 훨씬 강력하여 최근 소화성 궤양의 주된 치료제로 사용되고 있다. 제산효과가 강력하고 작용시간이 길기 때문에 20~40mg의 적은 용량으로 1일 1회 복용으로도 충분히 궤양치료의 효과가 있다. 현재까지 개발된 약제로는 omeprazole, pantoprazole, lansoprazole, rabeprazole, esmoprazole 등이 있다.

3) 방어인자 증강제

(1) 궤양 병소 피복 보호

점막의 결손을 가져오게 한 병소를 피복하여 치유를 촉진하는 작용을 하는 약제로서, 산이 존재하는 상태에서 음성 전하를 가지고 있는 약제가 서로 중합하여 궤양 바닥의 양성 전하를 가진 변성 단백에 결합함으로써 병소를 피복하게 된다. 병소의 피복 보호에 의하여 공격인자에 대하여 병소의 노출을 방지하여 궤양의 치유를 촉진한다. 이러한 약제로는 sucralfate와 colloidal bismuth 제제가 있다.

(2) 점액 합성 및 분비 촉진

점액을 생산·분비하는 세포는 위점막의 표층에 위치하며, 위점막의 방어기구로서 점액은 중요한 역할을 하고 있다. Teprenone은 위점막의 구성 성분인 인지질, 고분자 당단백의 합성을 촉진하고 점액을 통하여 궤양의 치유를 촉진한다.

(3) 위점막 혈류 증가

위점막 표층의 미소순환의 개선은 공격인자를 제거하고 방어인자를 강화하는 역할을 하며, cetrexate는 이러한 미소순환을 개선함으로써 궤양에 대한 치료효과를 나타낸다.

(4) 내인성 prostaglandin의 증가

Prostaglandin은 점액 생성이나 혈류를 촉진시키며, 위점막의 항상성 유지에도 중요한 작용을 한다. Misoprostol은 이러한 prostaglandin의 생성을 유도하여 궤양치료에 효과를 나타내지만, 설사를 일으키는 부작용도 있다.

4) *H. pylori* 제균 치료

십이지장 궤양 환자의 90~95%, 위궤양 환자의 60~80%에서 *H. pylori*가 발견되는 것으로 보아 *H. pylori*가 소화성 궤양의 중요한 원인 인자의 하나일 것으로 생각되고 있으나, *H. pylori*가 직접적으로 위궤양이나 십이지장 궤양을 일으킨다는 보고는 없다. 그러나 *H. pylori*를 박멸하면 소화성 궤양의 재발이 현저하게 감소하여 십이지장 궤양의 경우 재발률은 60~100%에서 5% 이내로 현저하게 감소되며, 특히 출혈성 궤양의 경우 재출혈을 예방할 수 있다. 제균 치료는 프로톤 펌프 억제제와 항생제의 병용요법으로 치료하며, 주로 쓰이는 항생제는 메트로니다졸과 클래리스로마이신이다.

5) 난치성 궤양

소화성 궤양은 위에서 열거한 치료 약제를 사용하여 6~8주간 치료할 경우 90% 이상 치료가 된다. 정상적으로 치료하는데도 불구하고 치유가 되지 않는 궤양을 난치성 궤양이라 하는데, 십이지장 궤양은 8주 후, 위궤양은 12주까지 궤양이 아물지 않는 상태를 말한다. 난치성 궤양의 원인에는 ① 약물 복용을 제대로 하지 않았을 때, ② 비스테로이드성 소염제의 복용, ③ 심한 흡연자, ④ *H. pylori*의 감염이 심한 경우, ⑤ 위산분비가 정상보다 많은 경우 등이 있다.

6. 합병증

1) 출혈

외국의 보고에 의하면, 10만 명의 환자 중 15명이 출혈을 경험하며 출혈에 의한 사망률은 5~10%에 이른다고 한다. 토혈이나 흑색변이 특징적이며, 15%의 환자에서는 쇼크에 빠질 만큼 심한 출혈이 있을 수 있다. 60세 이상의 노인, 쇼크에 빠진 환자, 다량의 수혈이 필요한 출혈 환자들이나 심장·폐·간 등에 병발 질환이 있는 환자가 궤양 출혈을 하는 경우에는 예후가 나쁘다. 위내시경 검사를 통하여 출혈성 궤양을 진단할 수 있으며, 내시경적 지혈술로 바로 치료도 병행할 수 있다.

2) 천공

연간 발생빈도는 궤양 환자 10만 명 중 7~10명 정도 되며, 전정부 궤양이나 십이지장 궤양의 천공이 위궤양의 천공보다 6~8배 많으며, 남자에게 높아 여자의 4~8배에 이른다. 천공이 발생하면 급작스럽게 복통이 오며 복막의 염증 소견이 따르게 된다. 이때 복통은 상복부에서 시작하여 복부 전체로 퍼지게 되며, 자세를 바꾸면 통증이 악화된다. 시간이 지남에 따라 혈압이 저하되고 발열이 나타나는 등의 패혈증의 소견을 보일 수도 있으며, 즉각적인 수술적 치료가 필요하다.

3) 폐쇄증

위의 유문부 궤양이나 십이지장 궤양 환자의 약 2%에서 위출구 폐쇄가 일어난다. 위출구 폐쇄가 일어나면 오심, 구토, 조기 포만감 및 체중감소가 생기며, 특히 구토는 많은 양을 지속적으로 하게 된다. 식사 후 12~24시간 이내의 음식물이 나오게 되며, 구토 후 통증이 완화되는 경향이 있다.
치료에는 협착이 있는 부위를 풍선을 이용하여 내시경적으로 확장해 주는 방법과 수술적인 치료법이 있다.

참고문헌

김나영, 김재규, 김진호 외(2000). 「상부위장관 증상이 없는 한국인에서 *Helicobacter pylori* 감염의 혈청학적 유병률에 관한 전국적 역학조사」. 『대한내과학회지』 59: 388-397.

김유선, 이창희, 최일주 외(1999). 「소화성 궤양 환자에서 *Helicobacter pylori* 박멸 전후의 전정부 위염 양상의 변화」. 『대한소화기학회지』 34: 572-581.

Goodwin CS, Worsley BW(1993). Microbiology of *Helicobacter pylori*. *Gastroenterology Clin N Am* 22: 5-23.

Jung HC, Kim JM, Song IS et al(1990). Etiologic role of *Helicobacter pylori* in the pathogenesis of histological chronic gastritis. *Seoul J Med* 31: 231-246.

Marshall BJ, Warren JR(1984). Unidentified curved bacilli in the stomach of patients with gastritis and peptic ulceration. *Lancet* 1: 1311-1315.

McColl K, Murray L, El OE et al(1988). Symptomatic benefit from eradicating *Helicobacter pylori* infection in patients with nonulcer dyspepsia. *N Eng J Med* 339: 1869-1874.

3절 간염 및 간암

내과 김병관

I. 급성 바이러스성 간염

바이러스성 간염은 간을 주로 침습하여 간세포 괴사와 변성을 초래하는 염증성 질환이면서 일종의 전신적 감염으로 A, B, C, D, E 5형의 간염 바이러스들이 주된 원인을 차지하고 있다. 이들 5형의 간염 바이러스 모두는 무증상에서부터 전격성 간염까지 다양한 정도의 간염을 일으킬 수 있으므로 임상양상이나 조직학적 검사만으로는 원인 바이러스를 추측할 수 없으며, 오직 항원 특성의 차이에 기인한 혈청학적 검사에 의해서만 이들을 구별할 수 있다.

우리나라에서 급성 바이러스성 간염의 원인은 1980년대까지는 B형이 약 60%, C형이 20~30%, A형이 10% 정도였으나, 최근의 효과적인 예방접종으로 B형은 현저히 감소하였고 A형 간염의 발생이 급격히 증가하고 있다. 특히 20세 이하의 연령군에서는 A형이 대부분을 차지하고 있다.

1. 주요 증상

환자들은 일정 기간의 잠복기를 거쳐 3~10일간의 전구기를 거치는데, 식욕부진, 오심, 구토 등의 비특이적 소화기 증상들을 위시하여 우상복부 불편감을 느끼며, 담배나 술을 즐기던 사람들은 그 맛을 잃게 된다. 이 기간 동안 심한 무력감과 괴로움이 동반될 수 있으며, 소변색이 짙어진다. 전신 증상으로 미열이나 두통, 인후통 내지는 기침이나 콧물 같은 감기양 증상을 호소하는 경우도 있고, 때로는 두드러기나 관절통, 근육통이 동반된다. 황달기에 들어서면 소변이 더욱 진해지고 대변색이 옅어지며 황달이 점차 심해진다. 황달이 빠지는 시기에는 소변색이 엷어지고 대변이 다시 진해진다. 황달이 생기면 대개는 식욕이 나아지고 오심, 구토, 우상복부 통증 등도 서서히 호전된다.

전형적으로 황달기는 1~4주간 지속된 후 회복기로 접어들지만, 8주까지 지속하는 황달 예도 있다. 회복기에는 황달이 사라지고 식욕이 회복되는 등 전신증상이 없어지나, 피로감이나 우측 상복부 둔통은 남아 있을 수 있다. A형이나 E형에서는 1~2개월 내 충분한 회복을 기대할 수 있고, B형이나 C형에서는 3~4개월 내에 기대할 수 있다. 바이러스가 제거되면 항체는 황달기에 검출되기 시작하여 회복기에 역가가 상승한다.

2. 진단

급성 바이러스성 간염의 진단은 전형적인 임상상을 갖는 환자에서 바이러스의 혈청학적인 검사에 의존한다. 그러나 전형적인 급성 간염의 임상상을 보이는 환자의 2~10%에서 원인 바이러스를 찾을 수 없는 경우가 있다. 이러한 경우에는 간염을 초래할 수 있는 다른 바이러스(엡스타인-바 바이러스, 인간 헤르페스 바이러스 1형, 황열 바이러스, 바리셀라 바이러스, ECHO 바이러스, 홍역 바이러스)의 감염, 약물성 또는 독성 간염, 윌슨병, 저혈압, 우심방 장애에 의한 간울혈 등 허혈성 손상에 의한 급성 간손상 등을 감별해야 한다.

3. 예후

비황달성 간염이나 전에 건강하였던 전형적인 간염 예에서는 예후가 좋으면 대개는 80%에서 4개월 이내에 회복하고, 15~20%만이 4개월 이상 지속된다. 우리나라 A형 간염의 치사율은 0.1% 미만이고 A형과 E형에서는 완선 회복을 기대할 수 있지만, B형 급성 간염에서의 치사율은 1.4%에 달한다. 노년층이거나 울혈성 신부선증, 심한 빈혈 그리고 당뇨병 같은 지병이 있으면 지속적이면서 중증의 간염이 될 수 있다. B형 급성 간염 이환 이후에는 14%에서 1년 이상의 만성 보유자가 생긴다.

4. 치료

급성 바이러스성 간염에 대한 특이적인 치료법은 없고 일반적으로 고식적 치료에 의존한다. 이전에 건강하였던 젊은이에게는 절대적 안정가료가 필요하지는 않지만, 황달이나 증상이 심한 환자에게는 칼로리 섭취 목적으로 포도당 정주를 시행하면서 휴식을 취하게 하고 먹고 싶은 음식을 먹도록 하되 적절한 고단백·고칼로리 식이요법이 권장된다.

급성기에는 과일이나 과자류, 또는 죽이나 끓인 누룽지, 순두부 등을 아침 나절에 먹도록 하는 것이 좋으며, 설사나 구역이 없으면 기름기를 피할 필요는 없다. 알코올이나 간에 해로울 수 있는 약물을 피하며, 응급상황 이외의 수술은 금한다. 전격성 간부전 소견이 생기는지 세심히 관찰하고, 내과적 치료로 회복 불가능하다고 판단될 때는 간이식을 고려해야 한다.

5. 예방

최근에는 안전하고 항체 생성률이 95% 이상인 효과적인 A형 간염에 대한 백신이 개발되었으나, 제조공정이 복잡하고 가격이 비싸다. 20세 미만의 연령군에서는 추천된다.

효과적인 B형 간염 백신들이 이미 개발되어 널리 사용되고 있고 우리나라에서는 모든 신생아에게 접종하도록 권장되고 있다.

C형 간염 백신을 개발하려는 다양한 노력이 계속되고 있으나 현재까지 전망은 매우 불투명하다. 따라서 C형 간염의 보유자 발견과 그 전염경로 차단에 의존할 수밖에 없는 실정이다. 수혈 후 간염은 C형 간염 항체 검사를 수행함으로써 발생률이 현저히 감소하였으나, 현재 사용 중인 검사법들이 C형 간염 바이러스를 완벽하게 검출해 내지는 못하여 C형 간염 전파를 완전 차단하기는 어려울 것으로 생각된다. 문신, 침술, 성적 접촉, 정맥투여 약물 중독자 등을 통한 전파는 사회적 안전지침의 확보 및 교육을 통해 막을 수밖에 없다.

II. 만성 바이러스성 간염

보고자에 따라서 차이가 있지만 우리나라 만성 간질환의 45~73%가 B형 간염 바이러스와 연관되고, 15~48%가 C형 간염 바이러스와 관련된다. 그러므로 우리나라에서의 만성 질환 관리는 곧 바이러스성 간질환의 관리라고 할 수 있다.

만성 간염은 6개월 이상에서 몇 년간 지속되는 여러 중증도의 증상과 더불어 간의 염증 및 간세포 괴사가 지속되는 질환이다. 원인에 따라 B형, C형 및 D형 만성 간염, 자가면역성 간염, 약제에 의한 간염, 원발성 경화성담관염, 원발성 담관경변증, 윌슨병 등으로 구분한다.

1. 증상 및 징후

우리나라에서의 만성 간염은 전 연령층의 남녀에서 관찰되지만, 흔히 30대와 40대의 병으로서 호발 연령은 B형은 30대이고, C형은 40대이다. 무증상부터 간장애 말기 증상을 보이는 예까지 다양하나, 그 증상을 세 가지 형으로 구분할 수 있다. 즉 대다수 예에서는(3분의 2) 증상이 서서히 나타나는데, 무력감이나 권태감, 식욕부진 및 소화불량증과, 뚜렷하지는 않지만 기분 나쁜 복통, 우측 상복부 둔통이나 불쾌감 등과 더불어 코피가 나거나 잇몸에서 피가 자주 나며, 여드름이라든지 피부 발진이 많아지고 성욕감퇴와 월경불순이 생긴다. 활동기에는 미열이 있거나 소변색이 짙어지다가 서서히 황달까지 나타나는 증상이 수주에서 수개월(흔히 6개월 이상)에 걸쳐 있는가 하면, 일부에서는 그 증상이 급성 간염과 비슷한 경우도 있고, 복수나 황달 등 간경변 증상이나 간성 뇌증을 보이는 예도 있으며, 일부에서는 전혀 증상이 없는 경우도 있다.

2. B형 만성 간염의 자연경과

급성 간염 이후 만성 간염, 간경변증, 간암으로의 진행은 환자의 첫 감염시 나이와 감염경로, 면역상태 등에 따라 달라진다.

급성 간염을 앓은 성인에서 만성 간염으로의 진행률은 1~2% 정도이나, 초기 감염이 출생시 어머니로부터의 조기 간염(수직 간염)인 경우 대부분 무증상이며(90% 이상) 만성화한다.

우리나라 만성 간질환 환자의 자연경과와 생존율 보고에 의하면, 만성 간염 환자의 5년, 10년, 15년 생존율은 97%, 90%, 79%이고, 간경변증 환자의 생존율은 68%, 57%, 43%로 나타났으며, B형 만성 간염 환자에서 간경변증으로의 진행은 5년, 10년, 15년, 20년에 9%, 23%, 36%, 48%, 간암으로의 진행은 3%, 11%, 25%, 35%로 나타났다.

3. C형 만성 간염의 자연경과

C형 급성 간염에서 만성 간염으로 넘어간 경우, 만성 간염 초기부터 추적 조사한 경우에는 병세의 진행이 매우 느려서 약 18년이라는 장기간에 걸친 사망률이 정상인과 비하여 별 차이가 없다는 보고가 있다. 반면 C형 만성 간염 환자의 50%에서 간경변증이 동반되고 4년 추적기간 동안에 약 15%에서 치명적인 합병증이 발생한다는 상반된 보고도 있다. 이러한 결과는 C형 간염이 부분적으로는 서서히 진행해 간부전, 간암 등의 합병증이 생기는 중한 병이라고 이해될 수 있지만, 다른 한편으로는 비록 간경변증이 발생한 환자들이라도 매우 서서히 진행하는 특징이 있다고 이해될 수도 있다.

4. 진단

활동성 간질환의 증상과 생화학적 증거가 6개월 이상 지속되는 환자에서 만성 간질환의 임상 징후가 있을 때 진단할 수 있다.

5. 치료

일반적인 보조요법이 필요한데, 감염증이나 정신혼탁 증상이 있는 환자와 간외성 증상이 있는 환자는 입원 가료하여야 한다.

관절통이나 미열이 있을 때는 항히스타민제를 사용하고, 가려움증에는 항히스타민제에 페노바비탈을 병용하거나 콜레스티라민 혹은 UDCA를 사용할 수 있으며, 알코올 스폰지의 국소처치도 사용된다.

코피나 잇몸 출혈이 자주 있으면 일주일에 한 번 정도 비타민 K 10mg 근주를 시도해볼 수 있으며, 연꽃뿌리(연근) 반찬을 끼니마다 먹으면 지혈에 도움이 된다.

수용성 비타민 투여는 해가 없으나, 간독성이 있는 약초나 테트라사이클린, 과용량의 아세타미노펜, 옥시페니사틴(변비 치료제), 설파제나 감기약은 금해야 한다. 만성 간질환 환자에서 아스피린을 투여하면 ALT/AST치의 증가를 초래하며, 관해기에 있는 환자에서 아스피린을 사용하면 간염이 재발한다.

항염증 작용과 간세포 보호 기능이 있을 것으로 알려진 biphenyl-dimethyl-dicarboxylate(25~50mg 3회)나 sylimarin-sylibin(140mg 3회)을 경구투여하거나 ursodeoxycholate(200mg 3회)를 투여하면 AST나 ALT치를 저하 내지 정상화할 수 있다.

과체중인 B형이나 C형 만성 간염에서 AST 및 ALT치가 호전되지 않으면 체중감소 요법도 고려해야 한다. 그리고 항바이러스 치료에는 최근 B형 간염에 대한 라미부딘 치료와 C형 간염에 대한 인터페론/리바비린 병합요법이 새로운 치료법으로 주목받고 있다.

III. 간암

우리나라에서 간세포암(간암)은 연간 성인 남자 10만 명당 21~30.5명의 발생률을 보이는 매우 흔한 악성 종양이며, 중앙 생존기간이 4개월, 그리고 6개월 누적 생존율이 37.5%로서 그 예후는 매우 불량하다.

간암의 예후가 이렇게 불량한 이유는 첫째, 질환의 초기에는 간암을 시사하는 특이증상이 없이 서서히 진행하므로 간암이 임상적으로 진단될 때에는 이미 적절한 치료를 할 수 없을 정도로 진행되어 있기 때문이며, 둘째, 간암의 80%는 기존에 간경변증에서 병발되어 간경변증의 합병증으로 사망하는 경우가 많기 때문이다. 그러므로 간암 발생의 위험도가 높은 환자군을 대상으로 선별검사를 해야 할 필요성이 제기된다. 간초음파 검사와 혈청 알파태아단백(alpha-fetoprotein, AFP)을 이용한 검사가 임상에서 널리 이용되고 있으나, 여전히 한계점이 있는 상태이다.

1. 간암의 고위험군

만성 B형 간염 바이러스 및 C형 간염 바이러스 감염, 그리고 간경변증이 간암의 주요 위험인자로 알려져 있다. B형 간염 바이러스 항원(HBsAg) 만성 보유자가 HBsAg 음성 대조군에 비하여 간암 발생률이 100배 정도 높다는 것이 전향적 연구에 의해 잘 알려져 있으며, HBsAg 보유자 중에서도 간암의 가족력이 있거나 간경변증이 동반된 환자, 50세 이상의 남자의 경우 간암의 빈도가 더욱 증가한다.

2. 임상증상 및 진단

초기 간암은 증상이 거의 없고 서서히 발생하며, 뚜렷한 증상이 나타났다면 이미 병기가 진행된 경우가 대부분이다. 간암의 주요 증상은 간경변 증상과 비슷하여 복통, 피로감, 복부팽만감 및 식욕부진 등으로 비특이적 증상들이다. 복통은 대개 심하지 않은 둔통으로 심와부나 우상복부에 주로 발생하지만, 때로는 밤에 우측 간부위에 바늘을 찌르는 듯한 예민한 순간적 동통을 느끼기도 하며, 갑자기 움직이거나 특정 체위시 심해질 수 있고, 드물게 우측 어깨부위에 둔통을 느낄 수 있다. 비교적 증상이 없었던 환자가 지속적인 우상복부 통증을 느끼거나, 특별한 이유 없이 갑자기 깊어지는 진한 황달이 생길 때라든지 간기능 검사가 악화한 경우에는 간암을 의심해야 한다.

초음파 검사는 비침습적이며 타 영상방법에 비하여 상대적으로 저렴하여 AFP와 함께 간암 검사의 주종을 이룬다. 민감도는 70~80%로 알려져 있으나, 간경변증의 상태에서 간암의 민감도는 더 낮을 가능성이 있다.

간암의 크기가 적은 초기에는 동에코성이어서 주위 비간암성 조직과 구별이 되지 않지만 경과하면서 저에코성을 보이므로 간암의 결절이 커져서 주위에 조금 높은 에코를 보일 때까지 감별이 어려울 때가 많다. 그러나 재래식 전산화단층촬영에 비하여 이면상 나선식 CT는 소간암의 진단에 있어 더 예민하다고 알려져 많이 이용되고 있다.

3. 치료

조기진단에 의한 수술적 절제가 간암의 치료에 있어 완치의 기회를 제공하는 가장 효과적인 치료법으로 알려져 왔으나, 최근에는 수술적 절제 이외에도 간동맥 화학색전술, 경피적 에탄올 주입술, 고주파 치료법, 간이식 등의 방법이 간암의 치료에 널리 이용되고 있다.

간암의 예후는 기저 간질환의 상태에 크게 영향을 받으므로, 간암의 병기와 함께 잔존 간기능 상태가 치료법의 선택에 있어 중요한 변수로 작용한다.

참고문헌

김정룡(1998). 「간염 B 바이러스의 급 · 만성 간질환의 원인적 역할과 감염 예방 대책」. 『서울대학교 병원 법인화 10주년 기념 학술대회 논문집』. pp.57-77.

김정룡(2000). 『소화기계 질환』. 일조각.

유병철(1998). 「B형 간염의 자연경과」. 『대한소화기학회 총서 2, 간염』. 대한소화기학회. pp.37-61.

유재명, 서동진(1987). 「한국인 급성 바이러스성 간염의 원인」. 『대한내과학회잡지』 33: 203-210.

이효석(1993). 「간암의 내과적 진단」. 『대한소화기학회지』 25: 432-438.

지영일, 이민호, 김정룡(1980). 「한국인 만성 간질환과 간염 B virus 모계 감염과의 관계」. 『대한내과학회잡지』 23: 659-667.

홍원선, 김정룡(1982). 「서울지역에서 A형 간염 및 B형 간염 바이러스 감염에 관한 혈청 역학적 조사」. 『대한내과학회잡지』 25: 19-26.

4절 담낭 및 담도계 질환

내과 정지봉

I. 담낭의 구조

사람의 담낭은 보통 서양 배 모양을 하고 있으며, 주로 간의 우엽 쪽으로 치우쳐 우엽과 좌엽 사이 아랫면 오목에 붙어 있다. 전체 길이는 약 7cm, 폭은 3cm 정도이고, 30~50mL의 담즙이 찰 수 있다.

해부학적으로 담낭은 네 부분으로 나눌 수 있으며(그림 1), 각각의 명칭과 특징은 다음과 같다.

첫째, 기저부는 담낭의 둥근 끝부분으로서 보통 간 변연 밖으로 1cm 정도 돌출되어 있다. 둘째, 체부는 기저부와 누두부 사이에 있는 부분으로서 담낭의 대부분을 차지한다. 보통 간 아랫면에 붙어 있고, 십이지장 구부 및 대장의 간 굴곡부와 접해 있으며, 십이지장 구부 및 대장의 간 굴곡부와 접해 있다. 셋째, 누두부는 담낭 경부와 체부 사이의 부분으로서 간십이지장간막(hepatoduodenal ligamentum)에 단단히 부착되어 있다. 누두부의 밑면이 돌출된 것을 하르트만 맹낭(Hartmann's

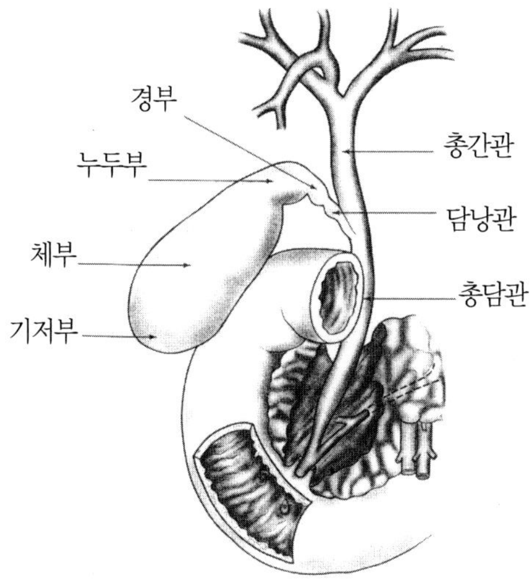

그림 1 담낭, 담낭관 및 간외 담관의 해부학적 구조와 명칭

pouch)이라고 하며, 담석이 이곳에 매복되면 담낭관 폐쇄가 일어나 담낭염이 생긴다. 넷째, 경부는 누두부와 담낭관을 연결하는 부위로서 대개 S자형으로 구부러져 있다.

담낭관의 길이는 0.5~8cm로 평균 4cm이고 직경은 3~12mm인데, 사행성 경로를 취하며 총간관과 직각으로 결합하거나 총간관을 따라 평행으로 내려가다 결합하기도 한다. 담낭관 점막층은 Heister 나선판막(spiral valve)이라는 4~10개의 주름을 가지고 있는데, 관내 압력이 급격히 변하더라도 담낭관의 개통성을 유지하고 담낭과 총간관 사이의 담즙 흐름을 일정하게 유지시키는 역할을 한다.

II. 담즙 분비와 구성

간소엽(hepatic lobule)에서 생성된 담즙은 세담관(bile canaliculi), 소담관(small bile ductule)과 보다 큰 담관으로 구성되는 복잡한 그물망 구조 내로 분비된다. 이러한 소엽간 담관(interlobular bile duct)은 합쳐져서 보다 큰 격막담관(septal bile duct)을 형성하고, 이들이 만나 좌우 간내담관을 형성하고, 다시 이들이 합쳐져서 총간관(common hepatic duct)을 형성한다. 총간관은 담낭의 담낭관과 만나면서 총담관(common bile duct)을 형성하여 바터 팽대부(ampulla of Vater)를 통해 십이지장으로 유출되는데, 종종 주췌관과 합쳐진 후 유출되기도 한다.

담즙은 담즙산, 콜레스테롤, 인지질, 빌리루빈을 비롯하여 다양한 무기질을 함유하고 있다. 그 중 담즙 내 지질은 담즙산, 인지질(레시틴), 콜레스테롤이 주성분이다. 담즙산은 간세포에서 직접 생산되며(500mg/일), 콜린산과 케노데옥시콜린산으로 구성되어 있다. 이들을 일차 담즙산이라고 하며 전체 담즙산의 80% 정도를 차지하고 있다. 일차 담즙산은 장내로 들어가서 장내의 세균작용에 의해 각각 데옥시콜린산과 리토콜린산이 되는데, 이들 담즙산을 이차 담즙산이라고 한다. 이들 담즙산은 소장에서 지방 및 콜레스테롤의 소화 · 흡수를 촉진하는 일을 한다.

III. 담즙산의 대사

담즙산이 형성되는 원재료는 콜레스테롤이며, 간장에서 새로 합성된 콜레스테롤과 일부는 혈액의 지단백 중의 콜레스테롤이 이용된다고 생각하고 있다. 간장 내에서 콜린산과 케노데옥시콜린산이 합성되며, 이들은 계속하여 글리신이나 타우린에 의하여 포합되고 물에 의해 녹기 쉬운 상태로 되어 담관 내로 분비된다. 또한 포합은 글리신이나 타우린 이외에 글루크론산이나 황산에 의해서도 이루어진다. 분비된 담즙산은 담낭 내에 저장되어 있다가 식사를 할 때에 소장으로 분비되어 지방의 소화흡수에 작용하며, 나머지는 대부분 소장의 말단부인 회장에서 흡수된 후 문맥계에 실려서 간장으로 돌아온다. 그리고 이들은 다시 담즙으로 분비되어 재이용되게 한다. 이러한 현상은 담즙이 장과 간장 사이를 빙글빙글 돌면서 일어나기 때문에 장간순환(enterohepatic circulation)이라고 불린다. 이때 담즙산의 일부가 장에서 세균에 의해 변화를 일으키는데, 이 변화된 담즙산을 이차 담즙산이라 부르며, 간장에서 생성된지 얼마되지 않은 것을 일차 담즙산이라고 한다.

IV. 담석의 발생기전

담즙성분의 일부가 굳어져 담관이나 담낭 내에 생기는 돌을 담석이라고 한다. 요컨대 담석은 간에서 형성되어 십이지장으로 유출되는 담즙의 성분으로 형성되고 있다. 담석은 구성성분의 차이에 따라 크게 콜레스테롤 담석과 빌리루빈 담석으로 분류된다. 콜레스테롤이 주성분인 콜레스테롤 담석은 담낭 내에 생기는 경우가 많은 데 반하여, 빌리루빈이 주성분인 빌리루빈 담석은 담관 내에 생기는 수가 많다.

1. 콜레스테롤 담석

콜레스테롤이라는 물질은 기름(지방)이기 때문에 원래의 형태로는 물과 섞이지 않고 분리되고 만다.

그러나 담즙 중에서는 담즙산과 인지질(레시틴)의 도움으로 물(담즙) 속에 용해되어 있다. 이들 물질도 기름의 일종이지만, 다행히 이들은 물에도 용해되기 쉬운 성질이 있어 콜레스테롤을 둘러싸서 콜레스테롤이 물에 용해되어 있는 상태를 유지하고 있다. 이는 흡사 비누가 기름을 녹이는 것과 같은 원리이다. 정상인에 있어서 콜레스테롤은 거의 전부 담즙에 용해되어 있지만, 담석증 환자에서는 어떠한 원인에 의해 콜레스테롤이 담즙에 용해되지 않은 상태로 남아 이것이 집결하여 담석을 형성하게 된다. 콜레스테롤 담석이 있는 사람은 간에서 여러 가지 인자에 의해 콜레스테롤이 과포화된 비정상적인 담즙(lithogenic bile)이 담관으로 배설되고, 담낭에서 콜레스테롤 결정이 석출되어 담석의 핵을 형성하며, 결국 점차적으로 담석이 굳어지고 커지게 된다.

콜레스테롤 담석은 콜레스테롤과 담즙산, 레시틴의 균형이 깨어진 경우에 형성된다. 예를 들면, 담즙 중의 콜레스테롤이 증가하여 비누의 역할을 하는 담즙산이나 레시틴이 달라붙지 않은 상태가 되었을 때이다. 비만한 사람, 지방섭취가 과다한 사람, 혈액 중의 콜레스테롤 농도가 높은 사람은 콜레스테롤 담석이 생성되기 쉽다.

담즙 내 콜레스테롤의 양이 정상이라도 간장에서 담즙산의 생성이 감소되면 담석이 생기기 쉽게 된다. 또 소장으로 배출된 담즙산은 간장으로 다시 돌아가서 재이용되는데, 만약 장수술이나 소장에 염증이 생긴 경우에는 담즙산의 흡수가 장애를 받아 담즙산의 양이 감소한다.

콜레스테롤 담석은 이상에서 기술한 어느 한 가지 원인에 의해서라기보다 대개는 여러 가지 원인이 복잡하게 뒤엉켜 발생한다고 할 수 있다.

2. 색소 담석

빌리루빈이라는 물질은 우리 피 속에 있는 적혈구의 노폐물의 일종이지만, 이것은 간장에서 물에 녹기 쉬운 형태(글루쿠론산이 달라붙은 글루쿠론산 포합형)로 되어 담즙 내로 분비된다. 이것이 어떠한 원인으로 글루쿠론산이 탈락되면 물에 녹기 어려운 형태로 되어 그것이 석출되고 또다시 칼슘이 부착하여 빌리루빈 칼슘석이 된다. 색소담석증의 빌리루빈 칼슘석은 담즙 중에 세균의 베타-글루쿠로니다아제가 작용하여 유리된 빌리루빈이 증가하여 만들어진다. 세균만이 아니라 담낭결석이나 담관의 조직 중에도 베타-글루쿠로니다아제가 있어, 만약 담낭벽이 상처를 입으면 이것이 유출되어 작용하는 수가 있다. 베타-글루쿠로니다아제라고 하는 효소가 담즙 중에 있으면 반드시 빌리루빈 칼슘석이 생기는 것은 아니다. 담즙 중에는 이 효소의 작용을 저지하는 글루타로 1 · 4 락톤이라는 물질이 있어 담석이 생기는 것을 방지하고 있다. 이 물질은 영양상태가 좋은 사람일수록 많다고 한다. 서구인처럼 고단백 · 고지방 식사를 하고 있는 사람은 콜레스테롤 담석이 생기기 쉬우며 빌리루빈 칼슘석은 잘 생기지 않고, 반대로 우리나라에서처럼 옛날부터 저단백 · 고당질 식사를 해온 사람은 콜레스테롤 담석이 잘 생기지 않는 상태에 있다고 할 수 있다.

흑색석은 담즙 내의 빌리루빈이 특수집합을 형성한 것이라고 할 수 있지만, 담즙 내에 빌리루빈이 증가하는 용혈성 황달이나 간경변증 등의 질환에서 발생하기 쉽다.

V. 담석의 자연경과와 임상증상

1. 무증상 담석

담낭 담석은 우연히 발견되는 경우가 많으며, 이들 중 약 80%는 이후에도 평생 아무런 증상이나 합병증 없이 지내게 된다. 그러나 약 20%에서는 복통이 발생할 수 있고, 약 2%에서 담낭염이나 그 밖에 여러 가지 합병증이 나타나게 된다.

2. 담석성 복통

담석에 의한 복통은 담낭에 있던 담석이 담낭관을 일시적으로 막아 담낭의 압력이 증가하면서 발생한다. 이러한 경우의 통증은 염증에 의한 것이 아니라 단순히 담낭의 확장으로 인한 통증이기 때문에 체성통이 아니라 내장통의 양상으로 나타난다. 따라서 담낭이 우상복부에 위치하고 있지만 주로 심와부 한가운데에서 복통을 느끼게 되는 경우가 더 많다. 통증은 견갑골 사이나 오른쪽 견갑골 부위로 방사되고, 주로 식사 후에 발생되는 특징이 있다. 만약 이러한 통증이 3~6시간 이상 지속되면 담낭염으로 이행하는 징후가 아닌지를 의심해야 한다. 담낭 담석에 의한 복통은 대개 식사 후 악화되는 것이 특징이다. 통증의 정도는 아주 심하며 식은땀, 구역, 구토가 동반되는 경우도 있고, 정도가 심하면 안절부절 못한다. 무증상 담석은 대개 장기적으로 그대로 두어도 별 문제를 일으키지 않지만, 증상이 일단 나타난 담석을 제거하지 않고 그대로 두면 58~72%까지 증상이 재발하게 된다. 따라서 일단 증상을 유발한 담석에 대해서는 치료를 하는 것이 원칙이며, 가능한 한 담낭을 제거하는 것이 권장된다.

3. 급성 담낭염

급성 담낭염의 90~95%는 담석에 의해 담낭관이 물리적으로 막히면서 발생하게 된다. 담낭염 발생에 관여하는 화학물질로는 레시틴이나 담즙산, 프로스타글란딘 등이 있다. 담낭염 때 담즙 내에서 세균이 발견되는 경우가 많은데, 이때 발견되는 세균은 담낭염의 원인이 아니라 담낭염이 발생한 후 이차적으로 번식한 것으로 여겨진다. 물론 이러한 이차적 세균감염에 의해서도 담낭축농

(empyema), 담낭천공 같은 합병증이 발생될 수 있다.

무담석 급성 담낭염은 급성 담낭염의 약 5~10%에 해당하는데, 대개 중환자실에 입원해 있는 환자나 전신 화상, 심한 타박상 등을 입은 환자에서 잘 발생된다.

급성 담낭염의 증상은 주로 복통과 열이다. 담석이 담낭관을 막아서 발생되는 초기의 내장성 복통은 주로 상복부 한가운데에서 발생한다. 그러다가 담낭관 폐쇄가 오래 지속되면 이로 인해 담낭에 염증이 생기고, 이어서 담낭 주위 복막으로도 염증이 파급되면 체신경 통증으로 바뀌게 된다. 따라서 이러한 단계가 되면 복통의 위치가 한가운데에서 우상복부로 이동하여 고정되게 된다. 담낭염에 의한 통증은 양상이 지속적으로 나타나기 때문에 담석 환자에서 통증이 3시간 이상 지속되면 급성 담낭염으로의 이행을 의심해야 한다.

담낭의 염증으로 인해 주위에 염증이 파급되면 이로 인해 총담관도 부종 등에 의해서 일시적으로 좁아지게 되므로 담관석이 없어도 황달이 약 15%에서 동반된다. 신체검진에서 나타나는 현상은 체온상승이 있고 황달이 관찰될 수 있다. 또한 우상복부에 복부강직이 잘 나타나며, 대개는 압통이 심하게 발생한다. 환자로 하여금 숨을 깊이 내쉬게 한 다음 우상복부의 간 밑으로 손을 깊게 밀어 넣고 나서 숨을 길게 들이마시게 하면 커져 있는 담낭이 간과 함께 밑으로 내려오면서 손끝과 마주치게 된다. 그러면 환자가 압통으로 인하여 갑자기 숨을 멈추게 되는 현상이 발생한다. 담낭이 아주 커지게 되면 우상복부에서 종괴와 같이 만져지기도 한다. 또한 간 쪽을 가볍게 손으로 쳐보았을 때 우상복부에서 통증이 유발되며 염증이 심하면 우상복부 또는 복부 전체에서 반발통을 관찰할 수도 있다.

VI. 담석증의 진단

1. 혈액검사

무증상 담석이나 급성 복통만을 주소로 하는 담낭 담석 환자에서는 검사실 검사에서 아무런 이상소견을 발견할 수 없는 경우가 많다. 그러나 급성 담낭염이 발생하면 백혈구 증가증이 나타나고, 일시적으로 담관이 좁아질 수 있어서 이로 인해 알칼리성 인산분해효소치나 AST/ALT치가 상승할 수 있다. 총빌리루빈치가 상승할 수도 있으나, 상승 정도가 높지는 않다. 총빌리루빈치가 4~5mg/dL 이상이면 총담관 담석이 동반되어 있음을 시사한다.

2. 방사선학적 검사

약 15%의 담석은 칼슘성분이 많이 있어서 단순복부촬영만으로도 우상복부에 석회화 음영이 관찰되기도 한다. 담석 자체의 진단을 목적으로 한 단순복부촬영은 별다른 도움이 되지 않는다. 그러나 복통이 있는 환자에서는 처음에 위장관 천공이나 폐쇄 등과 같은 다른 질환을 감별해야 하므로 단순복부촬영은 필수적이다.

복부초음파 검사는 담낭질환의 검사에 있어서 가장 중요한 검사방법이다. 담낭 담석의 발견에 있어서 초음파 검사는 진단 예민도가 95% 이상으로 아주 높다. 담석의 초음파 검사 소견은 담낭 내에 후방 음영을 동반하는 고에코의 물질이 보이는 것이 가장 특징적 소견이다. 급성 담낭염에 있어서 초음파 검사 소견을 살펴보면, 담낭벽이 4mm 이상으로 두꺼워져 있거나 불규칙하게 보이고, 담낭벽에 저에코 부분들이 관찰되는 것이 특징적이다.

급성 담낭염의 합병증, 즉 천공 등이 의심되는 상황에서는 합병증의 유무나 이의 정도를 정확하게 파악하기 위하여 전산화단층촬영을 시행한다.

경구담낭조영술은 담낭의 농축 기능이 있는지의 여부와 담석의 석회화 유무, 담석의 크기, 개수를 알아보는 데 유용하며, 담도 동위원소 검사법은 담즙의 흐름을 관찰 · 평가하는 방법으로 담낭의 기능 검사로 활용되고 있다.

VII. 담석증의 치료

1. 외과적 치료

100년 전 담낭절제술이 시행된 이후 담낭절제술은 담낭 결석의 가장 중요한 일차적 치료법으로 인정되어 왔다. 그 이후 최근까지도 수술방법에 거의 변화가 없다가, 1980년대 처음 복강경을 이용한 담낭절제술이 도입되면서 담낭 결석의 치료에 획기적인 변화를 가져오게 되었다.

1) 수술의 적응증

증상이 있는 담낭 결석 환자에 한하여 담낭절제술을 시행하는 것이 원칙이다. 증상이 없어도 3cm 이상의 큰 담석이나 폴립이 같이 있는 경우, 췌담관 합류이상(anomalous pancreato-biliary ductal union)이 있는 환자 등에서 담낭암 예방을 위해 예방적 담낭절제술이 권장된다.

2) 복강경 담낭절제술

기존의 개복 담낭절제술은 10cm 이상의 큰 피부절개를 필요로 하고, 이로 인해 환자는 수술 후 1~2일간의 수술부위의 심한 통증과 일과성 마비성 장폐색으로 고통받으며, 최소 3주 이상의 회복기간이 필요했다. 그러나 복강경 담낭절제술은 복부 네 곳에 조그마한 구멍을 뚫어 시술하며 개복

절개를 하지 않기 때문에 이로 인한 창상의 동통과 일과성 마비성 장폐색을 피할 수 있으므로 수술 후 환자는 고통을 거의 느끼지 못하며, 수술 당일 또는 다음 날에 식사를 시작하고 1~2일 후에 퇴원한다. 개복술과 비교하여 통증이 상당히 적기 때문에 진통제 투여가 거의 필요 없고, 퇴원 후 1주일경 내원하여 봉합사를 제거한다. 일상이나 사회로의 복귀도 수술 후 1~2주에 가능하다.

2. 내과적 치료

1) 내과적 용해요법

(1) 경구투여제

① 우르소디옥시콜린산(UDCA): 1975년 Makino의 체계적인 전향적 연구에 의해 콜레스테롤 담석에 대한 용해 효과가 우수하다는 것이 밝혀졌으며, 치료용량인 일일 8~10mg/kg을 6~9개월간 사용하면 담석의 크기와 수에 따라서 다소 차이는 있으나 30~60%에서 용해가 유도된다.

② 경구 용해요법의 적응증: 모든 담석에 다 적용할 수 없고 경구 담즙산은 석회화되지 않은 콜레스테롤 담석에만 유효하므로 담석의 구성성분을 알아야 한다. 치료 전에 체외에서 담석의 구성성분을 어느 정도 짐작할 수 있는 방법으로, 방사선 투과성 담석의 80%는 콜레스테롤 담석이다. 크기가 2cm 이하이거나 개수가 적을수록 잘 용해된다.

(2) 주입용해제

콜레스테롤 담석은 지질용매에 몇 분 내지 몇 시간 내에 용해되고 지용성이 아닌 성분들은 직경 1mm 이하의 부스러기가 된다. 담낭 내에서 용매를 사용하여 담석을 완전히 제거하기 위해서는 인위적으로 흡인 · 적출하거나 담낭의 수축작용에 의해 장으로 배출되어야 한다. 주입용 담석 지질용매제로 methyl tert-butyl ether(MTBE)는 비등점이 55°C로 인체 내에서 액체상태를 유지하는 알킬에테르이다. 콜레스테롤 담석에 대해 강력한 용해작용을 하여 직경 4cm 정도의 담석을 2~4시간 내에 완전 용해시키나, 담낭벽에는 손상을 주지 않는다.

담낭 내로 주입하는 경로는 경피경간담낭도관술을 이용하는 방법과 내시경적 역행성 비담낭삽관술을 이용하는 방법 두 가지가 있다. 일단 담낭 내로 도관이 들어가면 이를 통해 3~7mL의 MTBE를 자동점프를 이용해 지속적으로 주입과 흡입을 반복한다. X선 투시나 초음파 검사를 통해 담석이 완전히 용해된 것을 확인한 후 1~3시간 더 실시하여 아주 작아서 보이지 않는 담석까지 용해시킨다. 국소마취 하에 시행하며 시술시간은 총 6시간 정도 소요된다. 증상이나 합병증이 있는 담석증 중 수술의 위험이 높은 환자에게 적용한다.

2) 체외충격파쇄석술

체외충격파쇄석술(extracorporeal shock wave lithotripsy, ESWL)이란 몸 밖에서 충격파를 만들고 그 충격파를 몸 안의 한 부분에 조준하여 발사하여 목표 내에 위치한 결석을 파괴하는 시술을 말한다. ESWL에 적응되는 환자는 증상이 있는 담석증 환자로서 석회화가 없으며 단일 담석으로 5mm 이상, 3cm 이하의 크기, 또는 3개 이하의 담석으로 비슷한 담석 용적이고 경구담낭조영술상 담낭이 보이는 경우이다. ESWL의 시술은 외래에서 가능하며, 대개 담즙산에 의한 용해요법과 같이 시도된다. 즉 ESWL 실시 1~2주 전부터 용해요법을 시작하여 담석이 ESWL에 의해 완전히 제거된 후 3개월 정도 더 용해요법을 시행한다.

ESWL은 고식적인 수술적 담낭절제술과 비교하여 비침습적인 장점으로 인하여 활발히 사용되어 왔으나, 최근 복강경 담낭절제술이 활발히 시행됨에 따라 점차 사용이 감소하고 있다. 또한 장기적 추적검사의 결과도 초기 뮌헨그룹의 성적을 재현하지 못함에 따라 ESWL에 대한 열의는 과거보다 약해지고 있다.

VIII. 담석증의 치료전략

무증상 담석증에 대해서는 치료할 필요가 없다. 그러나 무증상 담석증이라도 예방적 담낭절제술을 하는 것이 좋은 경우가 몇 가지가 있다. 즉 겸상혈구성 빈혈(sick cell anemia), 병적으로 심한 비만증 환자에서 수술적 방법으로 비만증을 치료할 때, 석회화된 담낭 — 소위 도자기 담낭(porcelain gallbladder) 등이다. 일단 담석에 의해 증상이 유발되는 경우는 치료를 해야 한다. 담낭관 폐쇄나 이차적인 염증에 의해 담낭염 등 뚜렷한 증상을 보이는 경우에는 대부분 개복 담낭절제술이 필요하며, 유착 등이 심하지 않은 일부에서는 복강경 담낭절제술에 의한 치료도 가능하다. 담산통 등 담석증에 의한 특징적인 증상이 있는 경우에는 복강경 담낭절제술에 의한 근본적인 치료를 시행하고, 시술 도중 유착 등 복강경 담낭절제술이 곤란한 경우에는 곧바로 개복 담낭절제술을 시행한다. 이 경우 수술에 의한 위험성이 크거나 증상의 정도나 빈도가 심하지 않아 환자가 어느 정도 견딜 수 있는 경우이면 초음파쇄석술 및 보조적인 경피경간담낭경하 쇄석술을 시도하여 본다. 이때 경구 담낭조영술로 담낭이 조영되고 방사선 투과성의 담석 음영을 보이면 담즙산에 의한 경구 용해요법도 병용한다. 또한 콜레스테롤 담석이 확인된 경우 MTBE 주입을 이용한 용해요법도 가능하다.

소화불량, 간헐적인 우상복부 통증, 지방식 불내성 등 비특이적인 증상을 보이는 경우에는 위·췌장·소장 등 다른 기관의 질환 유무를 확인하고, 이상소견이 없거나 의심되는 질환에 대한 치료를 적절히 시행하였는데도 증상이 지속되는 경우 담석증에 대한 치료를 고려한다. 이 경우 역시 담낭절제술에 의한 치료가 가장 확실한 방법이며, 대부분에서 복강경 담낭절제술이 가능하다. 물론 환자가 수술적 치료를 원하지 않거나 수술의 위험성이 큰 경우에는 담낭의 기능, 담석의 종류와 크기 및 수에 따라 용해요법, 담낭경을 이용한 담석 제거 또는 초음파쇄석술 등을 이용하여 각각의 경우에 가장 합당한 치료를 하면 된다.

참고문헌

김정룡(2005). 『소화기계 질환』 제2판. 일조각.

심찬섭(2000). 『담석증과 식이요법』. 고려의학.

Feldman M, Frideman LS, Sleisenger MH(2002). *Gastrointestinal and Liver Disease*. 7th ed. WB Saunders.

4장 신장 및 요로계 질환

1절 혈뇨, 단백뇨, 부종 및 만성 사구체신염

내과 임춘수

신장은 혈액을 여과하여 노폐물을 소변으로 배설하는 기능 외에도 다른 중요한 역할을 하기 때문에 신기능이 심하게 저하되거나 소실되면 생명을 유지할 수 없는 필수적인 장기이다. 사막을 이동하는 카라반의 동반자인 낙타나 사막에 사는 캥거루쥐와 같은 설치류가 강렬한 태양 아래에서도 수십 일간 수분을 섭취하지 않고 생존할 수 있는 것도 척추동물에서 발달한 신장의 덕택으로 체내 수분을 소변으로 잃지 않고 보존할 수 있는 요 농축 능력이 탁월하기 때문이다. 이와 반대로, 개구리와 같은 양서류나 붕어와 같은 어류가 물을 떠나서 오래 생존할 수 없는 이유는 체내 수분을 유지할 수 있는 피부와 신장이 발달되어 있지 않기 때문이다.

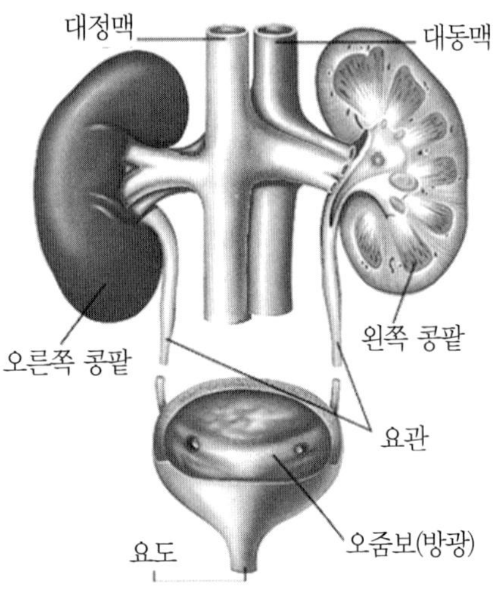

그림 1 신장 요로계의 구조

신장은 후복막강에 존재하는 장기로 좌우에 2개가 쌍으로 존재한다. 흉추 11번에서 요추 3번 사이에 위치하는데, 간장의 존재로 인해 우측 신장이 좌측 신장에 비해 아래쪽에 위치한다. 각 신장의 길이는 약 11~12cm, 폭은 5~6cm, 두께는 2.5~3cm 정도이며, 한쪽 신장의 무게는 성인 남자는 125~170g이고 성인 여자는 115~155g이다. 양측 신장의 총 무게는 전체 체중의 약 0.4%에 지나지 않지만, 생명유지에 매우 중요한 여러 가지 생리적 기능을 수행하기 위해 총 심박출량의 20~25%가 신장으로 흘러 들어간다. 신장에서 만들어진 소변은 요관을 거쳐 방광에 고이게 된다. 요관에는 근육이 있어 연동운동을 통하여 소변을 방광으로 내려보낸다. 방광에는 교감 및 부교감신경의 자율신경계가 많이 분포한다. 일정량 이상(약 400mL)의 소변이 방광에 고이게 되면 요도 괄약근의 긴장도 및 배뇨근을 지배하는 신경계의 정밀한 조절에 의해 소변은 요도를 거쳐 체외로 배설된다(그림 1).

신장의 중요한 기능은 첫째, 대사 산물 및 노폐물을 걸러서 소변으로 배출하는 배설 기능, 둘째로 신체의 세포나 조직, 장기가 가장 활동하기 좋은 환경을 유지하기 위하여 체내 수분량과 전해질, 그리고 산성도 등을 좁은 범위 안에서 일정하게 유지하는 생체 항상성 유지 기능, 셋째로 혈압 유지, 빈혈 교정 및 칼슘과 인 대사에 중요한 여러 가지 호르몬을 생산하고 활성화시키는 내분비 기능으로 요약할 수 있다.

여기에서는 신장 요로계의 이상을 시사하는 증상과 징후 중에서 혈뇨 및 단백뇨, 부종에 대하여 알아보고, 흔한 신장 요로계의 질환인 만성 사구체신염의 원인과 치료에 대하여 간단하게 알아보도록 하겠다.

Ⅰ. 혈뇨

1. 정의와 빈도

혈뇨는 소변으로 적혈구가 일정 수 이상 배설되는 것을 말한다. 의학적으로 통일된 기준은 없지만, 통상적으로 고배율 시야(400배)에서 적혈구 수가 2~3개 이상 관찰되거나 12시간 모은 소변에서 적혈구가 50만 개 이상이면 혈뇨가 있다고 한다. 배설되는 적혈구의 수가 많으면 육안으로도 소변 색깔이 적색으로 보인다(육안적 혈뇨). 만약 적혈구 수가 적거나 묽은 소변일 경우에는 육안으로는 정상이고 현미경 검사에서만 발견된다(현미경적 혈뇨). 소변 색깔이 적색이더라도 요검사에서 적혈구가 발견되지 않는 경우도 적지 않다(가성 혈뇨). 심하게 농축된 소변은 황갈색을 띨 수 있고, 황달이 있는 간질환 환자의 소변도 적갈색을 띠며, 용혈성 빈혈이나 근육 괴사의 경우에도 색소가 여과되어 적색을 띤다. 특정 약물을 복용하는 경우에도 적색뇨가 나타날 수 있다. 일반인에서 혈뇨의 빈도는 상당히 높은 편으로 여성은 10~15%, 남성은 5~10%에서 발견되지만, 연구자마다 진단기준이 다르고 대상군이 일정하지 않아 그 빈도에 있어 큰 차이를 보인다.

2. 원인질환

혈뇨는 감염, 결석, 요로폐쇄 및 종양의 초기 증상이거나 유일한 증상이기도 하여 원인이 밝혀지기 전까지는 중증으로 생각하여 철저한 검사를 시행하여야 한다. 혈뇨의 양은 원인이나 병소의 위치와는 관계가 없으며, 혈뇨로 인한 쇼크나 빈혈의 발생은 거의 없다. 일시적으로 나타났다가 사라지는 경우도 많으며, 큰 문제가 되지 않는 경우도 있다. 주요 원인을 살펴보면, 외상, 종양, 약물, 감염, 사구체 질환, 혈액응고장애, 혈관기형, 결석 등이며, 원인질환의 빈도는 나이 및 성별에 따라 다르다. 소아에서는 요도염과 사구체 질환이 흔한 원인이고, 40세 미만 성인에서는 요로계 결석, 요로감염증(방광염 등), 사구체 질환, 40세 이상 성인에서는 종양과 양성 전립선 비대증이 흔한 원인이다. 즉 40세 이상의 고연령군에서는 신장 혹은 방광 종양의 가능성이 있으므로 반드시 정밀검사를 해보는 것이 필요하다.

3. 진단

요검사에서 보이는 적혈구의 형태로 혈뇨의 기원을 크게 둘로 나눌 수 있는데, 이는 각 환자의 진단 및 치료에 있어 상당히 중요하다. 사구체에서 기원한 적혈구일 경우 신실질의 이상을 시사하며, 그보다 하부에서 기원한 적혈구는 요세관에서부터 요도 끝까지의 요로 중의 이상을 시사한다. 비사구체성 혈뇨는 요로계의 결석이나 요로 상피세포에 손상을 주는 외상을 입은 경우, 그리고 하부 요로계의 종양이 있는 경우 등 다양한 원인으로 발생한다. 사구체성 혈뇨는 여러 가지 신장염(급성 혹은 만성 사구체신염) 등에서 나타날 수 있다. 사구체성 혈뇨는 사구체를 통과한 후 요세관을 거치면서 여러 가지 변화를 겪으므로 현미경하에서 관찰하면 적혈구의 모양이 많이 손상되어 있으나(이형 적혈구, 그림 2-A), 비사구체성 혈뇨일 경우에는 도너츠 모양의 적혈구 모양이 그대로 유지되는 경우가 많다(정형 적혈구, 그림 2-B). 다른 구분방법으로 단백뇨, 원주체 등이 같이 있는 경우나 신장기능이 급속히 저하될 때, 혹은 육안적으로 검붉은색을 띠면 사구체성 혈뇨의 가능성이 높다. 혈괴가 함께 나오는 경우에는 비사구체성 혈뇨를 시사한다.

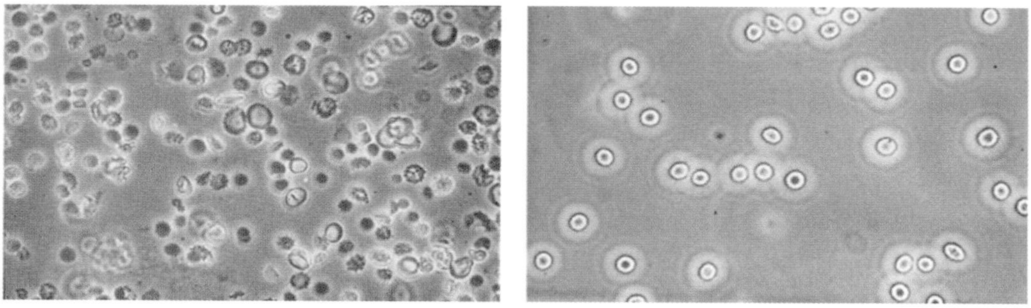

(A) (B)

그림 2 소변 내 적혈구 모양

(A)는 이형 적혈구로 사구체성 혈뇨, (B)는 정형 적혈구로 비사구체성 혈뇨를 시사함.

원인질환의 감별진단을 위해서는 앞에서 언급한 적혈구 형태 및 요침사를 확인하기 위한 현미경 검사가 기본이 되고, 이차성 원인을 감별하기 위한 혈액 및 혈청 검사, 초음파나 전산화단층촬영(CT), 경정맥 신우조영술(IVP), 혈관조영술 등의 방사선학적 검사가 필요하며, 방광이나 전립선 질환의 확인을 위한 방광경 검사도 하부 요로성 혈뇨일 경우에 필요하다. 사구체성 혈뇨가 의심되며 동반된 단백뇨 등이 있으면 확진을 위한 신장 조직검사가 필요하다. 약 10%의 환자에서는 모든 검사로도 혈뇨의 원인을 찾을 수 없다. 이런 경우는 경미한 사구체신염, 요세관 간질성 신염, 작은 혈관기형이나 모반 등에 의한 것으로 여겨진다. 이러한 환자는 혈압 측정과 요검사 및 요 암세포 검사, 신기능 검사 등을 정기적으로 2년 동안 시행하는 것이 필요하다.

4. 치료

혈뇨의 원인을 찾았으면 그 원인에 따른 치료가 필요하다. 신사구체에서 기원한 혈뇨로 고혈압이나 단백뇨 등의 위험인자가 동반되어 있는 경우에는 항고혈압제 등의 치료로 신기능의 보호가 필요하지만, 다른 위험인자가 없는 고립성 혈뇨인 경우에는 관찰로도 충분하다. 하부 요로에서 기원한 혈뇨는 그 원인에 따른 치료가 필요하다. 요도염이나 방광염과 같이 염증으로 인한 경우에는 항생제 등으로 치료하며, 종양이나 결석은 수술이나 초음파 쇄석술 등으로 치료하고, 고칼슘요증이나 고요산요증으로 인한 경우에는 이를 줄이기 위한 약물치료를 시행한다.

II. 단백뇨

1. 정의와 빈도

단백뇨는 혈뇨처럼 육안으로 관찰하기가 쉽지 않다. 육안으로 알 수 있는 방법은 변기에 소변을 모아서 거품이 많이 보이는지 확인하는 것이지만, 어느 정도 이상 배설되어야 관찰된다. 적혈구나 단백질과 같이 분자량이 큰 물질은 정상적으로 사구체에서 여과가 되지 않으므로 단백뇨가 있으면 신장염(사구체신염)이 있다고 할 수 있다. 정상인에서는 일일 단백뇨량이 150mg을 넘지 않으며(청소년기에는 정상적으로 250mg까지도 배설됨), 이를 넘으면 비정상적인 단백뇨가 있다고 본다. 일반인에서 단백뇨의 빈도는 연구자마다 큰 차이를 보이는데, 2.5~16.5% 정도로 다양하게 보고되었다. 하루에 소변으로 배설되는 단백질의 양이 성인에서 3.5g 이상이면 이를 신증후군이라고 한다. 이럴 경우에는 체액의 교질삼투압을 유지하는 가장 중요한 물질인 알부민이 소실되어 혈관내액이 간질로 빠져나가 전신이 붓는 부종이 발생한다.

2. 원인질환

단백뇨는 만성 사구체신염과 같이 원발성(일차성) 신장질환에 의해서 발생하기도 하지만, 당뇨병성 신증이나 고혈압성 사구체 경화증, 전신성 홍반성 루푸스와 같은 결체조직 질환의 신장 침범 등, 전신질환에 의해서도 나타난다. 드물지만 악성 종양에 의해서도 신증후군 범위의 단백뇨가 나타날 수 있으며, 전신 감염증에 의한 면역복합체의 신장 내 침착으로 단백뇨가 발생할 수 있고, 바이러스성 혹은 알코올성 간질환에서도 신장염이 발생하여 단백뇨나 혈뇨가 생길 수 있다. 발열이나 감염, 수술 직후 등 이화작용이 항진되는 상태에서도 일시적인 단백뇨가 나타날 수 있지만, 단백뇨가 지속될 경우에는 원인질환을 찾기 위한 노력이 필요하다.

3. 진단

단백뇨의 진단적 검사를 살펴보면, 선별 검사로 고농축뇨나 심한 운동 후, 발열질환 동반 등의 위양성 및 일시적 단백뇨에 대한 감별을 위한 재검사, 사구체 질환을 시사하는 소견이 있는지를 검사하기 위한 요침사 검사, 그리고 고혈압이나 당뇨병 등의 전신질환 동반 여부를 확인하기 위한 검사가 있다. 확인 검사로는 24시간 요단백량 정량과 기립성 단백뇨가 의심될 때 시행하는 낮/밤 구별 요단백 정량검사가 있다. 하루 1,000mg 이상의 유의한 단백뇨가 있는 경우에는 확진을 위해 신장 조직검사를 시행한다.

4. 치료

일반적으로 고립성 혈뇨는 신기능 악화의 원인이 아니지만, 단백뇨는 방치할 경우 신기능 악화의 원인으로 작용한다. 적은 양의 단백뇨는 일부에서 저절로 소실되기도 하지만, 유의한 단백뇨가 지속될 경우에는 이 자체가 신장에 나쁜 영향을 미쳐 신기능이 악화될 가능성이 있다. 따라서 유의한 단백뇨가 발견될 경우에는 그 원인을 밝히기 위한 정밀검사를 시행하며, 그 결과에 따른 치료를 해야 한다. 단백뇨를 줄이는 것 자체가 신기능 보호 효과가 있으므로 이를 위해 저염·저단백 식이, 철저한 고혈압 및 혈당 조절, 고지혈증 치료 등을 시행한다. 항고혈압제 중에서도 혈압강하 효과를 넘어 단백뇨를 줄인다고 알려져 있는 약물(앤지오텐신 전환효소 억제제, 앤지오텐신 II 수용체 길항제)을 우선적으로 사용한다. 이차성 원인이 있는 경우에는 원인질환을 치료한다. 감염이나 악성 종양 등의 원인질환이 완치되면 단백뇨도 저절로 소실된다.

III. 부종

1. 일반적 부종

부종은 과도한 세포외액, 즉 간질액의 축적으로 몸이 붓는 것을 말한다. 국소적인 부종은 정맥 부전이나 림프관의 폐색과 같은 경우에 발생하지만, 전신적인 부종은 정상적인 나트륨 평형과 세포외액량을 유지하지 못하여 발생한다. 신장병 외에도 심부전증이나 간경변증, 만성폐쇄성폐질환에 의한 폐성심에 의해서도 전신적인 부종이 발생한다. 전신적인 부종은 심각한 질병상태를 의미하므로 정확한 원인진단이 필요하다. 치료는 부종을 유발한 원인이 되는 기저질환 자체를 치료하는 것이 우선이다. 다량의 단백뇨가 나오는 신증후군이 원인질환일 경우에는 신장 조직검사를 통하여 확실한 진단을 내린 후에 이에 따르는 특이 치료를 시행한다. 보조적 요법으로 부종이 있는 다리를 높게 하거나 누워 있는 것, 또는 탄력 스타킹이나 붕대로 하지를 압박하는 것이 도움이 되는데, 이렇게 함으로써 간질의 수분이 혈관 내로 유입되어 소변량이 증가한다. 염분 및 수분 섭취를 제한하는 것은 부종이 더 심해지는 것을 방지해 주는데, 신증후군에 의한 부종일 경우에는 일일 나트륨 섭취를 1~2g으로 제한한다. 부종이 심하여 다른 합병증이 나타날 가능성이 높을 경우나 일상생활에 지장을 줄 정도가 되면 이뇨제를 적절하게 사용하는 것이 필요하다.

2. 주기적 부종(생리 전 부종)

주기적 혹은 생리 전 부종은 여성의 생리 시작 수일 전에 나타나는 부종으로 유두 울혈이 동반되기도 한다. 복부팽만감이나 불편감, 주기적인 불안, 우울, 권태감을 호소하지만 일반적으로 호르몬의 이상은 발견되지 않으며, 생리가 시작되면 증상이 약해지거나 사라진다. 이에 대한 치료로는 특별하거나 나쁜 질병이 아니라고 안심시키는 지지요법이 주가 되며, 대증적인 이뇨제나 세로토닌 억제제가 도움이 되기도 한다.

3. 특발성 부종

주기적 부종과는 다른 질병으로 대부분 여자에서 발생하는데, 무증상기가 있으며 간헐적으로 낮시간에 반복적으로 부종이 발생한다. 하루 중에도 수 kg의 체중증가를 보일 수 있다. 복부팽만감과 함께 주기적인 하지나 손 · 얼굴의 부종이 발생하는데, 20~30대에서 호발하며 폐경 후에는 잘 발생하지 않는다. 오전보다는 오후 늦은 시간에 더 흔하다. 하지보다 얼굴이나 손이 붓는 경우가 있고, 저녁보다 아침에 더 심한 경우도 있으며, 드물게 유방의 팽창을 호소하기도 한다. 때로 전신 쇠약감이나 홍분, 우울증, 가슴의 두근거림, 비만, 소화장애와 같은 전신증상이 동반된다. 피곤함이나 우울증 같은 증상이 전체 환자의 80%에서 나타난다.

특발성 부종의 원인은 아직까지도 불분명한데, 일반적인 부종의 원인이나 기전을 찾을 수 없다. 많은 환자에서 자세변화에 대한 생리학적 반응이 과장되어 나타나며, 정신적인 문제를 호소하는 경우도 흔하다. 현재 또는 과거에 이뇨제를 복용한 적이 있는 환자가 적지 않으며, 갑상선자극호르몬이나 황체형성호르몬 분비인자에 대한 뇌하수체 반응의 이상이나 프로락틴 증가가 원인인 경우도 발견된다. 따라서 특발성 부종은 다양한 원인을 갖는 증후군으로 보는 것이 타당하다.

진단은 쉽지가 않은데, 대개 기립 자세에서는 나트륨과 수분의 저류가 관찰되고 횡와위에서는 이뇨가 발생한다. 일부 연구자는 아침부터 저녁까지 적어도 1.4kg의 체중증가가 있을 때에만 특발성 부종으로 진단하기도 한다. 증상과 체중증가의 정도와는 연관이 적어 체중의 변동만으로 특발성 부종 여부를 진단하기는 힘들다. 일반적으로 염분과 수분의 저류를 유발할 수 있는 모든 다른 원인이 배제된 경우에 이 질병으로 진단한다.

특발성 부종의 치료도 쉽지 않다. 식이상담을 통하여 일정한 탄수화물 섭취(당분섭취 제한)와 저염식이를 하도록 해야 하고, 비만한 환자는 체중조절에 대해 자문을 시행한다. 우울증이나 불안증, 섭식장애, 약물 의존성(이뇨제, 지사제)을 보이는 환자는 정신과 치료가 필요하다. 보조적 요법으로 압박 스타킹 등을 사용할 수도 있다. 이뇨제의 사용에 대하여는 논란이 많은데, 이미 이뇨제를 복용 중인 경우에는 점차적으로 이뇨제를 줄인다. 이뇨제를 사용해야 하는 경우에는 밤에 쓰는 것이 가장 효과적이나, 이뇨제로 인한 야뇨는 특발성 부종의 불편감을 증가시킨다. 이뇨제로는 스피로노락톤이나 아밀로라이드가 효과적이다. 다른 약제로는 항고혈압제인 앤지오텐신 전환효소 억제제나 교감신경항진제(에페드린, 미도드린, 덱스트로암페타민)가 있는데, 아직 효능이 확립되어 있지는 않고 부작용이 많아 주의가 필요하다.

IV. 만성 사구체신염(만성 신장염)

1. 정의

만성 사구체신염은 다양한 원인에 의하여 신장 실질 조직에 만성적인 염증상태가 지속되어 혈뇨나 단백뇨가 나오고 이를 치료하지 않으면 결국 신기능이 나빠지는 질병으로, 국내에서 말기 신부전을 일으키는 원인질환의 약 10~15%를 차지하는 중요한 질병이다. 만성 사구체신염에는 여러 가지 질병이 포함되는데, 흔한 것으로 미세변화 병변, 초점 분절성 사구체경화증, IgA 신병증, 막성 신병증, 막증식성 사구체신염 등이 있다. 사구체 손상의 기전으로는 면역학적인 기전, 고혈압과 같은 혈역학적 기전과 당뇨병이나 고지혈증과 같은 대사성 기전 등이 작용하는 것으로 보인다.

2. 원인

원발성(일차성) 사구체신염은 사구체 질환을 유발할 수 있는 전신질환, 악성 종양, 약물, 감염증이나 대사성 질환의 증거가 없이 병리학적 소견이 신장에 국한되며 이에 동반되는 전신적인 증상 및 징후가 신장의 병변에 의한 병태생리로 유발되는 경우를 지칭하며, 특발성 사구체신염이라고도 한다. 아직 정확한 발생원인은 모르며 면역복합체의 침착이나 순환 면역복합체가 작용하는 면역학적 기전이 병태생리에 중요할 것으로 생각된다.

속발성(이차성) 사구체신염은 당뇨병과 같은 대사질환이나 루푸스와 같은 결체조직 질환 등의 전신질환에 의한 신장 침범으로 발생하거나, B형 혹은 C형 간염이나 HIV 감염증(AIDS), 심내막염과 같은 감염질환에 동반되거나 약물에 의한 경우, 또는 림프종, 백혈병, 폐암, 위장관암과 같은 악성 종양에 의해 발생하는 것을 지칭한다.

3. 증상과 징후

비록 질병을 지니고 있어도 신장기능이 상당히 저하될 때까지는 무증상인 경우가 많으며, 만성 피로감, 식욕부진이나 두통 등의 비특이적 증상이 전부인 경우도 적지 않다. 핍뇨, 야간뇨, 다뇨와 같은 배뇨습관의 변화나, 거품뇨, 혈뇨 등 소변 성상의 변화, 혹은 전신부종, 안면부종, 하지부종, 관절통, 골통, 고혈압, 신경학적 이상 등 전신증상이 나타나기도 한다. 초기에는 혈뇨나 단백뇨만 보이다가 질병이 진행하면서 부종과 고혈압이 발생하며, 더 진행되면 신장기능이 저하되는 고질소혈증(요독증)이 나타난다.

4. 진단

요검사에서 혈뇨나 단백뇨가 검출되며, 혈액검사에서 고지혈증, 저알부민혈증, 빈혈이나 고질소혈증 등이 보일 수 있다. 방사선학적 검사로 가슴 사진을 찍어보면 심장비대, 폐울혈, 늑막 삼출액 등이 보일 수 있고, 초음파 검사에서 신장 실질의 초음파 에코가 증가하거나 오래 경과하여 신부전이 발생한 경우는 신장 크기의 감소가 관찰되기도 한다. 사구체신염이 의심되면 정확한 진단과 치료방침의 결정을 위해 신장 조직검사가 필요하다.

5. 치료

치료법을 선택하기 위해서는 우선적으로 치료의 목표를 설정하여야 한다. 신장 조직검사를 통하여 정확한 진단을 내리면 완치가 가능한 것과 그렇지 못한 사구체신염으로 구분할 수 있다. 원발성 사구체신염 중에서 미세변화 병변과 초점 분절성 사구체경화증, 그리고 일부 막성 신병증은 완치를 기대할 수 있고, 악성 종양이나 루푸스 등에 의한 일부 이차성 사구체신염도 원발질환을 완치함으로써 신장질환의 소실을 기대할 수 있다. 완치가 불가능하여 조절이 필요한 사구체신염이나 당뇨병과 같은 이차성 사구체신염, 그리고 유전성 신질환 등은 치료의 목적을 완치에 두지 않고 신기능의 악화를 예방하거나 신기능을 가능한 한 오래 유지하면서 생존하는 것이 목표이다.

완치가 가능한 원발성 사구체신염의 치료제로는 스테로이드, 아자티오프린, 사이클로스포린, 클로람부실, 시클로포스파미드와 같은 면역억제제가 사용되며, 이차성 사구체신염일 경우에는 암 수술과 같이 원인질환을 치료하거나 B형, C형 간염에 의한 경우에는 인터페론 같은 약제를 사용한다. 루푸스 신염에는 스테로이드나 시클로포스파미드, FK506(타클로리무스) 등을 사용하여 완치를 기대할 수 있다. 보조적인 치료법으로 고혈압을 조절하기 위한 항고혈압제, 콜레스테롤을 낮추기 위한 고지혈증 치료제(스타틴 등), 부종이 있는 경우에 대증적으로 사용하는 이뇨제, 그리고 저염식이 등의 식이요법이 있다.

만성 사구체신염 환자에서 완치가 가능하지 않은 경우에는 가능한 모든 치료방법을 동원하여 만성 신부전증으로의 진행을 예방하거나 늦추어야 한다. 우선적으로 일반적인 내과적 치료법을 철저하게 시행하는 것이 중요하다(표 1).

표 1. 만성 신부전으로의 진행을 예방하기 위한 일반적인 지침

- 신독성 있는 물질들을 피함: 약제, 건강식품
- 신독성 있는 약제: 투여용량 조절
- 조영제를 사용하는 방사선 촬영시 촬영 전후로 수분공급을 통한 이뇨 유도
- 신부전 초기에 신장 전문의에게 의뢰
- 요로감염: 즉각적으로 치료, 필요시 예방적 항생제
- 요로폐쇄: 즉각적인 교정
- 식이요법: 식이 단백 및 염분의 제한, 체중조절(비만에 대한 치료)
- 식이요법으로 조절되지 않는 고혈당의 치료
- 식이요법으로 조절되지 않는 고지혈증의 치료: 스타틴 제제 등
- 철저한 고혈압의 조절: 앤지오텐신 전환효소 억제제, 앤지오텐신 II 수용체 차단제
- 기타: 금연, 적절한 운동

우리가 섭취한 음식물이나 약물 등은 많은 경우에 신장을 통하여 배설이 되므로 신독성이 있는 물질들을 피하고, 신독성이 있는 약제일 경우에는 투여용량을 신기능에 맞추어 적절하게 조절하는 것이 필요하다. 요로감염증이나 요로폐쇄는 초기에 적극적으로 치료하여야 하며, 저염식이와 체중조절, 고혈당과 고지혈증의 치료 및 철저한 고혈압의 조절이 필요하다. 흡연할 경우에는 금연을 시행하고 적절한 운동과 함께 건강한 생활습관을 유지하는 것이 도움이 된다.

참고문헌

대한신장학회 편(2001). 『임상신장학』. 광문출판사.
서울대학교 의과대학 편(2005). 『신장요로학』 전정판. 서울대학교출판부.
Kasper et al(2005). *Harrison's Principles of Internal Medicine*. 16th eds. McGraw-Hill.

2절 만성 신부전

내과 오윤규

신부전이란 말 그대로 신장이 자기 기능을 제대로 수행하지 못하는 상태를 말한다. 신부전에는 급성 신부전과 만성 신부전이 있다. 급성 신부전은 여러 원인에 의해 신장의 기능이 갑자기 감소하나, 대부분 일시적이고 점차 신장기능이 회복되는 것이 일반적이다. 만성 신부전은 장기간에 걸쳐 앞에서 이야기한 노폐물 배설, 항상성 유지, 호르몬 분비 등의 신장기능이 감소하여 다시 회복되지 못하는 상태를 말한다.

I. 만성 신부전의 원인

만성 신부전의 원인은 국가, 인종, 나이, 성별에 따라 다른데, 2005년 대한신장학회에서 발표한 바에 따르면 우리나라에서 만성 신부전으로 2004년 한 해 동안 투석치료를 시작한 환자들 중 43.4%가 당뇨병성 신증이 원인이고, 16.2%가 고혈압, 12.5%가 만성 사구체신염으로 조사되어 이 세 질환이 만성 신부전의 3대 원인으로 알려져 있다. 그 외에 전신성 홍반성 낭창(루프스)과 같은 자가면역 질환, 결석, 종양, 전립선 비대 등에 의한 요로폐쇄, 다낭성 신증, 알포트 증후군과 같은 유전성 질환, 만성 신우신염과 같은 감염성 질환, 약물과 같은 신장에 독성이 있는 물질 등이 만성 신부전의 원인이 될 수 있다.

II. 만성 신부전의 환자수

신장기능이 어느 정도 떨어져 진료를 받고 있는 환자 수는 정확히 알 수 없다. 다만 신장을 완전히 못쓰게 되어 투석치료를 받고 있거나 이식을 받은 환자들에 대한 통계는 매년 조사하여 나오고 있는데, 2004년 말 현재 41,891명 정도가 신대체요법(혈액투석, 복막투석, 신장이식)을 받고 있는 것으로 추정하고 있다. 이는 인구 100만 명당 854명 정도가 신대체요법을 받고 있다는 것이다. 일본의 경우는 2003년 말에 인구 100만 명당 1,862.7명이 투석치료를 받고 있다고 보고되어, 앞으로 우리나라에서 만성 신부전으로 인해 신대체요법을 받게 될 환자가 급속히 늘어날 가능성이 있음을 보여주고 있다.

III. 만성 신부전의 진단

신장의 기능을 평가하는 방법 중 대표적인 것이 사구체 여과율이다. 이것은 신장이 1분간 혈액을 얼마나 걸러내는가를 계산하는 것으로, 병원에서는 주로 24시간 소변을 모아 검사함으로써 사구체 여과율을 추정할 수가 있다. 그러나 매번 환자들이 24시간 소변을 정확하게 모으는 것이 귀찮고 어려운 일이기 때문에, 간단히 혈액검사를 시행하여 크레아티닌이라는 물질을 측정함으로써 신장기능을 예측하고 있다. 이 검사는 편리하기는 하지만 24시간 소변을 모아서 하는 검사보다는 부정확하다는 것을 알고 있어야 한다.

만성 신부전은 3개월 이상 사구체 여과율이 떨어져 있을 때 진단할 수 있다. 따라서 병원에 내원할 때 이전에 검사한 기록이 있으면 같이 가져가는 것이 많은 도움이 된다. 진단을 좀더 확실하게 하기 위해서 신장 초음파 검사, 방사선동위원소를 이용한 뼈 사진을 찍기도 한다.

IV. 만성 신부전의 단계

만성 신부전은 사구체 여과율에 따라 5단계로 나누어 진단과 치료에 도움을 주고 있다.

1. 1기

검사소견에서 신장이 손상되어 있다는 증거가 있지만 사구체 여과율은 정상이거나 오히려 증가되어 있는 시기이다.

2. 2기

검사소견에서 신장이 손상되어 있다는 증거가 있으면서 사구체 여과율이 60~90mL/min 1.73m^2로 약간 감소되어 있는 시기이다.

3. 3기

사구체 여과율이 30~59mL/min 1.73m^2로 중등도로 감소되어 있는 시기이다.

4. 4기

사구체 여과율이 15~29mL/min 1.73m^2로 심하게 감소되어 있는 시기이다.

5. 5기

사구체 여과율이 15mL/min 1.73m^2 미만이거나 투석이 필요한 시기이다.

만성 신부전이 1기 및 2기까지 진행하더라도 아무 증상이 없고 모든 혈액검사도 정상으로 나온다. 이는 신장에서 손상 받지 않은 다른 네프론(소변을 만드는 기본단위로 한쪽 신장에 100만 개의 네프론이 있음)이 손상된 네프론을 대신해서 일을 더 많이 하기 때문이다. 사구체 여과율이 감소하여 3기 또는 4기에 이르면 혈액검사에서 고질소혈증이 나타나기 시작한다. 고질소혈증이란 단백질이 분해되고 남은 대사산물인 요소와 크레아티닌 등이 정상치보다 높은 것을 말한다. 또 이 시기에는 심한 스트레스를 받으면 요독증이 나타날 수 있으며, 사구체 여과율에 낮아질수록 증상이 더 뚜렷이 나타난다. 4기에 이르면 혈액검사에서 고질소혈증 외에도 여러 가지 이상이 나타나고 요독증도 본격적으로 나타난다. 조금 더 진행하여 사구체 여과율이 정상의 10% 이하가 되면 투석이나 신장이식 등의 치료를 받지 않으면 생명을 유지할 수 없는 위독한 상태가 되는데, 이를 말기 신부전이라고 한다.

V. 만성 신부전의 증상

만성 신부전에서 나타나는 증상을 요독증이라고 하는데, 신장기능이 감소함에 따라 체내에 여러 가지 노폐물들이 축적되어 나타나는 증상들을 말한다. 흔한 초기 증상은 피로감, 소화장애, 수면장애, 야뇨증(밤에 일어나서 소변을 봄) 등 가볍게 넘길 수 있는 증상들로부터 시작된다. 신부전증이 진행되면 부종, 가려움증, 호흡곤란, 경련, 혼수 등의 심각한 증상들이 나타나 치료를 하지 않으면 사망

표 2. 요독증의 대표적인 증상 및 징후

신경계	졸음, 수면, 의식장애, 혼수 집중력 감소, 기억장애, 언어장애 착란, 발작 감각이상, 운동신경 이상 딸꾹질, 근육경련
심혈관계	고혈압 동맥경화 심낭염
호흡기계	폐부종 늑막염
소화기계	식욕감퇴, 구역, 구토 위염, 십이지장염, 위궤양, 십이지장 궤양 복수
피부	가려움증, 색소침착
혈액	빈혈, 혈소판기능 이상 출혈성 경향
내분비계	이차성 부갑상선기능항진증 지질대사 이상 당검사 이상, 갑상선 검사 이상 고환 위축, 난소기능 이상
면역계	항체생산의 감소 종양 발생빈도 증가
근골격계	근육경련 신성 골이영양증

에 이르게 된다. 요독증은 환자의 모든 기관에서 이상을 일으킨다(표 2).

VI. 만성 신부전의 치료

만성 신부전이란 앞에서의 설명에도 나왔지만 신기능이 다시 정상으로 돌아갈 수 없는 상태를 말한다. 그러므로 만성 신부전을 완치시킬 수 있는 치료방법은 없다. 신기능이 아주 많이 나빠져서 투석이나 신장이식을 받지 않으면 생명을 유지할 수 없는 상태를 말기 신부전이라고 하는데, 만성 신부전의 치료의 목표는 말기 신부전에 이르지 않도록, 또는 말기 신부전이 되더라도 그 시기를 늦출 수 있도록 신장기능이 나빠지는 속도를 최소한으로 줄이는 것이다. 신부전이 어느 정도 진행하여 요독증이 나타나면 증상을 최소화하고 합병증이 나타나지 않도록 하는 치료를 병행한다. 이렇게 치료하더라도 말기 신부전에 이르게 되면 혈액투석, 복막투석, 신장이식 등 자신에게 맞는 치료방법을 선택하여 신대체요법을 받는다.

1. 원인질환의 치료

신장질환이 진행하여 일단 만성 신부전 상태가 되면 원인질환을 교정하더라도 신장기능이 정상으로 돌아오지는 않는다. 하지만 원인질환들 중 일부는 원인을 교정해 주면 상당히 오랜 기간 동안 신장기능이 더 나빠지지 않도록 유지할 수 있다. 소변이 만들어져 배설되는 통로가 막혀서 신장기능이 나빠진 경우 소변이 내려갈 수 있는 길을 만들어 주거나, 장기간 약물을 복용한 경우 약물복용을 중단하면 신장기능을 그 상태에서 오랫동안 유지할 수 있다.

2. 신장을 더 나빠지지 않게 하는 치료

만성 신부전의 진행을 막는 방법 중 현재까지 알려진 가장 효과적인 방법은 철저한 혈압조절이다. 만성 심부전 환자들의 목표혈압은 130/80mmHg로 신장질환이 없는 일반적인 고혈압 환자의 목표혈압보다 더 낮다. 특히 앤지오텐신 전환효소 억제제 혹은 앤지오텐신 II 수용체 차단제라고 하는 종류의 혈압약은 혈압을 떨어뜨릴 뿐만 아니라 단백뇨를 감소시키고 신장기능을 보호하는 효과가 있는 약으로 판명되었다.

약물복용과 함께 환자들이 지켜야 할 중요한 사항은 싱겁게 먹어야 한다는 것이다. 염분 섭취량을 줄이면 혈압조절에도 유리하고 신장에도 부담을 적게 주게 된다. 우리나라 사람들은 국이나 찌개 때문에 서양 사람들에 비해 염분의 섭취량이 많기 때문에, 처음에는 식사를 할 때 싱거워서 구역질이 나는 등 적응하기 힘들지만 열심히 노력을 해야 신장기능을 보호할 수 있다.

식사시 단백질을 과량 섭취하면 신장에 부담을 주어 신장이 더 빨리 나빠진다고 알려져 있다. 그러므로 투석을 하지 않는 만성 신부전 환자들에게는 0.6~0.8g/kg 정도로 단백질을 제한하여 식사를 하라고 권하고 있다. 사실 이 정도가 얼마나 적은 양인지를 일반인들을 알 수가 없으므로 병원의 영양사들에게 교육을 받아서 식사를 할 때 실천에 옮길 수 있도록 노력해야 한다.

당뇨 환자의 경우는 철저하게 혈당 조절을 해야 만성 신부전을 예방하거나 신부전의 진행을 늦출 수 있다. 이 외에도 흡연자는 금연을 하고, 비만한 사람들은 몸무게를 줄이는 것이 도움이 된다.

3. 신장을 갑자기 나빠지게 하는 악화요인의 치료

만성 신부전 환자들은 대부분 신장기능이 나빠지는 데 일정한 속도가 있다. 그런데 어떤 환자의 신장기능이 예측했던 것보다 갑자기 빨리 나빠졌다면 신장을 나쁘게 하는 또 다른 악화요인이 신장에 타격을 주었을 가능성이 있다. 이럴 경우 악화요인을 교정하면 신장기능이 갑자기 나빠지기 전의 상태까지 되돌릴 수 있다. 그러므로 만성 신부전 환자들은 정기적으로 신장기능 검사를 받아서 자신도 모르게 악화요인에 의해 신장기능이 갑자기 나빠지지 않았는지 알아보아야 한다. 대표적인 악화요인으로 다음과 같은 것들이 있다.

① 약물: 항생제, 진통제, 방사선 조영제, 항암제 등
② 요로감염
③ 요로폐쇄, 역류
④ 탈수증: 설사, 구토, 이뇨제 과용 등
⑤ 조절이 되지 않는 고혈압

만성 신부전 환자들은 평소 자신의 신장기능을 악화시킬 수 있는 요인들이 무엇인지 알고 있는 것이 좋으며, 약을 복용할 때에는 반드시 의사나 약사에게 자신의 신장기능이 나쁘다는 것을 알려 함부로 약을 복용하지 말아야 한다.

4. 요독증과 합병증의 치료

표 2에서 보듯이 요독증은 전신의 모든 기관에 합병증을 일으키므로 각각의 합병증을 줄이기 위한 치료를 받게 된다. 대표적으로 고혈압, 부종, 호르몬 부족, 빈혈, 신성 골이영양증, 고지혈증, 고칼륨혈증, 기타 심혈관계 합병증에 대한 적절한 치료가 필요하다. 따라서 만성 신부전 환자들은 여러 가지 약물을 복용하게 되는데, 대표적인 약물은 다음과 같다.

① 항고혈압제: 만성 신부전 환자들은 대부분 고혈압이 있고 혈압을 조절하는 것이 신기능을 보존하는 데 중요하다. 기타 심혈관계 합병증을 줄이는 데도 중요한 치료이다.
② 이뇨제: 부종의 감소와 고혈압 조절을 위해 복용한다.
③ 수용성 비타민제: 식이조절로 부족해지기 쉬운 비타민을 보충한다.
④ 칼슘제: 고인산혈증을 예방함으로써 이차성 부갑상선기능항진증에 의한 신성 골이영양증(신부전으로 인해 뼈가 약해져서 통증이 발생하거나 잘 부러짐)을 예방한다. 또는 부족한 칼슘을 보충하기 위해서 사용한다.
⑤ 철분제: 빈혈의 치료를 위해 사용한다.
⑥ 비타민 D: 신장에서 활성화되는 비타민 D를 보충하여 신성 골이영양증을 예방한다.
⑦ 조혈호르몬 주사: 신장에서 생산되는 조혈호르몬 부족으로 인해 생기는 빈혈을 치료하기 위해 사용한다.

그 외에도 많은 약물이 사용될 수 있으나, 약물이 배설되는 경로가 신장일 경우 약물이 체내에 쌓여서 부작용을 유발할 수도 있다. 그러므로 약물을 함부로 복용하지 말고 의사와 잘 상의하는 것이 좋다.

5. 신대체요법의 선택

만성 신부전 환자의 대부분은 말기 신부전으로 진행한다. 말기 신부전 환자는 식이요법, 약물투여만으로는 충분하지 않아 신대체요법을 받게 된다. 신대체요법이란 신장의 여러 가지 기능 중 일부를 대신하는 치료로 혈액투석, 복막투석, 신장이식이 있다. 신대체요법은 환자의 생명을 유지하는 데 지장이 있을 정도의 요독증이 나타나기 전에 시작해야 하므로 미리 신장 전문의와 상의하여 계획을 세워놓는 것이 좋다. 임상적으로 다음과 같은 요독증이 있으면 신대체요법을 시작해야 한다.
① 심막염
② 심한 뇌병증 또는 말초신경병증(발작, 의식저하, 혼수, 경련 등)
③ 일반적인 치료에 반응하지 않는 폐부종과 체액과다
④ 치료에 반응하지 않는 고혈압
⑤ 출혈
⑥ 지속적인 식욕저하, 구역, 구토
⑦ 일반적인 치료로 조절할 수 없는 고칼륨혈증
⑧ 영양결핍
⑨ 혈액검사 결과에서 크레아티닌 수치가 10mg/dL 이상일 경우

당뇨병으로 인해 만성 신부전이 생긴 환자는 다른 환자들에 비해 신대체요법을 빨리 시작하는 것이 좋다.

신대체요법을 선택하기 전에 환자는 각각의 치료방법에 대해 자세히 설명을 듣고 실제 인공신실을 견학해서 교육을 받은 후 환자 자신이 치료방법의 선택에 관여하는 것이 좋다. 또한 말기 신부전의 치료에는 가족 전체의 경제적 · 육체적 · 정신적인 도움이 꼭 필요하므로 환자를 직접 도울 가족들과의 의논이 중요하다. 이렇게 의료진과 환자 자신과 주변 상황과의 관계를 충분히 고려한 후 치료방법을 결정하는 것이 좋다.

신장이식은 신장 제공자가 있으면 최선의 방법이다. 신장을 제공하는 사람이 가족이나 친지 등 살아 있는 사람이면 생체 신장이식, 뇌사자의 신장을 제공받을 경우를 사체 신장이식이라고 한다. 생체 신장이식을 받을 사람은 신장을 제공하는 사람이 환자와 혈액형, 조직형이 적합한지와 신장 제공자가 건강한지를 검사한 후 신장이식 수술을 받게 된다. 사체 신장이식을 받을 사람은 일단 투석치료를 받으면서 각 병원의 장기이식센터를 통해 국립장기이식관리센터에 등록한 후 신장을 제공할 뇌사자가 나타날 때까지 기다려야 한다.

신장이식을 받기에 적합하지 않거나 적절한 신장 제공자가 없을 때는 투석치료를 받아야 한다. 혈액투석은 주 2~3회 병원에 가서 4시간 정도 투석을 받는 방법이다. 병원에 가지 않는 동안에는 일상생활이 가능하지만, 식이요법을 더 철저히 해야 하고 병원 스케줄에 얽매이는 단점이 있다.

복막투석은 자신이 집에서 6시간마다 복부에 연결된 관을 통해 복막투석액을 교환해 주는 치료로 병원에 자주 가지 않아도 되고 식사가 상대적으로 자유로운 장점이 있으나, 복막투석액을 교환하는 시간을 맞추어야 하고 실수를 할 경우 복막염과 같은 합병증이 발생할 가능성이 높은 단점이 있다. 최근에는 야간에만 복막투석을 시행하는 방법이 개발되어 훨씬 편리하게 복막투석을 받을 수 있다.

각 치료의 장단점을 간단히 설명했지만 신대체요법을 받는 환자들은 실제로 많은 시간을 할애하여 교육을 받아야 한다. 충분히 교육을 받은 후 자신에게 맞는 방법을 자신의 건강상태, 생활습관, 직장, 직업, 가족들의 도움, 경제적인 여건을 고려하여 선택해야 할 것이다.

참고문헌

대한신장학회 등록위원회(2005). 「우리나라 신대체요법의 현황 — 인산 민병석 교수 기념 말기 신부전 환자 등록사업 2004」. 『대한신장학회지』 24(sppl. 2), S367-384.

대한신장학회 편(2001). 『임상신장학』. 광문출판사.

박재갑 역(2005). 『인간생명과학개론』. 서울대학교출판부.

서울대학교 의과대학 내과학교실 편(2004). 『임상 내과학』. 고려의학.

서울대학교 의과대학 편(2005). 『신장요로학』 전정판. 서울대학교출판부.
Kasper et al(2005). *Harrison's Principles of Internal Medicine*. 16th eds. McGraw-Hill.

3절 전립선 질환

비뇨기과 손환철

I. 남성에게만 있는 전립선

'전립선? 그게 뭐지?', '갑자기 왜 이걸 알아야 하지?' 하는 의문이 떠오르는 사람들도 있을 것이다. 이 장에서는 왜 몸속에 있는 밖에서는 전혀 보이지 않는 밤톨 크기의 기관이 중요한지를 알아보도록 한다.

전립선은 성호르몬의 영향을 받는 방광 아래에 있는 밤톨 크기의 남성 성분비선이다. 남자의 정액을 구성하는 정자·정낭액 등이 모이는 집합소가 전립선이며, 전립선도 전체 정액 용적의 3분의 1 정도를 분비하여 함께 요도로 배출하게 된다. 전립선은 그 중앙을 요도가 관통하는 구조를 포함하여 정액이 요도를 통하여 나갈 수 있게 한다.

전립선은 출생 직후에는 발견하기 힘들 정도로 작지만, 사춘기가 되면서 남성호르몬의 작용에 의하여 조금씩 커지게 된다. 하지만 비대해진 전립선이 증상을 일으키기 시작하는 때는 대부분 50대 이후이며, 60대 이후에는 급격히 증가하여 전체 연령층의 60% 이상, 70대에는 70% 이상, 80대 이후에는 거의 모든 남성에서 비대해진 전립선이 증상을 유발하게 되므로, 인구의 고령화와 함께 전립선비대증에 대한 관심이 증가하고 있다.

전립선에는 젊은 연령에서 흔히 볼 수 있는 전립선염, 그리고 최근 전립선비대증처럼 급격하게 증가하고 있는 전립선암도 있지만, 여기에서는 전립선비대증에 대해서만 다루기로 한다.

II. 전립선의 위치와 구조

전립선은 방광의 아랫부분(방광경부)에 있으며, 여러 인대와 근육의 복합체인 비뇨생식격막의 위에 위치하고, 하복부의 음모가 있는 부분에서 단단하게 만져지는 치골의 뒤에 또 소화기관의 마지막 부분인 직장의 앞에 위치하고 있다.

따라서 전립선은 몸의 매우 깊숙한 부분에 숨어 있는 장기라고 할 수 있으며, 정상적인 경우 전립선을 손으로 만질 수 있는 방법(직장수지전립선검사)은 장갑을 착용한 다음 항문을 통하여 전립선의 뒷부분을 만지는 것밖에 없다. 하지만 전립선의 뒷부분을 만지는 것만으로도 경험 있는 의사들은 어느 정도 크기를 짐작하여 전립선비대증의 진단을 내릴 수 있다. 또, 전립선 암의 80% 이상이 손으로 만질 수 있는 전립선의 뒷부분에서 생기기 때문에 직장수지(전립선)검사는 전립선암의 진단에도 매우 유용하다. 따라서 50세 이상의 남성에서 적어도 연 1회 이상의 직장수지검사는 필수적이라 할 수 있다. 전립선의 대략적인 구조와 위치는 그림 3과 같다.

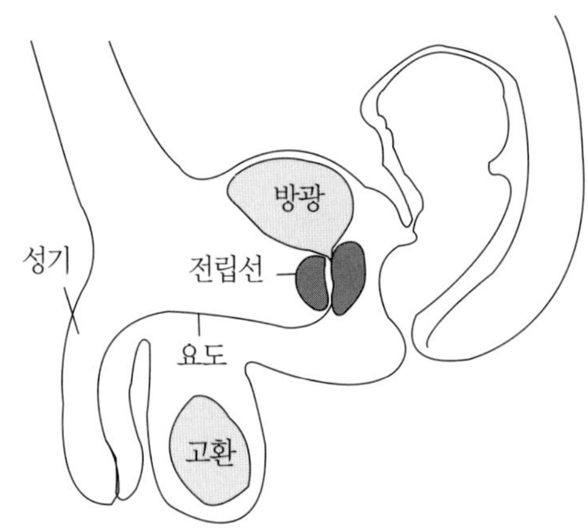

그림 3 전립선의 위치와 구조

III. 전립선비대증의 원인

전립선은 기본적으로 남성호르몬의 영향을 받는 남성의 성분비선이다. 그러므로 남성호르몬이 존재하지 않는 상황에서는 전립선비대증도 발생하지 않는다. 옛날 궁궐에서 살았던 내시들은 아무리 나이가 들어도 전립선비대증만큼은 생기지 않았을 것이다. 남성호르몬이 어떤 과정을 통하여 전립선비대증을 유발하는지 완벽하게 밝혀지지 않았지만, 테스토스테론(testosterone)은 전립선 내부에 있는 5 alpha reductase의 작용으로 dehydrotestosterone(DHT)으로 변화하며, 이 DHT은 전립선 조직에서 테스토스테론보다 10배 정도 강하게 전립선에 작용하여 전립선비대증을 유발한다.

노화도 전립선비대증을 유발하는데, 대부분 전립선비대증의 조직학적 변화는 빠르게는 20~30대부터 시작되어 60대 남자의 60%, 80대의 90%에서 관찰되며, 이 중 많은 사람들이 전립선비대증으로 인한 여러 가지 배뇨장애 증상을 호소하고 또 치료를 받는다.

이 외에도 인종적 특성, 채식과 육식과의 관계, 유전적인 영향 등 여러 가지 요소가 전립선비대증의 발생에 영향을 미치는 것으로 알려져 있다.

Ⅳ. 전립선비대증의 증상

앞서 언급한 대로 전립선은 남성의 정액이나 소변이 요도를 통하여 나갈 수 있도록 그 중앙을 요도가 관통하는 구조로 되어 있으므로, 전립선 질환이 배뇨증상을 유발하는 것은 어떻게 보면 당연하다고 할 수 있다(표 3).

전립선비대증의 초기에는 아무 증상이 없으나, 점차 전립선이 커져서 요도를 압박하고 방광의 아랫부분을 밀게 되면서 증상이 생기기 시작한다. 전립선비대증이 어떤 방향으로 심해지느냐에 따라 증상은 다양하게 나타날 수 있으며, 전립선의 단순한 크기만으로는 증상의 정도를 짐작하기 어려운 경우도 있을 수 있다.

전립선비대증이 진행하면서 배뇨증상이 점차 시작되는데, 소변을 자주 보고, 밤에도 1~2회 일어나서 소변을 봐야 하고, 소변이 약해지고 금방 나오지 않으며 중간에 끊어지는 일이 많아진다. 가끔은 소변을 참기가 힘들어진다. 심한 전립선비대증이 있으면 빈뇨가 심해져 정상적인 사회생활이 힘들어지고, 야간에 3~5회 이상 소변을 보는 경우도 있으며, 소변이 나오는 데 한참 시간이 걸려서 다른 사람이 소변을 다 보고 나갈 때까지 소변을 다 보지 못하고 힘을 써야 한다. 또한 소변이 마려우면 참을 수 없어서 옷을 버리기도 한다.

심각한 점은 전립선비대증의 이차 부작용인데, 소변에 염증이 생기거나, 방광에 결석이 생기거

표 3. 전립선비대증의 증상

경미한 전립선비대 증상	• 초기에는 아무 증상이 없다. • 약한 배뇨증상(빈뇨, 세뇨 등)을 느낄 수도 있다.
중증도의 전립선비대 증상	• 소변을 자주 보게 된다. • 밤에 1~2회 일어나서 소변을 봐야 한다. • 소변이 약해진다. • 소변을 참기가 힘들어진다. • 소변이 중간에 끊어지는 일이 많다. • 소변이 금방 나오지 않는다.
심한 전립선비대 증상	• 빈뇨가 심해져 정상적인 사회생활이 힘들어진다. • 야간에 3~5회 이상 소변을 봐야 하므로 수면이 부족해진다. • 소변이 나오는 데 한참 시간이 걸린다. • 소변이 마려우면 참을 수 없어서 옷을 버리기도 한다. • 심각한 이차 부작용(요로감염, 요폐, 신장이상 등)이 나타날 수 있다.

표 4. 배뇨증상 점수표(세계보건기구)

평소(지난 한 달간) 소변을 볼 때의 경우를 기준으로 대략 5번쯤 소변을 본다고 하면 다음의 불편한 증상이 몇 번이나 나타나는가를 해당 칸에 V 표시를 하여 주십시오.

	전혀 없음	5번 중 한 번	5번 중 한두 번	5번 중 두세 번	5번 중 서너 번	거의 없음
1. 평소 소변을 볼 때 다 보았는데도 소변이 남아 있는 것같이 느끼는 경우가 있습니까?	0	1	2	3	4	5
2. 평소 소변을 보고 난 후 2시간 이내에 다시 보변을 보는 경우가 있습니까?	0	1	2	3	4	5
3. 평소 소변을 볼 때 소변 줄기가 끊어져서 다시 힘주어 소변을 보는 경우가 있습니까?	0	1	2	3	4	5
4. 평소 소변을 참기가 어려운 경우가 있습니까?	0	1	2	3	4	5
5. 평소 소변 줄기가 약하거나 가늘다고 생각되는 경우가 있습니까?	0	1	2	3	4	5
6. 평소 소변을 볼 때 소변이 금방 나오지 않아서 아랫배에 힘을 주어야 하는 경우가 있습니까?	0	1	2	3	4	5
7. 평소 밤에 자다 일어나서 소변을 보는 경우 잘 나오지 않고 한참 기다려야 하는 경우가 있습니까?	0	1	2	3	4	5

	없다	1번	2번	3번	4번	5번 이상
8. 평소 잠을 자다 일어나서 소변을 보는 경우가 하룻밤에 몇 번이나 있습니까?	0	1	2	3	4	5

생 활 만 족 도

	아무 문제 없다	괜찮다	대체로 만족이다	만족/불만족이 반반이다	대체로 불만이다	괴롭다	견딜 수 없다
9. 지금 소변을 보는 상태로 평생을 보낸다면 당신을 어떻게 느끼겠습니까?	0	1	2	3	4	5	6

총 증상 점수: ___________

생활만족도 점수: ___________

나, 완전히 소변을 보지 못해서 응급처치가 필요하거나, 신장에까지 이상이 나타날 수 있다. 이러한 이차적인 부작용이 있는 경우, 수술적 치료를 우선적으로 고려해야 하는 상황이 생긴다.

V. 전립선비대증의 진단

전립선비대증이 의심되는 증상을 가진 환자가 있을 때에도 우선 전립선비대증 이외의 다른 질환을 고려한 병력조사는 필수적이다. 과민성 방광, 요로감염, 요도협착 등의 다른 질병도 유사한 증상을 일으킬 수 있고, 뇌졸중, 당뇨 등 배뇨기능에 영향을 미치는 다른 질환도 조사하게 된다. 국제적으로 유용성이 입증되어 있는 배뇨증상 점수표(표 4)를 활용하는 것도 좋은 방법이다.

증상에서 전립선비대증이 의심되는 경우 기본적으로 할 수 있는 검사는 직장수지검사를 포함한 신체검사와 요류측정, 잔뇨측정 등이다. 직장수지검사를 통해 전립선암의 유무도 어느 정도 파악이 가능하며, 요류측정(그림 4)을 통해 환자가 호소하는 배뇨증상을 어느 정도 객관적으로 평가할 수 있다. 성인 남성의 경우 최고요속이 25mL/sec이면 정상, 10mL/sec 이하면 심한 요속저하라고 판단할 수 있다. 환자에 따라 3일 정도의 배뇨일지 작성도 도움이 된다. 경직상조음파검사는 커신 선립선의 크기를 정확하게 측정할 수 있고, 전립선의 다른 이상도 어느 정도 알 수 있어 자주 활용된다. 소변검사를 통하여 요로감염 여부와 혈뇨의 유무 등을 할 수 있고, 혈액검사를 통해 신장기능을 알 수 있으며, 진립선항원(PSA)검사를 통하여 전립선암의 유무를 판단하는 데 도움을 받을 수 있다.

최근 전립선암은 매우 증가하는 추세로 50세 이상 남성은 1년에 한 번 이상의 전립선 검사가 권유되는데, 여기에는 배뇨증상 체크와 직장수지검사, PSA 측정이 꼭 필요하다. 대상에 따라서는 요도내시경 또는 방광내시경을 시행할 수 있으나, 전립선비대증만이 의심되는 경우 자주 시행되지는 않는다. 요류역학검사 등을 통해 방광에서 소변이 나가는 길을 전립선이 어느 정도 압박하고 있는지를 측정할 수도 있다.

VI. 전립선비대증의 치료

1. 대기요법

추적 진료 및 검사에 적극적이며 생활에 불편이 없는 가벼운 증상만을 가진 전립선비대증의 초기에는 당장 치료를 시작하는 것보다는 시간 간격을 두고 추적하는 것도 좋다. 전립선비대증은 대개 느리게 진행하므로 6개월에서 1년 정도의 시간 간격으로 추적검사를 하는 것이 대부분이다.

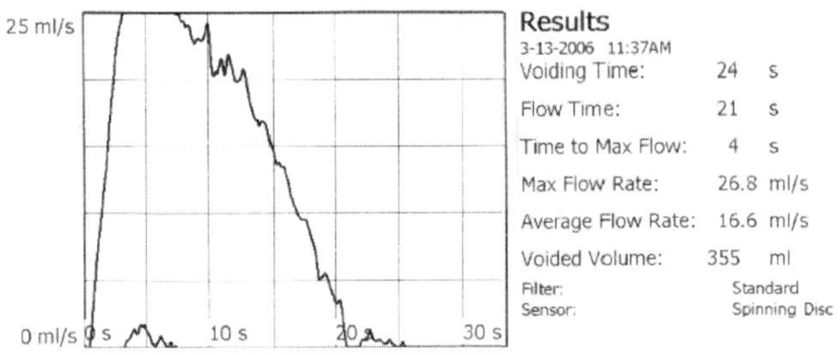

(A)

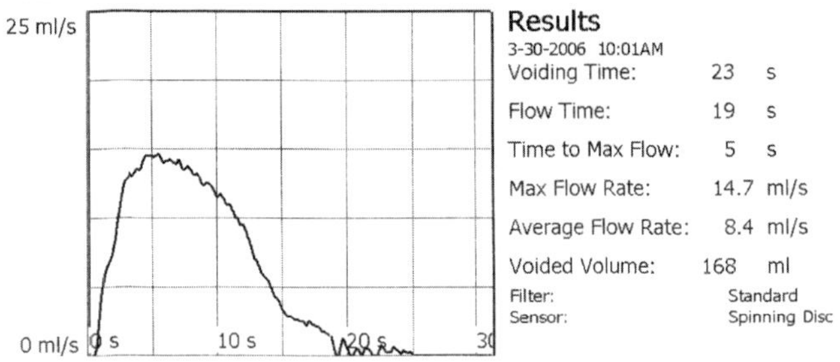

(B)

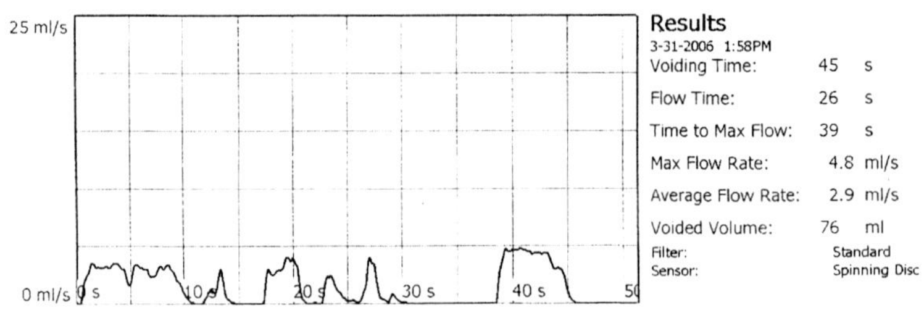

(C)

그림 4 요속검사 결과. (A) 정상 요속검사: 전체적으로 종 모양을 이루고 있으며, 최고요속이 25mL/sec 이상이다. (B) 전립선비대증 요속검사: 전체적으로 종 모양을 이루고 있으나, 최고요속이 15mL/sec 이하로 많이 감소하였다. (C) 심한 전립선비대증 요속검사: 전체적으로 찔끔찔끔 소변을 보고 있으며, 요속도 10mL/sec 이하로 감소되었고, 소변을 보는 시간도 많이 늘어나 있다.

2. 약물치료

전립선비대증의 약물치료는 크게 두 가지 약물군으로 나눌 수 있다. 전립선의 많은 부분을 차지하고 있는 전립선 평활근을 이완시켜 배뇨증상을 빨리 해소할 수 있는 교감신경차단제(α-adrenergic blocker)와 서서히 전립선의 크기를 줄어들게 할 수 있는 항남성호르몬요법(antiandrogen)이 있다. 교감신경차단제는 terazosin, doxazosin, tamsulosin, alfuzosin, prazosin 등이 있으며, 환자의 상태와 부작용의 유무에 따라 조정할 수 있다. 항남성호르몬 요법에는 5 alpha reductase 억제제인 finasteride, dutasteride의 두 가지 약물이 있으며, 점진적으로 전립선의 크기를 줄어들게 한다.

3. 수술치료

전립선비대증의 근본적인 치료는 수술이라고 할 수 있다. 약물치료의 종류가 다양해지고 부작용의 빈도가 점차 줄어들면서 전립선비대증에 대한 수술은 과거에 비해 점차 줄어들고 있다. 하지만 전립선비대증 증상이 심하거나, 약물에 효과가 없거나, 부작용이 있거나, 심한 이차 부작용이 있는 경우 등에는 수술적 치료를 고려하는 것이 대부분이다. 그 중에서도 내시경을 이용하는 경요도 전립선 절제술은 전립선비대증의 표준치료로 사용되고 있으나, 최근에는 레이저를 도입함으로써 출혈 같은 수술의 부작용은 많이 감소되었으며, 좀더 안전하고 간편한 수술이 가능해지고 있다.

VII. 요약

전립선 질환 중 가장 흔한 것은 전립선비대증이며 전립선암도 최근 매우 증가하고 있다. 전립선비대증은 특히 노인에게서 매우 흔한 질환으로 지연뇨, 빈뇨, 세뇨, 야간뇨 등의 증상을 나타나게 한다. 50세 이상의 남성은 정기적인 전립선 검사가 필수적이며, 전립선비대증의 유무와 전립선암의 위험을 검사하는 것이 바람직하다. 전립선비대증의 많은 부분은 약물치료로 조절되지만, 일부 환자에서 전립선비대증의 근본적인 치료로 수술이 적용되기도 한다.

나이가 들면 누구나 소변에 힘이 없어지게 되고 노화 과정의 일부이니까 '그런 줄 알고 그냥 그렇게 지내면 되지' 라고 생각하는 것은 바람직하지 않다. 50세 이상의 남성이라면 전립선에 대한 이해와 주기적인 검진이 필수적이라고 다시 한 번 강조하고자 한다.

참고문헌

대한배뇨장애 및 요실금학회(2003). 제4편 전립선 비대증. 『배뇨장애와 요실금』. 일조각. pp.921-996.

대한비뇨기과학회 편집위원회(2001). 제15장 비뇨기종양. 『비뇨기과학』 제3판. 고려의학. pp.279-356.

대한전립선학회 홈페이지 http://www.theprostate.org/

Presti JC. Jr(2004). Neoplasm of the prostate gland. In Tanagho EA, McAninch JW, editors. *Smith's General Urology*. 16th ed. New York: McGraw-Hill. pp.367-385.

Steers WD(1998). Physiology and pharmacology of the bladder and urethra. In Walsh PC, Retik AB, Vaughan ED Jr, Wein AJ, editors. *Campbell's Urology*. Philadelphia: Saunders. p.870

4절 요로감염

내과 오윤규

소변이 만들어지고 배설되는 통로인 신장, 신우, 요관, 방광, 요도에 세균감염이 생겼을 때를 요로감염이라고 한다. 요로감염은 감기, 폐렴과 같은 호흡기 감염 다음으로 흔한 감염질환이다. 여성 2명 가운데 1명은 평생을 살아가면서 한번은 각종 요로감염에 걸린다고 알려져 있을 만큼 이 질환은 여성에게 많이 발생한다. 학교에 다니는 여학생의 1~3%, 활발한 성생활을 하는 여성의 5~6%, 임신한 여성의 4~8%, 65세 이상의 노인 여성의 15~30%에서 요로감염이 발생하는 것으로 알려져 있다.

반면 남성은 요로에 기형이 있거나 당뇨병, 전립선비대증이 있는 경우를 제외하고는 요로감염에 걸리는 일이 아주 드물다.

여기에서는 대표적인 요로감염인 방광염과 신우신염을 중심으로 살펴보겠다.

Ⅰ. 방광염

1. 정의

정상적으로 소변은 매우 깨끗하여 세균, 바이러스, 곰팡이 등이 존재하지 않는다. 하지만 소변이 나오는 길을 따라 세균이 침범하게 되면 감염이 발생하게 된다. 이 감염이 방광에만 국한되어 있어 소변 보는 데에 여러 가지 불편한 증상을 일으키지만, 고열과 같은 전신증상은 없고 심한 합병증이 생길 위험도 적은 것이 방광염이다.

2. 원인

앞에서도 설명했듯이 방광염은 여성에서 더 잘 발생하는데, 여성의 신체적 특성으로 요도가 항문에 가까이 있고, 길이가 짧으며(약 4cm), 요도의 입구가 음순의 바로 아래에 위치해 있어 대장에 존재하는 대장균이 소변이 나오는 통로를 통해 침범하기 쉬운 구조로 되어 있기 때문이다. 따라서 방광염을 일으키는 가장 중요한 균은 바로 대장균으로 원인균의 70~80%를 차지한다.

또한 여성들의 경우 성행위 중 발생하는 요도의 마찰 때문에 세균이 방광 내로 쉽게 침범할 수 있고, 피임을 위해 살정제나 격막을 사용해도 방광염이 더 잘 발생한다. 임산부들에서도 요로감염이 더 잘 발생하는데, 임신 중 방광염이 신우신염까지 진행된 경우 미숙아 출생이나 신생아 사망률을 높이는 원인이 될 수 있다.

3. 성접촉 매개질환(성병)과의 관계

방광염 환자들 가운데는 배우자로부터 의심을 받거나 배우자를 의심하는 경우가 있는네, 방광염 중 불륜한 성행위로 인해 감염되는 경우는 극히 일부에 불과하다고 할 수 있다. 성접촉 매개질환 여부는 방광염의 원인이 된 세균이 무엇이냐에 따라 달라진다. 방광염의 가장 중요한 원인균인 대장균은 성상인의 대변, 항문, 피부에서도 빌견되기 때문에 대장균에 의한 방광염을 성접촉 매개질환이라고 할 수는 없다.

부부관계 후에 방광염이 발생하는 경우가 있는데, 이는 부부관계 도중 질이나 요도 출구 근처에 있던 균이 방광에 침범하여 발생하는 것으로 반드시 불륜한 성관계를 의미한다고 볼 수 없다. 따라서 방광염이 생겼다고 해서 배우자를 의심하는 것은 적절하지 못하다.

4. 증상

방광염이 있을 경우 다음과 같은 증상이 나타날 수 있다.

① 소변 보기 시작하는 시점, 소변 보는 도중, 소변 본 직후에 통증이 있다(배뇨통).
② 소변이 조금만 차도 자주 마려워진다(빈뇨).
③ 소변을 참기 어렵다(요급).
④ 아랫배가 무지근하거나 통증이 있다.
⑤ 소변을 보고 나도 시원해지지 않는다.
⑥ 소변 색깔이 탁하고 냄새가 난다.

⑦ 소변에 피가 나온다(혈뇨).

일반적으로 배뇨통이 방광염의 가장 주된 증상이어서 배뇨통, 빈뇨 등의 증상만으로 방광염을 강력히 의심할 수 있지만, 방광염 외에 질염, 여성호르몬 결핍, 이물질, 방광종양과 같은 다른 질환도 배뇨통을 일으킬 수 있기 때문에 섣불리 자가 진단하는 것은 위험할 수 있으므로 주의해야 한다.

5. 진단

숙련된 의사라면 환자가 호소하는 증상을 잘 듣고 신중히 진찰하면 검사 없이도 방광염을 진단할 수 있다. 하지만 더 정확한 진단을 위해서는 소변검사를 하여 염증이나 세균이 있는지를 확인해야 한다. 방광염은 이렇게 간단하게 진단하고 치료할 수 있지만, 소변검사는 결과를 잘못 해석하면 불필요한 치료를 장기간 하게 되는 경우도 생길 수 있어 주의를 요한다. 특히 소변검사에서 백혈구가 나올 경우 요로감염 외에도 질염, 간질성 신장염, 요로결핵과 같은 다른 질환이 있는지 여부도 생각해야 하므로 소변에 백혈구가 나온다고 무조건 요로감염으로 생각하고 치료해서는 안 된다. 그러므로 반드시 의사가 신중히 판단을 해서 치료 여부를 결정해야 하고, 진단하기가 쉽지 않을 경우 신장내과나 비뇨기과 전문의의 자문을 구하는 것이 좋다.

적절한 치료를 하는데도 증상이 좋아지지 않은 경우, 자주 재발하는 경우, 소아의 방광염 등과 같은 특수한 상황에서는 초음파 검사나 다른 방사선 검사를 시행해서 요로에 다른 질환이 있는지 확인해야 한다.

6. 치료

평소 건강하던 젊은 여성이 방광염에 걸릴 경우 3일 정도 항생제를 처방받아 복용하면 대부분 완치가 되지만, 특별한 경우에는 7일 정도 치료하기도 한다. 당뇨병과 같이 세균에 대한 저항력이 떨어져 있는 질환이 있거나, 요로결석, 요역류, 요도 이물질 삽입과 같은 요로감염을 잘 유발할 수 있는 원인이 있는 경우에는 그 원인을 치료해 주는 것이 중요하다.

병원에 가서 검사를 하다보면 자신은 소변을 보는 데 아무 이상이 없는데 검사에서 소변에 세균이 자란다고 하는 경우가 있다. 이를 무증상성 세균뇨라고 하는데, 이 경우 세균을 없애기 위해 무작정 항생제를 처방받아 복용할 필요는 없다. 소변에 세균이 자라더라도 임산부, 요로수술을 앞둔 사람들, 당뇨병 환자 등과 같이 특수한 경우를 제외하고는 치료를 할 필요가 없으므로 치료 여부를 의사가 신중히 판단해서 결정해야 할 것이다.

7. 예방

방광염을 예방하려면 다음과 같은 점을 실천해야 한다.

① 물을 많이 마신다. 물을 많이 마시면 소변이 희석되고 많이 배출되므로 상대적으로 세균수가 감소된다. 단, 신장질환, 심장질환, 간경화, 전해질 이상과 같은 질환이 있는 사람은 의사와 상의를 한 후 물 마시는 양을 결정해야 한다.

② 소변을 오랫동안 참지 않는다. 소변을 많이 참으면 소변이 세균이 자랄 수 있는 배지가 되고, 계속 반복되게 되면 소변을 본 후에도 방광에 소변이 남아 있게 되어(잔뇨) 방광염이 잘 생길 수 있다.

③ 대변을 본 후에 휴지로 닦을 때는 반드시 앞쪽에서 항문 쪽으로 닦도록 한다.

④ 부부관계 후 재발하는 여성의 경우 부부관계 전에 깨끗이 씻고, 관계시에 지나치게 요도 입구를 자극하는 체위는 피하며, 관계 후 바로 소변을 보도록 한다. 이런 예방조치에도 불구하고 계속 재발하는 경우에는 의사와 상의하여 성교 후에 항생제를 1회 복용하는 방법을 시도해 볼 수 있다.

⑤ 면 재질의 팬티를 입어 요도 출구 부위가 건조한 상태로 유지될 수 있게 한다.

II. 신우신염

1. 정의

신장에서 만들어진 소변을 모아 요관으로 흘려보내는 역할을 하는 신우나 신장 자체에 세균이 침범하여 염증을 일으켰을 때 신우신염이라고 한다.

2. 원인

신우신염은 요로감염의 일종이다. 요도를 통해 감염을 일으킨 세균이 방광에 국한된 염증을 일으킨 경우 방광염이라고 하고, 요관을 통해 진행하여 신장 자체나 신장에서 만들어진 소변을 모으는 신우에까지 염증을 일으킬 경우를 신우신염이라고 한다. 그러므로 신우신염을 일으키는 원인균은 방광염을 일으키는 원인균인 대장균일 경우가 많다. 그러나 면역력이 떨어진 환자에서 혈액을 통해 직접 세균이 신장을 침범하여 신우신염을 일으키는 경우도 있다.

3. 증상

신우신염에 걸리게 되면 높은 열과 춥고 전신이 떨리는 증상(오한)이 생기고, 감염된 쪽 허리나 옆구리에 통증이 나타나며, 심할 경우 메스꺼움과 구토로 인해 식사를 잘 못하게 될 수도 있다. 세균이 방광을 거쳐서 신우신염을 일으키기 때문에, 방광염 증상이 발열보다 먼저 있을 수도 있고 동시에 있을 수도 있지만 오히려 방광염 증상은 별로 없는 경우가 많다.

소아에서는 신우신염의 증상이 어른과 달리 구토, 메스꺼움, 복통으로 나타나기도 하고, 노인에서는 의식저하, 호흡곤란 등으로 나타나 전형적인 신우신염의 증상이 나타나지 않을 수도 있으므로 반드시 의사의 진찰을 통해 진단해야 한다.

4. 진단

신우신염은 방광염과 마찬가지로 의사의 진찰과 요검사, 요배양검사, 혈액검사를 통해 진단할 수 있다. 세균이 혈액까지 침범하여 세균혈증이 동반될 수 있으므로 혈액배양 검사가 필요할 수도 있다. 당뇨병이 있거나 적당한 항생제를 사용했는데도 열이 떨어지지 않는 경우에는 신장 또는 신장 주위에 고름이 잡히는 등의 합병증이 발생했을 가능성도 있으므로 초음파 검사나 전산화단층촬영이 필요할 수도 있다.

5. 치료

신우신염은 방광염과 같이 항생제로 치료를 한다. 열이 심하게 나거나 구토로 인해 약을 먹을 수 없는 경우, 합병증이 생길 가능성이 많다고 생각될 경우는 입원하여 주사로 항생제를 투여받는 것이 원칙이다. 환자는 안정을 취하는 것이 중요하고, 수분은 평소보다 많이 섭취하는 것이 좋다. 치료는 일반적으로 2주 정도 하는데, 감염을 일으킨 세균의 종류나 합병증 유무에 따라 더 길어질 수도 있다.

6. 예방

신우신염은 요로감염의 일종이므로 같은 요로감염인 방광염의 예방과 같다고 생각하면 된다. 평소 과로하지 않는 등 세균에 대한 몸의 저항력을 기르는 것도 신우신염을 예방할 수 있는 한 방법이다.

참고문헌

대한신장학회 편(2001). 『임상신장학』. 광문출판사.

서울대학교 의과대학 내과학교실 편(2004). 『임상 내과학』. 고려의학.

서울대학교 의과대학 편(2005). 『신장요로학』 전정판. 서울대학교출판부.

Kasper et al(2005). *Harrison's Principles of Internal Medicine*. 16th eds. McGraw-Hill.

5장
혈액질환

1절 빈혈

내과 최인실

I. 빈혈의 원인 및 진단

1. 정의

체내의 혈액은 혈장과 세포성분으로 구성되어 있다. 혈액 내의 세 가지 세포성분(적혈구, 백혈구, 혈소판) 중 하나인 적혈구(red blood cell, RBC)는 골수에서 생성되어 말초혈액에서 순환하다가 수명이 다하면 비장, 간, 골수에서 제거된다. 적혈구의 평균수명은 90~120일이며, 매일 체내의 적혈구 중 약 1%가 사멸되고 다시 생성되어 대체된다.

적혈구의 주 기능은 폐에서 공급받는 산소를 각 조직으로 운반해 주어 정상적인 활동을 하는 데 필요한 에너지를 생성하게 하는 것인데, 적혈구 내의 철분-포함 단백질인 혈색소가 산소운반에 중요한 역할을 한다. 빈혈은 말초혈액의 적혈구 수 또는 혈색소치가 환자의 연령이나 성에 비하여 정상보다 감소되어 있는 경우를 말한다.

정상 성인의 말초혈액의 혈색소치의 범위는 남자의 경우 13~18g/dL, 여자의 경우 12~16g/dL이

표 1. 빈혈의 기준

구 분	남자	여자
6개월~6세	혈색소 < 11g/dL	
6~14세	혈색소 < 12g/dL	
성인	혈색소 < 13g/dL	혈색소 < 12g/dL
임산부		혈색소 < 11g/dL

고, WHO에서는 빈혈의 기준으로 표 1과 같은 기준을 적용한다.

2. 임상증상

빈혈의 임상증상은 조직 내 산소공급의 감소에 기인하는 다양한 증상으로, 빈혈의 정도와 발생속도, 기저질환의 종류 등에 따라 다르게 나타날 수 있다. 예로, 빈혈의 발생속도가 점진적이고 기저 심폐질환이 없는 경우, 환자는 서서히 빈혈에 적응하여 혈색소치가 7~8g/dL 이하로 감소해도 증상을 나타내지 않는 경우가 많다.

1) 급성 빈혈

실혈이나 용혈 등에 의한 급성 빈혈의 경우 빈맥, 기립성 저혈압, 혈관수축 등의 저혈량에 의한 증상이 대부분이다. 전체 혈액 용적의 10~15%의 급성 소실이 있으면 혈관 불안정의 징후들이 나타나기 시작하고, 30% 이상의 소실이 있으면 환자는 누운 자세를 유지하려 하며 기립시 저혈압과 빈맥이 나타난다. 40% 이상(성인의 경우 >2L)의 소실이 있으면 저혈량성 쇼크의 징후가 나타나서 환자는 혼미, 발한, 저혈압, 빈맥 등의 증상을 보인다.

2) 만성 빈혈

(1) 호흡기 및 심혈관계의 증상

① 호흡곤란, 빈맥: 주로 운동시에 나타나나, 빈혈이 심하면 안정시에도 나타난다.

② 심부전, 부종, 협심증에 의한 흉통, 심장 잡음

(2) 피부 및 점막에 나타나는 증상

① 피부: 창백(구강 및 인두의 점막, 결막, 입술, 손톱), 탄력성 소실

② 손톱: 광택이 소실되고, 부서지기 쉬우며, 오목하게 변형(스푼형 손톱)

③ 영양결핍에 의한 빈혈: 피부염, 설염, 구각염

④ 용혈성 빈혈: 황달, 하지의 궤양

(3) 신경근육계의 증상

두통, 현기증, 실신, 이명, 눈앞의 흑점, 근력의 저하, 피로감, 손발의 감각이상, 불안감

(4) 소화기계의 증상

식욕부진, 구역, 구토, 복부불쾌감, 변비 및 설사, 이상식욕

① 악성 빈혈: 설염(glossitis), 혀 유두(tongue papillae)의 위축
② 재생불량성 빈혈, 급성 백혈병: 구강과 인두의 괴사성 병변(necrotic lesion)
③ 철결핍성 빈혈: 연하곤란

(5) 비뇨생식기계 증상

월경불순, 월경과다, 무월경, 남성의 경우 성욕감퇴

3. 원인 및 분류

1) 적혈구 조혈모세포가 부족한 경우

말초의 빈혈의 정도에 비해 적혈구계 골수가 적절히 반응하여 증식하지 못하는 절대적 또는 상대적 골수부전 상태이다. 골수 침윤성 질환(예: 백혈병이나 임파종)이나 섬유화에 의한 골수손상, 골수 무형성(예: 재생불량성 빈혈), 적혈구 생성인자(erythropoietin)에 의한 골수 자극이 부적절한 경우(신장질환, 만성 또는 급성 염증, 대사성 질환) 등이 원인이 된다.

2) 적혈구를 만드는 원료가 부족한 경우

적혈구를 만드는 원료로는 철분과 비타민 B12, 엽산 등이 있다. 철결핍성 빈혈의 경우 체내에 저장된 철분 양이 정상 적혈구 생성에 필요한 양보다 감소되면 발생하게 되며, 비타민 B12와 엽산 결핍으로 인한 빈혈의 경우는 골수와 말초혈액에서 유전자를 합성하는 과정에 장애가 생겨서 세포의 크기가 커지고 세포분열의 장애가 나타나게 되어 거대적아구성 빈혈이 생기게 된다.

3) 적혈구는 충분히 만들어지나 체내에서 파괴되는 경우 또는 출혈이 있는 경우

자가면역성 질환이나 약물 등 여러 가지 원인에 의하여 적혈구의 파괴되는 속도가 증가하거나(용혈성 빈혈) 출혈이 있는 경우 이를 보상하기 위하여 골수에서 과증식하고 있는 상태로 골수의 기능은 정상인 경우를 말한다.

4. 진단적 접근

1) 병력청취 및 신체검진

빈혈을 정확히 진단하기 위해서는 상세한 병력청취와 신체검진이 필요하다. 병력으로는 가족력, 독성 물질이나 약제에의 노출 여부, 음주력, 엽산·철분 등의 식이력 등이 중요하다. 또한 신부전, 악성 종양, 자가면역성 질환 및 간질환 등 기존 질환의 유무를 아는 것도 중요하다. 당뇨 환자에서 빈

혈이 발생하는 경우 당뇨병성 신증에 의한 신기능의 저하가 심해지고 있음을 나타내는 지표가 된다. 신체검진은 빈혈 기전에 대한 실마리를 제공할 수 있는데, 감염의 소견, 혈변, 림프절 종대, 비장종대, 점상출혈 유무 등을 관찰한다. 간질환 환자에서는 황달, 간종대, 거미혈관종(spider angioma)을 관찰할 수 있으며, 용혈성 빈혈에서는 하지의 궤양이 만성적으로 나타나고 비장종대, 황달 등이 동반될 수 있다.

2) 검사실 소견

(1) 일반혈액검사(complete blood cell count, CBC)

① 적혈구 수: 혈색소(hemoglobin), 적혈구 용적(hematocrit)

② 적혈구지수(RBC indices)

- 평균 적혈구 용적(mean corpuscular volume, MCV): 적혈구 용적/적혈구 수(90±8fL)
- 평균 적혈구 혈색소량(mean corpuscular hemoglobin, MCH): 혈색소/적혈구 수(30±3pg)
- 평균 적혈구 혈색소 농도(mean corpuscular hemoglobin concentration, MCHC): 혈색소/적혈구 용적(33±2%)
- 적혈구 분포폭(red cell distribution width, RDW): MCV의 표준편차/MCV * 100으로 계산되며, 적혈구 크기와 모양의 변화 정도를 반영

빈혈의 분류에 있어 평균 적혈구 용적(MCV)이 매우 유용하다. MCV <80fL을 소구성(microcytosis), MCV >100fL을 대구성(macrocytosis), 정상범위에 속하는 경우를 정구성(normocytosis)이라고 한다. 소구성 빈혈에는 철결핍성 빈혈, 만성 질환에 의한 빈혈 등이 있다. 대구성 빈혈에는 엽산/비타민 B12 결핍성 빈혈, 간질환, 알코올 섭취 및 갑상선기능저하증에 의한 빈혈이 있다. 정구성 빈혈은 용혈성 빈혈, 재생불량성 빈혈 등에 나타날 수 있지만 철결핍성 빈혈을 비롯한 다양한 빈혈의 초기에 나타날 수 있으며, 철결핍성 빈혈과 엽산/비타민 B12 결핍성 빈혈이 동반되어 있는 경우에도 나타난다.

③ 백혈구 수, 혈소판 수

④ 그물적혈구치(reticulocyte): 그물적혈구는 골수의 적혈구 전구세포 단계 중 마지막 단계인 정적아구(orthochromic normoblast)에서 세포핵이 없어지고 성숙적혈구로 이행되는 과정 중의 세포로, 그물적혈구치는 골수에서의 적혈구 생산능력을 나타내는 지표이다. 정상치는 1~2%로, 이는 순환적혈구의 0.8~1.0%가 매일 대체됨을 반영한다. 빈혈이 생기면 이에 반응하여 적혈구 생성인자(erythropoietin)에 의한 골수의 적혈구 생성이 자극되어 말초에 그물적혈구가 증가한다.

(2) 말초혈액도말검사(peripheral blood smear, PBS)

말초혈액도말검사로 적혈구 크기의 다양성(anisocytosis)이나 형태의 다양성(poikilocytosis)을 확인

할 수 있다. 분절적혈구, 구상적혈구, 타원형 적혈구 등 적혈구의 모양 변화를 보고 기본질환의 진단에 대한 단서를 얻을 수 있다.

(3) 철분상태 검사

혈청철, 총철결합능(total iron binding capacity, TIBC), 혈청페리틴

(4) 골수검사

검사 결과 그물적혈구감소증(reticulocytopenia)으로 적혈구 생성장애에 의한 빈혈로 판단되는 경우 골수천자나 생검이 필요하며, 골수세포의 모양, 세포충실도 등을 관찰한다. 골수검사는 재생불량성 빈혈, 백혈병, 임파종 및 다발성 골수종 등의 악성 혈액질환의 진단에 중요하다. 그 외 골수를 침범한 침윤성 질환의 진단에도 유용한데, 악성 암종의 골수 침윤, 골수의 섬유화, 결핵 등의 감염성 질환의 골수 침윤을 진단하는 데 사용된다.

II. 대표적인 빈혈과 치료방법

1. 일반적인 빈혈치료의 원칙

빈혈은 진단명이 아니고 여러 질환에서 나타나는 하나의 임상소견이다. 따라서 빈혈을 정확히 분류하고 이를 초래하는 원인질환을 진단하는 것이 중요하다. 따라서 경도에서 중등도 빈혈의 치료에 있어 가장 중요한 원칙은 특정한 진단이 내려진 후 치료를 시작하는 것이다. 드물게 빈혈이 심하여 특정한 진단이 내려지기 전에 치료가 필요한 경우가 있는데, 이 경우에는 농축적혈구 수혈을 시행한다. 그러나 수혈을 너무 많이 하면 면역반응 등으로 수혈에 대한 저항성이 생기고 수혈시 감염이 전파될 수 있는 등의 문제가 발생할 수 있기 때문에, 특별한 증상이 없다면 신중히 결정하는 것이 좋다.

2. 철결핍성 빈혈

한 통계에 따르면, 전 세계 인구의 약 30%가 빈혈을 가지고 있으며 철결핍성 빈혈이 가장 흔하다. 철결핍성 빈혈은 소아기에는 주로 섭취의 부족에 의해 발생하며, 성인에서는 주로 만성적 출혈에 의해 발생한다. 성장이 빠르고 철 섭취가 부족하기 쉬운 2세 전의 아이에서 철결핍성 빈혈의 유병률이 높으며, 청소년기에는 급격한 성장이 일어나기 때문에 철의 요구량이 증가하고 이에 따라 철

결핍성 빈혈의 발생 위험이 증가한다. 청소년기 소년에서는 성장이 최고에 달한 후부터는 위험이 감소하지만, 청소년기 소녀의 경우에는 가임기간까지 철결핍성 빈혈의 위험이 계속된다. 특히 월경과다나 반복되는 임신 등에 의해 철결핍성 빈혈의 발생 위험이 증가한다. 임신 중에는 혈액량이 증가하고 태아 및 태반, 모체 조직에서의 철 요구량이 증가하지만, 대부분의 임산부가 식사를 통해 충분한 양의 철을 섭취하지 않기 때문에 저용량의 예방적 철 제제를 투여해야 한다. 남성과 폐경 후 여성에서는 철결핍성 빈혈의 유병률이 높지 않다.

1) 철 대사

체내의 철은 성인에서 체중당 35~45mg이 존재한다. 철의 약 3분의 2가 적혈구계 세포의 혈색소에 들어가 있다. 나머지 철의 대부분은 간세포와 망상내피계 대식세포에 저장철의 형태로 존재하며, 주로 페리틴 형태로 저장된다. 혈액을 통해 수송될 때는 트랜스페린(transferrin) 단백과 결합하여 수송된다. 체내 철의 양은 철의 섭취와 흡수, 소실 및 저장 양에 의해 결정된다. 일일 철 섭취량은 약 10~20mg인데, 그 중 일일 철 소실량과 같은 일일 1~2mg이 흡수된다. 여성에서는 월경 1주기당 20mg의 철이 소실되며, 1회의 임신으로 500~1,000mg의 철이 소실된다. 철이 많이 들어 있는 식품으로는 간, 붉은 살코기, 생선, 달걀, 콩제품, 녹황색 채소 등이 있고, 비타민 C는 철의 흡수를 증진시키며, 섬유소나 차, 커피, 칼슘 등은 철의 흡수를 방해한다.

2) 빈혈의 임상증상

철결핍성 빈혈은 다양한 원인에 의해 발생한다(표 2). 임상증상은 철결핍성 빈혈을 초래한 원인질환에 따라 다르므로 빈혈에 관한 증상과 원인질환에 의한 증상이 나타날 수 있다. 빈혈의 공통 증상으로 피로, 두통, 심계항진, 운동시 호흡곤란, 현기증 등이 나타나고, 서서히 발병하여 점차 진행하므로 환자는 비교적 적응을 잘하고 있는 경우가 많다. 그 외 상피세포 이상에 의한 설유두의 위축과 구각염이 나타날 수 있고, 손톱이 얇아지고 편편해지며 스푼형 손톱이 된다.

표 2. 철결핍성 빈혈의 원인

- 철 수요의 증가
  - 성장기, 임신
- 철 손실의 증가
  - 만성 실혈, 월경, 급성 실혈, 공혈 및 사혈
- 철 섭취 감소 또는 흡수장애
  - 부적절한 식이, 흡수장애(크론병, 스프루우, 위절제술), 급 · 만성 염증

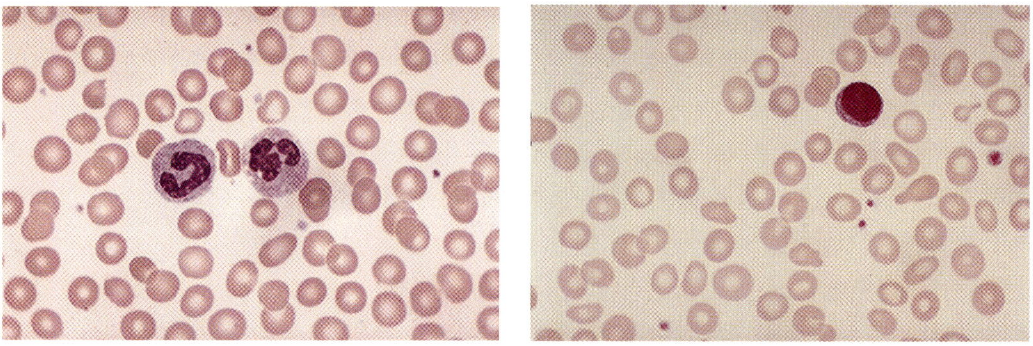

(A) (B)

그림 1 정상인의 말초혈액 내 적혈구 모습(A) 및 철결핍성 빈혈 환자의 적혈구 모습(B)

3) 진단

(1) 말초혈액 소견(그림 1)

초기에는 정구성 정색소성 빈혈이나 점점 저색소성 소구성 빈혈로 진행된다. 따라서 적혈구 크기의 다양성(anisocytosis)이나 형태의 다양성(poikilocytosis)이 말초혈액에서 관찰되고, MCV, MCH, MCHC 모두 감소하며, 소구성 적혈구가 출현함에 따라 적혈구 크기별 분포곡선에 변화가 오고 표준편차가 증가하여 RDW가 증가한다.

(2) 혈청철

혈청철은 대개 50μg/dL 이하로 감소하고, 총철결합능(total iron binding capacity, TIBC)은 350 μg/dL 이상으로 증가한다. 트랜스페린 포화도(transferrin saturation, TS)는 트랜스페린의 철 결합 정도를 표시하며, 포화도가 낮으면 철이 결합할 수 있는 자리가 많다는 의미이다(TS(%) = [혈청철(μg/dL)/총철결합능(μg/dL)] × 100). 총철결합능은 트랜스페린에 철 결합부위를 나타내는 지표로서 혈청철의 농도가 감소하면 TIBC는 증가되며, 철의 농도가 증가하면 TIBC는 감소한다. 철결핍성 빈혈에서 트랜스페린 포화도는 15% 이하로 감소한다.

(3) 혈청페리틴

저장철을 반영하며, 초기에 12ng/mL 이하로 감소한다. 철결핍성 빈혈을 치료하여도 혈색소가 정상화될 때까지 혈청페리틴은 상승하지 않으므로 철분 제제를 복용하고 내원한 환자에서도 이 검사는 유용하다.

4) 원인에 대한 검사

철결핍성 빈혈의 발생원인으로 가장 흔한 것은 폐경기 전 여성에서는 월경출혈이며, 남성이나 폐경기 후 여성의 경우에서는 위장관 출혈이다. 출혈이나 기타 다른 철결핍성 빈혈을 유발할 만한 원인이 명확하지 않을 때에는 상부 및 하부 위장관에 대한 검사를 시행해야 한다. 빈혈의 원인을 찾아야 하는 이유는 출혈의 원인이 심각한 질환일 수 있으며, 출혈이 지속된다면 철 보충요법에 대해 반응이 없거나 빈혈의 재발 가능성이 높기 때문이다.

5) 치료

치료의 목표는 첫째, 철결핍성 빈혈을 초래한 원인을 밝혀내어 이를 치료하는 것이고, 둘째, 빈혈을 교정하고 체내 저장철을 보충하는 것이다.

부적절한 식이가 원인의 일부라면 이를 교정하고 균형된 식사를 하도록 한다. 대부분의 경우에 수혈은 필요하지 않으며, 안전하고 비용이 적게 드는 경구용 철 제제로 보충요법을 시행한다. 경구용 철 제제는 철 제제의 흡수율과 철 함량의 차이를 고려하여 처방하는데, 황산철(ferrous sulfate) 제제가 비용이 적게 들고 철 함량이 높기 때문에 가장 널리 사용된다. 철 제제의 용량은 원소철로 하루 약 120~180mg이 적절하며, 공복시 투여하면 흡수율이 높으나 위장자극 증상으로 복용을 하지 못할 경우에는 식사 직후 복용하도록 한다. 대부분의 경우에 2개월 이내에 혈색소가 정상화된다. 그러나 혈색소가 정상화된 후에도 약 6개월간 더 복용하여 체내 저장철을 보충해야 한다.

경구용 철 제제의 부작용은 비교적 흔히 발생한다. 주로 오심과 변비, 설사, 복통, 검은 변 등의 위장관 증상이 대부분이며, 전체 환자의 약 15~20%에서 발생한다. 위장관 부작용이 발생하면 용량을 줄이거나 식사 직후 복용하도록 하면 대부분 호전되나, 부작용이 심하면 다른 제형의 철 제제로 변경하는 방법도 있다.

철결핍성 빈혈로 확진된 환자가 경구용 철 보충요법에 반응을 보이지 않으면 다음과 같은 경우를 고려해야 한다. 즉 ① 환자가 철 제제를 제대로 복용하지 않은 경우, ② 부적절한 철 제제를 처방한 경우, ③ 철분흡수 장애가 있는 경우, ④ 흡수되는 철분보다 출혈이 더 많은 경우, ⑤ 만성 염증성 질환, 복합 결핍성 빈혈 등 다른 질환이 동반된 경우 등이다. 이 중에서 빈혈이 개선되지 않는 가장 흔한 원인은 환자가 약을 제대로 복용하지 않는 것이다.

출혈이 계속될 때에는 일반적으로 투여하는 철 제제의 용량이 부족하므로 증량하거나 주사용 철 제제를 투여한다. 출혈의 원인에 대한 검사는 철결핍성 빈혈을 처음 진단할 때 시행해야 한다. 비경구용 철 주사제는 경구용 철 제제를 복용할 수 없거나 복용 불량자, 철 흡수장애가 있는 경우, 계속되는 출혈이 있을 때 적응증이 된다.

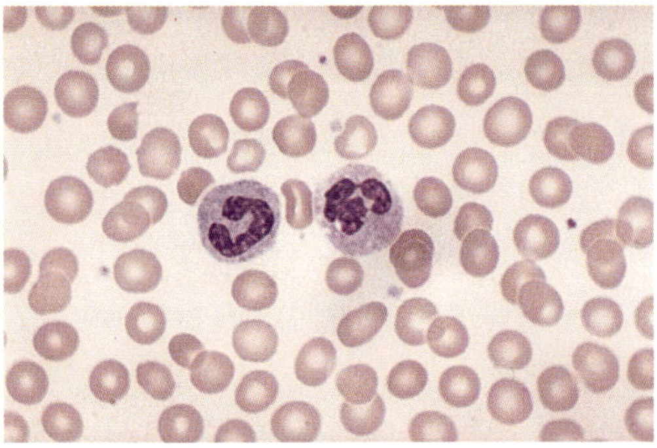

(A)

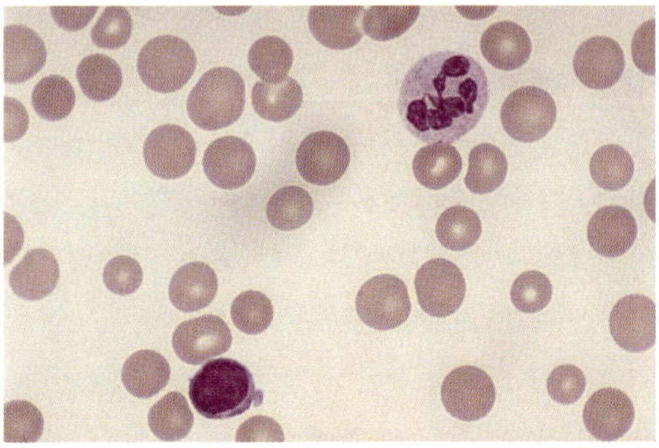

(B)

그림 2 정상인의 말초혈액 내 적혈구 모습(A) 및 거대적아구성 빈혈 환자의 적혈구 모습(B)

3. 거대적아구성 빈혈

비타민 B12와 엽산은 세포 내 DNA 합성에 필요한 중요한 요소이며, 이 중 한 가지만 결핍되어도 적혈구 조혈모세포의 DNA 합성장애로 세포의 거대화와 세포분열 장애 현상이 나타난다(그림 2). 이러한 거대적아구성 적혈구 조혈모세포는 골수 내에서 파괴되며 정상 적혈구 생산이 감소하여 빈혈이 나타난다.

1) 원인

비타민 B12는 동물성 영양소로만 섭취가 가능한데, 하루 최소 요구량은 2.5μg으로 채식주의자 외에는 대부분 식이 내 섭취가 인체요구량보다 많아 음식물 섭취만으로도 충분히 공급되므로 비타민 B12의 부족은 거의 모두가 흡수장애에 의한다. 섭취된 비타민 B12는 위장의 벽세포(parietal cell)에서 분비되는 내인자(intrinsic factor, IF)와 결합하여 회장의 말단까지 이동하여 회장 점막의 수용체를 통해 흡수된다. 이에 반해 엽산은 체내 축적량이 상대적으로 적어 식이 내 섭취가 줄거나 대사요구량이 많아지면 부족현상이 쉽게 나타난다.

(1) 비타민 B12 결핍

① 음식으로부터의 비타민 B12 분리 장애: 음식 내의 비타민 B12는 육류의 효소와 강력하게 결합되어 있으며, 위장 내 염산과 펩신에 의해 분비된다. 70세 이상의 고령에서는 음식물에서 비타민 B12를 분리해 내는 기능이 떨어지는 경우가 많다. 양성자 펌프 억제제(예: 오메프라졸)와 같이 위산 생산을 억제하는 약물을 사용할 경우에도 비타민 B12가 음식으로부터 유리되기 어렵다.

② 악성 빈혈(pernicious anemia): 전 세계적으로 비타민 B12 결핍의 가장 흔한 원인이며, 위장 점

막의 위축이나 자가면역 질환에 의해 벽세포가 파괴되어 내인자가 생산되지 않아 발생한다. 남녀 비율은 같으며, 평균 발생연령은 60세에 근접하고, 30세 이전에는 드물다.

③ 위장 절제술 후: 위장 절제술을 받거나 부식성 제제 등에 의해 위장 점막에 심한 손상을 받은 경우 내인자 생산이 감소하여 거대적아구성 빈혈이 발생할 수 있다.

그 외 회장 말단부의 흡수장애를 초래하는 장질환이나 소장에서의 이상 세균 증식으로 비타민 B12의 흡수가 감소되어 결핍이 발생할 수 있다.

(2) 엽산 결핍

① 섭취량 부족: 알코올 중독자에게 많다.

② 요구량 증가: 만성 용혈성 빈혈, 임신, 유아기, 청소년기 등에서 엽산 요구량이 증가한다.

③ 흡수장애: 소장질환 등에서 발생한다.

(3) 약제

엽산이 DNA 합성에 관여하는 것을 억제하는 약제들로서, DNA 합성을 직접 억제하는 약제로는 퓨린 유도체, 피리미딘 유도체 등의 항암제, 엽산 길항제로 메토트렉세이트(methotrexate), 펜타미딘(pentamidine), 트리메토프림(trimethoprim) 등이 있다.

2) 임상증상

비타민 B12 결핍이나 엽산 결핍에 의한 임상증상은 혈액, 소화기계 및 신경계 증상을 포함한다. 혈액학적으로는 거대적아구성 빈혈이 오며 빈혈이 서서히 진행하므로 증상은 대개 경미하다. 소화기계 증상은 빠른 성장을 보이는 장상피조직의 변화로 설염, 식욕부진과 중등도의 체중감소 및 설사 등이 나타날 수 있다. 신경계 증상으로는 상하지의 무감각, 감각이상이 가장 초기에 발생하는 증상이고, 쇠약, 조화운동불능(ataxia) 등이 온다. 경미한 흥분상태, 건망증에서부터 심한 치매나 정신병이 생기기도 한다.

3) 진단

적혈구 크기의 증가(MCV >100fL)가 오고, 심한 빈혈의 경우에는 백혈구, 혈소판 수도 감소할 수 있다. 혈청 내 정상 비타민 B12 수치는 200~900pg/mL이며 100pg/mL보다 낮으면 임상적으로 중요한 결핍이다. 혈청 내 엽산의 정상수치는 6~20ng/mL이며, 4ng/mL 이하이면 엽산결핍을 진단할 수 있다.

4) 치료

⑴ 비타민 B12 결핍

대부분이 비타민 B12의 흡수장애로 인해 발생하므로 비타민 B12 근육주사를 맞는다. 증상은 치료를 시작한 후 수일 내에 호전되고, 수주 지나면 빈혈은 회복된다. 소장의 흡수장애 등 원인질환이 있어 치료한 경우는 빈혈이 호전되지만, 위 절제술에 의한 흡수장애나 악성 빈혈에 의한 경우는 평생 주사투여가 필요하다.

⑵ 엽산 결핍

엽산을 경구로 복용하며, 1~2개월 내에 빈혈이 교정된다. 치료기간은 결핍상태에 따라 달라서 용혈성 빈혈, 흡수장애, 만성 영양실조 등에서는 계속적인 투여가 필요하며, 엽산을 함유한 식사를 섭취하도록 권장한다.

4. 용혈성 빈혈

적혈구의 수명은 일반적으로 90~120일이며, 용혈성 빈혈은 여러 가지 원인에 의하여 적혈구가 조기에 파괴되어 일어난다. 적혈구가 원래 수명보다 일찍 파괴되는 원인으로는 비정상적인 면역반응, 유전성 질환, 감염증 등이 있다. 증상은 일반적인 빈혈에서 나타나는 전신쇠약감, 운동시 호흡곤란과 용혈에 의해 나타나는 황달 등이 있으며, 일부 환자에서는 비장이 촉지된다. 검사상 빈혈과 함께 그물적혈구치가 증가하고, 빌리루빈의 상승, 젖산탈수소효소(lactate dehydrogenase, LDH)의 증가, 합토글로빈(haptoglobin)의 감소 소견이 있다.

1) 면역반응에 의한 용혈성 빈혈

몸속에서 만들어지는 자가항체가 적혈구를 공격해 비장에서 파괴되도록 하는 질환으로 온난반응항체에 의한 자가면역 용혈성 빈혈, 한랭반응항체에 의한 경우 저온응집병(cold agglutinin disease), 약제에 의한 면역 용혈성 빈혈 등이 있다. 온난반응항체에 의한 자가면역 용혈성 빈혈이 가장 흔한 형태로 80~90%를 차지한다. 50% 이상에서 원발성으로 나타나며, 만성 림프구성 백혈병, 악성 림프종 또는 전신성 홍반성 낭창 등의 다른 자가면역 질환에 동반하여 나타나기도 한다.

임상양상은 용혈의 정도에 따라 매우 다양하나 서서히 진행되는 경우가 많아 수개월에 걸친 전신쇠약감, 운동시 호흡곤란 등 빈혈증상과 황달이 주증상으로 나타난다.

신체검진에서는 대부분의 환자에서 비장이 촉지된다.

검사소견은 앞에서 언급한 일반적인 용혈시 볼 수 있는 소견이 나타나며, 적혈구 표면이나 혈청에서 자가항체를 발견하는 검사인 쿰스 검사에 양성소견을 보인다. 치료 전 원발성인지 기저질환의 치료로 호전될 수 있는 속발성인지를 구분하는 것이 중요하다.

코티코스테로이드는 증상이 있는 원발성 및 속발성 자가면역 용혈성 빈혈의 치료에 가장 기본이 되는 약제로 약 20%의 환자에서 완전관해를 가져올 수 있다. 비장적출은 코티코스테로이드에 반응하지 않거나 약제에 심한 부작용이 있는 경우에 고려할 수 있다.

2) 유전성 용혈성 빈혈

유전성 용혈성 빈혈은 드문 질환으로 적혈구 자체의 효소대사의 장애나 혈색소 형성의 이상, 적혈구 막의 결함에 의해 혈관 내 용혈 소견을 보인다. 국내에서 알려진 원인질환으로는 유전성 구상 적혈구증과 유전성 타원형 적혈구증, G6PD 효소 결핍증, 지중해빈혈증(thalassemia) 등이 있다.

5. 재생불량성 빈혈

재생불량성 빈혈(aplastic anemia)은 다양한 원인에 의해 조혈모세포의 손상이나 발현이상이 발생하여 생기는 골수부전증으로, 골수세포 충실도의 감소 및 말초혈액의 범혈구 감소증을 나타낸다.

원인으로는 크게 선천성과 후천성으로 분류할 수 있으며, 선천성은 Fanconi 빈혈 등 여러 유전질환에 동반되어 나타나고, 후천성의 원인으로는 방사선, 약제, 벤젠, 바이러스, 임신 등이 있으나, 원인이 밝혀지지 않은 특발성(idiopathic)이 대부분이다. 국내에서 발생하는 재생불량성 빈혈의 경우 후천성 · 특발성인 경우가 많고, 서구에 비해 질환의 빈도가 높으며 젊은층에서 발생하는 경향이 있다. 대부분의 환자에서는 서서히 증상이 발현하며, 처음에는 빈혈에 의한 쇠약감, 피로, 운동시 호흡곤란 등의 증상이 흔하며, 백혈구 감소에 기인하는 감염증상(발열, 염증 소견)과 혈소판 감소에 의한 출혈증상도 나타날 수 있다. 비장종대, 간종대, 임파선 종대 또는 골압통 등의 증상은 매우 드물다.

재생불량성 빈혈은 말초혈액 및 골수검사로 진단한다. 말초혈액에서는 적혈구뿐만 아니라 백혈구와 혈소판 등 모든 계열의 혈액세포가 감소되는 범혈구 감소증 소견을 보인다. 골수검사에서는 골수 내 조혈조직이 지방조직으로 대체되어 조혈세포와 세포충실도가 감소되고 형질세포 및 림프구가 관찰된다. 비정상 세포는 관찰되지 않는다.

재생불량성 빈혈의 치료에는 골수기능을 회복시키기 위한 관해유도요법과 합병증을 예방하기 위한 보조적 치료가 있다. 보조적 치료로는 원인인 될 수 있는 항생제, 한약 등 약제, 벤젠 등 유기용매 등에의 노출을 피하고, 세균감염이나 출혈의 위험성에 주의한다. 빈혈이 심한 경우 농축적혈구 수혈이 필요하나, 동종골수이식의 대상이 되는 환자에서의 수혈은 골수이식시 거부반응을 증가시켜 예후를 나쁘게 하므로 피해야 하고, 특히 가족으로부터의 수혈은 금기이다.

관해유도요법으로는 안드로겐(남성호르몬), 면역억제제(항림프구 글로불린, 사이클로스포린), 동종골수이식 등의 방법이 있다. 동종골수이식은 재생불량성 빈혈 환자에서 가장 적극적이며 근본적인 치료방법이며, 일반적으로 사람백혈구항원(human leukocyte antigen, HLA)이 일치하는 형제·자매의 골수를 이식받는다. 중증 재생불량성 빈혈 환자에서 동종골수이식 후의 장기 생존율은 최근에는 70~80%에 달하며, 나이가 어릴수록 예후가 더욱 양호하다.

재생불량성 빈혈은 간혹 드물게 자연적으로 회복되는 경우도 있으나, 중증인 경우 치료하지 않으면 6개월 내에 3분의 2의 환자가 사망하고 20%만이 1년 이상 생존한다. 사망원인은 감염과 출혈이 대부분이다.

참고문헌

서울대학교 의과대학 편(2001). 『혈액학』. 서울대학교출판부.

Dennis LK, Eugene B, Anthony SF et al(2005). *Harrison's Principles of Internal Medicine*. 16th ed. McGraw-Hill.

Ernest B, Marshall AL, Barry SC et al(2001). *Williams Hematology*. 6th ed. McGraw-Hill.

John PG, John F, John NL et al(2004). *Wintrobe's Clinical Hematology*. 11th ed. Lippincott Williams & Wilkins.

2절 혈액형과 헌혈

진단검사의학과 윤종현

이 절의 목적은 혈액/혈액형과 관련된 잘못된 인식들을 바로잡고 수혈과 헌혈의 역사를 이해하여 헌혈의 참된 의미와 소중함을 깨닫는 데 있다.

I. 수혈의 역사

1. 피에 대한 신비감

인류는 오래 전부터 소위 '죽은 피'를 뽑아 버리는 질병 치료법을 사용해 왔다. 현대 의학에서도 피가 너무 많이 생성되는 병(혈구증다증)에 걸린 환자에게 이 방법을 사용하기도 한다. 민간에서 소화불량일 때 손가락 끝을 바늘로 찔러 피를 내는 것도 같은 이치다. 거머리로 하여금 환자의 피를 빨아내는 치료법도 사용되었다(그림 3).

옛날에는 피로 목욕을 하거나 마시는 방법이 성행했다고 한다. 사슴의 뿔을 잘라 피를 마시는 것처럼 요즘도 우리 주변에서는 피를 마시는 광경을 볼 수 있다. 로마 시대의 귀족들은 창에 찔려 죽어 가는 검투사의 피를 받아 마셨다고 하며(그림 4), 15세기 후반에 만성 신장질환에 걸려 사경을 헤매고 있던 교황 이노센트 8세를 치료하기 위해 돈을 주고 세 명의 남자 아이로부터 피를 빼서 마시게 했다는 기록도 있다. 이 아이들은 이후 모두 죽었다고 한다. 구약성서 레위기에는 피를 먹어서는 안 된다는 구절도 있는 것으로 보아 피를 마시는 방법이 꽤 성행했음을 짐작할 수 있다.

2. 피를 직접 혈관에 주입

17세기에 이르러 인류는 피를 혈관에 직접 주입하는 방법을 시도하게 되었다. 1628년 이탈리아의 William Harvey가 혈액이 우리 몸속에서 혈관을 따라 순환한다는 사실을 밝혀낸 덕분이다. 최초의

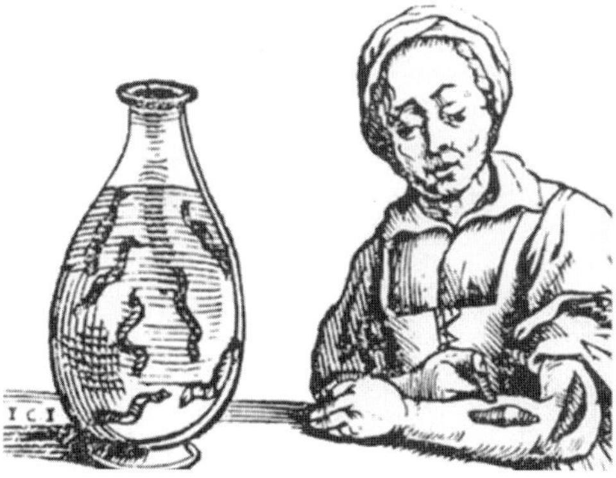

그림 3 거머리를 이용한 사혈 치료

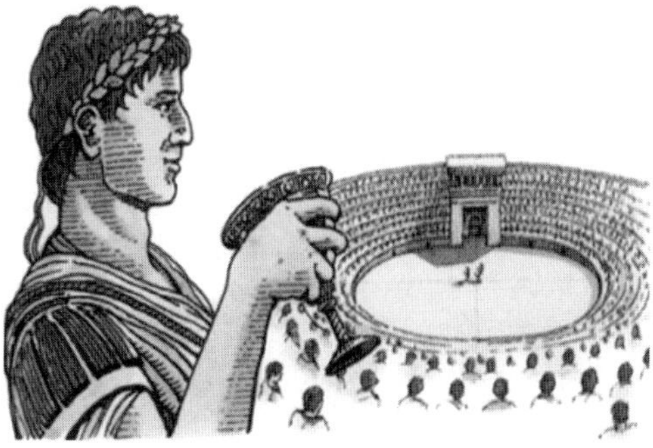

그림 4 검투사의 피를 마시는 장면

수혈은 1665년 2월에 Richard Lower라는 영국 의사가 시행했는데, 두 마리의 개를 가지고 한 마리의 목에 있는 동맥을 다른 개의 정맥에 연결하여 성공적으로 수혈했다고 한다.

1667년 6월에 프랑스의 의사 Jean Denis가 열병을 앓고 있던 15세 소년에게 양의 피를 수혈한 것이 인류에게 행한 최초의 수혈 기록이다. 소년은 수혈 후 원기를 회복했다고 한다. 당시 수혈방법은 살아있는 양의 혈관과 사람의 혈관을 직접 잇는 방법이어서 시행이 매우 어려웠다. Denis가 수혈한 또 다른 환자는 수혈 후 온 몸에 땀이 나고 맥박이 빨라지며 소변의 색이 검게 변하는 부작용을 경험하기도 했는데, 이는 수혈 부작용에 대한 최초의 기록이다. 그러나 수혈 부작용을 겪었던 환자가 나중에 다른 이유로 사망하고 이 사건이 파리의 보수파 의사들과 Denis 간의 법정 공방까지 이어진 끝에 가톨릭 교황이 수혈금지 칙령을 내림으로써 향후 약 150년간 인간에 대한 수혈은 자취를 감추게 되었다. 현대적 수혈의 개념은 모자라는 혈액을 보충하는 데 있지만, 이 당시에는 몹쓸 병을 고치는 데 혈액을 사용하였다는 점에서 올바른 것은 아니었다.

3. 사람의 피를 수혈

1818년 영국의 산부인과 의사인 James Blundell은 위암으로 죽어가던 환자에게 사람의 혈액 400mL를 수혈하는 데 성공했는데, 이것이 인류 최초로 사람의 혈액을 사용한 수혈이었다(그림 5). 환자는

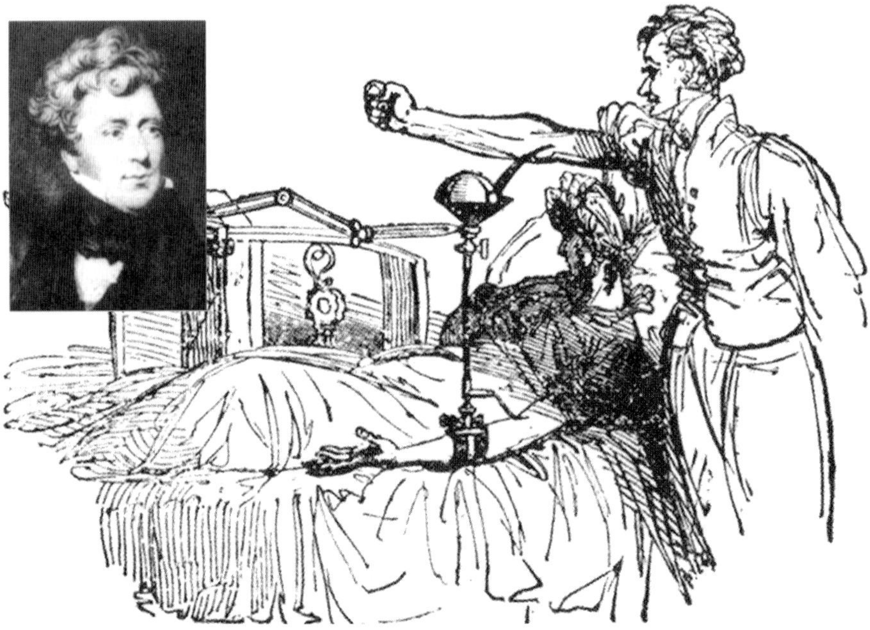

그림 5 James Blundell과 그가 고안한 수혈기구로 산모에게 수혈하는 장면

일시적으로 좋아졌다가 결국 사망하였지만, 이후에도 Blundell은 출산 후 출혈이 심한 산모들에게 수혈을 시도해 약 50%의 성공률을 기록했다. 수혈 부작용은 30%에서 경험하였다. 이렇게 사람의 혈액을 수혈에 사용하게 된 동기는 몸부림치는 동물을 데려다가 수혈하는 게 너무 힘들었기 때문이다.

Blundell 이후 많은 산부인과 의사들이 수혈을 시도했는데, 적어도 3분의 1 정도에서 심각한 부작용을 경험하면서 수혈이 환자에게 도움이 되는가에 대한 논란이 일기 시작했다. 이 시기에는 혈액형이 발견되지 않았으므로 혈액형이 다른 피를 수혈하면 부작용이 생길 수 있다는 사실을 몰랐던 것이다. 더구나 수혈을 위한 과정이 너무나 불편했고, 이 과정에서 이차적으로 세균에 감염되는 등의 부작용도 있었다.

4. 혈액형의 발견

ABO 혈액형이 발견되기 이전에는 수혈은 매우 위험한 치료법이었다. 수혈 부작용을 예측할 수 없었기 때문이다. 어떤 이에게는 수혈이 매우 좋은 치료법이 된 반면, 다른 이에게는 심한 용혈(혈액 내 적혈구가 파괴되는 현상)이 발생하여 혈압이 떨어지고 검은 소변이 나오며 신장기능이 떨어지는 등의 부작용이 발생하였다.

Karl Landsteiner는 1899년 양(羊)의 적혈구를 개의 혈청과 섞은 후 37°C에서 반응시켜 2분 이내에 양의 적혈구가 응집되고 깨지는 것(용혈)을 발견하였다. 그는 이것이 수혈 부작용과 관련 있을 것으로 판단하여 1900년에 자신과 실험실 조교들의 혈액을 차례로 뽑아 서로의 혈청과 적혈구를 섞어보면서 어떤 경우에 응집이 일어나는지를 관찰하였다. 그 결과 그는 사람의 혈액 속에는 혈액형이 다른 적혈구를 응집시킬 수 있는 알파(α)와 베타(β) 두 가지 응집소가 존재한다는 사실을 알게 되었다. 그리고 응집소 알파에 의해 응집이 일어나는 혈액형을 A형, 응집소 베타에 의해 응집이 일어나는 혈액형을 B형, 두 가지 응집소에 모두 응집이 일어나지 않는 혈액형을 O형, 그리고 두 가지 응집소에 모두 응집이 일어나는 혈액형을 AB형으로 분류하였다. 이후 이 응집소의 정체가 밝혀져 그것이 항체(antibody)라는 사실을 알게 되었다. 응집소 알파는 anti-A 항체, 응집소 베타는 anti-B 항체였다. Landsteiner는 1930년 노벨 생리의학상을 수상하였다.

5. 혈액은행(blood bank)의 탄생

직접수혈 방법은 혈액 제공자와 환자의 혈관을 서로 연결하는 수술이 필요했으므로 무척 어렵고 힘든 일이었다. 자연히 혈액 제공자로부터 미리 혈액을 뽑아 보관했다가 수혈하고자 하는 시도가 생겼다. 혈액은 혈관 밖으로 나오면 금세 굳어버려(응고되어) 수혈할 수 없다. 따라서 혈액이 굳지 않게 해 주는 항응고제의 개발이 필요했다. 1914년에 구연산(citrate)이 항응고 효과를 가진 것이 밝혀졌다. 그리고 혈액을 오래 보존하려면 적혈구의 영양분인 포도당이 함께 첨가되어야 한다는 사실도 알게 되었다. 1943년에 ACD(acid citrate dextrode)라는 첨가제가 개발되어 혈액을 21일간 보존할 수 있게 되었고, 1957년에 CPD(citrate phosphate dextrose)가 개발되어 35일간 보존할 수 있게 되었다. 현재 사용되고 있는 항응고제는 CPDA-1(citrate phosphate dextrose adenine)이다.

처음에 혈액은 유리병에 담아 사용했으나, 유리병은 잘 깨지고 소독이 잘 안 되면 세균감염의 문제와 함께 혈구가 잘 깨지며 응고도 촉진시키는 등의 문제가 있었다. 1963년 미국의 Carl Walter가 플라스틱 혈액백을 개발하여 미국 FDA 승인을 얻은 이후 수혈의학은 비약적으로 발전했다. 특히 성분제제를 만들 수 있는 길을 열어 환자의 사정에 따라 필요한 성분만을 골라 수혈할 수 있게 되었다.

II. 혈액과 혈액형

1. 항원과 항체

1) 면역의 개념

혈액형이 맞지 않는 혈액을 수혈하면 적혈구들이 깨진다. 그 이유는 면역반응 때문이다. 면역반응은 항원(antigen)과 항체(antibody)가 결합하면서 발생한다. 그림 6과 같이 우리 몸은 외부로부터 유입된 항원을 인지하여 항체를 생성하였다가, 다음에 같은 항원이 침입하면 면역시스템을 통해 이를

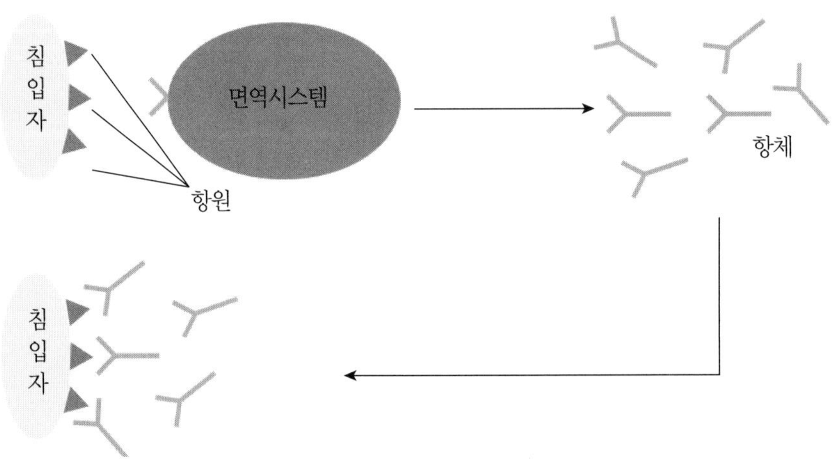

그림 6 면역반응

알아차려 항체를 다량 생산하고 침입자인 항원과 결합하여 없앰으로써 방어한다. 항원은 세균이나 바이러스가 될 수도 있고 꽃가루나 화학물질 등 다양하다.

수혈이나 장기이식에 있어서는 다른 사람의 혈액도 항원으로 작용한다. 따라서 가능한 같은 종류의 혈액형으로 수혈이나 장기이식을 하게 된다. 같은 항원을 가진 혈액이나 장기는 스스로의 항원에 대한 항체를 가지고 있지 않다. 즉 정상적인 경우 자기 항원에 대한 항체는 만들지 않는 것이다. 다만 일부 자가면역 질환의 경우 자기 몸에 대한 항체를 스스로 만듦으로써 평생 고치기 어려운 질환을 안고 사는 사람들도 있다. 류머티스 관절염이나 루푸스라고 불리는 병을 들어 본 경우가 있을 것이다.

2) 조직적합성 항원(human leukocyte antigen, HLA)

적혈구를 제외한 모든 인체 내 세포의 표면에 존재하는 항원으로서 클래스 I(A, B, C), II(DR, DQ, DP), III가 있다. HLA는 내 몸속에 가지고 있는 고유한 것이 아닌 다른 항원을 인식하여 공격하는 역할을 한다. 여기에는 세포독성 T 림프구와 보조 T 림프구가 작용하는데, HLA가 다르면 다른 사람의 장기를 이식했을 때 거부반응이 일어나 장기이식에 실패하게 된다.

장기이식을 위해서는 HLA-A, B, DR 등 세 가지를 검사하는데, 신장이식을 위해서는 ABO 혈액형이 일치해야 하고 HLA가 적합하면 더욱 유리하다. 골수를 이식할 경우 HLA는 반드시 일치해야 하지만 ABO 혈액형은 달라도 된다. 다른 장기는 신장이나 골수에 비해 HLA나 혈액형이 맞아야 할 조건이 다소 덜 예민하므로 상황에 따라 적절한 기증자를 선택하게 된다.

2. 혈액세포

피를 뽑아서 원심분리기로 분리하면 세포성분(혈액세포)과 물성분(혈장)으로 구분된다. 혈액세포는 세 가지 종류가 있다. 적혈구, 백혈구 그리고 혈소판이다(그림 7). 혈액세포는 골수에서 만들어지는데, 골수는 뼈 속에 있다. 아기 때는 모든 뼈 속에서 혈액세포를 만들어 내지만, 성인이 되면 골반, 척추 및 흉골(가슴 한복판에 있는 뼈)에서만 만든다. 혈액세포는 모두 처음에는 조혈모세포 또는 줄기세포라고 하는 한 가지 세포로부터 각각 다른 여러 가지 모양의 세포로 분화한다.

1) 적혈구

적혈구는 지름 7μm의 도넛 모양의 세포로서 내부에 혈색소(헤모글로빈)를 가지고 있는데, 혈색소는 산소를 운반하는 역할을 한다. 피 1μL에는 400~500만 개의 적혈구가 존재한다. 적혈구 수가 줄어들거나 혈색소가 정상보다 감소하면 이를 빈혈이라고 한다. 빈혈이 생기면 우리 몸 각 조직에 산소 공급이 제대로 이루어지지 않으므로 쉽게 숨이 차고 심장이 빨리 뛰는 등의 증상이 나타난다. 빈혈

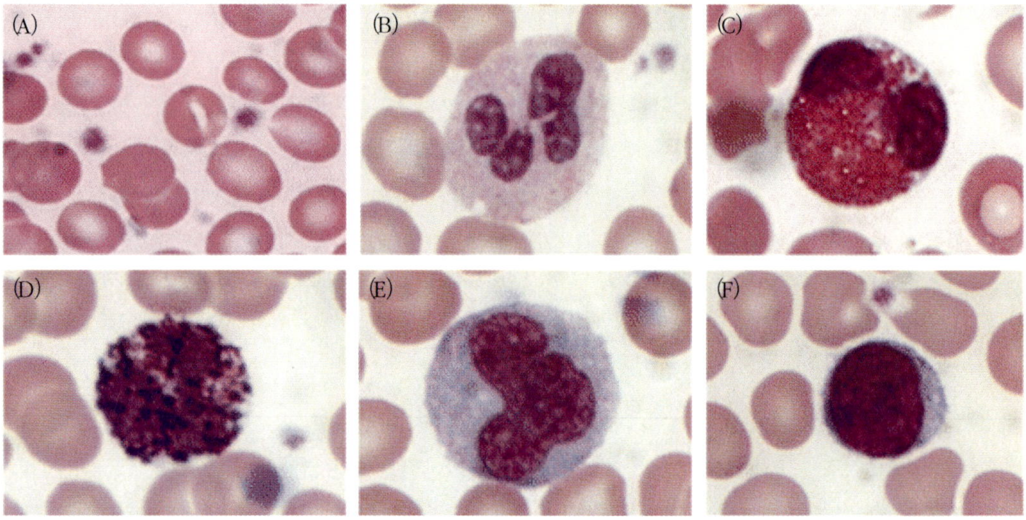

그림 7 혈액세포. (A)에서 도넛 모양의 붉은 세포가 적혈구이고, 그 사이사이에 있는 보라색 세포가 혈소판이다. (B는 호중구, (C)는 호산구, (D)는 호염기구, (E)는 단구, (F)는 림프구이다.

의 원인에 따라 약을 복용하거나 적혈구를 수혈해야 한다. 적혈구 수혈이란 다른 사람의 적혈구를 환자의 몸속에 주사하는 것을 의미한다. 엄밀하게 말하면 장기이식이라고 할 수 있다.

2) 백혈구

백혈구는 피 1μL에 약 4천~1만 개가 존재한다. 백혈구는 호중구, 호산구, 호염기구, 단구 및 림프구 모두 다섯 종류가 있는데, 몸 밖에서 들어오는 각종 침입자(세균, 바이러스 등)를 물리치는 역할을 한다.

3) 혈소판

혈소판은 피 1μL에 약 15만~40만 개가 존재하는데, 약 2μ의 크기를 가진 불규칙한 모양의 세포로서 혈관에 상처가 생겨 혈액이 혈관 밖으로 흘러나오면 더 이상 흘러나오지 못하게 막아주는 역할을 한다. 역시 모자라면 보충해 주어야 한다.

4) 적혈구가 착하고 고마운 다섯 가지 이유

수혈은 엄밀하게 말하면 장기이식에 속한다. 타인의 세포를 환자의 몸속에 넣는 것이기 때문이다. 다만 다른 고형 장기와는 달리 액체 형태이고, 워낙 자주 사용되며, 다른 장기 이식보다 훨씬 쉽게 이루어질 수 있기 때문에 별다른 인식 없이 사용되고 있지만, 이는 적혈구가 다른 장기들과는 다른 특성을 가진 착하고 고마운 세포이기 때문이다.

(1) 적혈구는 HLA를 가지고 있지 않다.

우리 몸의 각종 장기들은 HLA를 갖고 있어 공여자와 환자 사이에 HLA가 서로 맞지 않으면 거부반응이 일어나 이식에 실패하게 된다. 단일민족에 가까운 우리나라에서도 HLA가 일치하는 공여자를 찾을 확률이 5만분의 1이라고 하니, 만일 적혈구가 HLA를 갖고 있었다면 수혈을 못해 사망한 환자가 많을 것이다.

(2) ABO, Rh(D) 이외의 적혈구 항원들은 면역원성이 낮다.

HLA를 갖고 있지는 않지만 적혈구도 각종 혈액형 항원을 가지고 있다. 혈액형은 지금까지 약 250종류가 발견되었는데, 혈액형이 완전히 일치하는 혈액을 찾는다는 것은 매우 어려운 일이다. 그런데 ABO 및 Rh(D) 혈액형 외에는 모두 순하고 면역원성이 낮아서 혈액형이 달라도 별 문제를 일으키지 않는다. 간혹 ABO나 Rh(D) 외의 혈액형이 달라 문제가 되는 경우가 있지만, 그 증세도 약하고 빈도도 0.2~0.6%밖에 되지 않는다. 따라서 수혈을 위해서는 그 많은 혈액형을 다 맞출 필요가 없이 ABO, Rh(D) 혈액형을 맞추고 다른 혈액형 항원들에 의한 문제를 걸러내는 항체 선별검사와, 공여자 혈액과 환자의 혈액을 서로 섞어 부작용이 발생하는지를 검사하는 교차시험을 수혈 전에 실시하여 문제가 없으면 충분한 것이다.

(3) 적혈구는 눈에 보이는 응집을 만들어 준다.

일반적으로 어떤 세포에 어떤 항원이 존재하는지, 그 세포와 반응할 수 있는 항체가 생성되어 있는지를 알아보는 검사는 매우 어렵고 비용도 많이 든다. 이에 비해 적혈구는 항원-항체 반응이 일어나 수혈이 부적합할 경우 시험관 내에서 우리 눈에 보이는 응집(덩어리)을 만들기 때문에 검사가 용이하다. 이는 수혈 전 검사에 소요되는 시간과 비용을 줄여 주므로 혈액이 필요한 응급상황에 쉽게 대처할 수 있게 해 준다.

(4) 적혈구는 산소를 먹고 살지 않는다.

우리는 산소가 없으면 살 수 없다. 우리 몸의 세포들이 생존하려면 끊임없이 산소를 공급해야 한다. 이를 위해 심장은 피를 혈관을 통해 몸 전체로 보내고, 폐는 피 속에 산소를 공급하기 위해 끊임없이 숨을 쉬는 것이다. 그런데 적혈구는 산소를 운반하는 기능을 가지고 있으면서 그 산소를 스스로 소비하지 않는다. 적혈구는 산소를 먹지 않는 유일한 세포이다. 따라서 적혈구가 각 조직으로 산소를 운반하는 동안의 손실이 없고, 헌혈한 혈액을 보관하는 동안에도 산소가 부족해서 외부로부터 산소를 공급해 주어야 하는 일이 필요 없으므로 생존에 대단히 유리한 것이다.

(5) 적혈구는 120일 동안이나 산다.

적혈구의 수명은 120일이다. 생물학적으로 120일은 매우 합리적인 기간이다. 남의 몸속에 들어가서도 자신의 수명을 유지하면서 산소를 운반할 수 있다는 장점이 있다. 그리고 120일 후에는 죽는데, 만일 죽지 않고 계속 산다면 그것도 문제이다. 스스로 적혈구를 만들 필요가 없어지면 조혈기능이 떨어질 것이기 때문이다. 적혈구는 적당한 기간 제 임무를 다하고 환자 스스로 적혈구를 만들어 내도록 자리를 비켜 주는 것이다.

3. 혈액형의 종류

지금까지 알려진 혈액형의 종류는 약 23개 군, 250여 가지이다. 이 중 의학적으로 중요한 혈액형은 ABO, Rh 혈액형이다. 이들이 중요한 것은 면역원성이 강하여 서로 다른 피끼리 섞이면 응집이나 용혈이 발생하여 적혈구가 죽어버리기 때문이다. 혈액형은 적혈구막에 붙어 있는 항원(당이나 단백질 같은 것들로 이루어짐)의 종류에 따라 결정된다. 그런데 이 혈액형은 적혈구 외의 다른 장기에 있는 세포에도 존재한다(그림 8, 9).

1) ABO 혈액형

그림 9와 같이 ABO 혈액형 항원은 탄수화물의 일종인 당사슬(sugar chain)로 이루어져 있다. A, B, O형 모두 비슷한 모양이지만, 당 사슬 맨 끝에 달린 당의 종류에 따라 그 형이 결정된다. A형 혈액에는 항-B 항체가, B형 혈액에는 항-A 항체가 들어 있는데, 이는 처음부터 생긴 것이 아니라

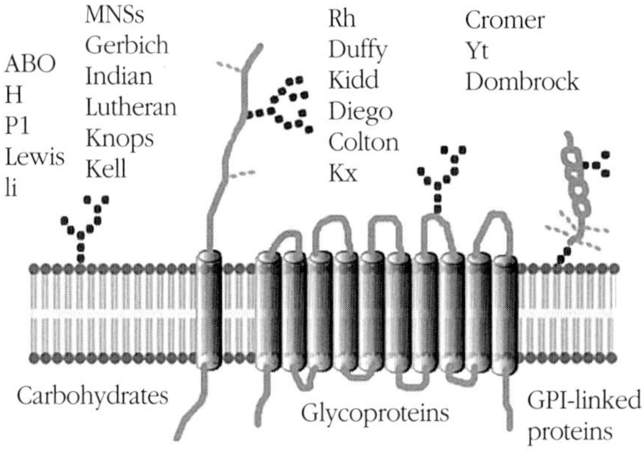

그림 8 혈액형의 종류. 혈액형은 적혈구막에 붙어 있는 각종 당, 당화단백 등에 따라 250여 종류가 있다.

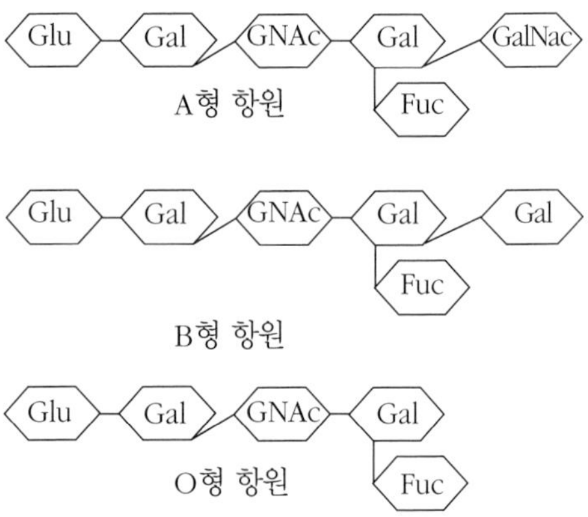

그림 9 ABO 혈액형 항원의 구조

우리가 모르는 사이 세균이 몸속에 침입해서 생긴 것으로 알려져 있다. 세균도 ABO 혈액형 항원을 갖고 있는데, 자신과 다른 혈액형 항원을 가진 박테리아가 몸속에 들어오면 이에 대한 면역반응으로 항체를 생성해 두는 것이다. 그러다가 혈액형이 맞지 않은 적혈구가 들어오면 반응을 일으키게 된다.

우리가 상식적으로 알고 있는 혈액형간 수혈 가능성에 대한 내용을 그림 10에서 볼 수 있다. 각자 같은 혈액형끼리는 당연히 수혈 가능하다. 항체를 갖지 않은 AB형에게는 모두가 혈액을 줄 수 있고, 반대로 항원을 가지고 있지 않은 O형은 모두에게 혈액을 줄 수 있다고 알고 있다. 이에 따라 매우 위급한 상황에서는 우선 O형 혈액을 수혈하여 환자를 살리고 보는 경우가 있을 수 있다. 그러나 주의해야 할 것은 O형의 혈액을 다른 혈액형을 가진 환자에게 줄 때 소량은 문제가 없지만, 대량 수혈이 필요한 경우에는 O형 혈액 내의 항-A, 항-B 항체들이 환자의 적혈구와 결합하여 용혈을 일으킬 수도 있다는 점이다. 즉 O형 혈액이 만능은 아닌 것이다. 혈액형은 맞춰 주는 것이 합당하다.

ABO 혈액형의 유전은 멘델의 법칙을 따른다. 대립유전자는 A, B, O 세 가지가 조합되어 있는

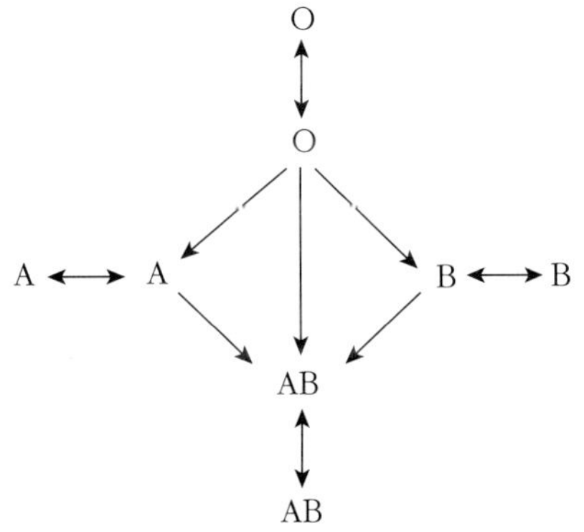

그림 10 ABO 혈액형간 상호 수혈관계

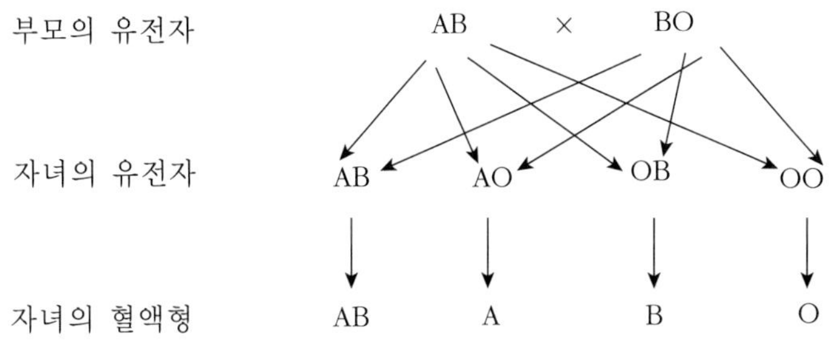

그림 11 ABO 혈액형의 일반적인 유전방식

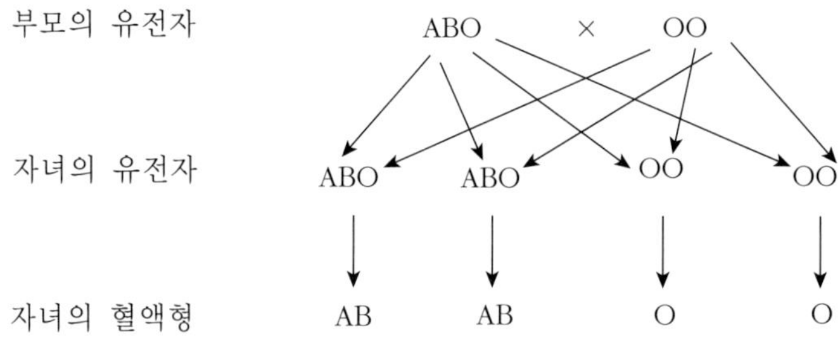

그림 12 cis-AB의 유전방식

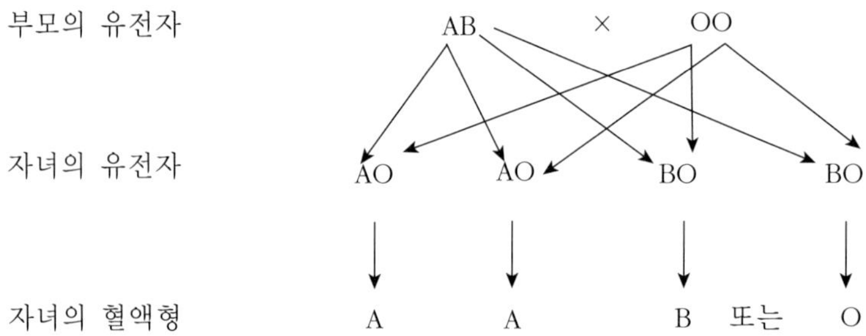

그림 13 Weak B가 나타날 수 있는 상황

데, 만약에 A형 아버지의 대립유전자가 AO이고 B형인 어머니의 대립유전자가 BO면 자녀의 경우 A, B, AB, O형이 각각 25%의 확률로 나타나게 된다(그림 11).

그런데 드물게는 대립유전자 A와 B가 함께 붙어 다니면서 유전되는 경우도 있다. 이 경우를 cis-AB라고 하는데, 대립유전자형이 ABO가 된다. 이 경우 AB형 아버지와 O형 어머니 사이에서 AB형의 자녀가 나올 수 있는 것이다(그림 12).

드물게 실제로는 B형인데 대립유전자의 표현력이 약해 검사상 O형처럼 나오는 경우도 있다(그림 13).

2) Rh 혈액형

ABO 혈액형 못지않게 중요한 혈액형이 Rh 혈액형이다. Rh 혈액형은 한 가지만 존재하는 게 아니라 항원에 따라 D, c, C, E, e 등 45가지나 되는데, 이 중 가장 면역원성이 강한 D 항원이 수혈 등에 있어 가장 중요하기 때문에 일반적으로 Rh 혈액형이라 함은 Rh(D) 혈액형을 의미한다. 입원해서 수혈을 받는 사람들의 혈액백을 보게 되면 혈액형이 A^+라고 적혀 있는 것을 볼 수 있는데, 이는 ABO 혈액형은 A형이고 Rh(D) 혈액형이 양성이란 뜻이다.

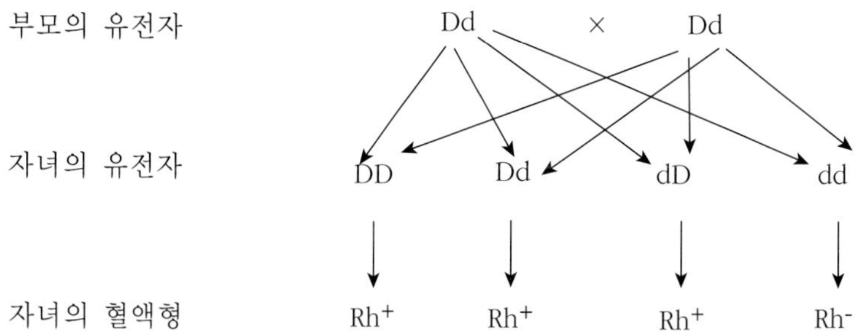

그림 14 Rh(D) 혈액형의 유전

우리나라의 경우 Rh(D) 음성인 사람은 전체 인구의 0.1~0.3%밖에 되지 않아서 Rh(D) 음성인 사람이 수혈을 받아야 할 때 혈액이 부족해 항상 어려움이 따른다. 반면 백인의 경우 Rh(D) 음성이 15~20%여서 간혹 우리나라에 있는 백인들이 급히 Rh(D) 음성 혈액이 필요할 경우 헌혈을 하는 사례를 접하게 된다.

Rh(D) 양성 혈액을 음성 환자에게 줄 수 없는데, 이는 A형 혈액을 B형 환자에게 수혈할 수 없는 것과 비슷한 이유 때문이다. 즉 Rh(D) 음성 환자의 혈액 속에는 항 Rh(D) 항체가 있어 Rh(D) 양성 혈액이 수혈되면 서로 항원-항체 반응을 일으켜 용혈되고 이에 따라 수혈 부작용이 발생하기 때문이다. 반대의 경우는 O형 혈액처럼 소량일 경우 큰 문제를 일으키지 않으므로 수혈할 수 있다.

Rh(D) 혈액형은 우성인 D와 열성인 d 대립유전자가 멘델의 법칙에 따라 유전하므로 부모의 대립유전자형에 따라 자녀의 Rh(D) 혈액형이 결정된다. 부모 중 어느 한 쪽의 대립유전자가 DD이면 자녀는 모두 Rh(D) 양성이 된다. 그러나 간혹 Rh(D) 양성인 부모의 대립유전자가 모두 Dd형인 경우 25%의 확률로 Rh(D) 음성 자녀가 나올 수 있다는 점을 알아야 한다(그림 14).

Rh(D) 음성인 여성이 Rh(D) 양성 남편과 결혼하여 임신하게 되어 아기가 Rh(D) 양성이면 엄마는 Rh(D) 항원에 대한 항체를 만들게 된다. 첫 아이 출산시에는 별 문제가 없지만, 둘째 아이를 임신하면 이 항체가 아기에게로 넘어가 아기의 적혈구를 파괴할 수 있어 출산시 아기에게 신생아 용혈성 질환(HDN)이라는 병을 일으킨다. 이런 HDN은 O형 임산부가 A형 또는 B형 아기를 가진 경우에도 발생할 수 있다. 따라서 모든 임산부는 산전 진찰시 ABO, Rh(D) 혈액혈 검사와 항체선별검사를 통해 위험성을 미리 예견하고, Rh(D) 음성 임산부는 산부인과 의사의 처방에 따라 Rh 면역글로불린 주사를 맞는 것이 안전하다.

혈액형 검사에서 Rh(D) 음성으로 나오지만 실제로는 Rh(D) 양성인 경우가 있어 주의를 요한다. 예전에 집단 혈액형 검사를 했을 때 Rh(D) 음성으로 결과가 나와 평생 그렇게 알고 있다가 어느 날 갑자기 Rh(D) 양성이라는 소리를 듣는 경우가 있다. 이는 D 항원의 수가 적어 검사시 반응 강도가 약하면 눈에 보이는 응집을 볼 수 없기 때문에 나타나는 현상이다. 이런 Rh(D) 양성을 D^u형이라고 한다. 엄연한 Rh(D) 양성이므로 수혈시 정확한 검사가 필요하다.

3) 기타 혈액형

20세기 이후 분자생물학적 연구기법이 발달하면서 1993년까지 23개 혈액형군에 약 250개 이상의 혈액형이 발견되었다. 이들 혈액형군 중 대표적인 것은 ABO, Rh, MNS, Lutheran, Kell, Lewis, Duffy, Kidd, Diego 등이 있다. 이 중에서 ABO, Rh 혈액형이 맞지 않는 경우와 마찬가지로 항원-항체 반응을 통해 수혈 부작용을 일으키는 경우가 있어 이를 선별하기 위해 병원의 검사실에서는 비예기항체(unexpected antibody) 선별검사를 실시하고 있다.

4. 혈액형 검사가 중요한 이유

1) 수혈

앞에서 언급한 바와 같이 혈액형, 특히 ABO 및 Rh(D) 혈액형을 맞춰 수혈해야만 수혈 부작용을 막을 수 있다.

2) 장기이식

혈액형 항원은 적혈구에만 있는 것이 아니다. 우리 몸의 모든 장기에 혈액형 항원이 존재하는데, 이 역시 맞지 않을 경우에는 수혈 부작용과 마찬가지로 면역반응이 일어나서 이식거부에 이르게 되고, 심하면 사망할 수도 있다.

3) 가정불화

종종 평소 알고 있던 혈액형의 유전 상식과는 달리 자녀의 혈액형이 맞지 않아 아이의 친자관계를 놓고 가정불화가 발생하는 경우가 있다. 그러나 혈액형은 상식을 넘어 표현되는 경우가 있으므로 섣부른 판단은 금물이다. 우선 혈액형 정밀검사와 HLA 검사, DNA 분석 등을 실시하게 되면 비교적 정확하게 친자관계를 규명할 수 있으므로 검사가 종료되기 전까지는 함부로 판단하여 행동하지 않는 게 좋다.

4) 신생아 용혈

아버지가 Rh(D) 양성이고 어머니가 Rh(D) 음성이면 둘째 아이부터는 필연적으로 신생아 용혈성 질환의 발생 가능성을 예측할 수 있다. 더구나 일부 ABO 혈액형과 관련된 신생아 용혈성 질환도 있을 수 있으므로 평소 부모의 혈액형을 정확히 알고 있는 것이 장차 태어날 아기의 건강을 위해서도 중요하다.

5. 혈액형의 변화

우리는 오랫동안 알고 있던 혈액형이 어느날 검사를 통해 바뀐 사례를 드물지 않게 접하고 놀란다. 골수이식을 하거나 백혈병 등에 걸려 혈액세포의 유전자형이 변형되는 극단적 상황이 벌어지지 않고는 혈액형이 바뀔 수는 없다. 골수이식은 혈액형에 크게 구애받지 않기 때문에 A형 환자에게 B형 골수를 이식하면 혈액형이 B형으로 영구히 바뀐다. 이런 경우는 백혈병 등을 앓는 환자에서나 가능하다. 이 외에는 혈액형을 잘못 알고 있거나, 검사가 잘못된 경우일 것이다. 검사는 잘 해 놓고도 기록 과정에서의 사무적인 착오 등으로 혈액형의 오류가 발생할 수 있다.

1) 예전에 A형인데 군대에서 B형으로 바뀌다

이런 유형은 어린 시절에 학교에서 단체로 혈액형 검사를 하던 세대에서 많은데, 하루에 워낙 많은 수의 혈액형 검사를 슬라이드법만으로 실시하다 보면 측정상 오류가 발생하거나, 기록시 한 줄씩 밀려 쓴다든지 하는 사무적 착오가 발생한 경우가 많다. 이렇게 혈액형이 바뀐 것으로 생각되면 정밀한 재검을 요청하는 것이 좋다.

2) 고등학생 때는 A형이었는데 지금은 AB형이다

이 경우는 실제로 AB형인데 B 항원이 약하게 표현되는 weak B형인 경우가 많다. 비슷한 유형으로 아내는 O형, 남편은 A형인데 아들이 AB형인 경우도 아내의 외도가 없었다면 아내의 유전자형이 BO인 B형인데 이것이 weak B형이었을 경우도 있다. 부모형제가 모두 O형인데 나만 B형인 경우도 마찬가지이다.

3) 엄마가 O형, 아빠가 AB형인데 나는 O형이다

이 경우 cis-AB형을 의심해 본다. 앞서 기술한 바와 같이 A, B, O 대립유전자가 항상 따로 떨어져 유전되는 게 아니라 간혹 AB가 함께 한 덩어리로 유전되는 경우가 있을 수 있다.

4) 부모형제가 모두 Rh 양성인데 나만 Rh 음성이 나왔다

이 역시 앞서 언급한 것처럼 부모가 모두 Dd 대립유전자이면 25% 확률로 Rh 음성 자녀가 나올 수 있다.

6. 혈액형과 성격, 질병의 상관관계

1) 혈액형과 성격

현재도 그렇지만 과거 ABO 혈액형과 사람의 성격을 4분법으로 규정하여 맹신하는 사람들이 있다. 예를 들어, A형은 사려 깊고 신중하며 평화로운 인간관계를 존중한다. 행동과 표현을 절제하고 보수적이며 모범생이 많다는 것이다. B형의 경우 규제를 싫어하고 직설적이며 독립성이 강하다. 남에게 신경쓰지 않고 즉흥적이라고 한다. O형의 경우 목적지향성이 강하고 현실적 판단력이 높으며, 기회포착력이 강하여 사회성이 강한 성격이라고 한다. AB형의 경우 내성적이고 합리적이며 비평을 잘한다고 한다. 또한 공동의식이 적고 위선자를 싫어하며 변덕이 심하다고 한다. 이와 같이 성격과 ABO 혈액형을 처음으로 연관시킨 사람은 일본의 다케시 후루카와가 처음이다. 1931년에 발표한 이 내용은 이후 일본의 마사히코 노미와 도시타카 노미 부자가 1970년대에 관련 서적을 출간하여 베스트셀러가 된 바 있다.

성격이라는 것은 유전적 · 환경적 요인이 복합적으로 작용하여 나타나는 것이기 때문에 다양한 인자들을 연관시켜 연구해야 함에도 불구하고 실제로 연구 과정의 한계로 신뢰도가 낮은 편이다. 조사자나 지역마다 모두 다른 결과를 보인다.

2) 혈액형과 질병

A형은 O형보다 위암에 잘 걸린다는 연구 결과가 있다. 외국 학자의 발표가 발단이었지만 우리나라에서 조사한 예도 그런 경우가 있다. 우리나라는 위암 환자가 많고, 우리나라 사람들 중에 가장 많은 것이 A형이다. 얼마나 많은 표본을 조사해야 정확한 결과를 얻을 수 있을지 모른다. 암 발생에 영향을 주는 인자가 너무 많기 때문이다. 혈액형에 따라 수명의 차이가 있다는 보고도 있고, O형은 육식을 좋아하고, A형은 채식을 선호하며, B형은 잡식성이 많다는 주장도 있다.

이런 연구들을 분석해 보면, 변수의 종류가 너무 적어서 과연 혈액형이 그런 사실을 모두 증명해 낼 수 있는지 불분명하다. 연구자마다, 또 연구시마다 다르다.

7. 피에 대한 그릇된 인식들

우리나라 사람들처럼 피에 집착하는 경우도 드물 것이다. 헌혈을 해도 AIDS에 걸린다고 믿는 사람들이 있을 지경이다.

1) AB형은 더러운 피?

AB형은 ABO 혈액형 중 다른 혈액형에게 수혈할 수 없는 유일한 혈액형이다. 또한 AB형은 천재 아니면 바보라는 우스갯소리도 있다. 모두 의학적으로 전혀 근거가 없다.

2) Rh(D) 음성일 경우의 좌절감

백인들의 경우 Rh(D) 음성이 많아 별로 심각하게 생각하지 않지만, 우리나라는 빈도가 낮아 유사시 문제가 될 수도 있기 때문인지 Rh(D) 음성인 것에 대해 심한 스트레스를 받는 사람들을 종종 접하게 된다. 그러나 Rh(D) 음성인 사람들의 모임에 가입하여 정보를 나누면 혈액을 얻는 데 별 지장이 없으므로 지금까지 Rh(D) 음성이기 때문에 수술을 제대로 못 받았다는 사례는 별로 없다. 걱정할 일이 아니다.

눈에 보이는 피의 색깔은 피 속의 산소 함량과 혈색소량, 혈장 내 성분 등 다양한 요인에 의해 결정되는 것이다. 따라서 일반적으로 산소를 많이 품고 있는 동맥혈이 정맥혈보다 밝은 색을 띤다. 한의학이나 민간요법에서 소위 죽은 피를 빼내는 요법을 시행하는데, 그 부위가 대개 사지 말단이거나 동맥으로부터 먼 곳의 피를 뽑으므로 당연히 피의 색이 검게 보이는 것이다. 미생물에 감염되지 않았다면 더러운 피라는 것은 없다.

3) 젊은 피를 수혈하면 젊어지나(회춘)?

노인의 조혈기관이 젊은 사람들에 비해 위축되어 있는 것은 사실이다. 골수의 양도 줄어들고 피를 흘렸을 때 회복도 다소 더딘 편이다. 그러나 젊은 피를 수혈한다고 해서 더 건강해지거나 회춘을 하는 것은 아니다. 오히려 남의 피가 몸속에 들어오는 것이니 수혈 부작용의 위험성만 커지는 것이다.

4) 피를 마시면 어떤가?

피를 먹는다는 것은 철분이나 기타 영양분이 비교적 골고루 들어 있는 식품을 먹는 것에 불과하다. 해장국에 소나 돼지의 피가 굳은 선지가 들어 있는데 이를 먹는 것과 다를 바 없다. 과거 동화나 설화 등에 보면 자식이 손가락을 깨물어 부모에게 먹이니 회복을 했더라는 이야기들은 피의 효과보다는 그만큼 정성의 중요성을 말하는 것일 따름이다.

III. 수혈

수혈에는 여러 가지 방법이 있다. 서로 다른 사람의 혈액을 주사하는 동종수혈, 자신의 혈액을 뽑아

두었다가 다시 주사하는 자가수혈, 동종수혈의 일종이기는 하지만 혈액 중에서 필요한 성분만 선별해서 채취한 후 수혈하는 혈액분반술, 환자의 혈액 내 액체 성분인 혈장이나 혈액을 일부 뽑아내 버리고 다른 사람의 혈장이나 혈액으로 대체하는 혈장교환술 또는 교환수혈 등이 있다.

헌혈부터 수혈 완료까지의 전 과정에 걸쳐 오류가 발생할 수 있다. 혈액을 공급하는 적십자혈액원의 업무상 오류가 간혹 언론을 통해 발표되기도 하는데, 그만큼 잘못된 혈액의 수혈이 사회적으로도 영향을 미친다는 증거이다. 이 때문에 혈액원이 헌혈사업을 하는 데 큰 지장을 받고 있기도 한데, 예전 같으면 별 문제 없을 헌혈자도 기준을 너무 엄격하게 적용하여 헌혈 가능한 사람의 수가 현격히 줄어들어 모자라는 혈액을 외국으로부터 수입해야 하는 현실이다.

수혈을 하기 위해서는 환자의 혈액형 정보를 정확히 알고 있어야 한다. 입원 환자의 검체를 채취할 때 다른 환자의 피를 뽑는다거나 라벨을 잘못 붙이는 등의 오류가 발생할 수 있다. 검사실에서도 혈액형 검사시 오류가 발생할 수 있다.

수혈을 하는 과정에서도 환자가 바뀌거나 다른 사람의 혈액을 수혈하는 경우도 있을 수 있다. 있어서는 안 될 일이지만 실제로 드물게나마 발생하고 있으므로, 결국 전 과정에서 관련된 모든 사람들의 주의가 필요한 것이 수혈이다. 주요한 수혈 부작용은 수혈 후 15분 내 나타난다. 체온이 올라가고 맥박이 빨라지며, 호흡수가 증가하고 호흡곤란이 오며, 가슴에 통증이 오는 등의 증상이 나타나는지를 관찰해야 한다. 이런 오류는 병실의 환자나 보호자도 관심을 가지고 감시해야만 잘못된 혈액을 수혈함으로써 발생하는 부작용을 방지할 수 있고, 혹시 잘못된 혈액의 수혈로 인한 부작용이 발생하더라도 조기에 대처하여 문제를 해결할 수 있다.

1. 수혈의 종류

1) 동종수혈(allogenic transfusion)

동종수혈은 가장 흔히 이루어지고 있는 일반적인 수혈이다. 혈액은행은 혈액을 보관하고 있다가 혈액형이 일치하고 환자와 공여자의 혈액을 섞어보아(교차시험이라고 함) 응집이 발생하는지를 검사한 후 혈액을 불출한다.

2) 자가수혈(autologous transfusion)

비교적 건강한 사람이 수술을 앞두고 본인의 혈액을 채취해 두었다가 수술시 수혈하는 수술 전 혈액예치, 수술 중 흐르는 혈액을 혈액회수기를 이용해 회수하여 세척 및 여과 후 수술 중인 환자에게 다시 수혈하는 수술 중 혈액회수, 수술 직전에 혈액을 뽑아 희석하여 다시 수혈하는 수술 중 혈액희석, 수술 중에 유출된 혈액을 모아 두었다가 수술 후 세척 및 여과 후 재투여하는 수술 후 혈액회수 등의 방법이 있다.

자가수혈을 이용하면 타인의 혈액을 수혈함으로써 발생할 수 있는 감염성 질환, 동종면역, 수혈 부작용, 장기이식시의 이식편대숙주병 등을 예방할 수 있고, 구하기 힘든 희귀 혈액형을 가진 사람이 쉽게 수술을 받도록 할 수 있다. 또한 다른 사람의 혈액을 구하기 어렵거나 혈액공급이 어려운 장소에서의 수술 등의 경우에 적합한 혈액을 신속하게 공급할 수 있는 장점이 있다.

모든 사람이 자가수혈을 할 수는 없는데, 혈액 속에 세균이 있거나 혈액암인 백혈병 등의 질환을 가진 환자는 동종수혈을 시행한다. 환자가 심한 빈혈인 경우에도 권장하지 않는다. 일반적으로 혈색소량 11g/dL 미만이면 자제시키고 있다.

3) 혈액분반술(apheresis)

병원을 비롯한 각종 혈액원에서는 혈액분반기라고 하는 기계를 이용해 공여자로부터 필요한 혈액성분만을 채취하거나 환자로부터 필요 없는 성분만을 골라 버릴 수 있도록 하고 있다.

(1) 성분채집술

혈액 중 필요한 성분만을 채집하여 보관하는 것으로 주요 채집 성분은 혈소판과 백혈구이다. 혈소판은 혈소판 수혈에 의한 동종면역을 예방하기 위해 실시하고, 백혈구는 백혈구 감소 또는 증가 환자에 대하여 보충 또는 제거 목적으로 사용한다.

(2) 치료적 혈장교환

혈장은 수액이나 알부민 등으로 바꿔 주고 혈액세포는 다시 넣어 주는 것이다. 혈장 내의 항체, 독소, 이종단백 등의 제거가 목적이다.

4) 지정수혈(directed transfusion)

지정수혈은 혈액이 필요한 환자에게 가족이나 친지가 해당 환자에게만 수혈할 것을 전제로 헌혈을 하고 이 혈액을 수혈하는 것이다. 매우 신선한 혈액을 쉽게 제공받을 수 있다는 장점이 있지만 단점이 더 많아 특별한 경우가 아니면 이용하지 않도록 하고 있다.

임신이 가능한 연령의 부인에게 남편 또는 남편 친족의 혈액을 수혈하면 나중에 아기를 가졌을 때 부인의 혈액에 항체가 생겨 아기에게 신생아 용혈성 질환(HDN)이 발생할 위험성이 커진다.

골수를 이식받는 환자에게 친족의 혈액을 수혈하게 되면 공여자의 림프구가 환자의 세포를 파괴하여 이식에 실패하는 이식편대숙주병(GVHD)이 발생할 수 있다. 이런 경우 혈액에 방사선을 조사하고 백혈구 필터로 림프구를 제거하고 수혈해야 한다,

신생아 용혈성 질환에 걸린 아기에게 아버지의 혈액을 수혈하면 오히려 용혈성 수혈 부작용의 증세를 악화시킬 수 있으므로 피하는 게 좋다. 부모의 마음이 애틋한 것은 이해할 수 있으나, 의학적

으로는 아기에게 해가 되는 행동이 된다.

가족은 아니지만 가까운 사람끼리라도 지정수혈은 피하는 게 좋다. 정 때문에 지정수혈을 하는 것은 좋으나, 서로 잘 아는 사이라고 해서 상대방의 비밀스러운 사생활이나 질병력에 대해서도 잘 알고 있는지 되물어 볼 일이다. 그가 동성애자여서 AIDS에 걸릴 확률이 높은 사람일 수도 있고, 수십 년간 모르던 면역질환을 갖고 있을 수도 있는 것이다.

5) 교환수혈(exchange transfusion)

교환수혈은 갓 태어난 아기에게서 신생아 용혈성 질환이나 황달이 심할 경우 아기의 적혈구나 혈장을 정상적인 것으로 교환해 주는 치료법이다. 최근에는 예방을 통해 많이 줄기는 했지만, 아직도 병원에서 이용되고 있는 중요한 치료법이다. 이 경우 채혈 후 7일 이내의 신선한 혈액을 사용하여 기능성이 높은 적혈구를 공급한다.

2. 수혈 부작용

수혈 부작용은 수혈 시작 후 15분 이내에 발생하는 급성 수혈 부작용과 수혈 후에 시간을 두고 발생하는 지연성 수혈 부작용이 있다.

1) 급성 수혈 부작용

급성 용혈성 수혈 부작용이 발생하면 체온이 오르고(발열), 몸이 떨리며(오한), 환자가 불안해지고, 가슴이나 배가 아프며(흉통 또는 복통), 혈압이 떨어지거나 호흡이 곤란해지고, 소변이 검게 되는(혈색소뇨증) 등의 증세가 나타난다.

급성 수혈 부작용을 예방하기 위해 모두가 최선의 노력을 하고 있어 매우 드물게 일어나는 일이지만, 환자나 보호자는 이에 대한 가능성을 염두에 두고 현재 수혈 중인 혈액이 내 혈액형과 맞는지, 위에 열거한 증상이 발생하는지 등을 관찰하다가 이상이 발견되면 즉시 의료진에게 연락해 조치를 받아야 한다. 수혈 부작용이 발생하면 즉시 수혈을 중단하고 일반인 쇼크 치료법을 적용하게 된다.

2) 지연성 수혈 부작용

수혈 중이 아니라 시차를 두고 용혈이 발생하면 열이 나고, 빈혈이 발생하며, 황달 등이 나타날 수 있다. 또한 사회적 관심을 받고 있는 감염이나 AIDS 등의 감염증에 걸릴 수도 있다. 따라서 수혈력이 있는 사람들은 이후에도 이상 증세가 나타나지 않는지 관심을 갖고 생활해야 한다.

3. 수혈 전 검사

환자에게 수혈을 하기 위해서는 사전에 여러 가지 검사를 실시한다. 이는 모두 수혈 부작용을 방지하기 위한 것이다.

용혈성 수혈 부작용을 예방하기 위해 환자에게서 혈액을 채취한다. 병원에서는 검체 및 검사 결과 확인 과정의 사무적 착오를 방지하기 위해 다면검증 시스템을 쓰고 있어 어지간한 경우가 아니면 착오가 발생하지는 않는다.

수혈 전 검사는 ① ABO, Rh 혈액형 검사, ② 비예기항체 선별 및 동정검사, ③ 교차시험(cross-matching)을 시행한다. 교차시험은 환자의 혈청에 공여자 적혈구를 섞어 반응을 보는 것으로, 혈액형이 맞더라도 비예기항체에 의한 반응까지도 미연에 방지하고자 하는 것이다.

비예기항체는 면역성이 약한 항체로서 ABO나 Rh(D)가 아닌 다른 적혈구 항원에 대한 항체이다. 항체 형성이 불규칙적이고 예측을 불허하기 때문에 선별 및 동정검사를 통해 존재 여부를 확인하고 교차시험을 통해 최종 확인하고 있다.

한국인에서의 빈도는 0.2~0.6% 정도이고, 임상적 의미가 있는 것은 Rh, Duffy, Kidd, Kell 등의 혈액형이다. 비예기항체가 있을 경우 수혈시 용혈, 발열 등 각종 수혈 부작용이 발생할 수 있다.

IV. 헌혈

1. 헌혈의 역사

20세기에 들어와서 수혈은 출혈로 죽어가는 환자들을 살릴 수 있는 효과적인 치료법으로 정착되었지만, 초창기부터 심각한 문제점을 안고 있었다. 수혈을 하려면 혈액 제공자가 있어야 하는데 지금 같은 기증문화가 없었으므로 돈을 주고 구입할 수밖에 없었다.

우리나라에서 수혈이 본격적으로 시작된 것은 1950년 한국전쟁 때 미군이 상륙한 후부터이다. 이 당시 매혈소에서 피를 팔아 생계를 유지하려는 사람들이 많았고, 그 과정에서 온갖 비리가 난무했다. 4·19 학생의거 때부터 서서히 헌혈운동이 일어나기 시작했다. 당시 우리나라는 "신체발부(身體髮膚)는 수지부모(受之父母)"라는 의식이 워낙 강해 자신의 피를 남에게 준다는 것을 꺼리는 시대였기 때문에 좀처럼 매혈문화가 없어지지 않다가, 대학·군·종교계·사회단체들이 헌혈운동을 계속 이어 나가면서 1970년 혈액관리법이 제정되고 대한혈액관리협회가 창설된 1975년에야 현재와 같은 혈액관리 제도가 마련되었다.

1980년도부터 대한적십자사가 혈액관리를 맡게 되었고, 2000년 이후에는 매년 250만 명이 헌혈에 참가하고 있다. 대한적십자사 혈액원에서는 헌혈자에게 헌혈증을 교부하고 각종 검사 후 안전하게 혈액을 병원에 공급했으며, 헌혈의 집, 이동혈액원 등을 운용하면서 혈액관리 사업을 이어오고 있다. 현재 헌혈의 기준이 매우 엄격해서 건강인에게만 헌혈을 받는다. 통상 성인의 경우 한번에 400mL 헌혈은 건강에 아무런 지장이 없다는 것이 알려져 있으며, 오히려 건강에 도움이 된다는 주장도 많다.

2. 헌혈의 기준

1980년내에 수혈을 통해 AIDS 감염이 가능하다는 사실이 밝혀진 후부터 혈액의 안전성에 대한 요구가 증대되었다. 1999년 5월에 개정된 혈액관리법 시행규칙에서 채혈금지의 공통기준과 개별기준이 마련되었다. 또한 채혈 기준과는 별도로 헌혈 전 총 17개 항의 헌혈자 문진사항을 점검하여 헌혈 이전에 이미 적격자 여부를 가리고 있다. 헌혈 후에는 6종의 기본적인 검사를 실시하며 헌혈기록카드와 헌혈대장을 작성하여 3년간 보관하게 되어 있다.

3. 헌혈, 10분간 할 수 있는 가장 아름다운 일(그림 15)

환자에게 수혈될 혈액은 모두 헌혈에 의존한다. 헌혈 버스에 붙잡혀 얼떨결에 헌혈하던 시대도 이

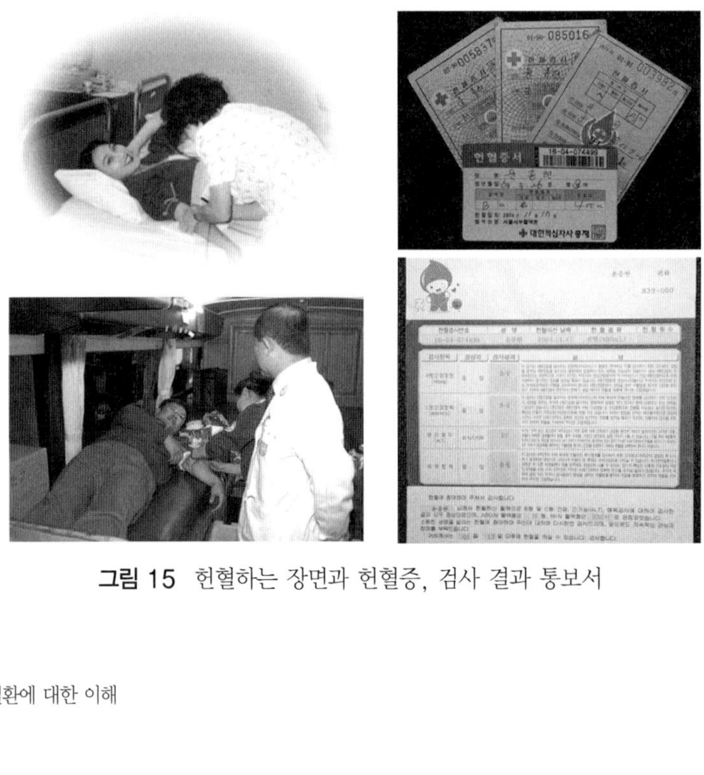

그림 15 헌혈하는 장면과 헌혈증, 검사 결과 통보서

젠 지나서 자발적인 헌혈에만 의존해야 하게 되었다. 과거 군부대나 학생들의 단체헌혈이 부족한 혈액을 보충하는 가장 좋은 방법이었으나, 시기적으로 집중되어 있어 35일에 불과한 혈액의 보존기간에 맞춰 혈액을 수급하는 데 어려움이 있다. 다행히 헌혈의 집 등에 젊은 사람들의 자발적인 헌혈이 늘고 있어 희망적이다.

헌혈은 10분간 할 수 있는 일 중 가장 고귀한 일이다. 내가 베푼 사랑이 나중에 나에게 반드시 되돌아 오는 것을 알게 될 것이다. 누구나 수혈을 받을 가능성이 있는 것이다. 수술을 하게 되는 대다수의 경우 혈액이 필요하고, 이 혈액은 헌혈에 의해서만 가능하다. 외국으로부터 수입되는 혈액을 당신과 당신의 부모, 당신의 미래의 자녀가 필요할 때 사용할 것인가?

4. 조혈모세포 기증

1) 골수 기증

골수 기증은 조혈모세포 기증의 대표적인 방법이다. 골수에는 혈액세포로 성장하도록 계획된 어린 세포가 우리 몸에서 가장 많이 존재한다. 혈액이나 아기의 탯줄(제대혈) 내에도 존재하지만, 아직까지는 가장 유용한 조혈모세포 공급원이다. 조혈모세포가 필요한 경우는 백혈병 등 악성 혈액질환을 가진 환자에서 항암치료 등을 끝내고 병에 걸린 골수세포를 모두 죽인 후 HLA가 일치하는 사람의 골수를 대신 채워 넣는 일종의 장기이식이다.

조혈모세포 기증에 있어 가장 유용한 것은 가족이지만, HLA가 일치할 확률이 25%이므로 비혈연 조혈모세포 기증이 필요하다. 기증 자격은 18~40세의 건강한 사람으로서 조혈모세포은행협회에서 실시하는 절차에 따라 인적사항을 등록하고 검사를 받은 후 이식을 원하는 사람이 생기면 연락을 받고 골수를 기증하게 된다. 기증한 골수는 2~3주면 완전하게 회복되므로 기증자의 건강에는 이상이 없다.

2) 제대혈(탯줄) 기증과 제대혈은행

조혈모세포 이식을 위해 골수 기증을 약속한 사람들 중에 실제 골수를 기증하는 사람은 50%도 되지 않는다고 한다. 여러 가지 이유가 있겠지만, 절차상의 어려움과 마음이 변하는 게 주요 원인이 되고 있다. 산모가 출산을 할 때 버려지고 있는 아기의 배꼽과 산모의 태반을 연결해 주는 탯줄(제대혈) 속에는 조혈모세포뿐만 아니라 양질의 간엽줄기세포가 풍부하다는 것이 알려졌고, 배아줄기세포보다 안전함이 확인되어 미래 바이오 산업의 기대주로 성장하고 있다. 골수 대신 제대혈을 백혈병 등의 치료에 이용해 본 결과 그 성적에 차이가 없다는 것이 밝혀졌고, 기증 절차가 매우 간단하며, 나중에 기증 의사를 철회하는 일도 없어 제대혈이 조혈모세포 이식에 각광받기 시작하고 있다.

2006년 현재 우리나라에는 18개의 제대혈은행이 운영되고 있다. 대부분은 산모로부터 보관료를 받고 길게는 약 15년간 보관했다가 기간이 지나면 폐기하는 상업적인 가족제대혈은행이다. 가족제대혈은행에 보관된 제대혈은 아기 본인이나 가족만이 사용할 수 있다.

반면 기증자로부터 보관료를 받지 않는 대신 누구나 사용할 수 있도록 하는 공여제대혈은행이 있다. 제대혈의 보관을 위해서는 HLA 등 각종 검사가 필요한데, 이를 위한 경비가 많이 들어 일반적인 제대혈은행에서는 비용부담 때문에 공여제대혈은행을 운영하기가 어렵다. 이에 대한 해결책으로 국가나 지방자치단체가 보관료를 지원하는 공여제대혈은행의 필요성이 대두되었고, 이는 전 세계적인 추세이다. 우리나라는 서울시가 보라매병원에 비용을 지원하여 2006년 5월에 최초의 공여제대혈은행을 설립하였으며, 보건복지부에서도 관심을 가지고 지원할 계획을 가지고 있어 전망이 매우 밝다. 제대혈은 향후 제대혈 줄기세포 연구를 통한 줄기세포 치료제 개발에도 활발히 이용될 예정이어서 반도체와 같은 성공적 산업으로도 발전할 가능성이 높다. 앞으로 아기를 낳고자 하는 젊은 대학생들이 제대혈 기증에 적극 동참하기를 바란다. 어차피 출산 중에 버려지던 것을 수거해 사용할 수 있도록 동의만 해 주면 되는 것이므로 어려울 것이 전혀 없고, 채취 과정에서 각종 혈액검사도 제공되기 때문에 매우 의미있는 일이다.

감사의 글

이 단원의 구성을 위해 가장 많은 참고가 된 『피는 답을 알고 있다』의 저자이신 울산의대 권석운 교수님과, 우리나라 수혈의학 교과서의 백미이자 최고의 참고서 『수혈의학』의 집필자이신 서울의대 한규섭 교수님께 저서의 내용을 이용할 수 있도록 허락해 주시고 조언해 주신 것에 대하여 깊이 감사드립니다.

참고문헌

권석운(2004). 『피는 답을 알고 있다』. 개미.

김상인, 조한익, 한규섭(1993). 『수혈의학』. 고려의학.

6장 암

1절 암의 원인 및 진단

내과 김병수

I. 암의 정의

인체는 대략 20~60조 개의 세포로 이루어진 것으로 추정되는데, 이처럼 많은 세포들은 정자와 난자의 수정 후 생성된 소수의 줄기세포(stem cell)에서 유래한다. 줄기세포가 세포분열을 하게 되면 딸세포 중 일부는 똑같은 줄기세포가 되지만 다수의 딸세포들은 계속 세포분열을 통해 증식(proliferation)을 하게 되고, 증식을 할수록 추가적인 분열을 할 수 있는 능력은 감소하는 대신 피부세포나 신경세포, 점막세포, 근육세포 등으로 분화(differentiation)하게 된다. 또한 수명이 다한 세포나 증식과 분화의 과정에서 이상을 일으킨 세포들은 세포자멸사(apoptosis)를 통해 소멸된다. 이러한 세포의 증식, 분화, 세포자멸사의 과정은 인체의 필요에 따른 조절기능에 의해 통제되어 세포수의 균형을 유지하게 된다. 그러나 여러 가지 이유로 인해 증식, 분화, 세포자멸사의 기전에 관여하는 유전자들에서 돌연변이(mutation)에 의한 이상이 생겨 고유의 기능을 소실하거나 거꾸로 기능이 비정상적으로 항진되기도 하며, DNA의 메틸화 등으로 유전자의 발현이 억제되기도 하고 유전자 전위(gene translocation)에 의해 과발현되기도 한다.

결과적으로 이상이 생겨도 소멸하지 않고 제대로 분화하지 못하여 필요한 기능을 수행하지 못하는 세포들이 조절되지 않는 증식만 하여 덩어리(종양, tumor)를 형성하고, 인접한 조직에 침윤(infiltration)하며, 주위의 임파선(lymph node)이나 멀리 떨어진 장기에 혈관을 통해 전이(metastasis)하여 정상 조직을 파괴하고 종국에는 인체의 죽음을 초래하는 상태를 암(cancer)이라 정의할 수 있으며, 다른 말로 악성 종양(malignant tumor)이라고 부르기도 한다.

악성 종양과 달리 양성 종양은 세포의 분화도가 비교적 좋으며, 서서히 성장하고, 정상 조직과 경계가 명확하며, 신체의 다른 부위에 전이하지 않는다. 심지어 섬유조직으로 된 피막으로 둘러싸여 있는 경우도 흔하므로 대부분 수술적 절제로 완치가 가능하다. 따라서 특이한 경우를 제외하고 대개의 양성 종양은 생명에 위협을 초래하지 않는다. 수술적 절제 후 원래 생겼던 자리에 다시 재발하는 경우는 있지만, 양성 종양이 원격 전이를 하는 경우는 없다. 이 점이 악성 종양과 가장 큰 차이점이다.

II. 암의 종류

일반적으로 암은 신체 중 이느 부위에서든지 발생할 수 있으나, 특히 한국인에서 가장 많이 발생하는 암은 위암, 폐암, 간암, 대장암, 유방암, 갑상선암, 자궁경부암 등이다. 좀더 자세히 말하자면, 위암에도 암이 기원한 세포의 종류에 따라 여러 종류의 위암이 있는데, 이것은 위가 단일 종류의 세포가 아닌 여러 종류의 세포가 모여 이루어진 장기이기 때문이다. 위 안쪽 점막의 점액분비세포에서 발생한 암을 위 선암종(gastric adenocarcinoma), 위벽의 근육세포에서 발생한 암을 위 평활근육종(gastric leiomyosarcoma), 위점막 바로 아래에 위치한 임파성 백혈구에서 기원한 암을 위 악성 임파종(gastric malignant lymphoma)이라고 부르는데, 이 중 위 선암종이 대부분을 차지하여 보통 '위암'이라고 하면 보통 이것을 지칭한다. 폐암에도 역시 기원한 세포의 종류에 따라 선암종(adenocarcinoma), 편평세포암종(squamous cell carcinoma), 소세포암종(small cell carcinoma) 등 여러 종류가 있다. 같은 장기에서 발생하였다 하더라도 이들 암의 병태생리나 자연경과, 예후는 서로 다르며, 따라서 치료법도 차이가 있다.

그 밖에도 암에는 뼈세포에서 발생한 골육종(osteosarcoma), 생식세포에서 발생한 기형종(teratoma), 조혈모세포 중 골수 구성세포에서 발생한 급성 골수성 백혈병(acute myelogenous leukemia)과 만성 골수성 백혈병(chronic myelogenous leukemia), 임파구성 조혈모세포에서 발생한 악성 임파종(malignant lymphoma)과 급성 임파모구성 백혈병(acute lymphoblastic leukemia) 그리고 만성 임파구성 백혈병(chronic lymphocytic leukemia) 등이 있다.

III. 암의 발생기전

앞서 말한 대로 세포의 증식과 분화, 세포자멸사에는 여러 유전자들이 관여하고 있고, 이들은 세포 내의 요구나 인체의 전체적인 필요에 따라 정밀하게 조절되고 있다. 이러한 유전자 중에서 기능이 항진되거나 과발현될 경우 암 발생에 기여하는 것을 암유전자(oncogene)라고 하며, 거꾸로 기능이 소실되거나 발현이 억제됨으로써 암 발생에 기여하는 것을 암억제유전자(tumor suppressor gene)라고 한다.

일반적으로 암이 발생할 때는 하나의 암유전자나 암억제유전자에 이상이 생기는 것이 아니라, 여러 유전자에 단계적으로 이상이 생기고 이것이 누적되어 점차 악성화하게 된다. 이를 다단계 발암기전(multi-step carcinogenesis)이라고 한다.

① 1단계(암유발 개시단계): 발암원이 DNA를 공격하여 돌연변이를 유발하는 비가역반응

② 2단계(암유발 촉진단계): 암유발 개시단계만으로는 암이 발생하지 않으며 암 발생을 촉진하고 유지하는 단계가 필요하고, 적어도 초기에는 가역반응

③ 3단계(암 진행단계): 암유전자와 암억제유전자의 돌연변이가 점차 증가하여 염색체의 이상이 분명해지고 악성 종양의 특성이 증대되는 과정

암 중에는 부모로부터 유전되는 것도 있지만, 이는 소수에 불과하다. 하지만 특정 암유전자나 암억제유전자에 이상이 발생하거나 DNA 복제 과정에서 이를 교정하는 데 실패할 확률 등은 유전적 요인에 의해 영향을 받는다고 할 수 있으며, 그 정도는 사람마다 다를 수 있다. 이러한 유전적 요인에 더하여 사람마다 다른 생활환경이나 습관에 의해 흡연, 발암성 식품, 발암성 병원체 등에 서로 다른 정도로 장기간 노출되면 정상세포가 점차 악성화하게 된다. 따라서 유전적 요인이나 환경적 요인을 공유하는 가족 내에서 비슷한 암의 가족력이 있는 경우를 볼 수 있지만, 특정 암에 걸릴 확률은 사람마다 다르다.

정상세포가 악성화하더라도 인체의 정상적인 면역기능은 종양세포 1,000만 개까지는 파괴할 능력을 가지고 있으나, 암세포는 다른 병원균과 달리 신체의 일부이므로 면역계가 이를 제거해야 할 대상으로 인식하는 능력이 떨어진다. 또한 암세포 자신도 면역계에 발각되지 않도록 다양한 기전을 통해 암세포에 대한 면역반응을 교란시킨다. 결과적으로 암의 증상이 나타날 정도로 암세포가 늘어나면 대략 10억 개 정도 되므로 면역기능에 의해 파괴될 수 있는 수준을 훨씬 넘어버리게 되어 암세포가 완전히 제거되지 못하고 암이 발생하게 된다.

Ⅳ. 암의 위험요인

어떤 화학물질이나 방사선이 특정 암의 원인인지 분자생물학적으로 입증하기는 어려운 일이지만, 여러 역학연구를 통해 암의 발생에 기여하는 유발요인들이 밝혀지고 있다. 세계보건기구 산하기구인 국제암연구소(IARC)에서 밝힌 암의 유발요인은 표 1과 같다.

표 1에서 보듯이 암의 원인 중 70% 정도는 흡연, 감염, 음식 등 환경요인이 주이며 유전적인 원

표 1. 국제암연구소(IARC)에서 밝힌 암의 유발요인

흡연	만성 감염	음식	직업	유전	생식	음주	환경오염	방사선
15~30%	10~25%	30%	5%	5%	5%	3%	3%	3%

표 2. 국내 주요 호발암의 일반적인 유발요인

위암	식생활(염장식품, 탄 음식 등), *Helicobacter pylori*균
폐암	흡연, 직업력(비소, 석면 등), 대기오염
간암	간염 바이러스(B형, C형), 간경변증
대장암	유전적 요인, 고지방식, 저식이섬유 섭취
유방암	유전적 요인, 고지방식, 여성호르몬, 비만, 이른 초경 연령, 늦은 임신
자궁경부암	인유두종 바이러스, 성관계

인이 5%인 것을 감안하면, 위험요인을 피하고 생활양식의 변화를 통해서 암의 발병 위험을 줄일 수 있음을 알 수 있다. 구체적으로 우리나라에서 흔히 발생하는 주요 호발암의 일반적인 유발요인을 정리하면 표 2와 같다.

V. 암의 예방

암은 대개 초기에는 증상이 나타나지 않고 증상이 나타났을 때는 이미 상당히 진행되어 치료가 어려운 경우가 많다. 하지만 세계보건기구(WHO)에 따르면, 암 발생 중 3분의 1은 식이습관의 변화, 금연, 간염백신, 운동 등으로 예방이 가능하고, 3분의 1은 조기진단만 되면 완치가 가능하며, 나머지 3분의 1의 환자도 적절한 치료를 한다면 완화가 가능한 것으로 보고 있다. 따라서 건강한 생활습관으로 암의 발생 위험을 줄이고, 암이 발생하더라도 정기적인 건강검진을 통해 조기발견에 힘쓰는 것이 암으로 인한 사망을 감소시키는 데 중요하다.

대한암협회가 제시한 암예방 14개 권고사항은 다음과 같다.

① 편식하지 말고 영양분을 골고루 균형있게 섭취한다.
② 녹황색 채소와 과일 및 곡물 등 섬유질을 많이 섭취한다.
③ 우유와 된장의 섭취를 권장한다.
④ 비타민 A, C, E를 적당량 섭취한다.
⑤ 이상적인 체중을 유지하기 위하여 과식하지 말고 지방분을 적게 먹는다.
⑥ 너무 짜고 매운 음식과 너무 뜨거운 음식은 피한다.

⑦ 불에 직접 태우거나 훈제한 생선이나 고기는 피한다.
⑧ 곰팡이가 생기거나 부패한 음식은 피한다.
⑨ 술은 과음하거나 자주 마시지 않는다.
⑩ 담배는 금한다.
⑪ 태양광선, 특히 자외선에 과다하게 노출되지 않는다.
⑫ 땀이 날 정도의 적당한 운동을 하되 과로는 피한다.
⑬ 스트레스를 피하고 기쁜 마음으로 생활한다.
⑭ 목욕이나 샤워를 자주 하여 몸을 청결하게 한다.

VI. 암의 조기발견

우리나라 사람들에게 흔한 위암, 간암, 대장암, 유방암, 자궁경부암 등은 비교적 쉽게 검진을 받을 수 있으며, 조기에 발견하여 치료받을 경우 많은 수의 환자에서 완치가 가능하다. 위암의 경우 조기위암 단계에서 진단되어 수술을 받으면 90% 이상이 완치되고, 대장암과 자궁경부암은 완전히 악성화하지 않은 전암단계의 병변을 발견하여 치료함으로써 암 발생 자체를 줄일 수 있으며, 유방암도 조기진단만 되면 암을 완치시킬 수 있을뿐더러 유방 모양을 유지하는 것도 가능하다. 따라서 암으로 인

표 3. 국내 5대 암 검진 권고안

5대 암	검진대상	검진주기	검진방법
위암	40세 이상 남녀	2년	위장조영촬영 또는 위내시경검사
간암	간경변증이나 B형 간염 바이러스 항원 또는 C형 간염 바이러스 항체가 양성으로 확인된 30세 이상 남성이나 40세 이상 여성	6개월	간 초음파검사 + 혈청 알파태아단백검사
대장암	50세 이상 남녀	5~10년	대장내시경검사 또는 이중조영바륨검사 + S상결장경검사
유방암	30세 이상 여성 35세 이상 여성 40세 이상 여성	매월 2년 2년	유방 자가검진 유방 임상진찰 유방촬영술 + 유방 임상진찰
자궁경부암	20세 이상 여성 또는 성경험이 있는 여성	1년	자궁경부질세포검사

한 개인 및 가족의 고통과 국가적 부담을 크게 감소시킬 암 조기검진은 암 사망을 줄이기 위한 가장 중요한 방법이다. 국내의 암 관련 학회(대한위암학회, 한국유방암학회, 대한산부인과학회, 대한간학회, 대한대장항문학회)에서 발표한 일반인을 대상으로 한 암 검진 권고안을 정리하면 표 3과 같다.

VII. 암의 증상과 징후

암으로 인한 증상과 징후는 암조직 자체의 영향 또는 주위의 장기와 구조물에 대한 영향에 의해 생기게 된다. 또한 암이 몸의 다른 부위로 전이가 된다면 징후와 증상은 전이된 부위에 따라 다양하게 나타날 수 있다. 암의 초기단계에는 특별한 증상이 없는 경우가 많고, 있더라도 다른 질환과 구분이 되지 않는 단순한 증상으로 나타난다. 그러다가 암이 진행되면서 암이 발생한 장기나 전이된 종양의 위치, 주변 장기와의 관계에 따라 특징적이라고 할 수 있는 증상이 생긴다.

예를 들어, 위암의 경우 처음에는 단순한 소화불량 등의 증상이 있다가 점차 명치나 상복부의 통증과 쓰린감이 증가하고, 종양이 커지면서 위의 출구를 막아 구토나 음식을 삼킬 수 없는 증상이 나타나기도 하며, 암 덩어리 중 일부가 궤양을 형성하면서 출혈을 하여 토혈을 하거나 혈변을 보는 경우도 있다. 위암이 간으로 전이를 하면, 처음에는 증상이 없지만 결국 간이 위치한 우상복부의 통증이나 갈비뼈 아래쪽으로 간이 만져질 정도로 간비대가 생기며, 전이된 종양이 담도를 막아 황달이 생기기도 한다. 또한 복강 내로 전이하여 복수를 유발하고, 종국에는 장유착과 장폐색이 생긴다. 이외에도 늑막이나 폐로 전이된 경우 기침이나 호흡곤란 등의 증상을 유발하며, 뼈로 전이되면 전이된 부위의 통증이나 약한 충격에도 골절이 생기는 등의 증상을 유발한다. 위암이 커지면서 명치부위에 암 덩어리가 직접적으로 만져지기도 하며, 좌측 빗장뼈 상부의 임파선에 전이된 경우에도 손으로 만질 수 있다.

대장암의 경우에는 처음에는 역시 증상이 없거나 비특이적인 하복부 통증으로 나타나지만, 좀더 진행하면 혈변이나 변 굵기의 감소, 심한 경우 대장폐색, 장기간 혈변으로 인한 빈혈 등의 증상이 나타난다. 대장암이 전이된 경우, 전이된 위암의 경우에서 언급한 증상들이 그 부위에 따라 나타나게 된다.

폐암은 처음에는 기관지를 자극하여 기침을 유발하지만, 진행하면 기관지 내로 출혈하여 객혈을 일으키기도 하며, 기관지를 막아 폐색성 폐렴이 발생할 수 있다. 늑막에 전이된 경우 많은 양의 흉수를 유발하여 호흡곤란을 일으키며, 심장 주위를 둘러싼 심낭으로 전이한 경우에는 심낭액이 축적되어 심한 경우 심장을 압박하여 혈압이 떨어지는 등 응급상황을 초래할 수 있다. 폐암이 주위의 임파선에 전이되어 종괴를 형성한 경우 인접한 상대정맥을 압박하여 얼굴이나 팔이 붓고 호흡곤란이 발생하기도 하며, 성대를 조절하는 신경을 압박하여 성대를 마비시키고 목쉰 소리를 나오게 한다.

폐암이 뇌로 전이된 경우에는 처음에는 두통이나 가벼운 어지럼증 등이 나타나지만, 점차 두통이 심해지고 전이된 부위의 뇌가 조절하는 팔 · 다리의 마비, 또는 간질성 발작 등의 증상을 초래할 수 있다. 또 암이 주위의 신경을 누르거나 뼈 등으로 전이가 생긴 경우에는 심한 통증을 일으킬 수 있다. 암은 또한 체중감소, 발열, 피로, 전신쇠약, 식욕저하 등의 전신적인 증상을 만든다. 이는 암세포에서 만들어진 물질들이 혈관을 통해 전신으로 퍼지며 신체대사에 영향을 주기 때문에 생기는 것이다.

VIII. 암의 진단

암의 진단을 위한 검사방법에는 여러 가지가 있지만, 이를 한꺼번에 시행하기보다는 검사의 목적과 비용, 환자의 편의 등을 고려하여 적당한 검사방법을 선택하고 순차적으로 진행하게 된다. 일반적으로 처음에는 의사의 진찰을 통해 어떤 암이 제일 의심되는지를 판단하고 적당한 검사방법을 정하게 되며, 혈액이나 소변을 이용한 검사나 단순 X선 사진과 같이 비교적 간단하고 저렴한 검사를 진행한다. 나음 단계로 초음파 검사나 전산화단층촬영(CT), 자기공명영상(MRI), 내시경과 같은 복잡하고 불편이 따르며 비용이 드는 검사를 진행하며, 최종적으로 암을 확진하기 위해서는 소수의 예외를 제외하면 암세포나 조직을 얻어 염색한 다음 현미경을 통해 육안으로 확인하는 병리학적 조직검사를 시행하는 것이 필요하다. 일부 폐암이나 방광암 환자에서는 기래나 소변으로 암세포가 배출되어 쉽게 조직검사를 할 수 있는 경우도 있지만, 대부분의 경우 내시경을 암이 발생한 부위에 진입시키거나 CT나 초음파 등의 유도하에 바늘을 암 종괴에 찔러서 암세포나 조직을 얻어야 한다.

1. 의사의 진찰

환자의 증상을 상담하고 신체의 부위를 체계적으로 검진한다.

2. 단순방사선영상

단순흉부촬영을 통해 폐에 위치한 종괴의 대략적인 크기나 수, 위치 등을 알 수 있고, 늑막에 흉수가 차 있는지, 갈비뼈나 흉추에 전이가 있는지 확인할 수 있다. 단순복부촬영에서는 장폐색 또는 파열, 복수의 유무 등을 확인할 수 있다. 유방의 종괴나 뼈에 전이가 있을 때에도 해당 부위의 단순촬영이 시행된다. 단순방사선영상은 저렴하고 간편하여 가장 많이 사용되는 방법이지만, 얻을 수 있는 정보가 많지 않아 CT나 MRI 같은 추가검사가 필요한 경우가 많다.

3. 투시검사

위나 장 같은 내부 장기는 단순방사선영상으로는 잘 보이지 않기 때문에 위를 검사하기 위한 상부위장조영술(UGI)에서는 조영제를 삼키고, 대장을 검사하기 위한 이중조영바륨관장검사에서는 항문을 통해 조영제를 주입한 후 방사선 촬영을 하여 해당 장기에 있는 암의 위치나 크기, 장폐색 여부 등을 알 수 있다.

4. 전산화단층촬영(CT)

방사선 카메라가 인체 주위를 360도 회전하며 촬영한 후 컴퓨터를 이용하여 일정 간격(보통 1cm)의 가로 단층영상으로 재구성하여 인체 내부를 보여주는 검사이다. 검사 결과로 원발암이나 전이성 종괴의 위치나 크기, 수 등을 정확하게 알 수 있고 병변이 악성인지, 양성인지에 대한 정보를 얻을 수 있다. 또한 인접 장기에 대한 침윤, 간이나 폐, 림프절로의 전이 여부 등을 규명하는 데 사용된다. 종양의 악성 여부를 더 정확히 판별하기 위해 조영제를 정맥으로 주사한 후 시행하는 경우가 많다.

5. 초음파 검사

초음파를 이용하여 비침습적으로 쉽게 할 수 있는 검사이고, 종양이 낭성종괴(물혹)인지 고형종괴인지를 구별하기 위해 주로 사용된다. 간, 신장, 갑상선, 유방, 골반 내의 난소, 자궁, 전립선, 심장 등을 검사할 때 유용하다.

6. 자기공명영상(MRI)

자기장을 적용하였을 때 인체를 구성하는 분자 내의 핵에서 방출되는 방사파를 검출하여 여러 방향의 단층상을 제공한다. MRI는 신경계와 연부조직에 대한 해상도가 CT보다 우월하여 뇌, 척수, 유방, 근골격계, 간, 췌장 등의 검사에 CT보다 더 유리하나, 촬영시간이 오래 걸려 폐나 위, 대장 등과 같이 움직이는 장기의 검사로는 적절하지 않다.

7. 내시경 검사

위내시경과 대장내시경, 방광경, 복강경 등이 있으며, 내시경을 통해 병변을 직접 관찰하면서 암의 크기, 모양, 위치를 평가하고 동시에 조직검사를 시행할 수 있다.

8. 핵의학 영상검사

방사능 표지물질을 정맥주사하여 종양이 있거나 이상이 있는 부위에 방사능 물질이 농축되는 기전을 이용한 검사이다. 가장 흔히 사용되는 검사는 골스캔으로서 뼈에 대한 전이 여부를 판정하는 데 이용되나, 암이 아닌 다른 원인에 의해서도 방사능 물질이 농축될 수 있으므로 이것만으로 암을 확진하기는 힘들다.

양전자방출단층촬영(PET)는 암세포에서 당대사가 항진되어 있는 점을 이용하여 양전자를 방출하는 당의 유도체인 18F-FDG를 정맥주사한 후 종양세포의 대사변화를 단층촬영 및 삼차원의 영상으로 얻을 수 있는 방법이다. CT나 MRI가 종괴의 크기나 위치 등 해부학적 정보를 주는 데 반해 PET는 종괴의 대사가 항진되어 있는 정도를 보여주므로 전이가 의심되나 다른 검사로는 전이 위치를 알기 어려운 경우, CT 등 다른 검사에서 발견된 종괴의 양악성 감별이 어려운 경우에 유용하다. 최근에는 PET와 CT를 동시에 시행하거나 따로 시행한 두 영상을 컴퓨터로 합성하여 두 검사의 장점을 결합한 PET-CT가 점차 많이 시행되고 있다.

9. 종양표지자 검사

종양표지자는 암세포가 직접 만들거나 또는 정상세포에 영향을 주어 나오는 물질로 혈액, 늑막에 고인 흉수, 복강에 고인 복수, 소변 등에서 검출되어 암이 있음을 시사하는 지표의 역할을 한다. 비교적 간편하게 암의 존재를 확인할 수 있는 방법이지만, 종양표지자가 양성 질환에서 증가하는 경우도 있고, 한 종류의 종양표지자가 여러 종류의 암에서 증가하기도 하며, 같은 암에 걸린 환자 중에서도 일부에서만 종양표지자가 증가하고 많은 종류의 암에서 적당한 종양표지자가 아예 없어 이것만으로 암을 확진하지는 않는다. 다만, 조직검사 등으로 암이 확진되었고 종양표지자가 증가된 환자에서는 치료 전후의 종양표지자 수치의 감소 정도를 비교하여 치료효과를 가늠하거나 잔류암이 있는지를 추정할 수 있다. 또한 치료 후 잔류암이 없다고 판단된 상태에서 경과 관찰 중 종양표지자가 증가한다면 재발의 조기징후로 판단하여 CT 등 필요한 검사를 시작하기도 한다.

10. 조직 · 세포병리검사

암을 확진하기 위해서는 암 종괴에서 조직이나 세포를 얻어 염색한 다음 현미경을 통해 관찰하는 병리학적 조직검사를 시행해야 한다. 종괴가 피부 밑에서 만져지는 경우 바늘을 삽입하거나 피부를 약간 절개한 다음 종괴의 일부를 직접 떼어내어 검사할 수 있다. 폐 내부의 종괴는 일반적으로 CT로 종괴의 위치를 확인하면서 바늘을 삽입하여 조직을 얻을 수 있고, 간 내부의 종괴는 초음파 유도하에 바늘을 삽입하여 조직검사를 한다. 위나 장에 있는 종괴는 내시경을 통해 종괴 근처에 접근하여 작은 집게로 조직을 떼어 내어 조직검사를 한다. 백혈병의 경우는 골수조직 검사가 필요한데, 골반뼈 중 피부 밑에 돌출된 부위에 바늘을 삽입하여 조직검사를 한다. 늑막에 고인 흉수나 복강의 복수는 초음파 유도하에 바늘을 삽입하여 얻을 수 있고, 자궁경부의 경우는 작은 브러시를 이용하며, 소변이나 가래 등을 직접 검사하여 암세포를 확인하기도 한다.

11. 진행단계(병기)

암이 진단되거나 확실히 의심되는 경우에는 CT 등 여러 검사를 통해 암이 퍼진 정도를 평가하고 진행단계를 결정한다. 암의 진행단계를 나누는 방법은 암의 종류에 따라 다양하나, 일반적으로는 TNM법을 가장 많이 사용한다. 암은 처음 생겨나면 같은 장기 내의 주변 조직으로 침윤하여 퍼져나가고, 좀더 진행하면 임파관을 통해 근처 임파선에 전이하며, 또한 혈관을 통해 멀리 떨어진 장기에 전이하는데, TNM법은 이 점을 반영하여 고안되었다.

T(tumor 종양)는 원발장기에서 종양의 크기와 주위 조직으로의 침윤 정도를, N(node 임파선)은 원발장기 주변 임파선에 얼마나 퍼졌는지를, M(metastasis 전이)은 원격장기로 암이 퍼졌는지 여부를 의미한다. 일반적으로 T는 T0(암이 없음)에서 T4(원발장기와 인접한 다른 장기에 침윤이 있음)까지 나누고, N은 N0(임파선 전이 없음)에서 N3(많은 수의 임파선 또는 멀리 떨어진 임파선에 전이됨)까지 분류하며, M에는 M0(원격장기에 전이 없음)와 M1(원격장기에 전이 있음)이 있다. TNM이 각각 정해지면 이들을 조합하여 1기에서 4기까지로 진행단계를 요약하여 표시한다.

1기는 원발장기에만 암이 존재하고 임파선이나 다른 장기로 퍼지지 않은 상태로서 수술 등의 치료 후 많은 환자에서 완치를 기대할 수 있다. 2기, 3기의 경우 수술로 완치를 기대할 수 있으나, 재발을 방지하기 위하여 수술 전이나 후에 항암치료나 방사선 치료를 추가해야 하는 경우가 많다. 4기는 일반적으로 원격장기에 전이가 있거나 임파선 전이가 심하여 수술과 항암치료, 방사선 치료 등을 단독으로 시행하거나 병합하여도 완치를 기대하기는 어렵다. 그러나 이는 단지 이해를 쉽게 하기 위해 일반화한 설명으로서 실제로는 암마다 TNM의 각 단계를 나누는 기준이 다르고, TNM을 조합하여 1기에서 4기까지 요약하는 방법도 다르며, 1기와 4기가 갖는 예후에 대한 의미도 조금씩 다르다. 심지어 일부 암에서는 TNM과 전혀 다른 분류법을 쓰거나 아예 진행단계를 나누지 않는 암도 있다.

참고문헌

국가암정보센터 http://www.cancer.go.kr/

서울대학교 의과대학 편(2003). 『종양학』. 서울대학교출판부.

National Cancer Institute. Understanding Cancer Series. http://www.cancer.gov/cancertopics/understandingcancer

National Cancer Institute. What You Need To Know About™ Cancer. http://www.cancer.gov/cancertopics/wyntk

2절 암의 치료

내과 김병수

I. 암의 치료방법

암을 치료하는 방법은 크게 수술, 항암화학 요법, 방사선 치료 세 가지이며, 이 외에 호르몬 요법, 광역학 치료법, 레이저 치료법, 면역요법 등이 있다. 한 가지 치료법만 시행하기보다는 여러 치료법을 동시에 또는 순차적으로 진행하는 경우가 많으며, 구체적인 치료법은 암의 종류, 진행단계(병기), 환자의 전신상태 등에 따라 결정된다. 암이 원발장기에 국한되어 있거나 국소적으로만 진행한 경우에는 완치를 목적으로 치료를 시행하나, 원격장기에 전이가 있거나 환자의 전신상태가 불량하거나 다른 이유로 수술적 치료가 어려운 경우에는 완치보다는 증상의 완화와 생존기간의 연장을 목표로 치료를 시작하게 된다.

1. 수술

1) 진단적 수술

조직검사를 통해 암을 진단하기 위한 수술이다.

2) 근치적 수술

완치를 목적으로 원발종양과 종양을 둘러싼 일정 범위의 정상조직, 주위 임파선 모두를 제거하는 수술이다. 크기가 작은 초기 암인 경우에는 암과 주위 조직 중 일부만 선택적으로 제거하는 보존적 수술을 할 수 있으나, 암의 크기가 크거나 침윤 정도가 깊다면 암을 완전히 제거하기 위해 광범위한 부분을 절제하게 된다.

3) 예방적 수술

대장의 용종(polyp) 등과 같이 전암성 병변을 암으로 진행하기 전에 제거하여 암의 발생을 예방하기 위한 수술이다.

4) 완화적 수술

완치를 목적으로 하지는 못하지만 암의 증상을 완화하고 환자의 삶의 질을 높이려는 수술이다. 예를 들어, 대장암으로 인한 장폐색 때문에 대변을 보지 못하는 환자에게 장루를 만들어 줌으로써 항문의 기능을 대신할 수 있게 하는 경우이다.

2. 항암화학요법

항암화학요법이란 항암제를 사용하여 암을 치료하는 것으로 전신에 퍼져 있는 암세포에 작용하는 전신적인 치료방법이다. 항암화학요법에는 암의 완치를 위한 근치적 항암치료 외에도, 수술 후 남아 있을지 모르는 암세포를 제거하여 재발을 예방하기 위한 보조적 항암치료, 수술이 어려운 경우 암의 크기를 감소시켜 수술을 가능하게 하기 위한 선행 항암치료, 증상의 호전이나 생존기간의 연장을 위한 완화적 항암치료 등이 있다. 목소리를 내는 후두, 배뇨와 배변 기능을 담당하는 방광, 직장 등은 수술로 완전히 제거하였을 때 환자의 삶에 미치는 후유증이 크기 때문에 선행 항암화학요법으로 종양의 크기를 줄이고 절제 범위를 축소하여 환자의 삶의 질(quality of life)을 향상시키려는 시도가 활발히 이루어지고 있다.

최근 경구투여하는 항암제가 다수 개발되었지만, 대부분의 항암제는 정맥주사를 통해 투여하게 된다. 흔히 손등이나 팔의 말초정맥에 주삿바늘을 삽입하나, 때로는 히크만 카테터(Hickman catheter)나 케모포트(chemoport) 같은 기구를 쇄골 안쪽에 위치한 중심정맥에 거치하여 투여하기도 한다. 항암화학요법의 치료기간과 횟수는 암의 종류, 항암제의 종류, 치료목적, 치료에 대한 반응, 부작용의 정도에 따라 다르며, 치료기간은 대개 1회 치료에 1~4일 정도이고, 이것을 3~4주 간격으로 반복하게 된다. 약물에 따라서는 1~2주 간격으로 시행하는 경우도 있다. 이와 같이 일정한 휴식기간을 두고 항암치료를 반복하는 것은 정상세포가 회복되기를 기다리기 위함이며, 다음 항암치료 시행 전에 진찰 및 혈액검사를 통해 정상세포가 충분히 회복되었는지 확인한다. 항암치료를 반복하는 횟수는 경우에 따라 다르나 일반적으로 4~6회 정도 시행하며, 암이 더 이상 반응하지 않거나 과도한 부작용이 있는 경우 도중에 다른 항암제로 바꾸어 치료하거나 항암화학요법을 중단하고 경과를 관찰하기도 한다.

항암화학요법에 대한 평가를 위해 신체검진과 혈액검사, 방사선 촬영, CT 등의 검사를 항암치료 2~3회마다 반복한다. 항암치료의 효과를 평가하기 위한 기준은 다음과 같다.

① 완전 관해(complete remission): 암의 모든 증상과 징후가 완전히 소실된 상태가 1개월 이상 지속되는 경우

② 부분 관해(partial remission): 암의 크기가 50% 이상 감소한 상태가 1개월 이상 지속되는 경우

③ 안정된 질환(stable disease): 암의 크기가 50% 미만 감소하거나 25% 미만 증가한 상태가 1개월 이상 지속된 경우

④ 진행성 질환(progressive disease): 암의 크기가 25% 이상 증가하거나 새로운 병변이 출현한 경우

3. 방사선 치료

방사선에는 광자로 이루어진 전자기 방사선(감마선, X선, 자외선, 가시광선, 적외선, 전자파, 라디오파 등)과 입자 방사선(전자선, 양성자선, 중성자선, 중전하 입자 등)이 있다. 이 중에서 X선과 전자선이 암치료에 많이 이용되며 감마선, 양성자선, 중성자선을 사용하는 경우도 있다.

방사선의 고에너지 광자가 세포를 구성하는 분자에 충돌하면 고속의 전자가 방출되는데, 이 고속 전자가 DNA나 세포막에 직접 작용하여 손상을 입히거나, 더 많은 경우 물분자와 충돌하여 hydroxy radical을 형성하여 DNA와 세포막에 간접적으로 손상을 주어 세포가 죽게 된다. 방사선을 받은 세포는 대부분 세포분열시 죽고, 일부는 세포자멸사(apoptosis) 과정을 거쳐 죽게 된다. 방사선 조사를 받으면 정상조직과 암조직 모두 방사선으로 인한 손상를 받게 된다. 정상조직은 어느 정도 시간이 지나면 회복하지만, 종양조직은 회복이 불충분한 점을 이용해 하루에 180~200cGy씩 장기간 분할치료하여 정상조직의 방사선 장애는 최소화하면서 종양조직의 파괴는 증가시켜 치료율을 높일 수 있다.

방사선 치료도 목적에 따라 근치적 방사선 치료와 완화적 방사선 치료로 나누어 볼 수 있다. 근치적 방사선 치료는 완치를 목적으로 시행되는 방사선 치료를 말하며, 전이가 없거나 전이가 있어도 원발 병소에 인접하여 동시에 방사선을 조사하는 것이 가능할 때 시행된다. 해부학적 위치나 기타의 이유 때문에 수술로 종양의 완전 절제가 불가능한 경우 수술 후에 방사선 치료를 추가하기도

한다. 완화적 방사선 치료는 암이 진행되어 완치의 가능성이 없지만 뼈 전이로 인한 통증, 뇌 전이, 척수신경 압박에 의한 하반신 마비, 상대정맥 등 중요 혈관의 폐쇄 등이 발생할 때 증상을 완화시키기 위한 목적으로 시행한다.

방사선 치료는 대부분 선형가속기를 이용하여 만든 고에너지 X선이나 전자선을 환자의 신체 외부에서 조사하는 방식으로 시행하는데 이를 원격치료라고 한다. 치료시 통증은 없으며, 1회 치료시간은 5분 이내이고, 전체 치료기간은 치료목적이나 암의 종류에 따라 다르다. 초기에는 종양과 함께 암세포가 퍼져 있을 가능성이 높은 주변 부위를 포함하여 넓은 영역을 치료하지만, 몇 단계에 걸쳐 치료계획을 바꾸며 치료영역을 점차 줄여 나가서 마지막에는 종양 부위에만 방사선을 조사한다. 이와 달리 근접치료는 방사선을 발생시키는 동위원소를 인체조직 내에 직접 삽입하거나 자궁, 비인강, 기관지, 식도 등으로 관을 통해 넣이 치료하는 방법이다. 암 덩어리의 내부 혹은 주변에 직접 방사선 치료를 하게 되므로 정상조직에 대한 방사선량은 최소화하면서 암에 대한 방사선량은 최대화할 수 있는 치료방법이다. 근접치료는 단독으로 이용하는 경우는 드물고 통상적으로 원격치료 전 혹은 후에 시행한다.

최근 들어 정상조직의 손상을 최소화하면서 종양에 대한 방사선 조사량을 선택적으로 높이기 위해 CT나 MRI의 영상과 컴퓨터를 활용하여 종양의 위치, 크기 및 모양을 입체적으로 재구성한 뒤 여러 각도에서 방사선을 조사하는 특수 방사선 치료가 이루어지고 있다. 이러한 방법은 기존의 방사선 치료에 비해 비슷한 수준의 효과를 가지면서 정상조직을 가능한 보전하여 합병증을 최소화할 수 있으나, 치료계획을 세우는 시간이 많이 걸리고 치료비용이 기존의 방사선 치료에 비해 2~3배가 더 드는 단점이 있다. 특수 방사선 치료에는 삼차원 입체조형 방사선 치료, 정위적 방사선 수술, 강도변조 방사선 치료 등이 있다.

4. 조혈모세포 이식

우리 몸 안의 혈액에는 산소를 운반하는 적혈구, 외부에서 침입한 병균에 대한 방어기능을 가진 백혈구, 지혈을 담당하는 혈소판 등의 세포가 있으며, 이들은 골수에 위치하는 조혈모세포로부터 만들어진다. 조혈모세포는 자기와 같은 모세포를 만들 수 있는 자기복제 능력과 함께 활발한 세포분열, 위에서 언급한 혈구들로 분화할 수 있는 능력을 갖고 있다. 이러한 조혈모세포에서 기원한 암에는 각종 백혈병과 악성 임파종 등이 있으며, 암은 아니지만 재생불량성 빈혈과 같은 심각한 혈액질환도 조혈모세포에 이상이 생겨 발생하는 질환이다. 조혈모세포 이식은 이들 질환을 근본적으로 치료하기 위한 방법이며, 이식 전 처치로 환자에게 고용량의 항암요법 또는 전신 방사선 치료(total body irradiation, TBI)를 시행하여 암세포와 환자의 조혈모세포를 완전히 제거한 후 공여자나 미리 확보하였던 환자 본인의 조혈모세포를 이식함으로써 조혈모세포가 생착하고 분화·증식하여 환자의 조혈능력을 회복시키게 된다.

조혈모세포 이식은 조혈모세포의 공급원에 따라 골수에서 유래하는 골수 조혈모세포 이식, 항암제 투여 후나 백혈구 성장인자를 투여한 후 말초혈액에서 조혈모세포를 채취하는 말초혈액 조혈모세포 이식, 탯줄 혈액에서 유래하는 제대혈 조혈모세포 이식으로 나눌 수 있다. 또한 공여자와 환자의 관계에 따라 환자 자신의 조혈모세포를 이용하는 자가 조혈모세포 이식, 일란성 쌍생아의 조혈모세포를 이용하는 동계 조혈모세포 이식, 조직적합성 항원이 일치하는 혈연이나 비혈연의 공여자로부터 조혈모세포를 이식받는 동종 조혈모세포 이식, 제대혈 조혈모세포 이식 등으로 나눌 수 있다.

1) 자가 조혈모세포 이식

급성 백혈병, 악성 림프종, 다발성 골수종 등은 항암치료에 특히 민감한 질환으로, 항암치료의 용량을 올릴 경우 더 큰 치료효과를 얻을 수 있지만 골수기능의 저하와 회복지연으로 어느 정도 이상으로 용량을 올리지는 못한다. 따라서 이를 극복하기 위해 환자 자신의 골수 혹은 말초혈액의 조혈모세포를 채취한 후 고용량의 항암제나 전신 방사선 치료로 인한 골수부전 상태에서 환자에게 다시 주입하게 된다. 자가 조혈모세포 이식은 악성 림프종 중 공격적인 종류가 재발한 경우나 다발성 골수종에서 표준적인 치료로 시행되며, 급성 백혈병의 경우 조직적합성 항원이 일치하는 공여자가 없을 때에 선택할 수 있는 치료이다. 동종 조혈모세포 이식에 비해서는 생착이 빠르고 이식편대 숙주병이 없다는 장점이 있지만, 자가 조혈모세포를 주입할 때 암세포가 오염되어 같이 주입되는 것을 피하기는 어렵다.

2) 동종 조혈모세포 이식

동종 조혈모세포 이식은 건강한 공여자의 조혈모세포를 이식함으로써 자가 조혈모세포 이식의 단점인 암세포의 오염을 배제할 수 있고, 공여자의 면역세포가 환자의 잔여 암세포를 타인으로 인식하여 면역학적 기전으로 제거(이식편대 종양반응)할 수 있는 장점이 있다. 그러나 환자의 면역계가 공여자의 세포를 거부할 수 있고(이식 거부), 공여자의 세포들이 환자의 정상조직을 공격하여 이식편대 숙주반응을 일으킬 수 있는 단점이 있다.

3) 제대혈 조혈모세포 이식

신생아의 탯줄 혈액에는 조혈모세포가 풍부하게 존재하며 출산 과정에서 쉽게 얻을 수 있다. 또한 제대혈 조혈모세포는 성인 공여자로부터 얻은 조혈모세포에 비해 면역학적으로 미성숙하여 조직적합성 항원이 완전히 일치하지 않아도 이식이 가능하고, 이식편대 숙주반응 등이 적어 조혈모세포 이식이 필요한 소아 환자에서 활발히 이용되고 있다. 하지만 성인 환자의 경우 한 명의 공여자로부터 얻은 제대혈로는 충분한 양의 조혈모세포를 얻을 수 없어 2인의 공여자로부터 얻은 제대혈을 동시에 이용하기도 한다. 따라서 성인 환자에서 제대혈 조혈모세포 이식은 아직 기존의 조혈모세포 이식에 비해 많이 시행되고 있지는 않지만 앞으로 많은 연구와 발전이 기대되는 분야이다.

II. 암 치료시 부작용

1. 수술의 부작용

수술을 하기 위해서는 환자의 신체에 인위적인 상처를 내야 하고, 장시간의 마취가 필요하다. 또한 수술로 임을 치료하기 위해서는 암뿐만 아니라 주위의 정상조직도 광범위하게 절제해야 히므로 수술로 인한 감염이나 출혈, 기능의 손상 등 부작용이 발생하게 된다. 암이 진행될수록 환자의 전신 상태는 불량해지고 부작용이 발생할 위험도 증가한다.

1) 수술부위 출혈

수혈이나 드물게는 지혈을 위한 응급 재수술이 필요하다.

2) 수술 상처 치유 지연

환자의 영양장애나 수술 상처의 감염, 과다한 피하지방 등이 원인이며, 상처에 염증이 생기면 일단 상처를 벌려 배농을 하고 항생제 치료를 한 후 상처가 깨끗해지면 다시 봉합을 시행한다.

3) 발열

수술 후의 폐렴이나 수술 상처를 통한 균의 침입으로 인해 발생한다.

4) 무기폐와 폐렴

수술 후의 통증으로 인해 숨을 깊게 들이마시기 어려워 발생한다. 심호흡이나 가벼운 운동으로 예방할 수 있다.

5) 문합부 누출

암 부위를 절제하고 남은 부분을 다시 이어준 부위(문합)가 잘 아물지 않아 발생하며, 복막염과 패혈증으로 진행하여 생명이 위험해질 수 있다. 재수술보다는 장기간의 금식과 배농, 항생제 투여로 치료한다.

6) 복강 내 농양

배안에 고름 주머니가 생기는 것으로 여러 장기를 병합 절제한 후에 호발하며, 관을 삽입하여 배농하고 항생제를 투여한다.

7) 장유착

수술한 부위의 장이 들러붙는 현상으로, 심한 경우 장폐색이나 괴사로 진행한다. 일반적으로 금식과 코를 통해 위에 관을 삽입하여 장내 압력을 감소시키고 항생제를 사용하여 치료하지만, 심한 경우에는 수술이 필요하다.

8) 림프부종

유방암이나 자궁경부암 수술 후에 잘 발생하며, 수술시 제거한 임파선으로 배출되던 림프액이 적절하게 배액되지 못하여 팔 · 다리 등이 붓는 현상이다.

9) 기능장애

후두암에서 후두의 절제로 인한 목소리의 상실, 방광암에서 방광 절제로 인한 배뇨기능의 손상, 직장암에서 항문부위 절제로 인한 배변기능의 장애가 발생할 수 있다.

2. 항암화학요법의 부작용

대부분의 항암제는 암세포가 빠르게 분열하는 특징을 이용하여 이러한 세포를 죽이도록 만들어졌지만, 골수의 조혈세포, 입과 위장관의 상피세포, 모발세포, 생식세포 등 일부 정상세포도 역시 빠르게 분열하기 때문에 항암제에 의해 손상을 받게 된다. 대부분의 부작용은 여러 항암제에서 공통적으로 발생할 수 있으나 항암제마다 자주 발생하는 부작용은 조금씩 다르며, 항암제에 따라서는 다른 항암제에서는 드문 부작용이 생길 수도 있다. 또한 같은 항암제를 같은 용량으로 투여하더라도 환자에 따라 부작용의 정도가 다르게 나타난다.

대부분의 부작용들은 항암제의 투여가 끝난 후 점차 사라지게 되는데, 구체적인 회복시기는 항암제의 종류와 환자에 따라 차이가 있다. 대부분의 부작용은 일시적으로 발생하여 완전히 회복되지만, 어떤 부작용은 완전히 사라지는 데 몇 개월 또는 몇 년이 걸리기도 하며, 때로는 영구적으로 지속될 수 있다. 일반적으로 항암화학요법의 횟수가 증가할수록 부작용이 증가하는 경향이 있는데, 항암치료의 효과보다 부작용이 더 크게 나타난다면 의료진은 항암제 투여 용량을 조정하거나 약물 종류를 변경 혹은 중단하는 등의 조치를 취한다.

1) 오심과 구토

대부분의 항암제가 오심 · 구토를 일으킬 수 있으며, 70~80%의 환자가 오심 · 구토를 경험한다. 항암제 투여 후 1~8시간 후에 시작하며, 심하면 1주 후까지도 지속된다. 다양한 진토제로 경감할 수 있다.

2) 탈모

항암제 투여 후 1~2주부터 빠지기 시작하여 2개월에 가장 심해진다. 항암화학요법이 끝난 지 1~2개월 후부터 머리카락이 다시 자라 정상으로 회복된다.

3) 피부 및 손톱의 변색

외관상의 문제를 제외하면 크게 문제가 되지는 않는다.

4) 혈관 외 누출

일부 항암제는 정맥주사를 할 때 혈관 밖으로 새어나올 경우 주위 조직에 심한 손상을 주어 영구적인 상처나 흉터를 남길 수 있다.

5) 점막염

항암화학요법 후 5~7일부터 입 안이 헐고 심하면 통증으로 음식물 섭취가 어려워진다. 진통제 성분이 포함된 구강청정액으로 가글하는 것이 도움이 되며, 약 2~3주가 경과하면 완전히 회복된다. 장에 점막염이 생기는 경우에는 설사가 발생할 수 있으며, 심한 경우 탈수를 막기 위해 정맥주사로 수액을 공급한다.

6) 신경계 부작용

말초신경의 손상으로 손끝, 발끝이 저리고 무감각해진다. 항암치료가 끝난 후에는 대부분 완전히 회복이 되나, 경우에 따라서는 수개월간 지속되기도 한다.

7) 감염

대부분의 항암제는 투여 후 1주 정도부터 백혈구가 감소하기 시작하여 2~3주에 최저가 되었다가 3~4주 후에 정상으로 회복된다. 백혈구가 심하게 감소된 기간 동안 감염의 위험이 증가하며, 세균이나 진균 등의 감염이 발생하면 급속도로 진행할 수 있으므로 주의가 필요하다. 38도 이상의 고열이 발생하면 조기에 병원을 방문하여 적절한 검사와 치료를 시작해야 한다.

8) 빈혈

일정 기간 항암제를 투여받은 대부분의 환자에서 빈혈이 발생한다. 무기력과 피곤함, 어지럼증, 호흡곤란 등의 증상이 동반된다.

9) 출혈

항암제 투여 후 혈액 내의 혈소판도 감소할 수 있는데, 드물지만 심한 경우 합당한 원인 없이 출혈이 발생하며, 특히 뇌나 장의 출혈은 생명을 위협할 수 있다.

10) 정자 · 난자의 감소

항암제의 종류와 누적 투여량, 환자의 나이 등에 따라 불임의 가능성이 다르다. 남성 환자는 자신의 정자를 미리 정자은행에 보관할 수 있으나, 여성의 경우는 난자를 얻기 어렵고 장기간 보관하는 방법이 아직 확립되어 있지 않다.

3. 방사선 치료의 부작용

1) 피로

방사선 치료 중에는 평상시보다 더 많은 에너지가 소모되므로 방사선 치료 과정과 직후에 피로를 경험할 수 있다.

2) 피부의 문제

방사선이 조사된 피부에 붉어짐, 부어오름, 가려움증, 건조, 벗겨짐, 색이 어두워짐, 탈모 등의 증상들이 나타날 수 있다.

3) 위장관 장애

방사선을 복부에 조사한 경우 오심, 구토, 설사 등의 증상들이 발생한다.

4) 구강장애

방사선을 구강과 목 주변에 조사한 경우 구강건조, 입 안이 헐거나 치아의 부식, 잇몸의 염증 등이 발생한다. 방사선 치료 시작 후 2주 후부터 나타나기 시작하고, 방사선 치료를 종료하면 수일 이내에 호전된다.

5) 비뇨기 장애

골반에 방사선을 조사한 경우 빈뇨, 배뇨 후의 따가운 느낌들이 나타날 수 있다.

6) 생식기 장애

난소나 고환 주위에 방사선 치료를 받는 경우 불임이 되거나 여성의 경우 폐경이 될 수 있다.

7) 방사선 폐렴

유방암이나 폐암, 식도암에서와 같이 가슴에 방사선을 조사하는 경우 발생한다. 방사선 치료 직후부터 약 6개월 이내에 발생하여 미열 및 가벼운 기침, 가래 등의 증상을 동반하며, 대개의 경우 1~2개월 후 자연적으로 호전된다.

III. 암 환자의 생활

1. 일상생활

암이라는 질병에 대한 심리적 압박과 불안감, 질병 경과 중 발생하는 다양한 합병증, 치료 과정에서 발생하는 부작용 등으로 암 환자는 일상생활에서 여러 가지 어려움을 겪을 수 있다. 하지만 긍정적이고 적극적인 태도와 함께 희망을 가지고 정상적인 일상생활을 유지하려는 노력을 기울이는 것이 중요하다. 치료 과정 중 느끼는 불편이나 합병증에 대해서는 의료진에 대한 신뢰를 유지하면서 자신의 병과 치료 과정에 대해 올바로 이해하도록 노력해야 하고, 검증되지 않은 치료법에 대해서는 냉철한 판단이 필요하다. 불안감이나 마음의 고통을 완화하기 위해서는 가족 · 친지들과의 따뜻한 대화가 도움이 되며, 필요한 경우 정신과 전문의의 도움을 받는 것이 좋다.

2. 업무복귀

수술이나 항암치료, 방사선 치료가 완료되고 후유증이 없으면 서서히 활동시간을 늘려 나가서 1개월 정도 되면 직장에서 일을 시작할 수 있다. 처음부터 무리하지는 말고 서서히 업무량을 늘려나가도록 하며, 심한 육체적 활동을 요하는 일은 3개월 이후에 시작한다.

3. 운동

가벼운 운동은 수술 후 회복에 도움을 준다. 처음 1개월 정도는 아침 · 저녁에 30분 정도 가볍게 걷는 것이 좋고, 수영이나 자전거는 그 다음에 할 수 있다. 3개월 이후에는 좀더 활동량이 많은 운동도 가능하다. 단, 수술 후 항암제나 방사선 치료 중인 경우에는 가벼운 산책 이외의 운동은 삼가는 것이 좋다.

4. 성생활

수술 후 체력이 회복되면 부부간의 성생활은 정상적으로 갖는 것이 좋다. 단, 항암치료 중이거나 방사선 치료 중에는 구강이나 생식기의 점막이 약해져 있고 면역기능도 떨어져 있으므로 주의가 필요하다.

5. 임신과 출산

젊은 여성이 암에 걸리는 경우 치료 후 임신과 출산에 대한 영향을 고려해야 한다. 항암제를 사용하는 경우 난자에 영향을 주거나 여성호르몬 분비에 영향을 주어 월경이 멈추는 경우도 생길 수 있으나, 불임이 되는 경우는 많지 않다. 치료가 종료된 후 월경이 정상적으로 이루어지면 난소에서 배란이 되는 것이므로 임신을 할 수 있지만, 유방암과 같은 경우 임신을 하게 되면 임신에 수반된 호르몬의 분비가 암의 재발에 영향을 미칠 수 있으므로 암이 완치되었다고 판단되는 경우에 임신하는 것이 좋다. 암의 진행 정도가 심하여 수술 후 항암치료나 방사선 치료를 계속 받아야 하거나, 재발의 위험이 높거나, 전신상태가 허약할 경우에는 임신이나 출산은 추천되지 않는다.

참고문헌

국가암정보센터 http://www.cancer.go.kr/

서울대학교 의과대학 편(2003). 『종양학』. 서울대학교출판부.

National Cancer Institute. Understanding Cancer Series. http://www.cancer.gov/cancertopics/understandingcancer

National Cancer Institute. What You Need To Know About™ Cancer. http://www.cancer.gov/cancertopics/wyntk

7장
내분비계 질환

1절 당뇨병

내과 김상완

I. 당뇨병의 정의 및 역학

1. 정의

당뇨병은 혈중 포도당 농도가 비정상적으로 상승된 상태로 장기간 지속되는 것을 특징으로 하는 일련의 대사이상을 지칭한다. 따라서 당뇨병은 진단할 때에 흔히 혈중의 높은 포도당(또는 당) 수치가 진단의 기준이 된다. 당뇨병의 원인은 혈중 포도당 농도를 조절하는 가장 중요한 호르몬인 인슐린

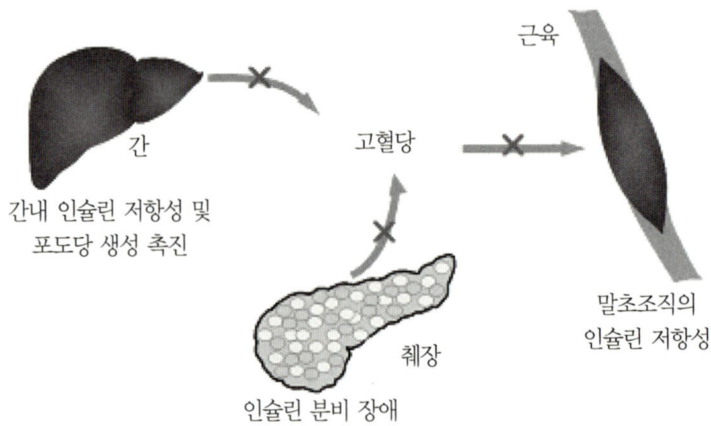

그림 1 제2형 당뇨병의 병인 기전

의 절대적 또는 상대적 생산 결핍의 결과이거나, 인슐린이 작용하는 표적장기에서의 인슐린의 작용 저하(인슐린 저항성)의 결과에 의한 것으로 알려지고 있다(그림 1). 당뇨병 환자의 90%를 차지하는 제2형 당뇨병의 경우 인슐린 저항성에 의해 고지혈증을 비롯한 대사이상과 비만 등의 여러 위험인자들이 동반되어 발생하는 것이 특징이다.

2. 역사

당뇨병의 역사는 유구하다. 지금으로부터 3,500년 전에 쓰여졌다고 생각되는 에버스 파피루스(Ebers Papyrus)에서 "극도의 다뇨"라는 말이 있으며, 당뇨병을 의심케 하는 여러 증상도 기재되어 있다. 기원전 4~8세기경에 인도의 외과 의사인 Susruta가 펴낸 *Ayur-Veda*(『생명의 학문』)이라는 의서에서 당뇨병을 "madhumea(梵語, 꿀오줌)"라고 불렀다고 한다. 로마의 Celsus(B.C. 30~A.D. 50)는 다뇨증에서는 살이 빠져서 중태에 빠진다는 것과, 치료로는 안마술과 운동을 권장하고 식사량을 줄이는 것이라고 처음으로 임상적 기술을 하였다.

우리나라에서 당뇨병에 관하여 맨 처음으로 기술한 문헌은 고유의 의서인 『향약구급방』이다. 이 기록은 13세기 중엽 고려 고종 때 발간되었고 1417년에 중간(重刊)된 것으로 '소갈'이란 말로 불렀으며, 그 뒤 1613년(광해군 5년)에 완성된 『동의보감』에는 소갈증에 대한 기록이 한층 자세하게 기록되어 있고 실명 등의 합병증에 관하여도 기록되어 있다.

3. 역학

역학은 특정 집단 내에서 어떤 질환의 분포와 결정인자를 밝혀내는 의학의 한 분야이다. 이러한 역학 연구는 특정 질환의 자연경과, 병인론, 발병기전 등을 이해하는 데 필수적이며, 임상 연구 및 실험실 연구와 더불어 각종 질환의 발생원인을 규명하는 데 이용된다. 당뇨병의 유병률은 민족이나 종족, 생활환경 등에 따라 차이가 있으나, 경제가 발전하고 생활양식이 서구화됨에 따라 전 세계적으로 유병률이 증가하고 있다. 제2형 당뇨병은 현재 전 세계적으로 약 1억 9,400만 명이 앓고 있는 것으로 추정되며, 국제당뇨병연맹(IDF)의 전망에 따르면 2025년까지 전 세계적으로 3억 3,300만 명의 인구가 당뇨를 앓게 될 것으로 추정된다. 이와 더불어 현재 당뇨병 상태에 있으나 당뇨병으로 진단되지 않고 있는 환자들이 진단된 환자수의 반 이상을 차지하고 있고 있음을 고려하면 실제 환자수는 전 세계적으로 3억 명 이상이 될 것으로 생각되고 있다.

우리나라에서 세계보건기구의 표준화된 방법에 의한 역학 조사는 1993년 서울대학교 의과대학의 주도로 경기도 연천군에서 처음 실시되었다. 연천군 지역을 대상으로 무작위 집단 표본조사를 실시하여 30세 이상 성인에 75g 포도당 경구당부하 검사를 실시하였다. 그 결과 당뇨병 및 내당능장애

(당뇨병 전단계) 유병률은 각각 7.2%, 8.9%이었으며, 조사 당시 당뇨병임을 알고 있었던 사람은 44%에 불과하였다. 동일 지역에서 1995년 다시 시행한 역학 조사 결과 당뇨병 및 내당능 장애 유병률이 각각 10.1%, 12.2%로 2년 만에 급격한 증가 추세를 나타내었다. 그 후에 여러 역학 연구가 시행되었고, 당뇨병의 발생률은 계속 증가하고 있으며, 앞으로도 그러할 것으로 추정된다. 그러나 우리나라에서 제1형 당뇨병의 유병률은 중국이나 일본 등과 더불어 매우 낮으며, 연간 발생률은 서울지역 15세 미만 아동 10만 명당 1.86명으로 보고되고 있다. 제1형 당뇨병의 경우 다른 나라에 비하여 현저히 낮은 유병률을 나타내지만, 제2형 당뇨병의 경우 환자의 급격한 증가 추세를 알 수 있고, 반수 이상의 환자, 특히 고령자에서는 증상이 나타나지 않기 때문에 조사 당시까지도 본인이 당뇨병 환자임을 모르고 지낸다는 것이다. 또한 사망원인 중 당뇨병이 차지하는 비율도 점점 증가되어 이제는 한국인 10대 사망원인 질환의 하나가 되고 있는 실정이다.

위에서 언급한 대로 당뇨병의 국내 역학 자료는 그 동안 한정된 지역에서의 자료가 대부분이었으며 전국적인 당뇨병 자료가 없는 실정이다. 이에 반해 미국 · 영국 · 캐나다 · 일본 등은 국가적인 당뇨병 데이터를 확보하고 있으며, 유럽 대다수 국가에서도 당뇨병 역학 자료의 필요성을 절감하여 수년 전부터 당뇨병 국가관리 프로그램(National Diabetes Program)을 진행해 오고 있다. 국내에서도 이러한 여건을 고려하여 대한당뇨병학회에서는 2004년부터 한국 당뇨병 기초통계 조사 연구를 시작하여 진행 중에 있다. 2003년 현재 우리나라 당뇨병 환자 수는 전 인구의 8.29%인 401만여 명이며, 현재의 발생률을 감안하면 2010년에는 490만 명, 2020년 620만 명, 2030년 720만 명으로 추산하고 있어, 그때는 우리나라 전체 인구 7명당 1명이 당뇨병 환자가 되는 심각한 현상이 초래될 것으로 우려하고 있다. 아직 당뇨병으로 진단받지 않은 당뇨병 환자와 앞으로 당뇨병이 발생될 가능성이 큰 당뇨병 전단계에 해당되는 수를 감안하면 그 심각성은 더욱 커질 것으로 예상되고 있다.

II. 당뇨병의 원인 및 분류

당뇨병의 대부분은 두 가지의 광범위한 병인으로 분류된다. 과거에는 당뇨병의 원인보다는 치료에 중점을 둔 인슐린 의존형 당뇨병과 인슐린 비의존형 당뇨병으로 크게 나누는 분류를 사용했었는데, 최근에는 주로 당뇨병의 발병기전에 중점을 두고 제1형 당뇨병 및 제2형 당뇨병으로 분류하여 부르는 것을 권장하고 있다.

제1형 당뇨병의 원인은 인슐린 분비의 절대적 결핍 때문이다. 제1형 당뇨병이 발생할 위험이 높은 사람들은 췌도에서 자가면역의 이상에서 발생하는 혈청학적 증거들과 유전 표식자들에 의해 알 수 있다. 훨씬 흔한 제2형 당뇨병은 그 원인이 인슐린 작용에 대한 저항성과 이러한 인슐린 저항성을 극복하기에 부족한 인슐린 분비 반응에 의한다. 제2형 당뇨병에서는 임상적 증상 없이 여러 표적장기에서 병리적 · 기능적 변화를 일으키기에 충분한 정도의 고혈당이 당뇨병이 발견되기 오래 전부터 존재할 수 있다. 따라서 발병과 진단의 시간적 차이가 있으므로 진단시에 이미 합병증의 증거가 관찰될 수 있다.

1. 제1형 당뇨병

제1형 당뇨병은 당뇨병 환자의 5~10% 정도만 차지하며, 과거에는 인슐린 의존형 당뇨병 또는 소아당뇨병으로 불리었으며, 췌장 β 세포의 세포매개 자가면역성 파괴에 의하여 일반적으로 절대적 인슐린 결핍 상태를 나타낸다. 제1형 당뇨병은 인슐린이 전혀 분비되지 않기 때문에 혈당조절 및 대사장애의 교정을 위해서는 외부에서 인슐린을 주입해 주어야만 생존할 수 있다. 따라서 제1형 당뇨병 환자가 인슐린을 맞지 않으면, '당뇨병성 케톤산증' 이라는 치명적인 합병증으로 사망할 수 있다.

2. 제2형 당뇨병

제2형 당뇨병은 전체 당뇨병 환자의 90~95%에 해당하며, 과거에는 인슐린 비의존형 당뇨병으로 불리었다. 제2형 당뇨병 혹은 성인형 당뇨병은 인슐린 저항성과 상대적인 인슐린 결핍을 가진 환자들을 포함한다. 치료 초기 혹은 여생 동안 생존을 위해 인슐린 치료는 필요하지 않을 수 있다.

제2형 당뇨병의 발생원인은 매우 다양하다. 자가면역 기전에 의한 β 세포 파괴는 일어나지 않으며, 환자들은 다른 당뇨병 발생 원인을 가지고 있지 않다. 제2형 당뇨병 환자들의 대부분은 비만하며, 비만 그 자체가 인슐린 저항성의 원인이 되기도 한다. 제2형 당뇨병은 고혈당이 서서히 진행되어 질병의 초기에는 환자가 전형적인 당뇨병의 증상을 자각할 만큼 심하지 않기 때문에 수년 동안 진단되지 않는 경우가 많다. 그럼에도 불구하고 이러한 환자에서 대혈관 혹은 미세혈관 합병증이 발생할 가능성이 높다. 제2형 당뇨병 환자들의 인슐린 농도는 정상이거나 상승되어 있는데, β 세포 기능은 아직 어느 정도 유지되고 있기 때문에 고혈당으로 인해 인슐린 농도는 더 상승하게 된다. 그러나 인슐린 저항성을 극복하여 혈당을 정상으로 유지할 정도의 인슐린 분비는 충분하지 못하다. 인슐린 저항성은 체중감량, 고혈당에 대한 약물치료 등으로 개선될 수 있지만, 좀처럼 정상까지는 회복되지 않는다.

제2형 당뇨병 발생 위험은 고령이거나 비만하고 활동량이 적을수록 증가한다. 또한 임신성 당뇨병이 있었던 여성들과 고혈압이나 고지혈증이 있는 환자들에서 더 자주 발생하고, 인종 · 민족에 따라 발생빈도가 매우 다양하다. 제2형 당뇨병은 제1형 당뇨병에 비해 유전적인 요인이 더 강하게 작용한다. 제2형 당뇨병의 유전적 특징은 매우 복합적이지만 명확하게 규명되어 있지는 않다.

3. 임신성 당뇨병

임신성 당뇨병(gestational diabetes mellitus, GDM)은 임신 중 처음 발생하거나 진단된 모든 형태의 내당능 장애 상태로 정의된다. 이러한 정의는 치료방법으로 인슐린을 사용하는지 식사요법만으로 조절하는지에 관계 없으며, 임신이 종료된 후에 당뇨병이 지속되는지 아닌지에도 관계 없다. 임신성 당뇨병은 혈당조절이 잘 되지 않을 경우 태아의 기형이나 출산 전후 산모 및 태아의 합병증을 증가시키기 때문에 중요하다. 임신성 당뇨병은 미국에서 전체 임산부의 약 4%에서 발생되어 매년 135,000예가 발생한다. 발생빈도는 임산부의 1~14% 정도이다. 내당능 장애는 보통 임신 중에 발생하고 특히 마지막 3개월에 많이 발생한다. 임신성 당뇨병의 경우 출산을 하고 나면 대부분 호전되지만, 나중에 절반 정도에서 실제 당뇨병 환자가 되기 때문에 출산 후에 혈당이 정상화되더라도 정기적인 검진이 반드시 필요하다.

내당능장애(impaired glucose tolerance, IGT)와 공복혈당장애(impaired fasting glucose, IFG)

당뇨병의 진단기준에 부합하지는 않지만 정상으로 간주되기에는 혈당수치가 너무 높은 중간단계의 경우가 있다. 이 경우는 공복혈당이 100mg/dL 이상이지만 126mg/dL을 넘지 않거나, 경구당부하검사에서 2시간 후 혈당이 140mg/dL 이상이지만 200mg/dL를 넘지 않는 경우로 정의된다. 따라서 기준은 다음과 같다.

- 공복혈당 < 100mg/dL = 정상 공복혈당
- 공복혈당 100~125mg/dL = 공복혈당장애(IFG)
- 공복혈당 ≥ 126mg/dL = 잠정적인 당뇨병 진단
  (확진은 아래에서 기술)

또한 경구당부하검사 기준은 다음과 같다.

- 2시간 혈당 < 140mg/dL = 정상 당내성
- 2시간 혈당 140~199mg/dL = 내당능장애(IGT)
- 2시간 혈당 ≥ 200mg/dL = 잠정적인 당뇨병 진단
  (확진은 아래에서 기술)

IFG나 IGT가 있는 사람들은 향후 당뇨병이 발생할 확률이 상대적으로 높은 '당뇨병 전단계(pre-diabete)'로 분류한다. 임신이 아닌 경우 IFG나 IGT는 그 자체로 질병은 아니지만, 상대적으로 향후 당뇨병뿐만 아니라 심혈관계 질환이 발생할 위험성이 높다. IFG와 IGT는 비만(특히 복부 혹은 내장비만), 고중성지방혈증, 저고밀도지단백혈증과 고혈압 등을 포함하는 대사증후군과 관련이 있다.

III. 당뇨병의 진단

당뇨병은 1997년 미국당뇨병학회의 기준에 따라 다음과 같이 진단할 수 있다.
① 당뇨병의 특징적인 증상인 물을 많이 마시고, 소변을 많이 보며, 다른 특별한 원인으로 설명할 수 없는 체중감소가 있으면서, 식사와 관계 없이 측정한 혈당이 200mg/dL 이상이다.
② 8시간 동안 열량섭취가 없는 공복상태에서 측정한 혈당이 126mg/dL 이상이다.
③ 75gm의 포도당을 이용한 경구당부하검사에서 2시간째 혈당이 200mg/dL 이상이다.

위의 ①, ②, ③ 중에서 어느 하나만 만족하면 당뇨병으로 진단할 수 있으나, 명백한 고혈당과 급성 대사이상이 있는 경우를 제외하고는 각각 다른 날짜에 반복해서 검사하여 두 번 모두 진단기준을 만족할 때 진단할 수 있다.

IV. 당뇨병의 증상과 합병증

1. 증상

당뇨병의 만성적인 고혈당은 특히 눈, 신장, 신경, 심장과 혈관 등 여러 기관의 손상, 기능이상 및 기능소실과 관련 있다. 심한 고혈당의 경우 증상으로는 다뇨, 다음, 체중감소와 때때로 다식과 시력장애가 있다. 또한 성장장애와 몇몇 감염에 대한 감수성 증가가 만성 고혈당에 동반될 수 있다.

2. 합병증

1) 급성 합병증

혈당이 잘 조절되고 있지 않을 경우 고혈당에 동반된 케톤산증 혹은 고혈당 고삼투압성 상태가 있을 수 있는데, 이들은 생명을 위협하는 급성 합병증이며 즉각적인 입원과 치료가 이루어져야 한다. 당뇨병을 치료하는 중에 흔히 마주치게 되는 급성 합병증으로는 저혈당이 있는데, 일반적으로 자가혈당 측정기로 측정시 70mg/dL 이하를 저혈당으로 간주한다. 저혈당의 증상으로는 발한, 심계항진, 어지럼, 위약감 등이 있고, 심한 경우 의식을 잃거나 경련을 일으킬 수 있다. 따라서 저혈당 증상 발생시 의식이 명료한 경우 즉시 혈당검사를 시행하여 저혈당을 확인한 후 혈당을 올릴 수 있는 음식을 섭취하며, 의식이 명료하지 않는 경우 즉시 병원으로 옮겨야 한다.

2) 만성 합병증

당뇨병의 만성 합병증은 크게 미세혈관 합병증과 대혈관 합병증으로 나눌 수 있다. 미세혈관 합병증으로는 시력소실의 잠재성이 있는 망막병증, 신부전으로 진행되는 신장병증, 족부궤양, 절단과 샤르코 관절 등을 포함하는 말초신경병증과 위장관계·비뇨기계와 심혈관계의 자율신경장애를 유발하는 자율신경병증이 있다(그림 2). 당뇨병성 망막병증과 당뇨병성 족부병변은 사고나 외상을 제외할 경우 각각 성인 실명과 하지절단 원인의 제1위를 차지하고 있으며, 우리나라 혈액투석 환자 10명 중 4명은 당뇨병에 의한 말기 신부전 때문에 투석치료를 받고 있다. 따라서 당뇨병 환자의 미세혈관 합병증은 삶의 질을 떨어뜨리는 심각한 결과를 초래하고 있다.

대혈관 합병증은 중간 크기 이상의 혈관(동맥 및 정맥)에서 동맥경화증이나 죽상경화증에 의한 변화로 발생하는 질환으로 관상동맥 뇌혈관 및 말초혈관에 주로 발생하며, 당뇨병 환자의 주된 사망

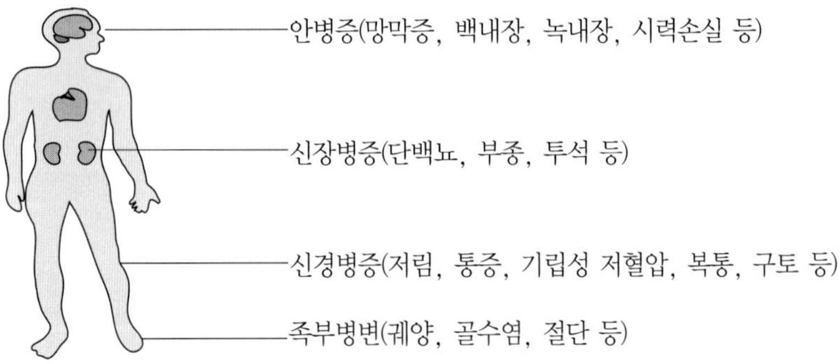

그림 2 당뇨병의 미세혈관 합병증

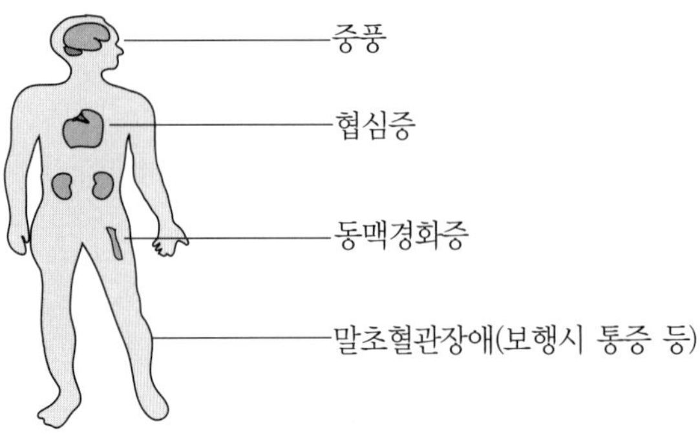

그림 3 당뇨병의 대혈관 합병증

원인과 관련이 있기 때문에 매우 중요하다(그림 3). 여기서 동맥경화증은 동맥이나 정맥의 혈관벽이 두꺼워지고 딱딱해지며 신축성이 감소하는 상태를 나타내는 일반적인 표현이며, 죽상경화증은 혈관, 주로 동맥 혈관벽이나 혈관벽을 따라 죽상(粥狀)의 물질이 침착하는 과정을 의미한다. 당뇨병 환자에서 대혈관 합병증인 죽상경화증은 가장 흔하고 중대한 만성 합병증으로 관상동맥 질환에 의한 심장병, 뇌혈관 질환 및 말초혈관 질환 등이 발생한다. 발생률은 당뇨병이 없는 사람에 비해 2~5배 높으며, 제2형 당뇨병 환자뿐 아니라 제1형 당뇨병 환자의 주된 사망원인이 된다.

또한 이들 혈관질환은 가벼운 당대사 이상 즉 내당능 장애를 보이는 사람에게서도 증가하기 때문에 주의가 필요하다. 당뇨병 환자는 죽상경화증의 위험인자인 고지혈증, 고혈압, 비만 등이 높은 빈도로 관찰되며, 이 점을 감안하더라도 당뇨병이 없는 사람에 비해 당뇨병 환자는 죽상경화성 혈관 질환의 빈도가 높다. 이와 같은 죽상경화증의 일반적인 위험인자 외에도 고혈당, 고인슐린혈증, 혈소판 기능 이상, 섬유소원 농도 증가 등 당뇨병과 연관된 여러 인자들이 당뇨병 환자에게서 죽상경화증이 높은 빈도로 발생하는 것과 관련되어 있다.

대사증후군(metabolic syndrome)

내당능 이상 혹은 당뇨병이 있는 사람들에서 고혈압, 중심성 비만, 이상지혈증 등 다른 심혈관계 위험인자들이 잘 동반되는데, 이를 과거에는 syndrome X, 인슐린 저항성 증후군이라 불렀지만 요즈음은 대사증후군으로 부른다. 대사증후군의 정의에 대해서는 여러 의견이 있지만, 2001년 미국 국립보건원에서 발표한 국가 콜레스테롤 교육 프로그램(National Cholestrerol Education Program)에서는 다음 다섯 가지 중 세 가지 이상일 때 대사증후군으로 정의하였다.

① 복부비만: 허리둘레 남자 > 102cm, 여자 > 88cm(동양인의 경우 남자 > 90cm, 여자 > 80cm)
② 고중성지방혈증: 중성지방 ≧ 150mg/dL
③ 저고밀도지단백콜레스테롤(HDL): 남자 < 40mg/dL, 여자 < 50mg/dL
④ 고혈압: 혈압 ≧ 130/ ≧ 85mmHg
⑤ 고혈당: 공복혈당 ≧ 110mg/dL

이들 대사증후군의 구성인자들은 각각 심혈관계 질환 및 당뇨병 발생 위험을 증가시키나, 이들이 군집해서 나타나면 그 위험은 급증하게 된다.

V. 당뇨병의 관리

당뇨병은 완치의 개념보다 관리의 개념이 중요하다. 따라서 당뇨병 관리의 수단은 DEEDS(Diet, Education, Exercise, Drug, Self monitoring)이다. 당뇨병 치료의 목표는 정상 혈당을 성취하여 증상 호전과 급만성 합병증을 예방하는 데 있다. 제2형 당뇨병인 경우 표준체중을 유지하기 위한 식

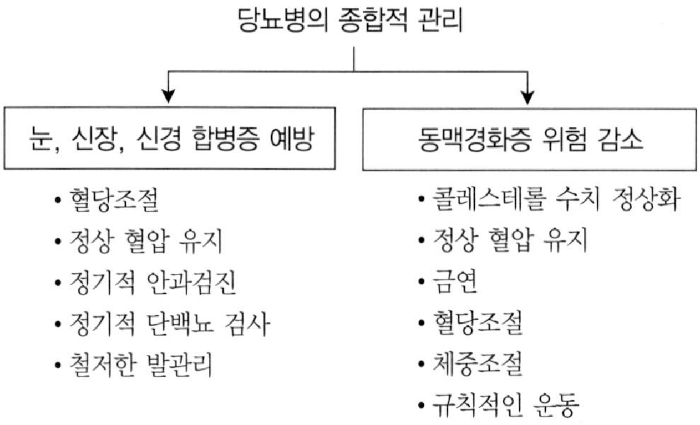

그림 4 당뇨병의 관리

사요법과 규칙적인 운동이 필요하며, 식사 및 운동요법만으로 혈당이 조절되지 않을 때는 경구 혈당강하제 혹은 인슐린을 사용할 수 있다. 앞서 언급한 대로 당뇨병은 단순히 혈당이 올라가는 병이 아니라 동맥경화증의 중요한 원인이 되므로 혈당조절 외에도 여러 위험인자를 같이 교정하고 치료하는 것이 매우 중요하다(그림 4).

1. 혈당조절

고혈당은 다음, 다식, 다뇨, 체중감소와 같은 증상을 일으킬 뿐 아니라, 장기간 고혈당 상태가 지속되면 눈, 콩팥, 신경, 심장, 혈관에 손상을 주어 심각한 합병증을 일으킨다. 최근 대규모 임상연구 결과에 의하면, 혈당을 철저히 조절한 환자들에서 합병증의 발생과 진행속도를 크게 줄일 수 있었다고 한다. 따라서 당뇨병 환자의 혈당조절의 목표는 당뇨병의 증상을 없애는 정도가 아니라 가능한 한 정상인의 혈당에 가깝게 조절하는 것이다.

2. 혈압조절

당뇨병이 있는 경우 보통 사람들보다 고혈압이 발생할 확률이 2배 이상 높다고 알려져 있으며, 당뇨병 환자가 고혈압을 함께 가지고 있으면 동맥경화증, 망막합병증, 그리고 신장합병증이 더욱 악화될 수 있다. 최근 대규모 임상연구에서 혈당조절을 열심히 한 경우에도 동맥경화증에 의한 사망률을 감소시키지 못했다는 결과가 보고되어 혈압조절의 중요성이 부각되었다. 따라서 고혈압을 철저하게 조절하는 것이 당뇨병에 따른 사망률을 감소시키는 데 아주 중요하다. 그러므로 당뇨병이 있는 경우 혈압을 130/80mmHg 미만으로 조절하도록 권장하고 있다.

3. 혈중지질 조절

당뇨병이 있는 경우 고혈압 외에도 고지혈증(혈중 콜레스테롤 및 중성지방이 상승한 상태)을 가지고 있는 경우가 흔하다. 당뇨병에 고지혈증이 동반되어 있는 경우 동맥경화증은 더욱 급속하게 진행되므로 혈중지질을 조절하기 위하여 더욱 엄격한 목표를 정하고 이를 유지하도록 노력해야 한다. 최근 스타틴(statin) 계열의 지질강하제가 당뇨병 환자의 콜레스테롤을 떨어뜨리기 위한 일차적인 치료약제로 선택되고 있다.

4. 표준체중 유지

비만은 인슐린 저항성을 유발하여 결과적으로 더 많은 인슐린의 분비를 유도하여 인슐린 부족상태를 악화시킨다. 또한 비만은 고혈압과 고지혈증을 악화시키므로 표준체중을 유지하는 것은 매우 중요하다. 비만증을 동반한 경우 체중감소만으로도 당뇨병을 상당히 호전시킬 수 있으므로 체중감소를 목표로 한 식사요법과 운동요법을 철저히 시행해야 한다. 표준체중은 다음과 같이 구할 수 있는데, 표준체중의 10%를 초과할 경우를 과체중, 20%를 초과할 경우를 비만으로 규정한다.

표준체중 = [신장(cm) − 100] × 0.9

5. 금연

흡연은 혈관에 손상을 주어 미세혈관 합병증과 대혈관 합병증의 발생과 진행을 촉진시킨다. 특히 흡연 그 자체가 심혈관 질환의 독립적인 위험인자로 알려져 있으며, 한 연구에 의하면 흡연을 하는 당뇨병 환자가 흡연을 하지 않는 당뇨병 환자에 비해 사망률이 3배 높다고 한다. 또한 흡연은 감기와 호흡기 질환에 잘 걸리기 쉬우며 당뇨병 환자는 감염에 대한 저항성이 약하므로 모든 당뇨병 환자 및 고위험군에서 금연은 필수적이다.

Ⅵ. 당뇨병의 예방

당뇨병의 급격한 증가에 따라 당뇨병이 발생하기 쉬운 고위험군을 선별함(표 1)과 동시에 이들에게서 당뇨병의 예방과 진행을 지연시키는 것에 대한 많은 연구 결과들이 보고되었고 현재 진행 중에 있다. 여러 연구 결과 내당능 장애를 가진 사람들을 대상으로 당뇨병 치료에 공인된 생활습관 교정

표 1. 제2형 당뇨병 발생의 위험인자

• 성인 • 45세 이상 • 비만(체질량지수 25kg/m^2 이상*) • 직계가족 중 당뇨병이 있는 경우 • 운동부족 • 당뇨병의 고위험 인종/종족(예: 미국 흑인, 라틴계, 순수 미국인, 아시아계 미국인, 태평양 섬 주민) • 거대아(4kg 이상)의 출산 경력 또는 임신성 당뇨병을 진단 받은 적이 있는 경우 • 고혈압(140/90mmHg 이상) • 고밀도지단백 콜레스테롤 < 35mg/dL 또는 중성지방 ≧ 250mg/dL • 내당능 장애, 공복혈당 장애 등 당뇨병 전단계인 경우 • 다낭성 난소질환 • 혈관질환의 기왕력

*동양인의 경우 23 이상이 적절하다는 견해가 있음.

혹은 혈당강하제 등의 약물요법을 통한 당뇨병 예방은 효과가 있었다. 미국 27개 연구기관에서 시행한 당뇨병 예방 프로그램(Diabetes Prevention Program)은 다양한 인종에서 내당능 장애를 가진 사람들에게 적극적인 생활습관의 교정으로 3년간 당뇨병의 발생을 58% 감소시킬 수 있었다. 여기서 시행된 생활습관의 교정은 6개월 동안 16회 이상 의료기관을 방문하여 관리하는 보다 적극적인 관리를 의미한다.

여러 연구들을 종합하여 볼 때 생활습관 교정은 내당능 장애에서 제2형 당뇨병으로 진행하는 것을 최소한 50% 감소시킬 수 있는 매우 고무적인 결과들을 보였으며, 모든 당뇨병 예방과 치료에 가장 필수적이라고 할 수 있다. 과잉된 섭취 열량, 지방 섭취의 증가, 식이 섬유질 섭취량의 감소 등과 같은 식사습관을 개선하도록 하여 5~10%의 체중감소와 함께 하루 30분 이상의 육체적인 운동을 하는 것을 당뇨병 예방의 일차적인 선택으로 추천할 수 있다. 그 외 메트포민이나 아카보스와 같은 경구혈당강하제를 이용한 약물치료 역시 생활습관 교정보다는 약하지만 일부 환자들에서 예방수단이 될 수 있다는 보고가 있다.

참고문헌

김응진 외(1998). 『당뇨병학』. 고려의학.

신찬수, 김현규, 김원배, 박경수, 김성연, 조보연, 이홍규, 고창순, 김용익, 신영수, 백희영, 오태근, 박용수, 양병국(1996). 「경기도 연천 지역에서의 당뇨병 발생률」. 『당뇨병』 20: 264-272.

American Diabetes Association(2006). Clinical practice recommendation. *Diabetes Care* 29: S1-85.

American Diabetes Association(1998). Consensus development conference on the diagnosis of coronary heart disease in people with diabetes. *Diabetes Care* 21: 1551-1559.

Chobanian AV, Bakris GL, Black HR, Cushman WC, Green LA, Izzo JL Jr, Jones DW, Materson BJ, Oparil S, Wright JT Jr, Roccella EJ(2003). The seventh report of the Joint National Committee on Prevention, Detection, Evaluation, and Treatment of High Blood Pressure: the JNC 7 report. *JAMA* 289: 2560-2572.

Diabetes Prevention Program Research Group(2002). Reduction in the incidence of type 2 diabetes with lifestyle intervention or metformin. *N Engl J Med* 346: 393-403.

Expert Committee on the Diagnosis and Classification of Diabetes Mellitus(1997). Report of the Expert Committee on the Diagnosis and Classification of Diabetes Mellitus. *Diabetes Care* 20: 1183-1197.

Expert Panel on Detection, Evaluation, and Treatment of High Blood Cholesterol in Adults (2001). Executive summary of the third report of the National Cholesterol Education Program(NCEP) Expert Panel on Detection, Evaluation, and Treatment of High Blood Cholesterol in Adults(Adult Treatment Panel III). *JAMA* 285: 2486-2497.

Haffner SM(1998). Management of dyslipidemia in adults with diabetes. *Diabetes Care* 21: 160-178.

Haire-Joshu D, Glasgow RE, Tibbs TL(1999). Smoking and diabetes. *Diabetes Care* 22: 1887-1898.

The Diabetes Control and Complications Trial Research Group(1993). The effect of intensive treatment of diabetes on the development and progression of long-term complications in insulin-dependent diabetes mellitus. *N Engl J Med* 329: 977-986.

UK Prospective Diabetes Study(UKPDS) Group(1998). Intensive blood-glucose control with sulphonylureas or insulin compared with conventional treatment and risk of complications in patients with type 2 diabetes(UKPDS 33). *Lancet* 352: 837-853.

UK Prospective Diabetes Study(UKPDS) Group(1998). Tight blood pressure control and risk of macrovascular and microvascular complications in type 2 diabetes: UKPDS 38. *BMJ* 317: 703-713.

US Preventive Services Task Force(2003). Screening for type 2 diabetes mellitus in adults: recommendations and rationale. *Ann Intern Med* 138: 212-214.

2절 갑상선 질환

내과 김재현

I. 갑상선 및 갑상선호르몬

갑상선은 그리스어 tireo(= shield)와 eidos(= form)에서 유래된 갑옷 모양이라는 뜻으로 갑상선연골이 서양 갑옷과 비슷하여 붙여진 이름이며, 갑상선이 갑상선연골과 근접해 있는 점을 고려해서 갑상선 자체의 모양과는 무관하게 갑상선이라 불리게 되었다.

갑상선은 갑상선호르몬을 분비하는 기관으로 우리 몸의 목 앞 중앙에 있으며, 갑상선연골 바로 아래 후두(larynx)와 기관(trachea) 앞에 위치한다. 갑상선은 좌우에 각각 한 개씩의 엽이 있는데, 이를 얇은 조직인 협부(isthmus, 두께 2~6mm, 폭과 길이 20mm)가 연결하고 있다. 갑상선엽은 나비 날개 모양이며, 길이 4~5cm, 너비 1.5~2cm, 두께 2~3cm이다.

갑상선은 인체의 내분비기관 중 가장 크고, 정상 성인에서 갑상선 무게는 10~20g 정도로 알려져

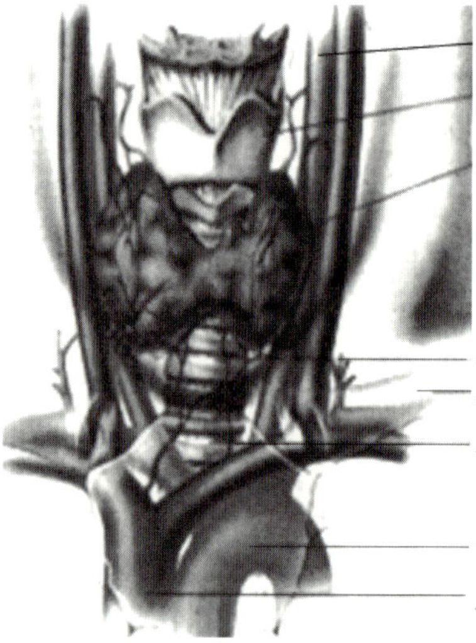

그림 5 갑상선의 위치와 주위 조직과의 관계
(조보연, 『임상갑상선학』, 고려의학, 2005 인용)

있다(그림 5). 여자보다 남자에서 약간 더 크고, 크기는 연령과 체중증가에 비례하며, 요오드 섭취량이 많으면 크기가 줄어든다.

갑상선은 주위 조직과 유착된 섬유성 막으로 싸여 있어서 침을 삼킬 때 위아래로 움직인다. 갑상선 외피막과 내피막은 느슨하게 연결되어 있고, 이 사이에 혈관, 신경, 부갑상선 등이 위치한다. 갑상선은 혈관분포가 풍부하여 갑상선 1g당 혈류량이 매분 5~6mL이고, 병적인 경우 더 증가할 수 있다.

갑상선호르몬 합성에는 요오드가 기본 물질이며, 정상인의 일일 갑상선 호르몬 생산량은 T_4가 90μg, T_3는 30μg 정도로 적어도 1일 100μg의 요오드를 섭취하여야 요오드 결핍에 의한 갑상선종의 발생을 막을 수 있다. 요오드는 김 · 미역 · 다시마 등에 많이 포함되어 있으며, 우리나라는 일본과 더불어 요오드 섭취량이 평균 3,000~4,000μg으로 세계에서 가장 높다. 갑상선은 혈청으로부터 요오드를 능동적으로 흡수하여 세포 안에 농축시키는데, Na^+과 I^-의 공동운반체(Na^+/I^- symporter)가 요오드 운반에 관여한다. 갑상선에는 혈액으로부터 요오드를 섭취할 때 자가조절 기능이 있어서 일일 요오드 섭취량이 늘어나면 갑상선의 요오드 섭취율은 감소하고, 요중 요오드 배설량이 증가하는 현상이 나타난다.

갑상선호르몬은 갑상선과산화효소(thyroid peroxidase, TPO)의 촉매작용에 의해 선구물질인 Tg(thyroglobulin)와 요오드를 원료로 하여 합성된다. Tg는 요오드를 포함하는 당단백으로 갑상선 여포세포에서 생산되며, 갑상선 조직의 수용성 단백의 대부분을 차지하는 단백이다. Tg에서 요오드는 주로 MIT(monoiodotyrosine), DIT(Diiodotyrosine), T_3(3,5,3′-triiodothyronine), T_4(3,5,3′5′-tetraiodothyronine)의 형태로 존재한다. 한편, 갑상선호르몬 합성 과정은 요오드의 운반(iodide transport), 요오드의 산화 및 유기화(oxidation and organification), 요오드티로신의 연결(coupling of iodotyrosine), Tg의 단백분해(proteolysis), 호르몬 방출(release) 등의 단계를 거쳐서 일어난다(그림 6).

혈액으로 방출된 갑상선호르몬은 T_4, T_3이며, 말초조직에서 전체 T_4의 35%는 T_3로 전환된다. 생물학적 활성도는 T_3가 T_4보다 3~4배 강하지만, 반감기와 혈장농도는 6분의 1에서 7분의 1 수준이다. 혈액에서 갑상선호르몬은 티록신결합글로불린(thyroxine binding globulin, TBG), transthyretin, 알부민 등에 결합하여 말초조직으로 운반되며, 유리호르몬 형태로 존재하는 것은 아주 적은 양이다.

혈액으로 분비된 갑상선호르몬은 말초조직에서 여러 가지 작용을 한다. 신생아에서는 골 성장과 발육촉진, 중추신경계 발육 및 분화촉진에 관여한다. 따라서 신생아나 소아에서 갑상선호르몬이 결핍되면 골 성장과 중추신경계 발육에 장애가 나타난다. 또한 뇌 · 고환 등을 제외한 대부분의 장기에서 갑상선호르몬은 산소 소모량과 열 발생량을 증가시킨다. 갑상선호르몬은 미토콘드리아의 수와 크기를 증가시키고, 에너지 생산에 관련된 여러 종류의 효소를 증가시킨다.

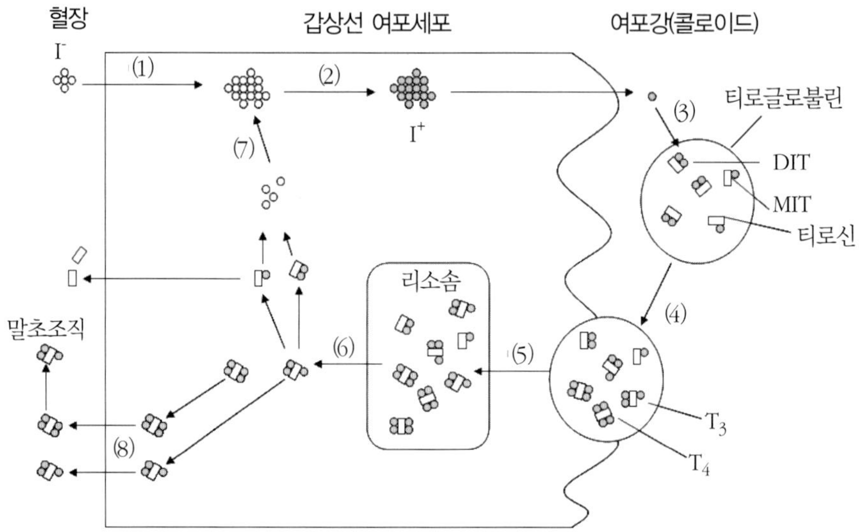

그림 6 갑상선호르몬의 합성 및 분비 과정
(1) 요오드 운반(여포세포로 능동적 운반), (2) 무기요오드의 산화 과정, (3) 콜로이드 안에 있는 Tg의 티로신기에 있는 요오드의 유기화, 요오드티로신(MIT, DIT) 형성, (4) 요오드티로신의 연결(coupling) 과정, DIT 두 분자가 연결되어 T_4 형성, DIT와 MIT 연결되어 T_3 형성, (5) Tg가 여포강의 콜로이드 안에서 여포세포로 세포 내 이입에 의해 이동 및 리소솜과 융합하여 콜로이드 방울 형성, (6) 리소솜과 융합 후 T_4, T_3, MIT, DIT로 분해, (7) DIT, MIT의 탈요오드화를 통해 요오드와 티로신으로 분리, 요오드는 여포세포에서 재이용, (8) T4, T3의 혈액으로의 방출, 말초조직에서는 탈요오드화를 통해 T_4가 T_3로 전환(조보연, 『임상 갑상선학』, 고려의학, 2005).

아직까지 정확한 기전은 밝혀져 있지 않으나, 갑상선호르몬은 체온을 일정하게 유지시키는 데 필수인자임이 확실하다. 또한 해당작용(glycoysis)과 글루코오스 신합성(gluconeogenesis)을 증가시키며, 콜레스테롤의 합성과 분해를 모두 증가시킨다. 그러나 콜레스테롤 합성보다 분해량이 더 많아 결과적으로 혈청 콜레스테롤과 저밀도지단백(low density lipoprotein, LDL)을 모두 감소시킨다. 갑상선호르몬은 지방분해를 증가시키고 지방생성효소(lipogenic enzyme)를 유도하여 지방산 합성을 증가시켜서 혈청 유리지방산의 농도를 높인다. 하지만 중성지방의 생산은 증가시키지 않는다.

갑상선에서 흔히 발견되는 질환에는 갑상선호르몬의 분비량 및 작용이 늘어나는 갑상선기능항진증, 갑상선호르몬의 분비량 및 작용이 줄어든 갑상선기능저하증, 갑상선에 혹이 발생하는 갑상선 결절 등이 있다.

II. 갑상선기능항진증

1. 정의 및 분류

갑상선기능항진증은 갑상선에서 갑상선호르몬의 과잉 생산 및 분비 때문에 일어나는 증상으로 갑상선중독증이라고도 불린다. 갑상선기능항진증의 대부분의 원인이 그레이브스병이기 때문에 임상에서 그레이브스병을 갑상선기능항진증, 갑상선중독증과 동의어로 혼용하고 있지만, 실제는 약간의 차이가 있다. 갑상선중독증은 말초조직에 갑상선호르몬이 과잉 공급되어 나타나는 모든 증상을 통칭하는 임상용어이며, 갑상선기능항진증은 갑상선중독증 중에서 갑상선에서 갑상선호르몬이 과잉 생산되고 분비되어 일어나는 경우이다. 그레이브스병은 TSH 수용체에 대한 자가항체가 갑상선을 자극하여 갑상선기능항진증을 초래하는 자가면역 질환으로 미만성 갑상선종, 갑상선기능항진증, 안구돌출증, 피부병증(dermopathy)이 있는 경우를 말하지만, 안구돌출증과 피부병증이 없는 환자들도 많아 현재는 미만성 갑상선종과 갑상선기능항진증이 있는 경우가 대부분이다.

갑상선중독증은 갑상선기능항진증을 수반하는 경우와 수반하지 않는 경우의 두 가지로 나눌 수 있다. 갑상선기능항진증을 수반하는 갑상선중독증의 대표적인 것은 그레이브스병이고, 이 외의 드문 원인으로 갑상선자극호르몬 분비뇌하수체선종(TSH-secreting pituitary adenoma)과 갑상선호르몬에 대한 뇌하수체의 선택적 내성(selective pituitary resistance to thyroid hormone), 갑상선의 자율성에 의한 것으로 중독성 선종, 중독성 다결절성 갑상선종 등이 있다. 갑상선기능항진증을 수반하지 않는 갑상선중독증은 갑상선의 염증으로 인해 갑상선 조직이 손상되고, 그 결과 갑상선에 저장되었던 갑상선호르몬이 혈액으로 누출되는 경우로 아급성 갑상선염, 무통성 갑상선염, 산후 갑상선염 등이 이에 속한다.

갑상선중독증을 일으키는 원인 중 그레이브스병이 가장 흔해서 우리나라의 경우 90% 이상을 차지한다. 따라서 여기에서는 그레이브스병에 대해서 주로 다루고자 한다.

2. 그레이브스병의 원인

그레이브스병은 갑상선자극호르몬(TSH) 수용체에 대한 자가항체가 갑상선을 자극하여 갑상선기능항진증을 일으키는 기관-특이성 자가면역 질환이다. TSH 수용체 항체는 거의 모든 그레이브스병 환자에서 발견되고, 치료 후 역가가 감소 혹은 소실되면서 그레이브스병이 치료되고, 이 항체가 태반을 통과하여 태아 및 신생아에서 그레이브스병을 초래한다는 것과, 배양한 갑상선 세포에서 TSH

수용체 항체가 용량에 비례하여 갑상선 세포의 기능과 성장을 자극한다는 점은 TSH 수용체 항체가 그레이브스병의 원인임을 시사한다.

3. 임상소견

그레이브스병은 전 연령층에 걸쳐 발생하지만 10세 미만, 70세 이상에서는 드물다. 다른 갑상선 질환과 마찬가지로 남자보다 여자에서 3~8배 더 호발한다. 전형적인 그레이브스병의 경우 수주 혹은 수개월에 걸쳐서 점차적으로 갑상선중독증의 증상, 갑상선종, 안구돌출 등의 눈에 나타나는 증상이 생긴다. 갑상선중독증은 갑상선호르몬의 과다공급에 의해 전신에서 나타나는 증상이다.

갑상선호르몬이 대사를 촉진하고 에너지를 소모시키기 때문에 발한 증가, 체중감소, 피로감, 전신쇠약, 떨림, 맥박수 증가, 운동 중 호흡곤란, 신경과민, 식욕증가, 가려움증, 잦은 배변 등의 다양한 증상이 나타난다(표 2). 체중감소는 식욕이 왕성한데도 수개월 사이에 5~10kg의 감소를 보이는 증세이다. 중년이나 노년층에서 좀더 현저히 나타나며, 10대 및 20대 초반의 환자에서는 식욕증가로 오히려 체중이 늘어나기도 한다. 하지만 60대 이상의 노인에서는 식욕과 체중이 동시에 감소하여 위장관 질환이나 암으로 의심하는 수가 있다. 체중감소와 더불어 체력소모가 심해지므로 근력약화를 느낀다. 거의 대부분의 환자에서 더위에 민감해지며 땀을 많이 흘린다. 발한 증가로 인해 갈증 및 물을 많이 마시게 되므로 당뇨병으로 오인하기 쉽다.

심계항진과 운동 중 호흡곤란을 느끼는데, 안정시에도 맥박이 빠르고 움직이면 더 심해진다. 환자는 자신의 심장박동을 느끼므로 불안해지고, 신경과민 · 정서불안 등의 증상과 더불어 손의 떨림이 나타난다. 절반의 환자에서 피부의 가려움증을 호소한다. 배변횟수가 증가하고 묽은 변을 호소

표 2. 그레이브스병의 주요 증상 및 빈도

증상	빈도(%)	증상	빈도(%)
더위를 못 참음	93	물을 많이 마심	79
피로	93	운동 중 호흡곤란	79
심계항진	91	식욕증가	68
발한 증가	89	월경장애	62
떨림	88	가려움증	58
신경과민	83	잦은 배변, 설사	53
체중감소	83	불면증	46
하지근력 약화	82	과색소 침착	33
갈증	79	탈모	31

자료: 조보연, 『임상갑상선학』, 고려의학, 2005.

하는데, 심한 경우 하루 수십 회의 설사를 하기도 한다. 여자에서는 월경량이 감소하며, 심한 경우 무월경이 된다. 남자에서는 성욕감퇴가 나타날 수 있다.

그레이브스병에 동반하여 눈에 나타나는 증상은 눈 안에 모래가 들어 있는 듯한 이물감, 눈물이 많이 나고 눈이 부시며, 양 옆을 볼 때 상이 두 개로 보이는 복시가 나타나고, 각막에 손상이 오면 안구통증이 오기도 한다. 상안검에 변화가 생겨 놀란 토끼 눈 모양이 되고(안검퇴축), 아래 방향을 쳐다볼 때 상안검이 늦게 내려오는 안검처지기 등이 나타난다(그림 7). 안검에 부종, 발적이 생기고, 결막에도 부종 및 출혈이 오기도 한다. 눈 전체가 밖으로 튀어나오는 안구돌출은 그레이브스병에 동반하는 안병증 환자의 약 40~70%에서 나타난다. 그레이브스병 환자 중에서 임상적으로 뚜렷한 안병증은 30~50%에서 나타나지만, 심한 안병증은 전체 환자의 3~5% 정도에 불과하다. 대개는 갑상선중독증과 동시에 나타나지만, 일부에서는 갑상선중독증 증상이 나타난 후 수개월 혹은 수년 후에 안병증이 나타나기도 하고, 안병증이 먼저 나타났다가 나중에 갑상선중독증이 나타나는 경우도 있다.

그레이브스병에서 갑상선은 좌우가 대칭적으로 커지는 미만성 갑상선종으로 나타난다(그림 8). 하지만 일부에서는 비대칭적으로 커지는 경우도 있다. 갑상선종의 크기는 갑상선이 만져지지 않는 경우부터 정상의 4~5배 혹은 그 이상으로 커진 경우까지 매우 다양하다.

갑상선종은 대부분의 환자에서 만져지지만, 약 5%의 환자에서는 갑상선종이 없을 수 있으며, 특히 노인 환자에서 없는 경우가 많다. 갑상선종 자체에 의한 증상은 드물며, 간혹 목의 이물감과 가벼운 입빅김을 호소하기도 한다.

갑상선기능항진증에서는 대사가 항진되고 진피 혈류량이 증가하여 피부가 따뜻하고 축축하며 홍조를 띤다. 일부 환자에서는 땀이 많이 나서 땀띠가 나타나기도 하고, 절반 정도에서 가려움증을 호

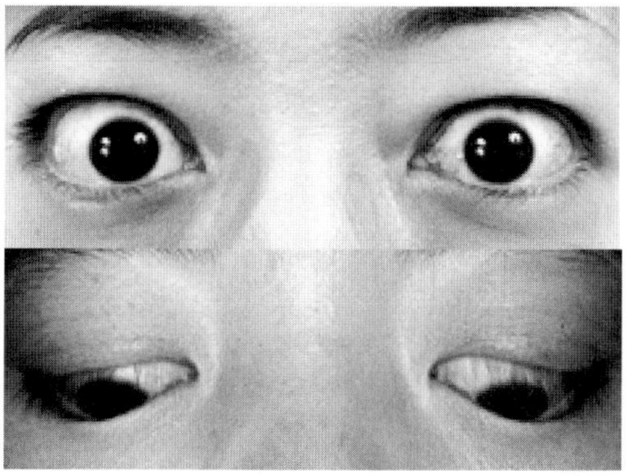

그림 7 안검퇴축과 안검처지기
(조보연 · 고창순, 『증례중심의 갑상선학』, 고려의학, 2000)

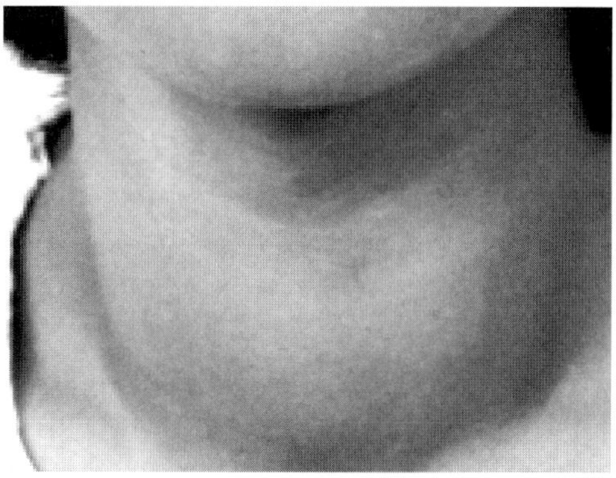

그림 8 미만성 갑상선종
(조보연 · 고창순, 『증례중심의 갑상선학』, 고려의학, 2000)

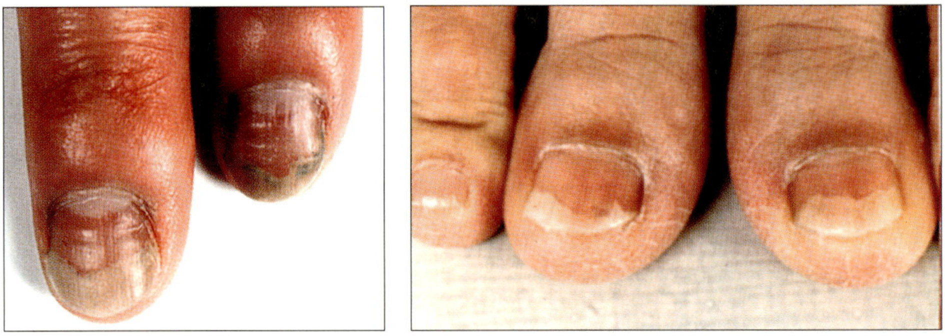

그림 9 손톱 및 발톱의 박리증(조보연, 『임상갑상선학』, 고려의학, 2005)

소한다. 모발은 가늘고 잘 구부러지며 일부에서는 머리털이 빠진다고 호소하는데, 대부분 일시적이며 탈모증으로 진행하는 경우는 드물다. 손톱은 연하고 부드러우며 윤기가 난다. 갑상선기능항진증 환자의 약 10~15%에서 손톱이 손톱 바닥으로부터 떨어지는 손톱 박리증이 나타난다. 그 결과 손톱 밑으로 때가 끼는 현상이 나타난다(그림 9).

4. 진단

갑상선 중독증의 증상을 보이면서 미만성 갑상선종, 안구돌출 등이 있는 경우에는 그레이브스병을 쉽게 의심할 수 있다. 그러나 증상이 심하지 않은 경우에는 임상소견만으로는 진단이 어려운 경우가 많다. 확진과 더불어 갑상선기능항진증의 정도를 파악하기 위해 혈청의 갑상선호르몬(T_3, T_4, 유리 T_4, T_3)의 증가와 TSH의 감소를 확인하여 갑상선기능항진증을 확진할 수 있으며, TSH 수용체 항체와 방사성 요오드 섭취율 검사 등은 다른 원인의 의한 갑상선중독증과의 감별에 도움이 된다.

5. 치료

그레이브스병은 TSH 수용체 항체에 의한 자가면역 질환이므로 자가항체가 생산을 중단시켜야 하지만, 아직 뚜렷한 방법이 없어서 갑상선호르몬의 생산량을 조절하여 정상 갑상선 기능을 유지시키는 치료방법을 사용하고 있다. 약물을 이용하여 갑상선호르몬의 생산·분비를 억제시키거나 방사성 요오드 혹은 수술 등을 통하여 갑상선 조직을 파괴 혹은 제거시키는 방법을 사용한다. 각각의 치료법은 장단점이 있어서(표 3) 환자의 순응도, 연령, 성, 갑상선종의 크기, 증상의 정도 등 다양한 요인들을 고려해서 결정하며, 국가마다 의료환경 및 지역·문화적 배경에 따라 일차 치료의 선호도가 다르다. 일반적으로 유럽과 우리나라 및 일본은 일차 치료로서 항갑상선제를 선호하는 편이다.

표 3. 그레이브스병 치료법의 장단점

치료법	기 전	장 점	단 점
항갑상선제	호르몬 생산 분비 억제	안전, 적은 거부감	장기간 치료, 높은 재발률
수술	갑상선 조직 제거	신속한 효과	고비용, 수술 부작용
방사성 요오드	갑상선 조직 제거	경제적, 높은 완치율	느린 효과, 저하증 합병

III. 갑상선기능저하증

1. 정의 및 분류

갑상선기능저하증이란 갑상선호르몬의 생산 및 분비 부족으로 인해 나타는 증상으로 말초조직의 대사가 저하된 상태를 말한다. 갑상선에 병변이 생겨서 발생한 경우 원발성, 뇌하수체 혹은 시상하부의 병변으로 발생하는 경우를 속발성 혹은 중추성 갑상선기능저하증이라고 한다. 원발성 갑상선기능저하증은 갑상선종을 동반하는 하시모토 갑상선염(만성 자가면역성 갑상선염)이 가장 흔하고, 갑상선종이 없는 원발성 갑상선기능저하증에서는 그레이브스병을 방사선동위원소로 치료한 경우가 가장 흔하다. 갑상선기능저하증의 95% 이상이 원발성 갑상선기능저하증이며, 그 중의 70~85%가 하시모토 갑상선염에 의한다. 갑상선기능저하증의 유병률은 임상증상이 뚜렷한 경우가 1~2% 정도이고, TSH만 상승하고 증상이 없는 경우는 5~10% 정도로 추정된다.

2. 임상소견

갑상선기능저하증의 임상소견은 갑상선호르몬 부족으로 전신의 대사 과정이 지연되어 나타나는 현상으로 피로감과 함께 추위에 민감해지고, 식욕이 없는데도 체중이 증가하며, 변비와 서맥, 동작과 말이 느려지는 증상이 생기고, 피부에 기질이 축적하여 피부가 거칠어지고, 머리카락·눈썹 등이 빠지며, 안면과 눈 주위에 부종이 생긴다(표 4). 이런 증상들은 갑상선호르몬 결핍이 얼마나 빨리 진행했느냐에 따라 달라진다. 즉 원발성 갑상선기능저하증의 경우 서서히 갑상선호르몬 결핍이 진행하기 때문에 증상이 경미하며 환자가 잘 견디는 경우가 많고, 갑상선을 수술로 제거한 경우 혹은 갑상선호르몬제를 복용하다가 갑자기 중단한 경우에는 호르몬 결핍 증상이 뚜렷하다. 하시모토 갑상선염의 경우 갑상선종을 동반하며 대칭성 미만성 갑상선종으로 발견되는데, 표면이 딱딱하고 불규칙한 경우가 많다.

표 4. 갑상선기능저하증을 의심할 수 있는 임상소견

- 식욕이 불량한데도 체중증가가 있거나 부을 때
- 심한 피로, 기억력 감퇴, 의욕상실 등의 증상이 있을 때
- 근육이 뻣뻣하고, 근육통이 있고, 저리고 쥐가 잘 날 때
- 추위를 잘 타고, 목소리가 쉬고, 변비가 있을 때
- 출산 후 3~6개월경에 갑상선종이 나타나고, 위의 증상이 있을 때

3. 진단 및 치료

갑상선기능저하증은 항진증과 마찬가지로 혈액검사를 통해 진단할 수 있다. 갑상선호르몬 결핍 초기에는 혈청 TSH만 증가하다가 점점 더 호르몬 생산능력이 떨어지면 혈청 T_4가 감소하고, 마지막에는 T_3도 감소한다. 혈액검사는 호르몬 결핍 증상이 있거나 증상이 없더라도 갑상선종이 있는 경우, 임신 초기이거나 임신을 계획하는 경우, 갑상선기능저하증의 유병률이 높은 고위험군(자가면역성 갑상선염, 과거에 갑상선기능항진증으로 치료한 경우, 경부에 방사선 치료를 받은 경우, 뇌하수체기능저하증이 의심되는 경우 등)에서는 검사를 하는 것이 좋다. 갑상선기능저하증의 치료는 부족한 만큼의 갑상선호르몬을 복용하는 것으로 합성 T_4, T_3, T_4/T_3 복합제제가 있지만, 대부분의 경우 T_4가 가장 많이 쓰이고 있다.

Ⅳ. 갑상선 결절

1. 빈도

성인의 4~7%에서 임상적으로 만져지는 갑상선 결절을 가지고 있으며, 초음파 검사에서 발견되는 빈도는 19~46% 정도에 이를 정도로 갑상선 결절은 매우 흔한 질환이다. 연령이 증가할수록 결절의 빈도도 증가하여 50대에서는 초음파를 시행하면 50%까지도 결절이 발견된다. 전체 갑상선 결절 중 약 5%가 갑상선암으로 진단된다.

2. 임상증상

대부분의 환자는 정상 갑상선 기능을 보이며, 결절에 의한 증상이 없다. 일부 환자에서 결절이 주위 조직, 기도나 식도를 압박하여 연하곤란 · 호흡곤란을 초래할 수 있는데, 이는 주로 갑상선종이 흉

표 5. 악성 갑상선 결절을 시사하는 소견

악성 가능성이 높은 경우	악성 가능성이 중간인 경우
• 최근에 갑자기 커진 경우 • 매우 딱딱한 경우 • 주위 조직과 유착되어 고정된 경우 • 성대마비 • 경부 림프절이 촉진되는 경우 • 폐, 뼈 등에 원격전이가 있는 경우 • 갑상선 수질암, 제2형 다발성 내분비선종의 가족력	• 20세 이하 또는 60세 이상 • 남자 • 단일 결절 • 두경부에 방사선을 조사한 병력 • 4cm 이상의 낭종 및 낭성 변화 결절 • 압박증상: 연하곤란, 쉰 목소리, 호흡곤란, 기침

곽 안으로 확장되어 나타난다. 갑상선 결절이 성대를 침범할 경우 쉰 목소리를 나타낼 수 있는데, 주로 악성 결절에서 나타나는 소견이다. 임상소견만으로 악성과 양성의 감별은 어렵지만 악성 결절의 가능성이 높은 인자들이 있다(표 5).

3. 진단 및 치료

임상적으로 만져지는 갑상선 결절과 초음파상에서 크기가 1cm 이상이거나 7~10mm 사이지만 악성을 시사하는 소견이 보이는 경우에는 일차 선별검사로 미세침흡인 세포검사가 필요하다. 미세침흡인 세포검사에서 양성 종양으로 판정되면 경과를 관찰하며, 일부에서 T_4를 투여하기도 한다. 악성 종양으로 판정된 경우에는 수술로써 제거한다. 미세침흡인 세포검사에서 모호한 경우에는 갑상선 스캔과 임상소견에 따라 치료방법을 결정한다.

참고문헌

조보연, 고창순(2000). 『증례중심의 갑상선학』. 고려의학.
조보연(2005). 『임상갑상선학』. 고려의학.

8장
감염성 질환

1절 발열 및 열성 질환

내과 박상원

감염질환은 전신을 침범하는 것과 신체장기의 일부를 침범하는 국소적인 것으로 나뉠 수 있는데, 지금처럼 세분화되어 있는 임상에서는 신체장기에 국한된 감염질환은 각 세부 진료과에서 담당하고, 감염내과에서는 전신을 침범하는 감염증, 국소 감염증이 전신으로 파급된 경우 등을 담당하는 경향이 있다. 여기에서는 감염질환에서 흔히 나타나는 증상인 발열(fever)의 기전 및 원인을 설명하고, 임상에서 감염질환에 접근하는 방식을 기술하였다. 또한 국내 지역사회에서 비교적 흔한 감염질환 중에서 발열을 일으키는 질환에 대해서 소개를 하였다.

I. 발열 및 감염질환에 대한 임상적인 접근

1. 발열에 대한 임상적인 접근

발열은 사람이 살아가면서 겪게 되는 흔한 신체증상 중 하나로 소아기에 가장 많이 경험하며 성인이 될수록 그 빈도가 적어진다. 발열은 보통 감염질환에 동반되며, 감염질환의 예민한 지시자이기도 하다. 임상에서 발열을 중요시하는 것은 발열의 원인에는 해열제를 며칠 먹고 버텨도 문제가 없는 질환도 있지만, 빠른 시간 내에 치료를 하지 않으면 위중하거나 사망에 이르는 질환도 많기 때문이다. 이는 의학적인 판단을 할 수 없는 일반인이 발열에 대해 자가치료를 하다가 낭패를 볼 수 있는 이유이다.

1) 발열의 기전

인체에서 체온을 조절하는 중추는 대뇌의 시상하부라는 곳에 있다. 이 체온조절중추라는 곳은 흡사 가정에서 사용하고 있는 난방기의 온도조절 계기판 같아서 이 곳의 온도를 얼마로 정해 놓느냐에 따라서 체온의 정도가 결정된다. 정상의 경우에는 이 중추가 일정하게 유지되므로 체온도 변하지 않게 된다.

가정의 난방온도는 사람이 직접 계기판을 조작하면 되지만, 사람의 체온조절중추는 어떻게 조절이 되는 것인가? 이것은 PGE2(prostaglandin E2)라는 물질을 통해서 이루어지며, 시상하부에서 PGE2를 증가시키는 것은 cytokine 중에서 interleukin-1(IL-1), IL-6, tumor necrosis factor(TNF) 등이다. 이들은 monocyte/macrophage, 혈관내피세포 등에서 유리되며 체내에서 생성되므로 endogenous pyrogen이라 불리는데, 체내에서 만들어지는 열을 일으키는 물질이라는 뜻이다. 신체 밖의 요인이면서 endogenous pyrogen의 생성을 유발해서 발열을 초래하는 물질은 exogenous pyrogen이라고 한다.

2) 정상체온

체온을 측정하는 장소로는 구강, 고막, 겨드랑이, 직장 등이 많이 이용되고 있는데, 구강체온을 기준으로 했을 때 정상체온은 36.8±0.4°C 이다. 체온은 하루 중에도 생리적인 변동이 있으며, 오전 6시경이 가장 낮고, 오후 4~6시경이 가장 높다. 생리적으로 가장 높은 정상체온은 오전 6시에 37.2°C, 오후 4~6시에 37.7°C로 알려지고 있어, 이를 기준으로 한다면 각 시간대에 37.2°C, 37.7°C를 넘는 경우를 발열이라고 정의한다. 체온은 측정하는 장소에 따라 정상치가 다르므로 연속적으로 잴 필요가 있을 때는 일관되게 같은 방법으로 한 곳에서 측정하는 것이 중요하다.

3) 발열의 원인

앞에서 설명을 한 바와 같이 발열은 endogenous & exogenous pyrogen에 의해서 유발이 되므로 이 두 부류에 어떤 것들이 포함되는가의 문제이다. Exogenous pyrogen에는 박테리아, 곰팡이, 바이러스 같은 미생물이 대표적인 예에 속하며, 이 밖에도 미생물 감염이 없는 상태에서의 외상, 조직의 괴사, 염증 등도 exogenous pyrogen이 될 수 있다. 자가면역질환이나 종양(암)은 특별한 외부적 요인이 없어도 endogenous pyrogen을 유리시킬 수 있다. 의사들조차도 열이 나는 것은 균 때문이라고 생각하는 경향이 있지만, 이러한 예들을 본다면 다양한 원인이 있음을 알 수 있다.

4) 발열에 대한 자가치료

특이적인 치료를 하지 않고 대증적으로 해열제를 쓰면서 비교적 짧은 시간 내에 자연치유를 기대할 수 있는 질환들은 정상인에서의 바이러스 감염증, 가벼운 염증이나 외상 등이다. 따라서 자가처방에 의한 해열제의 복용은 이러한 기대 질환에 부합하는 경우에만 유효하다. 일부 박테리아에 의한 감염증이나 열대지방에서 걸려온 말라리아는 발병 수시간 만에도 사망에 이를 수 있다. 암이나 자가면역질환 등은 적절한 진단과 치료 시기를 놓쳐 치료에 악영향을 미치기도 한다.

그러면 열이 나는 모든 사람은 처음부터 병원으로 달려가야 하는 것인가? 노인이나 면역이 억제된 환자, 당뇨 등의 기저질환이 있는 사람들은 의사를 찾아가는 것이 좋다. 해외여행이나 동물과의 접촉 등 일상 이외의 활동 후에 생긴 증상도 주의를 요한다. 평소 기저질환이 없던 사람이라면 초기 2~3일간은 대증요법을 해도 괜찮을 것이나, 시간에 따라 증상이 심해진다면 병원을 찾아야 한다. 일주일을 넘는 발열은 반드시 진료를 받아야 한다.

5) 의사가 해열제를 처방하지 않는 이유

발열의 원인 진단 및 치료를 함에 있어 일상적인 해열제의 투여는 추천하지 않는다. 열을 인위적으로 낮춤으로 인해서 발열의 원인이 실제로 해소가 되었는지를 평가할 수 없으며, 자연적인 발열의 양상을 통해서 얻을 수 있는 임상적인 정보를 놓치게 된다. 따라서 발열 자체가 다른 합병증을 유발한다든지 환자에게 큰 고통을 주지 않는다면 일상적인 해열제를 투여하지 않으며, 이런 배경 설명을 환자에게 해 주어야 순응도가 높아진다.

6) 의사가 해열제를 처방해야 하는 경우

체온이 37°C 이상에서 1°C 오를 때 산소요구량이 13%가 증가한다. 따라서 중증의 심장, 뇌혈관, 폐질환이 있는 환자는 기저질환이 악화될 수 있다. 소아에서는 고열이 나면 경련을 일으키는 경우가 있는데, 이런 과거력이 있다든지 발열과는 상관 없이 경련성 질환이 있는 경우에는 초기부터 해열제를 투여해야 한다. 임산부에서도 발열은 태아에게 영향을 미치므로 본 치료와 병행하여 해열제를 투여한다.

2. 감염질환에 대한 임상적인 접근

임상에서 환자의 진단에 이르는 과정에는 정형화된 틀이 존재하는데, 아마도 이 방법이 가장 효과적으로 정보를 수집하고 종합적인 결론을 도출할 수 있기 때문일 것이다. 환자가 불편감을 가지고 병원을 방문하면, 주로 호소하는 불편감을 토대로 문진(history taking)을 하고, 이어서 신체검진을 통해 문진에서 얻은 자료를 보강하고 새로운 정보를 획득하며, 기초적인 검사를 통해서 추가적인 정보를 얻어 의심되는 진단을 확립해 나가게 된다.

감염병은 단시간 내에 생명을 위협하는 급성의 위중한 형태에서 만성의 완만한 형태까지 다양한

표 1. 문진을 통한 진단적 단서

병 력	추정진단
• 약물 복용력	• 약 자체에 의한 발열
• 여행력	• 말라리아, 아메바 감염증, 특정 지역의 풍토병(예: 흑열병)
• 동물접촉	• 브루셀라증, 렙토스피라증, 톡소플라스마증
• 정맥 약물 남용자	• 에이즈, 감염성 심내막염
• 종양의 과거력	• 암의 재발, 전이성 암
• 수술 직후	• 폐색전증
• 복부 수술, 외상	• 복강 내 농양

임상상을 보이므로 적절한 진단과 치료에 이르기 위해서는 위에서 언급한 접근방법을 철저하게 이용하여야 한다.

또한 감염병은 환경-숙주-미생물의 상호작용으로 발생하기 때문에 이들 3요소의 변화 여부에 따른 평가가 이루어져야 한다.

1) 문진(표 1)

자세한 문진은 진단을 위한 정보를 얻는 가장 중요하고 유용한 방법 중의 하나이다. 환자의 임상증상은 물론, 환자에 관련된 역학적 요인도 자세히 조사해야 한다. 그 밖에 발열의 양상, 약물복용 여부, 술 십취, 직업, 여행경력, 동물접촉 여부, 수술 여부, 이전의 병력, 그리고 가족 내 병력 등도 알아야 한다. 필요에 따라서는 이와 같은 문진을 반복하면 새로운 정보를 얻을 수도 있다. 문진을 통해 추정되는 진단에 대하여 특히 주의를 기울이며 신체검진을 진행한다.

2) 신체검진

열이 있는 환자의 경우 가장 먼저 해야 할 일은 직접 열을 측정하여 실제로 열이 있는지 여부를 확인하는 것이다. 한 조사에 의하면, 장기간의 열을 주소로 내원한 환자의 35% 정도는 실제로 열이 없거나 인위적인 열이 있었던 것으로 나타났다. 문진에서 얻어진 정보를 통해 의심되는 부위부터 신체검진을 할 수도 있으나, 기본적인 원칙은 가능하면 처음부터 끝까지 전신을 빼놓지 않고 검진하는 것이다. 진단이 불확실한 경우에는 처음 신체검진에서 특이사항을 찾지 못했더라도 일정한 간격을 두고 반복적으로 검진을 하는 것이 필요하다. 특히 표 2의 항목들은 진단에 중요한 단서가 될 수 있으므로 유념하면서 신체검진을 한다.

표 2. 진단에 중요한 신체검진 단서들

- 피부의 발진
- 임파절의 커짐
- 심장의 잡음
- 복부의 종괴
- 간 혹은 비장 커짐
- 뇌수막의 자극이나 뇌압상승의 징후

3) 처음 단계에서 시행해야 할 검사종목

기초검사로는 소변검사, 혈액검사(말초혈액, 적혈구 침강속도, CRP), 가슴 X선 사진 등을 시행하는데, 이를 통해서 비교적 흔한 감염부위이면서 합병증이 잘 오는 부위인 비뇨기 계통, 호흡기 계통을 평가하고 전신염증 반응 정도를 평가한다.

4) 확진을 위한 검사

감염증의 진단에서는 전신을 침범하는 감염증인지 국소적인 감염증인지를 감별해야 하고, 국소적인 경우에는 구체적으로 어느 부위인지를 평가해야 한다. 감염증은 미생물에 의해서 유발이 되는 것이므로 원인균을 진단하는 것이 중요한데, 가능한 한 짧은 시간에 가장 적은 비용으로 환자에게 최소의 불편을 주는 방법으로 이루어져야 한다. 원인균의 진단은 치료제의 선택에 중요하며, 질환의 경과를 예측할 수 있도록 해서 예후에 유의한 차이를 가져올 수 있다. 국소감염증의 진단에는 영상검사들이 발달되어 어렵지 않게 진단에 도달할 수 있다. 원인균의 진단에는 배양검사가 표준검사이나, 배양이 어려운 경우에는 혈청검사나 도말검사, 분자생물학적 기법들을 추가적으로 사용한다.

이러한 진단적인 노력에도 불구하고 원인이 불확실할 때에는 골수검사나 장기의 조직검사 등 더 침습적이고 환자에게 위험부담이 많은 검사들도 고려한다.

5) 치료

감염증의 치료에서는 우선적으로 치료의 완급을 결정해야 한다. 경과가 빠르고 위중한 환자의 경우는 확진이 되기 전이라도 임상상황과 경험을 고려하여 치료를 하면서 동시에 진단적인 접근이 이루어져야 한다. 감염병에서는 환자의 경과가 어느 선을 넘으면 아무리 최적의 치료를 하더라도 되돌릴 수 없는 경우가 많은데, 중증 패혈증은 사망률이 20%, 패혈성 쇼크는 사망률이 보통 45%에 달한다. 위중하지 않은 상황에서는 진단 때까지 기다리며, 시간에 따라 저절로 좋아지는 병은 항생제를 투여하지 않는다. 미생물에 의한 감염증의 치료에는 통상 항생제의 투여가 일차 치료이지만, 상황에 따라서는 수술적 치료가 결정적인 역할을 하는 경우도 있으므로 항생제에만 의존하다가는 환자를 놓칠 수가 있다. 배양에 의해 분리 · 동정된 박테리아는 항생제 감수성 결과를 알 수 있으므로 치료의 최적화를 꾀할 수 있다.

II. 국내에서 가을철에 흔한 열성 감염질환

감염병은 환경-숙주-미생물의 상호작용에 의해 발생하는데, 국가별 또는 지역별로 감염병의 종류가 다른 이유는 환경요인의 차이가 발생하기 때문이다. 환경요인의 영향을 덜 받는 요로감염, 폐렴 등은 지역에 상관없이 비슷한 빈도를 보인다. 우리나라에서도 요로감염, 폐렴, 피부감염증, 뇌수막염 등은 그 빈도에서 크게 다르지 않다. 그러나 일부 감염질환은 우리나라에서 발생률이 높은 경우가 있는데, 특히 계절적 요인이 있어 가을철에 호발하고 있는 쯔쯔가무시병, 렙토스피라증, 유행성 출혈열은 언급이 필요한 질환이다. 이 병들은 원래 설치류에 있는 병으로 매개곤충이나 동물의 배설물을 통해 나온 균이 우연히 사람에 침입함으로써 병이 생긴다. 이 질환들은 사람들의 야외활동이 많아지는 가을철에 집중적으로 발생하기 때문에 농촌지역뿐 아니라 도시지역 사람들에게도 발병할 수 있으며, 최근 감염자 수가 많이 증가하고 있다(표 3). 각 질환별로 감염경로 및 임상적인 특성에 대해서 살펴보기로 하겠다.

1. 쯔쯔가무시병

증 례

일주일 전 시골집에 가서 추수를 거들고 온 45세 남자가 2일 전부터 시작된 39°C에 이르는 발열과 심한 두통, 그리고 몸 전체에 옅은 붉은색의 피부 반점이 있어 병원을 방문하였다. 오른쪽 허벅지에는 직경 0.8cm 정도의 까만 딱지가 있었고 잘 떼어지지 않았다.

'쯔쯔가무시'란 이 병의 매개충에 대한 일본말이다. 관목숲에서 생기는 정신이 혼미해지는 병이라는 뜻이다. 국내에서는 1950년대 국내 주둔 UN군 병사에서 감염증이 발생된다는 사실이 알려졌고, 1986년에 국내 주민 중에서 환자 발생이 공식적으로 확인된 이후 환자수가 증가하고 있다.

1) 병원체

병원체는 리케차에 속하며 *Orientia tsutsugamushi*이다. *O. tsutsugamushi*는 균주(strain)에 따라 항원성이 다르다.

표 3. 연도별 질환 발생빈도 (단위: 명)

병 명	2001년	2002년	2003년	2004년
쓰쓰가무시병	2,638	1,919	1,415	4,697
렙토스피라증	133	122	119	141
유행성 출혈열	323	336	392	427

자료 출처: 질병관리본부

2) 역학

동남아 및 극동 지역에서 주로 발생하며, 우리나라는 전국 각지에서 농촌 지역을 중심으로 환자 발생이 많다. 매개충인 진드기의 유충은 가을철 애벌레로 변태할 때 동물의 조직액을 필요로 하는데, 이때 그 옆을 지나가는 동물을 물고 조직액을 먹는다. 사람들은 *O. tsutsugamushi*에 감염된 진드기가 사는 환경에서 활동을 하다가 우연히 물려서 병에 걸리게 되는데, 농부이나 군인, 야외활동이 잦은 사람이 병에 걸릴 가능성이 높으며, 요즘같이 일반국민의 야외 여가생활이 높아진 상황에서는 많은 사람이 위험에 노출될 수 있다. 주로 가을철에 생기지만 봄철에도 일부 발생한다.

3) 발병기전

매개충인 감염된 진드기의 유충이 사람의 피부를 물고 조직액을 빨아먹을 때 *O. tsutsugamushi*가 문 자리를 통해 사람의 몸속으로 들어간다. 문 자리에서 리케차가 증식하면 그 자리가 붓고, 조그만 종기가 생기며, 이어 궤양이 된 다음에 까만 딱지(가피, eschar)가 앉는다. 이곳의 소속 림프절이 붓고, 4~5일 이내에 전신 림프절이 커지며, 리케차가 혈액 내에서 순환하면서 전신으로 퍼진다. 이 병원체는 혈관의 안쪽을 둘러싸고 있는 내피세포에 침범하여 혈관염을 일으킨다.

4) 증세

균이 몸속에 들어온 후 발병까지의 잠복기는 평균 10~21일이다. 환자가 시간을 기억할 수 있을 정도로 갑자기 열, 두통, 근육통이 생긴다. 발병 3~4일 후에는 40°C 전후까지의 고열이 생기고, 치료하지 않으면 1~2주간 계속된다. 진드기 물린 자리에 까만 딱지가 생긴 것을 볼 수 있다. 이 딱지는 겨드랑, 서혜부, 음부 등 몸의 어느 곳에나 있을 수 있으며, 보통 진드기가 몸속에서 진행을 하다가 막다른 골목에 닿는 곳에서 물게 된다. 모양이 특징적이어서 진단에 결정적인 도움을 주므로 온 몸을 주의해서 살펴야 놓치지 않고 찾을 수 있다. 병이 난 지 3~5일이 지나면 피부에 발진이 나타난다. 처음에는 몸통에서 시작하여 사지로 퍼져 나간다. 심한 환자는 폐에도 영향을 미쳐 간질성 폐렴을 일으키고, 심장에서의 심근염, 중추신경계에서 뇌수막염 등을 일으켜 환자를 사망에 이르게 할 수 있다.

5) 진단

갑자기 열이 나는 환자에서 피부에 까만 딱지가 생기고 피부 병변이 속한 림프절이 커지며 발진이 있으면 의심한다. 최근 1~2주 사이에 농촌 들녘에서 일을 하거나 야영, 등산, 낚시, 성묘 등 리케차에 걸릴 만한 활동을 했다면 진단에 틀림이 없다. 확진은 리케차를 배양하거나 혈청검사를 통해 특이항원에 대한 항체를 검출하면 되는데, 항체검사가 일반적으로 널리 쓰이고 있다.

6) 치료 및 예방

특효약이 있어 tetracycline계 항생제를 사용하면 대개 48시간 내에 증상의 호전이 있다. 최근에는 macrolide 계열의 항생제도 치료에 좋은 성적을 보이고 있다. 아직 백신은 없다.

2. 렙토스피라증

증 례

평소 건강하던 25세 남자가 1주일 전에 벼베기를 하고 난 뒤 하루 전부터 갑작스럽게 고열이 나고 두통, 전신통 및 기침과 함께 가래에서 피가 나와 병원을 방문하였다. 환자는 또한 양쪽 종아리에 심한 통증과 함께 허리통증, 구역질, 가벼운 호흡곤란이 있었으며, 양쪽 눈은 충혈되어 있었다.

1) 병원체

렙토스피라는 길이 6~20㎛, 너비 0.1㎛의 나선형 모양으로 꼬여 있고, 끝이 굽어 있으며, 활발하게 움직인다. 암시야 현미경이나 위상차 현미경으로 볼 수 있다. 병을 일으키는 것과 그렇지 않은 것이 있고, 180가지나 되는 다양한 혈청형이 있다.

2) 역학

세계적으로 분포하며, 쥐나 다른 설치류가 중요한 병원소이다. 개, 소, 돼지 같은 가축이나 애완동물도 렙토스피라를 배출한다. 렙토스피라는 이들 동물 신장의 신세뇨관에 있으면서 오줌과 함께 외부로 나온다. 이 오줌으로 흙이나 물이 오염되고, 여기에 있는 렙토스피라가 사람의 피부나 점막의 상처를 뚫고 들어와 감염증을 일으킨다. 환자로부터 나온 렙토스피라가 다른 사람에게 옮겨지는 것은 아주 드물다. 우리나라에서는 1975년 경기 · 충북의 농촌을 중심으로 소위 유행성 폐출혈열이 다수 발생하였는데, 1984년 집단 발생시에 렙토스피라증이 증명되었다. 우리나라의 유행은 가을철 추수와 관계가 있다.

3) 병인론

피부와 점막을 뚫고 들어온 렙토스피라는 곧 혈액순환을 타고 전신에 퍼지며, 중추신경 및 눈에도 들어갈 수 있다. 체내에서 증식한 렙토스피라는 혈관 내피세포에 손상을 일으키고, 혈액이 혈관 밖으로 빠져나가며, 신체에 국소적으로 저산소증과 신장 · 간 · 부신에 이차성 허혈성 손상이 일어난다. 혈관 손상이 심하면 폐출혈, 신장 피질의 허혈에 따른 신부전, 간 조직의 손상으로 인한 황달이 발생한다. 렙토스피라균의 직접적인 신체 손상 후에는 숙주의 면역반응에 의해서 이차 증상이 나타나 뇌수막염, 신부전, 출혈 등이 생길 수 있다.

4) 증세

렙토스피라의 임상증세는 매우 다양하여 무증상 감염, 저절로 낫는 전신 감염증, 신부전/간부전/폐출혈을 동반하는 치명적인 감염으로 나눌 수 있다. 앞의 두 형태가 많기 때문에 발병 통계가 저평가되고 있다. 잠복기는 보통 7~14일이다. 갑작스런 오한과 발열, 두통, 계속되는 열, 심한 근육통, 결막의 충혈이 이 병에서 자주 보이는 특징이다. 특히 하지(허벅지와 장딴지) 근육통이 심하여 걷지 못할 정도로 아프다.

임상 경과는 두 단계를 거친다. 즉 체내에 들어온 렙토스피라가 7~12일의 잠복기를 지난 후 독감증세가 나타난(패혈증기) 다음, 일시적으로 증세가 없어졌다가 다시 여러 증세가 나타난다(면역기). 패혈증기는 갑자기 열이 오르고, 머리와 근육이 아프며, 오심 · 구토가 생긴다. 4~7일간 계속된 후 하루 이틀 간은 열이 떨어졌다가 다시 열이 시작되어 면역기로 들어간다. 면역기가 시작되면 뇌척수액과 혈액에서 렙토스피라가 사라지며, 무균성 뇌수막염, 포도막염, 발진이 생긴다. 이 기간은 4일에서 한 달까지도 계속된다. 기침, 피 섞인 가래, 폐출혈은 우리나라와 중국 본토에서 발생하는 렙토스피라의 중요한 소견이다. 황달형 렙토스피라증(Weil's syndrome)은 신부전, 간부전, 출혈, 쇼크, 의식장애가 오며 치사율이 높다.

5) 진단

병원체에 노출된 병력(역학적 배경)을 밝히는 것이 진단에 중요하다. 렙토스피라를 임상검체에서 분리하거나 혈청검사를 통해 항체가가 상승하는 것을 증명하면 확진할 수 있다.

6) 치료 및 예방

항생제 치료는 병이 난 지 4일 이내에 시작하면 효과가 있다. 페니실린이 일차 선택제이다. 증세가 가벼운 환자에게는 doxycycline이나 ampicillin을 쓸 수 있다. 호흡부전, 신부전, 저혈압 등의 중증 합병증에 대한 치료가 환자의 예후를 결정한다. 동물이 병원소이므로 렙토스피라를 지구상에서 없애는 것은 불가능하다. 균이 피부를 뚫고 들어오지 못하도록 장화 등으로 몸을 보호한다. 백신이 있으나 국내에서 쓰이지는 않고 있다.

3. 유행성 출혈열(신증후성 출혈열)

증 례

평소 건강하던 25세 남자가 일주일 전에 농촌에서 짚더미 쌓는 일을 한 후 39도에서 40도에 이르는 고열이 생겼다. 고열과 이에 따르는 오한이 있었고, 두통과 복부불쾌감을 호소하였으며, 눈이 충혈되고, 몸 전체에 좁쌀 모양의 붉은색 반점과, 허리통증이 있었다. 열이 난 지 일주일째부터는 소변의 양이 줄어들기 시작했다.

1) 병원체 및 역학

Bunyaviridae과의 hantaviruses이며 야생 설치류가 병원소이다. 유럽에서는 임상증상이 약한 형태가 존재하고, 우리나라와 중국 지역에는 중증형이 발생한다. 들쥐의 배설물을 통해 외부로 나온 바이러스가 기계적인 요인에 의해 날리면서 사람이 흡입함으로써 감염되기 때문에 농부나 군인을 비롯하여 야외활동이 많이 사람에게 주로 걸린다.

2) 증세

특징적으로 발열기 · 저혈압기 · 핍뇨기 · 이뇨기 · 회복기의 5단계의 순차적인 질병 경과가 잘 알려져 있다. 환자에 따라서 저혈압기가 없을 수도 있고, 각 단계의 지속 정도가 다를 수 있다. 보통은 갑작스런 고열로 시작하여 7일 정도 지속되고, 이후 열이 내리면서 신장기능의 저하(핍뇨)와 출혈경향이 나타난다. 그 외에 소화기 증상으로 심한 복통과 오심 · 구통 등이 나타나고, 두통 · 요통을 동반한다. 대부분 발열기에 병원을 방문하게 되며, 중증형은 사망률이 5% 정도이다.

3) 진단

혈청검사를 통해 항체를 증명하여 진단한다. 백혈구 증가, 심한 혈소판 감소, 신장기능의 감소, 소변에서의 단백뇨, 출혈성 경향 등이 진단에 도움이 된다.

4) 치료 및 예방

Ribavirin이 시도되고 있으나, 현재 정립된 특이 치료법은 없고, 합병증에 대한 대증적인 치료법이 예후를 결정한다. 신기능 저하가 심하면 투석이 필요하다. 쥐에 대한 대책을 세운다.

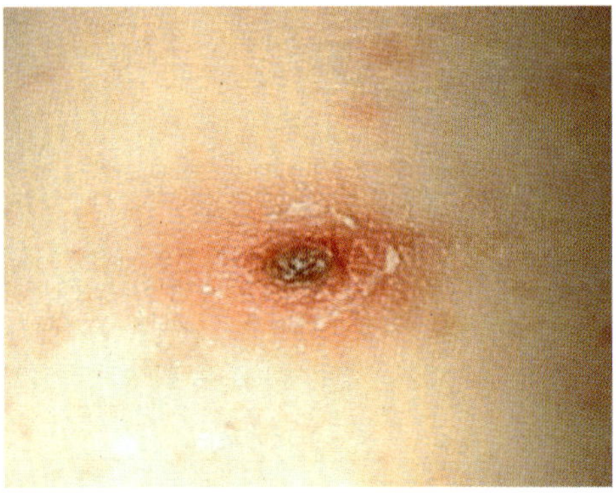

그림 1 쯔쯔가무시병에서의 가피

4. 각 질환의 비교

앞에서 각 질환에서 흔히 보이는 임상상을 증례를 통해 소개하였다. 이 증례들에서는 공통적으로 환자들이 모두 이전에 특별한 병이 없던 건강하던 사람들이어서, 각 질환들이 평소 건강상태에 상관없이 누구나 걸릴 수 있음을 알 수 있고, 환자가 불편할 정도의 고열이 나는 질병이며, 모두가 야외활동과 관련이 있음을 알 수 있다. 그리고 야외활동을 기준으로 대략 일주일 전후하여 증상이 나타났음을 발견할 수 있다.

각 증례들은 서로 특징적인 구별점이 있는데, 쯔쯔가무시병은 까만 딱지(가피)가 있다(그림 1). 이는 피부발진과 함께 쯔쯔가무시병에 비교적 특이적인 소견이며, 매우 심한 두통도 흔히 보는 소견이다. 렙토스피라증은 감염된 설치류의 소변에 렙토스피라균이 함께 배설되어 사람의 피부나 점막을 뚫고 침입하여 감염된다. 예전에 가을철 수해 후 벼베기를 할 때는 맨발로 물에 빠져가면서 일을 하곤 했는데, 이 주위에 쥐들이 균을 배설하여 렙토스피라균이 물 위를 떠다니다가 사람들의 피부와 접촉하여 감염되는 것이 가장 흔한 원인이었다. 유행성 출혈열은 초기에는 고열이 일주일가량 지속되며, 허리통증이나 두통, 구역/구토, 복통 등을 호소하고, 눈이 충혈되며, 특징적으로 겨드랑이 부위에 출혈성 반점이 나타난다. 대개 일주일이 지나면서 열은 떨어지는 반면 소변량이 감소하면서 전신부종이 생긴다.

참고문헌

서울대학교 의과대학 내과학교실(2003). 『내과학 강의록』. 고려의학.

오명돈(1998). 「우리나라에 흔한 불명열의 원인질환」. 『대한의사협회지』 41: 56-60.
Kasper DL, Braunwald E, Fauci AS et al(2005). *Harrison's Principles of Internal Medicine*. 16th ed. New York: McGraw-Hill.
Mandell GL, Bennett JE, Dolin R(2005). *Principles and Practice of Infectious Diseases*. 6th ed. Philadelphia: Elsevier.
Wenzel RP(2002). Treating sepsis. *N Engl J Med* 347: 966-967.

2절 조류 인플루엔자

내과 박상원

최근 인플루엔자 대유행에 대한 경고가 여러 경로를 통해 나오고 있고, 동시에 조류독감에 대한 정보도 쉴 새 없이 접하게 된다. 이 글을 통해서 인플루엔자에 대한 일반적인 사항을 고찰하고, 사람에 있어서의 조류 인플루엔자의 중요성에 대해서 알아보고자 한다.

I. 인플루엔자

1. 정의

인플루엔자(influenza)는 '독감(毒感)' 또는 '유행성 감기'라고도 불리며, 인플루엔자 바이러스(influenza virus)에 의해서 생기는 발열을 동반하는 상기도 감염이다. 우리가 보통 감기라는 부르는 질환과는 별개이며, 콧물 · 기침 등의 호흡기 증상보다는 전신증상이 더 심하게 나타난다. 흔한 전신증상은 고열, 오한, 두통, 전신쇠약감, 근육통 등이다.

인플루엔자 바이러스는 8개의 유전자가 분절된 상태로 지질 외피에 둘러싸인 RNA 바이러스이며, 구성 단백질의 종류에 따라 A형, B형, C형의 3개로 나뉜다. A형은 바이러스 표면에 있는 항원인 hemagglutinin(HA로 표시)과 neuraminidase(NA으로 표시)의 조합에 따라서 여러 아형으로 나뉘는데, 현재까지 H는 15 종류, N은 9종류가 알려져 있어 135종의 A형 바이러스가 존재할 수 있다. 이 중에서 H1-H3과 N1-N2가 사람에서 병을 일으킨다. 'H1N1 인플루엔자'라고 하는 것은 1번 hemagglutinin과 1번 neuramindase를 가진 A형 인플루엔자 바이러스라는 뜻이다. B형도 병을 일으키나 비교적 그 정도가 덜하며, H와 N에 의한 아형이 존재하지 않는다. C형은 병원성이 별로 없다.

2. 전파경로

인플루엔자 바이러스에 감염된 환자의 호흡기 분비물로부터 비말(droplet)이나 비말핵(droplet nuclei)을 흡입하거나, 감염자와 직접 또는 매개물을 통한 간접 접촉을 통해서 바이러스가 사람의 상부호흡기 또는 결막의 점막에 부착하면 감염을 일으킨다.

3. 인플루엔자 바이러스의 변화(항원변이)

인플루엔자 바이러스의 특징 중에 하나는 항원변이라는 현상을 통해 항원성이 변한다는 것이다. 항원구조의 변경을 통해서 기존의 사람들이 가지고 있는 항체를 무력화시킴으로써 유행이 지속될 수 있는 능력을 보유하게 되는 것이다. 이러한 변이에는 인플루엔자 바이러스 표면항원인 HA와 NA가 중요한 역할을 한다. 항원의 변이가 소규모일 때는 항원 소변이(antigenic drift)라고 하는데, 이것은 매년 일어나며 매년 국지적인 소규모 유행의 원인이 되고, 이로 인해 매년 인플루엔자 백신의 조성을 달리하게 된다. 항원의 변이가 대규모일 때는 항원 대변이(antigenic shift)라고 하며, 전혀 새로운 항원을 갖는 바이러스가 나타난다. 이는 세계적인 대유행(pandemic)을 일으키는 원인이 된다.

항원성이 전혀 새로운 바이러스를 만드는 기전은 크게 두 가지로 설명되고 있다. 하나는 유전자 재조합 이론(genetic reassortment theory)으로 인플루엔자 바이러스가 8개의 분절된 유전자로 이루어져 있으므로 사람과 조류 인플루엔자 바이러스가 다른 개체의 한 몸속에서 이중감염을 유발하고, 그 과정에서 두 종류의 바이러스 유전자가 재조합을 일으켜서 전혀 다른 신형 바이러스가 생기는 것이다. 사람과 조류에서는 바이러스는 각각 다른 종에 감염을 일으키지 못하므로 양쪽 바이러스에 감염이 수월한 돼지 같은 종류가 매개체의 역할을 한다고 생각된다. 1957년이나 1968년의 대유행이 이 범주에 속한다. 다른 하나는, 1997년의 홍콩 조류독감의 인체감염이나 최근 유행하고 있는 조류독감의 인체감염 사례에서 볼 수 있듯이, 특별한 매개체 없이 직접 조류 인플루엔자가 사람을 감염시키는 현상이 발생하였다. 1918년의 대유행 인플루엔자와 조류독감 바이러스를 비교한 연구를 보면, 조류독감 바이러스가 직접적인 소규모 유전자 변이를 통해서 사람에게 완전히 적응할 수 있는 형태로 변할 수 있음을 알게 되었다. 또한 현재 일부 지역에서 인체감염을 일으켰던 고병원성 H5N1 바이러스에서 이와 비슷한 유전자의 변화가 발견되고 있어 사람에게 쉽게 적응할 수 있는 형태로 진행 중이라는 근거가 되고 있다.

4. 인플루엔자 유행의 중요성

인플루엔자는 매년 겨울철에 국지적으로 소규모 유행이 계속되고 있으며, 우리나라에서는 12월에서 3월 사이가 유행기이다. 보통 성인에서 이런 인플루엔자에 걸리면 앞에서 말한 전신증상이 나타나서 며칠 고생을 하게 되고, 이 기간 동안 평소 하던 일을 제대로 못해 손해를 보게 된다. 반면 면역저하자나 심혈관계 등의 질병이 있던 사람이나 노인 · 영아에서는 인플루엔자 자체나 이차 합병증에 의해서 병원 입원율이 증가하고, 사망률 또한 유의하게 증가한다.

인플루엔자 환자의 호흡기 분비물을 통해 감염이 되며, 전염성이 매우 높다. 따라서 조건만 맞으면 짧은 시간 내에 넓은 지역에 유행이 생길 수 있는데, 유행시기에는 약 4주 만에 전 인구의 10~40%가 감염될 수 있다. 인플루엔자 대유행이 시작되면 이런 현상이 단시간 내에 폭발적으로 증가하게 되고, 한정된 의료자원 속에서 수용할 수 없을 정도의 환자는 큰 혼란을 초래할 것이다. 일례로, 인플루엔자 감염에 의해 인공호흡기가 필요한 환자에서 여분의 인공호흡기가 없다면 어떻게 될까? 평소 쓰지도 않는데 비싼 인공호흡기를 국가 예산으로 대량 구매하는 것도 불가능해 보이고, 근처 건물을 임시로 빌려서 병실만 만들어 놓는다고 해결될 문제가 아니다. 20세기 들어 네 번의 대유행이 있었는데, 1918~1919년의 '스페인 독감'은 가장 큰 피해를 남겨 전 세계적으로 5억 명의 환자가 발생하고 이 중에서 4천만 명이 사망하였다. 이들 사망자 중에 많은 수가 특별한 질환이 없던 젊은 성인들이었다는 것은 주목할 만한 사항이다. 1957년, 1968년, 1977년에도 대유행이 있었는데, 대략 10년 간격으로 발생하였다.

5. 진단

호흡기 분비물을 배양하는 것이 진단의 표준방법이다. 검사 30분 내에 인플루엔자 A, B를 확인할 수 있는 kit들도 사용 중이다. 항체검출을 위해 혈청검사를 시행할 수 있으나, 항체가의 상승을 증명하기 위해서는 시간이 걸리는 단점이 있다. 분자유전학적 기법을 이용하여 호흡기 검체 내에서 인플루엔자 RNA를 검출하는 방법도 유용하다.

6. 치료 및 예방

치료제로서는 amantadine과 rimantadine이 인플루엔자 바이러스가 인체세포 표면을 거쳐 세포 내로 들어가는 것을 억제함으로써 항바이러스 효과를 나타낸다(M2 억제제). 최근의 연구에 의하면, 현재 유행 중인 인플루엔자 바이러스는 이 두 약제에 대한 내성률이 높아 임상에서의 유용성이 크

표 4. 인플루엔자 예방접종 우선접종 권장 대상자

• 피부의 발진	• 50세 이상의 성인
• 만성 심폐질환자	• 임산부(초기 3개월은 피함)
• 당뇨, 암 등의 만성 질환자	• 환자를 돌보는 병의원 종사자
• 집단시설 수용자	• 닭 · 오리 농장 및 관련 업계 종사자
• 생후 6~23개월 소아	

게 제한되었다. 비교적 최근에 개발된 oseltamivir(Tamiflu®), zanamivir(Relenza®)는 인체세포 내에서 증식한 인플루엔자 바이러스가 세포 밖으로 유리되지 못하도록 함으로써 바이러스 증식을 억제하며(neuraminidase 억제제), 임상에서 내성률이 미미하기 때문에 유용한 약제이다. Oseltamivir는 경구약이며, zanamivir는 분말형태의 흡입제이기 때문에 환자 상황에 따라 적응을 달리해야 한다. 이들 치료제는 증상이 생긴 지 48시간 내에 투여해야만 효과가 있다.

인플루엔자의 예방은 매년 시행하는 백신이 가장 중요하다(표 4). 유행이 시작되기 전에 맞아야 하며, 9~12월 사이에 접종한다. 백신접종이 꼭 필요하나, 백신접종이 불가능한 사람은 유행기간 동안 항바이러스제를 복용한다. 예방 백신은 제조하는 데 보통 6개월이 필요하기 때문에 빠르게 시작되는 인플루엔자 대유행시에는 효과적인 예방방법이 될 수 없다. 인플루엔자의 대유행 발생시 백신개발 단계까지 유행의 확산을 막으며 시간을 벌어줄 수 있는 유일한 방법은 예방약제의 투여이다. Neuraminidase 억제제인 oseltamivir와 zanamivir는 인체 인플루엔자 바이러스뿐만 아니라 조류독감 바이러스에도 효과적이므로 가장 적절한 약제이며, 국가수준에서의 적정한 비축이 필요하다. 그리고 백신 생산을 위한 준비가 되어 있어야 한다.

II. 조류독감

1. 증상 및 현황

조류 인플루엔자 또는 조류독감(avian influenza, bird flu)은 인플루엔자 바이러스 중 닭 · 오리 및 야생조류 등의 조류만 감염시킬 수 있는 특정 바이러스에 의해 발생하는 전염성 질환을 말한다. 조류 인플루엔자는 종 특이성이 있어서 종을 뛰어넘어 사람에게 병을 일으키는 경우는 극히 드물다.

가금류에서는 바이러스의 병원성에 따라서 0~100%의 다양한 폐사율을 나타낸다. A형 인플루엔자 바이러스 중 H5와 H7 아형만이 고병원성 인플루엔자를 유발하는 것으로 알려져 있으며, 현재 전 세계적으로 유행하는 조류 인플루엔자 바이러스 중 H5N1 아형이 가장 대표적인 고병원성 바이러스이다.

조류독감은 폐사 정도에 따라서 고병원성 · 저병원성 · 비병원성으로 구분할 수 있다. 고병원성 조류독감에 걸리면 75% 이상의 폐사를 나타내며, 벼슬의 청색증과 얼굴의 부종이 생기고, 산란계에서는 산란율이 급격히 감소한다. 오리는 폐사율이 높지 않고 증상이 심하지 않기 때문에 적절히 통제하지 않으면 조류독감을 퍼뜨릴 위험이 높은 대상이다. 조류독감에 감염되어 일정 기간이 지나면 폐사도 멈추고 산란율의 회복도 어느 정도 가능하지만 분변으로는 계속 바이러스를 배출하므로 대부분 살처분하게 된다. 감염된 조류는 최소한 열흘 이상 분비물을 통해 바이러스를 배출하며, 가장 중요한 전파방법은 분변의 직접적 접촉인데, 감염된 닭의 분변 1g으로 100만 마리의 닭을 감염시킬 수 있는 바이러스를 포함하고 있다. 사람의 발, 사료차, 기구, 장비, 계란 표면에 분변이 오염되어서 다른 닭에게 전파된다.

국내에서는 1996년 처음 조류 인플루엔자가 발생했으며, 1999년 이후 전국적으로 저병원성 조류 인플루엔자 발생이 있어 왔다. 현재 세계적으로 유행 중인 고병원성 H5N1 조류독감은 국내에서 2003년 12월에 처음으로 발생하였다.

2. 사람에의 전염

조류독감은 동물의 병이기 때문에 사람에의 전파는 극히 드물다. 그러나 최근 들어 감염된 조류에 노출 정도가 높았던 사람들 중에서 조류독감에 의한 인체감염 사례가 홍콩 · 베트남 · 태국 등에서

표 5. 2003년 이후 WHO에 보고 된 A형 조류독감의 인체감염 현황(2006. 3. 21 기준)

국가명	2003년		2004년		2005년		2006년		합계	
	환자 발생수	사망자 수	환자 발생수	사망자 수	환자 발생수	사망자 수	환자 발생수	사망자 수	환자 발생수	사망자 수
아제르바이잔	0	0	0	0	0	0	7	5	7	5
캄보디아	0	0	0	0	4	4	0	0	4	4
중국	0	0	0	0	8	5	7	5	15	10
인도네시아	0	0	0	0	17	11	12	11	29	22
이라크	0	0	0	0	0	0	2	2	2	2
태국	0	0	17	12	5	2	0	0	22	14
터키	0	0	0	0	0	0	12	4	12	4
베트남	3	3	29	20	61	19	0	0	93	42
합계	3	3	46	32	95	41	40	27	184	103

자료: www.who.int/csr/disease/avian_influenza/country/cases_table_2006_03_21/en/index.html

소수 보고되었고, 이들은 50% 정도의 높은 치사율을 보였다(표 5).

최근의 조류독감의 유행 지역이 동남아를 넘어서 전 세계적으로 넓혀지면서 새로운 국가들에서도 인체감염 사례가 늘어가고 있는 것은 주시해야 할 사항이다. 현재로서는 이들 인체감염 환자에 의한 사람 사이의 조류독감 전파는 극히 제한적인 것으로 생각된다. 이러한 조류독감이 직접 사람을 감염시키는 것은 분명하지만, 현재로서는 노출 정도가 심한 극히 소수에서만 발병하였으므로 일반인들에게 일상의 노출로는 감염위험이 높지 않다.

조류독감에 사람이 감염되면 일반적인 인플루엔자와 비슷한 증상인 고열, 오한, 몸살, 기침, 호흡장애, 인후통, 결막염 등이 나타난다.

3. 인체감염시 치료 및 예방

기존에 인체 인플루엔자 감염에서 많이 쓰여 왔던 amantadine, rimantadine에는 내성이 있어 사용할 수 없고, neuraminidase inhibitor인 oseltamivir, zanamivir를 사용할 수 있다. 그러나 어느 정도의 용량을 얼마 동안 사용해야 하는지에 대해 확립된 바는 없다. 그 외에 호흡부전에 대한 인공호흡기 치료와 다른 합병증에 대한 일반적인 치료가 필요하다. 현재까지 조류독감 예방을 위해 상품화된 백신은 없다.

참고문헌

정희진(2005). 「조류 인플루엔자」. 『대한의사협회지』 48(12): 1195-1205.

Taubenberger JK, Reid AH, Lourens RM et al(2005). Characterization of the 1918 influenza virus polymerase genes. *Nature* 437: 889-893.

Tumpey IM, Basler CF, Aguilar PV et al(2005). Characterization of the reconstructed 1918 Spanish influenza pandemic virus. *Science* 310: 77-80.

3절 성인의 예방접종

내과 박상원

예방접종은 감염질환을 예방하는 가장 효과적인 방법 중 하나이며, 실제적으로 많은 성과가 있었다. 1980년 천연두가 공식적으로 소멸되었으며, 소아마비도 그런 목표에 근접하고 있다. 그 외에도 많은 감염질환들이 예방접종에 의하여 현저히 감소하였다. 이러한 예방접종 사업은 거의 소아를 중심으로 이루어져 왔는데, 성인에서도 그 필요성이 높아지고 있다. 그 주 이유는 성인에서도 예방접종을 통해 예방할 수 있는 감염질환의 종류나 비중이 높고, 이러한 감염질환이 적절히 제어되지 않음으로써 다시 소아에게 전파될 수 있는 위험이 높기 때문이다.

우리나라에서는 소아의 경우 국가필수 예방접종을 비롯하여 예방접종이 종류 및 일정을 제시하고 있으나, 성인의 경우에는 특수한 경우를 제외하고는 각 의료기관에서 의사의 판단에 따라 예방접종 여부를 결정하고 있다. 국민들의 소득수준 향상과 건강에 대한 관심의 증대로 인하여 우리나라도 일반인으로부터의 예방접종 요구도 많아질 것으로 예상된다.

여기에서는 미국의 예방접종자문위원회(Advisory Committee on Immunization Practices, ACIP)의 권고안을 중심으로 성인에서 필요한 예방접종에 대하여 고찰하도록 하겠다.

I. 성인의 예방접종 분류

성인에서의 예방접종 계획은 두 가지로 분류할 수 있다. 그 하나는 나이에 따라 분류하는 것인데, 이는 나이에 따라서 감염질환에 대한 감수성이 달라지기 때문이다. 다른 하나는 개인의 의학적인 상태에 따른 분류이며, 이는 질병의 종류나 감염질환에 대한 노출 위험도에 따라 감염질환의 획득 여부가 달라질 수 있기 때문이다.

그림 2에 성인에서 나이에 따른 예방접종의 종류와 적응에 대해 표시하였고, 그림 3에는 각 위험요인을 가진 집단에 대한 예방접종의 종류와 적응에 대해 표시하였다. 이 지침을 기본으로 하여 각 예방접종에 대한 부연 설명을 덧붙인다.

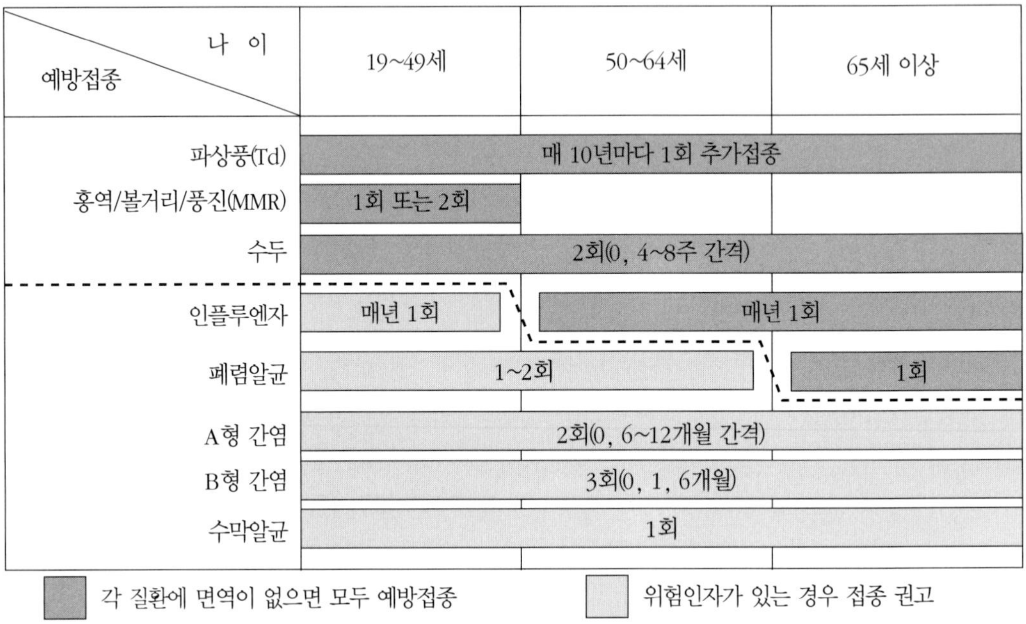

그림 2 성인에서 나이에 따른 예방접종

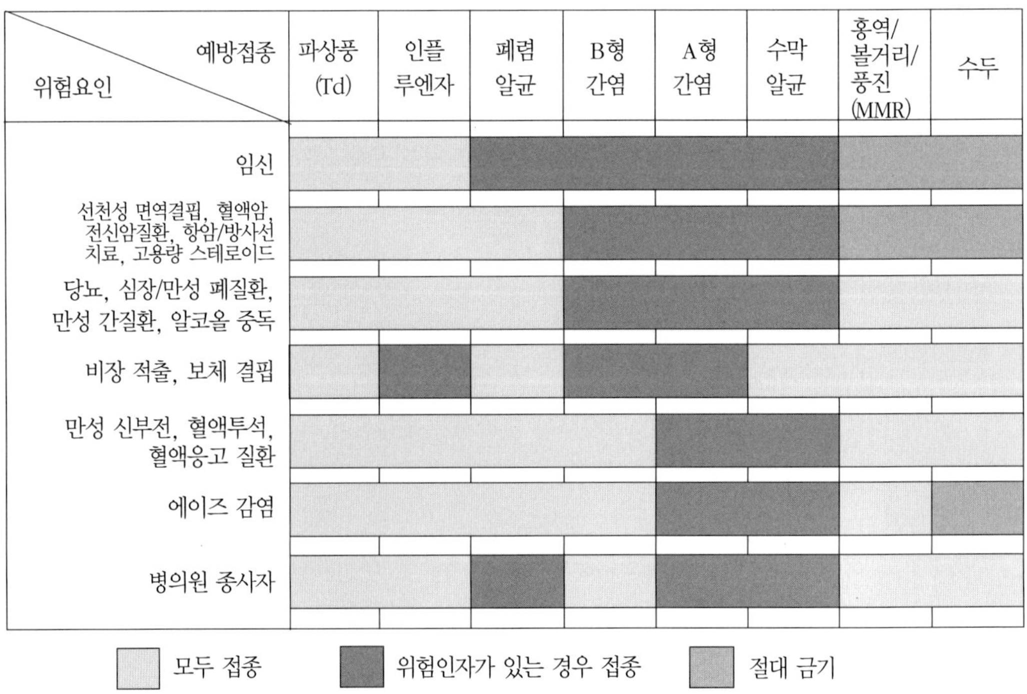

그림 3 성인에서 위험요인에 따른 예방접종

II. 위험질환별 예방접종

1. 파상풍

제3종 법정 전염병이며, 매년 10여 명의 환자가 공식적으로 보고되고 있다. 파상풍균은 흙, 분진, 동물의 분변 등에 널리 분포되어 있고, 이 균에 의한 외독소는 미량으로도 치명적인 병을 일으킬 수 있다. 우리나라에는 DTP 백신이 1958년에 도입되었기 때문에 이전에 태어난 성인들은 파상풍 예방접종이 전혀 이루어지지 않았고, 최근까지 성인에서의 추가접종이 전혀 없었다. 국내 연구에 의하면, 예방접종이 필요할 정도로 파상풍 특이 항체가가 낮은 비율이 20~60세 연령에서 42~92.5%나 되었다. 따라서 파상풍균은 우리나라 어디에나 존재하며, 대부분의 성인들이 파상풍에 대한 면역력이 없다고 볼 수 있다.

기초접종(소아 때 3회) 완결이 확실하지 않은 모든 성인(임산부 포함)은 기초접종을 받아야 한다. 성인에서의 기초접종은 3회이며, 0/4주(1차 접종 이후)/6~12개월(1차 접종 이후)의 순서이다. 기초접종을 받은 후에는 10년마다 추가접종을 해야 하며, 예방효과는 100%에 달한다. DPT 형태의 파상풍 백신은 성인에서는 부작용이 많아 사용할 수 없고, 최근 Td 형태의 백신이 도입되어 사용 가능하다. 우리나라 질병관리본부에서는 성인에서 환경적으로 파상풍균 노출의 위험이 많은 직업인(군인, 농어업 종사자, 산업근로자), 오염된 상처를 입은 응급환자, 만 40세 이상의 성인을 대상으로 Td 백신의 적극적인 접종을 권장하고 있다.

2. 홍역/볼거리/풍진(MMR) 백신

홍역은 소아에서는 생후 12~15개월 사이에 1회 접종을 한 후 4~6세에 추가접종한다. 일차 접종만 시행한 성인에서 이차 접종이 필요한 경우는, ① 최근 홍역에 노출되었거나 홍역이 유행 중인 경우, ② 사백신으로 예방접종을 한 경우, ③ 의료시설 종사자, ④ 홍역 발생 지역으로 해외여행 예정일 때이다. 볼거리는 1회의 접종만으로도 예방효과가 충분하다.

임신 중의 풍진감염은 태아에서 기형을 유발하므로 풍진 예방접종이 확실하지 않은 여성은 모두 1회의 예방접종을 해야 하며, 이후 4주간은 피임을 한다. 임신 중이거나 예방접종 후 4주 내에 임신 예정인 여성에게는 접종을 하면 안 된다.

3. 수두

소아에 비해서 성인에서 수두가 발생했을 때는 증상이 더 심하고 합병증도 더 많아 과거 수두에 걸리지 않았거나 예방접종을 하지 않은 경우에는 4~8주 간격으로 2회 접종한다.

4. 인플루엔자

면역력이 6개월 정도 지속되기 때문에 매년 예방접종을 해야 한다. 인플루엔자는 매년 유행하는 바이러스가 다를 수 있으므로, 이전의 백신으로 신뢰할 만한 효과를 기대할 수 없다. 19~49세까지의 건강한 성인에서는 본인이 원하는 경우에는 접종을 하며, 이 경우 인플루엔자 감염시 1~2일 정도의 증상단축을 기대할 수 있다. 비강 내 흡입형태의 생백신(FluMist®)은 면역저하자들과 접촉할 기회가 없는 5~49세 정상인에게 사용할 수 있다(앞 절의 인플루엔자 치료 및 예방 부분 참조).

5. 폐렴알균 백신

폐렴알균은 지역사회에서 높은 빈도를 차지하고 있는 균혈증, 폐렴, 뇌수막염, 중이염의 원인균이며, 높은 항생제(페니실린) 내성률로 인하여 효과적인 백신의 필요성이 높아지고 있다. 성인에서 접종 대상자는 그림 3과 같으며, 인공와우 삽입에도 적응이 된다. 5년 후 재접종이 필요한 경우는 만성 신부전이나 비장적출 환자, 면역저하자, 항암치료나 고용량의 스테로이드 치료를 받는 사람 등이다. 65세의 성인에서는 초회 접종이 65세 이하에서 시행되고, 접종 후 5년이 경과한 경우에 1회 재접종한다.

6. A형 간염 백신

국내에서는 1996년 대전 지역에서 소규모 유행이 발생된 후 전국에서 15세 이후부터 30세 초반 연령에서 산발적 소유행이 지속되고 있다. 이러한 이유는 국내에서 그 동안 A형 간염 발생이 거의 없고 자연노출에 의한 면역획득의 기회가 거의 없어 낮은 방어력을 보이기 때문이다. 때문에 30대 초반까지는 A형 간염에 걸리지 않았거나 예방접종을 하지 않았다면 A형 간염백신 접종을 권장한다. 또한 만성 간염 환자(대사성 만성 간염 환자, B형 간염 보균자 포함), 혈액응고인자를 투여 받고 있는 환자, 약물중독자, 동성애자의 경우에는 A형 간염 발생의 위험과 A형 간염 발생시 중증 감염의 발생 위험이 있어 A형 간염백신 접종을 적극 권장하여야 한다. A형 간염 백신은 6개월 간격으로

2회 시행한다.

7. B형 간염 백신

초회 접종은 3회를 하며, 항체 생성률은 소아기에는 95%, 40세 미만의 성인은 90%, 40세 이상의 성인은 75~90%를 보인다. 시간에 따라 항체의 역가는 떨어지나, 초회 접종시 의미 있는 항체가 형성되었다면 이후 기준 이하로 역가가 떨어지더라도 면역기억이 있어 예방효과가 있다. 초회 3차 접종을 했는데도 항체 형성이 안 되는 경우에는 다시 3회에 걸쳐 재접종을 하고, 그래도 항체형성이 안 되면 추가적인 항체형성 가능성이 낮으므로 더 이상 재접종을 하지 않는다. 항체 미형성자가 B형 간염 환자의 혈액에 노출되었을 때는 예방적으로 면역글로불린을 투여 받아야 한다. 혈액투석, 혈액응고인자 투여자, 혈액노출이 가능한 의료시설 종사자, 약물중독자, 최근 성병을 앓은 경우, 남성 동성애자, B형 간염 감염자와 성접촉을 하는 경우, 집안에서 B형 간염 감염자와 같이 생활하는 경우, B형 간염 유병률이 2% 이상 되는 국가에 6개월 이상 여행 예정인 경우 등이 B형 간염 예방접종이 필요한 경우이다. 우리나라는 7% 이상인 국가에 해당한다.

8. 수막알균 백신

보체결핍 환자와 무비증(asplenia) 환자 외에도 수막알균 감염증이 높은 아프리카 사하라 사막 이남, 사우디아라비아의 메카를 방문하는 경우 접종이 필요하다. 대학 기숙사 신입생이나 군병영 생활을 하는 경우도 접종이 고려되어야 한다. 현재 국내에서는 백신을 구할 수 없다.

III. 위험요인에 따른 예방접종

1. 여행자

여행자에게 필요한 예방접종의 종류는 여행 지역, 여행지에서의 활동내용에 따라 달라진다. 현재 전 세계적으로 황열백신(yellow fever vaccine)은 유일한 필수 예방접종이며, 미접종시에는 이를 요구하는 나라에서 입국시 거부를 당한다. 국내에서는 인천공항검역소나 질병관리본부에서 접종할 수 있다. 장티푸스 백신은 동남아 등지를 여행할 때는 대개 필요하다. 그 외에 활동범위에 따라 파상풍, 광견병, 일본뇌염 예방접종이 필요하다. 각 지역에 대한 정보는 국내(www.cdc.go.kr/webcdc/index.jsp)나 외국(www.cdc.gov/travel/yb/index.htm)의 웹자료를 검색하면 도움을 받을 수 있다.

2. 임신

임신 중에는 여러 가지 이론적인 위험성 때문에 가능한 한 예방접종을 피하게 된다. 그러나 B형 간염이나 인플루엔자, 파상풍 등 잠재적인 부작용의 가능성보다 현실적인 효과의 비중이 더 큰 경우에는 예방접종이 필요하다.

참고문헌

강진한(2005). 「소아와 청소년 예방접종의 최신 지견」. 『감염과 화학요법』 37(suppl 1): S17-22.

김연숙(2005). 「성인 예방접종」. 『대한의사협회지』 48(6): 553-560.

CDC(2005). Recommended Adult Immunization Schedule-United States. October 2005-September 2006. *MMWR* 54(40): Q1-Q4.

Mandell GL, Bennett JE, Dolin R(2005). *Principles and Practice of Infectious Diseases*. 6th ed. Philadelphia: Elsevier Inc.

4절 성교전파성 질환

비뇨기과 정병창

I. 성교전파성 질환의 정의 및 역사

성병(venereal disease)이란 사전적 의미로 보면 "주로 불순한 성교에 의해 감염되고, 성기만을 침해하여 초발증세를 일으키게 하는 병"을 말한다. 역사적으로 성병에는 임질, 연성하감, 매독의 세 질환 외에, 1913년에 프랑스의 Nikola가 Fabre Durand과 함께 보고한 서혜림프육아종까지 네 가지를 가리키게 되었다. 임질이나 연성하감은 오래 전부터 여러 가지 명칭으로 기록되어 온 질환이며, 그 기원은 인류의 시작과 일치할 정도라고 알려져 있다. 이후 비임균성 요도염이 추가되어 1980년대까지 성병은 임질, 매독, 연성하감, 서혜부육아종, 비임균성 요도염의 다섯 가지로 국한되어 정의되었다.

그러나 20세기 후반의 교통의 발달과 국가간·대륙간 원활한 교류를 포함한 인류학적 변화와 함께 미생물학적 변화가 성병의 정의를 바꾸었다. 미생물학적 변화란 기존의 성병을 일으키는 박테리아 외에도 성행위에 의한 다양한 바이러스 감염의 출현을 말하는데, 예를 들면 바이러스성 감염, 후천성 면역결핍증, 장염 및 간염 등의 질환이 비정상적 불결한 성행위에 의해 발생하는 사실이 밝혀지게 되었다. 따라서 좀더 광범위한 성병의 의미를 갖는 새로운 명칭이 필요하게 되어 성교전파성 질환(性因疾患: sexually transmitted disease, STD)이라는 명칭이 협의의 성병에 대치되었다. 따라서 성교전파성 질환은 성교로 전파될 수 있는 모든 감염성 질환을 의미한다.

성교전파성 질환의 특징은 성교에 의하여 전파되기 때문에 혼합감염이 가능하고, 특히 성교전파성 질환의 치료에서는 성적 배우자에 대한 감염경로를 찾아야 하고 이에 대한 역학조사, 추적검사와 치료가 아주 중요하다. 이유는 재감염의 방지, 배우자의 합병증 방지, 그리고 사회에서 성교전파성 질환이 확산되는 것을 방지하기 위함이다.

여기에서 다룰 성교전파성 질환은 첫째, 요도염, 즉 임균성 요도염(임질)과 비임균성 요도염, 둘째, 외성기 궤양성 질환, 즉 매독(syphilis)에 의한 경성하감과 *Haemophilus ducreyi*라는 균에 의해 발생하는 연성하감, 성병성 육아종 및 바이러스 질환인 생식기 헤르페스 감염과 파필로마바이러스 감염, 셋째, 20세기의 최대 감염의 난제인 인산면역결핍바이러스(human immune deficiency virus) 감염에 의한 후천성면역결핍증후군(acquired immune deficiency syndrome, AIDS)이다.

II. 성교전파성 질환의 발생원인 및 최근 추세

1. 정상 방어기전 및 병태생리

성교전파성 질환을 일으키는 미생물에 노출된 요로생식기관의 표면을 이루는 상피는 점막층 또는 표피층으로 이루어져 있는데, 그 자체가 감염의 시작과 진행을 막는 일차 방어벽이다. 점막층 바깥 표면은 상피세포에서 분비된 친수성 물질인 당단백과 당지질, 그리고 배상형 상피세포에서 분비되는 친수성 당단백 교화체인 점액으로 인해 축축한 습기로 젖어 있으며, 이 물질들이 점막 방어벽으로서 작용한다.

한편, 표피층의 경우는 표피내층 내의 기저배아성 세포(basal germinative cells)가 유사분열을 거듭하며 바깥쪽으로 밀려나가면서 각질화되어 각질층을 형성하는데, 이 각질층이 일차 방어벽이 된다.

정상적으로 비뇨생식기관에는 많은 종류의 세균이 존재하는데, 이 세균들은 부단히 소변이나 점액의 흐름 또는 미세 섬모운동에 의해 외부로 밀려나가게 되어 점막에 세균이 부착되어도 염증반응을 일으키지 않고 세균의 증식과 외부로의 배출이 상호간에 균형을 이루면서 다른 병원성 미생물의 부착, 증식을 막고 있다. 그러나 병원성이 강한 임균이나 클라미디아가 침범하거나 기계적 자극 등에 의해 상피가 손상되어 있을 때는 미생물이 부착 과정을 거쳐 상피하층에 쉽게 정착하고 전이 및 증식하여 질병을 일으킬 수 있다.

2. 질병발생의 요인

성교전파성 질환이 대부분 원인균이 규명되었고 효과적인 치료법이 알려져 있음에도 불구하고 줄어들지 않은 것은 다음과 같은 여러 가지 원인 때문이다.

첫째, 원인 균주들의 항생제 및 화학요법에 대한 내성도의 증가로 인한 것인데, 일반적으로 병원균이 항생제나 화학요법에 장기간 노출되면 그 치료제에 대한 감응도가 낮아져서 효과를 상실하기 때문이다. 페니실린 내성 임균주의 발생으로 임질에 페니실린이 전혀 듣지 않게 된 것이 그 대표적인 예이다.

둘째, 항생제 때문에 병원균의 독성이 약해져서 증세가 매우 경미하여 환자 자신이 병에 걸렸다는 것을 모르거나, 알았다고 하더라도 진찰과 치료를 받는 데 소홀해질 수 있기 때문이다.

셋째, 성생활 양식의 변화이다. 인구의 과밀 현상과 특히 젊은 연령층의 증가는 성적 조숙 현상과 더불어 성행위의 증가를 가져왔고, 또한 교통수단의 발달과 함께 국내외적인 인구이동의 증가는 성교 상대의 수적 증가를 가져왔다. 특히 성의 자유화로 성생활에 대한 관용과 방종을 가져왔고, 대중매체의 홍수 속에 성적 자극을 증가시키는 선정적인 내용을 많이 포함하게 되어 성적 방종과 조숙 현상이 나타났다.

한편, 동성연애가 증가하여 진단과 치료가 어려운 성기 이외의 부위에 발병하는 성교전파성 질환이 늘어났다. 특히 입을 사용하거나 항문성교의 증가는 새로운 성교전파성 질환군을 야기하였고 더 쉽게 병이 발생하게 되었다.

III. 성교전파성 질환 각론

1. 요도염

요도염은 요도 분비물, 배뇨시 통증, 요도부위가 간지러운 증상을 나타내는 요도의 염증성 질환으로 성교전파성 질환 중에서 가장 흔한 질환이다(그림 4).

요도염은 병을 일으키는 원인 미생물에 따라 임균성 요도염(gonococcal urethritis)과 비임균성 요

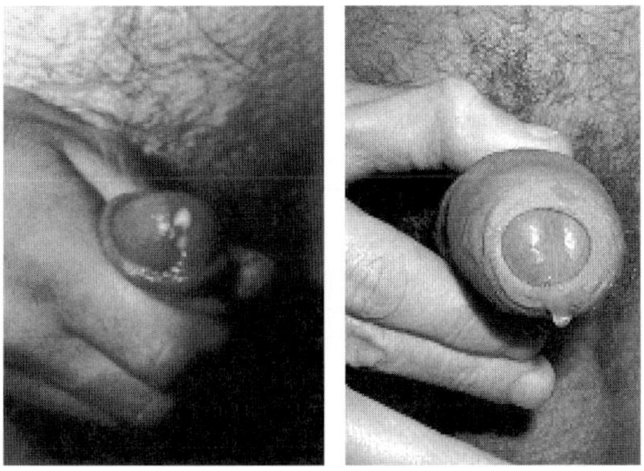

(A) (B)

그림 4 요도 분비물
임균성 요도염(A)과 비임균성 요도염(B)

표 6. 성감염 요도염의 원인

임균성 요도염 *Neissera gonorrhoeae*
비임균성 요도염 *Chlamydia trachomatis*, 30~50% *Ureaplasma urealyticum*, 10~40% Neither, 20~30%

도염(nongonococcal urethritis)으로 나눈다(표 6). 확진을 위해서는 그림 4에서 보이는 요도 분비물이나 적어도 4시간 이상 참은 뒤 배뇨된 초기 소변을 현미경으로 관찰하여 다핵백혈구를 확인하여야 한다.

일반적으로 임질이라고 불리는 임균성 요도염을 일으키는 병원균은 임균(*Nesseria gonorrhea*)으로 포자(spore)형성을 하지 않는 비운동성의 그람음성 쌍구균이다. 일단 요도염이 확인되면 임균성인지 비임균성인지를 반드시 감별해야 하는데, 그 이유는 치료방법의 차이 때문이다. 일반적으로 임균성은 비임균성 요도염에 비해 증상발현이 빨라 성접촉 후 2일 내지 일주일 정도 지나면 증상이 발생하고, 이에 비해 비임균성은 상대적으로 증상이 늦게 나타난다. 또한 증상의 정도는 비임균성에서 낮아 특별한 증상이 없는 경우도 있다. 그러나 항균제의 오남용에 따른 세균의 변이와 혼합감염의 증가로 임균성 요도염과 비임균성 요도염의 구별이 애매한 경향이 있으므로 주의를 요한다.

1) 임균성 요도염

임균성 요도염의 치료는 비교적 쉽다. 임균은 다른 그람 음성균들에 비해 여러 가지 항균제에 감수성이 높다. 그러나 지난 수십 년간 지속적으로 항균제 내성을 가진 균주의 분리가 증가되고 있다. 내성균주가 문제되지 않았던 과거의 경우 일차 선택 약제는 penicillin-G, tetracycline이 있었으며, 현재도 많이 쓰이고 있다. 1976년 페니실린 분자의 락탐고리를 분해하는 효소를 지정하는 유전정보를 플라스미드 내에 가진 새로운 균주가 나타난 이후 임균성 요도염의 치료에는 spectinomycin이 쓰이고 있다. 이 외에도 최근에는 tetracycline에 고도저항성인 균주와 spectinomycin에 저항성인 균주에는 ceftriaxone, erythromycin, doxycycline 등이 사용되고 있다(표 7).

표 7. 임균감염에 대한 최신 처방

추천 약제	기타 약제
• Ceftriaxone 250mg • 근육주사	• Ofloxacin 400mg 경구 • Ciprofloxacin 500mg 경구 • Norfloxacin 800mg 경구 • Cefixime 800mg 경구

2) 비임균성 요도염

비임균성 요도염은 임균성 요도염이 감소하는 데 비해 상대적으로 증가하고 있으며, 여러 가지 미생물에 의해 일어나는 증후군이다. 비임균성 요도염의 원인 미생물로서 가장 중요한 것이 *Chlamydia trachomatis*이다. 비임균성 요도염의 원인으로서 *C. trachomatis*가 비중이 높기 때문에 비임균성 요도염을 *C. trachomatis* 양성 비임균성 요도염과 *C. trachomatis* 음성 비임균성 요도염으로 분류하기도 한다. *C. trachomatis* 음성 비임균성 요도염의 원인균으로 가장 빈도가 높은 것은 *Ureaplasma urealyticum*이다(표 6).

비임균성 요도염은 성접촉 1~3주 후에 적은 양의 투명한 요도 분비물 또는 요도 소양감 등을 호소하는데, 적절히 치료하지 않으면 요도 주위 농양, 전립선염, 부고환염 등의 합병증이 올 수 있다. 일단 비임균성 요도염으로 진단된 후 원인균을 확인하는 것이 이상적이지만, 원인균의 확인이 쉽지 않으므로 시설이 부족한 의료기관에서는 굳이 원인균을 찾지 않고 치료를 시행한다.

비임균성 요도염의 치료는 원인 미생물에 따라 다르나 임상적으로 주로 *Chlamydia*나 *Ureaplasma* 감염을 전제로 치료방침을 정한다. 일차 선택 약제는 tetracycline 또는 doxycycline으로서 감수성이 높으나, 비임균성 요도염의 치료는 임균성 요도염에 비해 까다롭다. 만약 tetracycline을 쓸 수 없는 경우에는 erythromycin을 투여하며, 반드시 성접촉 대상자와 동시에 치료해야 한다. 비임균성 요도염의 치료가 까다로운 이유는 종종 치료에 저항하는 지속성 비임균성 요도염 또는 치유된 뒤 약 2주 후 증상이 다시 나타나는 재발성 비임균성 요도염이 있기 때문이다. 지속성 비임균성 요도염으로 생각되면 그 원인으로서 단순포진(Herpes simplex)바이러스 감염을 의심해야 하며, 이 경우에는 약 2~3주 경과 후 증상이 자연 소멸된다.

일단 지속성 또는 재발성 비임균성 요도염으로 의심되면 고식적인 치료를 시작하고, 치료를 완결하지 않은 자나 배우자의 치료 없이 성교에 노출되어 있으면 metronidazole과 erythromycin과의 병용치료를 시도한다. 남성에서는 전립선을 포함하여 요도 주위 농양이나 요도 내 이물질의 존재 여부를 확인해야 하며, 여성에게는 곰팡이나 트리코모나스 감염을 의심할 수 있다. 합병증으로 여성은 만성 골반염으로 불임을 초래할 수 있으며, 남성에서는 부고환염으로 불임, 요도협착, 전립선염 등이 올 수 있고, 신생아 결막염도 올 수 있다.

2. 외성기 궤양을 일으키는 성교전파성 질환들

1) 매독

1494년 프랑스 샤를 8세가 나폴리에 진군했을 때 페스트와 비슷한 악성 병상이 발생하여 수개월 사이에 전 이탈리아에 퍼졌다. 이 병은 전쟁을 계기로 전 유럽에 퍼지기 시작했으며, 당시까지 전혀 알려지지 않았던 이 질병을 '매독'이라고 불렀다고 한다. 이탈리아인은 이 병을 프랑스 군대에 의해 수입되었다 하여 '프랑스 병'이라고 부르기도 했는데, 이 병의 발생장소 및 발생시기에 대해서는 아직 정확한 이론이 없다. 그러나 16세기 연구가들의 매독의 원인과 기원에 대한 기록을 보면, 매독은 외설에 대한 결과이고 '육욕의 딸'로 하늘의 벌이라고 보고 있었다. 그러나 1905년 독일의 Schaudinn과 Hoffmann이 매독은 스피로헤타라는 미생물에 의해 유발된다는 것을 확인했다. 매독은 주로 성교를 통해 감염되지만, 그 외에 키스, 매독에 감염된 산모의 모유를 통해 감염되기도 한다. 또 드물기는 하지만 수혈, 술잔, 담배, 파이프, 면도칼 등을 통해서도 감염되기도 한다.

(1) 감염 1기

스피로헤타(그림 5)가 생식기관의 벽을 구성하고 있는 점막층을 파고 들어가 체내에 퍼지게 되며, 감염 후 9일에서 3개월 사이에 피부조직에 일종의 궤양이 나타나 전염성이 높아지게 된다. 궤양이 나타나는 부위는 생식기 부근이 대부분이지만, 입 · 유방 등에도 나타난다. 질이나 요도 등 발견하기 힘든 곳에도 나타날 수 있으나, 통증이 없기 때문에 자각하기가 어렵다(그림 6).

(2) 감염 2기

수주에서 6개월이 경과하면 2기로 발전한다. 이 시기가 되면 발진이 전신에 나타나거나, 발바닥이나 손바닥에만 나타날 수도 있고, 목에 통증이 있거나 두통이 생기고, 머리카락이 많이 빠지며, 입

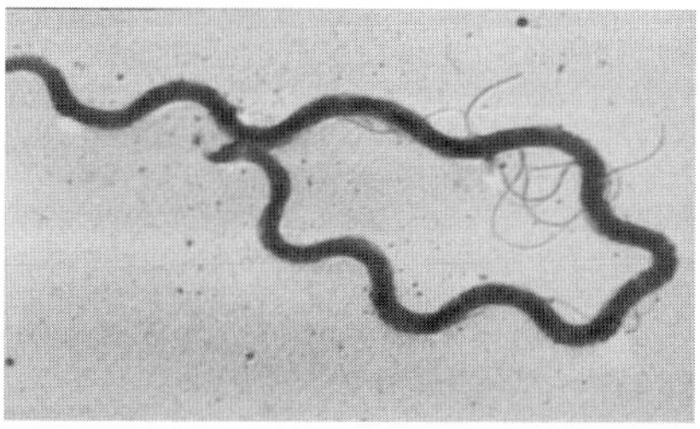

그림 5 매독 원인균 *Trepanoma pallidum*

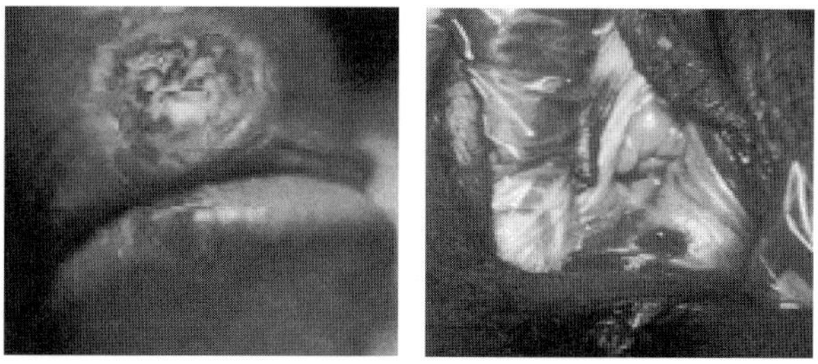

그림 6 매독에 의해 발생한 남자와 여자 생식기의 경성하감

이나 외부생식기 주변 점막에 궤양이나 발진이 나타난다. 이때의 전염성은 매우 높아서 성행위가 아닌 단순한 접촉으로도 타인에게 전염될 수 있다. 감염 2기는 다른 질병의 증상과 비슷해 그냥 지나쳐 버릴 수 있다. 감염 2기를 확인하는 방법은 혈액검사뿐이므로 의심이 나면 반드시 혈액검사를 받아보는 것이 안전하다.

(3) 치료되지 않은 매독의 결과

치료하지 않을 경우 스피로헤타는 더욱 깊숙이 침투하게 되며, 이러한 잠복기는 외관상 아무런 징후도 나타나지 않는다. 그러나 몸속에서는 치명적인 병이 점차 확산되어 심장과 대동맥, 뇌, 중추신경계, 시신계 등 신체 내의 어떤 조직도 감염으로부터 자유로울 수 없다. 통계에 의하면, 치료되지 않은 매독 환자 100명당 23명이 사망하거나 영구히 신체 장애자가 되며, 이 중 심장손상 13명, 뇌 · 척추 손상이 10명의 비율로 나타난다고 한다. 또한 매독은 임산부는 물론 2세에게도 치명적인 악영향을 준다. 매독균을 가진 여성이 임신을 하면 20%는 유산을 한다. 아기가 태어난다고 해도 15%는 2개월 안에 사망하며, 30%는 매독균에 감염되어 영구적인 기형을 가지고 평생을 살아야 한다

(4) 매독의 진단 및 치료

성접촉 2~4주 경과 후 외성기 또는 외성기 주위에 반점(macule)과 같은 미미한 피부병변으로 시작된 뒤 점차 진행되어 단단한 표재성 융기인 구진(papule)이나 농포(pustule)로의 이행을 거쳐 매독 초기 궤양인 경성하감(hard chancre) 형성으로 이어지게 된다(그림 6). 경성하감은 초기에는 비교적 깨끗한 기저부(base)를 보이며 눌러 보아도 아프지 않다. 그러나 근래에는 전형적인 경성하감은 줄어들고 있으므로 모든 외성기 부위의 궤양이나 피부병변이 있을 경우 일단 매독감염을 의심해야 한다.

매독진단의 출발은 정확한 병력청취와 이학적 소견의 확인이다. 일단 임상적으로 매독이 의심되면 암시야 현미경 검사(dark field microscopy)를 시행하는 것이 원칙이다. 이때 반드시 명심할 점은 검체 채취 전 병변부위를 생리식염수로 깨끗이 세척한 뒤 병변부를 힘껏 눌러 짜거나 긁은 다음, 혈액(blood)이 아니라 혈청(serum)을 채취해야 한다는 것이다. 만약 암시야 현미경 검사가 불가능하다면 형광항체 염색으로 대치할 수 있다.

직접적으로 *Treponema pallidum*을 확인하는 방법 이외에 혈청학적 검사들로서 VDRL(venereal disease research laboratory test), RPR, FTA-ABS(fluorescent treponemal antibody absorption), 그리고 MHA-TP(microagglutination assay for antibody to Treponema pallidum)가 있다. 이 중 가장 많이 사용되는 VDRL 혈청검사는 하감(chancre)이 출현한 지 2주 정도 지나야 양성 반응이 나타난다. Treponema 항체검사법인 FTA-ABS와 MHA-TP는 한번 양성되면 치료 후에도 전환되지

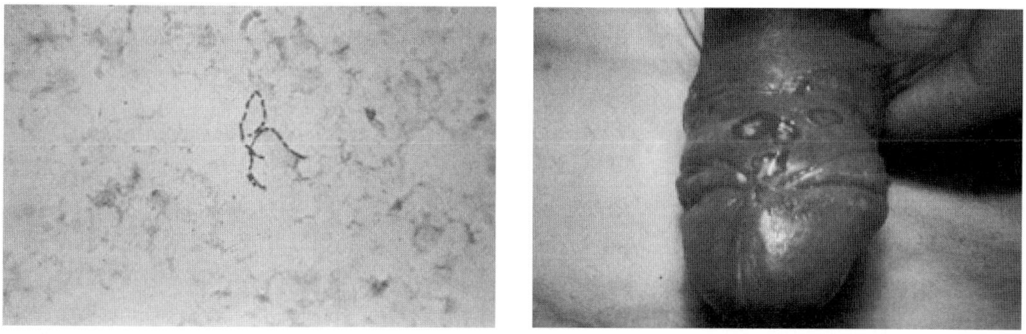

그림 7 연성하감 원인균주인 *Haemophilus ducreyi*와 연성하감에 의한 성기 궤양

않고, non-Treponema 항체검사법인 VDRL 검사법은 치료 후 수치가 떨어지거나 음성으로 전환되어 질병의 활성도와 예후를 판정할 수 있다. 헌혈시 매독 발병 여부를 판별하는 검사법은 VDRL 검사법이다.

매독의 치료에는 페니실린 근육주사가 가장 좋다. 치료목적을 달성하기 위해서는 조직 내에서 비록 낮은 농도일지라도 장시간 약을 지속시켜야 하는데, 이를 위해서 benzathine penicilllne G를 120만 단위(unit)씩 양쪽 둔부에 각각 1회 근육주사하거나, 매일 수성 procaine penicilline G 60만 단위(unit)를 12일간 근육주사해야 한다. 만약 페니실린 과민체질일 경우에는tetracyclinehydrochloride 500mg을 하루 4회씩 적어도 15일 이상 경구투여한다.

2) 연성하감(soft chancre, chancroid)

*Haemophilus ducreyi*라는 균주 감염에 의한 외음력의 궤양성 질환으로서, 성접촉 후 수일간의 잠복기를 거쳐 처음에는 한 개의 구진(papule)이 나타나며, 곧이어 통증이 동반된 지저분한 표면을 보이는 궤양이 나타난다. 연성하감은 대개 화농성 분비물을 보이며, 치료하지 않으면 점차 확대되어 궤양끼리 합쳐지고 서혜부 임파질을 침범, 림프절 폐색을 초래하여 림프부종을 일으킬 수도 있다(그림 7).

연성하감의 치료제에는 erythromycine과 같은 macrolide계 항생제, 퀴놀론계 항균제, 그리고 2, 3세대 세파계 항생제가 있는데, erythromycine 500mg을 하루 네 차례 10일 이상 투여하거나 ceftriaxone을 병용하기도 한다.

3) 성병성 육아종(lymphogranuloma venerum)

*Chlamydia trachomatis*라는 균주에 의해 성기부에 수포 미란, 서혜부 임파절의 화농과 궤양을 동반한 전신질환으로 나타난다. 성접촉 후 약 1~5주의 잠복기를 가지며, 열대 · 아열대 지대에서 호발한다.

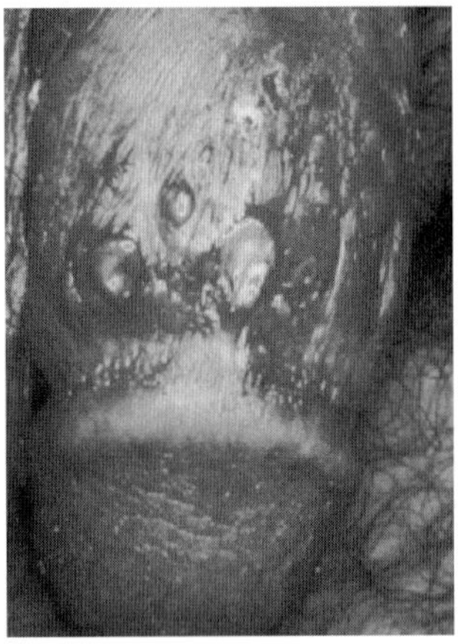

그림 8 단순포진시 나타나는 성기 수포 병변

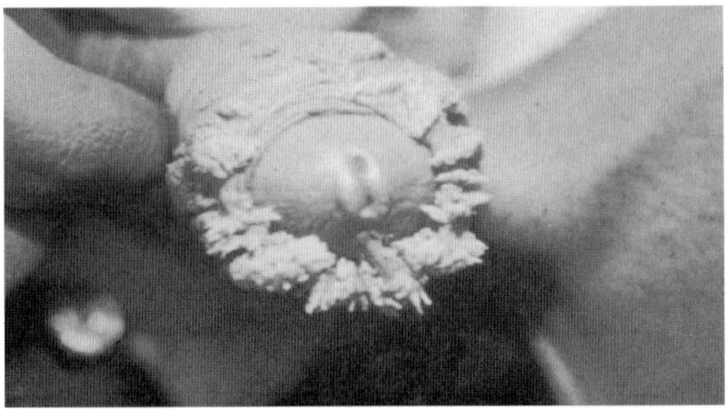

그림 9 Condyloma acuminatum

동성연애자에서 항문, 직장부위의 염증성 증상을 나타낸다. 일반적으로 자기치유(self-limit)의 경과를 보이며, 진단으로 임상소견, 배양검사, Frei 검사 및 보체결합 시험을 하여 확진하고, 치료로 doxycycline 100mg을 1일 2회 21일간 경구투여한다.

4) 단순포진(herpes simplex)

DNA 바이러스인 단순포진바이러스 감염은 1960년 이후 발병률이 부쩍 증가하고 있는 성교전파성 질환으로서 영아에게까지 전파되며 뇌막염 등으로 사망하는 심각한 질환이다. 단순포진바이러스(HSV)에는 1형과 2형의 두 종류가 알려져 있는데, 1형은 주로 입술, 안면 그리고 눈에서 분리되고, 2형은 음부에서 분리되며 산도(birth canal)를 통해 영아감염을 일으킨다. 그러나 두 가지 혈청형이 꼭 특이한 감염병소를 갖는 것은 아니고, 신체 어느 부위에도 감염을 일으킬 수 있다.

감염이 되었다고 증상이 다 나타나는 것은 아니고, 일부에서 성접촉 2~10일 경과 후 홍반성 피부병변과 수포가 나타난 후 궤양으로 이행되며, 과거에 단순포진을 앓았거나 감염이 있었던 경우에는 발열이나 기타 전신성 증상을 동반하지 않는 데 비해 첫 감염일 때는 심한 전신성 증상을 동반하기도 한다(그림 8).

진단방법으로는 바이러스의 배양분리가 가장 민감도가 높은 방법이다. 단순포진은 한번 걸리면 바이러스가 없어지지 않고 체내에서 숨어 있다가 신체 상태가 좋지 않을 때 증상을 발생시킨다. 증상이 발생한 경우 치료에는 항바이러스 약제인 acyclovir(ACV)를 사용한다. 단순포진의 재발은 2형의 경우 환자의 85%에서 재발하며, 2형이 1형보다 6배 정도 재발하고 1형은 55%에서 재발한다.

5) 음부 인간유두종바이러스(human papilloma virus, HPV) 감염

이 바이러스는 첨성 콘딜로마(Condyloma acuminatum)라 불리는 음부의 양성 종양을 일으키는 것으로서, 성접촉 2개월 후 다양한 형태의 콘딜로마가 나타난다. 성접촉시 조직손상을 받기 쉬운 귀두, 음경 경대(frenufum), 음경 위두관구(coronal sulcus), 음경포피에 다발한다. 흔히 한번에 직경 1~5mm의 사마귀가 여러 개 나타되며, 심한 경우 요도 내에서도 발견된다(그림 9). 대개 육안으로 식별되나, 경우에 따라 5% 초산(acetic acid)을 도포한 뒤에야 확인되는 경우도 있다.

현재까지 HPV를 박멸할 수 있는 효과적인 약제는 개발되어 있지 않다. 인터페론이 치료에 이용되고 있으나, 효과가 크지 않다. 고식적 치료방법으로서 20% podophytine 용액을 도포하는데, 치유율이 22% 정도이다. 다른 세포독성 약제로서 5-fluorouracil(5-FU)나 trichloroacetic acid가 있다.

외과적 치료방법으로 냉동요법(cryotherapy), 전기소작(electrocautery), 가위절제(scissor excision)가 있고, 최근에는 레이저를 사용하기도 한다.

3. 인간면역결핍바이러스(human immunodeficiency virus, HIV) 감염

후천성면역결핍증후군(acquired immunedeficiency syndrom, AIDS), 즉 에이즈는 1981년 처음 보고된 이래 높은 치사율, 근본 치료제 부재 등의 이유로 현대의학의 주요 현안이 되었다. 최근까지 에이즈는 빠른 전파를 통해 진 세계적으로 7친만 명 이싱을 김염시키고 그 중 약 3천만 명이 사망함으로써 현재는 4천만 명 이상의 감염자가 고통 속에 살아가고 있다. 우리나라는 1985년에 처음으로 감염자가 발견되었으며, 그간 완만한 증가세를 보이다가 1990년대 중반 에이즈가 국내에 토착화되면서 급격하게 증가되어 최근에 전체 감염자 수가 3천 명에 육박하며 하루 두 명꼴로 신규 감염자가 발생하고 있어 더 이상 안전지대가 아님이 증명되었다.

에이즈와 HIV 감염은 흔히 혼동되어 사용되나 사실은 같은 용어가 아니다. HIV 감염은 말 그대로 HIV에 감염되어 혈청 검사상 상기 바이러스가 양성 반응을 보일 때를 말하고, 결국 HIV에 의해 면역결핍 증상이 나타나면 그때 에이즈라고 말할 수 있다.

HIV에는 1형(HIV-1) 또는 2형(HIV-2)이 있으며, 감염경로는 감염자와의 성접촉, 감염된 혈액이나 혈액제제에의 노출, 모자간의 수직감염 등 크게 세 가지 경로를 통한다. 이 중 감염자와의 성접촉에 의한 경로가 제일 많고, 유럽 · 미국 등에서는 동성애자간의 전염이 상당 부분을 차지하며, 개발도상국에서는 이성간의 성접촉에 의한 경우가 대부분이다. HIV는 정액과 자궁경부, 질 내에서 발견되며, 성병에 의한 염증 소견이나 생식기 점막의 궤양이 있을 때 더욱 잘 전파되고, 남자에서 여자로 전파되는 것이 여자에서 남자로 전파되는 것보다 8배가량 많다. 이는 남성 성기와 요도가 감염된 질의 점액에 노출되는 시간이 상대적으로 짧기 때문이다. 항바이러스 치료를 받지 않거나 콘돔을 사용하지 않는 감염자에서 배우자에게 HIV 전파 가능성은 약 0.1~1%로 추정된다.

HIV에 감염되었을 때 나타나는 특이적인 증상은 없다. 그러나 일부 감염자에서는 감염되고 1~6주 후에 발열, 림프절염, 간비종대, 인후통, 근육통, 홍역양 구진, 피부점막 궤양, 설사 등의 비특이적인 증상이 나타나기도 하는데, 이를 급성 HIV 증후군이라고 한다. 이러한 증상은 감염자 모두가 느끼는 증상이 아니고 전체 감염자의 50%에서만 나타나기 때문에 감염 여부를 판단하는 지침으로 삼기는 어렵다. 감염 후 항체가 형성되기까지의 기간을 window period라고 하는데, 일반적으로 이 기간은 2~12주 걸린다. HIV 감염자는 급성 감염기 증상이 사라진 후 8~10년 동안은 아무런 증상 없이 정상인과 똑같은 생활을 하게 된다. 그러나 이 무증상기 동안에도 HIV에 의해 면역기능은 계속적으로 감소하게 되고 타인에 대한 전염력도 여전히 존재하고 있어 문제가 된다. 이후 면역력이 떨어진 에이즈로 발전하게 되어 만성 체중감소와 발열을 동반한 전신쇠약 등이 나타나고, 피부에 나타나는 카포시 육종, 아구창(oral candidiasis), pneumocystosis pneumonia, cryptococcal meningitis, 비뇨생식기계 감염 등과 비뇨생식기계의 기회감염으로 Candida 또는 Oytornegalovirus에 의한 고환염이나 세균뇨 등이 흔하게 나타난다. 최근 HIV 유행과 연관되어 임상적 결핵의 증상이 증가되며 폐결핵으로 발전할 기회가 많다. 모든 비뇨기계에 동반된 성교전파성 질환의 빈번한 재발과 중증의 임상경과를 가질 수 있다.

HIV 감염의 진단은 감염자 혈청에서 항체를 찾는 방법과 항원을 탐색하는 방법으로 나뉘는데, 선별검사로서는 HIV 항체검사를 시행하고 HIV 항체는 감염 환자의 95% 이상에서 6개월 이내 양성으로 반응한다. 확정검사로는 형광필사법이나 RIPA(radioimmune precipitin assay)와 Western blotting으로 확정한다. 선별검사와 확정검사에서 양성 인자는 HIV에 감염되어 있으며 전염력이 있다고 판정한다. HIV-1형의 감염은 미국 · 유럽 등 선진국에 대부분 발생하며, HIV-2형은 후진국인 서아프리카 · 모잠비크 등의 풍토성인 지역에서 나타난다. HIV-2형은 감염 가능성은 희박하지만, HIV-1형 항체의 음성 인자에서 HIV 감염의 임상상이 있으면 조사해야 한다.

인간면역결핍바이러스 감염의 완전제거 또는 파괴된 면역계를 완전히 회복시킬 수 있는 치료제는 없으나, 여러 가지 약제의 복합요법을 통하여 처음 유행 당시보다 치명률이 낮아진 상황이며, 완치보다는 조절하는 질병으로의 개념변화가 나타나고 있다.

4. 기타 성교전파성 질환들

1) 간염 바이러스

동성연애자 특히 남성에서 B형 간염바이러스(HBV)에 감염된 환자의 정액이나 혈액, 타액, 누액 등의 체액으로 전염이 되며, 신생아 감염은 주산기에 일어나므로 산전 진찰시 반드시 HBV 감염 여부를 확인해야 한다. 최근 C형 간염바이러스(HCV)에 의한 감염도 증가하는 추세이다.

2) 사면발이

사면발이는 *Pediculus pubis*라는 이름의 기생충으로 음모에 기생하는 이를 말한다(그림 10). 감염된 환자 수에 대한 정확한 국내 통계는 없으나, 미국의 경우 한 해 약 300만 명의 새로운 환자가 발생한다. 전염경로는 직접적인 피부접촉에 의하여 전염되며, 성관계가 없더라도 사면발이가 전염될 수 있고, 또한 불결한 침구나 수건을 통해서도 전염될 수 있다. 옷을 통해서도 감염될 수 있으며, 심지어 좌식 양변기를 통해서도 감염될 수 있다.

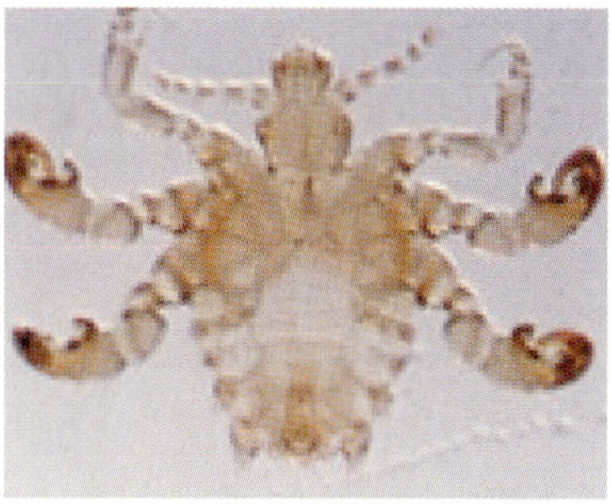

그림 10 사면발이

가장 흔한 증상은 음모부위가 매우 가려운 것이다. 사면발이가 피부를 물면 알레르기 반응을 일으켜 매우 가렵게 되고, 사면발이에 전염되면 대개 5일 정도가 지나면 증상이 생긴다. 자신의 음모 부위를 자세히 관찰하면 회색빛 성충을 발견할 수도 있고, 서캐라고 불리는 매우 작은 타원형의 사면발이의 알이 보이기도 한다. 사면발이에게 물린 자국은 푸른 빛을 띠게 되는데, 대개 감염되고 수일이 경과된 후에 발견할 수 있다. 사면발이는 주로 음모에 기생하지만, 드물게는 겨드랑이, 눈썹, 콧수염이나 턱수염, 심지어 머리카락에서 발견되는 경우도 있다. 육안으로도 사면발이를 발견할 수 있지만, 확대경을 사용하면 보다 쉽게 찾을 수 있다. 불확실하면 의사의 도움을 받아서 현미경으로 확인할 수도 있다.

대표적인 치료제로 lindane이라는 약물이 있다. 의심스러운 부위에 바른 다음 12시간 뒤에 샤워하면 되고, 약 10분 후에 씻어낸다. 임산부나 수유부, 2세 이하의 소아는 lindane 로션을 사용하면 안 된다. 치료가 된 후에도 피부자극이나 알레르기 반응에 의하여 가려움증이 남아 있는 경우도 있으며, 이때는 스테로이드 연고를 바르는 것이 도움이 된다. 침구와 이불, 입었던 옷은 모두 뜨거운 물에 삶아서 빨고, 삶아 빨기 어려운 것들은 플라스틱 백에 넣어서 2주간 보관하면 저절로 사면발이가 죽게 된다.

참고문헌

대한감염학회, 대한비뇨기과학회, 대한요로생식기감염학회(2004). 『비뇨기과에서의 에이즈』.

대한비뇨기과학회 편(2001). 『비뇨기과학』 제3판. 고려의학.

Walsh PC(2002). *Campbell's Urology*. 8th ed. Saunders.

9장
외과계 질환

1절 급성 복증의 이해

외과 정중기

I. 특성

급성 복증(acute abdomen)은 흔히 볼 수 있는 질환으로 빨리 진단하여 적절한 처치를 하지 않으면 사망을 초래할 수 있을 정도의 응급을 요하는 증후군이다. 그러므로 정확한 병력과 이학적 소견을 찾아내고 신속한 검사를 시행하여 진단을 내려야 한다. 대부분의 급성 복증 환자들은 급성 복통을 호소하기 때문에 복강 내 여러 질병에 대한 감별진단이 필요하며, 이를 위해서는 복강 내 장기의 해부 및 생리학을 알아야 한다.

통증감각을 담당하는 내장신경(splanchnic nerve)의 지배와 연관하여 대개 태아의 전장(fore gut)에 해당하는 위와 상부 십이지장에서 발생하는 통증은 상복부에서 느껴지고, 중장(mid gut)에 해당하는 소장의 통증은 배꼽 주위에서 느껴진다. 그리고 후장(hind gut)에 해당하는 대장의 통증은 하복부에서 느껴진다.

II. 임상적 고찰

1. 병력

1) 복통

환자가 호소하는 동통은 그 위치와 양상을 정확히 파악해야 한다. 즉 경련(cramp)이나 산통(colic

pain)은 공동장기(hollow viscus) 폐쇄의 특징으로 위장관, 담도계, 요로계 등의 폐쇄 때 볼 수 있는 가장 중요한 증상의 하나이다.

한편, 지속적인 통증(steady pain)은 위장관 염증성 질환이나 복막 자극의 소견으로 나타나고, 작열통(burning pain)은 소화성 궤양 때 볼 수 있는 통증이다. 박리성 동맥류(dissecting aneurysm)나 식도파열 때는 찢어지는 듯한 통증(tearing pain)을 호소한다.

2) 구토

구토 역시 급성 복증에 흔히 있는 중요한 증상으로 복통 발생 시간과 구토와의 관계, 토물의 양상과 양 및 빈도 등에 유의하여 병력을 찾는 것이 진단에 도움이 된다.

3) 배변의 변화

설사와 함께 나타나는 복통은 대부분이 위장관염의 경우이고, 드물게는 충수염 때도 나타날 수가 있다. 그리고 무변증(obstipation)이 복부팽만과 함께 나타나면 일단 의심해야 한다.

4) 월경의 변화

가임성 여자가 복통을 호소할 때도 자궁외 임신과 관련하여 월경에 대한 조사를 해야 하고, 그 이외의 산부인과 질환과 감별하기 위해서도 월경주기와 복통과의 관계를 확인한 것이 감별진단에 도움이 된다.

5) 비뇨기계 증상

요로결석의 경우 대개 빈뇨나 무뇨와 관계될 때가 많으며, 특히 요로통증의 과거력을 호소하기 때문에 진단에 상당한 도움이 된다. 한편 이 경우에 소변의 색깔을 관찰하는 것도 중요하다.

2. 이학적 소견

급성 복증 환자는 전신상태의 관찰과 체온, 맥박, 호흡, 혈압 등의 기초검사는 필수적으로 해야 한다. 특히 환자 자신이 취하는 체위, 복부의 외관 상태 및 피부 색깔 등을 유심히 관찰해야 한다.

열은 염증성 질환 진단에 도움이 된다. 그러나 어린이의 발열은 평가가 어려운 때가 있다. 예를 들면, 급성 인후염 때에도 복통을 호소하는 경우가 있다. 맥박은 쇼크 때나 복막염의 경우 중요한 소견이 될 수가 있다. 호흡양상의 경우, 소화성 궤양의 천공이나 급성 췌장염 때 나타나는 심한 통증 때문에 호흡이 얕아지는 경우도 있고, 심한 복부팽만의 경우도 호흡장애를 초래할 수가 있다. 그리고 폐하엽에 염증성 질환이 있을 때도 복통을 호소하여 개복술까지 하는 실수가 있을 수 있는데,

이런 경우에는 호흡상태, 청색증, 흉통, 열 등 호흡기 질환의 특이한 증상과 호흡에 따라 통증이 악화되므로 깊은 호흡을 피하려는 경향을 발견함으로써 감별진단에 도움이 된다.

환자의 체위도 중요한데, 요로나 담도결석 환자는 통증 때문에 몸부림을 치고, 급성 췌장염이나 위장관의 천공에 의한 복막염은 복막의 자극에 의한 통증의 악화 때문에 움직이지 않으려고 한다.

3. 검사법

급성 복증의 병력, 이학적 검사, 혈액검사 및 요검사 등을 이용하여 진단을 하고 있는데, 최근에는 다양하고 정밀한 검사법의 발달로 진단에 있어서 임상의에게 많은 도움이 되고 있다.

1) 혈액검사

급성 복통을 호소하는 환자에게는 가능한 한 빠른 시간 내에 말초혈액을 채취하여 일반혈액검사(CBC), 즉 백혈구 총수와 백분율, 적혈구 수, 혈색소, 헤마토크릿 등의 검사를 실시하여야 한다.

염증성 질환 때는 대개 백혈구 증가 등이 있는데, 병의 진행과 함께 백혈구 수는 더욱 증가하게 된다.

2) 요검사

기본검사의 하나로 요비중은 환자의 수분상태를 측정할 수 있다. 즉 요비중의 증가는 탈수를 의미하고 있다. 또한 요단백, 담즙 또는 기타의 비정상적 물질 존재의 분석은 질병을 진단하는 데 좋은 재료가 되고 있다. 특히 요검사에 대한 현미경적 검사소견에 백혈구와 적혈구의 소견과 세균검출은 환자 치료에 큰 영향을 줄 수 있다.

III. 복막염

급성 복증의 중요 기전으로서 복막염은 문자 그대로 복막의 염증으로 원발성 복막염(primary peritonitis)과 이차성 복막염(secondary peritonitis)으로 나뉜다. 그 중 천공, 감염증 등에 의한 이차성 복막염이 주요 질환으로 다루어진다.

1. 이차성 복막염의 원인

복막의 염증은 주로 위장관, 식도계, 담도계, 골반 내 장기 등의 질환에 의하여 발생하며, 때로는 복벽의 상처를 통하여 세균이 침습할 수도 있다. 그러나 복막염의 대부분이 위장관에서 기인하는 세균이 원인이 된다. 즉 위장관 천공에 의한 것으로 급성 충수염, 소화성 궤양, 대장게실증, 급성 담낭염 등이 있고, 복강 내 장기의 혈액순환 장애에 의한 허혈 때문에 생기는 것으로서 소장벽의 감돈(strangulation), 장간동맥 폐색증(mesenteric vascular occlusion), 장축염전(volvulus) 등이 있다. 그리고 복강 내 장기의 활동성 염증의 파급으로 인한 것으로 간농양, 화농성 난관염, 자궁농양 등이 있다.

위십이지장 궤양의 천공은 갑자기 일어나며, 발생 당시는 위산에 의한 화학성 복막염이 생기고, 치료가 지연될 때 복막에 세균이 침습하게 된다.

한편, 급성 염증에 의한 담낭의 천공은 매우 서서히 일어나며, 골반 내 장기에서 기인하는 복막염은 통증이 하복부에서 시작하여 위쪽으로 진행되는 것이 특징이다.

2. 진단

급성 복막염의 진단은 어렵지 않다. 먼저 복막염을 일으키게 된 원인질환을 찾아야 하는데, 흔한 것으로는 급성 충수염, 급성 담낭염, 소화성 궤양, 급성 게실염 등이 있고, 드물게는 소장이나 대장폐색증에 의한 천공이나 장의 염증성 질환에 의한 것 등이 있다.

급성 충수염의 경우는 기간이 짧을 수가 있으나 반드시 우하복부 통증과 압통 병력을 가지고 있으며, 이의 천공은 복막염 증세를 일으키기 직전에 통증이 감소되면서 일어난다.

소화성 궤양 천공은 궤양의 병력을 가진 환자로서 최근에 병세가 악화된 경우에 대개 발생한다.

대장게실의 천공 역시 천공 전에 반복되는 좌하복부 통증의 병력을 가진 환자에서 일어나며, S상결장에서 흔히 발생한다.

드물지만 만성 궤양성 대장염의 천공은 이 병의 가장 중요한 합병증의 하나이며, 천공은 병의 악화 시기에 발생한다. 국한성 소장염(크론병)의 경우는 장천공 형성이나 장폐색은 흔히 일어나나 천공은 드물다. 소장은 감돈성 폐색증(strangulation obstruction)이나 장폐색에 의해서도 천공이 발생할 수가 있다.

한편, 대장암에 의한 대장폐색에 의한 천공은 흔히 보는 합병증인데, 폐색은 S상결장에 발생하며 천공은 맹장이나 게실에서 주로 일어난다. 간혹 종양 자체에 의한 대장천공도 발생할 수가 있다.

3. 감별진단

급성 복증과 감별진단해야 할 몇 가지 전신질환이 있다.

1) 급성 포르피린증(acute porphyria)

이때 생길 수 있는 복통은 급성 충수염이나 장폐쇄증 때의 통증과 유사하며, 특히 이때 통증이 심하고 구토까지 동반될 때는 감별을 해 주어야 한다.

2) 유전성 구상적혈구증(hereditary spherocytosis)

이 환자의 hemolytic crisis 때 복통과 열이 동반될 수가 있는데, 소변에서는 urobilinogen 양의 증가를 볼 수가 있다.

3) 대사성 질환(metabolic disease)

다수의 대사장애에 의한 질환이나 신경성 질환 때 복통을 일으켜 감별이 어려운 때가 있다. 예를 들면, 당뇨병 환자에서는 케톤성산증(ketosis)과 의식저하 상태에서 복통을 호소하는 경우가 있는데, 이때는 소변검사로써 확진을 내릴 수가 있다.

Ⅳ. 급성 복증의 원인질환

급성 복증의 범주를 정하는 것은 어려우나, 일차적으로 나타나는 임상소견으로 보아서 상복부와 하복부로 나누어 상복부의 통증은 위십이지장 궤양, 담도계 질환, 췌장염 등에 의한 것이 대부분이고, 하복부의 통증은 충수돌기, 대장과 직장 등에 발생하는 급성 염증과 여성 생식기관에서 발생한 급성 염증 등이 포함된다.

1. 소화성 궤양에 의한 천공

대부분이 십이지장 궤양에 의하여 천공이 일어난다.

여성보다 남성에 많으며, 20~40세 사이에 가장 많이 발생한다. 반드시 궤양의 병력의 가지고 있으며, 천공이 일어나기 며칠 전부터 궤양의 증상이 악화된다. 천공은 대개 과음 · 과식 후 3~4시간 이후 혹은 밤에 갑자기 일어나는 것이 특징이다.

통증 역시 갑자기 발생하고 심한 편이며, 상복부의 중앙에서부터 빠른 속도로 복부 전역으로 파급된다. 궤양의 통증은 쓰린 상태이나, 천공 후에는 지속적이고 심한 통증으로 표현된다. 그리고 가끔 통증이 한쪽 혹은 양쪽 어깨로 뻗친다. 심호흡을 할 때 통증이 악화되기 때문에 얕은 호흡을 하게 되고 움직이기 싫어하는 현상을 볼 수 있다.

촉진상 미만성 압통과 널빤지 같은 느낌의 근육경직이 있고, 간 주위를 타진할 때 탁음이 없을 때가 있는데, 이는 유리가스가 존재함을 뜻한다.

2. 급성 담낭염

성인병으로 대개 50세 이상에서 발생하고, 남자보다 여자에 많으며, 90% 이상이 담석과 연관되어 발병한다. 그리고 대부분의 환자가 산통(colic pain)의 병력이 있으며, 발병 역시 갑작스런 산통으로 시작되며, 그 후에 오심 · 구토가 나타난다.

발병 2~6시간 후에는 통증은 지속적이나 우상복부에 국한되는 양상을 보이고, 통증이 우측 견갑부, 흉골 하부 등에 파급되는 것이 특징이다. 그리고 깊은 호흡 때 통증이 악화되기 때문에 호흡을 얕게 하려고 한다.

이학적 소견으로 체온상으로 현저하지 않으나, 통증발생 24~48시간 이내에 38°C 정도가 보통이며 오한도 나타날 수 있다. 우상복부에 심한 압통과 반사압통이 있으며, 담낭은 약 20%에서 촉지될 수 있는데, 이 담낭의 화농(empyema)이나 수증(hydrops)의 경우이다.

검사상 담도결석을 동반하지 않은 급성 담낭염에서도 혈청 빌리루빈 수치가 상승할 수가 있으나, 3mg% 이상으로 상승되는 경우는 담도결석을 의심할 수 있다. 백혈구 수는 초기에는 대개 정상이며, 백혈구 수가 20,000/μL 이상 증가하면 담낭염의 합병증을 의심할 수 있다.

최근에 개발된 초음파 진단은 담도계에서 담석의 유무 판정은 물론 담낭의 크기, 담낭의 두께 등을 알 수 있고 비침습적이기 때문에 위험성 없이 사용할 수가 있어, 산모나 황달이 심한 경우에도 간단하고 빨리 진단을 얻을 수가 있다.

3. 급성 췌장염

급성 췌장염을 일반적으로 acute edematous pancreatitis, acute hemorrhagic pancreatitis, acute exacerbation of a chronic pancreatitis, acute postoperative pancreatitis 등으로 분류한다.

감별진단을 요하는 것으로 급성 췌장염, 소화성 궤양천공, 상부 소장폐색증, 급성 충수염의 천공 등이다. 특히 소화성 궤양천공, 감돈성 소장폐색증, 괴저성 담낭염(gangrenous cholecystitis), 급성 충수염의 천공 등과 급성 췌장염은 이학적 소견과 혈청 효소치의 상승이 흡사할 때가 있기 때문에 혼돈하기 쉽다.

급성 출혈성 췌장염의 경우 장간막동맥 폐색증(mesenteric arterial occlusion), 복부동맥류 파열 등의 혈관질환과 감별해야 한다.

4. 급성 충수염

급성 충수염은 복통을 일으키는 외과질환 중 가장 흔한 질환으로 초기진단이 매우 중요하다. 즉 초기에 진단이 되어 수술을 하면 대부분의 경우에는 합병증이 없이 회복되나, 진단이 늦어 충수천공이 되는 경우는 충수 주위 농양형성, 장폐색증, 창상감염, 대변누공(fecal fistula)과 같은 합병증이 동반되어 사망까지 초래될 수도 있다.

임상소견은 대부분의 경우 범발성 복통으로 시작하여 식욕부진, 오심 등이 동반되면서 점차적으로 복통의 위치가 배꼽 주위에서 우하복부로 옮겨져 국한된다. 이때 구토를 일으키는 경우도 종종 있으며, 식욕부진은 성인인 경우 대부분 나타나나 소아에서는 빈도가 적게 나타난다. 이와 같은 전형적 증상은 급성 충수염 환자의 약 50~60%에서 나타나고, 나머지 환자들 특히 노인이나 소아에서는 비전형적 증상으로 나타난다.

충수돌기의 위치에 따라 복통의 정도 및 부위가 달라지게 된다. 즉 충수돌기가 맹장의 뒤쪽이나 후복막에 위치하는 경우는 복통이 우측 옆구리에 발생하여 신질환과 비슷한 증상을 나타내며, 골반 내에 위치하는 경우는 주위 기관인 방광, 직장, 난소 등에 유착되어 배뇨 및 배변시에 통증이 심해진다.

증상이 수시간 경과된 경우 복부를 주의 깊게 관찰하면 호흡에 의한 복벽운동이 우측 부위에서는 어느 정도 제한되어 있는 것을 볼 수 있다. 또한 촉진으로 압통이 가장 심한 부위를 찾아낼 수 있는데, 대개는 우하복부, 즉 McBurney point 근처이다. 복막에 염증이 있을 때는 반발통각을 나타내며, 기침을 하거나 타진하면 통증이 유발되는 것으로도 알 수 있다.

항문 및 질 수지검사는 급성 충수염 진단에 많은 도움을 주는데, 충수돌기가 골반 내에 염증을 일으킬 경우 검사시 통증을 느끼게 되고 난소·낭종이나 난관농양 같은 골반 내 질환들을 구별할 수 있다.

합병증으로 가장 많은 것이 충수돌기 천공에 의한 복막형성과 범발성 복막염으로, 우하복부 통증이 있으면서 5~7일 이상의 고열과 우하복부에서 촉지되는 종괴가 있으면 농양의 형성을 의심할 수 있으며, 이런 현상은 노인 환자에서 자주 볼 수 있다. 또한 이때 동반될 수 있는 소견으로는 빈맥, 복부팽만, 백혈구 수 증가 등이 있다.

한편, 범발성 복막염이 발생할 경우에는 단순한 충수염의 우하복부 통증이 전체적 복통으로 파급되면서 맥박이 빨라지고 37°C 이상의 발열이 있게 된다. 급성 충수염이 천공될 때 간혹 우하복부 통증이 갑자기 사라지면서 짧은 기간 동안 증상이 없어지기기도 한다.

급성 충수염과 감별진단해야 할 질환이 많다. 산부인과 영역의 골반 내 염증, 자궁외 임신, 성숙난포(graafian follicle) 파열 등과 소아에서 급성 위장관염, 장간막 임파선염, 상기도염, 신질환 등

그리고 비뇨기계의 신결석이나 요관결석과도 감별진단해야 한다. 또한 노인에서는 급성 담낭염 및 맹장이나 상행결장의 암과 감별을 요할 때가 있으며, 그 외에 Meckel's diverticulitis, 대장게실염, 급성 회장염, 십이지장 궤양 천공 등과도 감별진단이 필요하며, 다음과 같이 요약해 볼 수 있다.

1) 골반 내 염증

급성 충수염과 감별진단이 어려운 경우가 많은 질환으로 감별점은 생리기간 중 우하복부 통증이 발생하였을 때는 골반 내 염증을 의심하며, 이때는 위장관 증상이 급성 충수염보다 적고 특히 구토증상이 급성 충수염에서 현저하다. 그리고 급성 충수염의 경우는 초기에 빈맥과 고열이 없는데, 골반 내 염증은 이런 소견이 빨리 나타난다.

복통과 압통의 위치가 골반 내 염증일 경우는 대부분 우하복부에만 국한되지 않고 하복부 전체에 나타나며, 내진시 질 분비물이 많다.

2) 자궁외 임신

젊은 여성에서 생리를 하지 않은 병력과 내진상 만져지는 종괴나 출혈소견 등으로 급성 충수염과 감별진단을 할 수 있다.

3) 성숙난포(graafian follicle) 파열

난소에서 발생하는 우하복부 통증의 가장 많은 원인으로 생리와 중간 날짜에 발생하는 것이 특징이다. 이때 복강 내로 흘러나오는 혈액이 복막을 자극하여 통증을 유발하는 것이다. 정확한 내진으로 충수염과 감별이 가능하다.

4) 난소낭종 염전

이는 난소동맥의 폐쇄로 인하여 허혈상태가 되어 우하복부 통증을 나타내는 것으로 내진만으로서도 감별이 용이하다.

5) 급성 게실염

급성 게실염은 대장의 게실에 생기는 것으로 대부분 S상결장에 발생한다. 대장의 게실은 연령이 많을수록 빈도가 높아 서양인의 경우 40세 이상에서는 약 40%에서 게실을 가지고 있으며, 80%가 S상결장과 하행결장에 발생한다. 게실염은 게실을 가진 40세 이상의 사람에서 20%의 발생빈도를 보인다.

게실염 환자들의 가장 흔한 주소는 복통으로, 과거에도 가끔 복통을 일으킨 병력을 가지고 있으며 대부분 경련성 복통이다. 이때 변비나 구토를 동반하는 경우도 있다.

5. 급성 부인과 질환

1) 자궁외 임신

자궁외 임신은 대개 파열되기 전까지는 진단이 어려운데, 파열은 임신 6~12주 때 잘 된다. 파열되었을 때 진단에 중요한 특징은 무월경의 병력이 있으면서 급작스러운 하복부 통증이 나타난다는 것이다. 이때 하복부 어느 한쪽에 통증성 종괴가 촉지되어 출혈에 의한 징후가 있다.

하복부 통증은 참기 어려운 상태의 찢어지는 듯한 통증으로 나타나고, 이와 같은 통증이 기침이나 몸에 힘을 주는 동작을 했을 때 시작되기도 하나, 대개는 저절로 발생한다. 이때 오심 · 구토가 동반될 수도 있고, 배변을 하고 싶은 느낌이 나기 때문에 관장을 요구하는 환자도 있다.

골반 내 염증과의 감별진단은 무월경 병력이 없으며, 하복부 통증이 양쪽에 모두 위치하고, 고열이 동반되는 증상이다.

난소낭종의 염전이나 출혈이 있는 경우 감별이 필요한데, 정상적인 생리의 병력과 내진에서 자궁이 정상적인 경도를 유지하고 난소낭종이 주위 기관과 잘 구별되고 표면이 매끈한 종괴를 촉진할 수 있다.

2) 난소낭종에 의한 합병증

난소낭종은 염전을 일으키는 경우와 파열되는 경우가 있다. 염전이 생겼을 때는 하복부에 갑작스런 통증이 유발된다. 그러나 오심 · 구토 같은 위장관 증상이 적으며, 진찰상 하복부에 압통, 근육강직 등을 볼 수 있다. 장음은 없거나 감소된 상태이며, 체온과 맥박이 약간 증가할 때도 있다. 파열의 경우 서서히 복막염의 증상을 나타낼 수 있다.

3) 급성 난관염

대개 임질균에 의해 초래되며 13~30세 연령에 호발한다. 복통이 하복부에서 서서히 시작하여 상복부로 이동하며, 배뇨시 통증을 느끼는 것이 특징이다.

6. 급성 소장폐색증

원인으로는 탈장이나 유착이 가장 흔하나, 연령에 따라 그 원인이 다르다. 즉 유아에서는 폐쇄증(atresia), 태변장폐색증(meconium ileus) 같은 선천성 질환이 많고, 소아에서는 장중첩증이 가장 많다.

소장폐색증의 특징은 유동적 통증(peristaltic pain), 오심 · 구토가 심하고 방귀가 통과되지 않는다. 그리고 과거 병력상 복부수술이나 탈장이 있다. 따라서 과거에 수술 받은 흔적이나 탈장의 유무를 반드시 확인해야 한다. 진찰상 볼 수 있는 복부팽만은 폐쇄부위가 하부일수록, 그리고 폐쇄시간이 길수록 심하다. 때에 따라서 검사자의 눈으로 복부에서 연동운동을 발견할 수 있다. 복부청진상 감돈폐쇄가 되기 전까지는 장음이 항상 증가되어 있으며, 장음을 경련성 복통과 동시에 들을 수 있는 것이 특징이다.

감별진단을 해야 할 질환으로는 마비성 장폐색증, 장문막혈관 폐색증, 대장폐색증 등이 있다. 마비성 장폐색증은 대개 다른 질환이나 손상이 동반되며, 청진상 장음이 감소되든지 결손되어 있어 쉽게 감별된다. 그리고 방사선상 장내 가스나 소장과 대장에 모두 존재하므로 감별진단에 더욱 도움을 준다.

한편, 장간막동맥 폐색증은 최근 심근경색증이나 심방세동의 병력을 가진 환자에서 갑자기 복통을 호소할 경우 의심할 수 있다.

7. 대장폐색증

원인으로는 대장암이 가장 많으며, 그 외에 S상결장의 합병증이나 장축염전(volvulus) 등이 있다.

대장폐색증의 특징으로는 대부분이 50세 이상에서 발생하며, 하복부 경련성 통증이 서서히 시작되면서 심한 복부팽만을 보인다는 것이다. 소장폐쇄와 같은 오심 · 구토는 심하지 않으며, 대개 대장폐쇄의 병소가 S상결장이나 직장에서 발생하는 종양에서 기인되기 때문에 배변에서의 이상으로 변비의 병력을 가지고 있다. 복부청진상 장관의 급행적인 움직임 소리가 청진되며(peristaltic rushes), 진찰상 압통은 대개 없고, 종괴도 만지기 힘들다. 직장수지검사가 중요한 것으로 꼽히는데, 직장에 종괴를 발견할 수도 있으며, 이 조작에서 얻은 대변으로 잠혈검사를 하면 암진단에 도움을 준다.

8. 혈관질환

1) 상장간막동맥 색전증

원인은 대개 혈전형성 및 색전형성을 초래하는 심장질환으로 심근경색이나 심방세동이 대부분이며, 때로는 대동맥의 죽상경화증에서 떨어져 나오는 단편에 의해서도 발생한다.

특징적인 증상은 갑작스러운 통증이 배꼽 주위 혹은 범발성으로 발생하여 시간이 경과함에 따라 심해지면서 계속 진행한다. 진찰소견보다도 압통이 더 심하게 느껴져 산통으로도 표현한다. 구토는 통증의 시작과 함께 나타나고, 환자는 변의를 느끼면서 설사나 혈변을 볼 때가 있다. 그리고 통증발생 2~4시간 후에 통증이 서서히 사라지는 것을 느낄 수 있는데, 이때 치료하지 않으면 복막염의 소견이 나타나기 시작한다.

2) 복부 대동맥류 파열

동맥류 직경이 5cm 이상인 경우에 파열이 잘 되며, 파열이 생기면 혈액이 복강과 후복막으로 퍼져 복통 및 배통을 호소하게 된다. 수혈을 하면서 빨리 개복하여 지혈을 시켜야 하는데, 이때의 사망률은 파열되지 않은 동맥류 수술에 비하여 10배 이상을 보인다.

3) 복강졸중

자연발생적으로 복강 내 출혈이 일어나는 것으로, 흔하지는 않지만 발생하면 생명을 위협하는 질환이다. 갑자기 발생하여 심한 복통을 일으키면서 쇼크에 빠진다. 복막자극 증상과 오심·구토가 동반될 때도 있다.

대개 동맥류나 동맥경화증에 의하여 약해진 동맥에서 생기며, 진단은 복부천자나 선택적 혈관조영술로 할 수 있다.

9. 비뇨기계 병증에 의한 급성 복증

1) 신산통

신결석이나 요로결석에 의한 통증의 특징은 경련성 통증이 갑자기 옆구리에서 시작하여 서혜부, 음낭, 회음부 등으로 뻗치는 것이다. 이때 배뇨시 통증, 오심, 구토 등이 동반되기도 한다.

요검사상 적혈구가 많이 나오면 단순촬영상 75%에서 결석이 발견되며, 신우조영술(intravenous pyelography)로 확진을 할 수 있다.

2) 고환염전

고환에 회전이 생기면 혈액순환이 안 돼 고환에 폐색이 오게 되어 서혜부, 고환, 하복부 등에 통증을 호소한다. 이때 오심, 구토도 대개 동반된다. 환측의 음낭에 부종이 생기며 고환이 커지면서 압통이 발생한다.

감별질환으로는 급성 부고환염, 감돈성 서혜부 탈장 등이 있다.

참고문헌

김진복(1990). 「급성복증」. 『최신외과학』. 일조각.

Botsford TW, Wilson RE(1977). *The Acute Abdomen*. 2nd ed. Philadelphia, WB Saunders Co.

Brewer RJ, Golden GT, Hitch DC, Rudolf LE, Wangensteen SL(1976). Abdominal pain: An nalysis of 1,000 consecutive csese in a university hospital emergency room. *Am J Surg* 131: 219.

Dunphy JE, Way LW(1977). *Current Surgical Diagnosis and Treatment*. 3rd ed. Los Altos, Calif., Lange Medical publications.

Holm HH, Kristense JK, Rasmussen SN, Pederson JF, Hancke S(1980). *Abdomoninal Ultrasound*. Munksaggd, Copenhagen, and Baltimore, University Park Press.

Sabiston DC Jr(1981). *Davis-Christopher Textbook of Surgery*. 12th ed. Philadelphia, WB Saunders Co.

Worth MH Jr(1976). Abdominal trauma. *JAMA* 253: 853.

2절 치질

외과 허승철

I. 치질의 정의

치질(痔疾)은 넓게는 항문 주위에 생기는 질병을 총칭하여 일컫는 의미로 사용되며, 이에는 비교적 흔한 질환인 치핵(痔核), 치루(痔瘻), 치열(痔裂) 등이 있고, 항문소양증, 항문주위염, 항문주위 농양 등이 포함된다고 할 수 있다. 그러나 일반인들에게 대부분 치질은 좁은 의미로 사용되며 치핵을 지칭하는 명칭으로 사용된다. 여기에서는 최근 국민들의 관심이 높아지고 있는 항문질환을 좀더 다양하게 다루고, 개념의 혼동을 막기 위해 치질을 항문질환이라는 광역의 의미로 사용하고, 비교적 생소한 단어이지만 치핵이라는 용어를 별도로 사용하도록 하겠다.

우리의 부모 세대에서는 괴롭고 불편해도 항문과 성기 주위를 내놓고 진찰 받아야 한다는 부끄러움 때문에 의료기관을 찾지 않는 경우가 많았으나, 최근에는 방송이나 신문 등 언론매체에서 홍보가 많이 이루어지고 있고, 주위의 사람들이 적절한 치료로 불편함을 해소하고 편하게 지내는 것을 보고 용기를 내어 찾는 경우가 많아져 치질로 병원을 찾는 사람들이 점점 많아지고 있는 것이 사실이다. 치질로 병원을 찾는 사람들이 늘어나는 것은 생활수준과 경제적 여유가 향상됨에 따라 좀더 편하고 쾌적한 상태로 삶을 영위하고자 하는 욕망의 증가와도 관련이 있다고 보인다. 특히 치질 중 가장 흔한 질환인 치핵의 주 증상 중의 하나인 출혈은 최근 우리나라에서 급격히 증가하고 있는 대장암의 증상과 겹치기 때문에 대장암에 대한 우려로 많은 사람들이 관심을 가지게 된 것도 사실이다. 실제로 치핵의 출혈로 내원하는 환자 중 많은 부분이 대장암을 걱정해서 진찰을 받고자 하여 병원을 찾으며, 진찰이나 검사 후 대장암을 발견하는 경우를 종종 경험한다.

이러한 치질은 종류에 따라 다르지만, 대부분 출혈, 통증, 가려움증, 말로 표현하기 힘든 불편감 등의 증상을 가지고 병원을 찾게 되고, 배변습관을 비롯한 생활습관, 긴장, 스트레스, 육체적 피로 등에 의해 증상의 악화를 경험하는 경우가 많다.

항문질환의 이해를 돕기 위해 항문의 구조 및 기능에 대해 먼저 알아보는 것이 도움이 될 것이다.

II. 항문관의 구조 및 기능

항문 혹은 항문관이라고 하는 구조물은 둔부의 피부가 항문피부(anoderm)로 바뀌는 항문연에서부터 배변조절에 가장 중추적 역할을 하는 근육인 치골직장근에 이르는 약 3~4cm의 구조물을 말하며, 모양이 관처럼 이루어져 있어 항문관이라고도 불린다(그림 1). 이러한 항문관은 항문상피 및 직장점막, 그 하부에 혈관총, 내괄약근 및 외괄약근 그리고 점막을 괄약근에 고정하는 탄력섬유 등으로 이루어져 있다. 항문상피가 직장점막으로 이행하는 부위를 치상선이라고 하며, 이 치상선은 해부학적으로 직장상피와 피부상피의 경계가 된다.

점막과 피부는 우리 몸이 외부 환경과 접하는 경계면에 있는 상피이며, 우리의 몸을 외부 환경으로부터 보호하는 역할을 한다. 상피의 하부에 있는 혈관총은 탄력섬유와 함께 쿠션 역할을 한다. 이

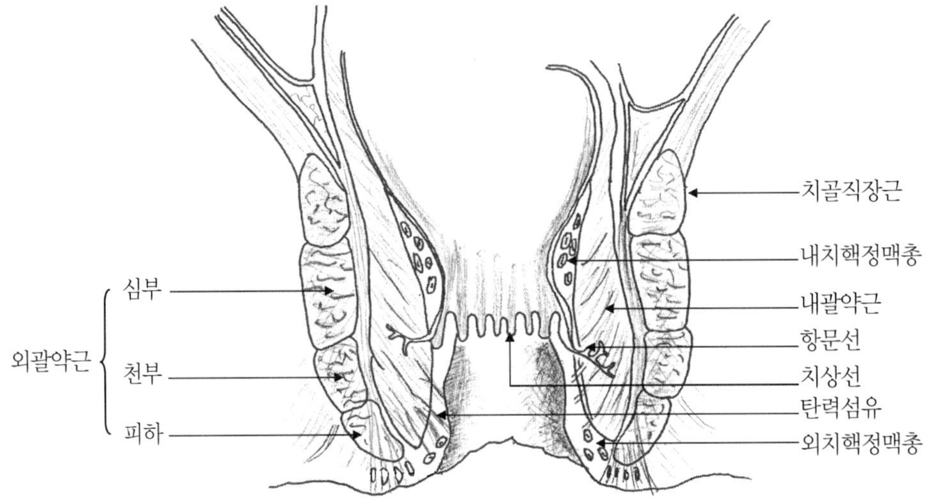

그림 1 항문관의 구조

혈관이 확장되고 탄력섬유가 탄력을 잃고 늘어지는 것이 치핵에서 나타나는 현상이다. 치상선에는 항문선이라는 구조물이 있는데 점막층 심부로 들어가 있으며, 이곳에서 시작하는 염증이 항문 괄약근을 통과하여 괄약근층 혹은 피하층에 농양을 발생시키는 것이 항문주위 농양이고, 농양의 결과로 누관이 발생하는 것이 치루이다.

괄약근은 환상 내지는 고리 모양으로 되어 있어서 수축을 하게 되면 내경이 좁아지고 결국 관상 구조물을 폐쇄시키는 역학을 한다. 이러한 괄약근은 항문뿐 아니라 요도, 식도 및 위장의 상하부 등에도 존재한다. 내괄약근은 식도에서부터 직장에 이르는 위장관의 환상근이 변형된 형태로서, 사람의 의지로 수축 혹은 이완을 할 수 없는 불수의근이지만, 외괄약근은 우리의 의지로 수축을 할 수 있는 수의근이다. 다시 말하면 평상시에 의식적으로 힘을 주지 않더라도 항문을 통하여 변이 나오지 않는 것은 내괄약근의 수축이 유지되기 때문이고(이것만이 유일한 작용은 아니지만), 급변감이 있을 때 화장실로 달려갈 때까지 참을 수 있는 것은 우리가 외괄약근에 의도적으로 힘을 주어 항문관을 통하여 변이 배출되는 것을 잠시나마 막을 수 있기 때문이다. 항문 괄약근은 항상 수축의 작동만 하는 것은 아니고 배변시에는 적절하게 이완이 되어야 하는데, 이완이 제대로 되지 않아 배변시에 변이 밀고 내려오면서 좁은 항문관의 상피에 상처를 반복적으로 주게 되면 상피가 파열되는 치열이 발생한다.

또다른 항문관의 중요한 역할은 직장 내 압력이 높아졌을 경우 직장 내 내용물의 성상을 인지하는 것이다. 정상적인 사람은 대부분의 경우 직장의 압력이 높아질 경우 직장을 채우고 있는 내용물이 기체(방귀)인지 아니면 액체(설사) 혹은 반고형성의 분변인지를 구별하고 적절한 조치를 취할 수 있다. 이러한 기능은 치상선 바로 상부의 이행성 점막층에 있다고 알려져 있고, 만약 이러한 기능이 없다면 사람들은 세상을 살면서 곤란한 경우를 많이 겪을 것이다.

이하에서는 대표적 질환에 대해 설명하기로 한다.

III. 대표적인 항문질환

1. 치핵

항문관 점막 내에는 혈관, 평활근(점막근육층) 및 결합조직 등으로 이루어진 쿠션 역할을 하는 조직이 있으며, 근육과 점막조직만으로는 완전히 이룰 수 없는 항문관의 밀봉 역할을 한다(수도관의 패킹 역할). 이러한 조직의 복합체는 배변시에 항문관에 대한 충격을 완화시키며 변실금을 방지하는데 도움을 준다. 그러나 배변동작과 배변시 복압상승 등의 행위는 이러한 쿠션 조직에 압박을 주게 되고 결과적으로 정맥총에 울혈이 발생하게 된다. 또한 정맥의 울혈이 심해지면 이를 지지하고 있는 탄력섬유가 늘어나게 된다. 이러한 현상은 대부분 가역적인 것이지만, 어느 정도를 넘는 심한 변화나 혹은 반복적으로 일어나게 되면 정맥의 울혈이 회복되지 않고, 탄력섬유가 탄력을 잃고 영구적으로 늘어나는 비가역적 변화가 발생하게 된다. 그 결과로 항문관 상피인 점막이나 항문 피부로 둘러싸이고, 내부에는 울혈로 늘어난 정맥과 비가역적으로 늘어진 탄력섬유로 이루어진 종괴가 발생하는데, 이것이 치핵이다. 이러한 치핵에 배변 동작시 분변에 의한 상처로 출혈이 발생하고, 혈관 내부에 혈전이 발생하여 부종 및 통증을 유발할 수도 있다. 치핵이 더 발전하면 항문관 안에 위치하던 종괴가 배변시 항문관 밖으로 밀려 돌출하게 되거나, 돌출하여 내부로 회복되지 않는 경우가 있다.

치핵이 진행하면 직장암이 된다는 오해를 하고 있는 사람들이 있는데, 이는 사실과는 다르다. 다만 출혈, 배변 후 잔변감 혹은 항문부위의 불편감 등의 증상이 치핵과 직장암에서 모두 나타날 수 있는 흔한 증상들이고, 장기간 치핵의 출혈을 경험하였던 환자가 어느 때부터인가는 직장암이 발생하여 출혈이 있는데도 적절한 진찰을 받지 않고 치핵에서 나타나는 출혈로 안심하고 있다가 진행한 직장암으로 판명되는 일이 있어 이런 오해가 있는 것이라고 생각된다. 그러나 같은 증상을 사람들마다 표현하는 정도가 다르므로 출혈과 잔변감 등의 증상을 가지고 오는 환자에서 치핵이 있다고 해서 그 증상이 반드시 치핵에서 유래했을 것이라는 확신은 아무도 할 수 없다. 따라서 조금이라도 의심이 가는 경우에는, 특히 대장암이 호발하는 장년층이나 가족 중에 대장암 환자가 있는 경우에는 치핵에 대한 치료를 하기 전에 대장내시경 등의 검사를 시행하는 것이 필요하다.

치핵은 치상선을 중심으로 내치핵 및 외치핵으로 구분하며, 일반적으로 내치핵과 외치핵이 동반되는 경우가 많으나, 그렇지 않는 경우도 있다.

1) 내치핵

내치핵은 내치핵 정맥총의 확장 및 정맥류의 형성이 주된 발생기전이며, 이에 항문관 정맥의 확장이 일부 수반될 수 있다. 정맥의 확장이 진행되면 탄력섬유가 이완되어 치핵이 더 커질 수 있는 조건이 형성되며, 이와 함께 직장점막의 이완으로 배변동작과 함께 항문 밖으로 돌출되는 과정을 겪는다(그림 2).

내치핵의 원인은 정확하지는 않지만 울혈(정맥 내에 피가 몰리는 현상)이 잘 발생할 수 있는 원인, 즉 가족력이나 해부학적 이상, 식사나 배변습관의 차이, 항문의 경련, 내괄약근의 부정율동 등이 거론되고 있으며, 임신이나 복수 등의 복압이 상승하는 경우 그리고 간경화 등 간문맥(정맥)의 압력이 상승하는 경우에 울혈이 되거나 항문의 휴지기 압력이 높아져 있어 발생한다고 생각되고 있다.

치핵은 본인은 모르다가 출혈 등의 증상을 가지고 병원을 찾았다가 발견되는 경우도 있고, 본인은 치핵이라 생각했지만 의사의 진찰 결과 다른 종류의 항문질환으로 판명되는 경우도 있다. 따라서 치핵의 빈도는 정확히 알 수 없지만 항문질환을 가지고 병원을 찾는 사람들의 구성을 보면 치핵

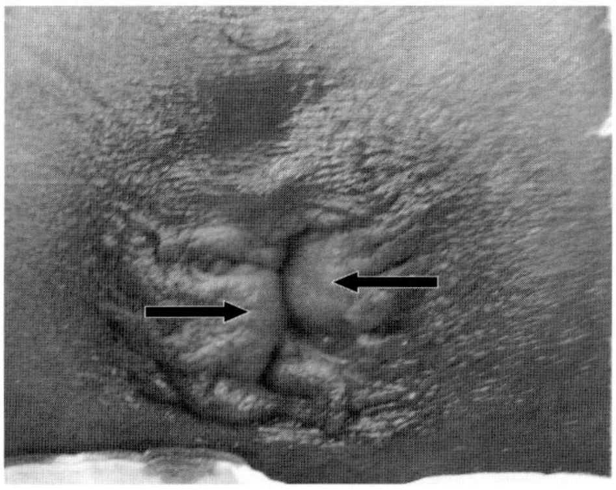

그림 2 내치핵이 돌출되어 있는 모습

은 항문질환 중 가장 빈도가 높은 질환이다. 특히 여성에서는 복압이 상승하는 임신기에 많이 증가하며, 50세 이상의 연령층에서는 50% 정도가 치핵을 가지고 있다는 보고도 있다.

내치핵의 가장 흔한 증상은 배변시 나타나는 출혈과 항문관 밖으로 탈출하는 종괴이지만, 항문관으로 환원되지 않는 탈홍성 치핵이나 울혈된 정맥 내에 혈전이 발생한 혈전성 치핵인 경우에는 통증이 수반될 수 있고, 점막 분비물의 유출과 실금으로 항문 주위 피부를 자극하여 불편감을 주거나 항문 소양증을 나타내는 경우도 있다. 출혈은 조기에는 배변 후 휴지에 묻는 정도로 나오지만 진행하면 동정맥의 교통으로 동맥혈처럼 뻗치며 나올 수도 있고, 출혈이 심하거나 만성적으로 출혈이 있는 경우에는 빈혈을 유발할 수도 있다. 치핵의 증상들 중에서 환자들이 가장 많이 호소하는 것은 배변시 출혈과 배변시 혹은 평상시에도 돌출되어 있는 점막으로 싸인 항문의 종괴이다.

치핵이 잘 발생하는 부위는 항문관의 우측 전방 및 우측 후방 그리고 좌측이지만, 항상 이곳에 주치핵이 발생하는 것은 아니며, 그 사이에 부속 치핵이 발생하는 경우도 흔하다. 치핵은 돌출되는 정도에 따라 출혈의 증상만 있고 항문관 외부로 돌출되지 않는 경우를 1도 치핵, 배변시 돌출되지만 배변의 종료로 저절로 항문관 내부로 환원되는 경우를 2도 치핵, 돌출 후 손으로 밀어 넣어야만 환원되는 경우를 3도 치핵, 그리고 환원되지 않는 경우를 4도 치핵으로 분류한다.

병원을 방문하는 환자들 중에는 항문 출혈의 증상으로 대장암 등이 걱정되어 방문하는 환자도 있고, 3도 이상의 치핵으로 배변 후 위생상 문제가 걱정이 되어 방문하는 환자도 있다. 또한 빈혈로 병원을 내원하였다가 치핵으로 인한 만성 출혈이 빈혈의 원인으로 밝혀지는 경우도 있다.

내치핵은 출혈이 지속되면 빈혈이 발생할 수도 있으며, 정맥 내부에 혈액이 응고하여 혈전이 발생하면 통증을 동반한 종괴가 발생할 수도 있다. 혈전성 치핵으로 인한 증상은 대부분 1주 후면 증상이 완화되지만, 때로는 섬유화가 일어나고 감염이 되어 농양과 패혈증 등을 만들 수도 있다. 또한 종괴가 용종처럼 변하여 직장 용종과 감별해야 할 경우도 있다.

치핵의 치료는 증상 및 치핵의 정도에 따라 달라질 수 있다. 크게 휴식과 약물 및 좌욕 등을 시행하는 보존적 요법과 마취하에 치핵을 절제하는 외과적 수술 요법, 그리고 외과적으로 절제는 하지 않지만 다양한 방법으로 치핵의 크기나 증상을 줄일 수 있는 보조 술식 등으로 나눌 수 있다.

보존적 요법은 온수로 좌욕을 시행하는 방법이 있고, 치핵의 증상이 육체적 혹은 정신적 과로로 유발될 수 있으므로 충분한 휴식을 취하는 것도 하나의 보존적 요법이다. 또한 배변을 부드럽게 하기 위해 변 완화제나 섬유질을 섭취하고, 정맥의 혈류를 촉진시켜 울혈을 줄이는 약제를 투여하는 방법 등도 있다. 대개는 이 방법들을 병용하여 사용하며, 배변 후에 휴지에 혈액이 묻는 정도의 증상은 수일 내에 효과를 볼 수도 있다. 그리고 치핵의 크기가 줄어들면서 배변시 돌출되던 현상도 없어질 수 있다. 이러한 보존적인 요법은 수술을 거부하는 환자나 출혈만 있는 1도 치핵 환자 혹은 2도 치핵 환자에서 주로 사용되는 방법이다. 그러나 보존적인 요법만으로는 치핵을 완전히 없애기는 어렵고 그 증상만 없앨 수 있는 경우가 대부분이다.

보조 술식은 치핵을 외과적으로 절제하지 않고 부식제나 경화제를 주입하여 치핵의 크기를 줄이거나, 특수하게 고안된 고무링으로 묶어 주어 조직 괴사를 통하여 떨어져 나가게 하는 방법이 있다. 또한 치핵에 냉각 쇼크를 유발하여 병소를 응고시키는 냉각요법도 있으며, 적외선이나 레이저로 조직을 응고시키는 방법도 있고, 항문을 손으로 확장시키기만 하여도 어느 정도 효과를 보는 경우도 있다. 그러나 이런 보조 술식은 매우 제한된 경우에만 적용이 가능하며, 효과도 제한적인 경우가 많고, 효과에 비해 수반되는 부작용을 허용하기 힘든 경우가 많아 최근에는 많이 사용되지 않는다.

치핵의 수술은 마취 하에 치핵을 절제하는 것을 말하며, 절제 및 봉합 방법의 차이에 따라 여러 가지가 있다. 치핵의 수술은 대부분 입원과 마취가 필요하며, 수술 후 대부분 수일간의 통증이 동반된다. 그러나 효과적인 면에서는 가장 확실한 방법이기 때문에 보존적 요법만으로도 증상 없이 편하게 지낼 수 있는 사람들 이외에는 가장 많이 시행되는 치료법이다. 최근에는 원형자동문합기를 이용한 치핵 수술도 이용되고 있고 점점 늘어나고 있는 추세이다. 전통적인 치핵 절제 수술에 비해 통증이 비교적 적고, 사회적 활동으로의 복귀가 빠르며, 수술시간이 짧다는 장점이 있다.

2) 외치핵

외치핵은 치상선 외부에 발생하므로 대부분 항문 진찰시 쉽게 발견할 수 있으며, 주로 혈전이나 혈종을 만들어 통증을 동반하는 덩어리나 융기로 증상이 나타난다(그림 3). 혈전성 외치핵은 대부분 수일이 지나면 용해가 되고 증상도 없어지지만, 혈전이 발생한 후 1~2일 내에 병원을 방문하면 혈전 제거술을 시행하여 신속하게 증상이 완화될 수도 있다. 용해된 혈전의 잔해로 피부만 늘어나는 췌피가 발생할 수 있다. 췌피는 반드시 치료가 필요한 것은 아니지만, 항문부위 청결상태 유지에 지장이 있다고 판단되는 경우에는 간단하게 제거술을 시행할 수도 있다.

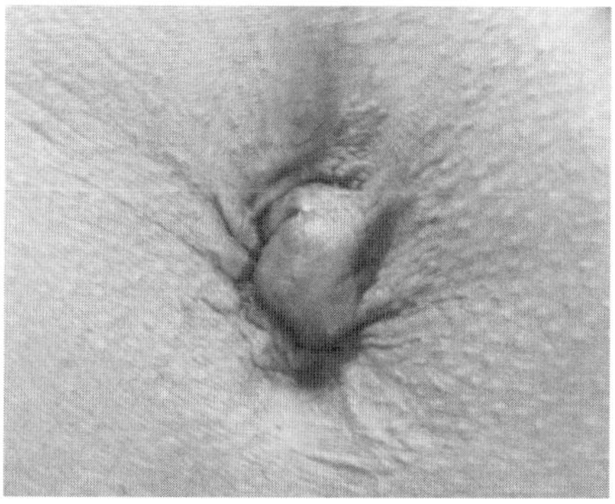

그림 3 혈전이 발생한 외치핵의 모습

2. 치열

치열은 항문연에서 치상선 사이의 항문피부가 찢어지는 상처(열상)를 입는 것을 말한다. 초기에는 단순히 열상으로 나타나지만, 반복적으로 열상을 입게 되면 궤양으로 진행하고 하부에 있는 괄약근이 노출되게 된다. 치열이 생기면 배변시 통증과 출혈이 나타나고, 때로는 이로 인한 통증으로 배변을 꺼리게 되어 변비가 될 수도 있다.

치열의 원인은 대부분 배변시 항문 괄약근이 충분히 이완되지 않는 것이 중요한 원인으로 생각되고 있으며, 그 밖에 결핵이나 크론병, 백혈병 등의 특수 질환이 항문을 침범할 경우에도 나타날 수 있다. 치열을 발생시킬 특수한 질병을 가지고 있지 않은 경우에는 대부분 치열은 정중선, 특히 후방에 많이 나타나며, 항문 괄약근의 긴장도가 높아 있는 환자가 많다는 것이 특징이다.

치열은 병력청취와 항문진찰로 비교적 쉽게 진단할 수 있으며, 병원을 찾는 환자들이 주로 호소하는 증상은 통증과 출혈이다. 배변 후 찢어지는 듯한 통증이 있다고 하고, 항문부위나 아래쪽이 묵직하고 쑤시는 느낌이 배변 후에 나타난다고 한다. 출혈은 휴지에 선홍색의 피가 묻어 나오거나 변기에 떨어져 변기 물이 빨갛게 물든다고 호소한다. 이러한 증상을 호소하는 환자의 항문을 진찰하여 정중선의 항문피부에 열상이 발견되면 치열을 쉽게 진단할 수 있다. 많은 환자가 항문 진찰시에 통증을 호소하기도 하고, 항문의 긴장도가 높아 치열의 상부연까지 정확하게 관찰하지 못하는 경우도 있다. 만약 비정형적인 치열이 발견되면 항문소양증, 결핵, 크론병, 매독, 항문암 등의 가능성이 있지 않은지 추가적인 검사를 시행하여야 한다.

치열의 치료는 초기에는 수술을 하지 않는 방법으로도 가능하다. 변비를 방지하기 위해 섬유질이 많은 음식을 섭취하고, 하루 2~3회 정도 온수로 좌욕을 하도록 하고, 변비가 심한 환자는 변비를 완화시키기 위해 약을 복용한다. 적절한 운동과 휴식으로 육체적 · 정신적 긴장을 풀어 배변을 편하게 하도록 하는 것도 보존적 치료의 일환으로 권장하고 있다. 그러나 만성 치열이 되면 보존적 치료 방법으로는 잘 낫지 않기 때문에 외과적 치료를 하도록 한다. 외과적 치료로 과거에는 항문 괄약근을 손으로 확장시키는 방법을 사용하기도 하였으나, 최근에는 거의 사용하지 않고 내괄약근 절개술을 이용한다. 항문 측방의 항문피부를 절개하고 내괄약근을 찾아 치열의 길이만큼 절개선을 넣어 항문 괄약근의 긴장도를 낮추는 방법으로, 치열에는 직접 조작을 가하지 않는다는 것이 일반적인 질환의 외과적 치료와 다른 특이한 점이다. 내괄약근 절개술을 시행하고 나면 치열은 상처치유의 과정을 거쳐 치유가 된다.

결핵이나 크론병 등의 질환의 한 증상으로 발현된 치열은 그 원인질환의 치료에 맞추어 치료를 시행하면 치열의 증상을 호전시킬 수 있다.

3. 치루 및 항문직장 농양

치루는 항문에서 시작된 염증에 의한 관형의 구조물이 피부에 연결되어 반복적으로 염증을 일으키는 것을 말하며, 항문직장 농양은 항문과 직장 주위에 발생하는 농양(고름주머니)을 말하는데, 특히 그 원인이 항문 내부에 있는 것을 특정지어서 일컫는다. 일반적으로 치루와 항문직장 농양은 같은 질환의 진행단계가 다른 상태로 이해가 되며, 급성기에는 농양으로 나타나고 만성화되면 치루로 진행한다. 치루로 진행한 후에도 반복적으로 농양을 만들기도 한다.

치루 및 항문직장 농양은 항문관의 구조와 밀접한 관계가 있는데, 대부분은 항문선에서 시작된다고 보고 있다. 깊은 항문선을 가지고 있는 사람에서 항문선 내부에 염증이 시작되고 주위 조직으로 파급되면서 농양으로 발전한다. 드물게는 항문 주위의 눈에 잘 띄지 않는 곳으로 농양이 형성되기도 하지만, 대부분은 항문 주위 피부에서 육안으로 잘 보이는 위치에 농양을 만든다. 이러한 농양은 자연적으로 혹은 외과적 치료에 의해 피부로 배농이 되고 농양이 배액됨으로써 농양이 있었던 부위의 대부분의 조직은 치유가 된다. 그렇지만 원인이 된 깊은 항문선이 제거가 되지 않았으므로 다시 반복적으로 염증이 발생할 수 있고 농양을 다시 만들게 된다.

반복되는 농양은 이전에 배농이 되었던 곳으로 쉽게 배농이 되어 처음처럼 커다란 농양을 만들지는 않고 비교적 작은 농양을 만들게 된다. 이러한 염증이 반복되면 최초에 농양이 있었던 부위의 대부분은 치유가 되고 항문선에서 피부로 양쪽이 열려 있는 관 모양의 구조물이 발생하는데, 이것이 치루이다. 치루는 대부분 관의 내부가 상피로 덮이기 때문에 더 이상 치유가 되지 않는다. 일반적으로 최초의 농양이 발생하였을 때 배농술만 시행하게 되면 2분의 1은 치료가 완료되고 2분의 1은 치루로 발전하게 된다고 알려져 있다. 그 외에도 외상이나 결핵, 크론병, 장관천공 등에 의하여 발생하는 치루도 있다.

농양이 발생하면 부종과 발적 그리고 통증이 나타나며, 대부분 통증으로 인하여 의자에 앉을 수

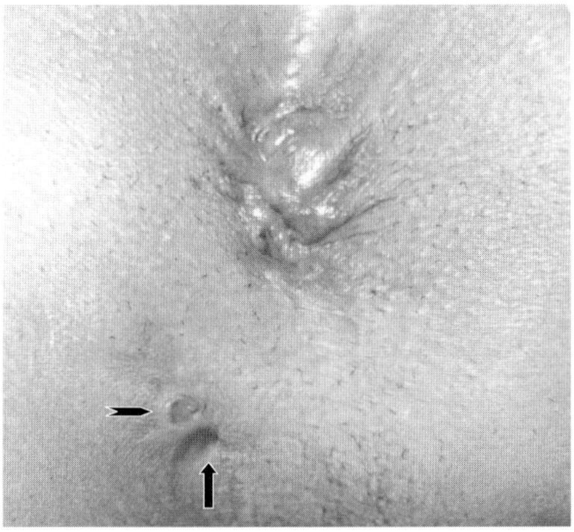

그림 4 치루. 피부가 함몰되어 있는 이차 누공(↑)이 보이고, 반복된 염증과 치유 과정으로 육아종성 조직(➤)이 형성된 모습이 보인다.

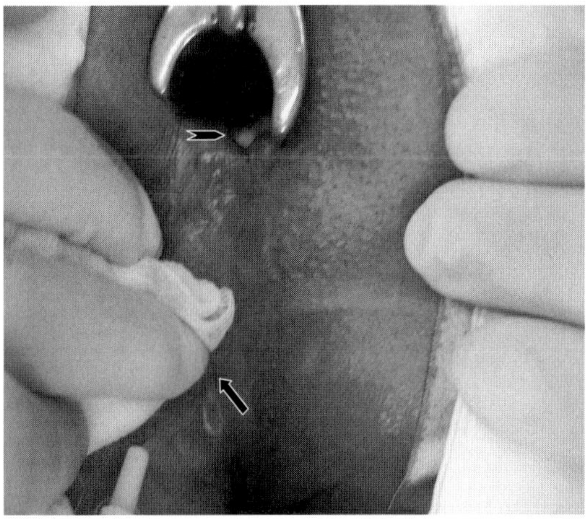

그림 5 치루. 항문을 벌리고 피부측의 이차 누공(↖)으로 과산화수소수를 주입하면 치루의 누관을 통하여 일차 누공(➤)인 항문선으로 과산화수소수의 거품이 나오는 것이 보인다.

없게 되고 걷기도 힘들게 된다. 치루로 발전된 경우에는 반복적으로 염증이 발생하고, 농 혹은 삼출액으로 속옷을 자주 적시거나 피부를 자극하여 소양증을 만들기도 하며, 이로 인한 피부염을 일으키기도 한다. 장기간 지속된 치루는 악성 종양의 가능성을 높이기 때문에 적극적으로 치료를 받아야 한다.

치루의 원인이 되는 항문선쪽 개구부를 일차 누공이라 부르고, 피부쪽 개구부를 이차 누공이라 부른다(그림 4, 5). 대부분의 치루는 일차 누공과 이차 누공이 직선으로 연결되며, 항문 괄약근을

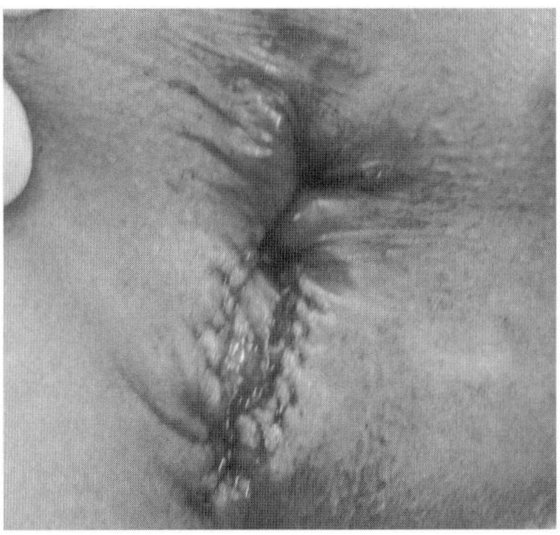

그림 6 치루. 일차 및 이차 누공을 확인하고 누관을 절제하고 수술을 시행한 모습으로, 수주에 걸쳐 노출된 피하조직 위를 피부가 자라 들어가 덮으면서 치료가 된다.

하부에서 통과하는 (저위형) 형태로 나타나며, 이러한 경우에는 이차 누공에서부터 항문쪽으로 치루가 단단한 끈처럼 만져지기도 한다. 그러나 치루는 종종 항문을 돌아가며 말발굽 모양으로 발생할 수도 있고, 항문 괄약근을 위로 돌아가거나 괄약근 상부를 관통하며 누관을 만드는 경우도 있어 진단이나 적절한 치료가 어려운 경우도 있다.

저위형 치루는 척추마취 하에 누관을 열어 주고 제거해 준 후 치유가 잘 될 수 있도록 적절히 피부를 피하조직에 근접시켜 주는 방법으로, 쉽게 치료할 수 있고 피부가 덮일 때까지는 수주의 시간이 필요하지만, 수술 후 일상적인 생활은 조기에 할 수 있다(그림 6).

4. 항문소양증

항문소양증이라는 것은 항문 혹은 그 주위 피부가 참을 수 없을 정도로 가려워 긁고 싶은 충동을 억제할 수 없는 것을 말한다. 항문 주위에는 감각신경이 많이 발달해 있어 신체의 어느 부위 못지않게 감각이 예민한 부위이며, 일단 소양증이 발생하면 과도하게 긁게 되고 이로 인한 피부손상으로 증상은 더욱 심해질 수 있고 이차적인 균 감염도 발생할 수 있다. 항문소양증이라는 것은 하나의 증상으로서 소양증을 나타내는 원인(혹은 원인질환)을 규명할 수도 있으나, 환자의 절반 정도는 원인을 찾지 못하는 경우도 있어 하나의 병명(진단명)처럼 사용되는 경우도 있다.

항문소양증의 원인으로서는 여러 가지가 있을 수 있다. 치루나 치핵, 치열, 직장탈출, 항문종양, 대장염, 췌피, 콘딜로마 등의 항문질환은 대부분 이로 인한 분비물이 피부를 자극하여 소양감을 일으킨다. 변실금 환자에서 대변오염으로 소양증이 발생하듯이 항문위생이 좋지 못한 경우에도 소양증을 일으킬 수 있으나, 반대로 항문위생에 철저한 나머지 손으로 심하게 문지르거나 자극성 있는 비누를 사용할 경우에도 발생할 수 있다. 아토피성 피부질환이나 과민반응 등의 피부질환도 원인이 될 수 있으며, 황달이나 만성 신부전증, 당뇨병 등 전신질환도 원인이 될 수 있고, 사람에 따라서는 커피, 콜라, 우유 및 유가공 제품, 초콜릿, 맥주, 토마토 등의 음식물이나 약물이 원인이 되기도 한다. 세균이나 바이러스 기생충 질환 등의 감염성 질환도 원인이 될 수 있으며, 여성의 경우는 세균성 혹은 기생충성 질염으로도 소양증이 나타날 수 있다. 그 외에 스트레스나 긴장 등 정신적 원인도 소양증을 일으킬 수 있다고 알려져 있다.

항문소양증이 발생하였을 때에는 이러한 원인을 찾아 확실한 원인이 있는 경우 원인을 교정해 주면 대부분 증상의 호전을 보일 수 있다. 그러나 약 반수에서는 특별한 원인을 찾을 수 없는데, 이런 경우 특발성 항문소양증이라 한다. 이러한 특발성 항문소양증 환자는 우선 항문을 청결히 하고, 온수 좌욕을 하도록 하며, 땀이 많이 차는 것을 방지하고, 몸에 너무 밀착이 되거나 땀 흡수가 좋지 않은 속옷을 삼가하고, 과도한 발모가 있을 경우에는 제모를 하도록 한다. 필요한 경우에는 수렴성 로션을 사용할 수도 있고, 단기간의 스테로이드 연고로도 효과를 볼 수 있으나, 장기간 사용하는 것은 오히려 부작용을 만들 수 있으므로 주의해야 한다.

참고문헌

박재갑(2001). 『대장항문학』 2판. 일조각. pp.154-219.

Corman ML(1998). *Colon and Rectal Surgery*. 4th ed. Lippincott-Raven. pp.238-271.

Gordon PH, Nivatvongs S(1999). Principles and Practice of Surgery for the Colon. *Rectum and Anus*. 2nd ed. QMP. pp.241-286.

Keighley MRB, Williams NS(1993). Surgery of the Anus. *Rectum and Colon*. WB Saunders. pp.295-363.

Kraemer M, Parulava T, Roblick M, Duschka L, Muller-Lobeck H(2005). Prospective, randomized study: proximate PPH stapler vs. LigaSure for hemorrhoidal surgery. *Dis Colon Rectum* 48(8): 1517-1722.

3절 하시정맥류

흉부외과 이정상

I. 개요

정맥류가 있는 정맥은 varicosis라고 하며, 하지정맥류(varicose veins)란 정맥이 비틀어지고 꼬불꼬불할 뿐만 아니라 확장되어 있는 질환이다(그림 7).

이러한 상태의 주요 원인으로는 선천적으로 취약한 연결조직을 갖고 태어난 사람들 중에 임신, 운동부족, 과도한 운동, 직업상 오래 앉아서 혹은 서서 일해야 하는 경우 약화된 혈관벽이 중력을 향하는 정맥압에 대해 적절한 저항을 줄 수 없으면 점점 역류하면서 혈관이 팽창하고 악순환을 반복하게 되는 것이다.

25~74세 사이의 유럽인에서는 2명 중 1명이 하지정맥류가 있다고 보고된다. 우리나라에서는 80~100만 명의 수술대상 환자가 있을 것으로 추정되며, 인구 100명당 2~4명이 발생하리라고 생각

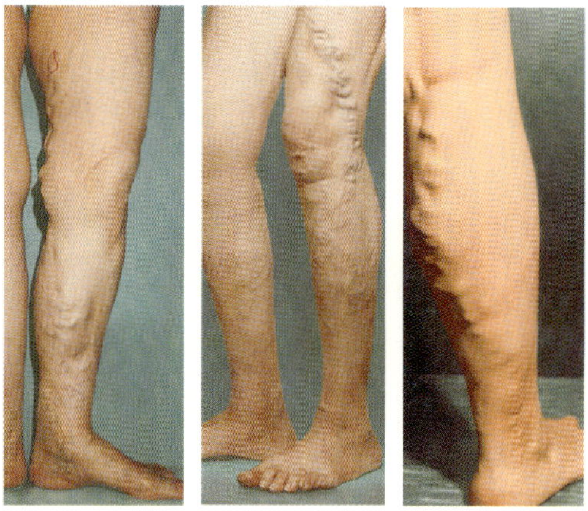

그림 7 하지정맥류

된다. 여자에서 빈발하지만 45세 이상에서는 45%로 남자보다 많으며, 50세가 넘는 남자에서도 35% 이상에서 발생하는 전형적인 노인성 질환이다. 물론 선천성, 심장병 원인, 간경화, 피임약 등의 호르몬 치료 합병증, 정체불명의 건강기능 식품, 보약 등의 부작용 등에 의하여 이차적으로 발생하는 경우도 있다.

미용상의 문제인지 아니면 실제 건강에 위험이 되는 문제인지 환자가 스스로 결정할 수는 없는데, 그 이유는 특히 증상 자체가 정맥류의 위험도를 결정하는 유일한 지표가 아니기 때문이다. 심심찮게 언론에 나오는 8시간 이상 항공여행 중 이코노미석에서 발생하는 돌연사인 '이코노미 증후군'이나, 장시간 PC게임 혹은 영화관람 중 갑자기 사망하는 경우를 보면, 대부분에서 무릎 상부의 하지정맥류를 방치하여 심부정맥혈전이 발생하고 이것이 폐동맥으로 가서 폐경색을 유발하여 돌연사하는 것으로 해석된다.

적절한 치료를 적절한 시기에 시행할 수 있기 위해서는 모든 정맥류에 대한 철저한 전문의학적 검사(혈관 초음파, 혈관 삼차원 CT 등)가 요구되며, 경험이 많은 전문의와 상의하여 정확한 진료를 받는 것이 중요하다.

II. 정맥류의 병태생리

1. 정맥류의 분류

정맥류는 해부학적으로는 다음 네 가지 주요 형태로 나눌 수 있다.

① 복재정맥의 정맥류(truncal varicosis)
② 소정맥 정맥류(side-branch varicosis)
③ 망상정맥의 정맥류(reticular varicosis)
④ 모세혈관 확장증(teleangiectasias)

망상정맥의 정맥류 및 모세혈관 확장증은 보통 미용상의 문제에 국한된 경우가 많다. 이와 반대로 복재정맥의 정맥류는 치료하지 않고 그대로 둘 경우, 특히 무릎 위 복재정맥 역류를 방치하여 심부정맥 혈전이 발생하면 합병증을 유발하고, 질병이 진전될 경우 치명적인 폐동맥 색전증으로 발전하여 돌연사할 수 있기 때문에 매우 각별한 주의를 요한다. 복재 정맥의 정맥류를 진단하는 것은 눈으로 보는 것 하나만으로 충분하지 않기 때문에 환자 자신이 스스로 할 수 없고 숙련된 흉부외과 전문의, 혈관방사선과 전문의의 진단기법이 사용되어야 하는 이유가 여기 있다.

모든 형태의 정맥류 — 예를 들면, 일부 미용상의 것들과 의학적으로 중요한 다른 것들(수술대상을 의미함) — 가 같은 다리 혹은 양측 다리에 생기는 경우는 드문 일이 아니다. 보이지 않는 하지정맥의 정맥류가 미용상 보기 흉한 모세혈관 확장증의 숨은 원인일 수도 있다.

2. 복재정맥의 경로

사람의 다리에는 두 개의 복재정맥이 있으며, 병적인 원인으로 정맥류(복재정맥과 심부정맥 경계부위 역류)가 될 수 있는데, 종종 이중 혹은 삼중의 형태로 발생할 수 있다.

이들을 다음과 같이 부른다.

① 대복재정맥(vena saphena magna, great saphenous vein): (saphenus = 라틴어로 '숨기는', '숨겨진', vena saphena = 숨겨진 정맥, magna = 크다)
② 소복재정맥(vena saphena parva, small saphenous vein): (parva = 작다)

이러한 두 복재정맥들 중에서 대복재정맥은 소복재정맥에 비해 두 배 정도 길고 정맥류에 의해 더 자주 영향을 받는다. 대복재정맥은 발목(복숭아뼈) 안쪽에서 시작하여 하지 안쪽을 타고 허벅지 사타구니까지 연결되고, 거기서 심부 대퇴부정맥 체계와 합쳐진다.

소복재정맥은 발목(복숭아뼈) 바깥쪽에서 시작하여 종아리 중간을 지나 무릎을 지나는 오금까지 연결되어 있으며, 여기에서 심부 슬와정맥 체계와 합쳐진다.

복재정맥 정맥류에서는 정맥류성 정맥의 아주 일부만 볼 수 있다. 나머지 감추어진 부분은 피하조직에 있다. 이는 소복재정맥의 경우 특히 그렇다. 전체 정맥류 정맥의 경로는 혈관초음파 검사를 통해 알아낼 수 있고, 이 방법과 삼차원 하지혈관 CT, 정맥촬영 등을 사용해야만 정확한 진단 및

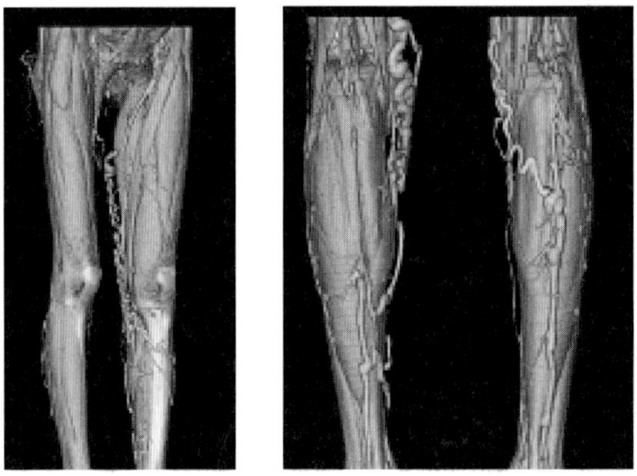

(A) (B)

그림 8 대복재정맥(A) 및 소복재정맥(B)의 삼차원 하지정맥 조영 CT 사진

치료계획을 세울 수 있다.

3. 임상증상별 6단계 분류

병이 진전되면 복재정맥 정맥역류 또는 심부정맥 체계의 폐색(예를 들어, 심부정맥 혈전증) 등이 정맥순환의 장애를 유발할 수 있는데, 이러한 정맥질환들이 반드시 증상을 나타내는 것은 아니다.

1단계에서는 정맥폐색의 전조 증상을 처음으로 육안으로 볼 수 있을 즈음에는 작고 어두운 파란색 망상정맥들이 나타나는데, 전형적으로 발목의 안쪽(바깥쪽에 나타날 가능성도 있음)에 나타난다. 이어서 정맥이 팽창하는 2단계로 들어가면 다리가 자주 피곤하고 저리고 쥐가 난다. CVI(만성 정맥부전) 3, 4단계에는 병이 발전하면서 이 부위의 피부가 변색되고 습진 및 조직의 경화가 동반될 수 있다. CVI 5, 6단계인 마지막 단계에는 정맥폐색이 피부조직 파괴로 이어지고 다리에 궤양이 생성된다.

심각한 정맥류의 다른 합병증에는 다음과 같은 것들이 있다.

① 정맥염
② 부은 다리
③ 심부정맥 혈전증(deep-vein thrombosis), 폐동맥 색전증
④ 심부정맥 체계의 기능 상실

복재정맥 정맥류는 합병증이 나타날 가능성이 높기 때문에 적절한 시기, 즉 만성 정맥부전의 징후가 나타나기 전에 반드시 치료되어야 한다.

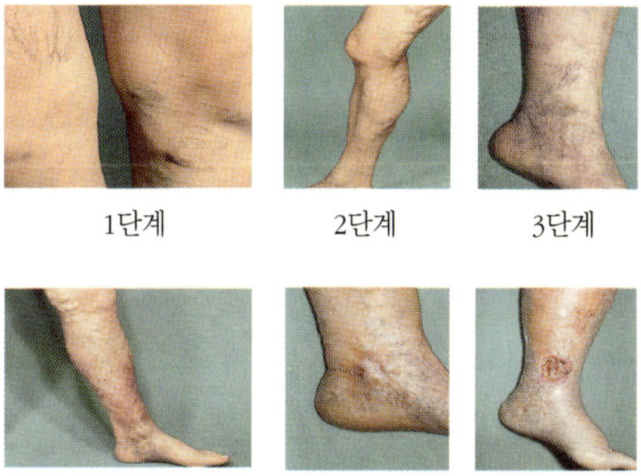

1단계 2단계 3단계

4단계 5단계 6단계

그림 9 정맥류의 임상적 6단계 분류

4. 정상적인 혈액순환

심장은 펌프질을 하여 동맥을 통해 혈액을 온 몸의 말단으로 보내고, 여기서부터는 혈액이 중력의 반대 방향으로 수송되어야 한다. 혈액이 다리로부터 심장 방향으로 수송되기 위해서는 심장의 펌프 작용만으로는 충분하지 못하다. 이 임무는 주로 정맥 근육 펌프가 맡게 되는데, 이것은 다리가 움직

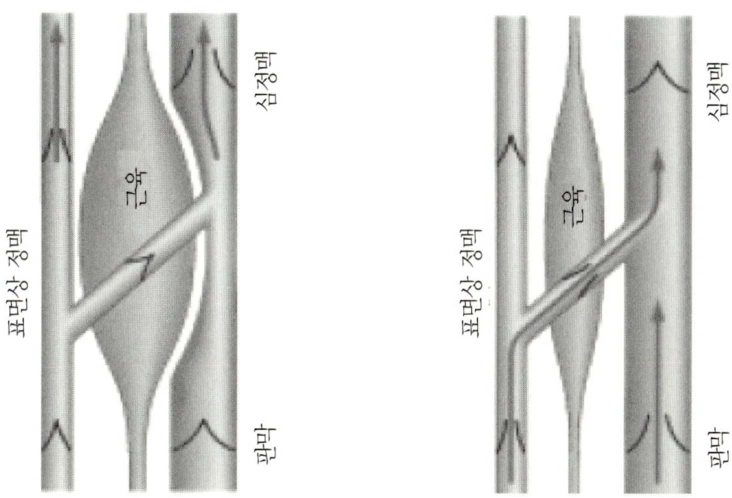

근육의 수축　　근육의 이완

그림 10 하지정맥의 순환. 근육 이완은 혈액을 표면상 정맥으로부터 심부정맥으로 빨아들이는 효과를 일으키고, 다음 번 근육 수축이 있을 때 다시 눌려 혈액을 심장쪽으로 보내게 된다.

이는 동안만 작용을 한다. 장시간 멈춰 서 있거나 앉아 있으면 건강한 정맥을 가진 경우라도 다리가 붓게 된다.

매번 근육이 수축할 때마다 심부정맥이 압력(300mmHg)을 받고, 이것이 혈액을 눌러서 중력을 거슬러서 심장으로 돌려낸다(그림 10). 하지만 이것이 잘 이루어지려면 혈액이 역류하는 것을 막아주는 정맥 판막이 반드시 정상적으로 작동해야 하는데, 심부정맥 혈전증에서 이러한 판막들은 종종 손상되어 있다.

5. 질병상태에서의 혈액순환

정맥류성 정맥은 오랜 기간 동안 팽창되어 있었기 때문에 더 이상 닫힐 수 없거나 완전히 파괴된 판막을 가지고 있게 되어 표면 정맥류성 정맥에서는 피가 역류하게 된다. 즉 심장쪽이 아니라 발쪽으로 흐르게 된다. 그렇게 되면 더 많은 혈액에 의해 정맥의 혈관 근육 펌프에 과부하가 걸리게 되고 따라서 혈액이 다리 아래쪽에 축적되는 양이 증가하게 된다. 따라서 다리가 자주 피곤하고 무겁다고 하며, 쥐가 자주 나고 붓기도 한다. 정맥혈이 역류하므로 피부변색이 나타나며, 심하면 진물이 나오고, 상처가 나면 잘 낫지를 않는다. 수년간 이런 상태가 지속된다면, 앞에서 설명한 바와 같이 피부에 손상을 줄 수 있고 궁극적으로 다리에 궤양을 유발할 수 있다.

근래에는 전자 장비들을 이용하여 정맥 근육 펌프의 과부하 여부나 손상 여부를 확인하여 적절한 시기에 정맥류를 치료할 수 있도록 하는 것이 가능하다.

III. 정맥류의 치료

1. 정맥류의 수술적 치료

치료는 적극적인 치료로 수술 및 혈관주사경화요법(sclerotherapy 등)과 보존적인 치료(압박 스타킹, 정맥약물 경구치료 등)로 나뉜다. 하지만 적극적인 치료를 할 것인지 보존적인 치료를 할 것인지 여부는 여러 가지 요인에 따라 결정되며, 전문가들조차도 적절한 형태의 치료법을 결정하기가 쉽지 않은 경우가 종종 있다.

정맥류 수술치료는 원칙적으로 역류 지점을 찾아 결찰 혹은 폐쇄시키는 것으로 다음과 같은 방법들이 있다.

① 과거부터 해오던 방법으로 척추마취 혹은 전신마취 하에 역류부위 결찰 및 제거수술을 하여 3~4일 입원하는 방법(HLS)

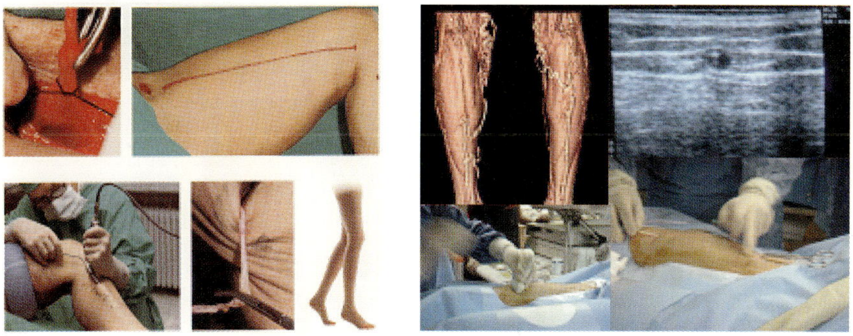

그림 11 국소마취 하의 혈관 내 레이저 당일 수술

② 광투시경을 이용하여 척추마취 하에 내시경식으로 지방흡입을 하듯이 시행하는 정맥류 흡입술(TRIVEX)법
③ 척추마취 혹은 국소마취 하에 고주파열로써 역류 혈관을 폐쇄시키는 VNUS법
④ 최신 신기술인 국소마취 하의 역류 혈관 내 레이저 시술법(EVLT) 등의 적극적 치료법

보행성 정맥류 제거수술(AP)도 많이 시행하는데, 표면상 정맥을 제거(stripping)하여 정맥의 기능을 정상화시키거나 그 기능을 유지시키는 것을 일차 목적으로 한다.

정맥류 수술은 비교적 합병증이 없긴 하지만, 중증으로 진행된 정맥류의 경우에는 시간이 상당히 오래 걸릴 수 있다. 수술이 아무 효과가 없다는 주장이 종종 나오곤 하는데, 이는 정맥류가 재발하기 때문이며 사실이 아니다. 유전적 기질로 인하여 수술 후에 정맥류가 재발하는 경향이 있기는 하지만, 새로이 나타나는 정맥류가 수술 전만큼 넓게 퍼지는 일은 드물다.

이와는 반대로, 복재정맥 정맥류를 치료하지 않는 경우 시간이 지남에 따라 눈에 띄게 악화된다. 만약 정맥류를 장기간 치료하지 않는다면 차후 수술치료를 끝낸다 하더라도 정맥울혈(venous congestion)은 지속될 것이다.

2. 정맥류의 비수술적 치료

또 다른 형태의 적극적 치료법으로 정맥류상 정맥의 주사경화 시술이 있는데, 혈관주사경화요법(sclerotherapy, 그림 12)이라고도 알려져 있다. 혈관을 경화시키는 약물을 정맥류가 있는 부위의 정맥에 주입함으로써 인위적으로 정맥의 화학적 염증을 유도하고, 이것이 정맥류 정맥의 반흔 형성 또는 결합조직으로의 변형을 유발하게 된다.

혈관주사경화요법은 위험하지 않은 시술이고 환자에게 심한 불쾌감을 유발하지 않지만, 복재정맥

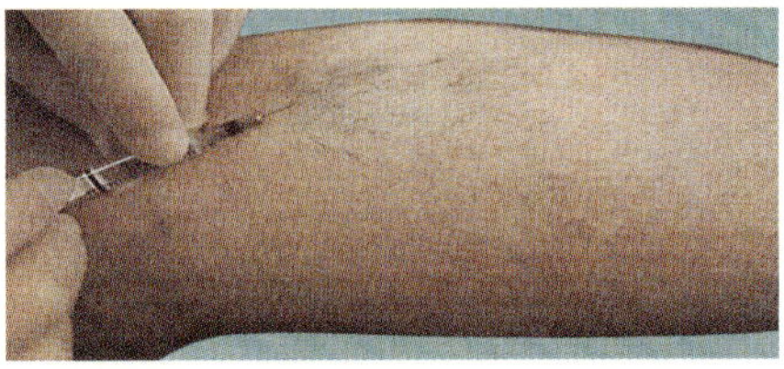

(A)

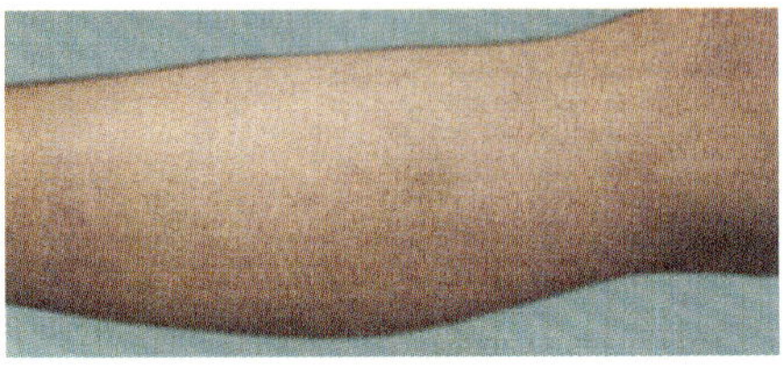

(B)

그림 12 혈관주사경화요법. 혈관경화 약물을 주입하는 모습(A) 및 혈관주사경화요법 시행 6주 후의 모습(B)

정맥류 치료는 수술 치료법의 원칙이라고 할 수 있다. 복재정맥 역시 매우 성공적으로 경화될 수 있는 것도 분명히 가능하긴 하지만, 경화 시술이 완벽하고 무엇보다도 장기간에 걸쳐 성공적일지 여부는 예상하기 힘들다. 종종 혈관주사경화요법 후 수년이 지나고 나서 똑같은 복재정맥 정맥류가 종종 재발하는데, 이는 수술을 하였다면 막을 수 있는 것이다. 혈관주사경화요법은 거미상 정맥 및 망상정맥 치료에 있어 역류가 없는 경우에 매우 유용하며, 역류 있는 하지정맥 수술에 대한 이차적 보조 치료법으로 사용되기도 한다.

3. 보존적 치료(그림 13, 14)

이러한 적극적인 치료법 외에 다양한 형태의 보존적 요법들이 정맥질환의 치료에 이용되고 있다.

① 압박 밴드
② 압박 스타킹
③ 물리적 울혈 제거
④ 울혈 제거 운동
⑤ 다리 냉수욕
⑥ 경구약물 복용

압박 스타킹이나 압박 밴드는 종아리 근육을 지탱하는 데 도움을 주며, 그를 통해 정맥 근육 펌프의 기능을 향상시킨다. 그림 13과 같이 다양한 압박 강도의 압박 스타킹을 구할 수 있다(1~4단계). 각각의 압박 수준은 정확하게 정의된 압력을 다리에 전달하므로 압박 스타킹은 따라서 전문가와 상의하여 맞추어 착용하여야 한다. 만약 매일 착용하고 적절히 관리할 경우 6개월 후에는 압박 강도를 일부 잃게 되고 착용 목적을 적절히 충족시킬 수 없을 것이므로 교체해 주어야 한다.

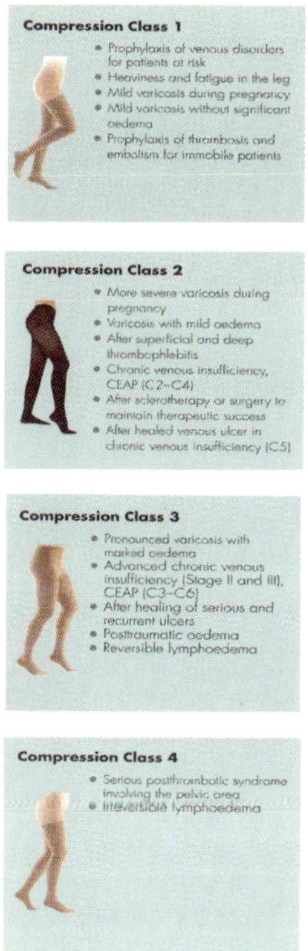

그림 13 의사저방에 따른 4단계 압력 스타킹 요법
(정맥류 환자 교육지)

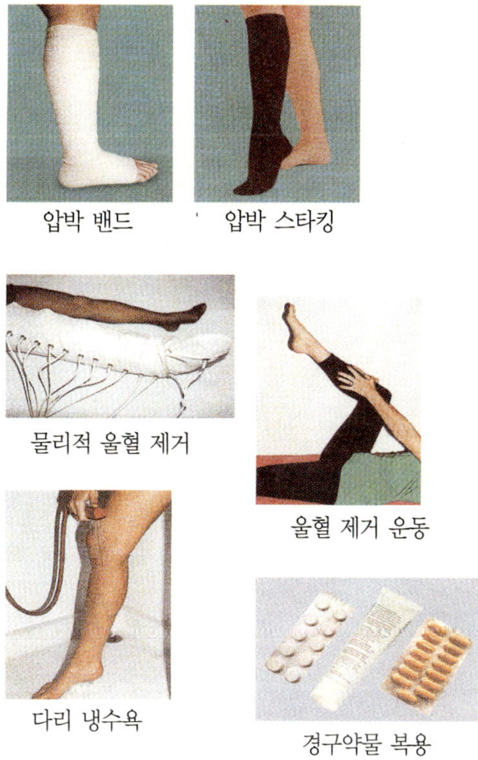

그림 14 보존요법의 여러 처방

IV. 11단계 정맥보호 프로그램

1. 가능한 많이 움직인다

수영, 평지 혹은 헬스자전거 타기, 등산(너무 높은 산 자제), 빨리걷기, 댄스 스포츠, 골프 및 헬스 운동과 같은 정맥에 좋은 효과가 있는 운동을 한다. 맨발로 빨리 걷는 것은 정맥을 위해서 할 수 있는 최고의 운동이다.

2. 체중을 관리한다

정상체중으로 체중을 유지하기 위해서 노력한다. 1kg이 늘 때마다 정맥에 미치는 압력은 증가하고 심장으로 정맥혈이 흘러가는 것을 방해하게 된다.

3. 규칙적으로 식사를 한다

식단을 바꾸고 충분한 섬유질을 섭취하도록 한다. 변비는 정맥혈이 심장으로 돌아가는 것을 막는다.

4. 수(水) 치료법으로 정맥을 튼튼하게 만든다

샤워기로 다리에 시원한 물을 뿌리거나 물속에서 걷는 것 같은 운동은 정맥혈관 벽의 긴장상태를 강화하여 울혈을 억제한다.

5. 가능할 때마다 다리의 울혈을 제거하도록 한다

밤에는 침대 발쪽의 높이를 높이는 방법으로 다리의 위치를 높여서 쉬도록 한다. 낮 동안에는 기회가 있을 때마다 다리를 위로 놓도록 한다

6. 깊은 심호흡을 한다

깊고 의식적인 호흡은 다리 정맥에서 혈액이 돌아오는 데 도움이 된다.

7. 규칙적인 다리 및 발 운동을 한다

헬스 운동은 다리의 울혈을 없애고 정맥을 강화한다.

8. 적절한 옷과 신발을 착용한다

옷이 꽉 끼이지 않도록 해서 울혈이 생기지 않도록 한다. 걷는 운동을 적절히 하기 위해서 굽이 높지 않은 신발을 착용한다.

9. 다리에 과도하게 열을 가하지 않도록 한다

목욕 대신 샤워를 하다. 일광욕, 뜨거운 열탕, 그리고 사우나는 피해야 한다. 목욕을 한 경우에는 다리에 시원한 물을 뿌려서 다리를 식히도록 한다.

10. 눕고 걷는 것이 앉거나 서는 것보다 정맥에 도움이 된다

일반적인 규정은 누워 있는 것과 걷는 것이 정맥에 도움이 되는 반면에, 앉거나 서 있는 것은 피해를 준다.

11. 의사 지시대로 4단계 압력을 처방 받는 압박 스타킹을 착용한다

하룻동안 대부분의 시간을 앉아 있거나 서서 시간을 보내야 하는 경우에는 압박 스타킹을 착용한다.

참고문헌

서울대학교병원(2006). 『정맥류 환자 교육지』.

서울대학교 보라매병원(2006). 『정맥류 환자 교육지』.

SIGVARIS(2001). *Varicose Veins and Chronic Venous Insufficiency in General Practice*. 3rd ed.

SIGVARIS(2002). 『정맥류 환자를 위한 정보』 revised version.

Vein Diagnosis and Treatment. A Comprehensive Approach By Robert A. Weiss, Craig F. Feied and Margaret A. Weiss ISBN 007-069201-7.

10장
근골격계 질환

1절 요통의 원인 및 치료

정형외과 이지호 · 윤강섭

창조주가 인간에 준 축복 중 하나가 인간은 다른 동물과는 달리 두 발로 걸을 수 있게 한 것이다. 그러나 이로 인해 요통이라는 증상이 생겨난 것은 참 아이러니라고 할 수 있다.

복잡한 현대사회를 살아가는 사람들 중 아마도 한번쯤 허리의 통증을 느껴보지 않은 사람은 없을 것이다. 그만큼 요통은 현대인을 괴롭히는 주요한 질환이다. 특히 감원과 실업이 양산되는 요즘, 건강이 최고의 경쟁력이라고 할 수 있다. 이하에서는 요통의 주요 원인인 추간판탈출증 또는 수핵탈출증의 치료 및 예방에 대해서 알아보도록 한다.

I. 척추의 구조 및 요통의 발생

척추는 머리와 골반 사이에 위치하여 사지를 몸통과 연결해 줄 뿐만 아니라 몸을 지탱하고 자세와 균형을 잡는 데 큰 역할을 하기 때문에 흔히 기와집의 대들보, 혹은 범선의 돛대에 비유된다. 척추는 경추, 흉추, 요추, 천추, 미추 등의 척추뼈가 인대와 관절, 디스크에 의해 서로 연결되며, 주위를 여러 층의 근육들이 싸고 있어 몸통을 유지시키고, 안정성이 있는 운동을 하며, 신경을 보호하는 역할을 한다.

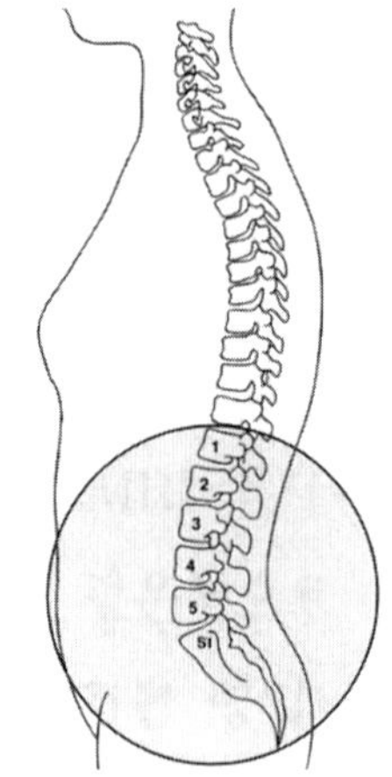

그림 1 5개의 요추와 천추로 이루어진 요추부

특히 디스크는 뼈 사이에서 쿠션 역할을 하며, 척추의 기본 단위 운동을 하는 데 중요한 역할을 한다. 대부분의 요통은 디스크 질환이라 할 정도로 디스크는 척추에서 중요한 역할을 담당하고 있다. 요통이란 바로 이 척추의 아랫부분인 다섯 마디의 요추와 천추 부위(그림 1)에 부담이 많이 가서 통증을 느끼게 되는 증상이다. 또 요통이 있으면서 때로 다리가 땅긴다거나 저리는 증상을 호소하는 방사통이나 연관통이 동반되는 경우가 있다.

II. 요통의 주요 원인

과학의 발달로 현대사회는 더욱 복잡해지고 생활이 편리해진 반면, 비만증이나 외상 등의 증가로 요통에 시달리는 사람은 점차 늘고 있다.

증 례

지난해 겨울 30대 주부가 김장을 끝내고 심한 요통이 생겨 외래에 찾아왔다. 다소 비만해 보이는 혈색이 좋은 그 부인은 심한 요통을 호소했으나, 다리로 뻗치는 방사통은 없었으며, 혹시 디스크가 아닌가 하고 물어왔다. 무릎을 편 채로 다리를 들어올리는 검사도 정상이었고, 발가락의 힘이 약해지거나 마치 남의 살같이 감각이 무디지도 않았으며, 단지 허리근육이 긴장되어 있는 소견을 보였을 뿐이다. X선 검사도 이 긴장된 근육 때문에 활 모양으로 만곡을 이루어야 할 허리뼈가 뻣뻣하게 서 있는 소견 외에는 특별한 이상이 없었다. 이 환자의 경우는 2~3일간의 안정, 온수찜질, 소염제 복용 등으로 완치됐다.

위와 같은 경우가 요통의 가장 흔한 원인인 이른바 허리염좌이다. 평소 별 운동을 하지 않던 사람이 주말에 모처럼 정원 손질을 한 후 심하게 요통을 느끼는 경우, 산모가 분만 후 특별한 산부인과적 이상이 없이 요통을 호소하는 경우, 고3 학생이 바르지 못한 공부자세 때문에 항상 허리가 아프다고 하는 경우, 아침에 자고 일어나서 세면하려고 엎드리다 요통이 발생하는 경우도 모두 여기 해당된다.

허리염좌란 허리뼈 주위를 싸고 있는 근육이나 힘줄이 늘어나거나 찢어져서 생기는 것으로 발목이 삐었을 때와 마찬가지이다. 다만 발목이 삐었을 때는 보행을 조심하고 발목이 아프지 않도록 주의하지만, 삔 허리는 조심성 없이 지나기 쉽기 때문에 통증이 장기화되거나 심해지기 쉬울 뿐이다. 따라서 위의 주부와 같이 의학지식이 부족한 일반인들은 흔히 허리를 조금만 삐끗하여도 디스크가 아닐까 두려움에 사로잡히지만, 알고 보면 일정 기간의 안정, 온수찜질, 소염제나 근육이완제 등으로 쉽게 낫는 염좌가 대부분이다. 항간에 사이비 물리치료사들이 이러한 염좌를 치료한 후 마치 진짜 추간판탈출증을 고친 것처럼 과대선전하여 일반인들을 현혹, 기만하고 있는 것도 사실이다.

실제로 요통은 오래 서 있거나 허리를 자주 구부려야 하는 경우, 바르지 않은 자세, 과격한 운동 등에 의해 유발되지만, 뼈에 이상이 있는 경우보다는 허리를 에워싼 힘줄이나 근육이 부분적으로 늘어나거나 파열되어 일어나는 일이 흔하다. 이것이 허리염좌로 요통의 많은 원인 중 하나이다.

다음으로 흔한 원인은 노화 현상으로 일어나는 퇴행성 관절염으로, 이는 척추의 디스크가 20대부터 이미 노화가 시작되기 때문이다. 신체에서 아마도 디스크가 가장 먼저 늙기 시작하는 기관일 것이다. 척추 디스크의 경우 남자는 10대 후반, 여자는 20대 초반이면 늙기 시작하여 50세가 되면 모든 허리 디스크는 97%가 늙게 된다고 한다. 늙는다는 용어는 의학적으로는 퇴행성 변화 또는 변성이라고 부른다. 비교적 젊은 사람이라도 디스크가 변성되어 딱딱해지면 디스크의 충격흡수 역할이 안 되어 만성 요통을 호소하게 되는데, 특히 장시간 앉아 있는 경우 엉덩이 부위의 통증을 호소한다. 또 연령증가에 따른 골다공증도 많은 원인이 되고 있다.

때로 요통은 골반염 같은 산부인과나 내과 질환, 혹은 스트레스, 불안, 우울증 같은 정신과적인 요인에 의해서도 생긴다. 내과적 질환으로는 신장염이 많고, 일반외과 질환으로 대장염, 복부 내 종양 등이 있는데, 이 모두가 요통을 유발할 수 있으며, 헤르페스바이러스에 의한 피부병도 요통을 유발할 수가 있다.

요통은 직장 결근 원인과 의료서비스를 받는 원인 중에서 전 인구로 보면 감기 다음으로 두 번째이나, 왕성한 생산력을 제공하는 45세의 노동인구에서는 첫 번째 원인이다. 따라서 국가 경쟁력에도 큰 피해를 입히게 한다.

요즈음 중년에 이른 사람들은 허리가 아프면 무조건 디스크나 기타 척추의 질병으로 오인하고 많은 걱정을 하는데, 실제 대부분의 요통은 확실한 진단만 내려지면 쉽게 치료될 수 있는 허리염좌임을 알아야겠다. 예방을 위해서는 지나치게 허리에 무리가 가는 일을 피하고 평소 적절한 허리운동과 바른 자세를 습관화해야 한다.

우리 몸은 기계와 같아서 척추도 너무 무리하게 쓰면 쉬 닳아 망가지고 오랫동안 쓰지 않으면 녹이 슬게 되어 있다. 요통의 치료는 안정, 적절한 운동, 나아가 수술에 이르기까지 원인에 따라 다르며, 정확한 원인을 찾지 못하고 우왕좌왕하면 고질병이 되고 치료시기를 놓쳐 치료를 받더라도 완쾌되지 않을 수도 있다. 통증이 만성화되면 급성 통증과 이환 기간의 차이만 있는 것이 아니고 그 속성이 아주 달라, 만성 통증의 경우 정신적 스트레스, 우울, 질병을 갖고 있다는 잘못된 확신감, 보상심리 등으로 실제 병리소견보다 통증, 장해, 병자 역할이 더욱 증폭되어 나타나는 경향이 있고, 사회경제적 환경과 직업에 영향을 많이 받게 된다.

III. 요통의 치료

요통의 원인이 다양하므로 치료는 경우에 따라 다르며, 크게 보존적 치료와 수술적 치료로 나눌 수 있다. 치료의 목적은 증상을 호전시키고 재발을 방지하는 것이다.

1. 보존적 치료

염좌나 퇴행성 관절염 등 요통의 대부분은 안정, 운동요법, 약물, 물리치료 등으로 수술 없이 치유가 가능하다. 요통을 호소하는 환자 중에는 어느 때에 안정을 취해야 하며 어느 때에 운동을 해야 할 것인가를 몰라 망설이는 사람들을 흔히 본다.

얼마 전 내원한 한 40대 후반의 아주머니는 요통으로 2년간 보조기를 착용하고 있다가 이젠 괜찮겠지 하고 벗으면 다시 아프곤 해서 여태까지 계속 착용하고 있다고 하였다. 이학적 검사상 허리 주위 근육의 위축이 심하고 X레이에서도 척추뼈의 석회분이 많이 감소돼 있었다. 그래서 보조기를 서서히 떼면서 운동요법을 시행한 결과, 요즘은 허리 보조기를 차지 않아도 요통 없이 생활할 수 있게 되었다.

요통에 있어 보존적 요법은 안정과 운동으로 대별되는데, 급성기에는 안정, 만성기에는 운동이 좋다고 생각하면 알기 쉽다. 안정에도 급성 디스크나 급성 염좌와 같이 대·소변도 침상에 누운 상태로 받아내는 절대안정과, 화장실 출입이나 식사 정도의 가벼운 활동은 허용하는 안정요법이 있다. 대개 2~3일 이내로 안정하되, 장기간의 안정은 신체적으로나 정신적으로 해로우며, 환자의 기능 회복과 재발 방지에 도움을 주지 않는다. 안정시에는 통증이 경감되는 위치에서 안정을 취하는데, 비교적 단단한 침상과 엉덩이와 무릎을 어느 정도 구부리는 것이 좋다. 안정과 함께 소염제를 복용하게 되는데, 약은 퇴행성 병변에 의해 발생한 요통을 치료하는 것은 아니며, 통증을 조절하고, 근육을 풀어주며, 염증반응을 떨어뜨리고, 잠을 편히 잘 수 있게 하는 효과가 있다. 시중에 살 수 있는 약 중에는 부작용이 있는 약이 많으므로 약의 선택은 반드시 정형외과 전문의에게 처방을 받아야 한다. 그리고 통증의 조절과 관절의 유연성을 생기게 하려고 온수찜질, 마사지 등의 물리치료도 한다.

또 안정의 한 방법으로 보조기를 착용하는 경우가 있는데, 이에는 장단점이 있다. 모든 관절은 움직이지 않으면 아프지 않게 된다. 따라서 보조기 착용은 허리를 고정하게 되므로 통증을 감소시키는 장점이 있어 급성 요통에는 효과가 있다. 그러나 장기간 착용하게 되면 근육이나 뼈의 위축을 초래하여 허리가 약해지게 되며, 보조기 없이 생활하기 힘들게 된다. 허리가 아프다고 무턱대고 보조기를 착용하면 치료가 되는 것이 아니다.

요즈음 유행하고 있는 지압이나 안마도 과도하게 하면 인체에 무리가 올 수 있으며, 요가 또한 물리치료와 비슷하다고 할 수 있으나 무리한 자세를 취하는 경우엔 근육에 해로울 수 있다.

만성 요통의 경우에는 안정보다는 오히려 약해진 근육과 뼈를 강화시키는 운동을 해야 한다. 운동요법에는 여러 가지가 있으나, 모두 허리와 복부 근육을 단련시키고 자세를 바로잡는 운동들로 물리치료나 요가 등도 이 범주에 속한다. 예를 들어, 바로 누워서 윗몸을 일으키는 운동이나 엎드려 누워서 손으로 발을 잡고 등을 활처럼 휘는 운동 등이 그런 것들이다.

수영은 중력이 제거된 상태에서 하는 운동으로 근육에 지나친 무리를 주지 않아 안전하며, 허리 근육은 물론 전신근육 발달에 매우 좋은 운동이 된다. 운동은 몸에서 통증을 조절하는 호르몬을 자극하여 통증을 인지하는 역치를 올려 주는 역할을 한다. 권장할 만한 운동으로는 수영 이외에도 조깅, 에어로빅 운동 등도 좋다. 그러나 다시 한 번 말하지만 급성 요통인 경우 운동은 해로울 수 있으므로 주의를 요한다.

2. 수술적 치료

물에 빠지면 지푸라기라도 잡는다는 속담이 있다. 누구나 아프게 되면 좋다는 것은 다 해보고 싶은 것이 인간의 심리이다. 요즈음 대중매체의 발달로 정보를 쉽게 얻을 수 있는 반면, 잘못된 편견을 가진 사람들이 너무 많아 주의를 요한다. 현대의학으로 이미 규명되어 치료가 가능한 질환의 환자가 사이비 치료를 받다가 결국엔 돈만 탕진하고 고질병이 되어 병원을 찾는 경우를 볼 때 더욱 그러하다. 요통 환자에서 수술까지 가는 경우는 제한되어 있으며, 수술의 종류도 다양한 편이다. 따라서 반드시 정형외과 전문의와 상의하여 어떤 수술을 할지 결정해야 한다.

Ⅳ. 주요 원인질환

1. 추간판탈출증(수핵탈출증)

1) 디스크?

흔히 허리가 아프다고 하면 디스크를 떠올리는 사람이 대부분이다. 우리가 흔히 병명처럼 사용하는 '디스크'라는 용어는 척추뼈 사이를 연결하는 해부학적 구조물을 일컫는데(그림 2), 병명처럼 잘못 사용하고 있는 것이다. 이에 해당하는 정확한 병명은 '추간판탈출증' 또는 '수핵탈출증'이다. 그러나 추간판탈출증은 요통의 수많은 원인 중 하나일 뿐이다. 디스크는 젤리와 같이 말랑말랑한 수핵과 이를 둘러싸고 있는 단단한 섬유막인 섬유륜으로 구성되어 있다(그림 3). 이 디스크가 우리 몸의 쿠션 역할을 하여 충격을 흡수하여 준다. 추간판탈출증이란 디스크의 퇴행성 변화에 의하여 수핵을 싸고 있는 섬유륜이 파열되어 수핵의 일부가 그 사이로 돌출됨으로써 신경근을 압박하여 요통 및 신경증상을 유발하는 질환이다. 따라서 허리가 아프다고 반드시 디스크라고 단정할 필요가 없고, 정형외과 척추 전문의의 진찰을 반드시 받아 정확한 진단을 얻는 것이 바람직하다.

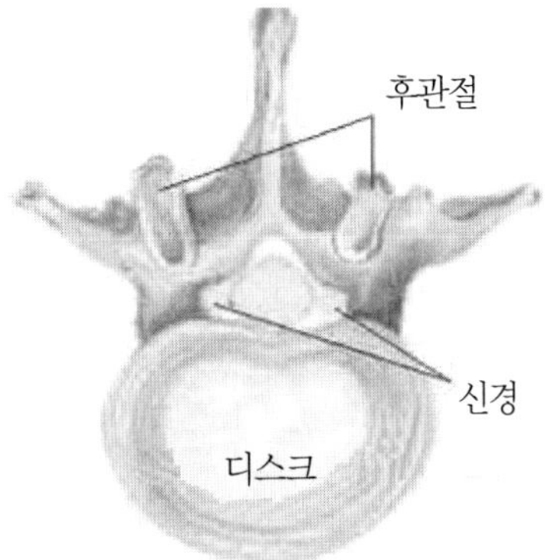

그림 2 추체 사이에서 쿠션 역할을 하는 디스크. 뒤로 신경이 지나가고 있다.

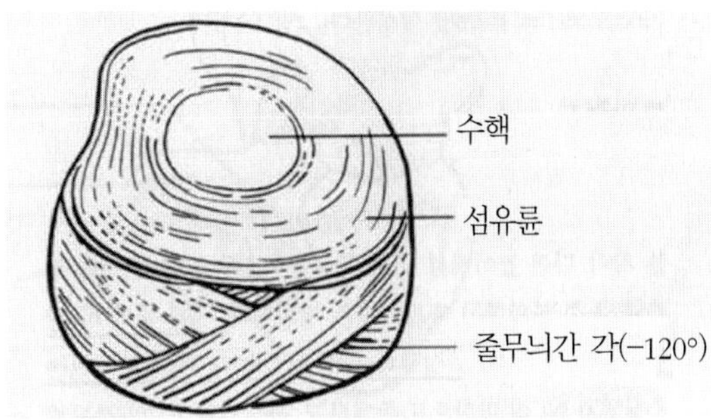

그림 3 수분을 함유한 수핵을 섬유륜이 감싸고 있는 모습의 디스크

증 례

얼마 전 대학 야구 선수가 외래로 왔었다. 허리도 아프지만 그보다는 오른쪽 다리가 땅기며 저리다는 것이다. 1년 전부터 통증을 느꼈지만, 침을 맞고 뜸을 뜨는 등 임시방편으로만 지내왔다는 것이다. 환자는 무릎을 펴고 다리를 들어 올리는 것을 힘들어 했다. 오른쪽 엄지발가락을 움직이는 것이 약해졌으며, 발등의 감각도 둔해져 있었다. 일단 디스크로 판단하고 MRI 검사를 한 결과 제4~5 요추간에 추간판탈출증으로 판명되었다. 이미 몇 달간 지속되어 왔고 신경증상까지 동반된 경우라 수술을 했다. 수술 후 다리로 뻗치는 증상이 호전되었다.

흔히 말하는 디스크라는 말은 병명이 아니고 우리말로 추간판(추: 척추뼈, 간: 사이)이라 하는데, 즉 척추 뼈와 뼈 사이에서 완충 역할을 해 주는 수분이 많이(85%) 포함된 조직이다. 디스크는 수핵(nucleus)과 섬유륜(annular fiber)으로 구성되어 있다.

2) 발병원인

우리 몸에는 척추라고 하는 뼈가 있어서 이것이 우리 몸을 지탱하는 대들보가 된다. 척추를 구성하는 뼈 사이에는 인체에서 스프링 역할을 하는 디스크(추간판)라고 하는 연골판이 있는데, 이 안에 수핵이라고 부르는 탄력성이 강한 물질이 들어 있다. 이러한 추간 연골판의 일부가 파괴되어 수핵이 밖으로 튀어나온 상태를 추간판탈출증이라고 하며, 외상을 받거나 연령과 더불어 퇴화하여 신경을 압박해서 생긴다. 이렇게 튀어나온 추간판이 바로 그 옆을 지나는 신경을 압박해 신경통이나 마비가 오기도 한다. 디스크는 젊은 사람에서 흔히 나타나나, 중년 이후에도 나타날 수 있다. 키가 큰 사람(여자 >170cm, 남자 >180cm), 흡연, 운전기사, 무거운 물건을 들어 올리는 직업 등이 위험인자이다.

3) 증세

튀어나온 추간판에 의해 신경이 눌리게 되고 다리로 가는 신경을 압박하여 신경통이 허리에서부터 허벅지와 종아리의 후면을 따라가면서 뻗치는 기분을 느끼게 된다. 특히 허리를 앞으로 굽히거나 누워서 다리를 올릴 때 아픈 것이 특징이다. 대개 무거운 물건을 들었거나, 높은 곳에서 떨어졌거나, 미끄러졌거나, 갑자기 심한 운동을 했거나, 중노동을 했거나 하는 기억할 만한 원인 제공의 병력이 있다. 재채기를 하거나 코를 풀거나 대변을 볼 때와 같이 복내압이 증가하는 경우에는 방사통이 악화된다. 또 화끈거린다거나 바늘로 찌르는 것 같은 통증을 느끼게 된다. 증세가 심할 때는 다리의 힘도 약해지고 소변을 보는 것도 힘들 때가 많다.

4) 디스크 검사

X선 검사로는 잘 나타나지 않으므로 CT나 MRI 촬영을 해서 돌출된 디스크를 볼 수 있다.

CT 촬영은 수핵과 섬유륜을 분간해 낼 수 없으므로, 섬유륜 외측 섬유와 후종 인대가 온전한지 여부를 구별해 낼 수 없다. 따라서 수술 전 추간판의 파열 여부를 판단하기 위해서는 MRI 촬영을 한다(그림 4). 근전도 검사를 할 수도 있다.

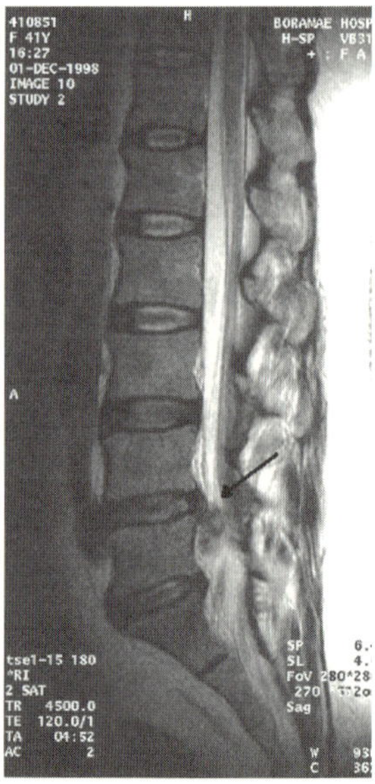

그림 4 MRI 측면 제4~5 요추간에 추간판 파열이 관찰되고 있다.

5) 치료방법

마미 증후군이나 진행하는 신경증상과 같은 응급상황을 제외한 나머지 경우에서 어느 정도의 시간이 경과하면 증상이 자연적으로 소실된다. 수술적 치료와 보존적 치료 환자를 비교할 때 1년 후 추시에서 수술한 군이 보존적으로 치료한 군보다 요통이나 방사통의 감소가 월등하나, 4년 후에는 두 군간의 치료 결과에 차이가 없다는 보고가 있다.

2주 이상 증상이 지속되는 경우는 드물다. 그러나 증상이 완전히 소실된 후에도 상당수에서 재발을 하게 되고, 특히 힘든 작업환경에 있는 환자에서는 60%에서 1년 내에 재발하게 된다. 재발한 경우에는 이환기간이 길어지게 되나, 반수는 한 달 이내에 회복되고, 증상이 없이 2년 이상 지낸 경우에는 재발의 위험성이 급격히 감소하게 된다.

(1) 보존적 요법

대부분의 환자에서는 안정, 약물, 물리치료 등을 시행하여 호전된다.

첫째로 절대 안정을 해야 한다. 가만히 누워 있는 것이 좋고, 대소변도 누워서 보는 정도로 2일에서 일주일간 담요를 무릎 밑에 말아 넣고 있으면 디스크가 치료된다.

둘째로는 따뜻한 물로 30분씩 하루 3회 정도 찜질을 해 준다.

(2) 수술

보존적 요법을 3개월 이상 실시한 후에도 효과를 보지 못했을 때나 신경증상이 있는 경우 수술을 하는 것이 원칙이다.

① 경피적 최소 수술법

- 수핵 용해술: 쇼크, 추간판염, 마비, 급성 횡단성 척추염, 지속적인 요통
- 수핵 제거술
- 레이저 추간판 감압술: 위 두 가지 경피적 치료법에 비해 장점이 없고, 합병증이 생길 가능성도 높아 권할 만한 치료법이 아니다.

② 추궁판 절제술과 추간판 절제술: 피부 절개 후 디스크를 제거하는 수술

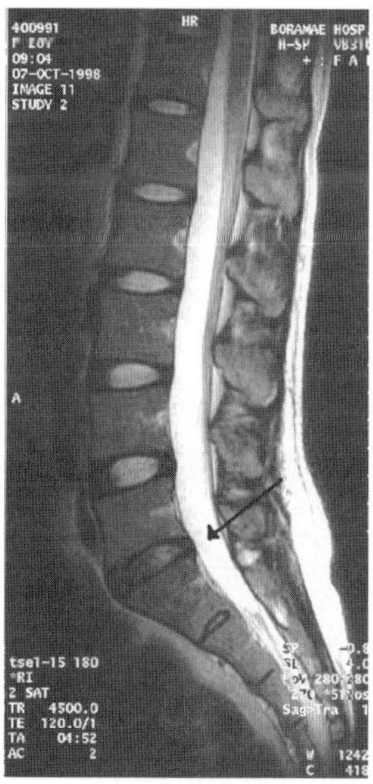

그림 5 MRI 측면 촬영에서 제5요추~제1천추간에 디스크의 음영이 검게 보이고 있다. 이는 수분이 없는 추간판 변성 소견을 보이는 것이며, 추간판 탈출의 소견은 보이지 않는다.

2. 추간반내상승(추간판 변성)

특징적으로 20대에서 50대에 이르는 활동이 왕성한 연령층에 발생하는 만성(3개월 이상) 요통으로 재발도 잦다. 만성 요통과 엉덩이 부위나 무릎까지 내려가는 하지의 통증을 호소하며, 오래 앉아 있기 힘들어 한다. 신경이 눌리는 것이 아니기 때문에 추간판탈출증과 같은 하지증상은 없다. 만성 요통을 호소하는 환자의 상당수가 이 질환에 포함될 가능성이 있으므로 반드시 정확한 진단을 받아야 한다.

진단은 MRI 검사(그림 5)와 추간판 조영술을 이용하며, 치료는 역시 보존적인 요법으로 4~6개월간 적극적으로 계속되어야 한다.

증상 호전이 안 되고 지속적으로 요통에 의해 고통이 있는 경우 수술적으로 치료할 수 있다. 추체간 골유합술이나 최근에는 인공추간판술식 등이 있다.

3. 중년 이후의 요통(척추관 협착증)

젊었을 때는 회사에서 며칠 밤을 야근해도 거뜬하던 몸이 중년이 되면서 조금만 과로해도 어김없이 온 몸이 쑤시고 특히 허리가 아프다

고 병원을 찾는 환자들을 흔히 본다.

증 례

얼마 전 50세가 조금 넘어보이는 모회사 중견 간부가 요통을 호소하며 찾아왔다. 3~4년 전부터 과로를 하면 허리에 통증을 느껴지더니, 점점 심해져 요즘은 50m 정도만 걸어도 허리가 아프고 다리가 저려서 길거리에서 체면 불구하고 쪼그리고 앉았다가 다시 걷는다고 했다. 이 중년 환자는 몇 번씩 다른 병원을 찾아다니며 좋다는 음식도 먹어보지 않은 것이 거의 없을 정도였다. 또 용하다는 한의원을 찾아다니며 비싼 녹용이나 인삼 같은 보약을 수없이 복용하였지만, 그래도 잘 낫지 않고 점점 더 심해져서 교정술인가 하는 치료까지 해 보았고, 요즈음은 자가요법으로 쑥찜질까지 해 왔다고 한다. 진찰을 해보니, 허리를 뒤로 젖힐 때 특히 통증을 호소했으나, 특별한 신경증상은 없었다. 우선 척추관 협착증이라는 인상이 짙어서 MRI 검사(그림 6)를 했더니, 역시 신경이 지나가는 길이 좁아져 있어 수술로 치료했다.

이러한 척추관 협착증은 일종의 노화현상으로 중년 이후에 많으며, 신경길이 좁아져 신경이 눌려 발생한다. 초기에는 퇴행성 관절염과 같이 요부의 막연한 둔한 통증과 뻣뻣한 증상이 나타나고, 습하고 찬 기후에 악화되며, 따뜻하게 해 주면 완화되고, 활동하면 심해지고, 안정을 취하면 호전된다. 통상 증상이 빈발하고 심해질 때, 특히 보행이나 시장에 가는 등의 일상적인 활동이 불편할 때 의사를 찾게 되는데, 이 시기가 되면 증상은 신경성 간헐적 파행이라 해서 특히 보행시에 다리가 모호하게 조이고 쑤시고 예리하게 타는 듯한 통증, 마비, 경련, 저림, 근력약화, 다시 말해서 '다리가

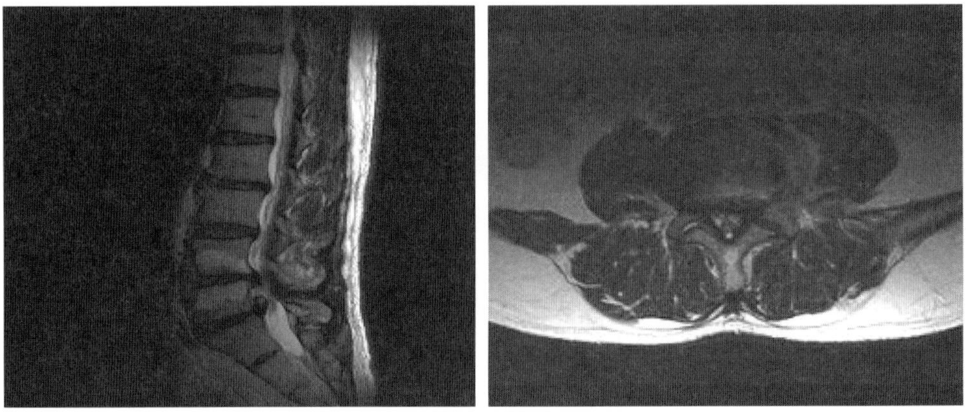

(A) (B)

그림 6 척추관 협착증의 MRI 검사 결과. (A)에서 제4~5요추간 및 제5요추~제1천추간에서 척추관이 협소해진 소견을 보이며, (B)에서도 척추관이 추간판 탈출이 아닌 골성 척추관의 협착 및 황색인대 비후에 의해 신경이 눌리는 소견을 보인다.

땅긴다', '다리가 시렵다', '다리가 터지려고 한다', '다리에 고춧가루 뿌린 듯이 후끈거린다' 라는 하소연을 하게 된다.

대개는 안정, 온수찜질, 허리 및 복부 근육운동, 보조기 착용 등 보존적 요법으로 치료되지만, 앞의 환자처럼 노화현상이 심해져 생활에 지장을 줄 정도면 수술을 받아야 한다. 이때 수술방법은 디스크 질환 때와는 근본적으로 다르므로, 반드시 정형외과 전문의와 상의하여 결정해야 한다.

중년 이후의 요통은 그 심한 정도나 원인이 다양한데, 가장 흔한 것이 퇴행성 변화로 이마에 주름이 지고 머리가 희어지듯 허리뼈가 늙어 삐죽삐죽 튀어나와 옆을 지나는 신경을 누르는 것이다.

4. 골다공증

폐경기가 지난 50대 여성에서 특별한 이유 없이 요통을 호소하는 경우가 있다. 이는 뼈의 석회분이 빠져서 뼈가 약해지기 때문에 생기는 것으로, 이 경우 골질이 얇아져 뼈가 내려앉아 키가 작아지고 등이 굽고 가벼운 충격에도 척추뼈가 부러져 심한 요통을 호소하게 된다. 이것이 골다공증이다.

골다공증이 임상적으로 중요한 이유는 작은 외상에도 쉽게 척추골절이나 손목골절, 대퇴골절 등을 유발하여 생활의 질을 크게 저하시키고 나아가서 생명을 위협할 수 있기 때문이다. 필요에 따라서 최소침습적 술식으로 골절을 안정시킨 후 조기 기동을 함으로써 삶의 질을 향상시킬 수 있다(그림 7).

골다공증에는 두 가지 종류가 있는데, 하나는 폐경과 더불어 생기는 것이고, 다른 하나는 나이가 들면서 남녀 모두에서 발생하는 노인성 골다공증이다. 여성에 2배 이상 많이 발생하며, 심한 정도도 더하다. 초기에는 등에서 허리에 거쳐 쉽게 피로해진다는 등의 일반적인 증상을 호소한다. 차차

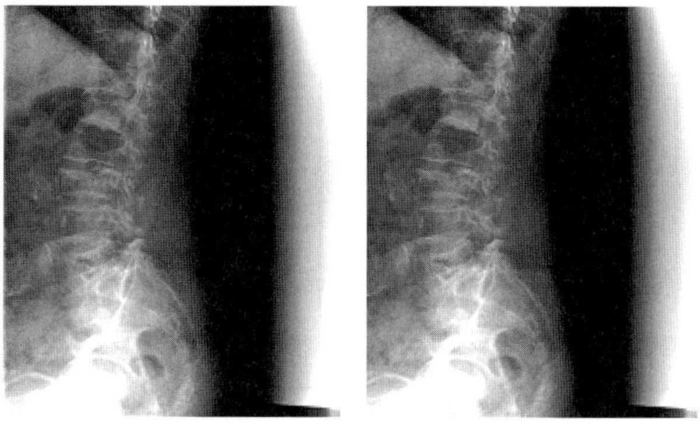

(A) (B)

그림 7 외상 후 측면 방사선 사진(A)에서 제3요추의 골다공증에 의한 압박골절이 관찰된다. 국소마취 후 인공뼈를 주입하여 골절을 안정시킨 후 바로 기동을 가능하게 했다(B).

진행되면서 겉에서 쉽게 알아볼 수 있을 정도로 등이나 허리가 굽고, X레이 검사로 척추뼈의 변형이나 압박 골절 등을 관찰할 수 있게 되며, 생활에 지장이 있는 정도의 만성 요통이 생긴다. 대개 보조기 착용 등으로 도움을 받을 수 있으나, 무엇보다 중요한 것은 적절한 운동 및 영양섭취에 의한 예방이다.

간혹 약국이나 한방에서 신경통 약이라 하여 스테로이드 제재를 쓰는 경우가 있는데, 이는 일시적으로 증상이 호전되나 골질을 더욱 약화시켜 골절도 생기고 얼굴이 붓는 등 각종 부작용이 따르므로 주의해야 한다.

5. 어린이 요통

어린아이가 허리가 아프다고 하면 어린 놈이 벌써 허리가 아프다니 말도 안 된다고 웃어넘기는 경우가 흔하다. 물론 어른에 비하면 빈도가 낮은 편이지만 소아에서도 허리가 아픈 경우를 가끔 볼 수 있다. 이 같은 소아의 요통은 성인과는 달리 외상이나 노화에 의한 것보다는 질환 때문인 경우가 많다.

[증 례]

13세 남자 아이가 허리가 아프고 걸음걸이가 이상하다고 외래를 찾아왔다. 무릎을 편 채로 다리를 들어 올리는 데 지장이 있었고, 엎드린 자세에서 허리에 함몰된 부위가 만져졌다. X레이 촬영 결과 제5요추의 뒷부분에 결손부위가 있어 척추가 앞으로 물러난 소견을 보였는데, 이를 척추전방전위증(그림 8)이라 한다.

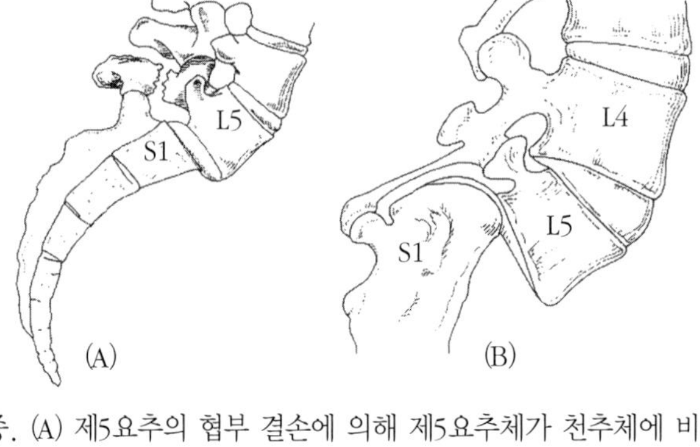

그림 8 척추전방전위증. (A) 제5요추의 협부 결손에 의해 제5요추체가 천추체에 비해 앞으로 밀려 있다. (B) 선천적으로 제5요추~제1천추 관절의 형태발생 이상에 의해 척추전방전위증이 발생했다.

이와 같이 척추 뒷부분에 결손이 있는 경우를 척추분리증이라 하며, 인구의 약 5%에서 갖고 있지만, 대부분은 증세가 없이 지낸다. 일부는 이것이 진행하여 척추전방전위증에까지 이르는 경우가 있다. 증상이 생기면 주로 성장이 촉진되는 시기에 나타나는데, 근육강직에 의한 자세의 변화, 보행의 이상 등으로 병원을 방문하게 된다.

통증은 대개 요통을 호소하며, 이때 둔한 통증이 엉덩이, 대퇴부로 전위되는 연관통이 동반된다. 다리의 근력약화나 감각둔화 같은 신경압박 증상은 드물다. 성인에서는 요통과 하지로 방사되는 동통이 주 증상이며, 근력약화나 감각의 둔화가 빈번하고 또 하지로의 방사통이 다리나 발까지 이른다.

치료는 대개 보존적 요법이며, 목적은 신경근 압박을 경감시켜 통증을 제거하고, 코르셋을 착용시켜 척추 및 복부근육의 근력을 강화시키고 척추의 안정을 얻으며, 좋은 자세를 취하여 활동을 용이하게 하는 것이다. 적절한 보존적 치료에도 불구하고 통증이나 신경증세가 지속될 때, 소아에서 전위가 33%를 넘어 진행할 때, 소아에서 처음 진단시 전위가 50%를 넘을 때, 성인에서 추간판탈출증이 동반되었을 때, 성인에서 제4~5요추간 전위증에서 전위가 증가할 때, 성인에서 인접 부위의 퇴행성 변화에 의한 척추관 협착증이 생겼을 때 등의 경우에는 수술이 필요하다.

증 례

14세 된 여자 중학생이 허리가 옆으로 휘고 아프다고 찾아왔다. 허리가 휘어 있다는 사실은 지난해 목욕탕에서 할머니가 때를 밀어주다 발견했다고 했는데, 대수롭지 않게 여기다가 점점 심해져 병원을 찾게 되었다고 한다.

이렇게 척추가 옆으로 휘는 척추측만증은 대부분 원인 불명인 특발성 척추측만증이다. 이는 10대 초반의 여학생에게서 흔히 볼 수 있다. 이 증세는 치료를 위해 조기발견이 중요하며, 등을 앞으로 굽혀보면 한쪽 등이 돌출되는 것으로 알 수 있다. 정도가 가벼운 경우에는 자세교정과 보조기 착용으로 더 이상의 진행을 막을 수 있지만(그림 9), 심하면 수술로 교정을 시행하여야 한다(그림 10). 따라서 이 질환은 초기에 발견하여 적절히 치료한다면 수술까지 가지 않아도 된다.

이 외에도 소아 요통의 원인이 될 수 있는 것은 결핵, 염증, 종양, 신경종, 디스크 등이 있다. 때로는 예민한 소아에 있어 아무런 기질적 원인이 없는데도 요통이 생기는 경우가 있다. 이는 신경성으로 생기는 증상이며, 친한 친구와 다투었다든가 부모와 불화가 있는 경우에 아이가 증상을 느끼는 경우가 있으며, 심한 경우에는 상담을 한다든가 정신과 의사의 도움을 받아야 한다.

앞에서 몇 가지 어린이 요통의 예를 들었지만, 어린이가 허리가 아프다고 하면 그냥 넘기지 말고 왜 그런지 원인을 찾아보아야만 한다. 물론 장난이 심해 일시적으로 오는 수도 있지만, 특히 증상이 3주 이상 지속될 경우 심리적이든 기질적이든 그 원인이 있으므로 이를 찾아 제거해 주어야 한다.

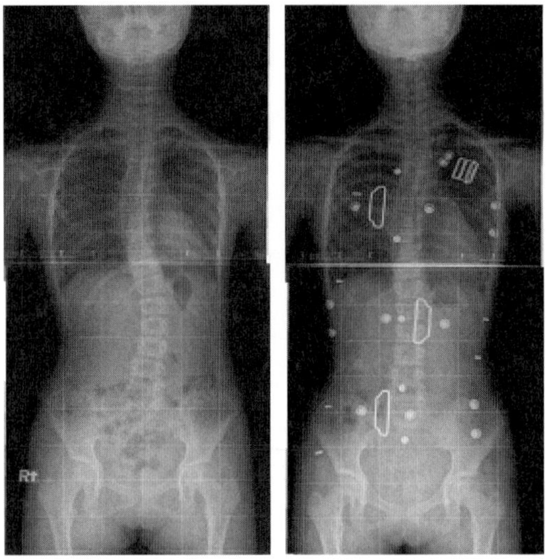

(A) (B)

그림 9 척추측만과 보조기 착용 방사선 사진. 14세 여아의 우측 흉추부에 36도의 척추측만이 보이며(A), 보조기 착용 후 20도 정도로 유지되고 있다(B).

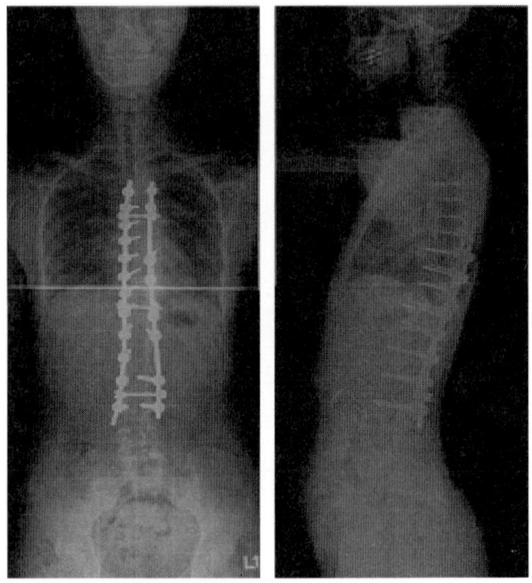

그림 10 척추측만 수술 후 방사선 사진. 발견 당시 보기 흉할 정도의 척추측만을 후방기기교정술로 수술한 후의 방사선 소견으로, 척추가 곧고 체간 균형이 잡힌 모습을 볼 수 있다.

발육성 병변이 30%, 외상이 30%, 감염이나 종양이 15% 등으로 90% 정도에서 통증의 원인을 알 수 있다.

6. 결핵성 척추염

과거에 비해 빈도가 낮아졌으나 아직도 국민 건강상 큰 문제를 갖고 있으며, 미국 등 선진국에서도 후천성 면역결핍증 등의 면역체계 저하 상태에서의 결핵감염이 최근 증가되고 있다. 결핵성 척추염 중 10~47%에서 신경마비 증세를 일으킨다. 대개 폐결핵 등으로 존재하다가 혈관을 타고 척추뼈의 망상골에서 시작한다. 하반신 마비는 척추 결핵시 발생될 수 있는 가장 심각한 합병증이다.

결핵으로 인한 체중감소, 피로감, 간헐적인 발열 등의 전신적인 증상과 감염부위의 국소적인 동통, 근육의 긴장, 척추의 운동범위 감소 등의 국소적인 증상이 있다. 농양형성에 따른 국소부위의 종괴가 촉지될 수 있으며, 골파괴나 종양에 의한 신경마비도 있을 수 있다. 골파괴의 양상에 따라 척추의 변형, 특히 후만 변형도 유발된다.

치료는 보존적 요법으로 안정, 생활환경의 개선, 영양식 섭취를 하고, 항결핵제를 투여하며, 석고 고정이나 보조기를 착용한다. 심할 경우 배농, 병소 제거, 척추기형의 방지 또는 교정을 위해 수술을 시행한다. 근본적으로 척추체 병소 절제술 및 전방 고정술을 시행하고, 10세 전후의 소아나

60~70도의 고도의 척추후만증이 있는 경우는 척추 전후방 고정술로 치료한다. 최근에는 척추의 불안정성이 심한 경우, 기형이 심하여 교정을 병행할 때, 치료기간의 단축 및 조기보행 등의 재활과 교정의 소실 및 후만증 예방을 위해 금속기기를 사용하여 고정하는 수술도 한다.

7. 임신과 요통

임산부의 약 반에서 요통을 경험한다. 대부분은 임신 이전에 요통을 경험한 사실이 있고, 실제로 임신 중 처음으로 요통을 가지는 경우는 10~20% 정도이다.

통증의 정도는 심하지 않는 것이 대부분이나, 약 20%에서는 일상생활에 장애를 받을 정도로 심한 통증을 호소하기도 한다. 분만 후 1년 이내 대개 통증이 경감되거나 소실되지만, 지속적으로 요통을 호소하는 경우도 있다. 임신으로 인한 체위와 요추부위 생역학의 변화나 내분비 기능 변화에 따른 척추 및 골반 인대의 이완성 증가 또는 혈액순환의 변화 등이 그 원인이다.

8. 요배부 수술 실패 증후군

최근 척추 수술기기의 현저한 발달 및 MRI 등 첨단 진단기기의 개발로 인한 척추질환 환자의 정확한 진단으로 척추수술의 빈도가 현격히 증가됨에 따라 수술남용, 잘못된 수술로 인한 요배부 수술 실패 증후군이 임상적으로 문제가 되고 있다. 이는 한 번 내지 그 이상의 요배부 척추 수술 후 요통 및 하지 방사통의 호전이 없이 잔존하는 증후군을 말하며, 수술로 인한 척추 및 신경계의 해부학적 구조물의 변형으로 증상의 완화 및 호전에 어려움이 많고, 대부분의 경우 이로 인한 잔여 증상이 지속되는 경우가 많다. 따라서 처음 수술을 받게 될 때 신중히 결정하고, 적합한 수술을 해야 함은 너무나 중요하다고 할 수 있겠다.

V. 요통의 예방

현대는 스포츠 시대라고 할 수 있다. 각종 경기에서 스타 플레이어가 속출하고 스타가 된 선수는 명예와 인기를 차지하게 된다. 일반인들도 조기축구, 배드민턴, 테니스 등 운동을 통하여 신체를 관리하고 스트레스도 해소한다. 이렇게 유용한 운동도 그 방법이 잘못되거나 지나치면 오히려 몸에 해를 가져오는 경우가 있다. 지나치게 과격한 운동은 삼가고 외상을 입지 않도록 하는 것이 최선의 방법이다. 신문에 종종 운동선수들이 무리한 연습 및 시합으로 요통 때문에 요양을 한다는 소식을 접한다. 그렇다면 허리병을 예방하기 위한 방법에는 무엇이 있나?

아무리 좋은 약도 지나치면 독이 되듯이 운동할 때에는 반드시 준비운동을 잊지 말고 무리한 양의 운동은 피하는 것이 바람직하며, 개개인의 연령 및 건강상태에 따라 자기에게 알맞은 운동을 선택하여 꾸준히 정진해야 소기의 목적을 달성할 수 있다.

군인들의 분열 모습을 보노라면 그 어떤 무기보다도 곧고 힘찬 군인의 자세에서 강한 인상을 받게 된다. 이러한 자세는 척추의 위치 배열로 결정되는데, 우리 몸의 척추는 목, 등, 허리, 골반뼈 등 30여 마디의 척추뼈로 구성되어 있어 충격을 완화하고 각 뼈마디는 힘줄과 근육에 의해 싸여 있으며, 중요한 신경과 혈관이 척추를 따라 진행하고 있다. 자세가 나쁘면 이들 근육, 신경, 디스크, 척추뼈 등이 약해져 요통을 유발하게 된다. 바른 자세란 앞뒤로 볼 때 척추가 곧게 일직선을 이루며, 옆에서 보면 목과 허리뼈는 앞으로 휘었고, 등과 골반뼈는 뒤로 만곡을 이루어 균형을 유지하는데, 이를 중립위라고 한다.

바른 자세보다 등이 뒤로 굽는 것을 척추후만증이라 하며, 이렇게 되는 가장 흔한 원인은 성장기 청소년 때 나쁜 자세 때문이고, 그 밖에 선천성 후만증, 척추발육 이상으로 오는 청소년기 후만증 등도 있다. 노년기가 되면 등이 뒤로 굽는 것을 흔히 보는데, 이는 뼈가 약해져 척추의 압박골절이 생기고 퇴행성 변화로 추간판의 두께가 얇아져서 생기는 일종의 노화현상이다. 등이 옆으로 굽는 것을 측만증이라 하며, 자세가 나쁘거나 무거운 물건을 들 때, 또는 한쪽 다리가 짧거나 디스크 환자 등에서 볼 수 있다. 물론 이 경우는 전술했던 특발성 측만증 같은 병적인 측만증이 아니므로 일차 원인만 제거되면 측만증 자체는 문제가 안 된다.

오래 앉아 일하는 사람이나 학생들에게서 나쁜 자세가 생기기 쉬우며, 이것이 지속되면 퇴행성 관절염이나 디스크 등이 생길 수 있다. 일상생활에서도 무거운 물건을 들거나 허리를 앞으로 굽히는 자세는 피하는 것이 좋다. 싱크대가 낮은 것도 허리 디스크를 유발할 수 있으므로 개선하는 것이 좋다. 그리고 척추를 튼튼하게 해서 손상을 받지 않도록 평소 적당한 운동과 바른 자세를 습관으로 하는 것이 중요하다.

누울 때는 너무 푹신한 침대보다는 바닥이 다소 딱딱한 것이 좋으며, 무릎 밑에 베개 등을 넣어 무릎을 약간 구부러지게 하는 자세가 허리에 부담을 덜 주게 된다.

1. 앉을 때

앉는 자세는 무릎과 엉덩이가 90도 구부러지는 자세가 좋다. 자기 몸에 맞는 의자를 선택하는 것도 요추를 건강하게 지지하는 데 매우 중요하다고 할 수 있다. 푹신한 의자에 비스듬히 앉지 말고 의자 등받이에 기대어 엉덩이를 깊숙이 넣고 앉는 것이 좋다. 허리 뒤에 쿠션을 넣는 것도 하나의 방법이다. 때로는 다리를 꼬는 것도 허리근육을 푸는 방법의 하나가 된다. 일어날 때도 허리를 꼬거나 너무 구부리지 말고 중립위를 유지한다고 생각하면 좋다.

2. 물건을 들 때

물건을 들 때 허리에 제일 많이 무리가 가게 된다. 허리를 보호하려면 역시 중립위를 유지시켜 주려고 노력해야 한다. 중립위를 유지시키면서 골반의 회전을 이용하여 물건을 들도록 해야 한다. 골반 회전을 사용하지 않으면 허리가 중립위를 취하지 못하게 되어 허리에 무리가 많이 간다. 무거운 물건을 들 때에는 발을 적어도 어깨 넓이 만큼은 벌리고 무게중심을 약간 낮추고 물건을 몸에 붙여 척추와 근육에 대한 스트레스를 줄이고, 몸을 비틀거나 허리를 너무 구부리지 않도록 주의해야 한다.

3. 적당한 운동

적당한 운동은 평소만이 아니라 허리 다친 후 회복이 되는 모든 시기에도 중요하다. 급성 통증기 때는 통증을 감소시키는 요법으로 빨리 회복될 수 있다. 그러나 통증이 있다고 쉬기만 하면 안 되고 적당한 운동도 필요하다. 적당한 운동은 손상부위에 기름을 쳐 주고 영양을 공급하여 빨리 회복되게 하기 때문이다. 또한 근육과 관절을 움직여 줌으로써 통증이 신경을 통해 인지되는 과정을 차단시켜 준다. 통증이 차차 줄어들면 수영 등 운동요법을 본격적으로 시행하여 건강한 허리를 만들어 주면 된다.

근육이 경직되어 있으면 허리의 움직임에 불균형을 초래하게 되어 다시 손상을 입을 위험성이 커지게 된다. 서서히 근육을 신전시켜 주는 스트레칭이 허리를 유연하게 만들어 준다.

복근, 허리근육, 고관절 근육을 강화시킴으로써 중립위를 유지시키는 튼튼한 척추를 만들어 준다. 저렴한 기구를 이용하여 가정에서 충분히 할 수 있다. 또 허리와 골반이 중립위를 유지하도록 자세운동을 함으로써 허리를 튼튼하게 해줄 수 있다.

흔히 일상생활 중 자세에는 신경을 쓰지 않다가 요통이 생긴 다음에야 후회하는 것을 볼 수 있다. 대부분의 환자가 그렇듯이 아프고 나서 척추의 중요성을 알게 되는데, 바른 자세가 통증을 예방하는 기본임을 기억해 두어야 할 것이다.

참고문헌

석세일(2004). 『척추외과학』 제2판. 최신의학사.
이종서(2004). 『허리디스크』. 가림출판사.
이지호(1999). 『요통』. (주)미디어엠.

2절 청소년기 척추측만증

정형외과 이재협

I. 척추변형 개요

1. 역사적 고찰

척추변형에 대한 기록은 오래 전부터 찾아볼 수 있는데, 기원전 460년 Hippocrates가 가장 광범위하게 처음으로 기술하였으며, 2세기에 그리스의 Galen은 측만(scoliosis), 후만(kyphosis), 전만(lordosis)의 용어를 처음으로 도입하였다.

여기서 측만증이란 척추가 관상면(coronal plane, 양 어깨와 등, 허리로 내려오는 평면)에서 직선이 아니라 측면으로 휘어진 상태이며(그림 11), 후만증이란 척추가 시상면(sagittal plane)에서 정상보다 더 굽어 있는 상태이며, 전만증이란 척추가 시상면에서 정상보다 펴져 있는 상태이다.

일반적으로 측만증 환자에게는 측만증만 있는 것이 아니라 관상면에서는 측만증, 시상면에서는 전만증, 횡단면에서는 척추체의 회전변형이 복합적으로 존재하는 것이 보통이다(그림 12).

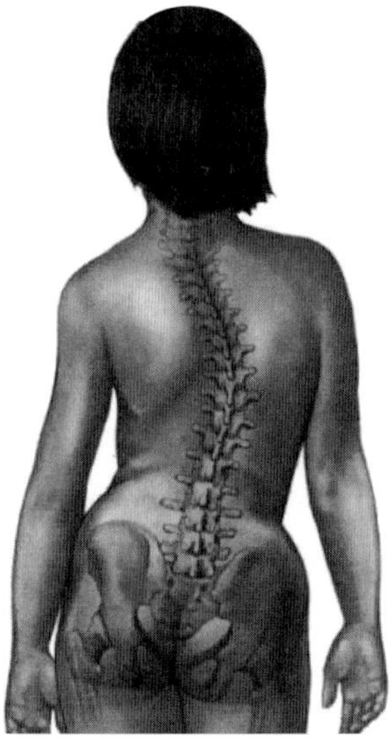

그림 11 척추측만증

2. 측만증의 분류

구조적인 척추측만증은 척추가 관상면 상에서 휘어서 치우치는 기형일 뿐만 아니라 삼차원적인 기형 상태로, 외관상의 문제와 주위 장기의 기능장애를 초래하고 수명을 단축시킬 수도 있다. 이러한 측만증은 척추의 구조적인 변화에 의하여 영구적으로 옆으로 휜 구조적 측만증과, 자세나 추간판탈출증, 염증, 다리길이 차이 등 척추의 구조적인 변화 없이 일시적으로 옆으로 휘어 원인이 제거되면 다시 회복되는 비구조적 측만증이 있다. 구조적 측만증에는 선천성, 신경근육성, 외상성, 기타 질환 등 원인을 아는 경우도 있지만 대다수의 환자에게서는 그 원인을 알 수 없으며, 따라서 특발성 측만증(idiopathic scoliosis)으로 분류된다.

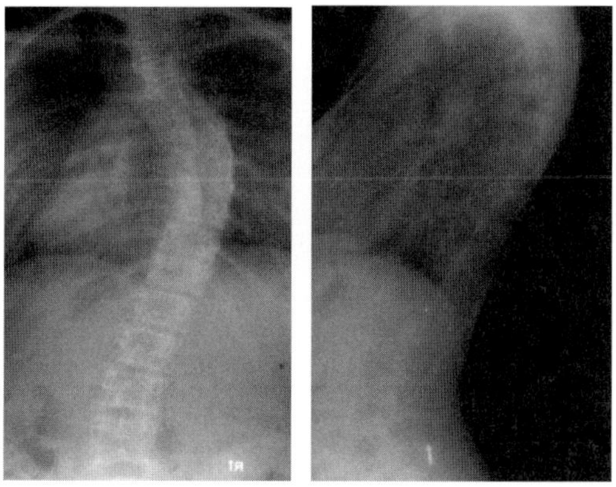

(A)

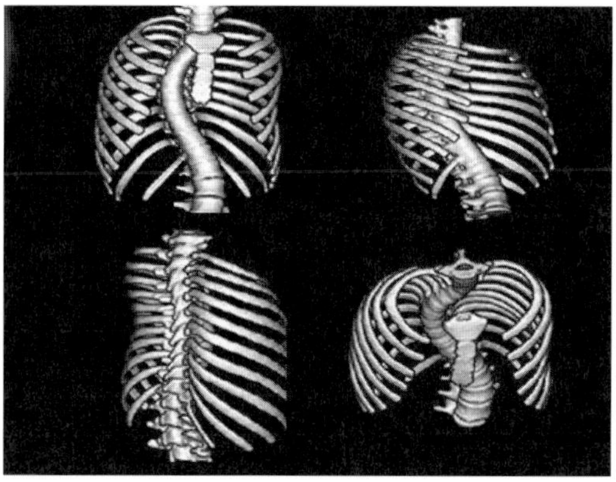

(B)

그림 12 척추측만증 환자의 후전방 및 측방 방사선 사진(A) 및 삼차원적으로 재구성한 흉추의 모습으로 관상면에서 측만, 시상면에서 전만, 척추체의 회전을 나타내고 있는 사진(B)

또한 특발성 측만증 환자는 연령에 따라 유아기형, 연소기형, 청소년기형으로 분류되며, 이 중 청소년기형 특발성 측만증이 가장 많다. 따라서 청소년기에 볼 수 있는 구조적 측만증은 대부분이 청소년기형 특발성 측만증이다.

II. 청소년기형 특발성 측만증

특발성 측만증은 전체 측만증의 약 85%를 차지하며, 원인을 발견하지 못한 척추변형 이외의 다른 전신적인 문제가 없는 건강한 아이에서 발견된다. 청소년기형 특발성 측만증은 사춘기 이전, 그리고 골격성장이 끝나기 전에 발견되는 관상면에서 약 10도 이상의 측만증으로, 측만증은 관상면 상에서의 이차원적인 변형을 말하지만, 모든 구조성 측만증은 실제로 전측만 변형(lordoscoliotic deformity)이다. 즉 측만증은 회전된 전만변형(rotated lordosis)이라고 할 수 있다. 측만증에서 만곡이 진행되는 것은 전만변형이 점점 커지면서 회전되는 것이다.

1. 원인

과거 수십 년 동안 구미 학자들이 다양한 연구를 하였으나 아직 원인을 명쾌하게 밝히지 못하고 있으며, 여러 가지 가설이 있으나 아직 입증된 바는 없다.

연구 결과 제기된 가설은 다음과 같다.

① 유전적인 요인: 특발성 측만증 환자가 있던 집안에서 특발성 측만증 환자의 발생이 상대적으로 많다고 알려져 있고, 쌍둥이 중 한 명이 특발성 측만증이면 다른 한 명에서도 상대적으로 높은 비율로 발생한다고 알려져 있다. 유전적인 특성이 어느 정도 작용한다고 알려져 있지만, 부분적으로만 관계할 것이라고 생각된다.
② 태아 때 비정상적인 자궁 내에서의 자세
③ 평형감각 이상
④ 성장호르몬 이상
⑤ 추간판이나 추체 내의 교원질(collagen)의 이상
⑥ 멜라토닌(melatonin) 부족
⑦ 생역학직 원인

현재 측만증의 원인은 한 가지가 아니라 다원적으로 작용한다고 알려져 있고, 일단 측만증이 발생하면 만곡의 볼록한 쪽에서는 장력(tension force)에 의하여 성장이 더욱 촉진되고 오목한 쪽에서는 압박력(compression force)에 의하여 성장이 억제되는데, 이로 말미암아 변형은 더욱 심해지게 된다.

2. 증상

청소년기의 척추변형은 대개 통증이 동반되지 않기 때문에 통증이 같이 있는 경우에는 변형과 통증을 함께 일으킬 수 있는 질병(예: 척추전방전위증, 척추부위의 종양, 추간판탈출증)의 가능성이 있다.

일단 측만증이 발생한 경우 가장 중요한 요소는 '성장'이다. 일반적으로 척추변형은 발육이 급격히 이루어지는 사춘기 무렵에 증가한다. 따라서 척추측만증 환자에서 장차 측만증이 얼마나 더 진행할 것인가와 어떤 치료가 필요한지를 결정하는 데 있어서 환자의 현재 성장의 정도 및 향후 얼마나 더 성장할 것인지를 파악하는 것은 매우 중요하다. 사춘기의 징후인 치모, 겨드랑이 털이 나타난 시기, 초경 시기, 유방의 발달 등으로 성장의 정도를 알 수 있다. 여성의 경우 특히 초경의 시기가 성장을 예측하는 데 중요한데, 초경은 성장이 둔화되기 시작하는 것을 의미하며 초경으로부터 약 2년간 더 성장이 일어난다. 초경 6개월 전부터 초경 직후까지가 성장이 가장 활발한 시기이며, 척추변형이 진행할 위험성이 가장 큰 시기이기도 하다. 남자에서는 겨드랑이 털이 나타나고 면도를 시작하는 시기가 여자의 초경과 일치한다.

측만증이 있는 경우 어깨 높이, 유방 크기, 골반 높이가 차이나는 경우가 많고, 몸통이 불균형을 이루는 경우가 많다. 또한 견갑골이 등 뒤로 돌출되고 등쪽 갈비뼈가 돌출되어 늑골 돌출고를 이루는 경우가 있다. 따라서 상의를 벗고 몸을 앞으로 구부리게 하는 전방굴곡 검사(Adams' forward

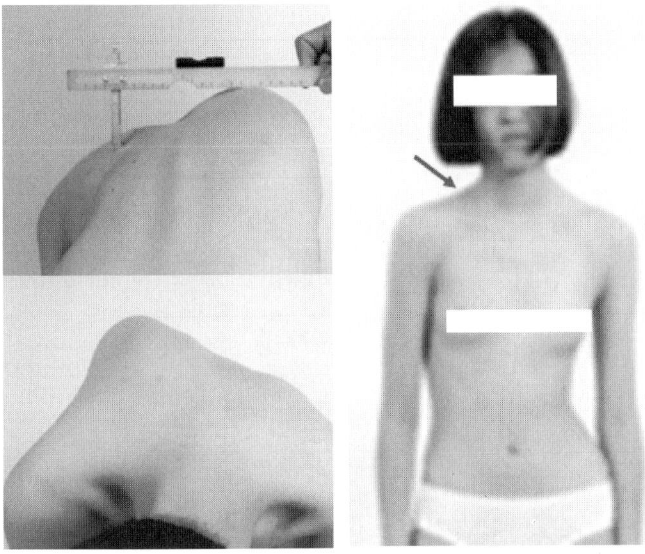

(A) (B)

그림 13 전방굴곡 검사를 하면서 늑골 돌출고를 측정하는 모습(A)과 우측 어깨가 좌측에 비해 다소 거상되어 있는 모습(B)

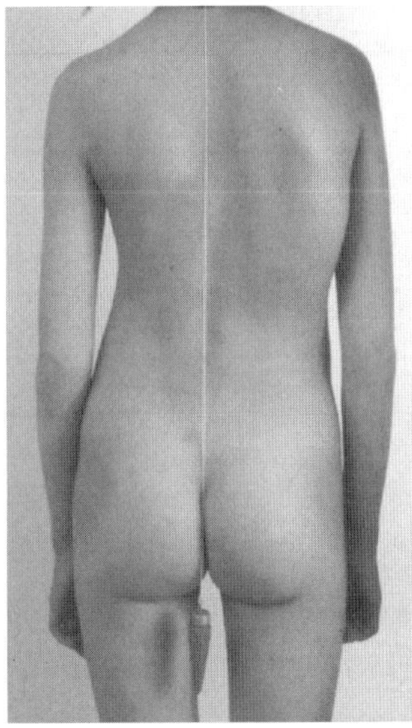

그림 14 경추 극돌기에서 수선을 내려 둔부의 중앙에서 좌우로 벗어나 있는 정도를 측정한다.

bending test)로써 척추의 회전변형에 의한 체간의 비대칭은 알 수 있다(그림 13, 14).

등이나 허리의 피부에 비정상적으로 털이 나 있거나, 피부가 함몰되었거나, 연부 조직의 종괴 등이 있을 경우 척추 유합부전(spinal dysraphism)의 가능성이 있으므로 자기공명영상(MRI) 검사 등의 추가 검사를 해야 한다.

또한 피부에 밀크커피색(cafe au lait) 반점, 피하종괴 등이 있을 경우 신경섬유종증(neurofibromatosis)이라는 종양에 의한 측만증일 수 있으므로 추가적인 검사가 필요하다.

3. 학교 검진

현재 우리나라에서는 학교에서 간단한 검진으로 측만증 환자를 조기에 발견하기 위한 시도가 이루어지고 있다. 가장 많이 이용되는 방법은 Adams의 전방굴곡 검사를 통하여 늑골 돌출고나 요부 돌출이 있는지 보는 것이다. 척추의 비대칭이 발견된 학생들 중에서 체간 회전각을 측정하여 각도가 5도(경우에 따라서는 7도) 이상인 학생들은 전문의에게 보내 방사선 검사를 실시하게 된다. 학교 검진의 목적은 조기에 치료함으로써 측만증의 경과를 좋게 하고 사회적인 의료비를 절감시키기 위해서이다.

그러나 측만증에 대한 학교 검진에는 여러 가지 문제점들이 제기되고 있다. 우선, 측만증이 전체 학생을 대상으로 검진을 할 만큼 중요한 질환인가에 대해서 이견이 있으며, 조기에 진단을 한다고 해도 측만증의 경과를 좋게 바꿀 수 있는지에 대해서도 의문이 있다. 또한 전체 의료비가 절감된다고 보장할 수도 없으므로 학교 검진에 대해 학자들 사이에도 지속적인 공방이 있다.

4. 방사선학적 검사

1) 단순방사선 검사

측만증을 진단하기 위하여 사용되는 방법 중에는 입체적인 광학 시스템과 컴퓨터 등을 이용한 여러 가지 검사법들이 있지만, 병원에서 일반적으로 시행하는 단순방사선 검사가 가장 중요한 검사이다. 단순방사선 검사를 통하여 측만증의 원인을 어느 정도 파악할 수 있으며, 측만증의 종류, 부위, 크기, 만곡의 유연성, 환자의 성장 상태 등을 알 수 있다.

사진은 항상 기립 자세에서 찍어야 하며, 보조기 착용이나 수술이 필요할 경우 만곡의 유연성을 알기 위하여 좌측과 우측으로 척추를 굴곡시킨 상태에서 사진을 찍게 된다. 일단 측만증 진단을 받게 되면 주기적으로 방사선 촬영을 하게 된다. 이때 인체가 방사선에 노출되며, 특히 유방이나 골수, 갑상선이 방사선 축적에 민감하므로 방사선 조사를 줄이기 위해 후전방(등에서 가슴 방향으로) 사진을 4~6개월 간격으로 촬영하는 것이 바람직하다.

만곡의 유연성을 알기 위하여 측방으로 만곡을 신전시킨 상태에서 굴곡 방사선 사진을 찍게 된다. 측만증에서는 측방 굴곡(side-bending) 상태에서, 후만증에서는 과신전 상태에서, 전만증에서는 굴곡 상태에서 사진을 찍는다. 굴곡 자세를 취할 때는 가급적이면 환자 자신이 능동적으로 만곡을 교정하려 하는 자세를 취하는 것이 좋다. 신경근육성 환자에서 근육의 힘이 약하여 능동적으로 만곡을 교정하지 못할 때에는 견인을 한 상태에서 만곡의 유연성을 알아본다.

2) 단순방사선 사진을 통한 만곡의 분석

기립 방사선 사진을 기초로 하여 만곡의 양상, 크기, 유연성, 환자의 성장 등을 분석한다.

(1) 만곡의 양상

구조적 측만증(structural scoliosis)에서 생기는 만곡은 크고 경직된 주만곡(major curve, structural curve, primary curve)과 이를 보상하기 위하여 생기는 대상 만곡 또는 부만곡(compensatory curve, minor curve, secondary curve)으로 구분할 수 있다. 주만곡은 비가역적인 만곡으로 만곡 내 추체의 회전, 설상(wedge shape) 변화 등의 구조적인 변화를 보이며, 각도가 크고 척추뼈가 더 많이 회전된 만곡이다. 부만곡은 주만곡보다 작고 유연성이 있어 교정이 잘 되며, 오랜 시간이 지나가면 구조적인 변화를 보일 수 있으나, 그 진행이 주만곡보다 훨씬 느리다.

만곡의 방향은 주만곡의 볼록한 쪽이 향하는 방향으로 표시한다. 만곡의 유형은 주만곡 내의 첨부 척추(apical vertebra, 만곡의 정점에 있는 척추뼈)의 위치에 따라 경부, 흉부, 요부 만곡으로 구분한다. 만약 첨부 추체가 경흉부, 흉요부, 요천추의 이행 부위에 있다면 각각 경흉부, 흉요부, 요천추 만곡으로 부른다. 한 환자에서 서로 다른 두 개의 주만곡이 존재하기도 하는데, 이를 이중만곡이라고 부른다.

(2) 만곡의 크기

방사선 사진에서 만곡의 크기를 측정하는 데는 여러 가지 방법이 있으나, '콥(Cobb) 방법'이 가장 널리 사용된다. 이 방법은 만곡의 양쪽 끝에 위치하는 척추뼈(끝척추뼈)에서 평행하게 선을 긋고 이 선에서 직각이 되는 선을 그어서 두 개의 선이 만나는 각도를 측정하는 방법이다(그림 15, 16).

콥 각도(Cobb angle)를 측정할 때는 정확도에 주의를 하여야 하는데, 재는 사람, 측정하는 자, 연필 등에 따라 차이가 날 수 있으며, 재는 시간에 따라서도 아침 저녁으로 심하게는 10도 이상 차이가 날 수 있기 때문이다.

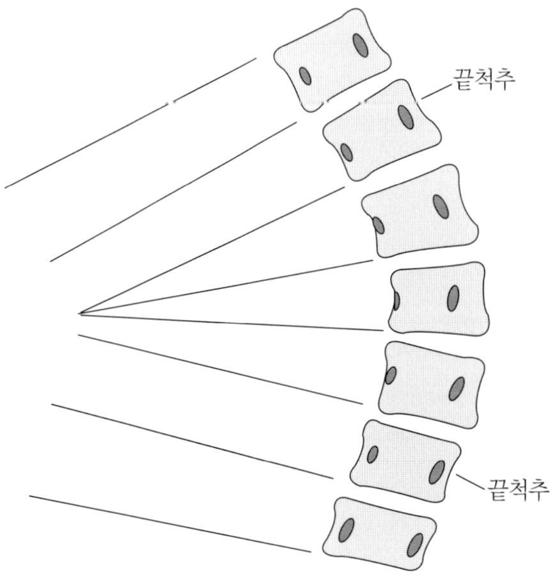

그림 15 끝척추(end vertebra)의 결정. 끝척추는 만곡의 오목한 쪽을 향하여 가장 경사지게 기울어진 추체이다.

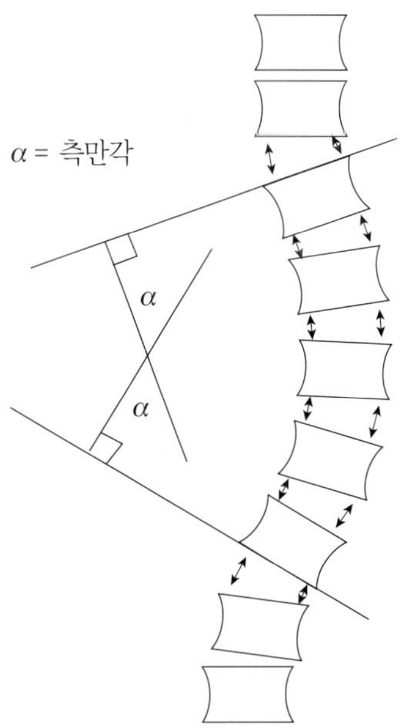

그림 16 콥 각도(Cobb angle). 상부 끝척추의 상단과 하부 끝척추의 하단에 평행하게 선을 그은 뒤 각 선에서 직각으로 선을 그어 교차된 각을 구한다.

(3) 골격 성숙의 측정

골격 성숙의 측정은 향후 만곡의 증가 여부를 판단하고 치료방향을 결정하는 매우 중요한 요소이다. 골격 성숙을 판단할 수 있는 검사에는 좌측 손목과 손의 단순방사선 사진을 찍고 Greulich와 Pyle의 도감을 이용하여 골 연령을 판정하는 것과, 골반을 포함하는 척추의 사진상에서 나타나는 소견 중 여러 가지 골단의 골화 정도를 가지고 골 연령과 골격 성숙을 추정하는 방법이 있다.

한편, 1948년 Risser는 골반뼈의 윗부분(장골능 골단)의 연골이 뼈로 변화되는 과정이 성장 상태를 판단하는 지표로 사용될 수 있다고 하여 이를 'Risser 징후'라고 부르며 성장의 지표로 사용하고 있다(그림 17).

골반뼈의 골화가 많이 진행된 경우 향후 성장이 별로 남지 않았다고 판단되고, 이때에는 측만증의 진행이 별로 일어나지 않을 것이라는 지표가 된다. Risser는 이러한 장골능의 골화의 정도를 5단계로 나누었는데, 그 내용은 그림 17과 같다. 골화가 완성되는 데에는 평균 2년이 걸리며, 골화가 끝났을 때의 평균연령은 여자의 경우 14.25세, 남자의 경우 15.4세이다.

Risser 4단계에서는 척추의 성장이 더 이상 일어나지 않는 것을 의미하며, Risser 5단계에서는 키가 더 이상 크지 않는다. 환자의 초경 시기로부터 매 6개월씩 경과하는 것이 Risser 단계에서 한 단계씩 지나가는 것과 대략 일치한다고 본다.

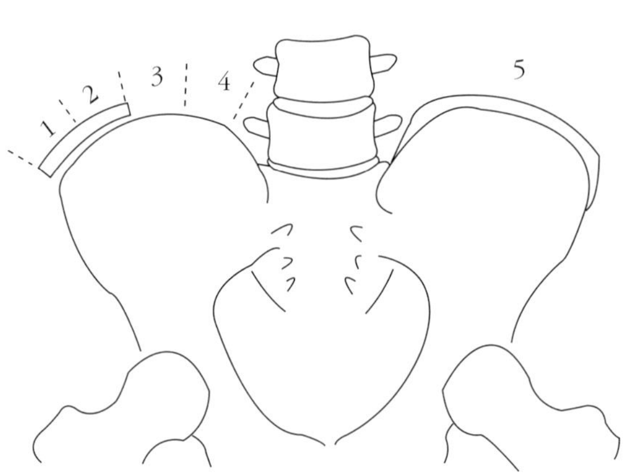

그림 17 Risser 징후. 장골능(iliac crest)의 연골이 전상 장골극(anterosuperior iliac spine)에서 시작하여 후방으로 후상 장골극(posterosuperior iliac spine)을 향하여 뼈로 변한다. Risser 1단계는 25%까지, Risser 2단계는 50%까지, Risser 3단계는 75%까지, Risser 4단계는 골화가 완성되어 장골능이 골단(apophysis)에 의하여 완전히 씌워진 상태를 말하며, Risser 5단계는 골화가 끝난 골단이 장골과 유합된 상태이다.

3) 특수방사선 검사

(1) 자기공명영상(MRI) 검사

대부분의 환자에서 단순방사선 검사로 충분하지만 다음의 경우에는 MRI 검사를 요한다.

① 신경학적 검사에서 이상소견이 나타나는 경우: 팔 · 다리의 근력, 감각, 반사 등에 이상이 있는 경우 정확한 원인을 위해 필요하다.

② 만곡이 너무 어린 나이에 또는 너무 늦게 나타나는 경우: 특발성 측만증은 보통 10세 전후에 발견되는데, 만곡이 너무 빨리(5~6세 정도) 발견되거나 10대 후반에 늦게 발견되어 빠르게 진행하는 경우 다른 원인을 찾기 위해 필요하다.

③ 만곡의 진행이 너무 빠른 경우

④ 좌흉부 만곡인 경우: 특발성 측만증 환자에서 흉추부 만곡은 거의 대부분 우흉부 만곡인데, 좌흉부 만곡인 경우 신경이상이 동반되는 경우가 있어 필요하다.

⑤ 통증이 심한 경우

(2) 기타 검사

전산화단층촬영(CT)이나 척수강 조영술(myelogram), 경정맥 신우조영술(intravenous pyelogram: IVP)이 시행되는 경우도 있다.

4) 폐기능 검사

폐활량은 측만증 환자에서 폐기능을 검사하는 가장 간단한 방법으로, 측만증의 각도가 70도 이하인 환자에서는 폐기능 장애에 의한 증상이 잘 생기지 않는다. 운동시 호흡곤란은 콥 각도 90~100도 이상의 흉부 만곡에서 나타나며, 120도 이상의 만곡을 가진 환자에서는 이산화탄소 잔류, 폐성 고혈압, 폐성심 등의 증상이 나타나게 된다. 폐기능의 장애를 일으키는데, 콥 각도와 함께 고려해야 할 요소는 흉부 전만곡이다. Marfan 증후군 환자에서와 같이 흉부의 후만곡이 없어지면서 전만곡이 생기게 되면 흉곽의 전후 직경이 작아지면서 폐를 압박하여 폐활량이 감소하게 된다. 측만증의 각도가 60도 정도밖에 되지 않는 환자에서도 흉부전만증이 있게 되면 폐활량이 50%까지 감소하여 심각한 폐기능의 장애를 초래하게 된다.

5. 자연경과

1) 유병률

유병률이란 어떤 한 시점에서의 어떤 인구군 중 질환에 이환된 비율을 뜻하며, 이는 집단검진을 통해서만 알 수 있다. 특발성 측만증의 유병률은 2% 전후로 나라마다 비슷하여 큰 차이를 보이지 않는다.

남녀의 비는 만곡이 작을 경우는 큰 차이가 없으나, 만곡이 클수록 여자의 비가 높아지고, 진행하는 만곡과 치료를 요하는 만곡일수록 여자의 비가 훨씬 큰 것으로 일반적으로 나타나고 있다.

2) 측만증의 자연경과

치료의 대상이 되는 환자를 치료하지 않았을 때 그 질병이 밟는 경과를 자연경과라고 한다. 측만증 환자가 치료를 받지 않은 경우, 60~80도 이상의 만곡을 가진 경우 다음과 같은 문제가 생길 수 있다.

(1) 심폐기능의 장애

흉부 만곡이 90도 이상이거나 5세 이전에 심한 측만증이 생기거나 흉추부가 전만곡이 된 경우에는 심폐기능에 장애가 생기나, 대다수의 환자들은 심폐기능의 장애가 생기지 않는다.

(2) 요통

특발성 측만증으로 청소년기에 요통은 증가하지 않는다. 그러나 중년이 된 이후에는 정상인보다 요통이 발생할 가능성은 2배 이상 높으며, 특히 요부 만곡에서 더 높다.

(3) 만곡의 진행

척추측만증의 증가와 관계가 있다고 보고된 여러 인자 중 가장 널리 인정되고 있는 것은 나이와 만곡의 크기이다. 나이가 어릴수록, 만곡의 크기가 클수록, 만곡이 증가할 위험성이 크다. 따라서 발육 촉진기를 아직 지나지 않은 경우는 만곡의 증가를 유심히 관찰해야 한다. 그 외에 관계가 있다고 보고되는 위험인자는 만곡의 위치로서, 대개 흉추부의 만곡과 이중만곡의 경우 진행하는 경향이 크다고 보고되어 있으나, 저자들마다 조금씩의 차이는 있다. 그러나 요추 만곡이 진행할 가능성이 가장 적다는 데는 거의 일치된 의견을 보이고 있다. 또한 척추체의 회전 정도는 33% 이상의 회전이 있는 흉추 만곡에서 진행할 가능성이 크며, 만곡 첨부의 위치나 RVAD, 여성 등도 위험인자로 꼽히고 있다.

Lonstein과 Carlson은 만곡의 증가와 관계가 있는 요소를 여섯 가지로 요약하였는데, 이 중 네 가지는 성장과 관계가 있으며(성장요소), 두 가지는 만곡과 관계가 있다(만곡요소).

① 환자의 나이가 어릴수록 진행을 잘 한다. ② 초경 이전에 진행을 잘 한다. ③ Risser 징후가 낮을수록 진행을 잘 한다. ④ 여자에서 남자보다 10배 정도 진행을 잘 한다.	성장요소

① 이중만곡(double curve)이 단일만곡(single curve)보다 진행을 잘 한다.
② 콥 각도가 클수록 진행을 잘 한다.

(①, ② : 만곡요소)

일반적으로 성장이 완료되면 만곡의 진행도 멈추는 것으로 생각되고 있으나, 성장 완료 후에도 증가속도는 미미하지만 계속적인 만곡의 증가가 있는 것으로 보고되고 있다. 성장이 완료된 후의 만곡 증가의 기전은 중력과 근육의 작용에 의한 가라앉음(settling) 현상과 나아가 퇴행성 변화가 만곡의 진행을 일으킬 수 있다.

또한 척추의 성장은 일반적 장골의 성장 완료 후에도 2~3년간 지속되기 때문에 골격성장 완료 이후에도 만곡의 증가가 지속될 수 있다.

6. 치료

측만증의 치료목적은 경도의 만곡은 더 이상 진행되지 않게 하고, 중등도 이상의 만곡은 변형을 교정하고 유지시켜 신체의 균형을 얻는 것이다. 또한 폐기능을 유지하고 미용을 개선하는 것도 목적의 하나이다.

치료는 크게 비수술적 치료와 수술적 치료로 나눌 수 있다. 비수술적 치료로는 여러 가지 방법이 시도되었지만 보조기 치료만이 효과가 있다고 인정될 뿐 운동요법, 전기자극, 한방치료 등은 그 효과가 객관적으로 증명되지 않았다.

따라서 적용 가능한 치료방법은 관찰, 보조기 착용, 수술의 세 가지이다.

1) 관찰

성장기에서 20도 미만의 만곡은 6~12개월마다, 20도 이상의 만곡은 3~6개월마다 기립 단순방사선 촬영을 하면서 추적하는 것으로, 5도 미만의 변화는 오차범위로 간주하여 진행한 것으로 보지 않는다.

2) 보조기 착용

20~40도 사이의 만곡을 가지고 있는 환자에서 만곡이 더 커지는 것을 막기 위해 사용되는 방법이다. 보조기 착용의 목적은 척추의 성장을 허용하면서 만곡을 교정하고, 환자의 성장이 완료될 때까지 교정을 유지하여 만곡의 진행을 막아 주는 것이다. 따라서 성장이 끝났거나 거의 끝나가는 환자에서는 보조기 사용이 효과적이지 않다. 가능하면 Risser 2단계 이내이며 초경을 시작한 지 1년 이내인 환자에서 좋다.

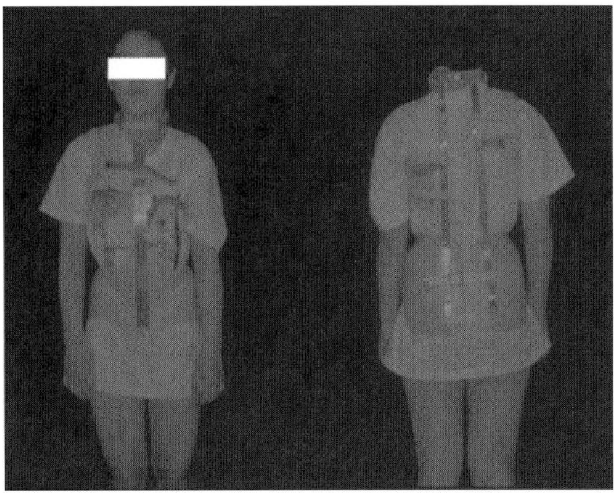

그림 18 밀워키(Milwaukee) 보조기

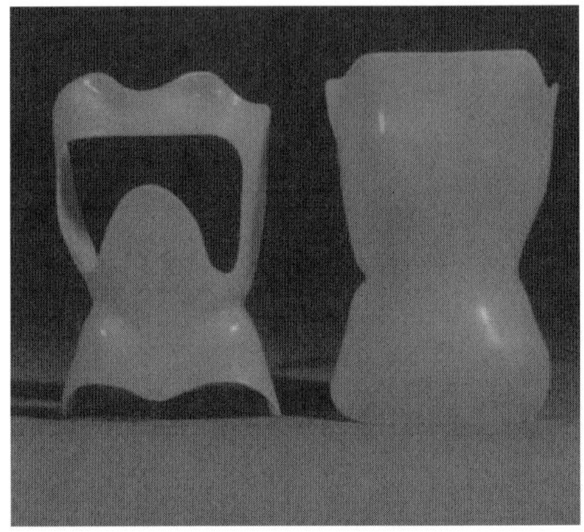

그림 19 흉요천추 보조기(TLSO)

(1) 보조기의 종류

대표적인 보조기에는 '밀워키(Milwaukee) 보조기' (그림 18)로 대표되는 경흉요천추 보조기(CTLSO)와 '흉요천추 보조기(TLSO)' (그림 19)의 두 종류가 있다. 만곡의 정점이 제9흉추보다 위쪽인 경우 밀워키 보조기를 착용하며, 제9흉추보다 아래쪽인 경우 흉요천추 보조기를 착용한다.

(2) 작용기전

보조기에 의한 척추측만증의 교정력은 척추의 만곡을 상하로 당겨서 펴 주는 신연력(distraction force)과 옆에서 눌러주는 3점 고정(3-point fixation)에 의한 측방 전위력(lateral translational force)이다.

(3) 보조기 착용방법

골격성장이 끝날 때까지 하루에 22~23시간 착용하는 것을 원칙으로 하며, 나머지 시간에는 몸을 씻거나 유연성 유지를 위한 체조를 시행한다. 보조기 착용 하에서도 체육활동을 지속하는 것이 권장된다. 환자가 전일 보조기를 차는 것이 어려워 하루에 제한된 시간만 보조기를 차는 경우 되도록 밤에 잠자는 동안에 차는 것이 권장된다. 그러나 일반적으로 하루 종일 보조기를 착용하는 것이 제한된 시간 동안만 착용하는 것에 비해 효과가 좋다고 알려져 있다.

(4) 보조기 치료의 결과

대개 보조기 착용 6개월 이내에 평균 50% 정도의 만곡 교정이 있으며, 그 이후에는 조금씩 교정의 소실이 있게 되어 보조기 착용이 끝날 때까지 약 15%의 만곡 교정이 유지되다가 이후 2년에는 원래의 각도로 돌아간다고 알려져 있다. 다시 말해서 보조기가 만곡의 진행을 억제하지만 교정에는 큰 효과가 없다.

⑸ 보조기 치료의 합병증

통증, 신장 및 폐기능 변화, 역류성 식도염, 피부자극 및 궤양, 신경자극, 보행 변화, 정신사회적 이상 등이 있다.

3) 수술적 치료

비수술적인 치료로 만족할 만한 결과를 얻지 못했을 경우 수술을 생각하게 된다. 척추측만증 수술에는 다양한 수술법과 기기가 사용되지만, 수술의 목적은 균형된 척추를 갖게 하는 것이다. 여기서 만곡을 교정하는 것도 중요하지만 몸통의 균형을 바로 잡는 것이 더 중요하다.

⑴ 수술 적응증

수술은 만곡의 각도가 너무 크거나, 외관상 보기 흉하거나, 심폐기능에 지장을 초래하거나, 추후 요통을 초래할 가능성이 클 때 고려할 수 있다. 여기서 만곡의 크기가 크다는 것은 단순한 각도만 가지고 판단하는 것이 아니라, 성장 상태를 함께 고려하여 성장이 끝났을 때의 각도를 예상해야 한다. 즉 성장이 많이 남아 있으면 측만증이 악화되기 때문에 성장이 많이 남아 있는 10대에서 40~45도 이상인 만곡, 보조기 치료에도 불구하고 계속 진행하는 만곡, 성장이 끝난 10대에서 50도 이상의 만곡인 경우 수술을 고려할 수 있다.

⑵ 측만증 수술범위에 대한 원칙

모든 주만곡은 유합을 시행하여야 하고, 주만곡 내의 위쪽 끝에 있는 척추뼈부터 아래쪽 끝에 있는 척추뼈까지 전부 수술범위에 포함시키며, 유합의 가장 하단은 천골 위에서 균형을 취하고 안정대에 위치해야 하며, 가급적 움직이는 척추관절(특히 요추)을 많이 남기기 위하여 수술범위를 줄이도록 한다.

⑶ 수술방법

기본적으로 금속기기를 이용한 교정술과 뼈이식을 통한 유합술로 이루어지며, 척추의 뒤쪽(등쪽)으로 접근하여 수술하는 후방 수술법과 척추의 앞쪽으로 접근하는 전방 수술법이 있는데, 만곡이 크거나 10세 이전의 환자에서는 한 환자에서 전방과 후방의 양쪽을 다 수술하는 경우도 있다. 후방 수술법에는 강력한 고정력과 교정력을 가진 척추경 나사못이 많이 이용된다(그림 20).

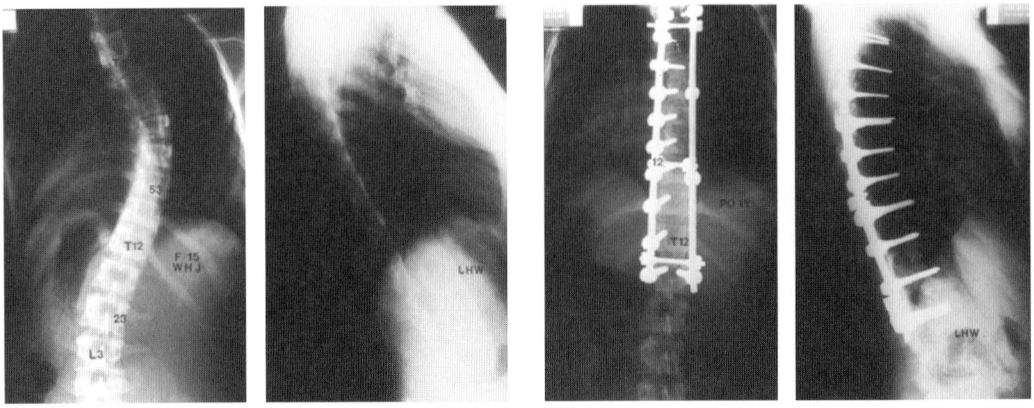

(A) (B)

그림 20 수술 전 사진(A)과 후방 수술법에 의한 교정술 및 골이식술 후 1년 후 사진(B)

흉추부 만곡의 교정수술시 튀어나와 있는 늑골 돌출고를 성형하기 위해 늑골 4~5개 정도를 일부 제거하는 늑골 성형술을 시행하는 경우도 있다. 최근에는 내시경을 이용하여 피부절개를 최소화하면서 척추측만증 수술을 하는 방법이 시도되고 있다. 이 수술법은 피부절개가 작고 수술부위 조직 손상도 적어 수술 후 회복이 빠른 장점이 있으나, 수술 대상이 제한적(60도 미만의 흉부 만곡에 사용)이고 수술시간이 길며 만곡의 교정능력이 후방 수술보다 떨어지는 단점이 있다.

참고문헌

석세일 외(1994). 『척추외과학』. 최신의학사.

석세일 외(2004). 『척추외과학』 개정신판. 최신의학사.

이춘성(2005). 『척추측만증』. 영창의학서적.

Ascani E, Bartolozzi P, Logroscino CA et al(1986). Natural history of untreated idiopathic scoliosis after skeletal maturity. *Spine* 11: 784-789.

Bunnell WP(1986). The natural history of idiopathic scoliosis before skeletal maturity. *Spine* 11: 773-776.

Calvo IJ(1957). Observation on the growth of the female adolescent spine and it's relation to scoliosis. *Clin Orthop* 10: 40-47.

Dickson RA, Deacon P(1987). Spinal growth. *J Bone Joint Surg* 69-B: 690-692.

Drummond D, Guadagni J, Keene JS(1984). Interspinous process segmental spinal instrumentation. *J Pediatr Orthop* 4: 397.

Drummond D, Rogala E, Gurr J(1979). Spinal deformity: Natural history and the role of school screening. *Orthop Clin North Am* 10: 751-760.

Howell FR, Mahood JK, Dickson RA(1992). Growth beyond skeletal maturity. *Spine* 17: 437-440.

Kostuik JP, Isral J, Hall JE(1973). Scoliosis surgery in adults. *Clin Orthop* 93: 225-234.

Lonstein JE, Bradford DS, Winter RB et al(1995). Patient evaluation In: Moe ed. Textbook of scoliosis and other spinal deformities. 3rd ed. Philadelphia, W.B. Saunders.

Lonstein JE, Carlson JM(1984). The prediction of curve progression in untreated idiopathic scoliosis during growth. *J Bone Joint Surg* 66-A 1061-1021.

Lovett RW(1907). Lateral curvature of the spine and round shoulders. *Philadelphia. P. Blakiston's Son*. pp.47-163.

Peterson LE, Nachemson AL et al(1995). Prediction of progression of the curve in girls who have adolescent idiopathic scoliosis of moderate severity. Logistic regression analysis based on data from the Brace Study of the Scoliosis Research Society. *J Bone Joint Surg* 77-A: 823-827.

Rogala EJ, Drummond DS, Gurr J(1978). Scoliosis. Incidence and natural history: A prospective epidemiological study. *J Bone Joint Surg* 60-A: 173-176.

Weinstein S, Ponsetti IV(1982). Curve progression in idiopathic scoliosis. Long-term follow-up. Paper presented at the 17th Annual Meeting of the Scoliosis Research Society, Denver.

Weinstein SL, Zaval DC, Ponsetti IV(1981). Idiopathic scoliosis long-term follow-up and prognosis in untreated patients. *J Bone Joint Surg* 63-A: 702-712.

3절 스포츠 손상

정형외과 강승백

건강 관리 편에서 운동의 종류와 효과에 대해서 살펴보았으나, '과유불급' 이란 말이 있듯이 건강을 위해 운동을 하는 과정에서 뜻하지 않은 신체손상을 당하는 경우가 있다. 여기에서는 지나친 운동에 따라서 흔히 발생할 수 있는 운동손상(스포츠 손상)에 대하여 살펴보고자 한다.

I. 운동손상(스포츠 손상)의 특징

운동(스포츠)을 건강수단으로 이용하면서 운동손상은 기하급수적으로 증가하고 있다. 몇 년 전까지만 하더라도 골절, 탈구, 염좌, 근육파열 등의 급성 손상이 대부분이었다. 지금도 이러한 손상이 대부분이지만, 건염, 피로골절, 구획증후군, 점액낭염 등 지나친 운동(과다사용, overuse)으로 인하여 만성적으로 야기되는 운동손상의 비율이 매우 높아지고 있다. 이는 마라톤, 삼종경기, 에어로빅 댄스, 사회체육 등 지구력 운동이 붐을 이루고 있기 때문이다. 운동손상은 급성 손상과 만성 손상으로 분류할 수 있다.

II. 운동손상의 분류

1. 급성 손상

급성 손상은 주로 다른 경기자 또는 경기 기구와의 접촉, 직접적인 타격 등과 같은 외부적인 요인에 의한다. 급성 손상은 손상부위(예: 골, 연골, 관절, 인대, 근육, 건, 점액낭, 신경, 피부)와 손상형태(예: 골절, 탈구, 염좌, 좌상)로 분류된다.

1) 골절

골절은 비교적 흔한 운동손상이다. 스포츠 종목에 따라서 그 발생 부위와 형태가 특징적으로 나타난다.

2) 골막손상

급성 골막손상은 흔하지 않다. 골막손상은 골절과 구분하기 힘들고 통증이 매우 심하다. 골막손상의 예로는 직접 타격에 의한 장골능의 골막손상(hip pointer)과, 발길질이나 스틱이나 볼에 의한 경골 골막손상을 들 수 있다.

3) 관절연골 손상

연골 골절 관절면을 싸고 있는 관절연골이 파괴, 손상되는 경우이다. 최근 자기공명영상 같은 새로운 영상기술이 발전하고 관절경 수술이 보편화됨에 따라 연골 골절, 골연골 골절 등의 진단을 쉽게 할 수 있게 되었다.

4) 탈구/아탈구

관절이 빠지는 것을 말한다.

5) 염좌

모든 관절은 능동적 안정성을 근육에 의존하며, 수동적 안정성은 주로 인대에 의해 이루어진다. 수동적 안정성이 없으면 관절은 정상기능을 유지하기가 어려워진다. 모든 인대손상은 염좌(sprain)라 하여 근육손상과 구분되며, 손상 정도에 따라 1~3도로 구분한다(그림 21).

① 1도 염좌: 인대섬유의 단절은 없으나 섬유의 종창 또는 섬유 주위 조직의 손상으로 인대섬유 사이로 출혈이 스며든 정도이다.

② 2도 염좌: 대부분의 인대섬유가 단절되었으나 완전한 단절은 일어나지 않고 부분적 연결이 있는 상태로서 섬유부분, 인대의골 부착 또는 부착부의 골편이 부분 파열된 상태이다.

③ 3도 염좌: 인대섬유의 완전한 단절을 의미하며, 섬유부분, 골 부착부 또는 부착부의 골편이 완전 단절 또는 박리되어 연결이 전혀 없어진 상태이다.

1도 염좌는 대부분 압박붕대, 얼음찜질 등으로 치료하는데, 이때 체중부하도 가능하다. 2도 염좌는 3주간 석고 고정을 하며, 3도의 경우 수술적 치료를 시행하기도 한다. 인대손상의 빈도가 가장 높은 곳은 족근 관절의 외측 인대이며, 다음은 슬관절의 내측 인대이다. 그 외 슬관절 외측 인대와 십자 인대, 수지 관절 측부 인대, 무지 중수지 관절의 내측부와 주관절 측부 인대 등도 비교적 자주 손상을 입는다.

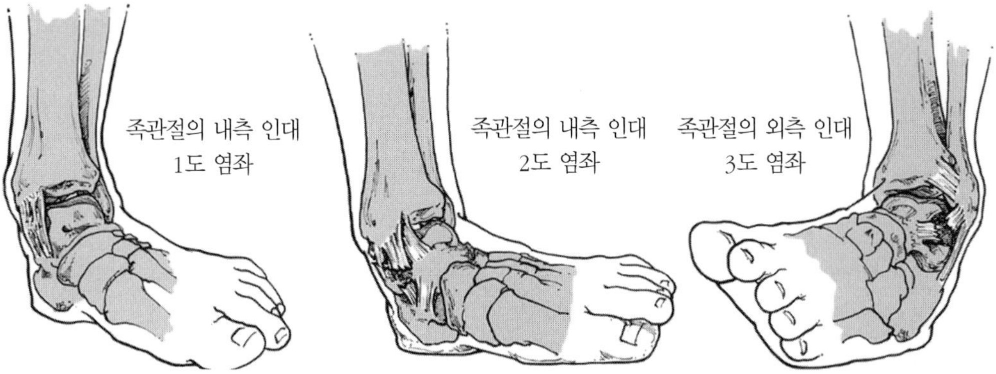

그림 21 1~3도 염좌

6) 근육손상

(1) 근, 건 파열

근섬유는 손상을 입으면 3주 내 치유되는 것이 보통이나, 손상부위의 출혈 정도에 따라 치유기간과 치료 결과가 달라진다. 근 파열은 내적 요인에 의한 견인 파열과 외적 요인에 의한 압박 파열로 구분된다. 근육손상도 염좌와 같이 1~3도로 분류한다. 스트레인을 일으키는 원인에는 불충운한 준비운동, 불충분한 유연성, 과다한 근육경직, 피로/과다사용/불충분한 회복, 근력 불균형, 과거의 부상, 잘못된 기술/생역학, 그리고 척추의 기능이상 등이 있다.

(2) 근 타박상

근육 타박상(muscle contusion)으로 발생하는 근 혈종은 두 가지로 구분된다.

① 근내 혈종(intramuscular hematoma): 근 섬유 자체의 손상을 의미한다.

② 근간 혈종(intermuscular hematoma): 근막이나 주위 조직의 파열은 있으나 근 섬유는 정상이다.

근육 타박상은 매우 흔한 손상으로서, 특히 미식축구, 농구, 하키 같은 충돌이 많은 스포츠에서 빈발한다. 이것은 상대편의 직접적인 가격 또는 기구와의 접촉으로 일어난다. 직접적인 가격은 근육의 국부손상과 출혈을 일으킨다. 가장 흔한 근육타박상 부위는 대퇴 사두근의 전면부로서 'cork thigh' 혹은 'charley horse' 라 부른다.

(3) 근 경련(쥐)

근육경련(muscle cramps)은 갑작스러운 불수의적인 통증성 수축으로서 일시적으로 꼼짝 못하게 된다. 근육경련의 가장 흔한 부위는 장딴지 근육 부위이지만, 어느 근육에서나 일어날 수 있다.

2. 만성 손상

운동손상에서 만성 손상은 모두 과다사용 손상(overuse injuries)으로서 뼈, 관절 연골, 인대, 근육, 건, 점액낭 등 인체 어느 조직에서나 지나친 운동에 의해서 발생된다.

과다사용 손상은 스포츠의학 임상의들에게 많은 문제를 제기하였다. 첫째는 진단의 문제이고, 둘째는 치료, 셋째는 가장 어려운 부분으로서 과다사용 손상이 왜 일어났으며 재발을 어떻게 방지하느냐 하는 것이다. 과다사용 손상의 모든 원인은 찾아야 한다. 원인 중에는 훈련 양을 갑자기 두 배로 늘리거나, 나쁜 신발을 신었거나, 분명한 생역학적 이상과 같은 명백한 것도 있지만, 시멘트 위를 달렸거나 근력 불균형, 하지부동과 같은 불분명한 것들도 있다. 흔히 그 원인을 훈련, 운동장,

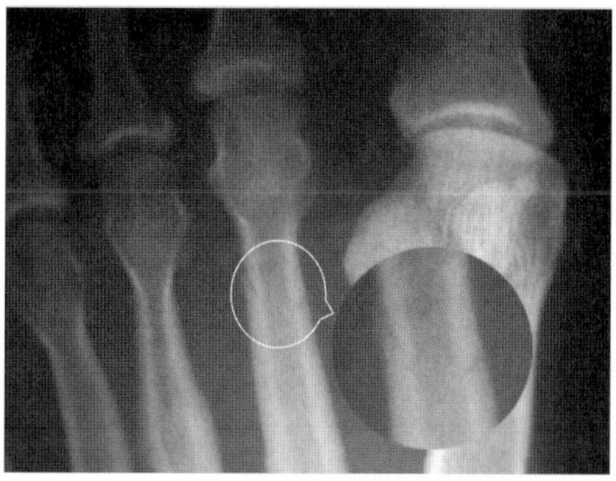

그림 22 중족골에 발생한 피로골절

신발, 장비 그리고 환경조건 등의 외적 요인과, 부정정렬(malalignment), 하지부동, 근력 불균형, 근력 약화, 유연성 결핍, 체구성 상태 등 내적 요인으로 구분한다.

1) 피로골절

피로골절은 러닝 등 많은 운동의 흔한 손상이다. 피로골절은 19세기 군내의 신병에서 처음 보고되었고, 최근 20년 동안에는 운동선수에서 많이 나타나고 있다. 피로골절은 사실상 우리 몸의 어느 뼈에서나 일어날 수 있다. 가장 흔한 곳은 경골, 중족골, 비골, 주상골, 대퇴골, 골반골이다(그림 22). 피로골절을 가진 환자가 호소하는 가장 흔한 주소는 골절부위의 국소적 통증과 압통이다. 보통 훈련의 변화나 새로운 활동을 시작할 때 나타난다.

피로골절의 진단은 우선 임상적으로 내려지지만 방사선 상으로 확인해야 한다. 그러나 방사선 상에는 골절이 어느 정도 경과된 후에 나타난다. 더 민감한 검사법은 방사선동위원소 골주사(bone scan)이다. 이러한 조사는 100% 민감하다.

2) 골염과 골막염

골염(골의 염증, osteitis)과 골막염(골막의 염증, periostitis)은 과다사용 손상의 하나이다. 치골염은 심부 통증과 치골 결합부의 압통감 그리고 이 부위의 방사성 동위원소 흡수 증가가 특징이다. 이 손상의 정확한 원인은 불확실하며, 피로골절이나 스트레스 반응과는 달리 흡수 증가된 부위가 광범위하다. 골막염 혹은 건골막염(건의 골 부착부 염증)은 흔히 경골의 내측 연을 따라 발생하여 경부목(shin splint)이라고 한다. 이 상태에서는 약간 증가된 골주사 음영부위에 압통을 느끼는 긴 부위가 있다. 골막염 혹은 건골막염의 치료는 염증을 줄이기 위한 치료와 더불어 근 수축시에 골막에 생기는 장력을 줄이기 위한 시도도 동반되어야 한다.

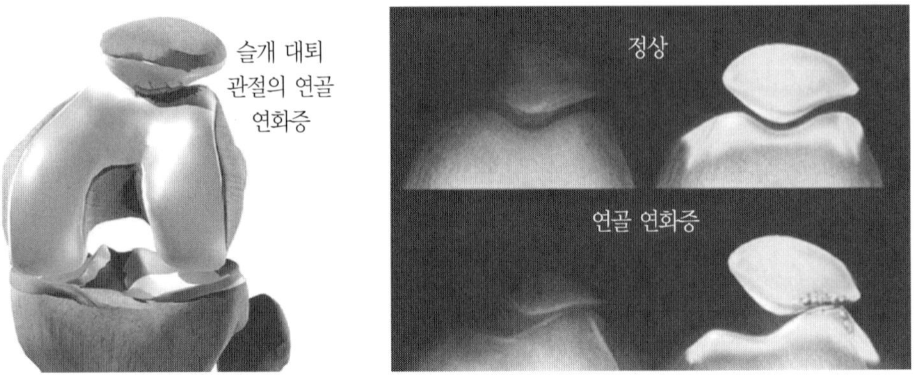

그림 23 주로 슬개 대퇴 관절에 호발하는 연골 연화증

3) 연골 연화증

골단을 싸고 있는 관절 연골의 과다사용 손상은 운동선수에서 흔히 볼 수 있다. 골 손상에서처럼 현미경적인 염증에서부터 연화(softening), 섬유연축(fibrillation), 균열(fissuirng), 결국엔 연골 연화증이라 불리는 육안적 변화에까지 이르게 된다. 가장 흔한 부위는 슬개골의 하면이다(그림 23)

4) 만성 구획증후군

만성 구획증후군(chronic compartment syndrome)은 주로 하지에 나타나고 전완부에 오기도 한다. 하퇴부의 근육들은 건막(fascial sheaths)에 의해 여러 개의 구획으로 나뉜다(그림 24). 이들은 비교

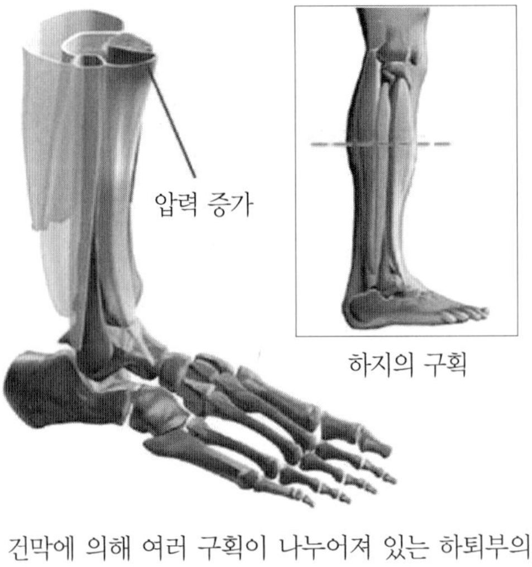

그림 24 건막에 의해 여러 구획이 나누어져 있는 하퇴부의 근육

적 탄력이 부족한 두터운 교원 조직이다. 운동은 구획 내 압력을 올리고, 국소의 근육부종과 간질에의 조직액 축적을 유발한다. 그러나 근막이 있기 때문에 확장될 공간이 없어서 결국 혈액공급의 장애와 운동시 동통을 일으키게 되는 악순환이 형성된다. 만성 구획증후군의 주 증상은 운동 중에 시작하여 안정시 사라지는 동통이 특징이다. 이것은 운동 시작과 함께 동통이 나타나 워밍업을 함에 따라 감소되고, 운동을 끝낼 때 회복되는 건염 같은 다른 과다사용 손상과는 구분이 되는 점이다. 구획 압력은 휴식 중이나 동통을 유발하는 운동을 하는 도중 아무 때나 잴 수 있다.

5) 근육통

근육통(muscle soreness)은 근육의 스트레인에 동반하고 염증세포가 있거나 대사물들의 축적으로 인해 발생하는 것이다. 지연발생 근육통(delayed onset muscle soreness, DOMS)은 어떤 운동 후 나타나는 형태이다. DOMS는 익숙하지 못한 신체적 활동 24~48시간 후 나타나는 둔통인데, 새로운 운동 프로그램의 첫 번째 혹은 두 번째 시행 후에 전형적으로 잘 나타난다. 그것은 편심성 운동(근육이 길게 늘어나는 동안의 근육수축 포함)시에 더욱 악화되고, 경사진 곳을 달려 내려가는 운동 후에 생긴다. 골격근 손상이 이러한 근육통에 기여할 것으로 보이나, 정확한 기전은 아직 밝혀지지 않았다. 규칙적인 운동을 하는 사람에게는 덜 오는 것으로 되어 있으나, 아무리 잘 훈련된 사람일지라도 익숙지 않은 운동 후에는 근육통이 올 수도 있다. 소염제는 DOMS를 호전시키지 못한다.

6) 건염

건에 생긴 과다사용 손상을 과거에는 모두 건염(tendinitis)이라 하였다. 건염은 건 내부의 현미경적 파열을 초래하는 만성 과부하가 염증반응을 유발하여 발생한다. 건염의 가장 흔한 발생부위는 아킬레스건, 슬개건, 장내전근, 극상근, 이두상완근, 후경골근과 장무지굴곡근 등이다. 특징적으로 건염은 운동 후 혹은 운동선수가 아침에 일어났을 때 제일 처음 증상을 느끼게 된다. 건염은 건이 심하게 스트레스를 받지 않고 있을 때에도 통증이 있고, 사용하면 동통이 악화되기도 한다. 진찰상 국소 압통이 특징적이며, 진행됨에 따라 종창과 염발음을 발견하게 된다.

7) 건증

퇴행성 변화는 과다사용 건 손상에서 많이 관찰된다. 이것은 주관절(팔목관절) 바깥쪽에 동통이 있는 경우로, 흔히 tennis elbow 혹은 외측 상과염이라 부른다. 손목의 신전근위 부착부에 퇴행성 병변을 조직학적으로 확인할 수 있다. 퇴행성 변화는 아킬레스건과 슬개건, 특히 이 부위에 오래된 통증의 병력을 가진 환자에서 볼 수 있다.

III. 스포츠 손상의 응급처치

① 안정(rest): 손상부위를 함부로 만지지 말며 국소 안정을 도모하여 악화되지 않도록 한다.
② 얼음찜질(ice): 국소 종창과 내출혈을 줄이고 동통을 경감시키는 데 기여한다.
③ 압박(compression): 국소 종창을 줄이고 국소 안정을 돕는다.
④ 올림(elevation): 손상부위를 심장부위보다 높여 물리적 현상에 의해 부종을 줄여 준다.

이상 네 가지의 첫머리 글자 "ㅇ"자에 의한 4"ㅇ" 처치, 또는 영문 첫 머리의 RICE 요법이 스포츠 손상의 보편적 응급처치법이다. 통증이 심하고 지속되면 확진이 될 때까지 손상부위에 부목을 대는 것도 국소 안정을 위해 좋은 방법이다. 얼음찜질은 수상 후 24~72시간 시행하며, 얼음이 직접 피부에 접촉되지 않도록 하고, 30분 간격으로 시행하여 피부동상이 생기지 않도록 한다. 압박붕대를 감을 때는 피부 접촉면에 주름이 가지 않도록 해야 피부에 수포가 생기지 않으며, 특히 너무 심한 압박으로 혈액순환 장애가 일어나지 않도록 주의해야 한다. 그리고 손상 즉시 환자를 다룰 때 의사가 너무 서두르거나 조급한 진단을 하면 환자가 정신적으로 몹시 불안해 하므로, 차분하게 정신적 안정을 도모하면서 응급처치를 단계적으로 시행한다. 응급처치 후 진단 및 치료에 필요한 설명을 한다.

참고문헌

하권익(1996). 『임상스포츠의학』. 최신의학사.

Clement DB, Taunton JE, Smart GW(1984). Achilles tendinitis and peritendinitis; etiology and treatment. *Am J Sports Med* 12: 179.

Ha Kl, Hahn SH, Chung M, Yang BK, Yi SR(1991). A clinical study of stress fractures in sports activities. *Orthopedics* 14-10: 1089-1095.

Harvey JS Jr(1982). Overuse syndromes in young athletes. *Pediatric Clin N Am* 29(6): 1369.

Peterson L, Renstrome P(1986). *Sports Injuries. Their Prevention and Treatment.* Methuen.

Renstrom P, Johnson RJ(1985). Overuse injuries in sports. *Sports Med* 2-5: 316.

Roy S(1985). Injuries of exercise. *Med Clin N Am* 69: 197.

11장
신경외과 질환

1절 뇌혈관 질환의 외과적 치료

신경외과 손영제

I. 뇌혈관 질환의 개요

뇌혈관 질환이란 뇌에 혈액을 공급하는 혈관의 선천적 또는 후천적인 형태학적 변화로 인하여 비정상적인 뇌기능이 나타나는 질환이다. 뇌졸중과 같은 뇌혈관 질환은 암, 심장질환과 함께 3대 주요 사망원인 질환 중 하나로서 연령증가와 함께 그 빈도가 급증하고 단일 질환으로는 사망률이 1위에 올라 있을 정도로 사망률이 높다. 진단과 치료의 발전으로 사망률이 급격하게 낮아졌음에도 불구하고 회복이 불가능한 영구적인 신경학적 장애가 남기 때문에 사회적으로나 경제적으로 큰 문제가 되고 있다.

1. 뇌졸중(腦卒中)의 의미

뇌혈관이 좁아지거나 갑작스럽게 막혀서(뇌허혈) 또는 그 반대로 뇌혈관이 터져서(뇌출혈) 그 뇌혈관이 혈액을 공급하는 부위의 뇌에 혈액순환 장애가 생겨 그 부위의 갑작스러운 마비 증상이 발생하는 것을 말한다. 갑작스럽게 뇌(腦)의 기능이 정지(卒)하고 있는 상태(中)로 한방에서는 중풍이라고 한다.

2. 뇌졸중의 위험인자

1) 나이

가장 위험한 인자로 나이가 많을수록 많이 발생한다. 일반적으로 나이가 많을수록 다른 위험인자에 노출되는 경우가 많고 동반된 위험인자를 제외하더라도 위험도가 높아진다. 고령화 시대에 접어들면서 뇌졸중은 사회적으로 큰 부담이 되고 있다. 최근 들어 40대 이전의 젊은 연령층에서의 발생률이 증가하는 추세이다.

2) 고혈압

나이 다음으로 가장 강력한 위험인자이다. 뇌졸중 환자 대부분은 고혈압을 가지고 있다. 혈관 내 압력이 높으면 혈관의 안쪽 벽에 손상이 일어나게 되고 혈전이 형성되며 동맥경화를 초래하게 된다. 그 결과 혈관이 터지게 되거나 막히게 되어 뇌출혈이나 뇌경색을 일으킨다. 그러므로 정상 혈압을 유지하는 것이 뇌졸중 예방에 중요하다.

3) 심장질환

심장 부정맥인 심방세동, 관상동맥 질환(협심증, 심근경색), 심부전, 승모판 탈출증 등과 같은 심장 질환은 뇌졸중 발생률을 약 2~5배 높인다.

4) 당뇨병

다른 위험인자의 동반 유무와 관계없이 당뇨병을 가진 환자는 뇌졸중이 약 1.5~3배 더 많이 발생한다. 따라서 적극적인 혈당조절이 필요하다.

5) 흡연

흡연은 뇌혈관벽을 손상시켜 뇌동맥류 발생에 영향을 끼칠 수 있고 동맥경화를 유발시킬 수 있으며, 흡연시 혈액 내로 흡수되는 니코틴은 혈관을 수축시켜 뇌혈류에 장애를 일으킬 수 있다. 금연을 하게 되면 뇌졸중 발생 위험성이 급속하게 감소된다.

6) 기타

뇌졸중의 가족력이 있는 사람은 그렇지 않은 사람에 비해 위험도가 증가한다. 또한 호모시스테인(homocysteine)이란 아미노산이 혈액검사에서 높을 경우 뇌졸중 발생 위험도가 높아진다는 보고가 있다. 과도한 음주와 고지혈증 또한 다른 인자들과 함께 뇌졸중의 위험도를 높이는 인자이다.

II. 뇌졸중을 일으키는 뇌혈관 질환들

뇌에 혈액을 공급하는 뇌혈관이 좁아지거나 막혀서 뇌혈류의 장애를 일으키는 허혈성 뇌혈관 질환과 뇌혈관 파열로 인해 뇌출혈을 일으키는 출혈성 뇌혈관 질환으로 크게 나눌 수 있다.

1. 허혈성 뇌혈관 질환

뇌혈관의 동맥경화와 혈전 등으로 인해 이차적으로 뇌동맥이 막히게 되거나 뇌혈관이 서서히 좁아지는 질환으로 인해 뇌혈류의 공급부족으로 생기는 현상을 뇌허혈(cerebral ischemia)이라고 하고, 그 결과 뇌조직이 손상을 받아 뇌세포가 죽어서 그 뇌조직이 담당하는 뇌기능이 소실되는 것을 뇌경색(cerebral infarction)이라고 한다.

뇌동맥의 죽상경화(atherosclerosis)로 인하여 뇌동맥의 안쪽 벽이 손상을 받게 되고, 손상 받은 안쪽 벽에 혈소판이 응집되어 혈전을 생성하게 된다. 형성된 혈전은 뇌동맥을 좁게 만들거나 혈류를 따라 다른 곳으로 이동하면서 작은 뇌동맥을 막아서 혈류장애를 일으킨다(색전증, embolism). 허혈성 뇌혈관을 일으키는 원인질환으로는 뇌동맥의 죽상경화증, 혈전증, 색전증, 저혈압, 적혈구증가증, 이상단백혈증, 혈소판 증가증 등이 있다.

서구화된 생활습관과 식습관으로 인해 우리나라에서도 최근 급증하여 전체 뇌졸중의 약 70~80%를 차지한다.

1) 개요

여러 가지 원인으로 인하여 뇌혈류의 공급이 부족하게 되면 해당 뇌조직은 산소와 포도당 공급이 제한을 받게 되고, 손상을 받은 뇌세포의 기능은 저하되거나 소실된다. 이런 뇌허혈은 시간경과에 따라 크게 네 가지로 분류할 수 있다.

2) 분류

(1) 일과성 뇌허혈 발작(transient ischemic attack)

뇌신경 장애가 발생한 뒤 24시간 이내에 완전히 회복된 경우인데, 일단 발생하면 앞으로 뇌졸중이 발생할 확률이 높으며, 특히 1년 이내 발생할 가능성이 제일 높다. 뇌경색의 약 20%에서만 일과성 뇌허혈 발작이 선행되는 것으로 알려져 있다. 뇌허혈이 발생하는 위치에 따라 여러 증상이 나타날 수 있는데, 한쪽 눈이 갑자기 잘 보이지 않거나 말이 어둔해지는 증상이 나타나거나 한쪽 팔다리의

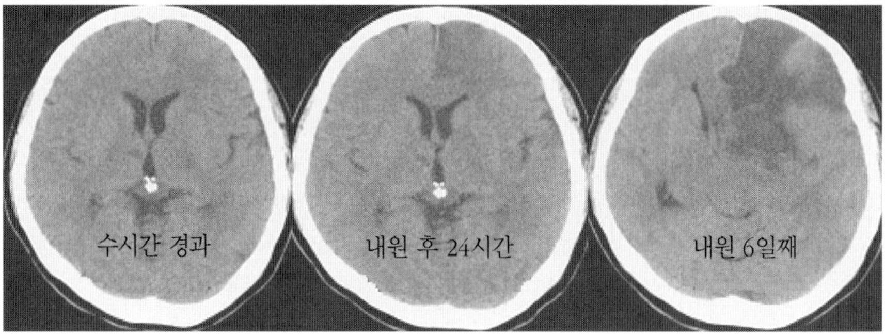

그림 1 시간경과에 따른 뇌경색의 CT 소견

약해지는 증상 등이 대표적이다.

(2) 가역성 허혈성 신경학적 결손(reversible ischemic neurological deficit)
발생한 뇌신경 장애가 3주 이내에 완전히 회복되었을 때의 뇌허혈을 말한다.

(3) 진행성 뇌졸중(progressive stroke)
뇌신경 장애 증상이 수분에서 수시간에 걸쳐 점점 악화되는 것으로 뇌허혈의 범위가 넓어지는 것을 의미한다.

(4) 완전 뇌졸중(completed stroke)
발생한 뇌신경 장애가 수일에서 수주 동안 변화 없는 상태를 말한다.

3) 뇌허혈의 증상 및 징후

허혈성 뇌질환의 증상과 징후는 뇌허혈이 발생하는 혈관의 종류와 그 혈관이 혈액공급을 담당하는 뇌가 담당하는 기능에 따라 다르게 나타난다. 또한 그 부위에 혈액을 공급하는 또다른 혈관의 혈류가 그 뇌기능을 유지하고 뇌허혈이 발생한 뇌혈류를 얼마나 충분히 보상할 수 있느냐에 따라서도 증상의 정도가 다르게 나타난다. 따라서 증상을 나타내지 않는 뇌경색이 나타날 수 있다.

2. 출혈성 뇌혈관 질환

1) 고혈압성 뇌출혈

높아진 혈압으로 인해 뇌혈관이 파열됨으로써 그 혈관이 담당하는 뇌조직에 혈류공급이 차단되고 혈관 밖으로 나온 혈액은 주위 뇌조직을 압박하고 두개강 내 압력을 높여서 또다른 뇌손상을 유발

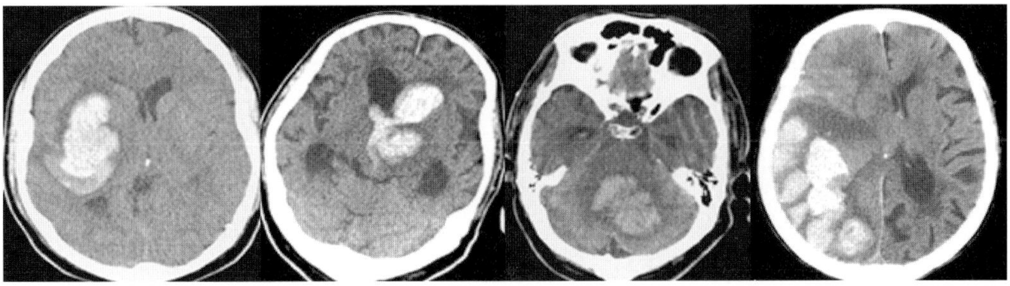

그림 2 고혈압성 뇌출혈이 생긴 위치에 따른 뇌 전산화단층촬영(CT) 소견

하는 악순환을 반복한다. 고혈압성 뇌출혈이 의심되면 뇌 전산화단층촬영(computed tomography, CT)을 하여 진단을 하고 출혈의 위치와 정도를 파악한다. 혈관에서 나온 혈액이 출혈된 부위에서 모여 혈종을 형성하는데, 이는 뇌 전산화단층촬영에서 하얗게 보인다(그림 2). 이런 고혈압성 뇌출혈은 뇌졸중의 약 10%를 차지한다.

2) 뇌동맥류 파열에 의한 뇌지주막하 출혈

뇌혈관벽의 일부가 약해져서 늘어나 꽈리 모양으로 부풀어 나온 것을 뇌동맥류(cerebral aneurysm)라고 한다. 뇌동맥류가 생기는 뇌혈관은 주로 뇌막의 하나인 뇌지주막 아래에 위치해 있으므로 뇌동맥류가 터지게 되면 뇌지주막 아래에 출혈이 나타나기 때문에 뇌지주막하 출혈(subarachnoid hemorrhage)이라고 부른다(그림 3, 4, 5, 6, 7). 이러한 뇌동맥류 파열에 의한 뇌지주막하 출혈은 인구 10만 명당 10~20명 정도로 발생하는데, 남자보다 여자에게서 2대 3의 비율로 더 많이 발생하며, 40~60대가 가장 많이 발생한다.

일단 뇌동맥류가 터지게 되면 3분의 1의 환자는 병원에 도착하기도 전에 사망하게 되는데, 심장마비와 더불어 갑작스런 사망의 원인이 된다. 3분의 1의 환자는 의식불명 상태가 되고, 나머지 3분

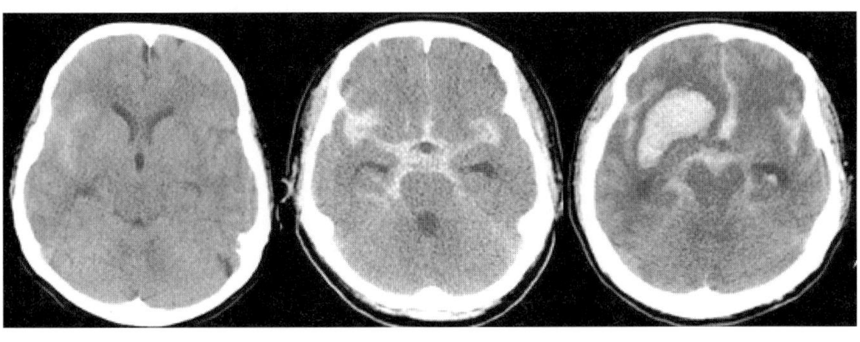

그림 3 뇌지주막하 출혈의 CT 소견

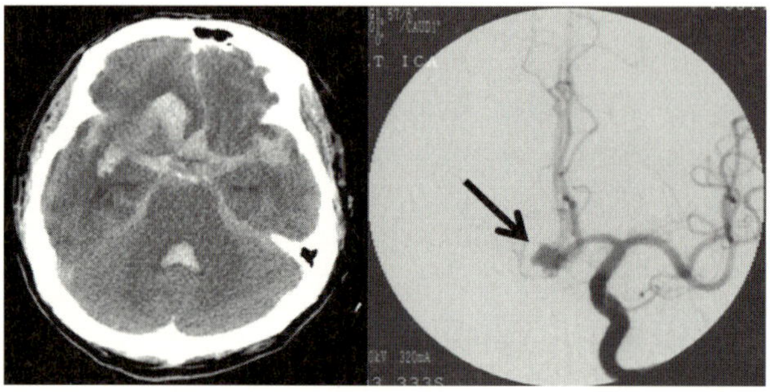

그림 4 뇌지주막하 출혈의 CT(왼쪽)와 파열된 뇌동맥류(화살표)를 보여주는 디지털 감산 뇌혈관조영술(digital subtraction cerebral angiography)

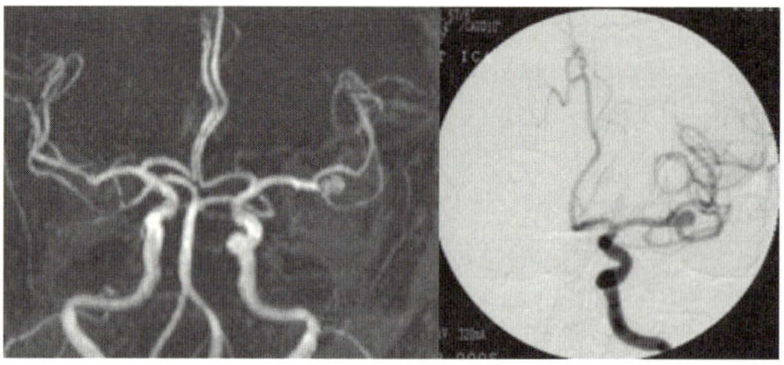

그림 5 3차원 자기공명영상 혈관조영술(MRA)과 디지털 감산 뇌혈관조영술

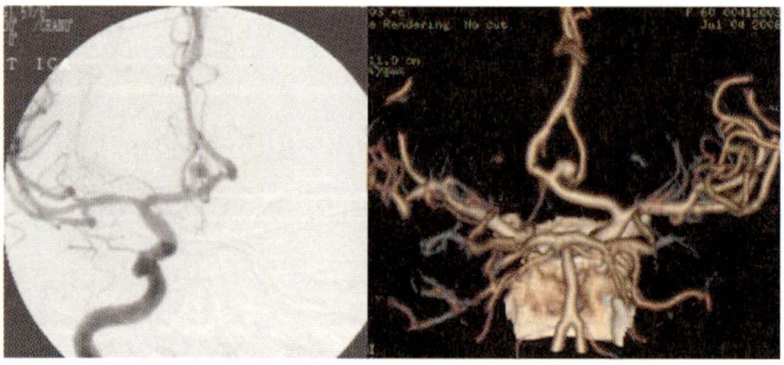

그림 6 디지털 감산 뇌혈관조영술과 삼차원 CT 혈관조영술

의 1의 환자에서는 갑작스런 극심한 두통 및 실신, 뒷목의 뻣뻣함 등을 호소하게 된다.

뇌동맥류 파열 환자에게 가장 무서운 합병증인 재출혈은 출혈 후 24시간 이내에 가장 많이 발생하는데, 일단 재출혈이 생기면 사망률은 70~80%에 이른다(그림 8).

이처럼 뇌동맥류의 파열은 대단히 위험한 상태를 초래할 뿐 아니라, 이미 뇌지주막하 공간에 흘러나온 혈액은 주위의 정상적인 혈관까지 수축시켜(뇌동맥 연축) 뇌허혈을 유발할 수 있다(그림 9).

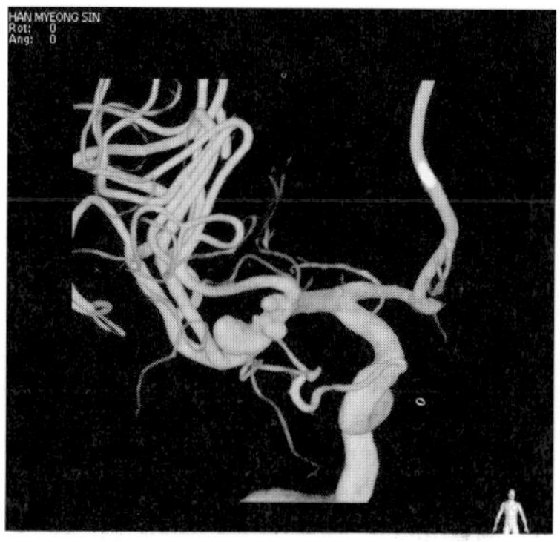

그림 7 삼차원 회전성 뇌혈관조영술(3D rotational cerebral angiography)

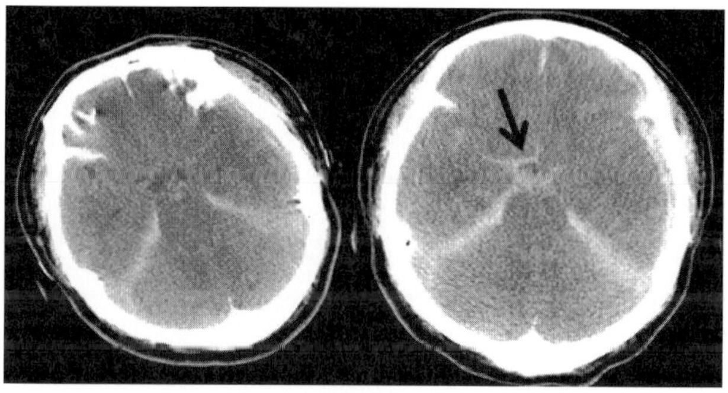

그림 8 뇌동맥류 파열 후 재출혈(오른쪽 화살표)

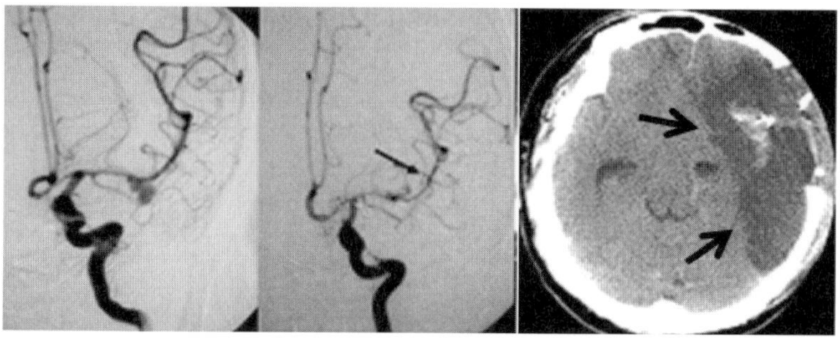

그림 9 뇌동맥 연축(가는 화살표)과 이로 인해 생긴 뇌경색(굵은 화살표)의 CT 소견

또한 뇌척수액의 정상적인 흡수를 방해하여 뇌실이 커지는 수두증까지 나타날 수 있다(그림 10). 뇌동맥류 파열에 의한 뇌지주막하 출혈은 재출혈, 뇌동맥 연축, 수두증 등 무서운 3대 합병증을 동반할 수 있다.

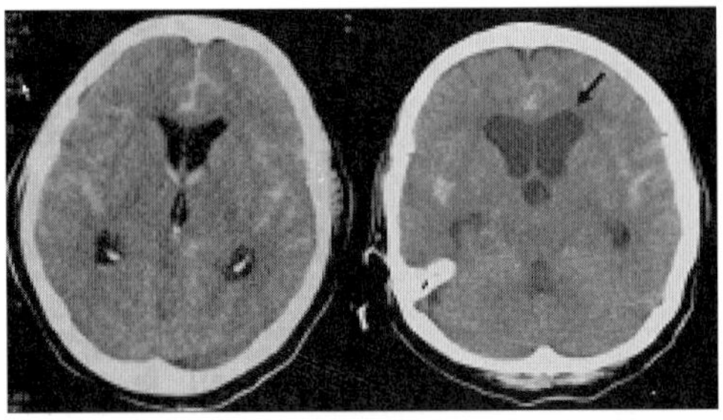

그림 10 뇌실이 확장되어 있는(화살표) 수두증을 보여주는 CT 소견

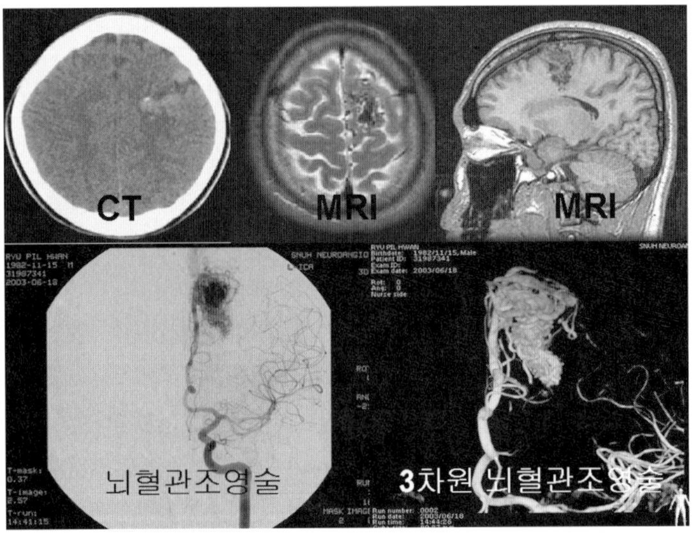

그림 11 뇌동정맥 기형의 방사선학적 소견

최근 들어 간단하고 비침습적인 진단기술의 발전과 건강에 대한 관심 증가로 뇌혈관 건강검진을 통한 파열되기 전의 뇌동맥류가 발견되어 적극적인 예방치료를 받음으로써 합병증이 많고 사망률이 높은 뇌지주막하 출혈을 방지할 수 있는 기회가 많아지고 있다.

3) 뇌혈관 기형

뇌에 발생하는 뇌혈관 기형은 크게 다음 네 가지로 분류된다. 뇌동정맥 기형(arteriovenous malformation), 해면상 혈관 기형(cavernous malformation), 정맥 기형(venous malformation)과 모세혈관 확장증(capillary telangiectasia)이 그것이다. 이 중 대표적인 뇌동정맥 기형은 뇌혈관의 발생 과정에서 동맥과 정맥 사이에 정상적으로 발생하여야 할 모세혈관이 생기지 않고 뇌동맥에서 뇌정맥으로 바로 연결되어 혈관 덩어리를 형성하는 선천적인 혈관기형이다(그림 11). 태어나기 전부터 기형이 생겨 출생 후 성장과 함께 병변이 증가하다가, 20~30대에 출혈이나 경련발작 등의 증상으로 발병된다. 약 반수에서 출혈로 증상이 발생된다. 일반적으로 뇌동맥류 발생 빈도의 10분의 1에서 7분의 1까지로 알려져 있다.

4) 모야모야병

모야모야병(moyamoya disaese)은 동맥경화 등의 원인 없이 양측의 뇌혈관이 서서히 좁아져 생기는 만성 진행성 뇌혈관 질환으로, 혈관촬영을 하게 되면 뇌혈관의 모습이 마치 연기가 모락모락 피어나는 듯하다고 해서 붙여진 이름이다. 이 병은 특이하게 우리나라와 일본 등의 극동 아시아 사람에게서 많이 발생한다. 소아 중풍이라고도 불리는 모야모야병은 성인과 소아에서 모두 발생하 수 있으며, 소아인 경우는 10세 이전, 성인의 경우는 20~30대에 주로 발생한다. 소아에서는 주로 일과성 허혈 발작으로 나타나는 반면, 성인에서는 뇌출혈로 발생하는 경우가 많다. 특히 소아에서는 울거나 심하게 야단맞고 난 후, 뜨겁거나 매운 음식을 먹을 때, 악기나 풍선을 불고 난 후, 달리기 하고 난 후 일시적으로 마비가 왔다가 없어지면 이 병을 강력하게 의심해야 한다.

III. 뇌혈관 질환의 외과적 치료와 예방

대부분의 사람들은 뇌수술을 받게 되면 수술 후유증이 커서 사림 구실을 하지 못하고 침상에서 평생 누워 지내야 한다는 등의 많은 두려움을 가지고 있다. 현재 뇌와 척추 분야의 수술을 주로 담당하는 신경외과는 다른 어떤 의학 분야보다도 급격한 발전을 하고 있다. 이는 과학기술의 발전과 함께 고도로 발달하고 있는 진단장비뿐만 아니라 수술 미세현미경, 첨단 뇌항법장치(navigation system) 등 수술치료기구 분야에서도 엄청난 발전을 거듭하고 있기 때문이다.

일단 뇌졸중이 발생하면 생존하더라도 심각한 후유장애와 함께 사회적 · 경제적 손실이 매우 크기 때문에 뇌졸중을 일으킬 수 있는 위험인자의 적극적인 관리가 반드시 필요하다. 뿐만 아니라 돌이킬 수 없는 상황이 나타나기 전에 외과적 수술이나 혈관 내 수술로 예방하는 것이 최선의 방법이라고 할 수 있다. 뇌혈관 질환으로 인해 혈관이 파열되거나 막히게 되면 신속하고 적절한 응급조치를 받아 사망 및 뇌손상으로 인한 후유증을 최소화하는 것이 중요하다.

1. 뇌동맥류의 외과적 치료

뇌동맥류 파열로 인한 뇌지주막하 출혈의 치료에는 사망률이 높은 재출혈을 방지하기 위해 두피를 절개하여 두개골을 열고 파열된 뇌동맥류를 찾아 특수 제작된 클립으로 결찰하는 외과적 수술과,

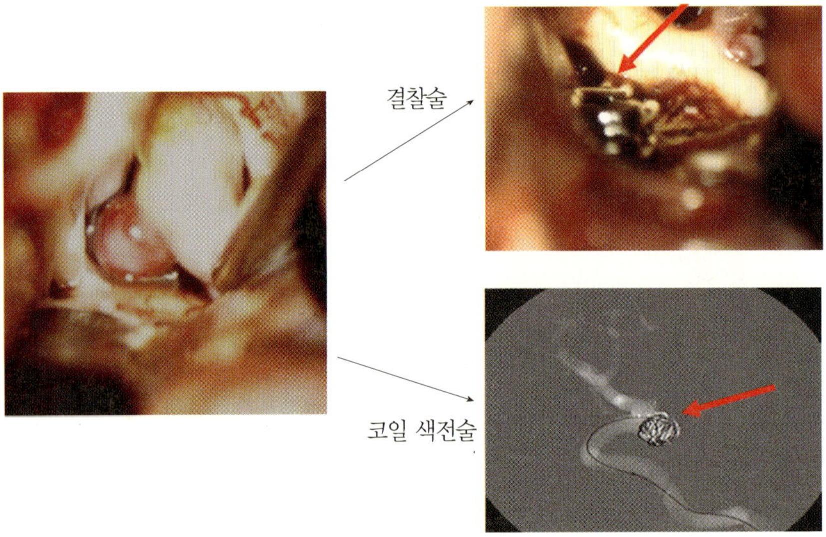

그림 12 뇌동맥류 결찰술과 코일 색전술

방사선 중재술을 이용하여 파열된 뇌동맥류를 특수 제작된 코일로 채우는 코일 색전술이 있다(그림 12). 수술적 접근이 어려운 부위이거나 수술 받기에 부적절한 전신상태일 경우 혈관 내 시술을 고려해 볼 수 있다. 최근 들어 파열되지 않은 뇌동맥류가 많이 발견되어 예방적 시술이 많이 시행되고 있다. 일단 파열이 되면 심각한 결과를 초래하고 치료도 어려워지기 때문에, 이러한 파열되지 않은 뇌동맥류의 예방적 수술은 훨씬 결과가 좋다.

2. 뇌혈관 기형의 치료

뇌동정맥 기형의 치료는 두개골을 열어 출혈로 인한 혈종과 함께 뇌동정맥 기형을 직접 제거하는 외과적 절제술(그림 13)과, 감마나이프나 사이버나이프, 선형가속기를 이용한 방사선 수술 방법이 있다. 뇌혈관 기형의 출혈 예방을 위해 병소의 위치, 크기 등을 고려해 절제술을 할 수 있는데, 수술적 접근이 어렵거나 절제술로 인한 뇌손상의 후유증이 예상되는 경우는 방사선 수술을 고려해 볼 수 있다.

3. 혈관문합술(그림 14)

뇌혈관 협착 또는 폐색이나 모야모야병 등에서 좁아져 있는 뇌동맥 부위를 우회하여 두개강 외의 동맥과 두개강 내의 뇌동맥을 연결함으로써(직접 혈관문합술) 뇌기능을 유지하는 데 충분한 뇌혈류

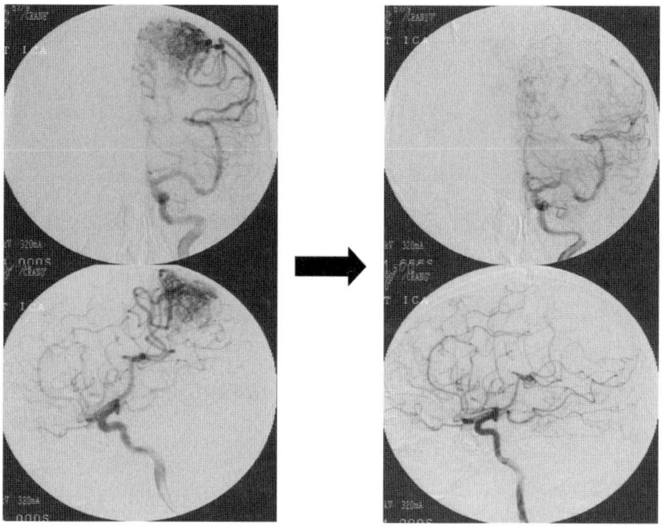

그림 13 뇌동정맥 기형의 절제술 전후의 뇌혈관조영술 소견

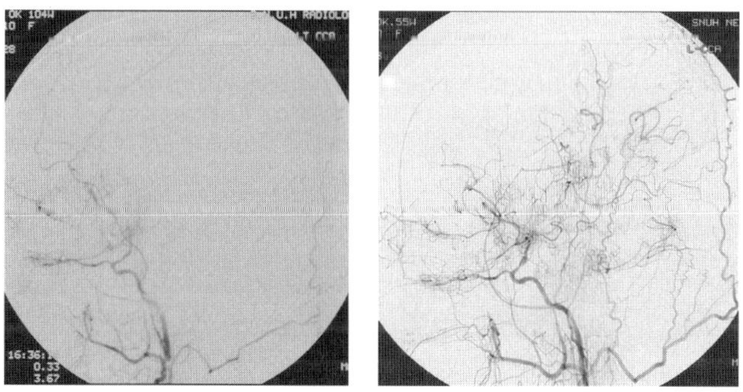

그림 14 혈관문합술 전후의 뇌혈관조영술 소견

를 공급하여 뇌졸중을 치료 또는 예방할 수 있다. 두개강 외 동맥을 뇌표면에 붙여 향후 혈관이 자라 들어갈 수 있는 환경을 제공하는 간접 혈관문합술은 소아 모야모야병에서 많이 시술되어 좋은 결과를 보이고 있다.

4. 경동맥 내막 절제술과 중재적 혈관 내 수술

경동맥은 목 부위를 지나서 머리에 혈액을 공급하는 큰 동맥으로, 동맥경화가 잘 일어나 좁아지거나 혈전이 생기기 쉽기 때문에 혈전의 일부가 떨어져 나가 혈류를 타고 흐르다가 작은 뇌혈관을 막는 색전증을 유발하여 뇌경색을 일으킨다. 따라서 좁아진 부위를 절개하여 혈전과 콜레스테롤 덩어

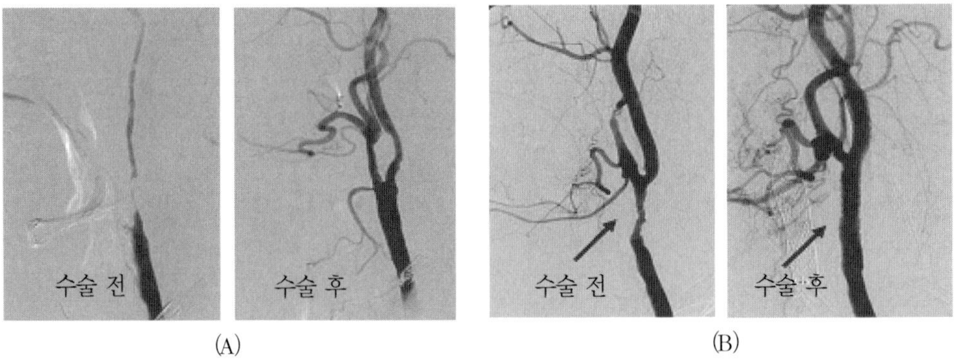

그림 15 경동맥 내막 절제술(A)과 스텐트 삽입술(B) 전후 뇌혈관조영술 소견

리를 제거하고(내막 절제술) 좁아진 경동맥을 확장하여 뇌경색을 예방할 수 있다. 또한 중재적 시술을 이용하여 혈관을 확장시키는 스텐트라는 기구를 좁아진 부위에 삽입하여 확장시키는 혈관 내 수술로 뇌경색을 예방할 수 있다(그림 15).

5. 고혈압성 뇌출혈 수술

가능한 빠른 시간 내에 적절한 치료를 받아야 뇌손상으로 인한 후유장애를 최소화시킬 수 있다.

외과적 수술의 대상은 환자의 신경학적 상태나 출혈의 양, 혈종의 부위와 임상경과 등에 따라 결정된다.

외과적 수술의 방법에는 두개골을 열고 혈종을 직접 제거하는 방법(그림 16)과, 뇌정위장치를 이용한 정위적 수술에 의해 혈종을 제거하는 방법(그림 17)이 있다.

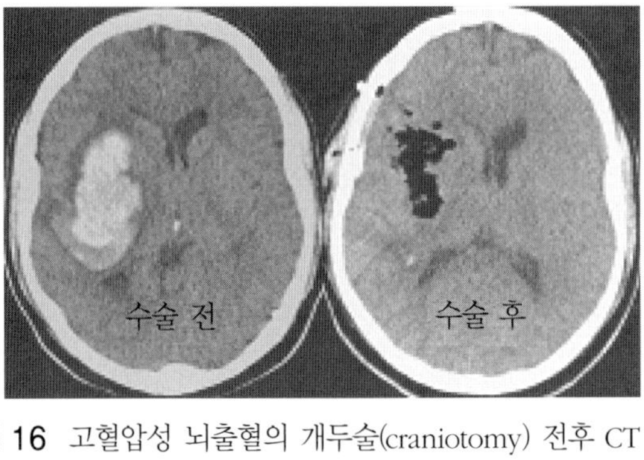

그림 16 고혈압성 뇌출혈의 개두술(craniotomy) 전후 CT 소견

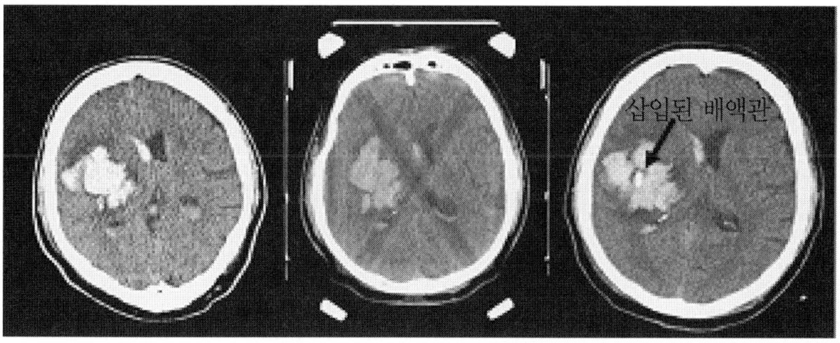

그림 17 뇌정위 수술(stereotactic surgery) 전후의 CT 소견

Ⅳ. 맺음말

한국인의 단일 사망질환으로 1위인 뇌혈관 질환은 사회적으로나 경제적으로 큰 손실을 유발한다. 잘못된 뇌졸중에 대한 지식을 바탕으로 적절한 시기와 최상의 치료를 놓치게 됨으로써 원하지 않은 안타까운 결과를 맞은 환자와 가족들이 의외로 많다.

뇌졸중을 일으키는 뇌혈관 질환에 대해 정확히 파악하여 위험인자를 적극적으로 관리하고 적절히 대처하며, 무엇보다도 뇌혈관 건강검진을 통한 조기진단으로 뇌졸중 발생 자체를 예방해야 할 것이다.

참고문헌

정용구 등(2004). 『신경외과학』 3판. 대한신경외과학.
Richard HW(2004). *Youmans Neurological Surgery*. 5th ed. WB Saunders.

2절 뇌종양의 증상 및 치료

신경외과 양희진

I. 뇌종양의 정의, 빈도 및 원인

1. 정의

뇌실질이나 뇌실 등 뇌조직 자체에서 발생하는 종양이 원래의 의미이지만, 보통은 뇌를 싸고 있는 수막에서 발생하는 수막종, 뇌하수체에서 발생하는 뇌하수체 샘종, 뇌하수체 주머니에서 발생하는 두개인두종, 뇌신경에서 발생하는 신경집종, 인체의 다른 부위의 악성 종양에서 뇌로 전이되어 발생하는 전이성 뇌종양 등을 포함하여 두개강 내에서 발생하는 모든 종양을 총칭한다.

2. 빈도

2004년 통계청 자료에 따르면, 전체 사망원인 중 종양에 의한 사망자가 26.6%로 가장 많았는데, 이 중 중추신경계 악성 종양에 의한 사망자는 종양에 의한 사망자의 1.7%를 차지했다. 사망원인 자료로 보면 드문 종양이라고 할 수 있으나, 암 환자의 경과 중 20~40%에서 뇌로 전이가 일어나고 양성 종양의 사망원인 중 양성 뇌종양에 의한 사망수가 포함되어 있으므로 실제 접하는 빈도는 이보다 높을 것으로 추정된다. 소아에서는 백혈병 다음으로 흔한 종양이고 가장 흔한 고형 종양이다. 삼차 의료기관의 연간 진료통계를 보면, 신경외과 입원 환자 및 수술예의 약 4분의 1이 뇌종양 환자이다.

3. 원인

다른 장기의 종양과 마찬가지로 유전자적 요소가 관여하는 것으로 밝혀지고 있다. 정상세포는 유전자의 이상발현이 계속 축적되는 다단계의 과정을 거쳐 종양세포로 변화한다. 이 유전자들은 정상세포의 생리적 기능을 유지하는 역할을 하지만, 그 기능이 이상 발현되거나 소실될 때에는 정상세포를 종양세포로 변화시키는 인자로 작용한다.

뇌종양 세포가 비정상적으로 성장 · 분열하는 원인으로는 신호전달체계의 이상, 세포주기의 활성화, 세포자멸사의 소실, 텔로메라아제(telomerase)의 활성화, 혈관신생 등이 관여하는 것으로 생각되고 있다. 그러나 뇌종양이 유전적(가족적)으로 발생하는 경우는 전체 뇌종양 중 일부분에 지나지 않으며 이 중 가장 대표적인 것이 신경섬유종증(neurofibromatosis)이다.

II. 뇌종양의 증상

뇌종양의 증상은 다음의 세 가지 기전에 의해 발생한다.

① 신경섬유 길을 따라서 일어나는 종양세포의 침윤

② 덩어리로 종양이 성장하여 주변 뇌조직을 밀어냄

③ 종양세포의 침윤, 덩어리로서의 성장, 주변 조직의 파괴의 조합

이 세 기전은 상호 독립적이지만, 종양이 진행함에 따라 이 세 가지 기전이 모두 작용할 수 있다.

뇌종양은 특징적으로 진행성인 증상을 보인다. 진행의 속도는 급성 뇌혈관 질환, 간질발작처럼 갑작스럽게 오는 것부터 점차 진행하는 정신황폐까지 다양하다. 증상의 진행성은 의사가 뇌종양을 의심하는 단서가 된다. 뇌종양의 증상은 성장하는 덩어리 효과에 의한 일반적 증상과, 특정 뇌부위를 압박 혹은 파괴함으로써 일어나는 국소증상으로 나눌 수 있다.

일반적 증상은 종양의 크기와 이로 인해 발생하는 뇌부종에 의해 초래되는 머릿속 압력의 상승에 의해 일어난다. 종양은 뇌척수액의 흐름을 막아 수두증을 일으킬 수도 있다. 이로 인해 두통, 뇌기능 저하가 초래된다.

국소적 증상은 종양이 인접한 뇌조직에 직접 영향을 미쳐서 발생한다. 주변 뇌조직을 자극함으로써 간질발작이 일어난다. 자극에 의한 증상보다 기능상실의 증상이 더 많이 발생하면 근력저하, 감각저하 등이 일어난다. 종양의 출혈에 의해서 급성 두통과 국소 신경학적 증상이 발생할 수 있다.

1. 두통

뇌조직 자체는 통증을 느끼지 못하며, 두통은 기저 뇌막의 견인에 의해 발생한다. 두통의 정도는 종양의 성장속도에도 영향을 받는데, 천천히 자라는 경우 상당히 커질 때까지 통증이 없는 반면 빠르게 자라는 종양은 갑작스럽고 심한 통증을 유발한다.

두통으로 밤에 잠에서 깨어날 정도의 통증, 잠에서 깰 때는 두통이 심하지만 낮에는 두통이 감소하는 경우, 자세변화, 기침, 운동할 때 두통이 심해지는 경우, 최근에 시작된 두통이 평소에 있었던

두통과 다른 양상을 보이는 경우, 구역과 구토, 유두부종, 국소 신경학적 징후들과 동반된 두통인 경우들은 두개강 내압의 상승에 의한 두통의 양상이고 뇌종양이 원인일 가능성이 높다. 그러나 모든 뇌종양 환자에서 이런 두통이 발생하는 것은 아니다.

2. 경련(전간발작)

성인기에 처음으로 발생하는 전간발작은 소아기에 발생하는 발작에 비해서 국소적 뇌질환의 가능성, 특히 뇌종양의 가능성이 높다. 대발작 혹은 여러 형태의 국소적 발작을 일으킬 수 있다. 천천히 자라는 종양이 빨리 자라는 악성 종양에 비해 전간발작이 일어날 가능성이 더 높다. 종양의 위치에 따라 다양한 종류의 발작이 일어나는데, 운동피질과 감각피질이 있는 중심고랑 부위의 종양에서 잘 나타나며, 소뇌 · 뇌간 부위의 종양에서는 발작이 일어날 가능성이 낮다.

3. 정신상태의 변화

초기에는 변화가 분명치 않아서 잘 모르다가 이상한 행동을 보이게 되면 주변 사람들이 인지하는 경우가 많다. 정신운동 지연이 가장 흔한 변화이다. 일상적 작업의 지속장애, 감정의 불안정성, 무력증, 건망증, 사회적 활동에 대한 무관심, 감정의 둔마 등이 나타난다. 뚜렷한 혼돈, 치매는 좀더 나중에 나타나며 대개 국소 신경학적 증상과 동반된다.

4. 국소 신경학적 증상 및 징후

1) 전두엽

지능장애가 발생하며 양측 전두엽을 침범하는 종양이 있을 경우 더 잘 발생한다. 양측성 종양에서는 과제를 계획하고 수행하는 데 장애를 보이는 인지기능 장애도 나타난다. 우성 대뇌반구의 종양은 운동성 언어상실증이 생길 수 있다.

지능장애의 또 다른 증상은 과업을 시작하는 능력의 장애이다. 주변 환경에 대한 관심이 없어지고 가정이나 직장에서 무기력하게 멍하게 바라보기만 하기도 한다. 누워 있으려고만 하고, 옷도 제대로 입지 않고 집안에 가만히 앉아 있거나 아무 것도 하지 않고 텔레비전만 바라보기도 한다. 심해지면 마비는 없는데도 며칠씩 꼼짝하지 않고 있기도 한다. 그러나 방해를 받으면 부적절한 분노반응을 보이기도 한다(그림 18).

감정반응이 둔해지고 무관심해질 수 있지만, 반대로 부적절한 농담을 하거나 공공장소에서 방뇨하는 등 사회적으로 받아들여지기 어려운 행동을 하기도 한다.

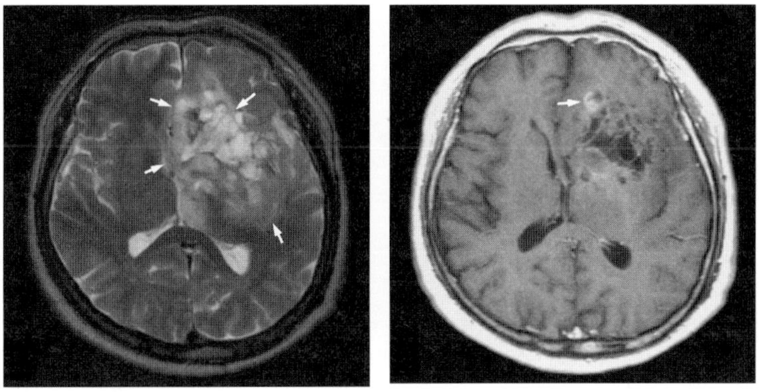

(A) (B)

그림 18 좌측 전두엽에 발생한 아교세포종. 치매증세를 주소로 정신과에 내원한 55세 남자 환자로 마비, 감각저하 등의 신경학적 증상은 없었다. 좌측 전두엽 부위에 경계가 불분명하고 고음영 · 저음영이 섞인 병변이 있고(A, 화살표 부분), 조영제 투여시 조영증강이 일부에서 보인다(B, 화살표). 수술 결과 별세포종(WHO 2등급)으로 진단되었다.

거의 대부분 운동기능 장애가 나타나며, 종양이 있는 반대쪽의 반신마비가 흔하다. 심부건 반사의 항진과 비정상적 반사가 나타난다.

2) 측두엽

간질을 유발하지 않는 경우 대부분 증상이 없고, 특히 비우성 대뇌반구에 종양이 있을 때 별다른 증상이 없다. 간질은 정신운동 발작(부분복합 발작)으로 나타나며, 형태를 갖춘 영상(색이 있는 바람개비, 번쩍이는 빛)이나 형태를 갖춘 영상의 환각이 나타나기도 한다. 우성반구의 피질에 생기는 종양은 감각성 언어장애, 물건의 이름을 대지 못하는 증상을 보일 수 있다.

3) 두정엽

간질을 일으킬 수 있다. 감각 자체는 있지만 이를 종합하여 해석하는 능력이 떨어진다. 즉 종양이 있는 반대편의 신체의 위치를 파악하거나 피부의 두 점을 자극했을 때 식별하는 능력이 떨어진다. 시야장애가 올 수 있고, 우성 대뇌반구에 종양이 있으면 언어의 의미를 이해하는 능력의 장애, 쓰기 언어 상실증, 손가락 인식 불능증 등이 나타난다.

4) 후두엽

오른쪽 후두엽에 종양이 있으면 왼쪽의 시야장애가 발생하며, 간질발작의 전조증으로 나타나는 영상은 대개 형태가 없다는 점에서 측두엽과 차이가 있다.

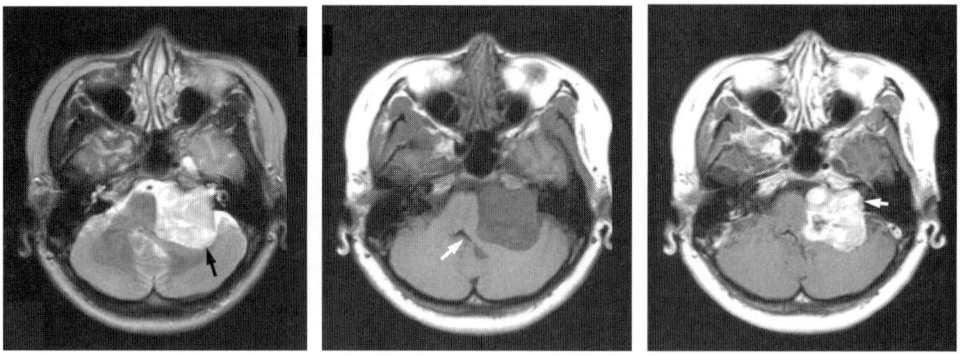

(A) (B) (C)

그림 19 좌측 청신경집종. 내원 1주 전 시작된 두통을 주소로 내원한 33세 여자 환자로 수년 전부터 좌측 청력소실이 있었다. 좌측 소뇌교각부에 주변 뇌조직보다 저음영의 병변이 보이고(A, T2 강조영상, 화살표) 주변 뇌조직과 경계가 비교적 명확하다(B, T1 강조영상). 이 환자의 두통의 원인은 제4뇌실 압박(B, 화살표)에 의한 수두증이다. 일부 낭성 부분을 제외하고 조영증강이 잘 되며(C, 조영증강 영상), 종양이 기원한 내이공의 확장이 관찰된다(C, 화살표).

5) 뇌줄기, 뇌신경

뇌줄기에는 몸의 각 부분의 운동, 감각 신경섬유와 안면, 경부의 운동, 감각을 관장하는 뇌신경들이 위치한다. 따라서 이 부위에 종양이 생기면 뇌신경 증상으로 안구운동의 장애로 인한 복시, 안면부 감각 및 운동장애, 하부 뇌신경 장애로 인한 삼키기 장애가 나타난다. 사지의 마비, 감각저하 등이 발생하고 소뇌기능 장애도 발생할 수 있다.

뇌줄기에서 나가는 뇌신경에 종양이 발생하면 뇌신경 장애가 초기에 발생하는데, 청신경 집종에서 나타나는 청력장애, 삼차 신경집종에서 발생하는 안면감각 저하 등이 비교적 흔하다(그림 19).

6) 제4뇌실 및 소뇌

뇌척수액 흐름의 장애를 일으켜 머릿속 압력의 증가에 의한 증상, 즉 두통, 구역, 구토, 시각신경 유두부종이 일찍 나타나고, 흔들걸음, 활동떨림 및 소뇌기능 장애 증상이 뒤이어 나타난다(그림 20).

7) 뇌하수체, 안장위 부위

호르몬을 분비하는 뇌하수체 종양은 호르몬 이상에 의한 증상을 나타낸다(유즙분비, 무월경, 말단비대증). 종양이 커지면 두통을 일으키고, 안장위로 성장하면 시신경 교차부위, 시상하부를 압박하여 시야장애, 요붕증 등이 생길 수 있다. 정상 뇌하수체 조직을 파괴하여 호르몬 부족에 의한 증상을 일으킬 수도 있다(그림 21).

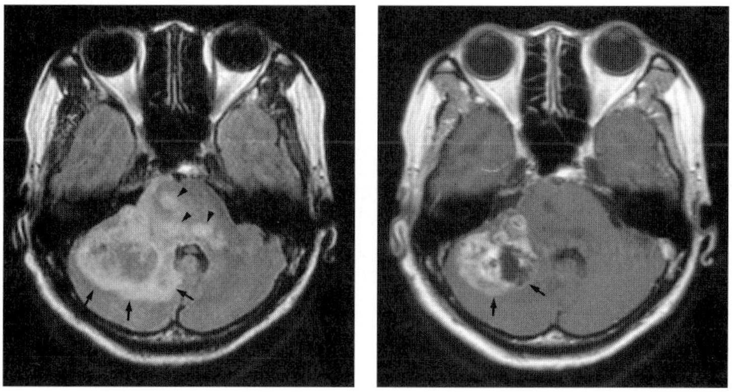

(A) (B)

그림 20 우측 소뇌, 뇌줄기 부위의 아교세포종. 두통과 어지럼으로 내원한 46세 여자 환자로 소뇌기능 이상인 활동떨림, 눈떨림과 뇌줄기 증상인 좌측 반신 부전마비가 동반되었다. 우측 소뇌부위에 경계가 불분명한 종양이 있고(A, 화살표) 뇌줄기에도 종양침윤이 있다(화살표 머리). 조영증강은 소뇌의 종양에서만 보인다(B, 화살표). 조직검사 결과는 아교모세포종이었다.

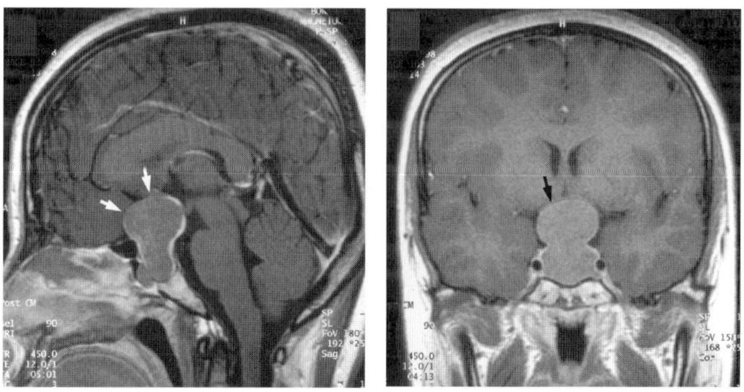

(A) (B)

그림 21 뇌하수체 샘종. 시력저하를 호소하는 23세 여자 환자로 시야검사상 양관자반맹이 발견되었다. 안장에서 안장 상부로 확장하는 종양이 보이고(A, 화살표), 시신경 교차부위가 종양의 압박으로 얇아져 있다(B, 화살표).

5. 위 국소성 징후

뇌부종의 영향이나 뇌 일부의 탈출에 의하여 먼 부위의 조직이 압박 받는 경우 종양이 발생하고 있는 부위보다 훨씬 떨어진 뇌조직이 침범되고 있는 것처럼 보이기도 하는데, 이를 위 국소성 징후(false localizing signs)라고 한다.

III. 뇌종양의 종류

뇌종양은 세계보건기구(WHO) 분류법에 따라 분류하는데, 이 분류법은 1976년 처음 제정되었고 이후 수정을 거쳐 현재는 2000년에 보완된 것을 이용한다. 세포, 조직의 기원에 따라 일곱 가지로 대별되고 각각의 특징에 따라 더 세분된다(표 1).

1. 신경상피 종양

1) 별세포종

뇌조직은 신경세포와 신경세포 사이사이에 있으면서 신경세포를 지지하고 그 기능을 돕는 세포인

표 1. 신경종양의 세계보건기구 분류

1. 신경상피 종양(Tumors of neuroepithelial tissue)
   - 별세포종(Astrocytic tumors)
   - 희소돌기 아교세포종(Oliodendroglial tumors)
   - 뇌실막세포종(Ependymal tumors)
   - 맥락얼기 종양(Choroid plexus tumors)
   - 신경세포성 신경세포-아교세포 혼합종양(Neuronal and mixed neuronal-glial tumors)
   - 배아종(Embryonal tumors)
2. 말초신경 종양(Tumors of peripheral nerves)
   - 신경집종(Schwannoma)
   - 신경섬유종(Neurofibroma)
   - 악성 말초신경집종(Malignant peripheral nerve sheath tumor)
3. 수막종양(Tumors of meninges)
   - 수막세포종(Tumor of meningothelial cells)
   - 중간엽세포성 비수막세포성 종양(Mesenchymal, non-meningothelial tumors)
   - 원발성 멜라닌세포 병변(Primary melanocytic lesions)
   - 조직기원이 불확실한 종양(Tumors of uncertain histogenesis)
4. 림프종 조혈세포 종양(Lymphoma and hemopoietic neoplasms)
5. 배아세포 종양(Germ cell tumors)
6. 안장부위 종양(Tumors of the sellar region)
7. 전이성 종양(Metastatic tumors)

표 2. 별세포종의 세계보건기구 등급체계

1등급 별세포종: 털모양 별세포종, 결합조직성 영아기 별세포종, 뇌실막밑 거대세포 별세포종
2등급 별세포종: 저등급의 미만성 섬유상 별세포종(비정형 핵, 세포분열은 없거나 드묾)
3등급 별세포종: 역형성 별세포종(비정형 핵, 세포분열 뚜렷함)
4등급 별세포종: 아교모세포종(비정형 핵, 세포분열, 미세혈관 증식, 괴사)

신경아교세포로 이루어진다. 별세포종은 신경아교세포 중 별아교세포에서 발생하는 종양으로 미만성과 국한성으로 대별된다. 별세포종은 조직학적 소견에 따라 악성도를 구분한다(표 2).

미만성 별세포종에는 별세포종, 역형성 별세포종, 아교모세포종이 있다.

별세포종(WHO 2등급)은 구성세포들이 잘 분화되어 있고, 방추형 혹은 별 모양을 하고 있으며, 비정상 세포핵은 거의 없다. 세포밀도는 정상보다 약간 높은 정도이고, 세포분열은 없거나 드물다. 비교적 드문 종양으로서 젊은 성인의 대뇌반구에 발생한다. 병변이 주변 정상 뇌조직을 침윤하는 성질이 있어서 외과적 완전 절제가 불가능한 경우가 많다. 조직학적으로 양성이지만, 더 넓은 범위로 퍼지면서 재발하고 좀더 악성인 종양으로 진행하는 성향이 있다. 수술 후 10년 이상 지나도 악성도에 변화가 없을 수도 있으나, 평균 4~5년 후에 악성으로 진행되는 것으로 알려져 있다. 역형성 별세포종, 아교모세포종보다는 예후가 좋지만, 5~10년 생존율은 5~50% 정도로 보고되어 있고, 환자의 50~75%는 결국 이 질환으로 사망한다.

역형성 별세포종(WHO 3등급)은 분화가 덜 된 별아교세포들로 이루어져 있고 세포밀도도 높다. 비정상적인 세포핵이 많이 보이며 세포분열도 활발하다. 별세포종과 같이 주변 뇌조직을 침윤하는 성질이 있다. 조직학적으로 일부에서만 역형성 소견을 보일 수 있으므로 정확한 진단을 위해서 충분한 검체가 필요하다. 환자들의 평균연령은 41세로 별세포종과 아교모세포종 중간에 위치한다. 수술 후 2년 정도가 지나면 아교모세포종으로 진행하는 것으로 알려져 있고, 평균 생존기간은 수술과 방사선 치료를 병행했을 때 5년 정도이다.

아교모세포종(WHO 4등급)은 신경교종 중 가장 흔하고 가장 악성이다. 육안적으로 주변 조직과 경계가 구분되는 것처럼 보일 수 있으나, 조직학적으로 침윤하고 있는 종양세포를 쉽게 볼 수 있다. 한 표본에서의 조직학적 소견이 매우 다양하게 보이는 특징이 있으며, 미세혈관 증식과 괴사가 역형성 별세포종과 구별되는 특징이다. 수술과 방사선 치료를 병행해도 평균 생존기간은 1년 미만이다.

국한성 별세포종에는 털모양 별세포종, 뇌실막밑 거대세포 별세포종, 결합조직성 영아기 별세포종이 있다. 이들 종양은 WHO 1등급 해당하는 양성 종양으로서, 주변 조직을 침윤하지 않으며 악성 종양으로 진행하지도 않는다. 수술로 완치가 가능하다. 다형성 황색 별세포종은 WHO 2등급으로 비교적 비활동적인 경과를 취하지만, 약 15%에서는 재발하고 역형성 별세포종이나 아교모세포종으로 진행하기도 한다.

2) 희소돌기 아교세포종

신속한 신경신호 전달을 위해 신경섬유 주위에 말이집이 형성되는데, 희소돌기 아교세포들은 뇌와 척수에서 말이집 형성을 담당한다. 희소돌기 아교세포종은 이 세포들에서 발생하는 종양으로서 조직학적으로 세포들의 경계가 분명하고 세포핵 주위에 투명한 부위가 있어서 소위 "fried egg" 모양을 보이는 특징이 있으며, 조직학적 악성 소견의 유무에 따라 희소돌기 아교세포종(WHO 2등급), 역형성 희소돌기 아교세포종(WHO 3등급)으로 나눈다. 석회화가 동반되기도 한다. 희소돌기 아교세포종 역시 별세포종처럼 국소적으로 재발하고 좀더 악성인 형태로 진행하는 성향이 있다. 역형성 희소돌기 아교세포종은 염색체 1번 단완부와 19번 장완부의 대립유전자 상실이 있는 경우가 흔한데, 이럴 때는 항암화학요법(PCV regimen)에 대한 반응이 좋다. 예후는 같은 등급의 별세포 종양과 비슷하다.

3) 뇌실막세포종

뇌실막을 이루는 세포에서 발생하는 종양으로 뇌실막세포종(WHO 2등급), 역형성 뇌실막세포종(WHO 3등급)이 있다. 소아나 젊은 성인에서 주로 발생하고, 소뇌부위 종양은 소아에서, 대뇌부위 종양은 성인에서 발생한다. 천천히 성장하는 종양으로서 주변과의 경계가 비교적 분명하다.

4) 배아종양, 원시신경외배엽종양

속질모세포종과 원시신경외배엽종양이 있다.

속질모세포종은 7세 전후에 가장 많이 생기고, 이어서 20~40세 사이의 연령층에서 많이 발생한다. 소뇌 중앙부에 주로 발생하며, 조직학적으로 원형이나 계란형의 작고 미분화된 세포들이 매우 빽빽하게 배열되어 있다. 미분화된 세포만으로 구성되는 경우도 있고 근육세포나 신경세포로 분화하는 경우도 있다. WHO 4등급에 해당하는 악성 종양으로, 뇌척수액 경로를 따라 전파되는 성향이 있으며, 수술과 방사선 치료, 항암치료를 모두 해도 5년 생존율은 50~70% 정도이다.

원시신경외배엽종양은 대뇌에 발생하며, 조직학적 소견은 속질모세포종과 유사하나 빈도는 훨씬 낮다. 신경세포, 신경교세포, 뇌실막세포, 중간엽세포로 분화하는 경우가 있다. 예후는 속질모세포종보다 못하다.

2. 신경집종

말초신경의 말이집을 형성하는 세포에서 기원하는 종양으로, 머릿속에서는 뇌신경에서 발생하며 대부분이 청신경에서 발생한다. 청신경 신경집종은 원발성 뇌종양의 6~9% 정도이고, 30세 이후의 성인에서 주로 발생하며, 여성이 남성에 비해 2배가량 발생률이 높다. 양측성으로 발생할 경우 보다 젊은 연령층에서 나타나는데, 신경섬유종증 2형에 의한 것이며, 가족적으로 발생할 수 있다. 청신경 외에도 삼차신경, 하부뇌신경, 안면신경에서도 발생하나 그 빈도는 낮다.

고령의 환자에서 우연히 발견된 증상이 없는 종양의 경우는 경과를 관찰하기도 한다. 종양이 작은 경우는 방사선 수술로 치료할 수 있다. 수술로 제거할 때 청신경 초종은 발생기원상으로 뇌조직과 분리가 되므로 완전적출이 가능하지만, 종양이 커짐에 따라 경계면이 불분명해져서 완전적출이 어려울 수도 있다. 최근에는 합병증을 줄이기 위해 유착이 심한 부분은 남겨두고 나중에 방사선 수술을 하기도 한다.

3. 수막종양

거미막 세포에서 기원하며, 원발성 뇌종양의 13~26%를 차지하여 아교모세포종 다음으로 흔한 종양으로 중년 여성에서 잘 발견된다. 종양은 대부분 경계가 명확하고 단단하며 주변 뇌조직을 침범하지 않고 밀어내는 양상이어서 수술적 접근이 용이한 경우 완전적출이 가능하다. 완전히 제거되었을 경우 재발률은 10% 이내이다. 뇌조직 침윤은 악성 수막종에서 보이는 소견이지만, 양성 수막종이라 하더라도 경질막, 두개골을 침범하는 경우는 흔히 발견된다. 다발성 병변은 신경섬유종증 2형의 특징적인 소견이다. 조직학적으로 대부분 양성 종양(WHO 1등급)이지만, 세포분열, 세포밀도, 미세괴사, 뇌조직 침윤의 발현 여부에 따라 비정형 수막종(WHO 2등급), 악성 수막종(WHO 3등급)으로 분류된다. 비정형, 악성 수막종은 수술적 제거 후에도 재발 가능성이 높다.

4. 배아세포종

종자세포종과 비종자세포성 배아세포종이 있다. 전자는 신체 중심선을 따라 발생하고 특히 솔방울샘에 잘 생긴다. 방사선 치료에 매우 반응이 좋아서 10년간 재발 없이 생존할 가능성이 90% 정도이다. 후자에는 기형종, 난황종, 배아암종, 융모막암종 등이 있으며, 예후는 종자세포종에 비해 좋지 못하다. 구성세포가 잘 분화된 성숙 기형종은 수술로 완전 제거되면 장기간 생존이 가능하다. 미성숙 기형종과 기타 비종자세포성 배아세포종은 훨씬 예후가 불량하다.

5. 뇌하수체 샘종

원발성 뇌종양의 10~15% 정도를 차지하고, 주로 성인에서 20~50대 사이의 연령에서 잘 발생하며 여성에서 더 많이 발생한다. 최근 자기공명영상(MRI) 검사 건수가 증가하면서 임상적 증상은 전혀 없는, 아주 작은 크기의 뇌하수체 샘종이 발견되는 경우가 늘고 있다. 따라서 실제 뇌하수체 샘종의 발생빈도는 치료의 대상이 되는 경우보다 훨씬 많을 것으로 추정된다. 뇌하수체 샘종은 호르몬을 분비하는 종양과 그렇지 않은 종양이 있는데, 전자는 좀더 젊은 연령층에서 빈발하고 후자는 나이 든 연령층에서 빈발한다. 증상은 수년간에 걸쳐 서서히 나타나는 것이 보통이지만, 간혹 종양 내부에서 출혈이 생기면서 두통, 시력저하, 안구운동 장애 등의 증상이 갑작스럽게 생기는 수가 있는데, 뇌하수체 중풍이라고 하며 응급수술의 대상이 된다. 뇌하수체 샘종은 조직학적으로 대부분 양성 종양이며, 다형성, 비정상적인 핵, 세포밀도 증가, 세포분열 활성도가 보이는 수가 있지만, 이러한 소견이 있다고 해서 임상적으로 더 악성의 경과를 보이는 것은 아니다.

커다란 종양이 시신경을 압박하여 시력저하가 발생하거나 부신피질자극호르몬, 성장호르몬, 방패샘자극호르몬을 분비하여 임상증상이 있는 경우는 수술의 대상이다. 젖분비 호르몬, 성장호르몬을 분비하는 종양에 대해서는 이들 호르몬 분비를 억제하는 약물을 투여하여 증상을 완화시키고 종양 크기를 줄일 수 있다.

6. 전이성 뇌종양

전이성 뇌종양은 전신암의 흔한 합병증으로 암 환자의 사망과 이환에 중요한 원인이 된다. 뇌종양 중 가장 흔한 종류 중의 하나이며 최근 발생빈도가 증가하고 있는데, 이는 원발암의 치료방법이 발전하여 생존기간이 연장되는 것과 방사선 영상방법의 발달에 영향을 받는 것으로 생각된다.

전이성 뇌종양의 원발 부위는 폐, 유방, 피부(흑색종), 신장, 위장관이다. 병변이 하나인 경우는 보통 전립선, 자궁, 위장관, 유방에서 전이되었을 가능성이 높고, 병변이 여럿일 경우는 폐, 흑색종, 원발 장기가 미상인 경우가 많다.

부신피질 스테로이드는 임상증상을 완화시키는 데 중요한 역할을 한다. 그러나 종양 자체에 대한 치료효과는 없다. 방사선 치료는 현재 전이성 뇌종양을 치료하는 데 가장 많이 이용되고 있으며, 암이 널리 퍼진 경우에는 일차적인 치료법이 된다. 방사선 치료에 반응을 보이는 경우는 50~70% 정도이다.

원발성 병변이 조절된 상태로 환자의 예상 여명이 어느 정도 된다면 수술적 치료의 대상이 된다. 수술은 뇌압상승을 초래하는 병변을 제거하여 증상을 신속히 완화시키는 이점이 있다. 수술 후 방사선 치료를 한 경우가 방사선 치료만 한 경우에 비해 생존기간이 더 길어진다.

방사선 수술은 최근 각광 받는 치료법으로 국소적 치료 성공률은 수술과 비슷하다. 병변의 크기가 크지 않고 병소가 여러 개 있는 경우 유용한 치료방법이 된다. 항암치료가 도움이 되는 경우는 원발성 암이 항암치료에 잘 반응하는 몇 가지에 국한된다.

IV. 뇌종양의 치료방법

1. 수술적 제거

뇌종양은 발생기원, 조직학적 악성도, 위치에 따라 수술의 목표와 역할이 달라진다. 수술적 접근이 용이한 부위에 있고, 조직학적으로 양성이며, 뇌조직과의 경계가 명확한 종양(예: 궁륭부 수막종)은 완전한 제거가 가능하고 수술로써 완치가 가능하다. 그러나 뇌조직 자체에서 발생한 종양(예: 신경상피종양)은 주변 정상 뇌조직과의 경계가 불분명하므로 완전한 제거가 불가능하다. 이럴 때 수술은 정상 뇌기능을 손상시키지 않은 범위에서 종양조직을 가능한 많이 제거하여 조직진단에 충분한 검체를 확보하고, 종양에 의한 정상 뇌조직 압박 효과를 경감시키고, 이후에 시행될 보조적 요법의 효과를 높이는 것을 목표로 삼게 된다. 발생 부위가 중요한 뇌기능을 담당하고 있어서(예: 뇌줄기 별세포종) 수술은 조직진단을 위한 검체를 얻는 수준에서 멈추는 경우도 있다.

수술 선에 자기공명영상(MRI)이나 전산화단층촬영(CT)의 영상을 이용하여 종양의 종류, 위치, 크기, 침투의 정도, 주변 주요 구조물과의 연관관계 등을 확인한다. 종양 주변의 중요 뇌기능 부위의 확인을 위해 수술 전에 기능적 MRI나 양전자방출단층촬영술(PET) 등을 이용한 기능적 영상검사를 시행기도 하고, 수술 중에 체성감각유발전위검사나 전기자극 검사를 이용하기도 한다. 최근에는 뇌항법장치(navigator)로 수술조작 부위를 영상으로 확인할 수 있게 되어 수술의 안정성과 정확성을 확보하는 데 큰 도움이 되고 있다.

2. 방사선 치료

1) 재래식 방사선 치료(conventional radiation therapy)

수술 후의 보조요법으로 사용되며, 방사선 용량을 분할하는 방법의 발전, 정위적 기법 등에 의해 치료효과가 과거에 비해 좋아지고 있다. 방사선 치료 효과가 좋은 종양은 배아세포종, 악성 림프종, 속질모세포종, 뇌실막세포종 등이다. 그러나 아교모세포종에서는 아직도 그 효과가 만족스럽지 못하다. Bromodeoxyuridine과 같은 방사선 민감제를 같이 사용하면 도움이 된다는 보고가 있다.

총 방사선량은 보통 50~60Gy 정도이고 5~6주에 걸쳐 분할하여 방사선 조사를 하는데, 조사선량이 많으면 종양치료 효과가 좋지만 정상 뇌조직에서의 방사선 괴사의 위험성이 높아진다. 뇌실 주변의 종양이나 뇌척수액으로의 전이 가능성이 높은 종양에 대해서는 뇌-척수 전체에 방사선 조사를 하기도 한다. 2세 미만의 소아에 있어서는 방사선 조사에 따른 인지기능 장애 등의 후유증 위험성이 높으므로 항암 화학치료 등을 하면서 방사선 치료를 연기하기도 한다.

2) 방사선 수술(radiosurgery)

정위적 방법을 이용하여 방사선을 특정 부위로 집중시켜 치료하는 것을 말한다. 이를 통해 목표 부위에는 많은 방사선을 투여하고 그 주변의 정상조직에는 상대적으로 방사선 조사량을 줄일 수 있다. 코발트-60을 방사선 원으로 이용하는 감마나이프, 기존 방사선 치료에 사용하던 선형가속기를 이용한 방법, robotic arm에 선형가속기를 부착하여 방사선을 조사하는 사이버나이프 등이 이용된다.

방사선 수술은 직경 3cm 미만의 전이성 뇌종양, 신경집종, 솔방울샘 종양, 수막종, 뇌하수체 샘종에 좋은 치료효과를 보인다.

3. 항암화학요법 치료

원발성 뇌종양의 가장 중요한 치료방법은 수술과 방사선 치료이고, 항암화학요법은 보조적인 역할을 한다. 뇌종양 특히 신경아교 종양은 조직학적으로 다양한 세포들이 섞여 있고 유사한 조직학적 소견을 갖는 종양의 임상적 경과도 매우 다양하기 때문에 치료의 대상을 정하기 어렵다. 효과가 입증된 약물은 별로 많지 않은데, 이에 대한 내성이 있는 경우가 많다. 또 혈관-뇌조직 장벽이 있어서 종양부위로 약물이 옮겨가는 데 제한점이 있다.

희돌기 아교세포종인 경우에는 nitrosourea, procarbazine, vincristine을 사용하면 효과가 있는 것으로 알려져 있고 특히 염색체 이상(Combined 1p and 19q loss)이 있을 때 반응이 좋다. 신경아교종에 대해 기존에 사용하던 화학요법 약제는 BCNU나 CCNU와 같은 nitrosourea였다. 이러한 약제에 대한 효과는 방사선치료와 병행했을 경우 방사선치료보다 효과가 있다는 주장이 있어 왔으나 널리 이용되지는 않았다. 최근 주목받고 있는 약제는 alkylating agent의 일종인 temozolomide (temodal®)인데 아교모세포종 환자에서 방사선치료와 병행하면 방사선치료만 하는 경우보다 생존기간을 연장하는 효과가 있다. 아교세포종에서 가장 큰 문제인 침습된 종양세포를 치료하기 위해 항암제가 서서히 녹아 나오도록 만든 것을 수술시 종양 주위 조직에 붙이기도 한다.

항암치료의 효과를 높이기 위해 새로운 약물의 개발, 종양조직으로 약물이 효과적으로 이동하기 위한 방법, 약물에 대한 내성 발현을 회피할 방법에 대한 연구가 진행 중에 있다.

참고문헌

대한민국 통계청(2004). 『일반사망 요약분류표(103항목)에 의한 성 및 연령별 사망률』.

대한신경외과학회 편(2005). 『신경외과학 — 학생과 전공의를 위한 교과서』 개정 3판. 중앙문화사.

Kleihues P, Louis DN, Scheithauer BW, Rorke LB, Reifenberger G, Burger PC, Cavenee WK (2002). The WHO classification of tumors of the nervous system. *J Neuropathol Exp Neurol* 61: 215-225; discussion 226-229.

Winn HR et al(2004). *Youmans Neurological Surgery*. 5th eds. Saunders.

12장
신경정신계 질환

1절 우울장애

신경정신과 정희연

I. 우울장애

우울장애(depressive disorder, 또는 우울증)란 저조한 기분 또는 우울한 감정이 주축이 되는 정신질환의 하나이다. 임상에서 문제가 되는 '병적 우울'이란 어떤 대상을 상실한 후 한동안 기분이 저조하거나 슬픔을 느끼게 되는 정상적인 우울과 다르다. 예를 들면, 우리는 정상적인 상태에서도 하루 혹은 일주일에 몇 번씩 기분이 좋았다 나빴다 하는 변화는 있을 수 있다. 가까운 사람의 사망이나 이혼과 같은 대상의 상실, 실패나 좌절 등을 경험하면 일상적인 수준 이상으로 기분이 저하되고 슬픔을 느낄 수도 있지만, 병적 우울과 비교할 때 그 변화의 정도가 크지 않고 불행한 일에 대한 반응으로 이해할 만한 수준이며, 우울한 기분의 정도가 가볍고 지속기간이 짧으며 개인의 생활기능에 미치는 영향이 적다. 그리고 기분전환을 하거나 시간이 지나면 대부분 정상 수준으로 좋아지게 된다. 그러나 '병적 우울', 즉 '우울증'은 그런 정상적 반응이 아니라 치료하지 않으면 몇 달, 몇 년이라도 지속되고, 스스로 극복하기 어려우며, 최악의 경우 자살에 이르게 될 정도로 심한 우울이 지속되는 것을 말한다.

우울증은 병을 앓는 환자 개인뿐 아니라 사회적으로도 큰 문제가 된다. 우울증 환자는 고혈압, 당뇨병, 협심증과 같은 신체질환자와 비교할 때 대인관계 능력을 포함한 사회적 수행능력이 훨씬 떨어지고, 관상동맥 질환을 제외한 다른 질환자보다 질병으로 병상에 지내는 시간이 훨씬 더 길다고 한다(Wells 등, 1989). 또한 우울증은 기존의 신체질환을 악화시키거나 사망률을 증가시키는 원인이 되기도 한다(Murphy 등 1988; Frasure-Smith 등 1993). 우울증을 제대로 치료 받지 못하면 수개월, 수년씩 병이 지속될 수도 있고, 학업이나 직업 적응 실패, 가족 및 대인관계 악화, 알코올이나 불법적인 약물 의존 등의 문제가 발생하여 환자의 개인적 고통이 커지고 사회경제적 손실도 크다는 점 때문에 심각한 건강상의 이슈가 된 질환 중 하나이다. 그러나 우울증도 하나의 질병이며 다른 질병처럼 적절한 치료를 통해 회복될 수 있다.

1. 역학

평생 유병률, 즉 일생에 한번 우울증에 걸릴 확률은 15% 정도로 매우 흔한 병이다. 그러나 WHO의 자료에 따르면, 그 중 25%만이 효과적인 치료를 받는다고 한다. 흔히 발생하지만 제대로 치료를 받는 사람은 적다는 것이다.

여자가 남자보다 두 배 더 많이 발생하는데, 그 이유에 대해서 성호르몬과 같은 생물학적인 요인이나 사회 및 문화적 요인에서의 차이 등이 논의되고 있으나, 아직 확실한 것은 없다. 40~50대에서 발병률이 높다고 알려져 왔으나, 최근 청소년이나 노인층에서 우울증이 급속도로 증가하고 있다.

2. 원인

1) 유전적 요인

건강인보다 우울증 환자의 친척에서 2~3배 더 많이 우울증이 발생하고, 일란성 쌍생아의 발병 일치율이 25%인 데 비해 이란성 쌍생아에서는 15~20%로 상당한 유전적 영향을 받고 있음이 시사된다.

2) 신경생화학적 요인

항우울제의 작용기전 연구와 더불어서 우울증의 신경생화학적 변화에 대해서는 많이 연구되었다. 그 중 가장 많이 알려진 것인 모노아민 학설(monoamine theory)로 노르에피네프린, 세로토닌, 도파민 등과 같은 모노아민의 결핍에 대한 것이다.

항우울제 투여 후 약리학적 변화는 곧 나타나나 임상적 호전을 얻기까지는 대략 10~14일이 걸린다는 점에서 모노아민 수용체 감수성 가설도 대두되었고, 그 밖에 아세틸콜린 이론, 신경펩티드 이론 등이 있다.

3) 내분비 대사 요인

우울증에서 시상하부–뇌하수체–부신 축(hypothalamus–pituitary–adrenal axis)의 기능과잉에 대한 연구가 오랫동안 수행되어 왔고, 이 밖에 성장호르몬 또는 갑상선호르몬의 관련성에 대한 연구보고도 많다.

4) 생활사건

우울증 발병에 중요한 역할을 하는 스트레스는 중요하거나 사랑하는 대상의 상실에서 기인하는 경우가 많다. 예를 들면, 이별, 사별, 갈등 또는 실직, 중요한 일에서의 실패와 같은 것을 말한다. 그 밖에 자녀문제, 가정불화, 실직이나 퇴직, 직업생활에 대한 불만이나 부적응 등이 발병에 영향을 줄 수 있다.

5) 인지요인

인지심리학에서는 역기능적 인지양식, 즉 사고내용 및 과정의 문제로 행동과 기분장애가 일어난다고 본다. 우울증 환자의 인지왜곡은 특히 자기에 대한 평가 및 대인관계의 측면과 관련이 되는데, 우울증이 지속되면 생각하는 방식과 세상을 바라보고 받아들이는 방식이 비틀린다. 임의 추론, 선택적 추상화, 부정적인 사건이나 실수에 대한 과대평가, 긍정적인 사건이나 특성의 과소평가, 그리고 과잉 일반화하는 경향이 있다. 예를 들면, 모든 것을 자신의 탓으로 돌리며, 현재의 불행이 평생 지속될 것이라고 생각하고, 온 세상을 모두 부정적으로 본다. 흑백논리에 사로잡히기도 한다.

6) 신체질환이나 약물

고혈압 약물 등 심혈관계 약물, 스테로이드 호르몬, 피임약, 식욕감퇴제, 항생제, 항암제, 진통소염제, 항파킨슨 약물, 항경련제와 같이 신체질환의 치료를 목적으로 사용하는 약물에 의해서도 우울증이 발생할 수 있고, 술과 진정제 또는 아편과 같은 물질의 오남용으로도 발생할 수 있다. 또한 파킨슨병, 뇌종양, 만성 간염, 갑상선기능저하증을 포함한 내분비 질환에 의해서도 우울증이 발생할 수도 있다. 따라서 우울증상이 있을 때 이런 신체질환의 유무와 함께 복용하고 있는 약물이 어떤 것인지 정신과 의사에게 알려주는 것이 올바르고 빠른 치료를 위해 꼭 필요한 일이다.

II. 우울장애의 분류

1. 주요 우울장애(그림 1)

다음과 같은 증상 중 최소 다섯 가지 이상이 2주 이상 지속되면서 그 때문에 기능의 저하가 일어나면 주요 우울장애를 의심해 봐야 한다.

① 거의 매일, 하루의 대부분 동안 지속되는 우울한 기분과 절망감
② 거의 모든 활동에서 흥미나 쾌감의 현저한 저하

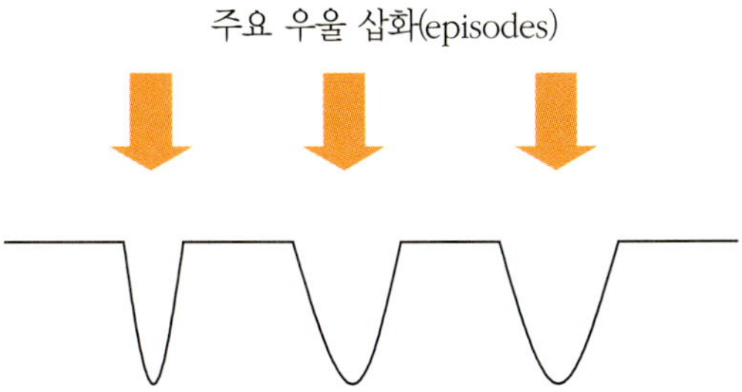

그림 1 주요 우울장애
반복적인 주요 우울 삽화가 특징적임.

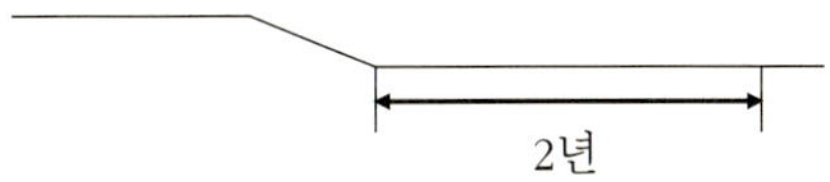

그림 2 기분부전장애

③ 식욕이나 체중의 현저한 변화
④ 거의 매일 지속되는 수면의 증가 또는 불면
⑤ 거의 매일 지속되는 정신운동성 초조 또는 지체(느려짐)
⑥ 거의 매일 지속되는 무가치감 또는 과도하거나 부적절한 죄책감
⑦ 거의 매일 지속되는 사고능력, 집중력 저하 또는 우유부단
⑧ 죽음/자실에 대한 빈복적인 생각, 자살기도 또는 자살기도에 관한 구체적인 계획

2. 기분부전장애(그림 2)

2년 이상 가벼운 우울증상이 만성적으로 지속되는 경우를 말한다. 과거에는 신경증이나 인격장애로 분류되었다. 비교적 흔하여 평생 유병률이 2.9~5.4% 정도 된다. 여자가 2배 더 많고, 미혼자나 사회경제 수준이 낮은 젊은이에서 많다고 한다.

3. 양극성 기분장애에서의 우울증(그림 3A)

우울증과 조증이 교대로 오는 양극성 장애에서의 우울증이다.

4. 단극성 우울장애(그림 3B)

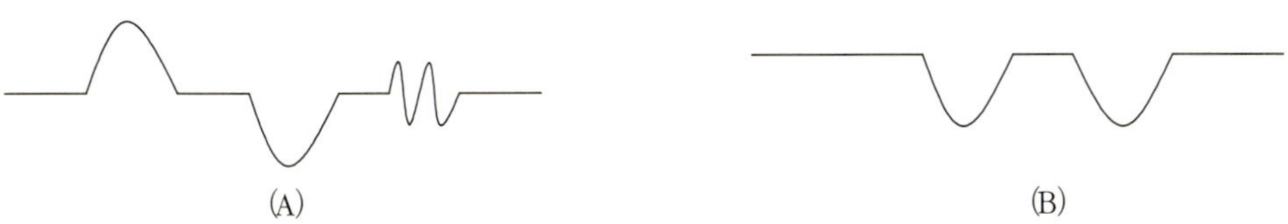

그림 3 양극성 기분장애(조울병, A)와 단극성 우울장애(B)

우울증만 주기적으로 반복되는 반복성 우울장애이다.

III. 우울장애의 증상 및 징후

1. 증상 및 징후

지속적인 우울한 기분, 슬픈 정동, 흥미의 상실, 의욕저하, 무기력감, 불안 또는 초조, 수면감소 혹은 수면과다, 식욕감소 또는 드물게 항진, 체중변화, 정신운동 속도의 저하, 절망감, 허무감, 자살사고, 때로는 우울한 기분에 일치하는 망상이나 환각 등의 증상을 보일 수 있다. 어떤 환자는 슬픈 정동보다는 신체증상의 호소를 더 많이 하는 경우가 있다.

이상과 같은 여러 가지 문제로 인해 정상적이고 규칙적인 생활의 범위에서 벗어나는 경우나 자살을 생각하는 경우, 우울증으로 가정 · 직장 또는 학교에서 2개월이 넘게 정상 이하로 생활하는 경우에는 전문가를 찾아보는 것이 좋다.

우울증을 유발하는 환경요인 및 생활사적인 사건에 따라, 그리고 우울증을 앓는 환자의 연령 및 사회적 위치에 따라 나타나는 우울증상의 양상에 특징이 있다. 즉 우울증상은 기본적으로 우울감, 에너지의 저하, 슬픔과 집중력의 저하를 동반하나, 연령과 성에 따라 독특하게 표현되기도 한다. 예를 들면, 소아의 경우 아이가 산만해지거나 학교성적이 떨어지고, 등교를 거부하며, 배나 머리가 아프다는 등의 다양한 신체증상을 호소하거나, 부모에 대한 지나친 집착 등의 증세가 나타날 수 있다. 청소년기에는 부모나 교사에 대한 반항이나 짜증, 사회에 대한 불평불만이 늘고 공격적인 행동을 하기도 한다. 드물지 않게 등교를 거부하거나 불법적 약물 오남용 또는 비행에 빠지기도 한다.

중년기에 나타나는 우울증의 경우 건강염려증, 죄책감, 의심, 절망감, 공허감, 건망증을 많이 호소한다. 주부의 경우 남편과 자식이 성공했는데도 불구하고 독립해 나간 허탈감을 견디지 못하는 빈둥지 증후군, 초조감과 인생의 공허감, 배우자에 대한 의심 등을 주로 호소하는 경향이 있다. 폐경기 여성의 경우 안면홍조, 야간 발한, 수면장애 등이 보이고, 폐경기 산부인과를 방문하는 여성의 3분의 1에서 우울장애 진단이 가능하다. 여성은 폐경기와 겹치고, 남성은 은퇴나 실직 등의 사회적 · 경제적 지위의 변화와 겹치는 경우 그 증상이 더욱 심해지는 경향이 있다. 신체적 증상보다는 정신적 고통이나 우울감의 호소가 많다. 발생빈도는 여성에서 더 높으나, 남성의 경우 자살률이 여성의 2배이며, 자존심 때문에 치료 받을 시기를 놓치거나 술로 해결하는 경향이 있다.

한편, 노인에서는 암이나 다른 심각한 질환에 걸린 것이 아닌지 불안 · 초조해 하며 병원에서 각종 검사를 받기도 한다. 집중력과 기억력의 저하를 호소하는데, 정도가 심한 경우 치매로 오인되기도 한다. 우울증으로 인한 경우 '가성 치매'라고도 하는데, 증상의 시작이 급작스럽고, 과거 우울증을 앓은 적이 있으며, 자책감이 크고, 기억력 감퇴와 같은 인지증상이 오전에 더 심하고, 우울증을 치료함으로써 이전 상태로 되돌아 갈 수 있다는 점에서 노년기 치매와는 구별할 수 있다. 불안과 불면 호소가 많다. 부정적인 생활사건이나 만성 신체질환, 신체적 장애, 가까운 사람의 사망, 사회적 지지망의 부족이 노인에서의 높은 우울증 발생 위험도와 상관성이 있다. 노인 우울증 환자에서 자살률이 젊은이에 비해 높고 자살 성공률도 더 높다. 노인 자살자의 3분의 2가 우울증이었다는 보고가 있으므로 자살예방을 위한 적극적인 치료가 필요하다.

2. 우울증과 자살

자살과 연관성이 가장 높은 질환 중의 하나가 우울증이다. 우울증 환자의 15%는 자살로 일생을 끝마친다. 우울증을 앓는 초기에 더 많이 자살을 시도하고, 남자가 여자보다 더 많다. 특히 독신, 별거, 이혼, 사별 또는 최근 사별한 경우 자살률이 높아진다. 중년 이상의 연령층에서 더 자살률이 높은 경향이 있고, 홀로 사는 노인의 자살률이 일반 노인의 3배에 달한다는 보고가 있다. 우울증 환자에서 조사된 자살의 위험요인으로는 사회적 고립이 중요하고, 우울증 삽화(episode)의 초기나 말기에 일어날 위험이 높다. 약물치료를 받고 있나고 하더라도 충분한 치료를 받지 못할 경우 자살의 위험이 높아진다.

자살의 징후를 조기에 발견하는 것이 중요하다. 환자가 평소와는 다르게 사소한 일로 가족들에게 도전적인 발언을 하거나, 사람과의 접촉을 회피하거나, 죽음에 관해 이야기하거나 기록할 때, 또는 죽은 친지나 친구 이야기를 많이 하는 경우, 수면제와 같은 약을 수집하거나 위험한 물건을 감추어 두거나, 등교 등 평상시에 해오던 일을 갑자기 거부하는 등의 행동변화가 조기발견의 징후가 될 수 있다.

Ⅳ. 치료

1. 입원치료

환자의 일반 건강상태가 나쁘거나 불안정할 때, 자살위험이 높을 때, 판단력과 현실 검증력에 장애가 있을 때, 치료에 대한 순응도가 낮을 때, 인지기능장애가 동반되었을 때, 또는 사회적 지지망이 약할 때 입원하여 치료를 받기도 한다.

2. 약물치료

중등도 이상의 우울증에서는 약물치료가 반드시 필요하다. 일반적으로 약물치료를 시작한지 2~3주가 지나면 우울증상의 호전을 보이기 시작한다. 증상의 호전 후 반드시 일정 기간의 유지치료 기간이 필요하다.

1) 삼환계 항우울제

기분, 수면, 식욕 등을 호전시킨다. 일반적으로 약효가 나타나려면 2~3주 기다려야 하고, 회복 후에도 6개월~1년 동안 계속 복용해야 한다. 부작용으로 초조, 불안, 변비, 입마름, 시력저하, 성기능 장애, 체중증가, 부종, 배뇨곤란 등이 일어날 수 있다.

2) 세로토닌계 흡수 억제제

뇌 내 세로토닌을 증가시킴으로써 우울증상을 완화시킨다. 기존 약물에 비해 비교적 안전하고 부작용이 적어서 최근에 많이 사용되고 있다.

3. 기타 치료법

그 밖에 전기경련요법, 개인 정신치료, 인지치료, 광선치료 등이 있다. 기분부전장애의 경우 개인 정신치료 또는 거기에 약물치료를 병행하는 것이 효과적이다. 가을 또는 겨울에 발생하는 계절형 우울증 환자에서 광선치료가 효과적이며, 약물치료에 반응하지 않거나 자살위험이 높을 때는 전기경련요법을 사용하기도 한다.

우울증의 약물치료에 대한 오해와 편견이 치료를 지연시키고 방해함으로써 환자로 하여금 심한 고통을 더 오래 겪게 만들고, 나아가 잘 낫지 않아 만성화를 초래한다. 따라서 약물치료에 대해 의심이 들거나 부작용이 염려된다면, 담당 의사와 상의하여 문제를 해결하고 적극적으로 치료하는 자세가 필요하다.

V. 치료 과정과 경과

급성기의 회복 과정을 요약하면, 약물치료를 시작한 후 수일에서 2주 사이에 수면 및 식욕이 회복되기 시작하고, 2~3주가 지나면 활력의 호전을 보인다. 우울 등의 주요 증상의 호전에는 대개 3~4

주가 소요된다.

일반적으로 우울증을 충분한 기간 동안 적극적으로 치료하지 않으면 증상이 심해지고 빨리 낫지 않으며 재발하는 간격도 짧아진다. 따라서 적절한 정신과 치료를 함으로써 우울증상의 완전한 소실과 재발방지에 도달할 수 있다.

치료를 받지 않으면 6~13개월간 우울증상이 지속된다. 대부분 3개월 안에 호전되나, 재발을 방지하기 위해 최소한 6개월 이상의 유지치료가 필요하다. 3개월 내에 치료를 중단하는 경우 대부분 재발을 한다. 유지치료 중에도 치료가 중단되면 재발하는 경우가 있다. 치료하지 않거나 충분히 치료하지 않았을 때는 대부분 우울증이 완전히 낫지 않거나 만성적으로 지속된다.

VI. 우울증에 대한 환자와 가족의 대처방법

우울증의 치료는 의사가 일방적으로 하고 환자는 기다리기만 하면 되는 것이 아니다. 우울증을 앓고 있다 하더라도 이를 극복하기 위해 스스로 노력한다면 좀더 나은 결과를 빨리 얻을 수 있다. 우울증은 자신의 의지나 정신력이 약해서 생긴 병이 아니다. 전문적인 도움이 반드시 필요하다. 치료 시작 후 갑자기 좋아질 것으로 기대하지는 않는 것이 좋다. 중대한 의사결정은 병이 나은 후로 연기하는 것이 더 낫고, 가능하면 다른 사람들과 함께 지내도록 노력한다. 기분을 좋게 만드는 활동에 참가하도록 한다.

우울증 환자의 가족도 많은 고통을 겪는다. 그리고 일단 진단을 받고 치료를 시작하면 어떻게 해야 할지 몰라 곤란을 겪는 수가 많다. 특히 자살을 기도했던 환자의 가족은 증상이 어느 정도 호전된 후에도 항상 불안하고 재발의 두려움을 느낀다. 환자 가족이 어떤 마음가짐을 갖고 환자를 어떻게 대해야 할지에 대한 원칙은 다음과 같다.

① 시간을 가지고 격려하며, 도와주면 분명히 낫는 병임을 명심한다.
② 증상에 대해 비난하지 않는다.
③ 환자의 어려움을 충분히 들어 주고 이해와 공감을 하되, 섣부른 충고는 하지 않는다.
④ 여러 가지 활동에 참여를 권하되, 조급하게 강요하지 않는다.
⑤ 자살에 대해 말하는 것은 반드시 의사에게 알린다.
⑥ 치료를 받도록 적극적으로 권유하고, 약을 잘 먹도록 한다.

VII. 우울증의 예방

건강한 식생활을 유지하고 규칙적으로 가벼운 운동을 한다. 긍정적 사고와 즐거운 마음으로 생활하도록 하고, 수면을 충분히 취하며, 평소 적절한 스트레스 해소책을 마련한다. 가족이나 친구와 같은 사회적 지지망을 구성하여 잘 활용한다.

참고문헌

대한신경정신의학회(1998). 『신경정신의학』 제2판. 하나의학사.

이정균, 김용식(2000). 『정신의학』 제4판. 일조각.

Frasure-Smith N, Lesperance F, Talajic M(1993). Depression following myocardial infarction. Impact on 6-month survival. *JAMA* 270(15): 1819-1825.

Murphy E, Smith R, Lindesay J, Slattery J(1998). Increased mortality rates in late-life depression. *Br J Psychiatry* 152: 347-353.

Sadock BJ, Sadock VA(2003). *Kaplan & Sadock's Synopsis of Psychiatry, Behavioral Science and Clinical Psychiatry*. 9th edn. Philadelphia: Lippincott Williams & Wilkins.

Wells KB, Stewart A, Hays RD, Burnam MA et al(1989). The functioning and well-being of depressed patients. Results from the Medical Outcomes Study. *JAMA* 262(7): 914-919.

2절 두통, 어지럼 및 손발저림

신경과 홍윤호

I. 두통

두통은 매우 흔한 문제이며, 두통을 일으킬 수 있는 질환은 매우 다양하다. 대부분의 두통은 전문가에 의한 병력청취, 신경학적 검사 및 신체검진만으로 진단이 가능하지만, 때로 뇌종양이나 뇌혈관 질환, 뇌막염 등의 기질적 원인을 배제하기 위하여 CT나 MRI 등의 뇌영상 검사, 뇌척수액 검사, 혈관조영술 등이 필요하다.

기질적인 뇌질환에 의한 두통을 이차성 두통이라고 하며, 그렇지 않은 경우 원발성 두통이라 한다. 원발성 두통에는 긴장형 두통과 편두통이 대표적이며, 이차성 두통은 원인질환에 따라 매우 다양하다. 이차성 두통이 의심될 경우 뇌영상검사 등 기질적 뇌질환을 찾기 위한 철저한 검사가 필요한데, 이러한 상황으로는 갑자기 시작한 두통이나 이전에 경험해보지 못한 처음으로 시작한 심한 두통, 5세 이하의 어린이나 50세 이상의 성인에게 새로이 빌생한 두통, 암이나 면역억제 상대의 환자에서 발생한 두통, 임산부에게 새로 발생한 두통, 운동 · 성교 · 배변시 악화되는 두통, 평소 있던 두통이 진행되거나 새로 발생하여 매일 지속되는 경우, 빈도가 잦아지거나 더 심해지고 두통의 양상이 변할 경우, 의식소실이나 간질이 동반된 경우, 뇌파상 국소적 뇌병변의 명확한 증거가 있는 경우, 동반된 신경학적 징후나 결손이 지속되는 경우, 동정맥 기형을 시사하는 안구 내 잡음이 들리는 경우, 동반되는 신경학적 증상이 전조편두통의 진단기준에 부합되지 않는 경우 등이 있다.

1. 긴장형 두통

긴장형 두통(tension-type headache)은 가장 흔한 원발성 두통이다. 대개 '신경성 두통'이라고 알고 있는 환자들이 많으며, 두통의 발생 양상에 따라 삽화성(episodic)과 만성(chronic)으로 분류한다. 만성 긴장형 두통의 경우 불안, 우울증 등이 동반되는 경우가 많아 과거 이들 정신적인 원인에 의해 두통이 발생한다고 생각하였으나, 반드시 이러한 요인들이 원인이 되는 것은 아니고 만성 두통에 대한 이차적인 반응으로 나타날 수도 있다. 최근의 연구들을 보면, 신경생물학적 기전이 긴장형 두통의 발병에 관여하는 것으로 보고되고 있다. 즉 중추 및 말초신경계의 항통증기전의 장애, 세로토닌(serotonin) 및 엔도르핀(endorphin) 등 통증 전달 및 조절에 관여하는 신경전달물질의 농도 변화 등이 긴장형 두통을 일으킨다는 주장도 있다.

긴장형 두통은 어느 연령에서나 발생할 수 있고, 일반적으로 뒤통수 및 경부(cervical region)나 관자엽 부위(temporal lobe), 이마엽 부위(frontal lobe) 등에 양측성으로 발생한다. 일부 박동성(pulsatile) 두통이 있기도 하나, 대개 조이거나 누르는 듯한 압박감이나 터질 것 같은 느낌을 호소하며, 수면이나 일상생활에 지장을 줄 정도로 심한 통증이 되기도 한다. 긴장형 두통은 대개 충분한 휴식이나 수면, 단순 진통제 복용으로 사라진다. 편두통과 달리 소화기 증상이 동반되는 경우는 거의 없다. 두통이 심하거나 만성 긴장형 두통의 경우 이차적인 우울증이나 약물남용 등의 문제가 될 수 있고, 삶의 질에 심각한 위협이 될 수 있어 전문가와 상담 후 적극적으로 치료해야 한다.

2. 편두통

편두통(migraine)은 어느 연령에서나 발생할 수 있지만, 10대에 처음 발생하는 경우가 가장 흔하다. 여성이 18%, 남성이 6% 정도의 연간 유병률을 보이며, 가족력이 있는 경우가 많다. 편두통은 대개 두통 발작 하루 전부터 기분이나 기력에 변화가 생기는 전구 증상이 있다. 대부분 한쪽으로만 아프지만, 3분의 1 정도는 양측성으로 발생할 수 있다. 전형적으로 박동성(pulsating, throbbing) 양상으로 "욱신욱신", "지끈지끈" 혹은 "혈관이 뛰듯이" 아프지만, 간혹 "띵" 하거나 머리가 텅 빈 것 같다고 호소하기도 한다. 대개 하루 이내에 두통이 없어지며, 수면 후 사라지는 경우가 많다. 동반 증상으로 눈부심(photophobia), 고성공포증(phonophobia), 오심, 구토와 같은 위장관계 증상이 있는 경우가 많다. 여성의 경우 월경 때 편두통 발작이 생기는 경우가 많은데, 이를 '월경 관련 편두통'이라 한다.

편두통 환자에서 간혹 전조 증상이 나타날 수 있다. 전조 증상은 5분 이상 걸려 발생하는데, 60분 이내에 완전히 사라지며 대개 이 증상이 사라지면서 두통이 발생한다. 두통 없이 전조만 있다가 사라지기도 하며, 전조가 두통이 나타난 후에도 지속되거나, 두통이 생긴 후 나타나는 경우도 있다. 가장 대표적인 전조 증상은 시각 전조로, 가장 흔하게 볼 수 있다. 불빛이나 점 또는 선이 깜박이거나 아지랑이처럼 아른거리며 나타나거나 한쪽 시야가 안 보이는 시야결손이 생기는데, 시간이 지나면서 차츰 영역이 커지고 이동하며, 대개 두통이 생기기 전에 완전히 사라진다. 감각 전조, 운동 마비, 언어장애 등의 전조 증상도 있을 수 있다. 이렇게 전조 증상이 동반되는 경우를 전조 편두통이라 하고, 전조 증상이 없는 경우를 무조전 편두통이라 하여 구분하는데, 80% 이상의 편두통 환자는 후자에 해당한다.

편두통 환자는 일반적으로 민감한 뇌를 가진 것으로 생각한다. 즉 비두통 발작기의 흥분성이 높은 상태로 두통 발작에 대한 역치가 낮은 것이다. 드물지만 상염색체 우성 유전의 가족성 편마비편두통(familial hemiplegic migraine)이라는 질환에서 최근 P/Q형 칼슘 이온통로의 유전자 변이가 원인 유전자 이상으로 확인되었다. 이는 신경세포의 흥분성을 조절하는 이온통로의 성질 변화가 편두통의 발병기전에 관여하고 있음을 시사하는 것이다. 실제 기존에 편두통 치료제로 개발된 많은 약물들이 신경세포의 흥분성을 감소시키는 특성을 가지고 있다.

편두통의 치료는 편두통 발작 예방요법과 편두통 발작시 두통을 없애기 위한 급성기 대증요법으로 나눌 수 있다. 두통의 정도가 심하며 자주 발생하여 일상생활에 지장을 줄 경우 예방요법이 필요하다. 편두통의 치료방법은 비약물적 요법과 약물적 요법이 있으며, 대개 둘을 병행한다. 비약물적 치료로는 두통 유발 혹은 촉발 인자 회피하기, 이완기법, 생체되먹임(biofeedback) 등이 있다. 편두통 유발 인자에는 스트레스, 두부외상, 과격한 운동, 성교, 강한 빛, 소음, 술, 치즈, 초콜릿, 조미료, 경구피임제, 심혈관 약제 등이 있으며, 사람들마다 매우 다양하다. 약물로는 삼환계 항우울제, 항간질제, 칼슘통로 차단제, 베타차단제 등이 주로 예방요법으로 사용된다. 급성기 편두통 발작시에는 단순진통소염제 또는 혈관작용성 제제인 ergot나 caffeine의 복합제, triptan계 약물을 사용할 수 있으며, 오심이나 구토 등 위장관계 증상이 동반된 경우 위정체 현상으로 이들 편두통 약물의 흡수에 문제가 생기기 때문에 진토제를 함께 투약하여 위장관계 증상을 개선시키고 편두통 약물의 흡수를 촉신시킨나.

3. 만성 매일두통

두통이 월 15일 이상 발생할 때 만성 매일두통(chronic daily headache, CDH)이라고 부른다. 대부분의 만성 매일두통은 처음에는 삽화성으로 발생하였다가 진행한 경우인데, 만성 편두통, 만성 긴장형 두통, 약물남용으로 인한 반동성 두통, 불충분한 약물치료나 환자가 두통 촉발요인을 회피하지 못하는 경우 등에서 발생할 수 있다. 이 중 약물과용 두통이 가장 흔한데, 이 경우 남용된 약물을 중단하기만 해도 효과적으로 많은 환자들이 도움을 받는다.

4. 군발두통

군발두통은 매우 심한 통증이 한쪽 안구, 눈 주위, 측두부 등에만 국한되어 나타나는데, 15분에서 3시간 정도 지속되다가 사라지고 하루에 한 번에서 8번까지 나타날 수 있다. 특징적으로 밤에 주로 나타나고, 통증이 있는 동측으로 결막충혈, 눈물, 코막힘, 이마 및 안면부종, 동공수축, 눈꺼풀 처짐, 안검부종 등이 동반된다. 수개월 또는 수년 동안 전혀 두통발작이 없다가 수주 또는 수개월간 집중적으로 나타나는 군발기간을 특징적으로 보이며, 이러한 삽화성 군발두통 외에도 약 10~15%의 환자들은 거의 매일 두통 발작이 나타나는 만성 군발두통을 경험하기도 한다. 편두통과 달리 여성보다 남성에서 호발하며, 남녀비는 3~4대 1 정도이다.

군발두통의 치료는 편두통과 마찬가지로 급성기 대증요법과 예방요법으로 나눌 수 있다. 급성기 치료로는 산소흡입법(100% 산소를 분당 7~10L로 15~20분 정도 안면 마스트를 통해 흡입함), triptan계 약물(sumatriptan 6mg 피하 주사), dihydroergotamine mesylate(DHE)(0.5~1mg 정주, 근주, 피하 주사), ergotamine 경구 또는 좌약 등이 있다. 예방요법으로는 이행요법과 유지요법이 있는데, 이행요법은 일단 군발기에 들어서 군발두통 발작이 자주 발생하는 환자에게 두통 발작을 억제하고 관해를 유도하기 위한 요법으로 predinisone, ergotamine, DHE 등을 사용할 수 있고, 유지요법은 평소 군발기의 재발을 억제하기 위한 것으로 verapamil, methysergide, lithium carbonate, divalproex sodium, topiramate 등을 사용한다.

II. 어지럼

우리 몸에는 균형 유지를 위해 놀라울 정도로 정교하고 체계적으로 여러 감각 정보들이 통합되어 있다. 이들에 약간의 교란이 발생해도 어지럼을 경험할 수 있다. 예를 들면, 갑자기 눈근육 마비(opthalmoplegia)에 의해 복시(diplopia)가 발생하였을 때 어지럼을 느낄 수 있다. 굳이 병적인 경우가 아니라도 시력에 맞지 않는 안경을 쓰거나, 높은 빌딩에 올라가 아래를 내려다 볼 때, 회전이나 빠른 낙하운동을 하는 놀이기구를 탔을 때, 차나 배를 탈 때 어지럼을 경험할 수 있으며, 이를 생리적 어지럼(physiologic dizziness)이라 한다. 실제 노인 인구에서는 비특이적 어지럼이 가장 흔한데, 이는 노화 과정에서 균형감각 유지에 필요한 여러 감각들의 통합에 교란이 발생하기 때문이다.

어지럼은 매우 흔한 신경학적 문제로 노인의 약 50% 이상이 어지럼을 경험한다. 심한 어지럼은 오심(nausea), 구토, 식은땀, 창백 등의 자율신경계 증상을 동반한다. 일반적으로 '어지럽다'고 할 경우 이는 의학적으로 매우 다양한 성격의 어지럼으로 구분될 수 있다. 이는 어지럼의 병태생리, 즉 어떻게 어지럼이 발생하였는가에 따라 어지럼의 성격이 달라지기 때문이다. 이에 따라 원인질환 및 치료도 달라진다. 어지럼은 우선 크게 현훈과 그 외 어지럼으로 구분한다. 그 외 어지럼이라 함은 실신성 어지럼, 불균형, 심인성 어지럼, 비특이적 어지럼 등을 가리킨다. 어지럼의 치료를 위해서는 원인질환에 대한 체계적인 진단이 필수적이다. 어지럼의 원인진단을 위해서는 앞서 말한 다양한 어지럼의 성격을 우선 명확히 규정해야 한다.

현훈은 정지되어 있는 자기 자신 혹은 세상이 움직인다, '빙글빙글' 돈다고 느끼는 어지럼의 한 형태로, 원인병소의 해부학적 위치에 따라 말초성 현훈과 중추성 현훈으로 나눌 수 있다. 말초성 현훈은 속귀의 세반고리관, 이석기관 혹은 전정신경의 이상에 기인하며, 중추성 현훈은 전정신경핵 및 중추 전정신경로의 이상으로 발생한다. 말초성 현훈은 증상 자체는 심하여도 대개 비교적 짧은 시간에 상당히 회복되는 반면, 중추성 현훈은 회복이 느리고 불완전하다. 특히 뇌졸중이나 뇌종양 등에 의한 중추성 현훈의 경우 수술이나 집중치료가 필요한 경우가 있다. 따라서 중추성 현훈과 말초성 현훈을 구분하는 것이 매우 중요하다.

실신성 어지럼은 기절할 것 같은 느낌을 말하는데, 실제 실신(syncope) 전에 경험하기도 한다. 대개 기립성 저혈압이나 미주신경성 실신, 심장부정맥이나 저혈당, 과다호흡 증후군 등에 의해 발생한다. 불균형은 '술에 취한 듯한' 느낌, 중심을 못 잡고 비틀거리고 넘어지는 증상으로, 어지럼은 거의 없이 불균형만 나타나기도 한다. 서 있거나 보행시에만 나타나는 것이 특징이다. 주로 위치감각과 진동감각을 전달하는 고유감각(proprioceptive) 기능의 장애에서 발생하며, 말초신경, 척수, 뇌줄기, 소뇌와 이마엽(frontal lobe)을 침범하는 여러 질환에서 나타날 수 있다.

중추성과 말초성 현훈의 감별을 위해 각각의 대표적인 질환들을 살펴보고자 한다.

1. 양성 발작성 두위현훈

양성 발작성 두위현훈(benign paroxysmal positional vertigo)은 반복되는 현훈의 가장 흔한 원인이다. 전형적으로 갑작스러운 자세나 위치의 변동에 의해 유발되며, 수초에서 1분 미만으로 현훈의 지속 기간이 매우 짧은 것이 특징적이다. 병태생리는 반고리관 결석설, 즉 속귀의 세반고리관 내 이식(canalolithiasis)의 이동과 내림프액의 흐름에 의해 팽대마루가 반팽대부 방향 또는 팽대부 방향으로 굴곡되는 현상에 기인하는 것으로 생각된다.

현재 가장 널리 사용되는 치료법은 이석정복술(canalith repositioning maneuver)이다. 이는 반고리관 내에 떠다니는 결석 조각을 일련의 자세변화를 통하여 타원낭으로 꺼내는 술기이다.

2. 전정신경염

전정신경염(vestibular neuronitis)은 제8 뇌신경인 속귀신경 중 전정신경의 병변으로, 대개 청각 증상 없이 갑자기 현훈이 나타나 수일에서 수주 내에 호전된다. 심한 현훈과 함께 병변 쪽으로 쓰러지는 경향 및 오심, 구토, 창백, 발한 등의 자율신경계 증상을 보인다. 발생 원인이나 기전에 대해서는 아직 규명된 것이 없으나, 뇌졸중보다는 젊은 연령에서 발병하는 경우가 많고, 상기도 감염이나 위장관염 등의 선행 감염질환과의 연관성이 있어 감염에 의한 전정신경의 염증이 주요 원인으로 추정하고 있다. 급성기에는 어지럼과 구역, 구토에 대한 대증요법이 주된 치료이고, 급성기 후에는 중추전정계의 보상을 위한 전정재활이 주된 치료이다.

3. 메니에르병(Meniere's disease)

반복되는 말초성 현훈으로 전형적인 경우 현훈과 함께 청력저하, 이명(tinnitus), 이충만감(ear fullness) 등 청각 증상이 동반된다. 수시간 지속되며, 초기에는 발작 사이에 아무 증상도 없지만, 점차 만성적으로 나타나기도 한다.

병리기전이 아직 완전히 밝혀지지는 않았지만 내림프수종(endolymphatic hydrops)이 주된 병리 현상으로 속귀의 내림프 흡수장애를 주요 기전으로 생각하고 있다. 자연 치유되는 경우가 흔하며, 저염식과 염분섭취 제한, 이뇨제 등의 약물치료가 도움이 된다.

4. 편두통

편두통(migraine) 환자는 시각 · 청각 · 후각 등의 감각 자극에 매우 과민하며, 마찬가지로 전정계의 자극에도 예민하여 약 반수의 환자에서 여러 형태의 어지럼을 호소한다. 주로는 비특이적인 어지럼이나 드물게 현훈을 주 증상으로 호소하기도 한다. 편두통에 연관된 어지럼을 정확히 진단하고 치료하기 위해서는 편두통의 임상양상, 진단기준을 잘 알아야 하며, 편두통의 병력, 편두통 유발인자에 의한 증상의 유발, 편두통 치료제에 의한 증상의 호전, 편두통의 가족력 등을 종합하여 접근한다.

5. 뇌졸중

흔히 뇌졸중(stroke)에 의한 어지럼은 운동마비, 감각이상, 구음장애, 어지럼의 정도로 설명되는 않는 심한 보행장애 등 여러 가지 다른 신경학적 증상들이 동반된다. 그러나 소뇌의 병변으로 인한 현훈은 다른 신경학적 국소 징후가 뚜렷하지 않을 수 있으며, 전정신경염 등 말초성 현훈과 거의 같은 양상을 보일 수 있어 주의를 요한다.

6. 간질

경련의 첫 증상으로 비특이적 어지럼을 호소하는 경우는 있지만, 현훈은 드물다. 전조 증상으로 현훈이 나타나는 경우 위관자신피질의 후방(posterior part of the superior temporal neocortex)에서 기인하는 것으로 생각한다. 대개 다른 형태의 경련이 이어지므로 진단에 어려움을 초래하는 경우는 거의 없다.

7. 정신성 어지럼

전체 어지럼 환자의 약 20~50%를 차지하는 비교적 흔한 증상으로 알려져 있으며, 대표적인 예는 공황장애와 광장공포증 등의 불안장애, 신체화 장애(somatization) 등이다.

공황장애는 불안장애의 일종으로 곧 심장이 멎거나 터질 것 같은 느낌, 숨이 막힐 것 같고 이대로 죽을 것 같은 공포와 자율신경계 항진 증상들로 감별할 수 있다.

광장공포증에서의 어지럼은 대개 몸이 움직이는 듯한 착각, 운전할 때는 차가 옆으로 쓰러지거나 빙빙 도는 느낌이며, 환자들은 집을 떠나거나 넓은 공간, 대중적인 장소에 가기를 두려워한다.

신체화 장애는 기질적인 원인으로 설명할 수 없는 비특이적인 여러 가지 신체증상을 호소하며, 어지럼도 역시 대개 비특이적인 경우가 많다.

III. 손발저림

손발이 저리면 '말초혈액순환 장애 때문이다' 혹은 '중풍의 초기 증상이다' 라고 지레 짐작하고 미리 겁부터 내는 사람이 많지만, 이는 매우 잘못된 의학 상식으로서 혈액순환 장애 혹은 중풍에 의한 손발저림은 매우 드물다. 손발저림의 원인은 중추 및 말초신경계에 걸쳐 매우 다양하며, 효과적인 치료를 위해서는 무엇보다도 원인질환의 규명이 필수적이다. 손발저림의 원인으로 가장 흔한 것은 말초신경병, 경추 및 요천추 신경근병증이며, 말초혈액순환 장애나 뇌졸중, 척수병 등에 의해 손발저림이 나타날 수 있으나, 이들은 상대적으로 매우 드물다.

1. 원인별 손발저림의 특성

1) 뇌졸중

뇌졸중에서 나타나는 손발저림은 갑자기 나타나는 특징이 있다. 한쪽에서만 증상이 발생하고, 대개 저린 증상이 반신에 걸쳐 나타난다. 간혹 있다가 없어지기도 하는데, 이를 일과성 뇌허혈이라 한다. 입술 주위가 저리거나 언어장애가 동반되기도 하고, 반신 마비를 동반할 수도 있다.

2) 말초혈액순환 장애

말초혈액순환 장애에서 나타나는 손발저림은 사실 저림이라기보다는 손·발가락의 시린 통증이 더 흔한 증상이다. 손·발가락 끝이 차고, 찬물에 손발을 넣으면 손·발가락 끝이 희게 변하며, 손발의 땀 분비에도 변화가 나타난다. 팔 · 발목 부위의 맥박이 약해지는데, 동맥경화, 혈관염, 레이노드병, 버거스병 등이 주요 원인이고, 이들은 실제로는 매우 드물게 손발저림을 유발한다.

3) 말초신경병

대부분의 손발저림은 말초신경병에 의해 발생한다. 침범되는 신경의 부위에 따라 크게 단발성 말초신경병과 다발성 말초신경병으로 나눈다. 가장 흔한 단발성 말초신경병으로 손목굴 증후군이 있다. 손목굴 증후군은 손목부위 손목인대 사이에서 정중신경의 압박에 의해 손저림이 발생하며, 손바닥과 첫 번째에서 세 번째 손가락 끝의 저린 증상이 특징적이다. 손바닥 쪽에만 증상이 있으며, 손등이나 새끼손가락은 증상이 없다. 뇌졸중에 의한 증상과는 달리 갑자기 발생하지 않고 서서히 발생하며, 손잡이를 잡거나 운전시, 그리고 잘 때 주로 저린 증상이 심해진다. 중년 여성들이 흔히 경험하며, 심한 경우 엄지두덩근의 위축이 동반된다. 과도한 손목운동, 외상, 류머티스성 및 골관절염, 건염, 갑상선기능저하증, 유전분증, 임신, 당뇨병 등이 대표적인 원인들이다.

손발저림이 양측 대칭성으로 동시 다발로 시작된다면 다발성 말초신경병을 의심해야 한다. 이 경우 손과 발 동시에 증상이 발생하는 경우도 있으나, 대부분 발부터 시작한다. 당뇨병, 알코올성, 영양결핍성, 독성, 면역성, 혈관염 등 다양한 원인으로 발생할 수 있으며, 사지 말단부의 감각저하 및 운동마비 증상이 동반될 수 있다.

4) 경추 및 요 · 천추 신경근병증

하부 경추 및 요 · 천추 신경근의 이상도 손발저림을 유발할 수 있다. 뒷목이나 아래 허리부위로부터 손발로 뻗치는 통증이 특징적이며, 근력 약화나 근육의 위축 등이 동반될 수 있다. 추간판탈출증(디스크)이나 퇴행성 척추관절염 등이 대표적인 원인질환이며, 그 밖에 류머티스 관절염, 골다공증, 외상, 종양 등 척추변형을 야기할 수 있는 다양한 질환에 의해 발생할 수 있다.

5) 척수병

척수병에 의한 손발저림은 대부분 양측성으로 나타나며, 운동 및 감각마비, 배뇨 및 배변장애가 흔히 동반된다. 운동 및 감각이상은 가슴이나 배를 포함하는 비교적 광범위한 부위에 걸쳐 발생한다. 척수염이나 다발성 경화증, 척수경색, 외상, 종양 등에 의해 유발된다.

2. 손발저림의 원인 진단 및 치료

손발저림의 원인은 중추 및 말초신경계에 걸쳐 매우 다양하며, 효과적인 치료를 위해서는 무엇보다도 원인질환을 먼저 규명해야 한다. 이를 위해 증상을 정밀하게 분석할 수 있는 전문의의 진찰이 가장 중요하다. 그 외 신경전도 검사 및 근전도 검사로 대부분의 말초신경병을 확진할 수 있으며, 일반적인 혈액이나 소변검사, 방사선 검사(X선 검사, 초음파, MRI) 등이 원인질환 규명을 위해 필요할 수 있다.

우선 원인별 특징적인 증상과 기저질환에 대한 자세한 병력 청취, 신경학적 진찰을 통해 손발저림의 가능한 원인질환을 알아본다. 말초신경은 전기적 자극을 전달하는 전도체로 이를 외부에서 전기적으로 자극하여 반응을 관찰함으로써 말초신경의 이상 유무를 판별하게 되는데, 이를 신경전도 검사라 한다. 인체에 전혀 해가 되지 않는 정도의 약한 전기자극을 이용한다. 근전도 검사는 침전극을 근육에 삽입하여 근육의 전기적 활동을 분석하는 검사로, 말초신경에 이상이 있을 경우 해당 신경의 지배를 받는 근육에는 이차적으로 병적인 변화가 발생하게 되는데, 이러한 변화를 확인하는 데 유용하다. X선 검사는 경추 및 요·천추 신경근병증이 의심될 때 척추의 이상 여부를 알아보기 위한 선별검사이며, 자기공명영상(MRI)은 심한 경추 및 요·천추 신경근병증에서 디스크 등 척추의 이상 여부를 확인하는 데 유용하다. 척수병에서는 병변의 유무와 위치, 침범 정도 및 원인질환을 알아보기 위해 조영제를 사용한다. 말초신경의 형태학적 이상 여부를 알아보기 위해 고해상도 초음파 검사를 하기도 한다.

손발저림은 원인질환에 따른 적절한 치료가 필요하다. 손목굴증후군은 우선 저림 증상에 대한 약물치료, 손목 휴식, 스프린트 등의 보조기 사용, 스테로이드 주사요법 등 대증적 치료를 하며, 증상 호전이 없으면 수술적 치료를 한다. 다발성 말초신경병증은 다양한 원인질환이 존재하며, 류머티스성 질환, 내분비이상 질환, 면역, 종양학적 인자에 대한 검사 및 드물게 신경생검을 필요로 한다. 원인질환을 제거하거나 조절해야 한다. 척추신경근병증은 증상의 중증도, 운동마비 여부 등 신경학적 결손의 동반 유무에 따라 운동요법, 물리치료, 약물요법, 수술 등의 치료 계획을 세우게 된다. 뇌졸중은 응급처치가 가장 중요하므로 빨리 병원으로 이송해야 한다. 말초혈액순환 장애는 원인질환을 감별한 후 원인에 따라 예방 및 치료 계획을 세운다. 금연, 고혈압, 당뇨, 고지혈증 등 동맥경화증의 위험인자를 조절한다. 척수병은 원인질환, 증상과의 관련성에 대한 전문적인 의학적 판단이 중요하며, 원인질환에 따라 약물치료, 수술적 치료, 방사선 요법 등을 사용한다.

참고문헌

이광우 등(2005). 『신경과학』. 범문사.

3절 기억능력과 치매

신경과 문병희 · 조진환

인간에게 기억능력이 없다면 어떻게 될 것인가? 기억은 과거 경험을 기록, 저장하는 방대한 체계이다. 기억능력이 없다면 과거의 일들을 잊어버리고 현재만이 있게 된다. 아무것도 배울 수 없기 때문에 이전에 경험했던 일들을 간직하지 못하며, 새로운 지식과 기술을 배우기 위해 많은 시간과 노력을 허비할 것이다. 또한 문제를 해결하고 대인관계를 유지하는 대부분의 활동이 기억과 밀접하게 관련되므로 다른 사람과 간단한 대화조차도 어려울 것이다.

I. 기억

1. 기억의 개념

우리는 '기차'라는 단어를 들으면 어떤 생각이 떠오를까?
① 증기기관, 디젤기관, 전기기관, 자기(磁氣)의 동력으로 철로를 운행하는 열차
② 'ㄱ · ㅣ · ㅊ · ㅏ'의 자음과 모음으로 이루어진 단어
③ 철로 위를 달리는 기차의 모습
④ 기차여행을 했던 추억
⑤ 기차와 관련된 만화, 소설, 영화

이 외에도 사람마다 자신의 경험에 따라 '기차'와 관련된 의미, 심상, 경험 등이 떠오를 것이다. 이러한 모든 과정은 기억력 때문에 가능한 것이다. 즉 기억이란 지식이나 정보를 획득, 수정, 저장, 인출, 변형하는 하나의 능동적인 체계라 할 수 있다.

2. 기억의 형성 과정

1) 감각등록 및 입력

① 감각등록: 시각, 청각, 후각, 미각, 체감각을 통해 들어온 다양한 정보는 머릿속에서 짧은 시간

(수초) 동안 머물게 된다. 새로운 정보가 입력을 기다리는 대기실로 비유할 수 있다.
② 입력: 우리는 오감을 통해 들어온 모든 정보에 주의를 기울이는 것이 아니라, 개인의 관심사에 따라 선택적인 주의 과정을 통해 원하는 정보만 입력하고, 입력된 정보만 기억된다.

2) 저장

입력 과정을 거쳐 들어온 정보는 보다 정교한 주의집중을 통해 저장된다. 물론, 주의집중을 하지 않으면 기억되지 않는다. 이처럼 주의 과정을 거쳐 새로운 정보를 기억하는 과정을 저장이라 한다.

3) 인출

'임진왜란 때 거북선을 이용하여 왜적을 물리친 장수는?' 이라는 질문의 정답은 '이순신 장군' 이다. 이처럼 머릿속에 저장된 기억정보를 필요한 순간에 효율적으로 불러내는 과정을 인출이라 한다.

3. 기억의 종류

1) 단기기억과 장기기억

① 단기기억: 114(전화번호 안내)에서 전화번호를 듣고 바로 전화를 걸어야 하는 상황을 가정해 보자. '075-8391' 이라는 전화번호를 듣고 곧바로 버튼을 누르게 된다. 그러나 무심코 전화를 걸고 나면 '075-8391' 의 번호는 잊혀지게 된다. 이처럼 필요한 짧은 기간 동안(수십 초~수십 분)만 보유되는 기억을 단기기억이라 한다.

단기기억의 단위는 보통 'magic number 7' 으로 불리는데, 인간의 기억 폭(span of memory)이 '7 ± 2' 항목에 불과하다는 것을 의미한다.

② 장기기억: 단기기억 과정에서 저장된 정보는 주의 과정을 거쳐 오랜 기간 동안 저장되는데, 이러한 기억을 장기기억이라 한다.

2) 과거기억과 최근기억

① 과거기억: 고향, 출신학교, 예전 집주소 등 몇 년 혹은 수십 년 전의 일에 대한 기억
② 최근기억: 며칠 혹은 몇 개월 전의 일들에 대한 기억

3) 언어기억과 시각기억

① 언어기억: 들었던 말의 내용, 줄거리 등과 관련된 기억
② 시각기억: 보았던 사물의 형태, 형상, 색깔 등과 관련된 기억

4) 단기기억의 장기기억으로의 변화

단기기억은 다음 네 가지 과정을 거쳐 장기기억으로 변화(응고화)된다.

① 리허설: 반복

② 정교화: 기억할 수 있도록 내용을 변형하는 과정

③ 조직화: 유목화, 배열, 분류, 관계짓기 등의 과정

④ 초인지(metacognition): 새로운 정보와 기존 정보를 연결하고, 기억전략을 선택하며, 기억 과정을 계획 · 모니터링 · 평가함.

소위 말하는 천재란 이러한 네 가지 과정을 효율적으로 이용하기 때문에 일반인보다 정보를 빨리 습득 · 저장하고, 오랫동안 기억을 유지할 수 있는 것이다. 기억 과정은 매우 체계적이고 복잡한 과정이다. 여기에서는 기억의 기초 개념만을 수록하였다.

II. 기억장애

1. 기억장애의 분류

기억장애를 주소로 내원한 환자의 진료시 환자에게 기억장애 이외 다른 인지기능장애의 동반 여부를 확인해야 한다. 대개 자세한 병력, 선별설문지(screening questionnaire), 선별검사(screening test), 신경심리검사를 통해 기억력 이외의 다른 인지기능(실행능력, 언어력, 집중력, 계산력, 판단력)의 장애가 있는지 확인할 수 있다.

기억장애를 호소하는 환자는 객관적인 인지기능검사를 통해 건망증(forgetfulness), 주관적 기억장애(subjective memory impairment), 기억장애(memory disorders; amnesia), 경도인지장애(mild cognitive impairment), 치매(dementia) 등으로 나눈다.

2. 건망증

1) 의미

뇌는 30세를 전후하여 기억력이 떨어지게 되고, 상황에 따라 일시적인 기억력 감퇴 현상이 나타난다. 이러한 현상은 뇌기능이 감퇴되는데도 처리해야 할 정보가 지나치게 많아서 나타나는 현상으로, 전자제품을 오래 사용하면 과부하가 발생하여 퓨즈가 끊기는 현상으로 비유할 수 있다. 뇌는 이

러한 과부하 현상을 차단하기 위해 일시적으로 단기기억장애나 검색능력장애를 보인다. 이처럼 건망증은 과부하가 걸린 뇌를 혹사하지 못하도록 뇌 속에 저장된 정보를 인출하는 순간에 방해가 생기는 현상이다.

예를 들어, 기억 속에 존재하지만 정리가 되지 않아 꺼내지 못하거나 한참 뒤에 생각나는 경우, 일시적으로 나타나는 현상인 경우, 노화에 따른 자연스런 기억력 감퇴인 경우가 있다(뇌의 기질적 손상 제외). 건망증은 무기력증처럼 단순한 증상일 뿐 병은 아니다. 건망증은 심리적 스트레스, 불안에서 벗어나려는 자연스런 현상이므로 원인을 찾아 해결하면 건망증 회복에 큰 도움이 된다.

건망증과 치매 초기 증세를 정확히 구분하기는 어렵지만, 스스로 기억력 감소를 의식하고 일상생활에 큰 지장이 없다면 건망증이고, 이러한 기억감소 때문에 일상생활 및 직업활동에 방해를 받는다면 기억장애 혹은 치매에 해당한다. 건망증이 반드시 치매로 악화된다고는 할 수 없지만, 기억장애가 반복적이고 지속적으로 발생한다면 신경과를 방문하여 정확한 진단을 받을 필요가 있다.

2) 발생원인

① 지속적인 스트레스 및 긴장
② 우울 · 불안감의 지속 및 생각을 오랫동안 집중할 때
③ 피로
④ 특정한 일에 집착하는 강박증이 있을 때
⑤ 지속적인 흡연, 커피, 음주(술은 뇌의 신진대사를 방해하고 기억력을 떨어뜨림)
⑥ 수면부족
⑦ 불규칙적인 활동(문화예술 종사자 등)
⑧ 비타민 결핍
⑨ 남성보다는 가사에 종사하는 단순노동의 중년여성(단순하게 반복되는 일들은 주의력을 떨어뜨림)

3) 치료

건망증을 치료할 수 있는 약물은 아직 없으며, 건망증을 일으킨 원인을 분석하여 문제를 해결하면 치유가 가능할 수 있다.

4) 건망증 예방을 위한 제언

① 규칙적인 운동은 기억능력을 향상시킨다.
② 뇌 전체의 고른 발달을 위해 머리를 쓰는 다양한 취미생활을 한다.
③ 전문적인 분야에 관심을 갖고 공부를 하거나 책을 읽는다.

④ 신문이나 TV 등을 통해 세상일에 관심을 갖는다.
⑤ 바둑, 장기, 화투 등의 취미생활을 갖는다.
⑥ 뇌에 산소와 영양분을 원활히 공급하기 위해 술 · 담배를 억제한다.
⑦ 충분한 수면과 운동, 신선한 과일이나 채소를 많이 먹는다.
⑧ 필요할 때마다 메모를 하여 기록을 남긴다.

3. 주관적 기억장애

주관적 기억장애(subjective memory impairment)란 환자는 기억장애를 호소하나 진료와 검사상 뚜렷한 기억장애는 의심되지 않는 경우로, 건망증과 유사하게 바라보는 견해도 있다. 주관적 기억장애의 원인은 스트레스, 과다한 업무, 불안증, 우울증, 건강염려증 등으로 생각되며, 6~12개월 후 다시 진료하거나 자세한 신경심리검사를 시행하여 인지기능장애의 유무 및 변화 정도를 확인한다.

4. 기억장애

등록 및 저장능력이 완전히 파괴되면 장애의 발병 시점부터 영구적인 기억손상이 일어나게 된다.

1) 순행성 기억상실증(anterograde amnesia)

한 시점을 기준으로 그 이후의 사건에 대한 기억에 결함을 보이는 장애이다. 대체로 새로운 정보를 학습하는 것이 어렵고, 최근 기억에 결함을 보인다.

2) 역행성 기억상실증(aetrograde amnesia)

한 시점을 기준으로 그 이전의 사건에 대한 기억에 결함을 보이는 장애로 수년 전, 혹은 수십 년 전의 중요한 과거 특정 상황만 기억하지 못할 수도 있다. 흔히 TV 드라마에서 다뤄지는 소재로 '기억상실증'이 이에 해당한다. 그러나 기질적인 원인이 있는 경우에는 순행성 기억상실증과 동반하여 나타나며, 특정한 일에 대한 역행성 기억상실증만 나타나는 경우에는 심리적인 원인일 경우가 대부분이다.

5. 경도인지장애

경도인지장애(mild cognitive impairment, MCI)란 약간의 인지기능장애는 있으나 치매라고 진단할 만큼 심하지 않은 상태이다. 즉 비슷한 연령대 노인들의 기억검사지수 평균의 표준편차보다는 낮지

표 1. 경도인지장애의 임상기준

- 기억력 장애를 호소하며, 특히 새로운 정보를 정교화하는 데 어려움을 보임.
- 연령, 교육수준에 비하여 객관적으로 떨어지는 기억손상.
- 일반적인 인지능력은 대체로 유지됨.
- 일상생활활동(activities of daily living, ADL)은 보전됨.
- 치매가 아님.

만, 일상생활활동(ADL)에 심각한 손상은 없는 경우이다. 매년 10~15% 정도가 치매로 발전하는 치매의 위험군이라 할 수 있다. 경도인지장애의 임상기준은 표 1에 제시하였다.

MCI는 향후 호전되는 경우, 향후 치매로 발전하지 않고 유지되는 경우, 알츠하이머병, 전두측두엽 치매, 루이체 치매, 피질하 혈관성 치매 등으로 발전하는 경우 등으로 나눈다. 실제로 MCI는 매우 다양한 원인질환, 임상양상, 임상경과를 가진 복잡한 환자군으로 생각된다. 적절한 치료를 받으면 치매로 진행하는 것을 억제하거나 늦출 수 있기 때문에 치매 치료의 일차 목표이다.

6. 치매

치매(dementia)는 알츠하이머병, 혈관성 치매 등을 통칭하는 질환명이다. 의학적으로는 후천적으로 생기는 뇌장애(brain dysfunction) 때문에 기억력이나 인지능력이 손상되어 일상생활활동, 직업생활을 방해하는 장애를 의미하는 증후군적 진단명이다. 여기서 인지능력이란 기억, 언어, 시공간 지각, 계산, 주의집중, 실행능력을 말하며, 감정, 성격 등을 포함시키기도 한다. 치매 환자의 일반적인 증상은 표 2와 같다. 치매를 호소하는 환자의 진단과정은 다음과 같다.

① 치매의 진단: 환자의 인지기능장애가 얼마나 심한가를 판단한다. 즉 실제 인지기능장애의 유무, 경도인지장애 및 치매를 판단한다.

② 치매의 감별진단: 경도인지장애라면 어떤 분류인지, 치매라면 치매를 유발하는 원인질환이 무엇인지를 감별 진단한다.

③ 환자 개인에 대한 치료계획: 환자의 개인상태, 동반질환, 복용약물, 가족상황, 거주지 환경 등 개인의 특수상황을 고려하여 치료계획을 수립한다.

치매 유발 질환은 80여 가지가 되고, 이들 중 어떤 질환 때문에 치매증상이 나타났는가를 밝혀 알츠하이머병, 혈관성 치매, 루이체 치매, 전두측두엽 치매 등의 진단을 내린다. 치매는 퇴행성 뇌질환, 진행성 뇌질환(뇌졸중 등) 등의 비가역적인 질환을 주로 의미하나, 약물중독과 같이 원인 제거시 회복 가능한 가역적인 질환도 치매에 포함된다.

표 2. 치매 환자에게서 주로 나타나는 증상들

증 상	손상된 인지기능
• 날짜, 요일을 혼동한다. • 새로운 것을 배우기 어렵다. • 쇼핑을 가면 한두 가지를 반드시 잊어버린다. • 같은 질문을 반복한다. • 가스 불 끄는 것을 잊어버려 음식을 태운다.	단기기억
• 본인에게 중요한 날이나 사건에 대한 기억이 없다. • 음식을 하면 예전과 맛이 다르다. • 물건을 두던 곳을 몰라 찾기 어렵다. • 어떤 일이 언제 일어났는지 기억하지 못한다. • 어떤 일을 하고도 자신이 했다는 것을 몰라 다시 반복한다.	장기기억
• 친숙하게 사용하던 물건, 친숙한 사람의 이름을 대기가 어렵다. • 신문이나 텔레비전을 봐도 그 내용을 이해하지 못한다.	언어력
• 잘 다니던 장소에서 길을 잃는다. • 평소 운전하던 길을 못 찾는다. • 전철이나 버스를 반대 방향으로 탄다.	시공간 지각력
• 힘은 있는데 단추를 잠그거나 젓가락을 사용하기 어렵다. • 과거에 잘 사용하던 연장을 사용하기 어렵다.	실행력
• 은행의 잔고가 맞지 않는다. • 물건을 사고 잔돈 계산이 어렵다.	계산력
• 예전과 달리 슬퍼하거나 난폭해진다. • 사회적으로 어울리지 않는 행동을 한다. • 말수가 점차 없어지고 아무것도 하지 않으려 한다.	감정 및 인격

알츠하이머병은 기억장애가 주요 증상이지만, 그 외 치매에서는 기억장애보다 실행력 장애(dys-executive symptom)가 주요 증상일 수 있다. 즉 기억장애만으로는 일상생활에 심각한 장애를 유발하지 않고, 기억장애와 동반되어 나타나는 실행력 장애로 인해 생활기능이 심하게 감소하는 것이다. 치매 초기에는 여러 가지 인지기능들 중에서 몇 가지 인지기능장애가 나타나고, 병이 진행하면 거의 모든 인지기능의 장애가 나타난다. 일반적으로 치매에 대해 잘못 알려진 내용은 표 3과 같다.

7. 치매에 걸린 역사적 인물들

주요 국가의 지도자나 독재자들이 치매 진단을 받았더라면 역사는 달라졌을까? 영국의 치매 전문의

표 3. 치매에 대해 잘못 알려진 내용들

• 치매는 모든 종류의 인지기능이 다 감소한 상태이다. • 치매는 반드시 기억장애가 동반되어야만 한다. • 치매는 반드시 지남력이 상실되며, 자신의 장애를 느끼는 사람은 치매라 할 수 없다. • 치매는 인지기능장애만 나타나고 행동장애는 나타나지 않는다. • 치매는 노화에 따른 필연적 과정으로 노쇠와 같은 용어이다. • 치매는 알츠하이머병이나 다른 퇴행성 뇌질환과 같은 용어이다. • 치매는 반드시 비가역적인 질환이다. • 치매는 갑자기 발생할 수 없다. • 치매는 치료할 수 없는 질환이다.

들이 '그렇다'는 분석을 내놓았다. 다음은 연합뉴스의 기사를 토대로 재구성한 내용이다.

미국의 윌슨 전 대통령, 러시아의 스탈린 등 7인의 과거 주요 지도자들이 치매로 정상적인 의사결정을 하지 못했으며, 만일 국제정세에 적절한 대응을 했다면 세계대전 때문에 수백만, 수천만의 사람들이 희생되는 비극을 피할 수 있었을 것이다. 스탈린의 경우 몇 차례의 뇌졸중 발작으로 치매에 걸렸으며, 과대망상과 지성의 감퇴, 가학적 성격의 발현이 나타났다고 한다. 1945년 2자 세계대전 말기 얄타회담에 참석한 루스벨트 당시 미국 대통령도 치매에 걸려 협상을 제대로 하지 못했을 가능성이 높은 것으로 지적된다. 더욱이 2차 세계대전은 1차 세계대전이 끝날 당시 미국 대통령이던 우드로 윌슨이 치매에 걸린 후 대통령직을 사임하기만 했어도 막을 수 있었던 전쟁이었다고 한다.

반대로 해럴드 윌슨 전 영국 총리의 경우 적절히 대처한 사례이다. 1976년의 전격 사임 발표는 영국민들을 혼란에 빠뜨릴 정도로 충격적인 사건이었다. 그러나 해럴드 윌슨은 자신이 치매 때문에 인식능력이 저하됨을 알고 내린 결정이었다. 치매는 기억뿐 아니라 의사결정, 우선순위 파악, 방향감각에도 초기 단계에서부터 영향을 미친다. 즉 치매에 걸리기 전 높은 지성을 보유한 사람들은 치매에 걸린 후에도 다른 사람들이 알아채지 못할 정도로 일상생활을 꾸려나가지만, 이미 직무수행능력은 손상되고 있는 것이다.

아마도 치매에 걸렸던 것으로 분석된 지도자들이 조기진단과 치료를 받았다면 전 세계의 운명은 달라졌을 것이다.

레이건 전 미국 대통령은 1994년 11월 자신이 알츠하이머병으로 진단 받았다고 발표했다. 레이건 전 대통령은 의식의 혼탁과 기억장애 등의 증상이 나타나는 알츠하이머병에 대한 인식이 높아지기를 원했고, 이 병의 치료방법을 찾기 위해 아내인 낸시와 국립알츠하이머병 재단과 함께 로널드 낸시 레이건 연구소(Ronald and Reagan Research Institute)를 창설했다.

III. 치매의 감별진단

1. 치매의 원인질환

치매를 유발하는 질환은 크게 나누어 퇴행성 뇌질환, 뇌혈관성 질환, 기타 질환으로 나눌 수 있다. 국내에서 가장 많은 질환은 알츠하이머병, 혈관성 치매, 루이체 치매, 전두측두엽 치매이고, 알츠하이머병과 혈관성 요인이 동반되어 있는 경우가 많은 것으로 보인다(표 4).

2. 알츠하이머병

알츠하이머병은 초기에 기억장애가 주요 증상으로 나타나고, 중기 이후에는 기억장애보다 다른 인지기능의 장애, 이상행동, 심리증상이 두드러지게 나타난다. 이러한 변화는 대뇌 피질세포의 점진적인 퇴행변화로 나타나는 증상이다. 즉 기억력과 언어기능장애가 초래되며, 판단력과 방향감각이

표 4. 치매의 주요 원인질환

퇴행성 뇌질환	• 알츠하이머병 • 루이체 치매 • 전두측두엽 치매
뇌혈관성 질환	• 피질하혈관성 치매 • 단일 뇌경색 치매 • 다발성 뇌경색 치매 • 뇌졸중 후 치매 • 기타 뇌혈관성 치매
가역적 치매질환	• 감염(매독, AIDS, 바이러스성 뇌염, 결핵성 뇌막염, 진균성 뇌막염 등) • 두개내출혈(지주막하출혈, 경막하출혈 등) • 비타민 결핍증, 갑상선기능저하증, 저산소증 • 중독증(일산화탄소 중독, 약물 중독, 중금속 중독, 알코올 중독 등) • 두부외상 • 뇌종양(일차성 뇌종양, 전이성 뇌종양) • 뇌수두증 • 지속성 간질 • 뇌혈관염 • 기타 질환들

상실되고, 성격도 변화되어 말기에는 환자가 자신을 스스로 돌보는 능력이 상실되는 질환이다. 뇌는 심하게 위축되고, 현미경 검사에서 피질세포의 심한 소실, 세포 내에 축적된 신경섬유 농축체와 세포 밖에 형성된 신경반이 대뇌 전반에서 발견된다.

1) 임상증상

알츠하이머병은 대뇌피질 여러 부분에서 퇴행성 변화가 발생하여 다양한 인지기능장애가 초래되는 질환이다. 증상은 서서히 발생하여 점진적으로 진행하므로 발병시점을 결정하기 어렵고, 초기증상은 주로 기억장애이다.

초기에는 사람 이름이나 사물 이름을 잘 기억하지 못하는 이름대기장애(naming), 얼마 전에 나누었던 대화의 내용이나 최근에 있었던 일의 내용을 자세히 기억하지 못하는 최근기억(recent memory) 장애가 시작된다. 그러나 먼 과거에 있었던 일에 대한 과거기억(remote memory)은 상대적으로 잘 유지되며, 사회활동이나 일상생활을 유지하는 경우가 많다.

중기 이후에는 과거기억, 언어이해능력이 낮아지고 말수가 감소되어 결국 말을 하지 못하는 상태로 악화되기도 한다. 시공간 장애로 예전에 잘 다니던 길에서도 길을 잃고, 오래 살았던 집을 찾지 못해 헤매게 되며, 복잡한 그림을 알아보기가 어려워지고, 운전이 어렵게 된다. 계산장애로 돈계산이 어려워지고, 실행증(apraxia)으로 일상도구의 이용과 옷 입기가 어려워지며, 얼굴실인증(중기나 말기에 발생)으로 친숙한 사람을 몰라보게 되고, 심해지면 가족이나 배우자도 알아보지 못하게 되는 등 기본적인 일상생활 기능의 장애를 유발하게 된다. 또한 문제해결, 추상적 사고, 판단력 장애 등이 나타난다. 이로 인해 여행, 사교모임, 주식투자, 사업과 같은 복잡한 일을 하기 어려워지기 때문에 점차 사회생활이 힘들어지고, 더 진행하면 일생생활의 간단한 일들조차 혼자 수행하기가 불가능해진다.

인지기능의 장애는 일상생활능력을 제한하게 된다. 일상생활능력은 크게 두 가지로 나뉜다. 첫 번째로 신체적 일상생활능력(physical ADL, P-ADL)으로 용변보기, 옷 입기, 목욕하기 등과 같은 일상생활의 기본능력을 평가한다. 두 번째로 도구적 일상생활능력(instrumental ADL, I-ADL)으로 시장보기, 돈 관리하기, 집안일 하기, 음식 준비하기 등과 같이 기구를 사용하거나 복잡한 일상생활을 수행하는 능력을 평가한다. 일반적으로 I-ADL의 장애가 먼저 나타나고 P-ADL의 장애가 나중에 나타난다.

2) 경과

알츠하이머병은 대부분 노인에서 발병하지만, 유전요인에 의한 알츠하이머병은 40대에서도 발병할 수 있다. 알츠하이머병에 영향을 미치는 요인은 성별, 교육수준, 발병시기, 동반장애 등이 있다. 여성일수록, 교육수준이 낮을수록 발생 위험도가 높고 임상경과가 나쁘며, 발병시기가 빠를수록 인지

기능의 악화속도가 빠르다. 특히 파킨슨 증상, 정신이상 증상(psychotic symptom) 등이 동반되면 인지기능의 감소가 더 빠르다. 이 외 심혈관 질환, 알코올 남용, 체중감소, 요양기관을 이용하지 않은 경우, 발병 초기의 언어능력 상실 정도, 전두엽 기능장애, appolipoprotein ε4 유전형질 등도 증상 악화요인이다.

3) 진단

(1) 진단기준

알츠하이머병의 진단기준은 기준마다 다소 차이가 있을 수 있으나 대체로 다음과 같다. 치매로 증상이 서서히 발생하여 지속적으로 악화되어야 하며, 치매증상을 유발할 만한 다른 원인이 없어야 한다(가역적 치매질환 제외). 기억력 장애와 한 가지 이상의 다른 인지기능의 장애가 서서히 발생하여 점진적으로 진행하고, 의식상태는 명료해야 하며, 치매증상을 설명할 수 있는 다른 원인이 없어야 한다.

(2) 진단방법

① 병력 청취: 기억력, 언어력, 지남력, 구성능력, 추상적 사고력, 문제해결 능력, 실행능력의 장애, 성격변화 등으로 일상 사회생활 및 직업생활에 곤란한 일들이 있는가에 대한 병력을 청취한다. 또한 최근 일어난 일의 자세한 기억이 어렵거나, 주의집중을 하지 못해서 실수를 하거나, 언어장애, 시공간 지각장애, 판단력 저하 등 여러 인지영역이 발병 이전보다 악화된 점을 신경심리검사를 통해 확인해야 한다. 예를 들어, 음식준비가 서툴러지거나 음식 맛이 이상해진 것, 일상생활에서 평소 사용하던 도구사용이 부정확하고 불가능해지는 것, 과거 취미생활을 유지할 수 없는 것, 돈 관리 및 계산의 실수, 동창모임이나 계모임과 같은 사회생활의 가능 여부, 병의 진행 과정 및 속도 등에 대한 정보를 자세히 확인한다.

진단시 유의점은 의식수준은 비교적 병의 말기까지 정상적으로 유지되므로 의식수준이 명료하지 않으면 알츠하이머병으로 진단하지 않는다는 것이다.

② 신경학적 검진(neurologic examination): 정신상태 검사와 신경학적 진찰을 모두 포함한다. 주의력, 지남력, 기억력, 언어기능, 실행력, 시공간 지각 및 구성능력, 계산능력, 판단력의 검사와 뇌신경, 운동, 감각기능 및 반사기능 검사가 포함되어야 한다. 현재 많이 사용하는 간단한 정신상태 검사는 MMSE(Mini-mental State Examination)로 연령과 교육수준, 언어능력 등을 고려하여 해석한다.

③ 진단의학적 검사들: 현재 알츠하이머 병을 확진할 수 있는 검사는 없고, 사후 부검의 조직학적 검사로만 확진 가능하다. 따라서 진단의학적 검사의 목적은 신경학적 검진처럼 치매를 유발하는 다른 원인을 배제하고 치료 가능한 치매질환을 선별하는 것으로 혈액검사, 뇌영상검사, 뇌파검사, 뇌

혈류검사 등이 사용된다.

4) 치료

① 증상 치료: donepezil(Aricept), rivastigmine(Exelon), galantamine이 주로 사용된다. 인지기능 및 행동장애를 어느 정도 회복시키는 효과는 있지만, 병의 진행을 바꾸는 효과는 없다(비가역적).

② 뇌신경 보호 치료: 비타민 E, NSAID, 에스트로겐, MAO 억제제, 칼슘차단제, 신경성장 요인 등에 관한 연구가 진행되고 있다.

③ 정신증상 치료: 정신증상에 따라 향정신성 약물을 사용한다.

3. 혈관성 치매

혈관성 치매(vascular dementia)는 '허혈성 · 출혈성 뇌혈관 질환, 혹은 심혈관 이상으로 인한 허혈성 · 저산소성 뇌병변에 의해 발생한 치매'로 정의되며, 국내에서는 알츠하이머병 다음으로 흔한 질환이다.

혈관성 치매는 특정 질환을 지칭하는 것이라기보다는 뇌혈관 질환으로 인해 치매가 발생하는 경우를 통칭하여 사용한다. 특히 나이가 들면서 뇌혈관의 이상과 심장질환의 빈도가 높아지기 때문에 알츠하이머병과 뇌졸중의 혈관병변이 동반되는 경우가 많다. 따라서 과거에는 혼합성 치매(mixed dementia)라는 용어를 사용했지만, 최근에는 뇌혈관 질환 동반 알츠하이머병(Alzheimer's disease with cerebrovascular disorders), 혈관성 인지장애 질환(vascular cognitive disorders)의 용어를 사용한다.

뇌혈관 질환 유형에 따라 나타나는 치매의 양상과 예후가 다르고 인지기능의 발현기전이 다르기 때문에 실제 임상에서는 각 뇌혈관 질환에 따라 구별하여 사용하고 있다.

1) 임상증상

큰 혈관이 막힘(전략적 위치의 뇌경색)으로써 발생한 발생한 치매와, 여러 번의 임상적 뇌졸중이 발생 후에 나타나는 다발경색 치매, 소동맥 질환에 의한 열공중풍 후에 발생한 치매 등이 포함된다.

시간에 따라 증상변동이 심하고 전체적으로 점차 나빠지는 경과가 나타나는데, 전두엽기능 장애, 실행기능 장애, 정보처리속도 저하, 기억장애, 무관심, 우울감, 운동장애, 파킨슨 증상, 소변장애, 거짓숨뇌마비(pseudobulbar palsy) 등의 증상이 나타난다.

2) 경과

여러 원인에 의해 혈관성 치매가 발생할 수 있는데, 큰 혈관이 막혀서 발생하는 급성 허혈성 병변이 중요하다. 급성 허혈성 병변은 뇌의 각 부위를 이어주는 신경회로(주로 frontal cortex-subcortex circuit)를 절단시켜 실행기능(executive function) 장애, 동기유발 장애, 무감동증, 기분변화, 행동조절(억제) 장애를 발생시켜 사회생활에 필요한 행동조절 등의 장애가 나타난다.

그 외 소동맥의 허혈성 병변에 의한 미세경색도 혈관성 치매를 발생시킬 수 있다.

3) 진단

혈관성 치매의 진단기준은 대체로 다음과 같다. 인지기능의 손상, CT나 MRI 등에서 보이는 뇌혈관질환, 신경심리학적 검사에 의한 치매의 객관적인 증거가 나타났을 때 혈관성 치매로 진단한다. 또한 CT, MRI, MRA 등을 이용한 혈관질환 확인과 병변위치 확인이 중요하다.

인지기능의 장애와 행동심리 증상들을 보이는 노인(특히 MRI나 CT에서 뇌혈관 질환의 소견이 보이는 경우)을 진료할 때 혈관성 치매, 알츠하이머병, 혈관질환을 동반한 알츠하이머병 중에서 진단을 내리는 것은 매우 어렵다. 증상이 단계적으로 악화되거나, 인지기능의 변동(cognitive fluctuation)이 심하거나, 고혈압 · 뇌졸중의 병력, 국소적 신경학적 증상이 있으면 혈관성 치매의 진단 가능성이 높다.

4. 전두측두엽 치매

전두측두엽 치매(frontotemporal dementia, FTD)에서는 성격변화 및 행동심리 증상(behavioral and psychological symptoms)과 언어능력의 감소가 두드러지게 나타난다. 전두측두엽 치매는 알츠하이머병처럼 서서히 발생하여 점차 진행하는 양상을 보이지만, 기억장애보다는 사회생활이나 인간관계에 대한 장애가 조기에 나타나고, 행동조절의 장애로 많은 문제를 유발하게 된다. 알츠하이머병처럼 기억장애가 심하지 않지만, 나이가 들면서 젊은 시절의 성격에 비해 현저한 변화가 나타나고, 언어능력의 감소로 내원하는 경우가 많다.

전두측두엽 치매 환자의 예를 들면 다음과 같다.

① 평소 점잖던 사람이 나이가 들면서 비정상적으로 화를 잘 낸다.
② 신경질을 많이 내고 공격성향이 높아진다.
③ 과도한 성적 행동으로 인해 사회적으로 물의를 일으킨다.
④ 말수가 현저하게 줄어들거나, 같은 말이나 단어를 반복하여 사용한다.
⑤ 사회적으로 수용하기 어려운 행동을 한다.
⑥ 감정이 둔화되고 병식이 없다.
⑦ 예전에 잘 알던 사람의 얼굴을 알아보지 못한다.

5. 루이체 치매

루이체 치매(dementia with Lewy bodies, DLB)의 진단과 치료는 최근에 이루어졌는데, 유병률이 비교적 높은 질환으로 보통 약물치료 효과가 높다.

진단은 진행성 치매와 함께 다음 세 가지 중 두 가지 이상이 나타나면 진단할 수 있다.

① 인지기능 장애의 심한 변동으로 주의력과 각성상태의 심한 변화가 나타난다.
② 반복적인 환시(visual hallucination)가 나타난다.
③ 병의 경과로 파킨슨 증상이 동반되어 나타난다.

그 밖에 루이체 치매의 증상으로 반복적인 낙상 · 졸도, 원인불명의 일시적 의식소실, 심한 자율신경계 장애(기립성 저혈압, 요실금 등), 환각증상, 망상, 우울증 등이 나타날 수 있다.

IV. 치매의 치료계획

환자의 인지장애에 대한 원인진단이 끝난 후에 다음 사항들을 고려하여 치료계획이 이루어진다.

① 동반질환(고혈압, 당뇨, 심장질환, 뇌졸중, 관절질환, 우울증을 포함한 정신병, 파킨슨병 등)
② 현재 복용약물(혈압 관련 약물, 인지기능에 장애를 유발하는 약물, 통증을 억제하는 약물 등)
③ 현재 감정상태(우울, 불안, 초조 등)
④ 수면상태 및 식사상태
⑤ 현재 거주상태와 보호자의 상태
⑥ 경제상태

노인들의 대부분은 인지장애로 진단받기 전에 이미 몇 가지의 내과질환이나 퇴행성 관절염, 전립선비대증, 수면장애 등의 진단으로 치료를 받고 있으며, 상당히 많은 약들을 복용하고 있다. 따라서 이러한 질환이나 복용약물이 환자에게 영향을 끼치는지 확인해야 한다. 또한 향후 처방약물이 복용중인 약물과 상호작용을 일으킬 가능성에 대해 고려해야 한다. 그리고 익숙한 환경 속에서 이루어지는 가족들의 도움이 치매 환자 치료에 절대적으로 중요하다. 경우에 따라서는 좋은 의료시설과 생활시설을 갖춘 시설의 도움이 필요한 경우도 있다.

Ⅴ. 맺음말

기억력은 삶을 영위하기 위해 반드시 필요한 인지능력이다. 기억력의 문제는 곧 일상생활의 불편이나 장애로 이어지기 때문에 반드시 진료 후 적절한 치료를 받아야 한다. 기억장애를 호소하는 환자는 건망증, 주관적 기억장애, 기억장애, 경도인지장애, 치매 등으로 나눌 수 있다.

치매는 기억력이나 인지능력이 손상되어 일상생활활동, 직업생활을 방해하는 장애로 다양한 질환을 의미하는 증후군이다. 치매는 원인과 경과에 따라 알츠하이머병, 혈관성 치매, 전두측두엽 치매, 루이체 치매의 비가역적 질환과, 약물중독과 같이 원인 제거시 회복이 가능한 가역적인 질환으로 나뉜다.

알츠하이머병에서는 기억력의 주된 장애를 비롯한 여러 인지기능의 장애가 나타나며, 혈관성 치매에서는 병변에 따라 다양한 인지장애를 볼 수 있다. 전두측두엽 치매에서는 성격변화, 이상행동, 언어장애 등이 나타난다. 루이체 치매에서는 인지기능의 심한 변동, 파킨슨 증상, 반복적인 환시 등이 나타난다.

치매를 치료할 때는 동반질환, 복용약물, 감정상태, 수면상태 및 식사상태, 거주상태와 보호자의 상태, 그리고 경제상태 등을 고려해야 한다.

참고문헌

김기석 역(1998). 제8장 소거와 망각. 『학습과 행동』. 교육과학사.

김상윤(2006). 「치매」. 『치매의 임상진단과 감별진단(Clinical Diagnosis and Differential Diagnosis of Dementia)』. *Hanyang Medical Reviews* 26.

이수원 등(1992). 제6장 기억. 『심리학 — 인간의 이해』. 정민사.

이정모 외(2003). 제5장 기억. 『인지심리학』. 학지사.

Muriel Deutsch Lezak(1995). *Neuropsychological Assessment*. 3rd ed. Oxford University Press.

13장
노인질환과 치료

1절 노화에 따른 생리적 변화

재활의학과 김대열

I. 노화의 개념

넓은 의미에서 노화(aging) 또는 가령이라 불리는 현상은 생명체가 태어나서 죽기 전까지의 시간경과, 즉 연령증가에 따라 수반되는 모든 생체구조 및 기능의 완만한 변화로 정의할 수 있으며, 일반적으로 질병 또는 큰 사고에 따른 생체의 급격한 변화는 정상적인 노화의 영역에 포함되지 않는다.

노화가 되면서 인체에는 여러 종류의 생리적 변화가 나타나며, 이러한 변화 중에는 인체에 이로운 것, 별 영향을 주지 않는 것, 그리고 해로운 변화가 있다. 성숙 과정에서 나타나는 대부분의 변화는 우리 몸에 이로운 것들인 반면, 성숙기 이후에 나타나는 변화는 대개 해로운 것으로서 생체기능의 감소를 수반하게 된다. 나이가 들면서 머리카락이 희어지는 것 등은 인체에 별 영향을 주지 않는 변화로 볼 수 있다. 보통 성숙기 이후에 나타나는 해로운 생체변화를 좁은 의미의 노화(senescence)라 하며, 넓은 의미의 노화인 가령현상(aging)과 혼동하여 사용하고 있으나, 일반적으로 노화라 함은 좁은 의미의 노화를 지칭할 때가 대부분이다.

II. 노화의 이론

Rowe와 Kahn은 통계적으로 평균 수준의 생리적 기능 감소를 수반하는 노화를 보통 노화(usual aging)로, 노화에 따른 기능 감소가 평균 수준보다 낮은 경우를 성공 노화(successful aging)로 분류하였으며, 이러한 두 노화의 차이는 주로 식사, 운동 및 생활습관 등과 같은 외적 인자에 의해 결정된다고 하였다.

이와 같은 노화현상을 설명하기 위하여 많은 종류의 노화이론들이 주장되어 왔으나, 하나의 이론만 가지고 복잡하고 다양한 노화의 원인을 전부 이해하기는 거의 불가능하다. 이러한 이론들은 상호 보완적인 측면을 갖고 있으며, 크게 세포의 수준에서 노화의 원인을 규명하려는 세포노화(cellular aging) 이론과 개체 수준에서 노화를 설명하려는 개체조화(individual aging) 이론으로 나누어볼 수 있다.

세포 노화는 ① 세포분열 능력의 노화 이론(replicative senescence theory), ② 유전자 손상의 축적 이론(DNA damage accumulation theory), ③ 산화에 의한 노화 이론(oxidative stress theory), ④ 염색체 말단의 소멸 이론(telomere shortening theory) 등과 같이 노화하는 세포의 변화에 기초한 노화 이론에 의해 설명되고 있으며, 많은 연구가 진척되어 왔다.

III. 노화에 따른 인체 조직 및 기관의 변화

1. 신체 조성의 변화

노화에 따른 신체의 조성은 개인에 따라 변동이 심하다. 나이가 들면서 체지방이 증가하기 때문에 신체의 수분함량은 젊을 때에 비하여 10%가량 감소된다. 수분의 감소 정도는 세포 내 수분의 경우가 세포 외 수분의 감소보다 크게 나타난다. 노화됨에 따라 피하지방은 감소하기 때문에 체지방은 주로 복부 내장 주위와 장간막에 축적된다. 50세 이후에 체내 총 단백질의 양은 20%가량 감소되고 뼈의 무게는 남성에서 12%, 여성에서 25%가량 감소된다.

2. 혈액의 변화

노화가 됨에 따라 기능에 미미한 감소가 나타나지만, 80세 이전까지는 혈구의 수면, 혈장 삼투압 및 화학 조성, 혈장단백질의 농도와 총 혈액량 등은 젊을 때와 비슷한 수준을 유지한다. 건강한 노인의 경우 65세까지는 적혈구 수, 헤마토크릿치 및 혈색소의 농도가 정상 수준을 유지하나, 그 이후에는 약간씩 감소한다. 섬유소원은 70세에 오히려 25%가량 증가되어 혈액의 점도를 증가시키는 요인이 된다.

빈혈의 경우에 노화가 될수록 유병률이 증가되지만, 정상적인 노화의 결과라는 근거는 없다. 노인에서 빈혈의 가장 흔한 원인은 철결핍성과 만성 질환에 의한 빈혈이라고 할 수 있다. 빈혈은 예비능력의 감소로 인해 기능적으로 많은 영향을 끼치게 된다. 즉 무증상의 질병이 증상을 가지게 되는 경우가 생긴다.

예를 들어, 기립성 저혈압과 협심증의 경우 빈혈을 가지고 있을 때 증상이 쉽게 나타나는 경향을 보인다. 또한 경한 빈혈의 경우에 보행장애와 상관이 있으며, 매우 심한 정도의 빈혈을 가진 노인은 비특이적인 피로감이나 의식저하의 증상이 나타날 수 있어서 잘못된 진단과 치료를 할 수 있으므로 주의를 요한다.

3. 위 및 장 기능의 변화

식도의 연동작용은 나이를 먹음에 따라 감소되나 큰 기능적 장애를 초래하는 정도는 아니다. 노화가 됨에 따라 식도 하부괄약근의 수축·이완작용이 감소하여 위 내용물이 식도로 역류하게 되며, 이에 따라 위산이 식도 벽을 자극하여 종종 통증을 나타내고, 가스의 역류로 트림의 빈도가 증가하게 된다. 대부분의 정상적인 노인의 경우 식도의 기능은 다른 장기에 비해 잘 보존되어 있다.

노화가 진행되면 위점막 및 분비선의 위축과 만성 위염의 발생빈도가 증가하여 벽세포와 주세포의 수가 감소하고 위점막이 얇아진다. 이에 따라 점액, 염산 및 펩신의 분비가 감소된다. 60세가 되면 위산분비가 25%가량 감소되며, 무히스타민 위산결핍증의 발생빈도가 증가된다. 나이가 들면 위 평활근이 비후화되고 결체조직이 증가되나, 이러한 변화가 노화에 따라 위 운동성이 감소되는 직접적인 원인인지는 아직 밝혀지지 않았다.

노화에 따른 장 기능의 변화는 평활근의 근력 및 조화의 감소와 장 배출시간의 지연으로 인해 변비의 빈도가 높다. 섬유소 및 수분 섭취의 감소와 활동력의 저하 및 장 기능을 떨어뜨리는 여러 질환들(파킨슨병, 중풍 등)이 변비를 일으키는 원인으로 작용한다.

연령이 증가하면 소장 점막세포의 위축이 일어나 무게가 감소된다. 특히 점막의 위축은 융모의 모양을 변화시켜 표면적을 감소시킴으로써 영양분 흡수를 저해하는 요소가 된다. 그러나 융모 표피세포의 교체가 매우 빠르게 일어나기 때문에 지방의 흡수가 감소되는 것을 제외하고는 다른 영양분의 흡수는 노화에 따라 큰 변화를 나타내지 않는다.

한편, 노화에 따른 위산분비의 감소로 대장 내 세균의 종류가 변화되어 어떤 비정상적 세균은 비타민 B12 및 담즙염과 결합하여 비타민의 흡수와 지방의 분해를 방해하는 경우도 있다. 비타민 B12, 비타민 B6 및 칼슘의 흡수는 노화에 따라 감소되나, 콜레스테롤, 비타민 A와 비타민 D 등의 흡수는 오히려 증가된다고 한다.

4. 간의 변화

간의 크기는 청년기의 초반에 최대이나, 그 이후 절대적인 크기와 체중에 따른 상대적인 크기가 점차 감소한다. 특히 60세가 지나면 감소현상이 더욱 두드러져서 90세의 간의 용적은 24세의 용적에 비하여 37% 감소된다고 알려져 있다. 간으로의 혈류량도 점차 감소되어 90세가 되면 초기 성년기에 비하여 약 35% 감소된다고 알려져 있다. 간은 나이가 들면서 점차 짙은 갈색으로 변하는데, 이는 간세포 내의 lysosome에 갈색의 lipofuscin 과립이 저류되기 때문이다.

연령증가에 따른 일반적인 간기능 검사의 변화는 관찰되지 않으나, 간 재생능은 감소된다. Cytochrome P450 체계에 의해 대사되는 약물의 제거율은 나이가 들면서 감소한다. 음식, 흡연 그리고 영양상태 등 환경적인 인자들을 고려한다면 간의 약물 대사능은 노인이 되면 성인 시기의 5~30% 정도 감소한다. 따라서 노인에 있어서 약물의 용량을 정하는 데 있어서 주의를 요한다.

5. 신장기능의 변화

30대 이후로 신장의 무게는 줄어들기 시작하여 80대에 이르면 9~43%의 감소가 있다. 이는 주로 피질의 감소에 기인하는 것으로 70대에는 30~50%의 사구체 수가 감소된다. 이때 나머지 기능성 사구체의 크기는 증가하며, 중격의 용적(mesangial volume)은 8~12% 증가한다. 노화에 따른 신혈류량의 감소가 30대에 들어서면 10년에 10% 정도씩 감소하며, 80대에 이르면 300mL/min/1.73m^2 정도가 되는데, 이는 주로 피질 혈류량의 감소에 기인한다. 사구체 여과율(GFR)은 신원(nephron)의 노화가 조직적으로 증명되는 경우에 예상되는 것으로, 평균 연 감소율은 개체에 따라 상당한 차이가 있다.

노인은 젊은이에 비하여 요 농축 능력이 떨어져 있어 수분감량으로 인한 소변량의 감소나 삼투압의 변화가 둔화되어 있다. 노령에 따라 신장의 소변 희석능 장애는 경미하다고 하나, 사구체 여과율의 감소와 세뇨관 기능장애나 항이뇨호르몬(antidiuretic hormone, ADH)에 대한 반응도의 차이로 인한 것은 아니라고 한다. 노인에게서 희석성 저나트륨혈증(dilutional hyponatremia)이 흔히 발생할 수 있으며, 이뇨제로 인한 것이 가장 흔하다.

정상 노인에서 산 · 염기 평형은 잘 유지되어 있지만, 산 부하시 신장을 통한 산 배설능이 감소되어 있다. 또한 신장기능의 변화 및 호르몬의 영향으로 노인에서 고칼륨혈증을 일으킬 위험성이 많다. 특히 임상에서 장출혈과 칼륨염이 처방되었을 때는 노인에서 고칼륨혈증이 오기 쉽고, 아울러 칼륨의 항상성을 저해하여 칼륨을 축적시키는 칼륨보존 이뇨제나 베타차단제, 비스테로이드성 소염제 등을 사용할 때 고칼륨혈증에 대한 각별한 주의가 요망된다.

6. 호흡기계의 변화

안정상태에서의 호흡수는 나이를 먹음에 따라 점차 감소되어 20세 때의 분당 20회 정도에서 성인

이후에는 14~16회로 감소하며, 고령이 되면 약간 더 감소된다. 1회 호흡량은 성인의 경우 500mL 정도로 나이에 따른 변화가 심하지 않으나, 나이가 많이 들면 전반적인 폐기능의 감소에 따라 300mL 정도로 감소된다. 그러나 생활방식, 습관 및 환경 등에 의해 개인차가 심한 편이다. 나이에 따라 총 폐용적은 변하지 않는다 하더라도 흉벽의 경직과 폐의 탄력성 손실로 환기능력이 저하된다. 이러한 변화 때문에 나이에 따라 폐활량이 현저히 감소하게 된다.

연령이 증가함에 따라 조직의 변화가 생겨 흉벽이 더 단단해지고 폐의 탄력성이 감소된다. 폐 실질을 구성하고 있는 엘라스틴(elastin)과 콜라겐(collagen) 양이 노화에 따라 감소되고, 흡연이나 환경공해, 감염 등에 의해 변성이 일어나 이러한 단백질의 탄성기능이 변화된다. 이와 같은 변화로 폐의 팽창성(compliance)이 감소되어 새로운 공기가 폐 내로 유입하기 힘들고, 폐 내에 있던 공기는 외부로 잘 배출되지 않는다. 또한 폐포는 쉽게 확장되고 폐표 격막이 소실되어 합해지게 된다. 이에 따라 전체 폐포의 표면적이 감소되며, 이에 비례하여 호흡가스의 확산도 감소된다. 노화에 따라 기도저항 역시 크게 증가하여 공기의 유입을 어렵게 하는 요인이 된다.

한편, 나이가 들면 폐포의 격막이 사라져 전체 폐포의 표면적이 감소된다. 또한 폐포와 모세혈관 사이의 기저막, 모세혈관의 내피층, 폐포의 상피조직이 두꺼워지고 경직화되면서 확산면적은 감소되는 반면 확산거리는 증가하여 호흡가스의 확산에 악영향을 미치게 된다.

7. 심장기능 및 혈관의 변화

노화되면 심장에 콜라겐과 아밀로이드가 침착됨으로써 심실의 탄력성을 감소시켜 수축이완의 강도가 약해지고, 이에 따라 1회 심박출량이 감소된다. 좌심실의 탄력성 감소가 심박출량을 감소시키는 주된 원인으로 알려져 있다. 노인에 있어 휴식시의 심박동수에는 큰 변화가 없으나, 스트레스 하에서 최대 심박동수는 크게 감소된다.

동맥 혈관벽의 탄력 감소는 노화에 따라 혈관에 나타나는 제일 큰 변화 중의 하나이다. 70세가 되면 혈관벽에 엘라스틴이 감소되는 대신 콜라겐성 결합조직이 증가되어 20세에 비해서 동맥의 탄력이 50%가량 감소된다. 더욱이 노화되면서 엘라스틴의 구조에 변화를 초래하여 칼슘과 결합하기 쉬운 형태로 바뀌기 때문에, 결국 혈관벽에 축적되어 혈관의 직경을 감소시킴으로써 혈류저항을 증가시키는 요인이 된다.

노화에 따라 전신혈압이 점차 증가한다. 이완기 혈압(diastolic pressure)은 노화 및 운동상태에 따라 변동폭이 비교적 적은 반면, 수축기 혈압(systolic pressure)은 젊었을 때에 비하여 20~30% 상승한다. 그러나 운동을 하면 심박동수가 낮아져 노화에 따른 수축기 혈압의 상승이 둔화된다. 또한 노인에게서 수축기 혈압의 지속시간이 길어진다. 심박출량(cardiac output)은 30대가 지나면 동맥혈압의 상승과 이에 따른 총 말초저항의 증가 및 심근 수축력의 약화로 인하여 매 해 1%가량씩 감소한다.

노인은 서 있을 경우 말초혈액이 심장으로 되돌아오는 시간은 젊었을 때보다 현저히 증가되고 심박출량이 감소된다. 이에 따라 대동맥궁의 혈압이 감소되고 압력수용체에 의해 혈압이 더욱 증가되나, 결국 전신으로 공급되는 혈액은 제한되어, 심한 경우 체위성 실신(postural syncope)을 유발하게 된다.

8. 면역기능의 변화

1) 체액성 면역의 변화

고령에서도 B 세포의 수는 거의 변화가 없으나, 체액성 면역기능은 감소된다. 이러한 B 세포의 기능저하는 B 세포 자체보다는 보조 T 세포(helper T cell)의 기능저하 또는 억제 T 세포(suppressor T cell)의 기능증가에 따른 T 세포 조절기능의 결함 때문이다. 대식세포의 항원표현(antigen presenting) 능력에는 큰 변화가 없다.

고령자에서는 미생물 감염에 대한 빈도와 자가면역 질환의 빈도가 높다. 혈청 면역글로불린의 전체 양에는 큰 변화가 없다. 일반적으로 IgA, IgG의 혈중농도가 고령에 따라 상승하나 IgM의 농도는 떨어지는 경향이 있다.

노화에 따른 체액성 면역반응의 또 다른 변화는 자가항체의 출현이 증가하는 것으로 고령화에 따라 핵산, 류머티스성 인자(rheumatoid factor), 면역글로불린 및 타이로글로불린(thyroglobulin) 등의 자가항원에 대한 자가항체가 출현한다.

2) 세포성 면역의 변화

연령과 관련된 면역기능 감소의 많은 부분은 T 세포 기능이 감소되기 때문인데, 이는 일차적으로 흉선 기능의 조기퇴화 때문이라고 생각된다. 흉선은 사춘기 이후에 현저하게 작아지며, 혈중 흉선 호르몬의 농도도 20~30세 이후부터 차차 떨어져 60세가 되면 거의 측정이 안 될 정도까지 감소된다.

세포성 면역에서 중요한 지연형 과민증(delayed type hypersensitivity) 반응이 나이를 먹음에 따라 현저히 떨어진다. 이것은 면역기능의 일부 상실, 항원자극에 대한 변화된 반응 등에 의한 특이적 면역반응 감소의 예이다. 이식거부 반응(graft rejection)은 동종 항원의 인식, 보조 T 세포의 증식, 세포독성 T 세포의 발현 등 일련의 면역반응의 표현이다. 즉 고령화에 따른 세포독성 T 세포의 발현 등 일련의 면역반응의 표현이다. 고령화에 따라 세포독성 T 세포의 발현이 감소되기 때문에 이식거부 반응이 저하된다.

9. 내분비계의 변화

정상적인 노화 과정에서 내분비계에 나타나는 변화는 일차적으로 호르몬의 생산, 분비 및 분해 속도가 변화되며, 이차적으로 표적기관의 호르몬 수용체와 세포 내의 반응도 둔감해진다는 것이다. 또한 체내 호르몬의 분비를 조절하는 여러 센서들의 민감도가 감소되어 결국 인체의 조절능력이 감소된다.

1) 뇌하수체호르몬의 변화

노화가 진행됨에 따라 혐염색성 세포와 갑상선자극호르몬, 난포자극호르몬, 황체형성호르몬을 분비하는 호염기성 세포의 수는 증가되는 반면, 성장호르몬과 유선자극호르몬을 분비하는 호산성 세포의 수는 감소된다.

노화에 따라 시상하부 도파민성 신경의 기능감소로 유선자극호르몬의 혈중농도는 미약하나, 깊은 잠을 잘 때 분비되는 성장호르몬의 양은 젊은이에 비하여 감소되는 것으로 알려져 있다. 그러나 나이가 아주 많게 되면 성장호르몬의 분비가 감소되어 체단백질과 체지방 몸무게를 감소시키는 원인이 된다.

2) 갑상선호르몬의 변화

나이가 들면 갑상선에 섬유화가 일어나고 크기가 감소되며 액포와 소결절들이 많이 나타난다. 또한 갑상선 소포가 축소되어 일렬로 나열된 형태를 띠고, 소포 내의 콜로이드성 물질이 감소된다. 갑상선 환자를 제외할 경우 노화에 따라 혈중 갑상선자극호르몬 및 갑상선호르몬의 농도와 기초대사율/제지방 체중의 비율에는 큰 변화가 관찰되지 않는다. 그러나 갑상선호르몬에 대한 표적세포 수용체의 민감도 감소로 갑상선호르몬의 작용이 감소된다.

3) 부갑상선호르몬의 변화

혈중 이온성 칼슘과 인의 농도는 노화에 따라 감소한다. 이런 요소와 신장기능의 감소로 부갑상선호르몬의 혈중농도는 노인에게서 약간 증가한다. 특히 폐경기 이후 여성에게서는 에스트로겐이 결핍되어 부갑상선호르몬의 기능이 증강되어 나타나고, 따라서 뼈조직으로부터 칼슘의 유리가 증가된다. 한편, 노인의 칼시토닌(calcitonin) 혈중농도는 공복상태와 음식물 섭취시 모두 젊은이에 비해 크게 감소되어 뼈를 취약하게 하는 주된 원인이 된다. 건강한 노인의 비타민 D 호르몬의 혈중농도는 젊은이와 비슷하나, 작용이 감소되어 장에서의 칼슘의 흡수 역시 감소한다.

4) 부신호르몬의 변화

노화에 따라 부신피질자극호르몬의 수용체가 감소되고 시상하부-뇌하수체-부신 축의 민감도 감소로 부신피질호르몬의 분비가 감소된다. 그러나 코르티솔(cortisol)의 경우 분해속도도 함께 감소되어 혈중농도는 비교적 일정하게 유지된다.

10. 감각계의 변화

사물을 보는 데 가장 큰 영향을 미치는 구조는 렌즈로서, 노화에 따라 렌즈와 섬모체가 가장 큰 영향을 받는다. 렌즈는 여러 층으로 이루어진 조직으로, 여러 해에 걸쳐 더 많은 층이 바깥면에 연속적으로 첨가된다. 오래된 안쪽 층은 새로운 층이 만들어져도 렌즈에서 제거되지 않기 때문에 노화에 따라 렌즈의 직경이 증가되며, 이에 따라 노인들은 책을 보기 위해 더 먼 곳에 초점이 맞추어야 한다.

일반적으로 노인에 있어 청력의 3 분의 1 정도가 상실되는데, 이는 내이의 손상 때문이 아니라 귀지 축적의 결과로 일어날 수 있다. 고막은 노화에 따라 얇아져서 더욱 늘어나게 된다. 내이와 연결된 귓속뼈 역시 노화에 따라 변화한다. 내이 청각신경의 기능 감소로 30대 중반부터 청각기능이 저하되기 시작하며, 25세에 비하여 35세가 되면 같은 소리를 느끼는 데 10db 정도 더 큰 소리를 요구하게 된다.

맛에 대한 인지는 냄새, 모양, 질감과 같은 다른 감각과 직접적으로 관계되며, 미각을 인식하는 맛봉오리가 재생되기 때문에 노화에 따른 미각의 능력에 대해 많은 이견들이 있다. 일반적으로 노화에 따라 단맛에 비해 짠맛과 쓴맛에 대한 감각이 쉽게 둔화되는 것으로 알려져 있다.

노화에 대한 후각의 감소 정도는 물질에 따라 변화가 심한 편이다. 60세 이후에는 좋지 않은 냄새를 맡는 능력은 젊은이에 비하여 현저히 감소되었으나, 꽃향기와 같이 좋은 향기인 경우에는 비교적 잘 인식하는 것으로 나타났다. 일반적으로 연령증가에 따른 후각의 감소 속도는 여성보다 남성이 높은 것으로 알려져 있다.

11. 신경계의 변화

노화에 다른 신경계의 변화 중 가장 중요한 것은 신경세포의 손실이다. 30세가 넘으면 하루에 1만 개 정도의 신경세포가 매일 죽어 없어진다. 노화에 따른 세포의 위축이나 손실은 다른 기관에서와 마찬가지로 일어나지만, 특히 신경세포에서 중요한 이유는 신경세포는 태생기에 분열을 끝내기 때문에 죽은 세포를 교체하기 위하여 더 이상의 분열증식을 하지 않는다는 점이다. 또한 중추신경계는 다른 장기 및 기관계의 기능을 조절하기 때문에 신경계의 노화는 다른 기관의 노화와 직결된다. 중추신경으로부터 시상하부 뇌하수체를 지나가는 내분비계의 지배는 신경전달물질이나 신경호르몬을 매개로 하여 이루어지며, 대부분의 내분비 활동에 지대한 영향을 미친다. 또한 노화에 따라 신경전달물질의 기능 및 신경세포 내의 신호전달 기전이 변화됨으로써 직접 감각, 운동, 인식 및 감정을 나타내는 기능에 이상을 초래하기도 한다. 이러한 변화는 종종 다른 사람들과의 관계에서 고립시켜 삶의 질을 저하시키기도 한다.

나이가 증가하면 뇌의 표면에 있는 주름이 깊게 되고, 주름과 주름 사이의 뇌회가 작게 된다. 또한 두개강과 뇌실이 넓어지는 반면, 뇌의 무게는 점차 감소된다. 이러한 뇌 실질의 감소는 전체적으로 백질보다는 회백질에서 두드러지게 나타나며, 전두엽과 측두엽에서 심하게 나타난다. 사람의 신경세포의 수는 노화함에 따라 감소되어 80세가 되면 50% 정도의 신경세포만 남게 된다. 그러나 이러한 감소는 중추신경계에서 일정하게 나타나는 것이 아니고 부위마다 다른 양상을 보여준다.

노화에 따라 신경전달물질 및 이들을 생산하는 효소의 활성도가 일반적으로 감소하는 것으로 관찰되었으나, 그 원인과 특정 기능 및 질환과의 관련성 등에 대해서는 아직 구체적으로 밝혀지지 않았다.

노화에 따른 행동의 변화를 살펴보면, 노인의 지적 능력에는 큰 변화가 없는 것으로 여겨지나, 수면이 불규칙해지고 얕은 잠이 많아지며 뇌 운동신경의 활성도가 감소된다. 또한 집중력이 감소되고 감각 및 감정인지 능력이 둔화된다.

12. 근골격계의 변화

젊은 사람의 뼈는 무기질 성분보다 섬유성 성분이 상대적으로 많은 반면, 노인의 뼈조직은 반대로 무기질 성분이 섬유성 성분에 비해 많기 때문에 갑작스런 충격이 뼈에 가해질 때 힘이 전달되는 한쪽 방향으로 쉽게 부러진다. 뿐만 아니라 골절 후 골편이 융합되는 치유기간도 노인의 경우 젊은이에 비해 훨씬 느리다.

노화에 따른 골격의 변화는 성별에 따라 상당한 차이가 있는데, 여성의 경우 70세가 되면 총 골조직의 약 30%가 감소하는 반면에 남성의 경우는 약 15% 감소하며, 그 시기나 속도에서도 상당한 차이가 있다. 즉 여성의 경우는 폐경기 이후 에스트로겐(estrogen)이 급격히 저하된 시기에 골 조직의 감소 속도가 남성의 거의 2배에 이르며, 그 이후에는 감소 속도가 점차 둔화되는 경향을 보인다.

관절의 유연성은 20세를 고비로 점차 감소하는데, 그 이유는 연속적이고 질긴 인대 및 힘줄의 결합조직이 점차 불연속적으로 끊어지는 변화가 초래되기 때문이며, 이러한 결과는 해당 관절이 스트레스에 견디는 힘이 약화되기 때문이다. 이러한 상황에서 관절에 어떠한 손상이 가해질 때 관절 주위 조직은 비탄력적인 반흔조직으로 대체되며, 칼슘이온도 침착되어 결국은 관절운동의 범위가 상당히 제한된다.

연령의 증가에 따른 근력의 변화는 비교적 미미한 반면, 노화에 따른 근육의 활동성은 급격하게 떨어진다. 근육의 활동성이 더 급격히 감소되는 이유는 근섬유의 퇴행성 변화로 근육 덩어리가 감소하고 결국은 근육의 위축이 초래되며, 이러한 근육의 위축이 각기 다른 근육에서 다른 속도로 진행되기 때문이다. 이러한 근육의 변화로 인해 해당 근육 내의 빠른 연축과 느린 연축의 수축작용이 동시에 그리고 교대로 이루어지지 않아 결국 활동성을 현저히 감소시킨다.

13. 생식기계의 변화

1) 남성 생식기관

나이가 50세를 넘게 되면 고환조직에 변화가 나타난다. 고환의 크기는 70세까지는 크게 변화가 없으나, 그 이후는 점차 감소하고 경도와 탄력성이 저하된다. 정자의 생성도 감소하여 일일 정자 생성량이 50% 정도 감소된다. 25~70세 사이에는 나이에 따른 혈중 테스토스테론의 농도변화는 거의 없지만, 70세 이후에는 약간 감소된다.

노인에서는 발기시간의 지연, 발기강도와 사정력의 약화, 사정량의 감소 및 불응기의 증대 등 전반적인 성기능이 저하된다. 성관계의 빈도도 현저히 감소되나, 성욕(libido)은 나이가 듦에 따라 감소 또는 변화가 없다는 등의 보고가 있는 반면에 오히려 증대된다는 보고도 있다. 노인에게서 음경해면체의 세동맥을 확장시키는 신경전달물질인 산화질소(nitric oxide)를 생성하는 산화질소 합성효소(nitric oxide synthetase)의 활성도가 감소되는 것으로 알려져 있다.

2) 여성 생식기관

나이에 따른 난자의 소실과 난포의 노화는 배란되는 데까지 걸리는 시간을 지연시키고 결과적으로 월경주기를 길게 만든다. 나아가 이러한 노화로 인한 성호르몬의 감소는 난자의 감수분열에 영향을 주어, 많은 나이에 임신이 되는 경우에는 자연유산의 원인이 되기도 한다.

폐경기 이후 여성호르몬의 감소에 따라 생식기관과 여성의 성 징후가 위축되고 심혈관계, 신경계, 골격, 피부에도 좋지 않은 영향을 준다.

Ⅳ. 노인의 생리적 기능과 재활치료

최근의 연구를 통하여 노인에 있어서 생리적 기능과 재활치료에 있어서 숙고해야 할 몇 가지 특징들이 밝혀졌다.

첫째, 노인들은 신체적 · 정신적 · 사회적으로 개인차가 매우 크며, 이러한 차이는 연령이 증가함에 따라 더욱 커지게 된다. 노화와 관련된 이러한 개인차는 개개인의 재활계획을 수립하는 데 있어 기본이 되어야 한다.

둘째, 초기의 연구들에 의하면 노화에 따른 신체기능은 필수적으로 감소한다고 하였지만, 대부분의 신체기능은 나이가 들더라도 비교적 잘 유지된다는 것이 최근의 많은 연구들에 의하여 밝혀졌다. 예를 들면, 관상동맥 질환이나 심혈관 질환이 없는 80세의 노인은 그들의 20대 최대 심박출량을 유지하게 된다. 물론 개인차가 있을 수는 있지만, 기능의 소실은 전반적으로 관찰할 수 없다.

마찬가지로, PET 검사상 뇌의 대사기능은 연령의 증가에 따라 감소되지 않는다. 한 연구에 따르면, 건강한 노인의 대다수는 젊은 사람과 동일한 인지기능을 수행한다고 하였으며, 세포 단위에서의 신경계 가소성(neural plasticity)은 젊은 사람뿐만 아니라 노인에 있어서도 인지기능을 향상시키는 기전임이 여러 연구를 통하여 밝혀졌다.

인격적 특징 역시 노년기 동안 매우 안정적이며, 따라서 재활치료에 대한 반응을 예측할 수 있을 뿐만 아니라 재활의학적인 접근 및 치료가 가능하다.

신경근육 기능은 활동적인 운동을 지속한다면 노년기까지 꽤 오랫동안 유지된다. 물론 최대 운동능력은 연령이 증가함에 따라 감소하지만, 대부분의 일상적인 활동을 수행할 정도의 신경근육 기능은 감소되지 않는다. 비활동적인 90세의 노인들에서조차 치료적 운동 프로그램을 통하여 근기능 및 유산소 운동 능력이 향상됨이 이미 밝혀져 있다.

이에 반하여, 연령증가에 따라 절대적인 변화를 보이는 부분으로는 폐경, 성장호르몬 및 성장인자의 감소와 같은 호르몬의 변화와 인체를 구성하는 단백질의 당화(glycosylation)로 인한 유연성의 감소 등을 들 수 있다.

다시 말하면, 노인은 생리적 및 신체적 기능을 매우 잘 유지할 잠재적인 능력을 가지고 있으며, 노인에 있어서 기능저하는 연령 자체보다는 여러 가지 질환, 환경적인 요인, 생활습관(비활동적 생활패턴, 부적절한 영양, 담배, 술, 기타 약물) 등에 의하여 유발된다고 할 수 있다.

셋째, 노인에서 장애를 유발하는 원인은 만성적인 질환이나 요인인 경우가 많다. 흔한 요인으로 관절염, 고혈압, 청각장애 등이 있으며, 심한 장애를 유발하는 질환으로는 치매를 들 수 있다. 뇌졸중이나 뇌손상, 고관절 골절과 인공관절 치환술을 시행한 경우에서처럼 심각한 장해 및 장애가 동반된 노인 환자는 적극적인 재활치료가 불가피하며, 적절한 입원치료를 대부분 필요로 한다.

참고문헌

김진호, 한태륜(2002). 『재활의학』. 군자출판사.

대한노인병학회(2000). 『노인병학』. 의학출판사.

Clark GS, Siebens HC(2005). Geriatric rehabilitation. In DeLisa JA, *Rehabilitation Medicine*. 4th ed. Lippincott. pp.1531-1560.

Fesenthal GF, Lehman JA, Stein BD(2000). Principles of geriatric rehabilitation. In Braddom RL, *Physical Medicine and Rehabilitation*. 2nd ed. Philadelphia: WB Saunders. pp.1343-1367.

2절 노인의 흔한 질환 및 치료

재활의학과 이시욱 · 김대열

I. 노인에게 흔한 병발 질환

1. 요실금

1) 정의 및 진단

요실금이란 원인에 상관없이 소변조절 기능의 저하로 소변이 자신도 모르게 나오는 현상이다. 요실금은 노인에 있어서 매우 흔한 질환으로서 이로 인해 노인들은 자신감이 결여되고 수치심을 느끼며, 동시에 그를 돌보는 가족들에게는 간호할 때 어려움을 주는 중요한 문제이다.

요실금의 치료는 적절한 진단이 우선되어야 한다. 즉 신경계, 하부 요로 및 소화기 계통, 인지기능에 대한 자세한 병력 청취와 소변 배양 및 검사가 필요하다.

가장 중요한 것은 배뇨일지(그림 1)의 작성이다. 배뇨일지는 소변이 나온 시간과 소변의 양을 일기처럼 기록하는 것이다.

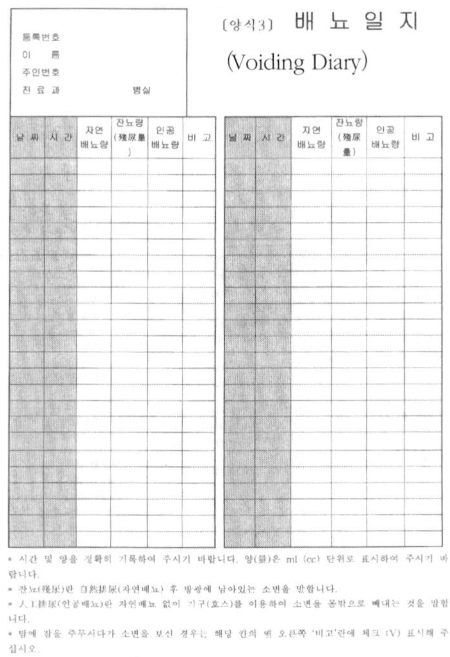

그림 1 배뇨일지

2) 치료

요실금의 치료는 유발하는 원인을 찾고 각각의 원인에 따라 치료하는 것이 가장 효과적일 것이나, 불행하게도 많은 경우에 있어서 원인을 밝혀낸다 하더라도 적절한 치료법이 없거나 여러 가지 원인이 겹쳐져 있는 경우가 많아서 적절한 치료법을 찾기가 쉽지 않다. 대부분의 경우 가장 효과적인 치료법은 규칙적 배뇨법이다. 규칙적 배뇨법이란 요실금이 발생하기 전에 미리 규칙적인 시간 간격을 두고 화장실에 가서 배뇨하는 방법이다. 초기에는 15~20분 사이의 아주 짧은 간격을 두고 배뇨를 시도하며, 서서히 시간 간격을 증가하여 배뇨를 시도한다.

2. 수면장애

1) 유발인자 및 진단

수면장애와 그에 따른 피로는 건강한 노인뿐만 아니라 병원에 입원하고 있는 노인 환자에서 흔한 질환이다. 수면에 있어서 환경은 매우 중요한데, 특히 병원에 입원하고 있으면 주위의 기계 소리, 옆의 환자, 심야의 약물투여 및 진찰 등으로 수면방해 요인이 많다. 밤 시간의 수면장애는 낮 시간의 피로를 유발하고, 이로 인한 낮잠은 또다시 밤 시간의 수면장애를 유발하는 등 수면장애의 악순환이 유발된다.

수면장애는 상당히 주관적인 경우가 많아 수면장애가 실제로 있는지 반드시 정확히 확인해야 한다. 환자가 수면장애를 호소함에도 불구하고 실제로는 그렇지 않은 경우가 많다. 이런 경우 환자에게 그렇지 않음을 알리고 안심시켜 주는 것이 중요한 치료이다.

수면장애가 확실함이 밝혀진 경우 유발인자를 찾아내는 것이 중요하다. 수면장애를 유발하는 주요 인자는 약물, 우울, 불안, 만성 통증, 내과적 질환(울혈성 심부전) 등이다.

2) 치료

수면장애는 급성과 만성으로 분류하며, 급성 수면장애는 발생 후 1개월 이내에 진단된 경우로서 주된 원인은 스트레스이다. 급성 수면장애는 단기간의 간헐적인 약물치료에 잘 반응한다. 만성 수면장애는 1개월 이상 지속되는 경우로서 원인질환의 치료가 필수적이다. 또한 수면환경의 개선이 필요한데, 규칙적인 수면, 수면시간 이외에는 침대에 눕지 않게 하기, 규칙적인 운동, 취침 전 이완운동, 침대에 누운 후 심호흡과 명상 같은 이완활동이 이에 포함된다. 또한 환자는 취침을 위해 침대에 누운 후에는 시계를 보지 않도록 지도하며, 낮잠은 자지 않도록 한다. 불가피하게 낮잠을 자야 하는 경우는 점심식사 후 잠깐만 허용한다.

수면제를 포함한 약물의 처방은 이러한 수면환경의 개선 노력이 실패한 경우에 시도하도록 한다.

수면장애에 쓰이는 약물의 종류에는 항우울제, 진정제 등이 있다.

노인에 있어서 특별한 내과적인 질환이 없음에도 불구하고 지속적인 피로를 호소하는 경우에 우울증을 의심해 볼 수 있으며, 이런 경우 약물치료 이외에도 행동 치료나 햇빛에 대한 노출을 증가시키는 방법이 효과가 있다. 최근에는 체내의 수면 사이클에 관련되는 호르몬인 멜라토닌을 투여하여 효과를 보았다는 연구보고가 있다.

3. 통증

1) 노인에서의 통증의 특성

통증은 노인에게서 매우 흔히 발견되는 문제로, 25~50%의 노인이 통증으로 인하여 고통을 받고 있으며, 요양병원에서 치료 받는 노인의 경우 45~80%가 통증을 호소한다. 통증은 우울증, 사회성의 결여, 수면장애, 활동장애, 의료비의 증가 등을 초래한다. 흔히 나이가 들면 신체 여러 부위가 아프기 마련이라는 일반적인 생각은 잘못된 것이다. 노인에 있어서의 통증은 젊은 성인의 통증과 하등의 차이가 없으며, 따라서 똑같이 취급하여야 한다.

노인의 경우 통증은 젊은 성인에 비교하여 환자의 두려움이 더 크며, 병발한 질환이 더 많은 점, 인지 및 기억력에 장애가 있는 경우가 많아 통증의 정도나 빈도 등을 알기가 힘들다는 점이 다르다. 노인에 있어서 통증의 평가는 인지기능 및 기억력에 문제가 있어 힘든 경우가 많은데, 이럴 때는 일상생활에서의 활동을 포함한 기능의 평가가 중요한 단서가 된다. 통증으로 인한 기능의 감소는 통증의 발생, 세기의 변화 등 통증양상의 변화에 매우 민감하게 반응하기 때문이다.

2) 통증의 원인 및 치료

노인에서 통증의 중요한 원인으로는 관절염, 악성 종양, 대상포진, 측두 동맥염, 류머티스성 다발성 근육통(polymyalgia rheumatica), 동맥경화성 말초혈관 질환 등이 있다.

통증의 치료에는 물리치료, 전기치료, 생체되먹임 등이 있다. 우울증이 동반되어 있는 경우가 많아 주의를 요하며, 특히 노인 환자의 경우 우울증의 한 증상으로 통증을 포함한 신체증상이 나타나는 경우가 매우 흔하다.

노인에 있어서 통증의 감소를 위한 약물치료는 매우 주의해야 한다. 초기 치료로서 가장 좋은 약제는 acetaminophen(Tylenol®)이다. 비스테로이드성 항염제는 매우 조심해야 하는데, 특히 65세 이상의 노인에 있어서 소화성 궤양의 발생률이 65세 이하에 비하여 4배 더 높다는 연구보고가 있다. 약물치료 이외에 보행 등을 포함한 활동성의 유지가 매우 중요하므로 가능한 한 활동성의 유지에 힘쓰도록 해야 한다.

4. 실조

1) 정의 및 원인

실조는 자주 넘어짐을 의미한다. 시각 및 공간 감각의 저하, 자세불안, 운동부족, 기립성 저혈압, 하지근력 약화, 진전 등 노령으로 인한 여러 가지의 생리학적인 변화로 실조가 증가한다. 그 외에도 주위 환경, 약물의 부작용, 병발한 급·만성 질환, 우울, 혼란 등에 의해서도 실조의 위험이 있다.

2) 치료

노인에 있어서는 골밀도가 감소되어 있어 실조는 흔히 고관절 골절을 유발하고, 이로 인한 활동의 장애와 회복한 후에도 재차 실조를 겪지 않을까 하는 두려움을 유발하는 등 노인에 있어서 여러 가지 문제를 유발한다. 이러한 실조의 가장 좋은 치료는 예방이나, 이 역시 쉽지는 않다. 적절한 체중의 유지, 걷기운동, 진정제 사용의 자제, 카페인 섭취의 제한, 시력저하의 치료 등의 방법으로 실조의 위험성을 감소시킬 수 있다. 그러나 실제로 노인을 대상으로 이러한 방법을 적용한 경우 치료군의 35%, 대조군(비치료군)의 47%에서만 실조가 방지되어 효과에 대해서는 의심스럽다. 그러나 지금까지의 여러 연구를 종합할 때 일관된 결과로 나타나는 것은 운동의 효과이다. 즉 운동이 가장 중요한 치료방법으로, 어떤 치료법을 쓰든 반드시 포함되어야 할 요소임을 시사한다.

실조에 대한 두려움은 활동의 저하로 이어지고, 이는 다시 여러 심혈관 및 근골격계의 문제를 유발한다. 이를 위하여 실조시 일어나는 방법, 실조를 방지하는 방법 등에 대한 교육이 반드시 필요하다.

II. 노인에게 장애를 유발하는 질환과 치료

1. 고관절 골절(그림 2)

1) 실조와의 관련성

고관절 골절은 실조의 가장 심각한 후유증이다. 고관절은 인체에서 가장 큰 관절인 엉덩이 관절로 모든 실조가 고관절 골절로 이어지는 것은 아니며, 약 5%에서 골절이 발생한다.

2) 치료

고관절 골절의 치료는 수술하지 않는 보존적 요법과 수술로 나눌 수 있다. 최근에는 수술적 치료의 성적이 좋다는 연구가 많아 대부분 경우 수술적 치료를 하는 경향이다. 수술시기는 병발한 다른 질환

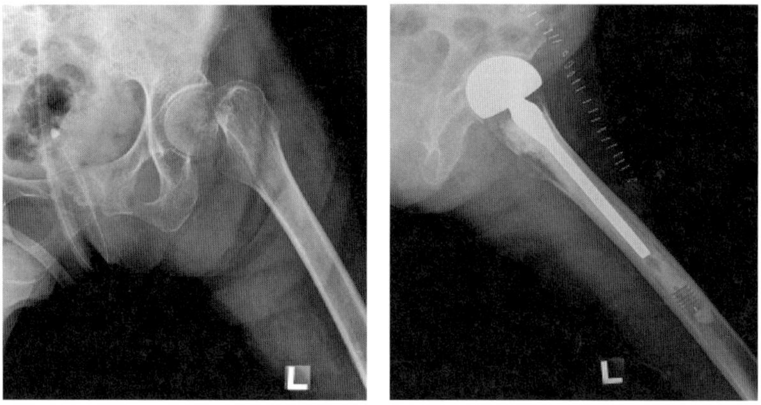

(A) (B)

그림 2 고관절 골절의 수술 전(A) 및 후(B) 방사선 소견

이 두 가지 이하인 경우 골절 발생 후 2일 이내에, 세 가지 이상의 병발 질환의 경우 더 늦게 할 수도 있다. 심각한 심혈관계 질환으로 전신마취가 불가능한 경우는 국소마취 하에 피부절개를 시행하지 않는 경피적 방법을 시행할 수도 있다. 대부분의 경우 수술적 치료에는 대퇴 골두를 제거하고 인공관절을 삽입하는 방법(그림 2, B)과, 여러 개의 핀으로 내고정하는 방법이 있다. 인공관절을 이용하는 방법은 수술 후 조기에 체중부하 운동을 시행할 수 있으나, 내고정은 체중부하 운동이 지연된다.

3) 재활치료

수술 후 관리가 노인 고관절 골절의 치료에 있어서 가장 중요하다. 수술 후 지나치게 병상 안정을 오래하는 경우 첫째, 폐기능 장애, 혈전 및 색전증, 비뇨기계 합병증 등 수술 후 합병증의 발생을 증가시키며, 둘째, 장기간의 병상 안정으로 인한 합병증을 증가시킨다. 따라서 가능한 한 조기에 침상에서 벗어나 걸을 수 있도록 하는 재활치료가 필수적이다. 최근의 연구에 따르면, 나이가 85세 이하인 경우, 수술로 인한 합병증이 없는 경우, 보행 보조기로 보행이 가능한 경우, 입원기간 동안의 재활치료 횟수가 많은 경우에 수술 후 집으로 퇴원하는 환자의 비율이 높았다. 수술 후 조기에 집으로의 퇴원은 고관절 골절 수술 후 17%에서만 가능하다. 그 이외의 경우 적어도 3주 이상의 입원치료나 요양병원에서의 지속적인 재활치료가 필요하다.

2. 관절염

1) 정의 및 중요성

관절염은 노인에 있어서 가장 흔한 질환 중의 하나이다. 관절염은 가장 흔한 관절 질환으로서 관절

연골의 마모, 관절 표면과 경계에 새로운 골의 형성을 특징으로 하는 비염증성 관절 질환으로 정의할 수 있다. 40대 이상에서 가장 흔히 나타나며, 여러 형태의 관절 손상에 의한 관절 조직의 공통적인 반응이다. 이전에는 노화에 따른 결과로 생각되어 퇴행성 관절염으로 명명하였으나, 지금은 여러 요인들(관절 구조, 유전, 물리적 힘, 세포 내 변화, 생화학적 요인)이 관여하여 초래하는 질환으로 생각된다.

2) 임상증상

통증이 가장 흔하며, 전형적으로 휴식으로 완화되고 활동으로 악화된다. 통증의 정도는 아주 심하지는 않으며, 날씨나 활동에 따라 다소의 호전과 악화를 반복한다. 아주 진행된 경우에는 휴식시나 밤에도 통증을 느낀다. 관절을 움직일 때 뚝 하는 소리가 나는 것은 일종의 마찰음으로서 관절면의 불규칙함에 의해 일어나는 현상이다. 주로 손 · 손가락 관절의 종창, 슬관절, 고관절 등에서 많이 발생한다.

3) 진단 및 치료

진단은 초기에는 통증만 보이나, 점차 진행함에 따라 단순방사선 검사상 관절간격의 감소와 관절 주위에 골극이 보인다(그림 3).

노인의 관절염의 치료는 젊은 환자의 경우와 마찬가지로 시행하나, 휴식과 활동의 균형에 있어 노인의 경우에는 침상 안정으로 인한 합병증의 가능성이 높으므로 더욱 주의스럽게 시행해야 한다는 점이 다르다. 치료의 목표는 두려움, 피로, 유연성 부족, 통증의 해소와 관절염 진행의 최소화,

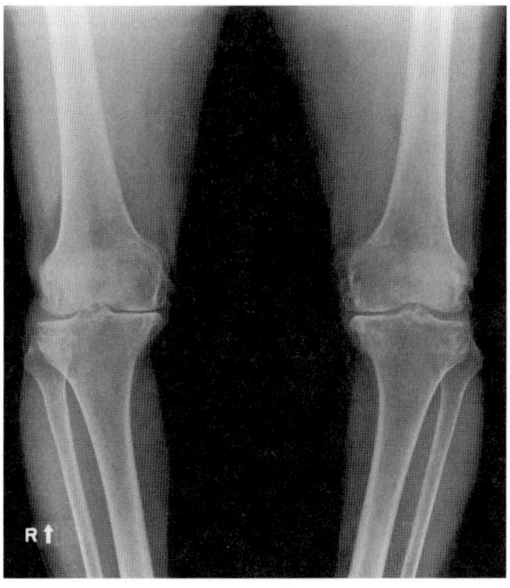

그림 3 슬관절 관절염의 방사선 소견

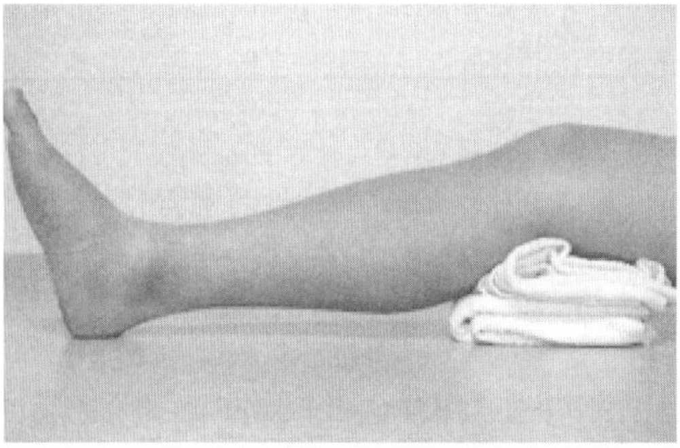

(A)

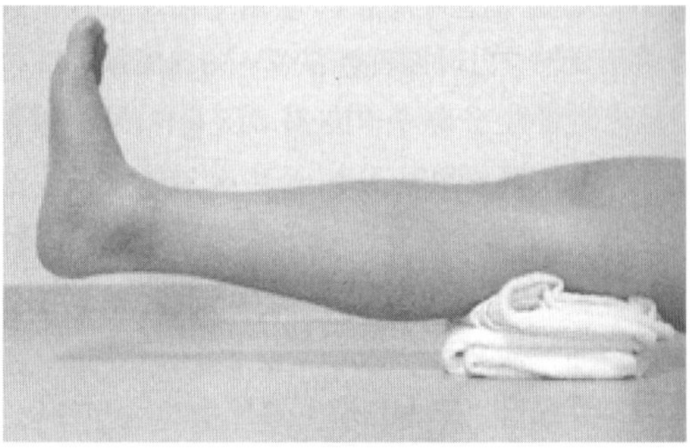

(B)

그림 4 사두고근 근력강화 운동방법
슬관절 아래 혹은 대퇴부에 수건을 놓고(A) 사두고근을 수축하게 한다(B).

관절 변형의 방지와 교정, 기능의 최대화에 있다. 치료방법에는 정신심리학적 요법, 약물요법, 재활치료 및 수술적 치료가 있다.

정신심리학적 요법에는 교육과 운동이 주된 치료이다. 환자가 자신의 만성적인 문제를 적절히 대응하고 관리하는 데 초점이 맞추어져 있으며, 운동요법에는 슬관절의 사두고근의 근력강화(그림 4)와 유산소 운동 및 전신운동이 있다.

그 외에 여러 보조기구를 이용하여 생활에 도움을 줄 수가 있다. 보조기구는 독립적 생활을 돕는 목적으로 사용되는데, 적절한 팔걸이의 높이를 가진 의자, 변기의 높이를 높이는 기구, 변기에서 일어서는 데 도움을 줄 수 있는 손잡이 등이 있다.

통증의 완화를 위한 약물치료는 아세트아미노펜으로 시작한다. 마약성 진통제는 심각한 통증의 경우 추가적인 통증의 완화를 얻기 위해 사용한다. 비스테로이드성 항염제는 통증과 염증 감소에 효과적이나, 급성 신부전과 소화기계 출혈의 부작용이 발생하기 쉬우므로 주의하여 사용한다. 최근에 영양제로서 글루코사민이나 콘드로이틴 등이 많이 이용되나, 그 효과는 의심스럽다. 연 2~3회 정도의 관절 내 스테로이드 주사요법이 제한적으로 사용될 수 있다. 그 외에 관절 내 주사요법으로 연골성분의 하나인 하이알유로난 등을 사용하기도 한다.

수술적 치료를 고려할 때는 환자의 연령이 중요한 고려대상은 아니다. 환자의 나이보다는 수술 후 관절의 안정성 증가와 관절 가동역 증가 및 통증의 감소로 인한 기능적 이득이 얼마나 될 것인지가 중요한 고려사항이다. 수술 전 및 후의 치료 프로그램에 있어서 가장 중요한 것은 조기에 침상으로부터 벗어나 활동을 하는 것이며, 이는 수술 후 기능의 개선과 장기 침상 안정에 따른 이차적인 합병증을 방지하는 데 가장 중요하다.

3. 뇌졸중

1) 정의 및 중요성

뇌졸중은 갑자기 뇌혈관이 터지거나 막힘으로써 그에 따른 뇌손상에 의해 운동기능의 손실, 감각이상, 언어장애, 혼수상태 등 갑작스런 신경학적 증상을 일으키는 경우를 의미한다. 1999년에 우리나라에서 암에 이어 34,410명의 사망자를 보인 두 번째로 흔한 사망원인이었다. 뇌졸중이 발생하면 18%가 사망하게 되고, 9%는 완전히 회복하지만 나머지 73%는 심한 장애를 남기게 되는 중증의 질환이다. 따라서 예방이 매우 중요하며, 발병 후에는 삶의 질을 높이고 사회에 복귀하기 위하여 적극적인 재활치료가 필요하다.

2) 재활치료

일반적으로 생체징후(혈압, 맥박, 호흡)가 안정되고 48시간 동안 신경학적 병변의 진행이 없으면 신경학적 안정이 이루어진 것으로 생각하고 환자의 재활 프로그램을 시작한다. 초기 재활치료의 목표는 욕창(그림 5)의 방지, 연하곤란, 요실금, 배뇨기능 장애에 대한 치료이다.

욕창의 방지를 위해서는 매 2시간마다 체위를 바꾸어 주어야 한다. 초기 뇌졸중 환자는 기침반사가 감소되어 있어 기침 없이 기도흡인이 일어날 확률이 매우 높다. 이는 흡인성 폐렴으로 이어질 수 있으므로 입으로 음식공급을 피하고 경위관을 통하여 공급한다. 반드시 연하능력의 회복을 비디오투시 검사를 통하여 평가한 후 경구식이를 시도한다.

뇌졸중 초기에는 일시적으로 방광의 반사가 감소되어 요의를 느끼지도 못하고 배뇨도 하지 못하는 상태가 나타날 수 있으나, 곧 조기에 반사성 배뇨가 가능하게 된다. 반사성 배뇨가 불가능한 초기에는 지속적 도뇨를 이용해야 하나, 요로감염을 증가시키며 배뇨 조절능력의 회복을 지연시키므

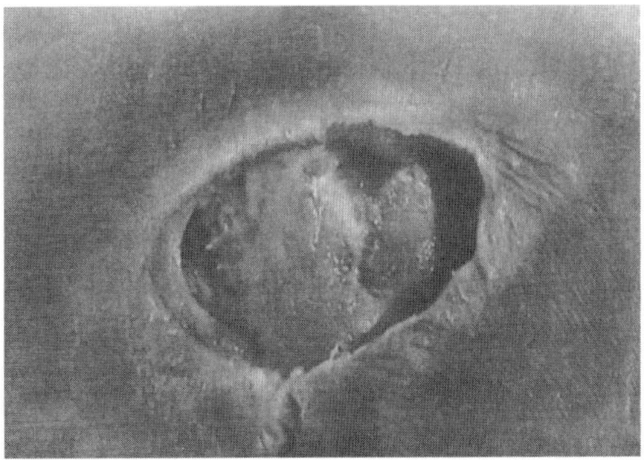

그림 5 욕창

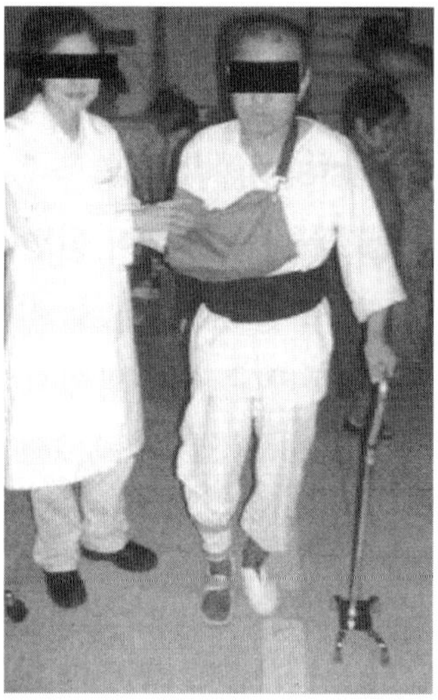
그림 6 뇌졸중 환자의 운동치료

로 간헐적 도뇨로 바꾸어 준다.

재활치료의 목표는 환자가 최대한의 기능적 독립을 얻도록 하여 환자와 가족 모두 이전의 역할을 되찾고 가족·사회로의 복귀를 촉진시켜서 삶의 질을 높이는 것이다. 이를 위하여 마비된 쪽의 기능을 회복시키고, 건측을 강화하며, 일생생활에서의 기능, 의사소통 능력, 인지 및 지각 기능을 증진시키고, 보조기구를 처방하며, 사회적·직업적 환경과 조건을 변형시켜 주는 등 다방면에 걸쳐서 포괄적 치료를 실시하게 된다.

재활치료는 의사의 주관 하에 간호, 물리치료, 작업치료, 언어치료, 사회사업, 직업재활 등 여러 분야의 인력이 협력하여 치료를 진행하는 팀 접근 방식을 시행한다(그림 6). 치료의 목표는 현실적으로 잡는 것이 바람직하며, 주기적으로 환자의 기능 달성도를 재평가하여 치료목표를 조정하는 목표지향적 시스템으로 진행한다. 또한 가족문제와 정신적인 문제들이 재활치료에 큰 영향을 미치게 되므로 재활치료 중 이에 대한 치료도 중요하다.

3) 노인에서 재활치료의 특징

고령은 뇌졸중 이후의 기능적 회복에 방해를 주어 노인 환자에서 회복기간은 젊은 환자에 비하여 길어진다. 이의 원인으로 노인 환자에 있어서는 신경학적 및 그에 따른 기능적 손상의 정도가 심하고, 병발 질환이 흔하며, 재활치료를 받는 데 필요한 이해력, 협조력, 습득력이 떨어짐을 들 수 있다. 특히 뇌졸중 후 가장 흔한 합병증인 우울증은 인지능력의 저하에 영향을 주어 재활치료의 효과를 저하시키므로 이의 발견과 치료가 중요하다.

참고문헌

김진호, 한태륜(2002). 『재활의학』. 군자출판사.

대한노인병학회(2000). 『노인병학』. 의학출판사.

Clark GS, Siebens HC(2005). Geriatric rehabilitation. In DeLisa JA, *Rehabilitation Medicine*. 4th ed. Lippincott. pp.1531-1560.

Fesenthal GF, Lehman JA, Stein BD(2000). Principles of geriatric rehabilitation. In Braddom RL, *Physical Medicine and Rehabilitation*. 2nd ed. Philadelphia: WB Saunders. pp.1343-1367.

14장 피부과 질환

1절 여드름

피부과 문상은

요즈음은 여드름이 더 이상 청춘의 꽃이 아닌 세상이 되었다. 얼굴에 생긴 여드름은 개인의 사회적 활동이나 심리상태에 적지 않은 영향을 주고 삶의 질을 저하시킬 수 있다. 최근 들어 고운 피부결과 맑은 피부가 개인이 갖추어야 하는 능력의 한 가지로 자리매김하면서 이제는 여드름에 대한 적극적인 치료가 필요한 것이 되어가고 있다. 여드름이 피부의 어떤 구조물에서 생기고 그 원인은 무엇인지, 그리고 임상적으로 어떤 모습으로 나타나는지에 대하여 알아보도록 하고, 여러 치료방법과 더불어 어떤 방법이 적합한지 살펴본다.

I. 여드름 발생 부위

피부는 표피 · 진피 · 지방층으로 이루어지는데, 진피부분에 피지선이라는 구조물이 있다. 이 피지선은 모낭과 서로 연결되어 있으며, 만들어진 피지는 모발이 나오는 모공을 통해 밖으로 분비가 된다. 피지는 표피의 각질층과 함께 피부의 보습상태를 유지해 주는 막을 형성한다. 피지선은 사춘기가 넘어서면서 제 기능을 발휘하는데, 중요한 조절인자는 남성호르몬(안드로겐)이다. 간혹 신생아에서 여드름이 생길 수가 있는데, 이는 엄마의 남성호르몬이 임신 중에 아이에게로 건너가 그 영향으로 생기는 것이다. 여드름은 피부의 피지선에서 생기는 질환으로, 피지 배출이 잘 되지 않아 쌓이면서 염증이 생기고 그 결과로 흉터가 남게 된다. 여드름은 피지분비가 많은 곳인 얼굴뿐만 아니라 목, 앞가슴, 등에도 발생한다.

II. 여드름의 원인

간혹 몸 안의 질병이나 열이 바깥으로 나오면서 화산의 분출구처럼 생기는 것이 여드름이라고 생각하는 경우가 있는데, 이는 비과학적이며 올바르지 않은 생각이다. 또한 몸 안의 위장관 질병과 연관성을 입증할 만한 과학적 자료가 거의 없어 두 질환 사이에는 관련성이 없다고 할 수 있다.

여드름은 다섯 가지의 주요한 인자가 서로간에 영향을 주면서 발생한다. 발병인자를 살펴보면, 첫째로 피지가 배출되는 모공부위 각질세포 증식, 둘째로 각질세포에서 만들어진 각질이 비정상적으로 모공에 붙어 있는 상태, 셋째로 남성호르몬에 의한 피지분비의 증가, 넷째로 피지가 고인 곳에서 여드름 균의 번식, 다섯째로 염증의 발생 등이다. 즉 안드로겐에 의해 피지의 분비가 증가하고 모공부위 각질세포에서 만들어진 각질이 비정상적으로 단단하게 붙어서 모공을 막아 피지가 고이게 되며, 이후 여드름 균이 피지를 에너지원 삼아 증식하고 염증이 발생하게 된다.

III. 다양한 형태의 여드름(그림 1, 2)

여드름은 일반적으로 10대의 사춘기에서 시작하여 20대 중반 정도에 소실하지만, 20대 또는 30대에 처음으로 생겨서 수년 동안 지속할 수도 있다. 대부분은 20대에 자연적으로 없어지지만, 이후까지 지속하면서 좋아졌다 나빠졌다를 반복할 수가 있다.

피지가 고이는 상태가 처음으로 나타나면 이를 면포라고 하며, 표면이 검어서 꼭 점처럼 보이는 것을 흑두 면포, 표면이 하얗게 보이면서 좁쌀 알갱이가 들어가 있는 것처럼 보이는 것을 백두 면포라고 한다. 흑두 면포는 모공이 열려 있으면서 피지가 고여 있는 상태이고, 백두 면포는 모공이 완

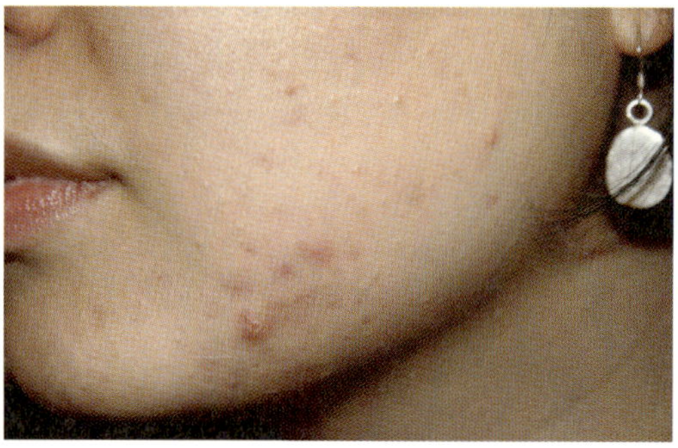

그림 1 백두 면포와 홍반성 구진, 농포

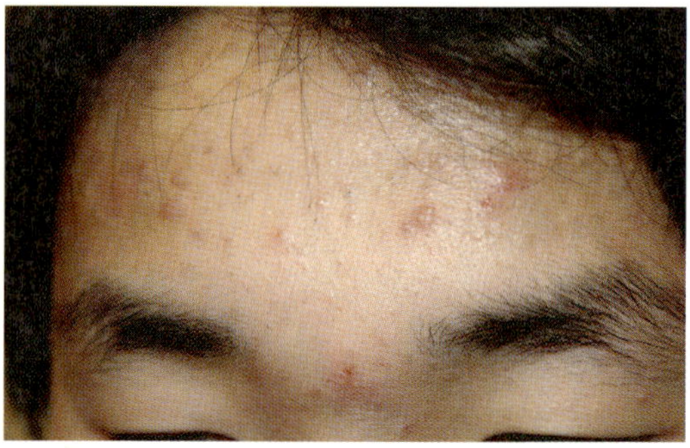

그림 2 흑두 면포와 홍반성 구진, 농포

전히 막히면서 피지가 안쪽으로 고여 있는 상태이다. 그러므로 염증이 심하게 발생할 가능성이 높은 것은 백두 면포이다. 이런 면포들에서 염증이 생기면 붉은 기운을 띠는 구진으로 변하며, 더 심해지면 농이 고이면서 농포로 변한다. 농포가 심하고 크기가 커지면 큰 주머니와 같은 병변이 발생하기도 한다. 최종적으로 염증이 사라지면 여드름이 있던 자리는 붉어지게 되고, 시간이 지나면서 색소침착이 되기도 한다. 염증이 심했던 부위는 아래로 가라앉는 흉터를 남긴다.

Ⅳ. 여드름의 치료방법

치료의 원칙으로는 네 가지를 생각할 수가 있다. 첫째, 모공의 비정상적 각질화를 바로잡아 주어야 한다. 둘째, 피지선의 증가한 활성 상태를 줄여 주어야 한다. 셋째, 여드름 균의 증식을 억제하고 염증을 일으키는 물질의 생성을 차단하도록 한다. 넷째, 염증상태를 감소시키도록 한다.

치료방법은 크게 전신치료와 국소치료로 나누어 생각할 수 있다. 전신치료는 약물을 복용하는 것으로 항생제와 레티노이드 제제가 이용된다. 항생제는 오래 전부터 주된 치료약제로 사용해 왔는데, 최근에 항생물질에 내성을 보이는 여드름 균이 많이 발견되면서 치료약제로서 효용성이 많이 감소하였다. 근래 들어서 효과적인 전신 치료제로 가장 많이 사용하는 약물이 레티노이드 제제인 아이소트레티노인이다. 피지선의 기능에 영향을 주어 피지분비를 감소시키며, 모공부위의 비정상적인 각질화를 정상화시켜 피지배출을 원활하게 해 준다. 각질층의 결합상태를 느슨하게 만들어 각질이 쉽게 떨어져 나오게 하며, 피부 및 점막의 건조증을 유발할 수 있다. 가장 주의해야 할 점은 태아 기형을 유발할 수 있으므로 임신을 예정하고 있거나 임신시에는 절대로 사용해서는 안 된다는 점이다. 아이소트레티노인은 체내에 최대 약 2개월간 남아있을 수 있다.

국소 치료제로는 국소 항생제제, 국소 레티노이드제, 벤조일퍼옥사이드, 살리실산 등이 있다. 국소 항생제제는 과거에는 매우 널리 사용하였으나, 세균의 내성이 생기면서 효용성이 많이 떨어졌다. 그래서 짧은 기간 동안만 사용하거나 벤조일퍼옥사이드, 레티노이드제 등과 병합하여 사용하게 된다. 국소 레티노이드제는 피부자극을 유발하여 불편해 질 수 있지만, 면포와 염증성 병변이 있는 경우에 효과적으로 사용할 수 있다.

전신이나 국소 치료방법 외에도 여드름 병변을 직접적으로 제거하는 방법과 가벼운 화학박피 방법 등의 물리적 치료법이 있는데, 이런 방법을 병합하여 치료하게 되면 최대의 치료 결과를 가져올 수 있다. 흑두 또는 백두 면포를 물리적으로 짜내는 것은 비록 일시적 효과를 가지지만 염증성 병변으로 진행하는 것은 막아준다. 면포의 압출은 반드시 병원에서 시행하는 것이 좋으며, 비위생적 상황에서 비숙련된 사람이 짜게 되면 면포의 피지성분이 피부 안쪽으로 퍼져나와 이물반응으로 심하게 염증이 일어날 수 있다. 화농성 병변에 국소 부신피질호르몬제를 직접 주사하면 염증이 빨리 호전되어 좋은 결과를 가져올 수 있다.

여드름 정도에 따른 치료방침은 절대적이지는 않지만 면포와 가벼운 붉은 구진이 있을 때는 국소치료로 충분할 수 있다. 그러나 붉은 구진과 농포가 다수 있는 중등도 이상인 경우라면 전신치료와 국소치료를 함께 하는 것이 좋다. 물리적 치료는 약물치료 효과와 서로간에 상승작용을 하여 여드름을 빠르게 호전시킬 수 있어서 대개의 경우 함께 시행한다.

V. 음식물과 여드름

음식물이 여드름에 미치는 영향에 대하여는 오래 전부터 연구되고 있으나 아직도 논란의 대상이다. 최근의 연구들에 따르면, 서구화가 아직 덜 된 사회에서는 여드름의 발생빈도가 낮고, 서구화 식단이 보급되면서 그 빈도는 증가한다고 한다. 초콜릿이나 사탕류, 우유, 기름진 음식 등과 여드름의 악화 및 호전 사이에 의미있는 연관성이 부족하여 이들 음식물을 금기시해야 할 것으로 생각하지는 않는다. 그러나 초콜릿의 경우에는 가끔 갑작스런 악화를 동반하는 경우가 있으므로 이런 경향을 보이는 때는 피하도록 한다.

VI. 여드름의 유지치료 및 올바른 관리방법

여드름을 치료하여 좋아진 다음에는 유지치료하여 재발이 되지 않도록 해야 하는데, 보통 국소 여드름 치료제제를 규칙적으로 사용한다. 여드름에 의한 홍반이나 색소침착 등의 완화를 위하여 여드름을 유발하지 않는 것이 입증된 기초 화장제품을 사용하는 것이 도움이 된다. 저자극성 비누로 하루 2~3회 세안해 주고, 두꺼운 화장보다는 가벼운 화장이 좋으며, 집에서 손으로 짜지 않고 인내심을 가지고 지속적으로 치료에 임하도록 한다.

여드름과 관련하여 일반적으로 알고 있는 지식 중 '피부가 청결하지 못해서 생긴다', '치료약을 바르면 모공이 넓어진다', '얼굴에만 생긴다' 등이 있는데, 이는 잘못 알고 있는 것으로 피부의 청결상태와는 큰 연관이 없고, 모공이 넓어지는 것은 치료약과는 관련이 없으며, 가슴과 등에도 여드름이 생긴다.

여드름의 발생과 진행 과정에 대하여 정확히 알고 꾸준하게 치료을 받는다면 여드름 흉을 최소화하면서 깨끗한 얼굴 피부를 만들 수 있다.

참고문헌

이승헌, 안봉균(2003). 「여드름 환자의 삶의 질」. 『대한피부과학회지』 41(10). 1271-1277.

Cordain L(200). Implications for the role of diet in acne. *Seminars in Ctaneous Medicine and Surgery* 24: 84-91.

Dreno B(2004). Acne: Physical treatment. *Clinics in Dermatology* 22: 429-433.

James WD(2005). *Acne, The New England Journal of Medicine* 352(14): 1463-1472.

Katsambas AD, Stefanaki C, Cunliffe WJ(2004). Guidelines for treating acne. *Clinics in Dermatology* 22: 439-444.

Kim SW, Moon SE, Kim JA, Eun HC(1999). Glycolic acid versus Jessner's solution: Which is better for facial acne patients? *Dermatologic Surgery* 25: 270-273.

2절 습진성 피부질환 및 피부관리

피부과 조소연

I. 습진성 피부질환

습진은 피부염과 같은 의미로 사용되는 용어로서 접촉피부염, 아토피 피부염, 지루피부염 등 여러 가지 질환이 포함된다. 급성기에는 주로 가려움증을 동반한 수포, 홍반성 구진, 부종 등이 나타나며, 만성기에는 수포나 부종은 줄어들면서 각질이 일어나고 피부가 코끼리 가죽처럼 두꺼워지고 피부색이 검어지는 공통적인 특징을 지닌다. 즉 급성기에는 모든 염증에 공통적인 네 가지 징후, 즉 홍반, 부종, 열감, 통증(가려움증은 통증의 약한 형태로 보기도 함)이 나타나고, 이때 조직검사를 통해 현미경으로 피부 속을 들여다보면 진피에 염증세포가 많이 나타나고 혈관의 수와 크기가 늘어나 있다. 습진은 그 시기에 따라 치료방법이 다른데, '젖은 병변에는 젖은 치료, 굳은 병변에는 굳은 치료'의 원칙이 있어서, 급성기에는 차가운 식염수나 얼음물 등으로 냉찜질을 하고 스테로이드 로션을 바르며, 심한 경우에는 전신적인 약물치료가 필요하고, 급성기로 넘어가면 스테로이드 크림이나 연고를 바르고, 피부가 너무 두꺼워져 있으면 각질연화제 등을 먼저 바르거나 밀폐요법을 시행하기도 한다. 피부에 바르는 모든 약은 절대로 두껍게 바를 필요가 없다. 약을 바른 후 겉에 허옇게 보이는 부분은 피부로 흡수가 되지 않아 낭비될 뿐이고, 너무 많이 바르면 전신적으로 흡수되어 부작용이 발생할 수 있으므로 항상 얇은 막을 피부 위에 형성한다는 생각으로 얇게 바르고 투명해질 때까지 잘 문지르도록 한다.

1. 접촉피부염

접촉피부염은 외부의 여러 가지 물질이 피부에 직접 접촉하여 발생하는 피부염으로, 습진성 병변이 주로 접촉된 부위에 국한되어 발생한다. 발생기전에 따라 원발성(자극성)과 알레르기성으로 나눈다. 여기에 태양광선의 작용도 관여하면 광알레르기성 또는 광자극성 접촉피부염으로 세분하기도 한다.

자극성 접촉피부염은 강산, 강알칼리 등이 피부에 닿거나, 일상생활에서 비누나 세제 혹은 직업적으로 여러 가지 화학물질에 지속적·반복적으로 노출되어 발생하는 습진으로, 주부습진이 대표적인 질환이다. 반면 알레르기성 접촉피부염은 옻나무, 국화 등의 식물류, 니켈, 크롬, 수은 등의 금속류, 약제류, 각종 화장품, 고무가죽 제품, 접착제 등의 특정 성분에 이미 감작되어 있는 사람에서만 재차 접촉시 발생하는 병변이다.

첩포시험(patch test)은 알레르기성 접촉피부염을 진단하는 검사로서, 소형 금속판 등에 시험물질을 소량 묻혀 접착 테이프로 피부에 부착하여 이틀 후 판독하고 떼어낸 후 다시 이틀 후 두 번째 판독을 하는데, 특정 물질이 접촉되었던 부위에 2~4일 후 뚜렷한 홍반, 구진, 소수포 등을 보이면 진단할 수 있고 원인물질도 찾아낼 수 있다.

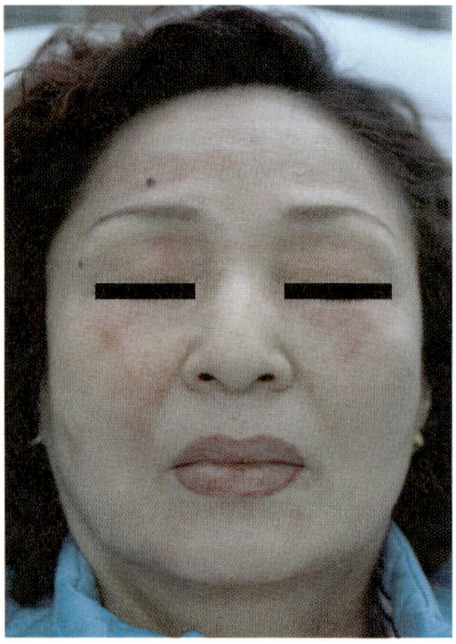

그림 3 화장품에 의한 접촉피부염

접촉피부염의 임상증상은 일반 습진성 질환의 공통적인 소견을 보인다. 자극성 접촉피부염은 충분한 농도의 어떤 자극물질에 충분한 기간 노출되면 누구에게라도 발생할 수 있어 알레르기성 접촉피부염보다 발생빈도가 높고, 급성으로 발생하여 만성으로 경과하며, 따갑고 화끈거림이 심한 특징이 있고, 원인을 제거하면 신속히 소실되며, 첩포시험이 음성이다. 반면, 알레르기성 접촉피부염은 특정 물질에 이미 감작되어 알레르기를 가진 사람에게만 발생하므로 그 발생빈도가 낮고, 지연반응을 나타내며, 가려움증이 주된 증상이고, 원인이 제거되어도 병변이 지속되는 경향이 있으며, 첩포시험이 양성이다.

접촉피부염의 진단은 환자의 병력을 자세히 청취하고 병변의 모양, 분포, 발생부위 등을 관찰하면 쉽게 진단할 수 있다. 예를 들어, 시계줄이나 팔찌에 의한 경우 손목에 나타나고, 화장품에 의한 경우에는 대개 얼굴에 발생하며(그림 3), 배꼽티를 입고 청바지를 입는 경우 배꼽부위에 청바지의 쇠단추가 직접 닿아 흔히 발생한다. 매니큐어에 의한 경우에는 손보다 눈꺼풀에 병변이 흔히 발생한다.

치료는 급 · 만성기의 습진 치료에 준하면 된다. 재발을 막기 위해서는 확인된 원인물질과 재접촉을 피하는 것이 중요하다.

2. 아토피 피부염

아토피 피부염은 주로 유아기 혹은 소아기에 처음 발생하는 만성 재발성 피부질환으로 알레르기성 비염, 천식과 더불어 '아토피 체질의 세 가지 양상' 중 하나이며, 나머지 두 질환을 동반하는 경우도 있다. 전체 인구의 10~20%로 추산할 정도로 매우 흔한 질환이며, 1950~1960년대에 3~5%로 보고된 이후 산업화에 따라 증가되는 것으로 보아 공해와 같은 자극물질의 증가, 여러 가지 알레르기 물질의 증가 등이 원인으로 거론되고 있다. 임상양상은 유아기(2개월~2세)에는 얼굴과 팔다리에 진물이 나거나 딱지가 앉는 급성 습진의 형태를 보이다가, 성장하면서 특징적으로 팔 안쪽 접히는 부위와 무릎 뒤 오금부위의 거친 피부와 홍반, 각질이 일어나거나 때로는 갈라지고 두꺼워지고, 오래되면 시커멓게 더러운 피부처럼 보이는 다양한 양상의 습진형태를 보인다. 특히 우리나라 소아 환자에서 귀 밑이 찢어지거나 귀 주위의 습진이 많이 관찰된다(그림 4). 성인기에는 접히는 부위 외에 얼굴과 목의 피부염 형태로 많이 나타난다.

아토피 피부염은 출생시에는 없다가 생후 100일쯤 되어 신체가 발달하여 가려움증에 대한 반응

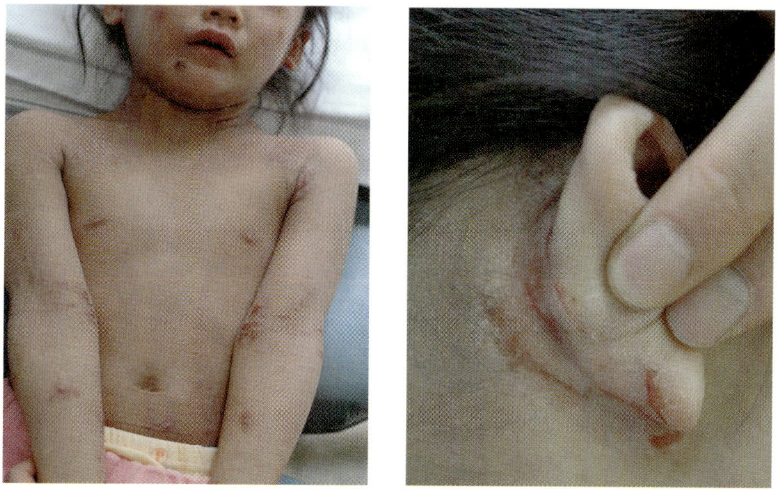

그림 4 아토피 피부염

으로 손으로 피부를 긁거나 얼굴을 비빌 수 있게 되면 비로소 나타나는 질환이다. 유전적 요인이 중요하여 부모 중 한 명이라도 아토피 피부염이나 알레르기성 비염, 천식의 과거력이 있으면 2세에서 발생빈도가 증가하나, 환경적 · 후천적 요인도 중요한 것으로 생각된다. 아토피 피부염은 성장하면서 90% 정도는 늦어도 사춘기까지 소실되며, 약 10%가 성인기 아토피 피부염으로 넘어간다. 아토피 피부염 환자들은 과도한 Th2형의 면역반응을 보이고, 표피 내에서 항원을 T 세포에 전달하는 랑게르한스 세포가 비정상적으로 활성화되어 있으며, 80~90%의 환자에서 혈청 면역글로불린 E가 증가되어 있고, 피부병변에서 호산구가 증가되어 있는 등 면역학적 변화를 나타낸다.

아토피 피부염은 한 가지 검사소견 또는 임상양상만으로 확진할 수 있는 방법이 없기 때문에 여러 가지 공통적인 임상소견에 의해 진단을 내리게 된다. 진단기준에는 다섯 가지 주증상과 여러 가지 부증상이 포함되는데, 가장 중요한 기준은 가려움증으로, 가렵지 않으면 아토피 피부염이 아니라고 할 정도로 가려움증이 심한 편이다. 그 외 유아 · 소아기의 특징적 발진 모양 및 호발부위, 만성 재발성 경과, 아토피(천식, 알레르기성 비염, 아토피 피부염)의 개인 및 가족력이 주증상 진단기준이고, 부증상으로는 피부 건조증, '닭살', 손바닥 눈금이 많고 쪼글쪼글한 양상, 혈청 면역글로불린 E의 상승, 피부감염(곰팡이, 세균, 단순포진바이러스, 사마귀바이러스 등)의 증가, 손발의 비특이적 습진, 젖꼭지 피부의 습진, 입술의 염증, 결막염, 눈을 반복적으로 비벼서 생기는 눈 밑의 주름 및 눈 주위 색소침착, 목 앞쪽의 뚜렷한 주름과 '더러운 목' 처럼 보이는 피부, 땀 흘릴 경우의 가려움증, 양털 등 자극물질에 대한 예민성, 음식물에 대한 과민성, 환경이나 감정요인에 의한 악화 등이 있다.

아토피 피부염의 치료는 일반적으로 악화시킬 수 있는 요인들을 피하고 항히스타민제의 복용과 약한 스테로이드제의 도포가 주된 치료이고, 이러한 방법에 반응하지 않는 심한 환자에서는 광선치료, 면역억제제 투여 등으로 치료하기도 한다.

3. 지루피부염

지루피부염은 두피를 비롯하여 주로 피지의 분비가 왕성한 부위에 잘 발생하는 만성 습진의 일종으로, 원인은 확실치 않으나 과다한 피지분비와 피부에 사는 진드기의 일종이 관여하는 것으로 보고되었다. 또한 파킨슨병이나 기타 질환들과 동반되어 나타나기도 하고, 신체적 과로나 정신적 스트레스도 악화요인이 되므로 복합적인 병인에 의해 발생하는 것으로 생각된다. 증상은 주로 두피와 얼굴(가장 흔히 눈썹 윗부분과 코 양측 옆의 골), 귀, 그보다 드물게 가슴의 가운데에 노란색 내지 붉은색의 기름기가 있거나 마른 각질이 일어나고 가려움증이 동반될 수 있다. 비듬과 두피의 가려움증도 지루피부염의 한 형태로 볼 수 있다. 지루피부염은 여드름이나 주사(얼굴 중심부의 피부가 항상 벌겋고, 때로는 구진 · 농포가 생기며, 심하면 딸기코로 진행할 수 있는 피부질환)와 함께 발생하는 경우가 적지 않다. 신생아기 혹은 성인기에 호발하며 건조한 겨울철에 악화되는 경향이 있다.

치료는 두피의 경우 일주일에 2~3회 zinc pyrithionate(헤드&숄더TM, 댄트롤TM, 노비드TM 등), selenium(쎌손TM) 혹은 ketoconazole(니조랄TM) 성분을 함유한 샴푸로 머리를 감고 국소 스테로이드 로션이나 액을 바르며, 가려움증이 심한 경우 항히스타민제를 경구복용한다. 얼굴에는 급성기에는 약한 국소 스테로이드제를 바르고, 호전되면 곧 중지하고 보습제나 기타 피부과 전문의가 처방하는 다른 계통의 약으로 교체하여 바르도록 한다. 지루피부염은 만성 재발성 피부염이므로 장기간 계속 스테로이드를 바르게 되면 그 부작용으로 지속적인 얼굴의 홍반, 모세혈관 확장 등이 생길 수 있으므로 주의해야 한다.

지루피부염은 전신상태에 따라 호전과 악화를 반복하는 만성 질환이므로 '뿌리를 뽑겠다'는 생각을 하지 말고 당뇨나 고혈압처럼 평소 건강관리를 잘 하면서 조절하는 질환으로 생각하고 몸 상태를 최선으로 유지하도록 노력하는 것이 재발 방지에 중요하다.

4. 동전모양 피부염

동전 모양의 붉은 습진성 반이 주로 팔 · 다리의 바깥쪽에 생기는 습진의 일종으로, 원인은 알 수 없으나 아토피와의 관련성, 금속 알레르기, 유전적 요인, 세균과의 관련성이 보고되어 있고, 특히 건조한 피부, 정서적 긴장이 심한 사람, 음주자에서 심하게 나타난다. 매우 심한 가려움증이 특징이고, 재발을 잘 하고, 심할 경우 진물이 나서 딱지가 앉기도 한다. 치료는 일반 습진의 치료에 준한다.

5. 건성 습진

주로 노인들에 발생하는 습진으로, 주로 사지 특히 정강이 부분에 피부의 건조증이 심하여 피부 표면이 논바닥처럼 갈라지고 자극되어 가렵고 붉어지며 희고 미세한 각질이 앉는 질환이다. 흔히 건조하고 차가운 공기에 노출되면 심해지므로 겨울에 악화된다. 이뇨제를 복용하거나 림프종 등 피부 질환에 의해 이차적으로 발생할 수도 있다. 치료로는 주변 환경의 습도를 높게 유지하고, 순한 비누를 사용하거나 아예 건조한 부위에는 비누칠을 하지 않으며, 때를 밀지 않고 목욕 후 즉시 보습제를 바른다. 심하면 국소 스테로이드를 바르고 가려움증을 줄여주는 약을 복용한다.

II. 올바른 피부관리

올바른 피부관리는 무엇보다 자외선 차단, 피부청결과 수분공급이 우선이다. 외출했다 돌아왔을 때는 반드시 미지근한 물로 비누세수를 하고 모이스처 크림이나 로션을 발라줘 건조를 막도록 하고, 가습기를 비치하여 피부 수분공급에 신경 쓰도록 한다. 오전 10시부터 오후 3시 사이가 가장 자외선이 강할 때이므로 햇볕을 피하도록 하고, 자외선을 반사 또는 흡수하는 화장품을 사용한다. 외출 시 긴 소매 옷을 입고 양산이나 모자를 쓰는 것도 좋은 방법이다. 평소 손톱과 발톱을 짧게 깎고 깨끗이 하며, 내의와 이부자리도 자주 빨아 깨끗이 한다.

육체의 피로는 피부 피로와 직결되므로 충분한 수면과 휴식, 영양공급에 힘쓰도록 한다. 물을 많이 마시고 영양을 골고루 섭취하는데, 비타민이 풍부한 녹황색 야채와 단백질을 많이 함유한 음식이 피부건강에 유익하다. 또한 정신적인 휴식과 적절한 운동으로 정신건강을 유지하는 것도 매우 중요하다.

여유 있는 마음으로 편히 생활하는 것이 피부를 돕는 길이며, 속을 끓이면 거울을 보는 것 같이 피부가 거칠어진다. 피부는 인체건강의 거울이므로 신체에 다른 병이 발생하면 제일 먼저 피부가 타격을 받는다. 병이 나면 바로 치료를 받도록 하고, 피부질환의 경우 긁지 말고 전문의의 치료를 받는다. 곧 나으려니 하고 약국에서 연고만 사서 바르면 당장엔 좋아지는 듯해도 나중에 더 큰 피부문제를 초래할 수 있다.

가려움증을 동반하는 피부질환의 치료에는 올바른 피부관리가 필수적인데, 일단 건조해지거나 쉽게 자극되지 않도록 피부를 보호하는 것이 중요하다. 매일 1회 짧고 너무 뜨겁지 않은 샤워나 20~30분간의 미지근한 목욕을 하고, 비누는 보습제가 함유된 저자극성 비누를 피부가 겹쳐지는 부위에만 사용한다. 목욕탕에 가서 때를 미는 행위는 표피의 가장 바깥층인 각질층을 제거시켜 피부 장벽을 인위적으로 파괴하기 때문에 외부 환경에 피부가 무방비로 노출되어 쉽게 자극되고 건조하게 되어 피부염을 유발하므로 좋지 않다. '때'라는 것은 피부의 각질층에 땀과 먼지가 추가된 것으로, 땀과 먼지는 가벼운 비누 샤워로 다 씻겨 나가고, 피부각질은 한 달에 한 번 정도 우리가 모르는 사이에 저절로 피부에서 조금씩 탈락되고 새 피부로 대치되고 있으므로 일부러 때를 밀 필요가 없다. 자주 보습 로션을 바르고, 특히 샤워나 목욕 후 3분 이내에 온 몸에 충분히 바르는 것이 피부 건조 예방에 중요하다. 기온이 내려가고 바람이 불어 더욱 건조해지는 겨울철에는 가습기를 틀거나 빨래를 널어서 주변 환경을 건조하지 않게 유지한다. 피부에 닿으면 피부를 자극시키는 양털 제품, 털이 많은 애완동물, 빨랫비누나 세정제, 유리섬유 등과의 접촉은 피한다. 외부 온도와 습도의 급격한 변화는 피부염을 악화시키거나 재발을 유발하는 요인이 되므로 너무 춥거나 더운 날씨에 노출되지 않도록 주의하고, 피부자극이 없고 땀을 잘 흡수하는 면제품 의류만 피부에 직접 닿도록 하는 것이 좋다. 운동, 정신적인 스트레스, 통기가 잘 안 되는 옷 등에 의하여 땀이 나면 피부에 자극을 주어 가려움증이 생길 수 있으므로 주의한다.

모든 피부염에는 더운 온도와 건조함이 나쁜 영향을 미치므로 평소에도 되도록 사우나 찜질방에는 가지 않도록 하고, 알코올은 염증반응에 관여하는 세포들을 취하게 만들어 면역력을 떨어뜨리며 두드러기를 일으키는 히스타민을 다량 방출하는 효과가 있으므로 두드러기, 피부염, 피부감염이나 상처가 있는 사람은 절대로 술을 마시지 않도록 한다.

나이가 들어감에 따라 피부도 노화되어 점점 건조해지고 탄력을 잃게 된다. 피부노화에는 나이를 먹는 것에 따른 내인성 노화, 태양광선에 의한 광노화(외인성 노화)가 있는데, 내인성 노화에 광노화가 추가되는 정도에 따라 눈에 보이는 최종 피부노화의 정도가 결정된다.

지구 표면에 도달하는 햇빛은 파장의 길이에 따라 여러 가지 광선으로 나눌 수 있는데, X광선처럼 파장이 짧고 살균력을 가진 것은 대기 중의 산소 및 오존층에 의해 흡수되고 햇빛의 1% 정도만 지구 표면에 도달한다. 이 1% 중 자외선이 대부분인데, 자외선은 파장(200~400nm)에 따라 긴 것을 자외선 A, 중간 것을 자외선 B, 짧은 것을 자외선 C로 나눈다. 이들 자외선은 많이 쪼이게 되면 비타민 D 합성 외에는 장점이 하나도 없고 피부에 여러 가지 해로움을 줄 수 있는데, 자외선 A가 피부를 검게 하는 흑화작용과 자외선 피부염 등을 일으킨다. 자외선의 0.2%에 불과한 자외선 B는 일광화상, 검버섯, 피부암 등을 일으킨다. 자외선 C는 오존층에 의해 지구 표면에 거의 도달하지 못하나, 일단 도달하면 살아 있는 단세포까지 죽일 수 있어 살인광선이라고도 한다. 자외선은 산업화에 따른 오존층의 파괴로 한층 대기권으로 많이 유입되고 있는바, 적극적으로 차단하는 것이 좋다. 자외선은 구름이 있거나 비가 오는 날에도 존재하므로 흐린 날이라고 방심해서는 안 된다. 여성의 경우 맨 얼굴로 다니는 것보다 자외선 차단제 위에 화장을 하는 것이 피부보호에 더 좋다.

태양에 의한 광노화를 최소화하기 위해서는 평소에 항상 SPF(sun protection factor, 일광차단지수) 30 이상의 자외선 차단제를 노출 15~30분 전에 바르고 외출하도록 한다. 바닷물, 모래, 스키장에서 눈에 반사되는 광선에도 화상을 입을 수 있으므로 파라솔이나 그늘에 있다고 안심할 수는 없으며, 자외선 B를 물리적 · 화학적으로 흡수해서 차단하는 의복이나 일광차단 화장품을 사용해야 한다. 또한 아무리 좋은 일광차단 화장품이라 할지라도 수영 후나 땀이 나서 씻겨나갔거나 옷에 의해 지워졌다고 생각될 때마다 2~3시간마다 다시 발라야 하며, 피부형과 목적에 따라 일광차단지수가 다른 화장품을 선택하여 발라야 한다. 우리나라와 같이 햇볕이 풍족한 나라에서는 햇볕에 몸을 그을리는 것이 백해무익하다. 시중에 나와 있는 셀프 태닝 로션은 그 자체가 특별히 피부에 해로울 것은 없으나, 피부를 자외선으로부터 전혀 보호하지 못한다. 베이비오일 등은 피부에 윤활작용을 하고 피부의 광학적 성질을 변화시켜 자외선에 더 투명해지도록 하는 기능만 할 뿐, 화상으로부터 피부를 보호하거나 선탠을 증가시키지 않는다. 오렌지-갈색의 색소를 함유하는 상품들은 자가산화되어 표피의 단백성분에 흡수된 상태로 5~7일간 각질층을 염색시킬 뿐이다. 따라서 선전에 현혹되어 이런 상품만 도포하고 그 효과를 과신한 채 태양에 피부를 노출시키면 오히려 일광화상을 입을 수 있다. 광노화 외에 열 또한 피부노화를 가속화시킬 수 있으므로 젊고 아름다운 피부를 유지하고 싶다면 사우나나 찜질방 출입은 하지 않는 것이 좋다.

피부노화는 20대부터 진행되므로 젊을 때부터 피부를 잘 관리해야 피부노화를 늦출 수 있다. 내인성 노화를 최소화하기 위해서는 야채와 비타민 C 등의 항산화제를 많이 섭취하고 술·담배를 금하며 긍정적인 생각으로 삶에 임하여 육체적·정신적 스트레스를 최소화하는 것이 중요하다.

참고문헌

문기찬, 김규한, 서울대학교 의과대학 피부과학교실 편(2001). 『의대생을 위한 피부과학』 1판. 고려의학.

Odom RB, James WD, Berger TG(2000). *Andrews' Diseases of the Skin*. 9th ed. Philadelphia: Saunders Company.

Rigel DS, Weiss RA, Lim HW, Dover JS(2004). *Photoaging*. New York: Marcel Dekker.

Freedberg IM, Eisen AZ, Wolff K, Austen KF, Goldsmith LA, Katz SI(2003). *Fitzpatrick's Dermatology in General Medicine*. 6th ed. New York: McGraw-Hill.

3절 피부의 곰팡이 질환

피부과 원종현

곰팡이(진균)는 피부의 각질층, 모발 및 손발톱과 같은 케라틴에 기생하여 번식함으로써 피부 표면에 질환을 일으킬 수 있다. 이러한 질환에는 발무좀, 손발톱 진균증, 완선, 어루러기 등이 포함된다.

I. 발무좀

발무좀(족부백선)은 발가락 사이, 특히 네 번째 발가락과 다섯 번째 발가락 사이나 세 번째와 네 번째 발가락 사이에 가장 많이 생긴다. 발가락 사이 피부가 짓무르고 갈라지며, 불쾌한 발 냄새와 때로는 물집이 잡히기도 하고, 발바닥의 각질이 두꺼워져 고운 가루처럼 떨어지기도 하며, 소양감이 동반되기도 한다. 발가락과 발바닥까지 퍼질 수 있고, 손상된 피부를 통해 이차적인 세균감염을 일으킬 수 있다.

대한피부과학회에서 추천하는 족부백선의 예방법을 살펴보면, 발을 하루 1회 이상 깨끗하게 씻고, 땀을 많이 흘리는 경우는 더 자주 씻는 것이 좋다. 또 발을 씻은 후에는 통풍을 잘 시켜 발가락 사이까지 잘 말리고 건조하게 유지한다. 꼭 조이는 신발보다는 발가락이 나오는 샌들이나 통풍이 잘 되는 신발이 도움이 될 수 있다.

약물요법으로는 항진균제를 1일 2회 정도 병변과 그 주변부에 바른다. 다 나은 것 같아도 2~3주간 계속 더 바르는 것이 재발 방지에 도움이 된다. 급성 염증이나 이차 감염이 생기면 발가락이나 발등이 붓고 붉은색을 띠며 통증을 동반할 수 있다. 이때는 의사와 상담 후 항생제와 때로는 스테로이드제를 사용하는 경우도 있다. 또 냉습포 치료나 소독약을 희석시켜 세척할 수도 있다.

II. 손발톱 진균증

손발톱 진균증이란 진균(곰팡이)에 의한 손톱 또는 발톱의 감염증을 말하며, 치료하지 않은 손발의 무좀에서 이차적으로 발생한다. 손발톱 진균증 환자는 많은 경우에 다른 부위에 진균감염증을 가지고 있다. 손발톱에 무좀이 생기면 손발톱 모양의 변형이 생기고, 부분적·전체적으로 희거나 노란색을 띠며 두꺼워지지만, 광택을 잃고 잘 부스러진다. 손발톱 아래에 각질이 쌓이고 아래쪽 피부와 분리되어 뜨는 경우도 있다. 하지만 확정적인 진단을 위해서는 도말검사나 진균배양검사를 통해 진균의 존재를 확인하는 것이 필요하다.

치료는 흔히 쓰이는 무좀약(연고)으로는 치료가 잘 되지 않고 경구 항진균제를 2~3개월간 복용해야 한다. 장기간의 경구투여로 인해 치료 전후에 정기적인 혈액검사가 필요한 경우도 있다. 최근에는 매니큐어 형태의 손발톱 진균증 치료제를 바르는 방법으로 치료하기도 한다.

손발톱 진균증은 비교적 긴 기간의 치료를 필요로 하고 성공적인 치료 확률도 70~90% 정도이다. 어떤 환자는 피부과에서 사용하는 경구용 약제가 독해서 속을 버린다는 선입견을 가지고 있는데, 발톱 무좀에 사용하는 항진균제는 이런 부작용을 가지고 있지 않다. 서울의대 피부과의 연구 결과에 의하면, 10% 정도에서 경미한 간기능 검사상의 변화를 보였다.

III. 완선

완선은 사타구니에 곰팡이가 감염된 질환으로, 젊은 남자의 사타구니에 잘 생기고, 경계가 분명한 둥글거나 반달형의 병소가 특징적이며, 가려움증 등으로 병원을 방문하게 된다. 치료를 하지 않고 방치하다가 심해지는 경우가 많고, 특히 습진으로 잘못 인식되어 습진 연고나 종합피부질환 치료제

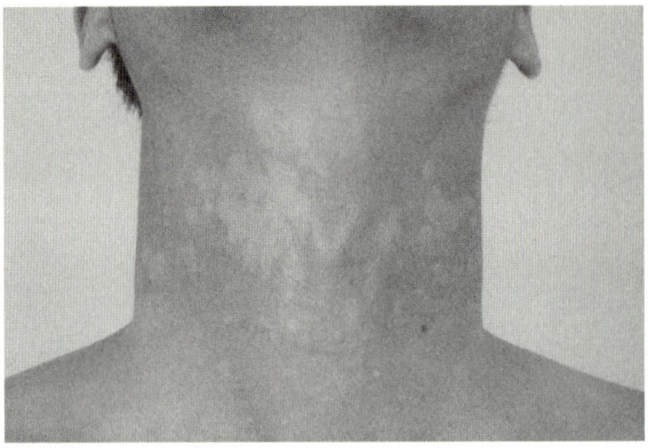

그림 5 어루러기

를 임의로 바르다가 증상이 악화되는 경우가 자주 있다. 여름에 악화되며 색소침착이 남는 경우가 있다. 치료 후에도 재발을 줄이려면 건조하게 유지하고 꽉 끼는 속옷을 입지 않는 것이 좋다.

Ⅳ. 어루러기

어루러기(전풍)는 가슴, 등, 겨드랑이, 목 등에 다양한 크기의 연한 황토색, 황갈색, 붉은 빛을 띠는 갈색의 반점을 만들고 버짐이 살짝 생기면서 하얗게 변하는 경우도 있다(그림 5). 땀을 많이 흘리는 젊은 사람에게 잘 생긴다. *Malassezia*라는 효모균에 의해 생기며, 진단은 진균검사를 하여 원인균을 찾아냄으로써 할 수 있다. 어루러기로 인해 색깔이 변한 것은 치료 후에도 장시간 지속될 수 있으며, 여름철에 재발을 잘 하는 질환이다.

참고문헌

윤재일(2001). 16장 피부 및 심재성 진균증. 『피부과학』 4판. 어문각.

Lee DH, Won CH, Eun HC(2005). The efficacy and relapse rate of itraconazole pulse therapy in onychomycosis. *J Eur Acad Dermatol Venereol* 19(10). suppl 2, 344.

4절 다한증

흉부외과 이정상

I. 다한증의 정의

다한증은 정상적인 정서나 생리이상 및 자율신경의 과흥분으로 손, 발, 겨드랑이, 몸통, 얼굴, 두피, 전신 등에서 필요한 양 이상으로 과도하게 땀이 나오는 증상이다. 발생비율은 발표하는 나라마다 차이가 있지만 경증까지 포함하면 인구의 0.1~1% 정도이며, 중증인 경우는 드문 것으로 보고되고 있다. 유전병은 아니지만 유전적 인자가 강하여 중증인 경우 70% 정도의 친척에서 다한증을 볼 수 있고, 동양인 경우에는 20~30% 비율의 가족력을 보인다. 교감신경이 과도하게 흥분되는 예민한 가계에서 나타난다.

II. 다한증의 원인

다한증을 유발하는 다른 원인질환이 있는 경우(이차성 다한증)와 다른 원인질환이 없는 경우(일차성 다한증)로 나눌 수 있다.

일차성(본태성) 다한증의 경우 시상하부의 발한중추와 자율신경계의 교감신경이 정상인보다 민감하게 반응하기 때문에 땀샘이 자극되어 증상이 나타나게 된다. 정신적인 자극이 심해지면 다한증의 증상이 심해지지만, 정상적인 상태에서 정신적 자극 없이도 증상이 심해질 수 있다. 보통 수면 중에는 증상이 없는 경우가 대부분이며, 하루가 시작되면서 증상이 같이 활성화되기도 하고 계속적으로 지속되기도 한다. 적게는 증상이 띄엄띄엄 나타나는 경우도 있다.

다른 질환이 있는 경우는 그 질환을 치료해서 땀을 줄일 수 있다. 주원인으로는 폐결핵, 당뇨 일부, 갑상선기능항진증, 저혈당, 비만, 정신질환, 불안증세, 폐경기, 갈색종, 만성 감염증, 자가면역질환, 척수손상에 따른 교감신경 파괴 등이 있다.

III. 다한증의 증상

다한증 환자의 증상은 땀이 나는 것이라 눈으로 쉽게 알 수 있으나, 다른 원인질환이 없는 일차성인지 확인하는 것이 중요하며, 손, 안면, 겨드랑이, 발 등으로 증상을 나눌 수 있다.

수부 다한증의 환자들은 악수를 꺼리거나, 사람들과의 대화 중에 손을 숨기거나, 찬 물잔 등을 잡아서 다한증을 숨기려는 현상 등을 보인다. 대인관계에서 매우 불편해하며, 종이를 사용할 때 젖어버려서 직업적으로나 사회생활에서 심한 곤란을 겪게 된다.

안면부 다한증의 환자에서는 스트레스 등으로 쉽게 안면다한, 심하면 안면홍조가 나타나 사회적으로나 직장 내에서 대인기피 혹은 자기비하 등을 나타낼 수 있다.

액와부 다한증의 환자들은 겨드랑이 부위나 옷이 항상 젖어 있게 되어 착용하는 복장에 스스로 제한을 하게 되며, 심지어 땀을 분해하는 세균이 동반될 경우 액와부의 냄새나 옷의 악취(암내, 액취증) 등으로 사회생활에 곤란을 겪게 된다.

족부 다한증의 환자들은 발 냄새나 발바닥의 물집, 양말의 악취 등의 증상을 보인다.

이런 각각의 증상은 단독적으로도 올 수 있고 여러 개의 조합형태도 가능한데, 주로 수부와 족부의 조합이 가장 흔한 편이다.

IV. 다한증의 진단

진단은 원인검사로 호르몬 검사 등 혈액검사, 늑막유착 여부 검사, 폐기능, 심전도 검사 등 기본검사와 적외선 체열진단기로 수술 전 교감신경 과흥분 비정상 패턴을 확인한다.

V. 다한증의 치료

크게 보면 땀샘을 파괴하는 방법과 교감신경의 자극을 줄이는 방법으로 나눌 수 있다.

1. 땀샘을 파괴하는 방법

알루미늄 화합물과 에탄올 그리고 글루타르알데히드 등으로 화학적으로 파괴하는 방법이 있고, 전

1. 정상 생리 기능상

- 인체 체온 분포는 좌우대칭이 정상

⇨ 비대칭 체온 분포는 통증의 객관적 진단 근거

⇨ 임상적 유의성 있는 좌우 차이

ΔT = 0.5~0.6°C

2. 신체 상 · 하부의 각 부위별 표준 피부 온도 수치 관계

⇨ 상단 앞부위와 대퇴부 뒷부위 0°C 기준

⇨ 부위별 온도 분포의 차이와 다른 경우 의미를 갖는다.

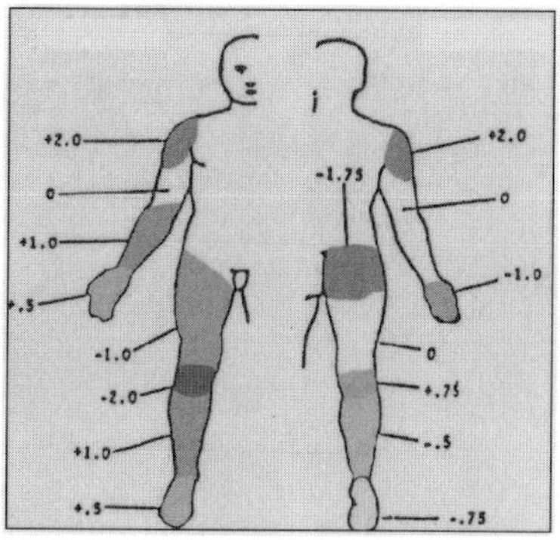

정상적인 부위별 온도 분포의 차이를 나타낸 그림

3. 체온분절

⇨ 척추신경의 지배를 받은 피부분절(dermatome) 영역 내의 혈관의 수축 및 확장에 관여하는 자율신경과의 연관 영역을 체온분절(thermatome)이라 하며, 주로 저체온으로 나타난다.

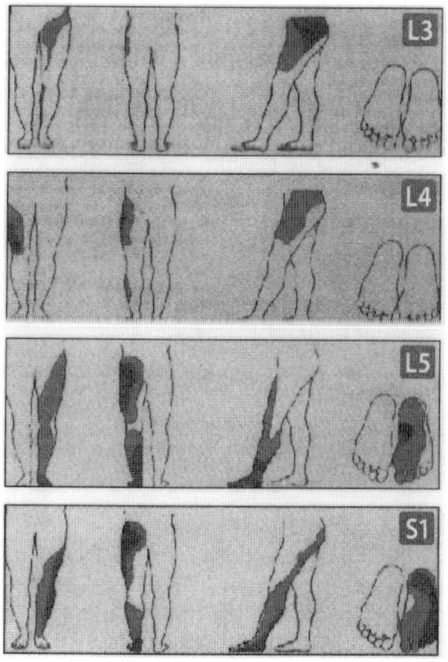

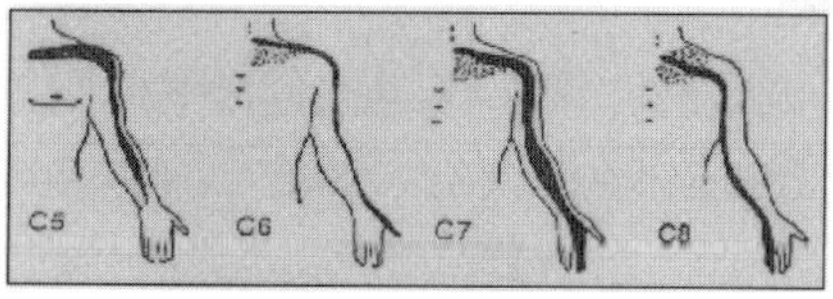

경추신경의 체온분절 패턴

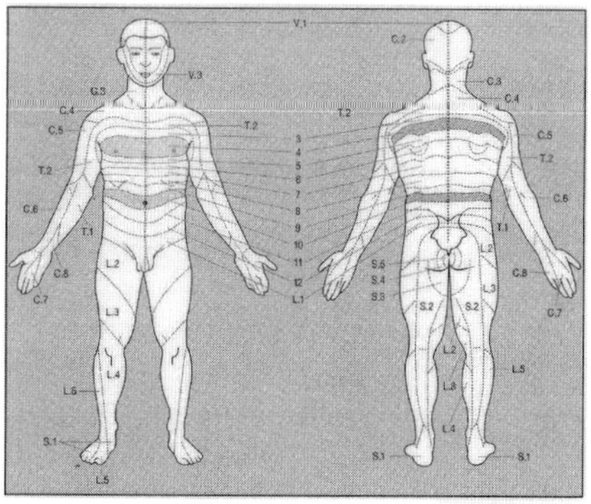

그림 6 다한증의 진단

기분해요법, 이온영동법, 레이저 파괴법 등으로 전기나 파장으로 파괴하는 방법이 있다. 이들 방법은 손이나 발에서 주로 사용하게 된다. 땀샘은 피부 진피층에서 계속 자라 나오므로 3주 이상이 지나면 새로 자란 땀샘을 다시 제거해 주어야 한다.

지방흡입술이나 수술로 땀샘을 제거하는 방법이 있으며, 주로 겨드랑이 부위에 사용하게 된다. 땀샘을 진피층에서 완전히 제거하는 방법은 영구적이기는 하지만 흉터가 남고, 완전한 제거가 쉽지 않다.

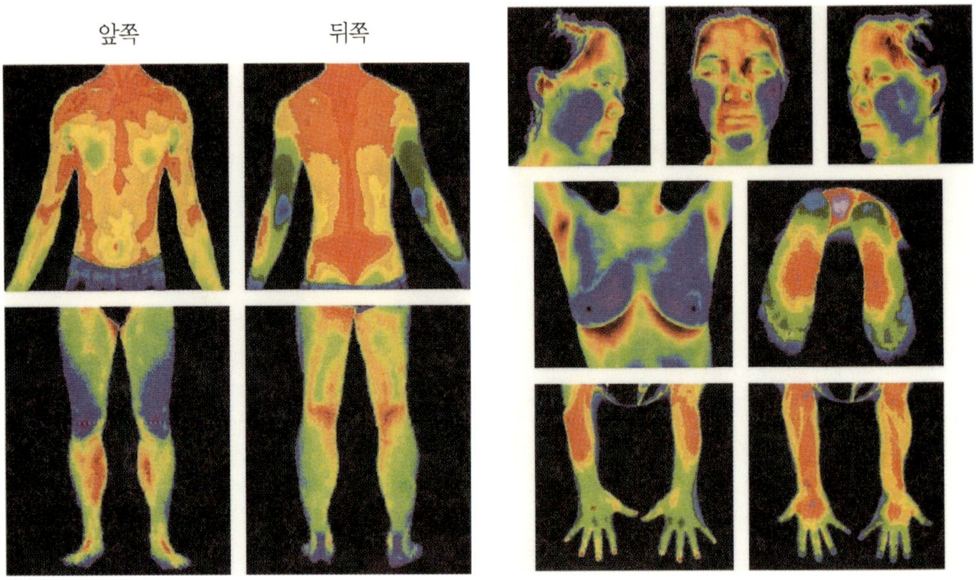

그림 7 적외선 체열진단기 검사 결과

2. 교감신경의 자극을 줄이는 방법

① 항콜린제, 교감신경 차단제, 항우울증제, 항불안제 등을 사용하여 교감신경을 둔화시키는 내과적 요법이 있으며, 이들 치료법은 각각의 약마다 따르는 부작용이 있고 장기적으로 복용하는 데에 한계가 있다.
② 정신치료, 전기영동치료기, 바이오피드백 치료 등으로 심리적으로 자극을 덜 받게 하는 치료가 있으며, 이들 치료는 치료자가 누구인가에 따라 환자의 반응 정도에 따라 큰 차이가 있다.
③ 최근 보톡스 치료가 있는데, 손이나 발처럼 피하지방이 적은 곳은 주사되는 거리가 가까워야 하기 때문에 주로 피하지방이 있는 겨드랑이나 몸통 등에 사용된다. 그러나 통증이 있고, 3~5개월 정도로 효과 지속기간이 짧으며, 매년 계속 주사를 맞아야 하고, 비싸다는 단점이 있다.
④ 흉부 교감신경을 직접 조절하는 방법으로 교감신경 용해술과 교감신경 절제술이 있다. 용해술은 약물로 교감신경을 녹이는 방법으로 마취통증의학과에서 시술하는데, 재발이 많아서 최근에는 거의 사용되지 않고 흉부외과의 교감신경 절제술이 가장 많이 시행되고 있다. 이 방법에는 신경외과의 척추 디스크 수술과 유사한 후방척추 접근법, 액와부 개흉술 등이 있으나, 질병에 비해 수술법이 너무 과격하고 부작용이 커서 늑막유착이 심한 특수한 경우에만 사용하는 실정이다. 1990년대에 들어서서 비디오카메라 촬영술과 위내시경 기구의 발달로 그 응용산물인 비디오 흉강경 수술요법이 미

국에서 개발되었다. 초기의 직경 10mm 흉강경 시절을 지나 5mm 흉강 내시경을 거치고부터 1996~1997년부터 2mm 흉강경 기구가 개발됨에 따라 미세한 흉터로 당일 혹은 1박2일(안전상 적합) 수술이 가능하게 되어 많은 환자들에게 반가운 소식이 되고 있다. 거의 재발이 없고(1,000명 시술에 7명 정도 재발) 확실한 효과가 나타나지만, 전신마취와 입원이 필요한 단점이 있다.

3. 교감신경 절제술

대부분의 병원이 일반적으로 2~3mm 흉강경으로 교감신경 절제술을 시행하고 있으며, 전신마취를 기본으로 하고 있다. 입원기간은 병원마다 조금씩 차이는 있으나 1~2일 정도의 입원기간을 필요로 한다. 수술방법은 흉강 내로 2~3mm 창을 만들고 내시경 도구를 이용하여 교감신경절간의 신경 연관관계를 막게 되면 다한증의 치료가 되는 것인데, 병원마다 또는 각각의 의사마다 창을 만드는 방법과 차단방법도 다를 수 있다.

과거에는 교감신경절마다 제거했으나, 합병증이 많이 생기는 관계로 현재는 제거하지 않는다. 연관관계를 차단하는 방법으로 신경절간의 주가지를 전기소작을 이용하거나 클립을 이용하여 차단하는 방법이 있고, 최근에는 신경절과 주가지의 연결을 차단하는 방법이 있다.

흉부 교감신경절 하나하나에 해당되는 땀샘의 분포가 개인마다 다르고 이중 삼중으로 관계하는 신경절이 달라서 각 병원별 · 의사별로 차단하는 신경절에 대한 의견이 다르지만, 현재 안면 다한증은 제2흉부 교감신경절, 수부 다한증은 제3신경질, 겨드랑이 다한증은 제3, 4신경질을 차단하는 추세이다.

얼굴 혹은 수부 다한증 환자의 경우 97%가 치료가 되지만, 겨드랑이 다한증의 경우 60~90% 정도로 치료효과가 떨어지고, 족부 다한증의 경우 흉부와 요부에서 이중으로 교감신경이 관계하기 때문에 흉부 교감신경 절제술로는 40~60%에서 다한증세가 감소된다고 보면 된다. 족부 다한증은 발기기능과 관련 있는 요추 교감신경 수술을 하므로 신중해야 한다. 최근 액취증을 동반하는 겨드랑이 다한증에서 2mm 흉강경 교감신경 수술 후 매우 우수한 성적을 보이고 있어 희망적이다.

4. 교감신경 절제술의 합병증

보상성 다한증이 가장 흔한 합병증으로 80~60% 정도로 나타난다. 우리 몸은 36~37°C로 체온조절상 진화되었고, 땀으로 주로 조절되며, 그 총량은 일정하다. 따라서 심한 다한증 부위를 흉부외과적으로 신경수술해 주면 그 부위는 어느 정도 해결되나, 그 만큼의 땀이 수술하지 않은 타 부위에서 골고루 재적응 · 재분산하여 나와 줘야 하는데, 수술 후 자율신경의 재적응 · 재분산이 안 되면 어느 한 부위에서 과도하게 땀이 나와 또 다른 불편을 야기한다. 주로 등, 배, 사타구니 등에 나타나게 되는데, 대부분은 생활의 불편을 느끼지 않지만 드물게(수술 후 3~5%) 심각한 문제를 일으킬 정도가 되기도 한다. 이 경우 내과적 약물투여를 병행하거나 보톡스 주사를 사용하여 발한부위를 조절한다. 만약에 클립을 이용하여 차단한 경우엔 클립을 제거하면 이론적으로는 수술을 되돌릴 수 있지만, 이것도 대개 이차 수술시 보면 이미 클립 수술된 신경의 재생이 불가능해진 경우가 많아 그 효과에 회의적이다.

눈꺼풀이 처지는 호너증후군도 있는데, 경험이 많은 경우 거의 생기지 않으며, 주로 일시적인 경우가 많고 보통 0.3% 정도로 보고되고 있다. 신경염과 신경통도 드물게 있으며, 대부분 1개월 안에 사라지게 된다.

안면 다한증은 수술 후에도 특정 음식이나 냄새에 의한 다한증이 남아 있게 되는데, 수술 전보다 심해지는 것이 일반적이다. 보상성 발한 가능성 확률이 높아 충분한 상의가 필수적이다.

이 외에도 심박동이 느려지거나 피부가 건조해지는 환자들이 있으나, 심박동의 감소가 건강상의 문제가 되지 않고 오히려 마음이 편해졌다고 할 정도이며, 피부건조도 시간이 지나면 익숙해져서 대체로 만족해하는 편이다. 물론 수술 과정에서 테스트 결과 심하게 심박동이 느려지면 수술을 중지해야 한다.

수술 후에 흉강 내에 공기나 피가 일부 남게 되는 경우가 있는데, 2~3mm 내시경으로 수술을 마친 경우에는 그 양이 적어서 대부분이 자연적으로 흡수되는 것이 보통이다. 그러나 수술 중에 흉강 내에 유착이 있어 유착박리를 하거나 출혈이 있어 지혈을 할 경우에 가는 2~3mm 내시경으로는 한계가 있는 경우가 있다. 효과적인 유착박리와 지혈을 위해서 10mm 내시경 사용이 불가피하게 되는데, 심하면 일부 개흉술을 시행하기도 한다. 10mm 내시경을 사용하게 되면 입원기간이 연장되며, 고인 공기와 피를 배출하는 흉관을 가지게 된다.

이러한 합병증들은 전반적으로 보면 적은 빈도이고, 수술 환자의 80% 이상이 수술에 충분히 만족하지만, 합병증을 겪게 되는 환자(3~5%) 입장에서는 큰 문제가 될 수 있기에 수술 전에 충분한 설명을 듣고 시술을 받아야 한다.

VI. 액취증(암내)과 다한증

액취증과 다한증은 서로 다른 질환이지만 흔히 이 두 질환을 모두 호소하는 사람이 많다. 결론적으로 이야기하자면, 겨드랑이에 해당하는 흉부 교감신경 절제수술을 하면 한번에 두 증상의 완화에 효과를 볼 수 있다. 소수에서 다한증만 해결되고 암내가 남으면 간단한 초음파 시술 등으로 이차적으로 다음 원리에 의거, 시술할 수 있다.

액취증, 일명 암내라고 하는 질환은 땀이 많고 적음에 상관없이 아포크린 땀샘에서 분비된 땀 때문에 생기는 질환으로, 이 분비물은 우유 색깔에 가까우며 점도가 높은 것이 특징이다. 분비 당시에는 무균성이고 냄새도 없지만, 분비된 후 세균에 의해 분해되어 지방산과 암모니아로 전환되며, 이 때문에 특징적인 독특한 냄새를 풍기게 된다.

이와 달리 다한증은 에크린 땀샘이 과다하게 분비되는 것을 말한다. 일반적인 땀은 에크린 땀샘에서 분비되며, 에크린 땀샘은 전신의 피부 어디에나 존재하지만, 손·발바닥, 겨드랑이 및 이마에 가장 많이 분포한다. 원래 에크린 땀샘의 주요 기능은 땀을 분비하여 피부 표면에서 증발시켜 체온을 낮추는 것이나, 손발바닥, 겨드랑이, 이마에 존재하는 땀샘은 체온을 낮추는 기능 외에도 정서적 자극, 즉 통증, 스트레스, 긴장, 분노 등의 자극에 의해 땀을 분비하게 된다.

이와 같이 다한증과 액취증은 별개의 질환이지만, 겨드랑이 땀이 많이 나면 거기에 기생하는 세균이 액취를 발생하여 좀더 냄새가 심해지는 경향이 있다. 따라서 겨드랑이 다한증 흉부 교감신경 절제수술을 하면 땀샘이 작동하지 않으므로 액취증이 같이 해결되는 결과가 나온다.

구조적으로 액취증의 원인이 되는 아포크린 땀샘은 피하지방의 상층부와 진피와 피하지방의 경계부에 위치하며, 에크린 땀샘은 진피의 하부에 위치한다. 그러므로 액취증과 다한증 모두에 효과를 얻기 위해서는 이 부위를 제거하는 것이 필요하다. 따라서 초음파 시술방식에는 한계가 있다. 실제 시술시 액취증과 달리 다한증의 경우 50% 이상의 효과는 기대하기 어렵다. 따라서 이차로 다한증 흉부신경 수술을 하면 원천적으로 땀샘에 신호전달이 단절되어 액취증 해소의 성공률이 훨씬 높아지고 겨드랑이 다한증도 해결된다.

리포셋(Liposat), 고바야시 절연침 요법은 시술 후 입원이 필요하지 않고, 일상생활에 별다른 지장을 초래하지 않으며, 이전 절개법에서 문제가 되었던 흉터가 남지 않아 최근 선호하고 있는 방법이다. 고바야시 절연침 시술법은 부분마취 후 특수하게 고안된 절연침을 이용하여 피부의 아포크린 땀샘을 없애는 방법으로, 다른 방법에 비하여 흉터가 발생하지 않으며 시술 후 일상생활에 지장이 거의 없는 치료방법이다. 리포셋은 기존의 초음파 흡입술보다 한 단계 더 발전된 형태로서, 미세진동을 통하여 피하지방층과 진피 하부에 위치한 땀샘을 제거하면서 특수하게 고안된 절삭 흡입관을 이용하여 남아 있는 땀샘을 절제 흡입하는 치료법이다. 심한 다한증이 아닌 단순 액취증이라면 효과가 있다. 리포셋 후에는 시술부를 고정해야 하며, 아울러 필요에 따라 시술부위를 고정시키는 특수 보호구를 착용하면 불편을 최소화할 수 있다.

치료성적으로는 2mm 흉강경을 통한 흉부 교감신경 수술이 가장 확실하나, 전신마취의 부담감, 수술 후 보상성 발한이 3~5%에서 발생하므로 충분한 상담 후 치료방법을 결정해야 한다.

참고문헌

서울대학교병원(2001). 『다한증 환자 교육지』.

서울대학교 보라매병원(1996). 『다한증 환자 교육지』.

15장
안과 질환

1절 흔한 안과 질환

안과 정호경

I. 각 · 결막 질환

1. 안구건조증

1) 정의

눈에서 눈물이 적게 만들어지거나 눈물이 너무 많이 증발하여 안구 표면이 건조하게 되어 생기는 질환이다.

2) 원인

눈물은 안구 표면 위에 얇은 막을 형성하고 있으며, 윤활유의 역할과 눈을 보호하는 역할을 한다. 눈물은 지방층, 수성층, 점액층의 세 가지 성분으로 이루어지는데, 이 중 한 가지 성분이라도 부족하게 되면 눈물막이 불안정하여 눈물이 쉽게 마르게 된다.

가장 흔한 원인은 나이가 들면서 눈물 생성이 감소하여 생기는 경우이며, 그 외에 관절염과 동반하여 나타날 수도 있고, 복용하는 약제에 의해서도 눈물 생성이 저하되는 경우가 있다. 또 눈물샘의 위축, 눈꺼풀 염증에 의해 지방층을 만드는 마이봄샘에 이상이 생기거나 눈물을 공급하는 통로가 막히는 경우 등에 의해서도 건성안이 발생할 수 있다.

3) 증상

증상은 환자마다 다양하게 나타날 수 있다. 따갑고 콕콕 찌르는 느낌, 이물감, 눈 안에 모래가 굴러

다니는 느낌, 뻑뻑함, 눈꺼풀이 무거운 느낌, 눈부심, 안구피로 증상 등으로 나타날 수 있다. 또 눈이 쉽게 충혈되고, 특히 오후에 증상이 더 심해지며, 수면 중에는 눈물이 적게 분비되어 아침에 일어날 때 악화된다. 또한 장시간의 독서나 TV 시청, 컴퓨터 사용 등 계속적으로 집중해서 눈을 사용하는 경우에는 눈깜빡임 횟수가 줄어들어 안구 표면을 더욱 건조하게 하여 증상이 악화되고, 특히 바람이 불거나 에어컨이나 난방기가 있는 환경에서도 증상이 심해진다.

안구건조증이라는 병명과 달리 오히려 정상안보다 눈물이 많이 흐르는 경우도 있는데, 이는 안구건조증으로 각막이 상하게 되어 생긴 눈의 이물감 때문에 자극에 의해 눈물이 나오기 때문이다. 시력에는 대개 영향을 주지 않으나, 아주 심한 경우에는 각막에 상처와 혼탁이 생겨 시력을 상실하게 되는 경우도 있다.

4) 치료

먼저 주변 환경을 바꾸어 주는 것이 도움이 될 수 있다. 가습기를 사용하고 온도를 낮추어 실내의 습도를 높이면 눈물의 증발이 줄어들어 건성안의 치료에 도움이 되고, 머리염색이나 헤어 드라이어 등을 가급적 피하는 것이 좋다.

약물치료 방법으로 부족한 눈물을 인공눈물 점안액으로 자주 그리고 규칙적으로 넣어 보충해 주는 방법이 있고, 증상이 심한 경우에는 연고형태의 인공눈물을 같이 사용할 수 있다.

인공눈물로도 치료가 잘 되지 않는 경우에는 눈물이 배출되는 구멍(눈물점)을 일시적 또는 영구적으로 막아 눈물을 보존하게 하기도 하고, 증상이 심한 경우에는 일시적으로 눈꺼풀을 봉합하는 수술이 필요할 수도 있다. 눈꺼풀 염증이 있는 경우 이를 같이 치료해야 한다.

2. 유행성 각 · 결막염

1) 원인

아데노바이러스 8형과 19형이 원인이며, 잠복기는 접촉 후 대개 5일 정도이다.

2) 증상

보통 양쪽 눈에 발병하나 한쪽에만 발병하는 수도 있으며, 대개 먼저 발생한 눈에 증상이 더 심하게 나타난다. 초기에는 심하게 충혈이 되고, 모래가 들어간 것처럼 불편하고 약간 통증이 있으며, 눈물과 눈곱이 많이 나온다. 각막에 염증이 생기면 눈을 뜰 수 없을 정도로 통증이 심해지고, 나중에 각막에 혼탁을 남겨 시력에 장애를 일으킬 수 있다. 가벼운 각막혼탁이 생긴 경우 수개월에서 수년간 뿌옇게 보이는 증상이 지속되기도 한다. 대개 3~4주간 증상이 지속되는데, 처음 1~2주간은 전염성도 강하고 증상도 점점 더 심해지며, 그 후에는 호전된다. 어린 아이들에서는 고열, 목의 통증, 설사 등의 전신질환 증세가 동반되기도 한다.

3) 치료

직접 또는 간접 접촉으로 전염되며 전염성이 강하기 때문에 예방을 하는 것이 중요하다. 가족이나 주변에 유행성 각·결막염 환자가 있는 경우 비누나 수건, 베개 등은 따로 써야 하고, 눈에 손을 대지 말고 외출에서 돌아오면 손을 잘 씻는 것이 중요하다.

바이러스를 박멸하는 항바이러스 제제는 만족할 만한 것이 없으며, 바이러스에 의한 감염에 의해 다른 세균감염의 위험성이 증가하기 때문에 이를 방지하기 위해 항생제를 안약이나 먹는 약으로 투여한다. 염증반응이 심하거나 각막염으로 시력장애가 생겼을 때에는 스테로이드성 안약을 같이 사용하기도 하지만, 이는 부작용이 있을 수 있기 때문에 전문의의 지시에 따라야 한다. 안대는 눈의 온도를 상승시켜 균을 더 잘 자라도록 하기 때문에 보통의 경우에는 사용하지 않는다.

3. 아폴로 눈병

엔테로바이러스 70형에 의해 발생하는 급성 결막염으로 1969년 아폴로 11호가 달에 착륙할 당시 유행했기 때문에 붙여진 이름이다. 증상, 치료 및 예방은 유행성 결막염과 비슷하나, 유행성 결막염에 비해 잠복기가 짧고(8시간~2일) 증상이 심하지 않으며, 결막에 출혈이 되어 출혈성 결막염이라고도 한다(그림 1). 또한 각막염으로 인한 시력장애도 잘 생기지 않는다.

유행성 결막염에 비해 빨리 낫는 편으로, 대개 1~2주 정도면 좋아진다.

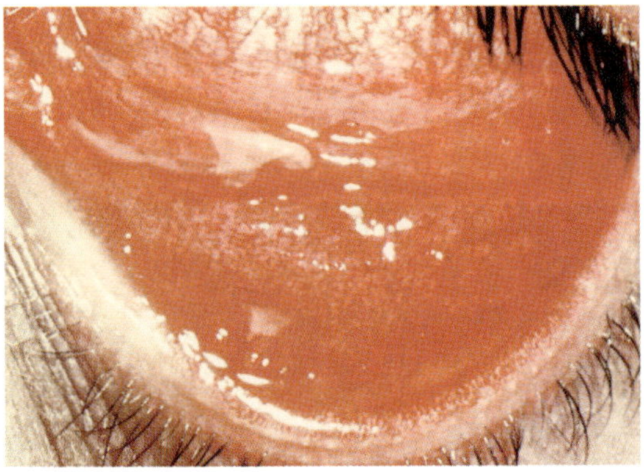

그림 1 결막출혈을 보이는 아폴로 눈병

4. 알레르기성 결막염

1) 원인

알레르기를 일으키는 어떤 유발물질(알레르겐)에 의한 과민반응으로 결막염이 발생하는 경우이다. 유발물질로서 꽃가루, 풀, 동물 털 같은 것에 의해 나타나며, 면역체계의 이상에 의해 나타나기도 한다.

2) 종류

알레르기성 결막염에는 여러 종류가 있는데, 대표적으로 다음과 같은 종류들이 있다.

(1) 계절성 알레르기 결막염(고초열 결막염)

꽃가루, 풀, 동물 털 등에 의한 반응으로 생기는 결막염으로, 대개 알레르기성 비염과 같이 나타난다.

(2) 봄철 각·결막염

주로 봄철과 여름철에 잘 나타나며, 정확한 원인은 규명되지 않았다.

(3) 아토피 각·결막염

아토피 피부염이 있는 경우에 잘 동반되어 나타나는데, 각막이상이나 백내장이 동반되기도 한다.

(4) 통년성 알레르기 결막염

계절과 상관 없이 나타나며, 비염이나 천식, 피부염과 동반되기도 한다. 주로 집먼지 진드기, 곰팡이 등에 의해 나타난다.

(5) 거대유두 결막염

콘택트렌즈를 끼는 사람들에서 주로 발생하며, 눈곱이 많아지고 시력이 떨어질 수 있는데, 대개 렌즈 착용을 중지하면 수일 내로 좋아진다.

3) 증상

(1) 급성

급성으로 나타나는 경우는 눈이 갑자기 가렵고 눈물이 나며 충혈되고, 심한 경우에는 눈이 많이 붓고 흰자위(결막)가 부풀어 오르거나 눈꺼풀이 붓는 경우도 있다. 끈적끈적한 눈곱이 나오기도 하며,

결막 안쪽에 조그마한 돌기(유두)들이 많이 생긴다.

⑵ 만성
만성인 경우에도 눈이 가렵고 눈곱이 계속 끼는 증상이 나타난다.

4) 치료
먼저 원인이 되는 유발인자를 피하는 것이 중요하다. 예방목적으로 집을 청결히 하고, 이불 · 베개 등을 자주 세탁하여 집먼지 진드기를 없애고, 카페트는 없는 편이 좋다. 또 급성기 증상에는 냉찜질이 도움이 된다. 안약으로 항히스타민제, 스테로이드 제제 등을 사용한다.

II. 눈꺼풀 질환

1. 다래끼

1) 겉다래끼
⑴ 원인
흔히 말하는 다래끼는 겉다래끼이며, 눈꺼풀에 있는 짜이스샘, 몰샘의 급성 화농성 염증으로 포도상구균이 원인이다.

⑵ 증상
초기에는 빨갛게 부어오르고 통증이 있다가 4~5일이 지나면 통증이 감소하면서 피부로 고름이 나오면서 없어진다. 다발성으로 생기기도 하고 자주 재발하기도 한다.

⑶ 치료
더운 찜질을 하면 더 빠르게 치료되며, 항생제를 점안하면 주변으로 감염이 퍼지는 것을 막을 수 있다. 농양이 형성되어 배농이 잘 안 되는 경우에는 피부를 절개하여 배농시킨다.

2) 속다래끼
⑴ 원인
눈꺼풀판에 있는 마이봄샘의 급성 화농성 염증으로 포도알구균이 원인이다.

(2) 증상
겉다래끼보다 깊이 있고, 결막 안쪽에 노란 농양점이 보인다.

(3) 치료
겉다래끼와 같은 방법으로 치료하고, 농양이 생긴 경우 눈꺼풀 안쪽으로 절개한다.

3) 콩다래끼

(1) 원인
눈꺼풀판에 있는 마이봄샘의 무균성 만성 육아종성 염증으로, 원인은 분명하지 않으나 대개 균에 의한 것은 아니다.

(2) 증상
눈꺼풀의 피부 밑에 팥알 크기의 단단한 덩어리가 만져지지만, 빨개지지도 않고 통증도 없다.

(3) 치료
대부분 눈꺼풀판 결막을 절개하여 내용물을 긁어내어야 치료가 된다.

※ 다래끼는 이무런 후유증 없이 깨끗하게 치료되는 증상이나, 성인에서 다래끼가 자주 같은 부위에 재발한다면 피지샘 암과 같은 악성 종양과 감별하기 위하여 반드시 조직검사가 필요하다.

4) 눈꺼풀처짐

(1) 정의
위눈꺼풀올림근의 힘이 약해져 정상 위치보다 아래로 처져 눈이 작게 떠지는 경우를 눈꺼풀처짐이라고 한다.

(2) 원인
선천 눈꺼풀처짐인 경우에는 눈꺼풀올림근의 선천 발육이상이 원인이며, 후천 눈꺼풀처짐의 가장 흔한 원인은 나이가 들면서 눈꺼풀올림근의 힘줄이 눈꺼풀판에서 떨어져 눈꺼풀을 올리지 못하게 되는 것이다. 그 외에도 신경과적 질환으로 인한 눈꺼풀처짐도 있다.

(3) 증상
양쪽 눈꺼풀처짐인 경우에는 물체를 보기 위해 턱을 들거나 과도하게 이마근육을 올려 이마에 주름

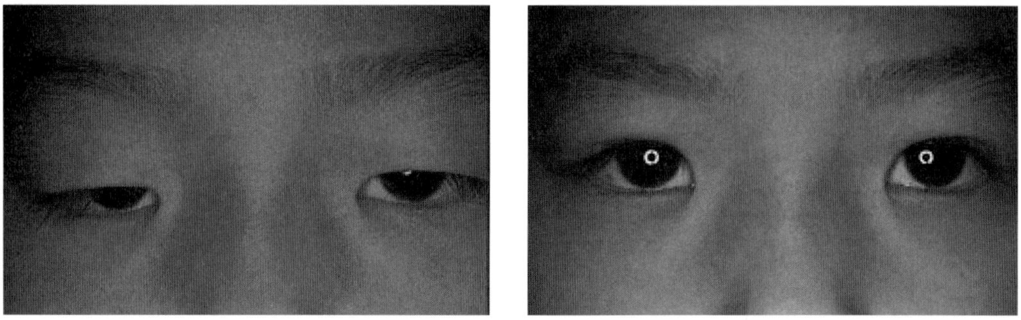

(A) (B)

그림 2 양쪽 눈의 선천 눈꺼풀처짐 수술 전(A)과 후(B)

이 잡히게 된다. 어린 아이의 경우 눈꺼풀이 시선을 가리기 때문에 제대로 시력이 발달하지 못하여 약시가 생길 수 있다.

(4) 치료

신경과적 이상에 의한 경우에는 이를 치료하여야 한다.

선천 눈꺼풀처짐이나 노인성 눈꺼풀처짐인 경우에는 수술이 필요하며, 남아 있는 위눈꺼풀올림근의 기능에 따라 수술방법은 크게 두 가지로 나뉜다. 근육의 기능이 약한 경우에는 이마근걸기술을 시행하게 되고, 기능이 어느 정도 남아 있을 때에는 눈꺼풀올림근절제술을 시행하며, 선천 눈꺼풀처짐에서는 난시 · 부등시 · 약시가 동반될 수 있으므로 이의 교정 및 치료를 같이 해야 한다(그림 2).

III. 전안부 질환

1. 백내장

1) 정의

백내장이란 우리 눈 속에서 사진기의 렌즈에 해당하는 무색의 투명한 수정체에 혼탁이 온 상태를 말하며, 안개가 낀 것처럼 흐릿하게 보이게 된다(그림 3).

2) 원인

주로 노인성으로 나타나는데, 맑고 투명했던 수정체가 세월이 흐르면서 투명성을 잃게 된다. 그 외

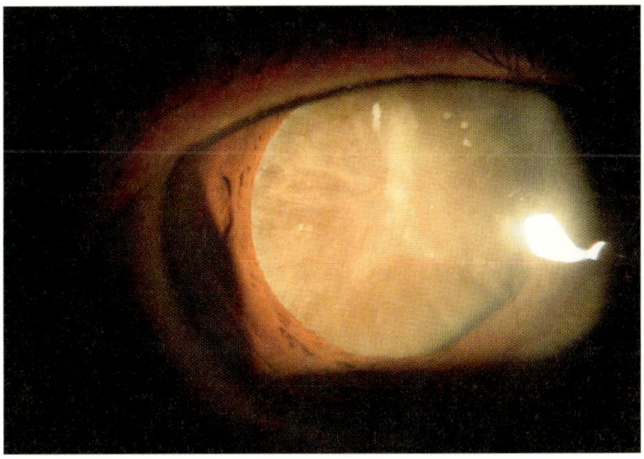

그림 3 동공이 산대되어 있고 수정체에 혼탁이 보이는 백내장 사진

에도 당뇨병, 자외선, 외상 등에 의해서도 발생하며, 다른 눈질환(포도막염, 망막박리, 녹내장 등)에 이차적으로 발생하기도 한다.

3) 증상

특히 밝은 곳에서 뿌옇게 보이는 경우가 있으며, 진행되면 점점 시력이 떨어져 안 보이게 된다. 한쪽 눈으로 볼 때도 물체가 겹쳐 보이고, 심해지면 동공이 하얗게 된 것을 발견하기도 한다.

4) 치료

(1) 약물치료

점안액과 내복약이 있으나, 이미 생긴 백내장을 없앨 수는 없으며 단지 백내장의 진행을 늦추는 목적으로 사용할 수는 있으며 수술을 대체할 수는 없다.

(2) 수술

수술시기는 백내장에 의한 특별한 합병증이 없는 한 병의 진행상태, 시력 등을 고려하여 결정하게 되는데, 일반적으로 시력감퇴 때문에 일상생활에 불편함을 느낄 정도로 시력이 저하되거나 시력이 0.5 이하로 떨어졌을 때 시행한다. 그러나 비슷한 정도의 백내장으로도 개개인에 따라 시력저하의 정도의 차이가 있고 같은 시력으로도 느끼는 불편함이 차이가 있다. 따라서 백내장으로 진단을 받았다 하더라도 바로 수술 받아야 하는 것은 아니며, 개개인에 따라 경과 관찰을 하여 적절한 수술시기를 결정하게 되고, 수술 시행시까지 백내장의 진행을 지연시킨다고 알려진 약제를 사용할 수 있다.

수술은 대개 점안 마취제로 마취를 하고 투명각막 절개를 통해 수정체를 제거하고 환자 개개인의 눈에 맞는 도수의 인공수정체를 남아 있는 수정체 낭에 넣는다. 인공수정체는 원래의 수정체와는 달리 조절력이 없으므로 멀리 혹은 가까이 보는 것 중 하나의 도수를 수술 전에 미리 결정해야 한다. 일반적으로는 멀리 잘 보이도록 인공수정체 도수를 결정하고 가까운 거리는 돋보기를 착용하도록 하지만, 담당의사가 수술 전에 환자의 직업, 환자의 활동력 등을 파악하고 환자와 충분히 상의한 후 결정하게 된다.

⑶ 후발 백내장
후발 백내장이란 백내장 수술 후 눈 안에 남아 있는 수정체 낭에 혼탁이 생기는 것을 말하며, 모두 생기는 것은 아니고 젊거나 포도막염과 같은 염증성 질환이 동반된 경우 더 잘 발생한다. 이 경우 Nd : YAG 레이저를 이용한 레이저 후낭절개술로 치료한다.

2. 녹내장

1) 정의
과거에는 안압이 상승하면서 눈 속의 시신경과 망막신경섬유층의 손상을 일으키는 질환으로 알려져 있었으나, 최근에는 안압 이외에 다른 요소들이 관여하는 것으로 생각되어 시신경의 특징적인 변화 또는 이에 따라 시야장애가 초래하는 진행성 시신경병증으로 정의한다.

안압상승에 따른 직접적 · 기계적 손상에 의하거나 혈액순환 장애에 의해 시신경이 손상된다고 알려져 있다. 시신경은 눈에 받아들인 빛이나 자극을 뇌로 전달하는 기능을 담당하는 신경으로, 이것이 손상되면 시야에 보이지 않는 부분이 생기고 진행이 되면서 시야가 좁아지다가 결국에는 시력이 저하되고 실명에 이르게 된다. 즉 말기까지 시력이 저하되는 것이 아니고 시야가 좁아지다가 결국에는 실명되는 것이 특징이다.

2) 안압
안압이란 둥근 공의 형태인 눈이 이 형태를 유지하기 위한 압력이다. 눈 안에는 모양체라는 구조물이 있어 이곳에서 방수라는 물이 계속 생산되고, 섬유주와 슐렘관(Schlemm's canal)을 통해 물이 빠져나가 생산과 배출이 일정하게 유지되는데, 여러 가지 원인에 의해 이 균형이 깨지게 되면서 녹내장이 발생한다. 정상 안압은 10~21mmHg로 양안의 차이는 3mmHg 이하이다.

3) 증상
환자 자신이 알 수 있는 증상이 없는 경우가 대부분이지만, 폐쇄각 녹내장에서는 안압이 급격히 상승하는 특징이 있어 갑자기 충혈이 되고, 동공이 커지며, 눈동자가 탁하게 보이면서 눈이 아프고, 시력도 떨어지면서 때로는 두통 · 오심 · 구토를 동반하기도 한다. 이때 치료시기를 놓치게 되면 실명하게 된다. 그 이외의 녹내장은 대부분 증상이 없으나 때로는 백열등이나 가로등 불빛 주위로 달무리 같은 둥근 테가 나타나기도 하는데, 이러한 증상을 느낀 환자는 반드시 환자가 관심을 갖고 주기적으로 안과 전문의에게 정밀검사를 받아야만 한다. 다행히 요즘은 신체검사시 안압과 안저 사진을 이용하여 어느 정도 녹내장 진단이 가능해졌다. 드물지만 선천 녹내장을 갖고 태어나는 경우도 있는데, 이때는 초기 증상이 눈물흘림으로 나타나며, 시간이 지남에 따라 검은색 동자가 정상보다 커지고 눈이 소 눈처럼 보이게 된다. 그러므로 출생 후 얼마 안 된 아이가 눈물을 흘릴 때는 선천 코눈물관 막힘 여부와 함께 선천 녹내장 여부도 함께 검사해야 한다.

4) 종류

(1) 개방각 녹내장

방수유출 통로가 점진적으로 망가지면서 서서히 진행하는 가장 흔한 녹내장으로, 안압이 정상범위보다 높으나 자각증세가 없어 진행이 한참 된 후 발견되는 경우가 많다.

(2) 폐쇄각 녹내장

대부분 급성으로 발생하는 녹내장으로, 방수가 유출되는 통로가 갑자기 막혀 안압이 급속도로 증가하여 오심, 구도, 머리가 깨질 것 같은 두통을 같이 호소하며, 시력도 급격히 떨어진다. 응급으로 안압을 낮추는 약물치료 및 레이저 홍채절개술이 필요하다.

(3) 정상안압 녹내장

안압이 정상범위인데도 시신경이 손상을 받는 경우로, 안압뿐 아니라 시신경의 혈액순환 장애가 중요한 역할을 하는 것으로 알려져 있다. 이 경우에도 안압을 더욱 낮춰야 하고, 커피나 담배 등 혈액순환을 방해하는 것들은 피해야 한다.

(4) 선천 녹내장

태아 시기에 방수 유출로가 제대로 만들어지지 않아 안압이 높아져 생기는 녹내장으로, 신생아의 눈이 지나치게 크거나 각막이 맑지 않고 눈물을 많이 흘리는 경우 의심을 해야 한다.

5) 진단

일반적으로 안압측정, 시야검사, 안저검사, 시신경 정밀검사 등을 하지만, 때로는 자세한 분류를 위하여 우각경 검사나 유발검사 등을 할 수도 있다. 추가로 뇌질환에 의한 시야결손 여부에 대한 감별이 필요하여 뇌에 대해서 컴퓨터단층촬영(CT) 등이 필요하기도 하다.

6) 치료

녹내장의 치료목적은 현재 남아 있는 시신경과 망막신경섬유를 보존하여 추가적인 시야결손을 막고 실명하는 것을 방지하고자 하는 것이다. 이미 손상된 신경섬유에 의한 시야결손은 회복되지 않는다.

(1) 약물치료

일단은 약물치료를 원칙으로 한다. 약물치료는 대부분 안약 점안으로 충분하며, 아주 드물게 경구용 안압하강제를 사용해야 하는 경우도 있다. 약물은 방수생성을 줄이거나 방수유출을 잘 되게 하는 효과를 가진 약물을 사용한다.

약물요법은 일차로 가장 무난하고 부작용이 적은 안약을 선택하여 치료를 시작하게 되며, 치료경과에 따라 추가로 약을 점안하거나 다른 약제로 바꾸기도 한다. 특히 일부 녹내장 치료용 안약이 기관지 천식 등을 악화시키는 경우도 있어, 약 사용시 심폐혈 관계에 이상을 느끼면 즉시 중단하고 의사와 상담하는 것이 안전하다.

(2) 수술

안약으로 안압이 조절되지 않고 시야결손이 더욱 심해지는 등 병이 계속 진행되는 경우에는 수술적 방법을 선택해야 한다. 수술은 주로 방수 배출을 원활하게 해주는 방법으로 간접적으로 시행하는 레이저 수술법과 직접 칼을 대는 섬유주절제술이 있다.

Ⅳ. 망막질환

1. 당뇨 망막병증

1) 정의

당뇨병으로 인해 발생하는 망막의 미세혈관들의 순환장애로 발생하는 망막증으로, 실명을 초래할 수 있는 위험한 당뇨 합병증이다.

2) 원인

당뇨병으로 인한 망막 모세혈관의 순환장애가 원인이다.

당뇨병을 앓은 기간이 길고 높은 혈당치가 오래 유지될 때 발생하지만, 일단 망막병증이 발생하게 되면 혈당치가 정상적으로 조절이 되어도 망막병증은 호전되거나 회복되지 않고 계속 진행되어 결국 악화된다. 당뇨 망막병증의 발생률은 혈당치의 높고 낮음보다는 당뇨병을 얼마나 오래 앓았는가 하는 유병기간에 직접 관련이 있다.

3) 증상

초기에는 아무런 증상이 없는 경우도 있으나, 망막의 중심부인 황반부에 부종이 생기면 시력장애가 올 수 있고, 오래 지속되면 혈액순환 장애의 악화로 많은 합병증이 발생할 수 있으며, 시력장애를 초래할 위험이 높아진다. 미세혈관 순환장애가 악화되어 망막조직의 산소결핍이 진행되면 그 부위에서 혈관 신생인자가 분비되어 시신경이나 다른 망막부위에서 신생혈관이 증식하게 되고 혈관벽의 투과성도 증가하여 삼출물과 혈액성분이 혈액에서 새어나와 망막에 삼출반과 출혈반이 나타나게 된다. 신생혈관은 정상혈관보다 약하여 쉽게 출혈을 일으키는데, 가벼운 출혈이 일어나면 눈앞에 모기가 날아다니는 것 같은 비문증이 나타나지만, 출혈이 반복되고 악화되면 유리체가 혈액으로 가득 차서 시력이 떨어지며, 유리체 내의 섬유조직이 증식되어 망막박리 등도 초래하고 결국 실명하게 된다.

4) 진단

일단 당뇨병으로 진단되면 아무런 증상이 없어도 세밀한 안과적 검사가 필요하다. 일반적인 안과검사 외에 안저검사(사진촬영), 망막의 혈관상태를 확인할 수 있는 형광안저촬영술 등이 필수적이다. 검사 결과가 정상이라도 매년 한 번씩 정기적인 검사를 해야 하며, 망막병증이 발견되면 3~6개월마다 정기적인 안과검사를 받아 그 정도와 시기에 맞는 치료와 처치를 받아야 한다.

5) 치료

(1) 혈당조절

당뇨병 환자는 안과의사와 내과의사가 긴밀히 협조하여 일생 동안 정기적인 관찰, 검사, 치료에 임하여야 한다. 정기적인 검사와 치료로 혈당을 조절하여 정상인의 상태로 유지하는 것이 중요하며, 혈당이 높으면 망막병증의 진행이 가속화되므로 혈당조절이 망막병증의 진행을 둔화시키는 데 도움이 된다. 그러나 당뇨조절이 너무 과도하게 되어 가끔 저혈당이 생기게 되는 경우도 망막병변을 악화시키므로 저혈당도 조심해야 한다.

(2) 약물치료

망막 혈관벽이나 혈액성분에 작용하여 망막 미세혈관 순환을 개선시키는 약물 등이 시도되고 있다.

⑶ 레이저 치료
당뇨 망막병증의 치료법으로 공인되어 널리 사용되는 방법이다. 레이저 치료는 망막병증의 진행을 막고 그 당시의 시력을 유지시켜 주는 데 치료의 목적이 있다. 종종 치료 후 시력의 개선을 볼 수 있지만, 원래의 시력으로 회복시키지는 못한다. 방법으로는 황반부 응고술, 국소 응고술, 범안저 광응고술 등이 있다.

2. 비문증(날파리증)

1) 정의
눈 속을 채우고 있는 투명한 유리체에 미세한 혼탁물이 생겨서 이 그림자가 느껴지는 증상이다.

2) 원인
눈 속을 채우고 있는 투명한 유리체에 혼탁이 생기면 외부에서 들어오는 빛에 의해 그림자가 비쳐지게 된다. 대개는 일종의 노화현상이지만, 눈속의 염증, 망막박리, 당뇨 망막증, 고혈압에 의한 눈속 출혈의 초기 증상일 수도 있다.

3) 증상
"눈앞에 날파리가 날아다닌다.", "머리카락 같은 것이 떠다닌다.", "눈앞에 검은 점이 돌아다니는데 잡히지는 않는다."라는 증상을 호소한다. 특히 밝은 곳에서 증상이 더 심해진다.

4) 치료
다른 질병이 동반되지 않은 단순한 비문증은 특별한 치료방법이 없으며 치료할 필요가 없다. 다만, 비문증이 처음 생겼을 때와 갑자기 심해졌을 때 또는 시야장애가 동반되는 경우 안과 의사의 검진을 받아보는 것이 안전하다.

Ⅴ. 사시

물체를 볼 때 양쪽 눈이 나란히 배열되지 못하여 정확한 초점을 맺지 못하는 상태, 즉 두 눈으로 보는 능력(양안시)이 상실된 상태를 말한다.

1. 원인

사시의 원인은 안와, 외안근 등의 해부학적 이상, 원시나 근시 등의 굴절이상, 유전적 요인, 시력장애, 신경, 신경핵 및 핵간의 이상, 핵윗길의 이상 등으로 발생하나, 원인을 알지 못하는 경우가 가장 많다.

2. 종류

사시는 발견된 시기에 따라 선천사시 · 후천사시 혹은 소아사시 · 성인사시로 나누고, 항상 사시가 있는 경우를 항상성 사시, 간헐적으로 나타나는 경우를 간헐성 사시라고 하며, 사시의 방향에 따라 눈이 안쪽으로 몰려 있는 내사시, 바깥으로 나가는 경우를 외사시 그리고 위와 아래쪽으로 있는 경우를 각각 수직사시라고 분류한다. 또한 뇌신경 마비에 의한 사시는 마비성 사시로 분류한다.

3. 증상

물체가 두 개로 보이는 복시현상이 초기에 나타나게 되고, 이것을 극복하기 위해서 한쪽 눈을 본인도 모르게 사용하지 않게 되어 시력이 떨어지게 되는데, 이런 현상이 오래 지속될 경우 사용하지 않는 눈의 시력이 영구히 나빠지는 약시가 되고 한다. 또한 둘로 보이는 복시를 극복하기 위해서 고개를 좌우 혹은 상하로 돌리거나 옆으로 기울이는 현상을 보이기도 하며, 사시가 오래되면 입체감이 떨어지게 된다.

4. 종류

1) 내사시

원인은 확실히 알려지지 않았으나 선천성인 경우가 많다. 원시로 인하여 눈이 몰리는 굴절조절 내사시와 가까운 물체를 볼 경우에만 눈이 안으로 몰리는 조절성 내사시가 있다(그림 4).

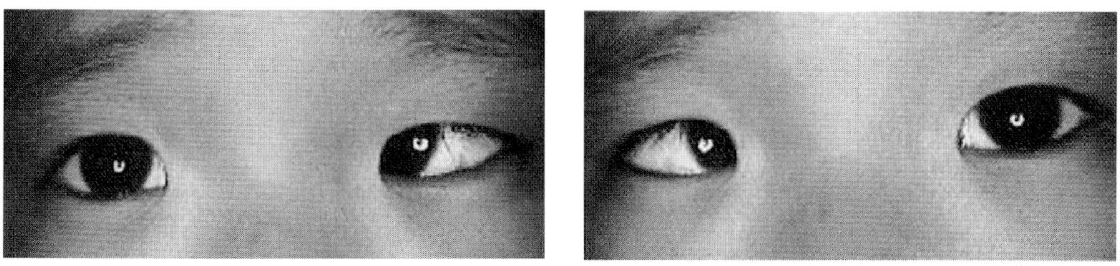

(A) (B)

그림 4 내사시. 오른쪽 눈으로 물체를 볼 때에는 왼쪽 눈이 몰리고(A), 왼쪽 눈으로 물체를 볼 때에는 오른쪽 눈이 몰린다(B).

(1) 증상

태어난 지 얼마 안 된 아기가 눈이 안으로 몰려 보일 경우 선천 내사시를 의심할 수 있으며, 2~3세 경 아이가 가까운 물체를 집거나 볼 때 유난히 눈이 안쪽으로 모이는 경우에는 조절 내사시를 의심할 수 있다. 시력상태는 원시인 경우가 많으므로 시력이 좋지 못하고 약시가 될 위험이 높다.

(2) 치료

내사시의 치료방침은 안경으로 최대한 먼저 교정해 본 후 사시가 완전히 교정되지 않으면 수술을 해야 한다. 선천 내사시의 경우 대개 사시각이 크고 원시의 정도가 심하지 않으며, 24개월 전에 수술을 시행하는 것이 좋다. 조절 내사시의 경우에는 조절마비 안약을 넣은 후 정밀검사를 시행하여 원시를 교정하는 안경을 착용시켜 줘야 하며, 교정 후에도 남은 사시각에 대해서는 수술이 필요하다. 수술과 안경착용을 동시에 해야 하는 경우도 많다.

2) 가성 내사시

동양인의 어린 아기들은 대개 콧등이 낮고 넓어 눈 안쪽에 주름이 지게 되며(몽고주름), 이 경우 코쪽(눈 안쪽)의 흰자가 피부주름에 가려서 눈이 안쪽으로 몰린 것처럼 보이지만 피부를 당겨보면 눈동자는 가운데에 위치하고 있다. 이런 이유로 눈이 안으로 몰린 것처럼 보이는 경우를 가성 내사시라고 하며, 실제 내사시와는 달리 나이가 들면서 눈 안쪽의 몽고주름이 줄어들면서 호전된다.

가성 내사시와 진짜 내사시를 구분하는 간단한 방법은 아이의 눈앞에 손전등을 비추어서 눈동자에 불빛이 반사되는 점이 각각의 눈의 한 가운데 위치하면 눈은 정상이다. 반대로 사시가 있다면 반사된 불빛은 서로 다른 지점에 맺히게 된다(그림 5).

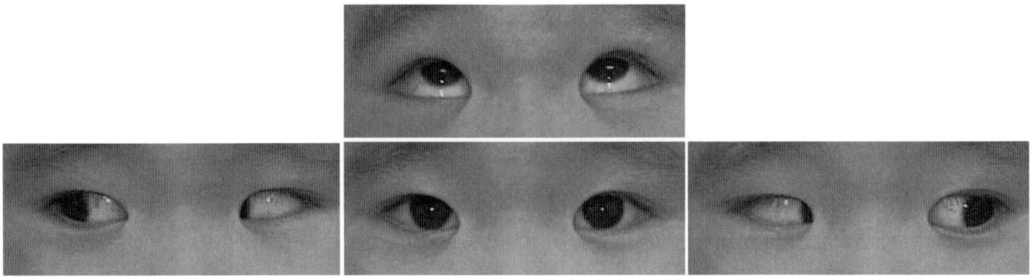

그림 5 가성 내사시. 눈이 안으로 몰린 듯 보이나 불빛이 양쪽 눈의 가운데에 맺히므로 정상이다. 좌·우측을 볼 때 눈 안쪽의 피부에 의해 눈이 덮여서 눈이 몰린 것처럼 보이지만, 피부를 당겨보면 양쪽 눈이 한 곳을 바라보고 있는 정상이다.

3) 외사시

(1) 증상

한국인에서 가장 흔한 형태의 사시인 간헐성 외사시는 피곤할 때, 아침에 일어났을 때, 열이 날 때, 공상을 할 때 등 융합이 약해지는 경우에 나타나며, 주로 초점이 맞지 않고 한쪽 눈이 밖으로 향해 있다. 보통 2~3세 이후에 나타나며, 햇빛 아래에서 한쪽 눈을 감거나 눈을 몹시 부셔하기도 한다. 시력은 양쪽 눈 모두 좋은 편이다.

(2) 치료

조절마비 굴절검사를 하여 근시 · 난시가 있는 경우 이를 교정하고 약시가 있으면 이를 먼저 교정해야 하며, 융합능력이 저하되거나 사시각이 큰 경우 수술이 필요하다.

참고문헌

윤동호, 이상욱, 최억(2002). 『안과학』 제6판. 일조각.

2절 시력교정수술

안과 한영근

I. 각막

1. 구조

각막은 안구의 외막 중 앞쪽 6분의 1을 차지하는 조직으로 각막 윤부에서 공막과 연결되며, 각막 상피는 결막 상피로 연결된다. 성인 각막의 정상 두께는 중심부가 0.5mm이고, 주변부가 0.7mm 정도이며, 오전에 가장 두껍고 낮 동안에는 얇아진다. 우리나라 정상 성인의 각막 직경은 가로 11.4mm, 세로 10.8mm이다.

각막은 5층으로 이루어진 조직으로 앞쪽에서부터 상피, 보우만층, 기질, 데스메막, 내피 순으로

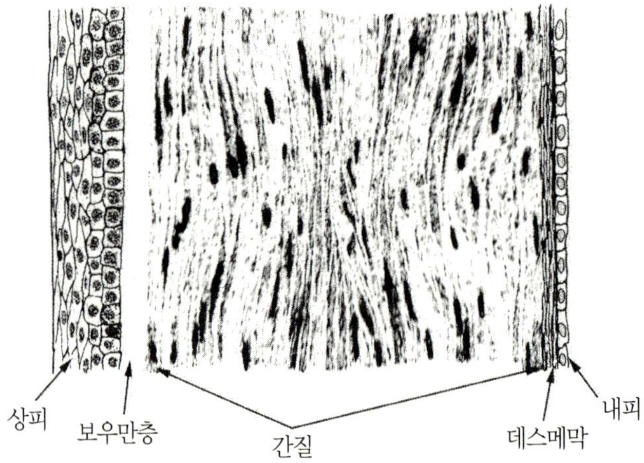

그림 6 각막의 구조

되어 있다(그림 6).

각막 상피는 5~6층의 세포로 규칙적인 배열을 이루고 있고, 기저세포층에서부터 세포는 점점 편평해지면서 표층으로 밀려나와 7일 후 탈락된다. 보우만층은 교원섬유로 구성된 막으로 각막 간질이 변형된 일부로 생각되며 세포가 없이 투명하다. 각막 간질은 각막 두께의 약 90%를 차지하며, 40~60층의 관상섬유로 구성되어 있다. 데스메막은 투명한 탄력성 막으로 많은 미세한 원섬유를 갖고 있으며, 각막 내피의 기저막으로 생각된다. 각막 내피는 단층의 편평한 6각형의 세포로 이루어져 있고, 나이가 듦에 따라 세포수가 감소한다.

각막의 영양공급은 각막 윤부의 풍부한 혈관망과 방수, 눈물로 유지되며, 산소는 대부분 대기로부터 각막 표면을 통하여 공급된다.

각막 신경은 윤부에서 각막 간질로 들어가며 각막 중심을 향하여 방사상의 일직선으로 가서 보우만층을 뚫고 상피세포의 바로 밑에 신경층을 형성한다.

2. 기능 및 특성

각막은 안구를 보호하는 방어막과 광선을 굴절시켜서 망막에 이르게 하는 창 역할을 하며, 그 굴절력은 +43D(디옵터)로 안구 전체 굴절력의 3분의 2를 차지한다.

각막은 혈관이나 림프조직이 없이 투명한 것이 특징이며, 따라서 외상을 받거나 수술을 시행해도 출혈이 발생하지 않는다. 반면 신경은 매우 발달해 있어서 피부의 약 400배의 신경분포를 갖는 우리 몸에서 가장 예민한 조직이다.

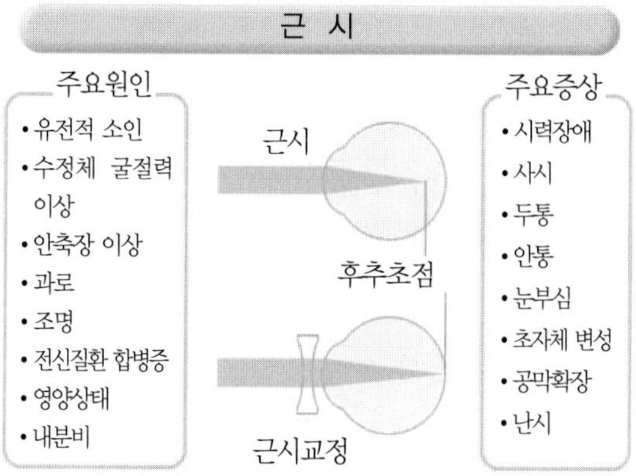

그림 7 근시

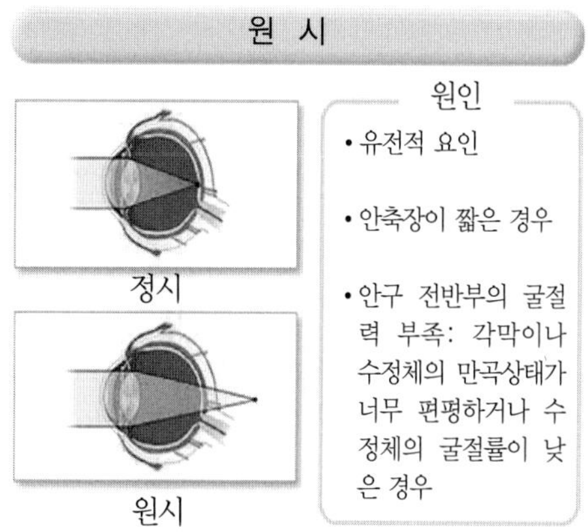

그림 8 원시

II. 굴절이상

1. 종류

굴절이상은 망막에 정확히 초점이 맺지 못하는 상태를 말하며, 근시 · 원시 · 난시가 있다.

근시는 조절하지 않은 상태에서 안축에 평행하게 들어간 빛이 망막 앞에 초점이 맺힐 때를 말하며 −(마이너스)로 표시한다(그림 7). 일반적으로 −2.0D(디옵터) 이하를 경도, −2.0~−6.0D를 중등도, −6.0D 이상을 고도근시라 한다. 근시는 굴절력이 안축장에 비해 너무 강하거나 굴절력에 비해서 안축장이 너무 길 때 발생하며, 보통 5~10세에 시작하여 안구가 충분히 자랄 때까지 진행되고 18~20세에 멈춘다.

원시는 조절하지 않은 상태에서 안축에 평행하게 들어간 빛이 망막 뒤에 초점이 맺히는 경우로 +(플러스)로 표시한다(그림 8).

난시는 굴절력이 모든 방향에 걸쳐 동일하지 않아 눈으로 들어온 평행광선이 한 점에서 초점을 맺지 못하고 두 점 혹은 그 이상의 초점을 갖는 경우이다.

2. 교정방법

안경, 콘택트렌즈, 인공수정체, 굴절교정수술 등의 방법이 있다.

안경은 가장 안전한 방법이나 착용에 따른 여러 가지 불편함이 있다.

콘택트렌즈는 각막 또는 각공막 윤부에 부착하는 렌즈이며, 그 굴절력과 광학적 이론은 안경렌즈를 끼는 것과 같으며, 하드 콘택트렌즈와 소프트 콘택트렌즈가 있다. 비적응증 혹은 금기가 되는 경우는 나이가 어리거나 너무 많아서 스스로 끼우고 빼는 것이 어려운 환자, 결막이나 각막에 염증이 자주 생길 때, 각막 지각에 이상이 있거나 눈물이 부적절할 때, 알레르기가 있을 때, 먼지나 연기가 많은 곳에서 일할 때 등이다.

수정체를 제거하고 적당한 굴절력을 가진 투명한 인공수정체를 원위치나 그 근처에 삽입하여 대치하는 방법도 있다. 그러나 인공수정체의 경우 조절능력이 없으므로 원거리 · 근거리가 모두 정확히 보이지는 않는다. 인공수정체의 도수가 원거리에 맞는다면 원거리는 잘 볼 수 있으나 근거리는 흐리게 보이므로 작은 글씨를 보려면 돋보기가 필요하다.

III. 굴절교정수술

1. 기본원리

굴절교정수술의 기본원리는 각막이나 수정체에 수술적인 조작을 통하여 굴절력을 변화시켜서 굴절이상을 교정하는 것이다. 안구는 약 +60D의 볼록렌즈에 해당하는 굴절력을 갖는데, 이 중에서 3분의 2는 각막, 3분의 1은 수정체가 그 역할을 분담한다. 근시교정술을 예로 든다면, 수술을 통하여 각막을 변형시켜 중심부 각막이 얇거나 편평하게 만든다면 이로 인해 각막의 굴절력은 감소될 것이고, 따라서 근시가 교정된다. 또한 수정체를 제거한다면 그에 상응하는 근시 교정 효과가 나타날 것이고, 오목렌즈로 만들어진 인공수정체를 삽입하여 수정체 앞에 위치시켜도 근시 교정 효과가 나타난다. 이러한 굴절교정수술은 어느 부위에 수술을 시행하느냐에 따라 각막에 시술하는 방법과 수정체에 시술하는 방법으로 나눌 수 있고, 어떤 방식으로 하느냐에 따라 각막절개술, 각막절삭술, 인공물 삽입술로 분류한다.

최근 널리 시행되고 있는 대표적인 굴절교정수술로는 PRK, 라식, 라섹, 투명수정체 적출술 등을 꼽을 수 있다.

2. 적응증

굴절이상 이외에는 다른 안질환이 없고 굴절이상의 진행이 멈춘 성인(18~20세 이상)에게 시술이 가능하다. PRK나 라식은 수술 전 각막의 형태나 두께가 정상범위여야 수술이 가능하다. 중심부 각막 두께가 너무 얇거나 원추각막이 의심되는 경우에는 시술할 수 없다. 또 건성안이 있거나 눈에 염증이 있는 경우에도 이를 먼저 처치한 후에 수술해야 한다. 원칙적으로 수술 후에 창상 치유반응에 문제가 있을 것이라고 의심되는 환자(당뇨, 결체조직 질환)에게는 시술을 피하는 것이 바람직하다. 수정체 적출술과 같이 수정체에 시술하는 경우에는 각막에 어느 정도 이상이 있어도 시술이 가능하지만, 대부분 고도 근시가 많으므로 수술 전에 반드시 세심한 망막검사를 통하여 망막이상 여부를 판명해야 한다.

무엇보다도 굴절교정수술은 안경이나 콘택트렌즈의 착용이 어려운 경우에 시술하는 것이 바람직하며, 수술을 결정하기에 앞서 가능성 있는 합병증을 충분히 환자에게 숙지시켜야 한다.

3. 수술 전 검사 및 처치

1) 수술 전 상담

환자가 굴절교정수술을 원하는 동기를 파악하고, 그 목표의 달성이 현실적으로 가능한 것인가를 결정한 후, 환자로 하여금 수술에 대해 지나친 기대를 갖지 않도록 해야 한다. 수술이 갖는 장점뿐 아니라 발생 가능한 합병증, 재수술 가능성, 수술진행 절차 및 방법 등에 대해서도 환자가 잘 이해할 수 있도록 인쇄물이나 동영상을 이용하여 설명해 주어야 한다.

또 술전 검사를 시행한 후에는 그 환자에게 상대적으로 가능성이 높은 합병증 또는 수술 후의 불편함을 설명하고 환자와 토의하는 시간을 갖는 것이 중요하다.

(1) 일반 의학적 병력

수술의 상대적 · 절대적 금기가 될 수 있는 전신질환 유무를 판단해야 하며, 투약 중이거나 사용한 약물 및 안약을 파악하고 그에 대한 알레르기 반응 유무 및 수술 후 사용하게 될 안약에 대한 과민성 여부도 확인한다.

① 당뇨병: 조절이 잘 되지 않는 당뇨병의 경우 고혈당은 수정체의 수분함량을 증가시켜 굴절상태를 보다 근시화하며, 저혈당의 경우 그 반대의 굴절이상을 초래하므로 정확한 굴절상태의 파악이 어렵고, 따라서 수술 후 과교정 및 부족교정의 가능성이 높다. 또 창상치유의 지연으로 감염의 위험성이 높으며, 각막에 합병증이 발생할 위험도 증가된다. 백내장도 정상인에 비해 조기 발생하는 경향이 있으므로 철저한 수정체 검사를 필요로 한다. 이러한 이유로 당뇨병의 경우 굴절교정수술의 상대적 금기에 해당한다.

② 임신 및 수유: 수술 전이나 수술 후 합병증 예방이나 치료목적으로 사용되는 약물이 태아나 수유기의 신생아에 미칠 수 있는 영향이 완전하게 평가되지 않았고, 환자의 호르몬 상태의 변화로 굴절상태가 변할 수 있으므로 이 시기에 굴절교정수술은 금기가 되고 있다.

③ 자가면역 및 교원조직 질환: 류머티스성 관절염, 전신홍반 루푸스, 쇼그렌 증후군 등의 자가면역

및 교원조직 질환에서는 레이저 절삭에 대한 비정상적 조직반응, 각막기질의 융해, 창상치유의 지연 가능성 등으로 인해 PRK는 금기시되나, 기질의 노출이 현저히 적은 라식의 경우 이들 질환이 활동적이 아니라면 시행할 수 있다.
④ 약물치료: 면역억제제, 스테로이드, 코카인 등의 약물은 각막창상 치유를 지연시킬 수 있으므로 사용 중에는 수술을 피하는 것이 좋다.

⑵ 안과 병력
① 굴절상태의 안정성: 굴절교정수술은 일반적으로 굴절상태가 안정화되는 나이라 생각되는 18세 이후의 환자에서 행하여지는데, 이 이상 나이의 환자라도 최근 1~2년 사이에 시력이 계속 나빠지고 있는지에 대해 질문하거나, 전에 사용하던 안경 또는 콘택트렌즈의 처방과 현새의 처방 사이에 큰 차이가 있는지를 확인해 보아야 한다. 만일 연간 0.5D 이상의 차이가 있으면 안정화될 때까지 기다려 수술하는 것이 원칙이다.
② 콘택트렌즈의 사용: 콘택트렌즈 사용 경험이 있는 환자는 렌즈의 종류와 착용기간, 부작용 발생 여부 등을 확인해야 한다. 렌즈를 착용하는 경우 각막모양의 변형이 일어나므로 원래의 형태로 돌아갈 때까지 소프트렌즈는 1주, 하드렌즈는 1개월 이상 렌즈 착용을 중단한 후 검사와 수술을 시행해야 한다. 렌즈의 장기간 사용은 굴절상태 및 각막두께에 영향을 주는데, 소프트렌즈는 착용을 중지하면 근시가 감소하고 각막두께는 증가하며, 하드렌즈는 착용 중지 후 근시가 증가하고 각막두께는 역시 증가한다고 알려져 있다.
③ 헤르페스 환자: 각막 지각이 감소되어 있고 수술 후 재발의 위험이 크므로 굴절교정수술이 금기시된다.
④ 망막병력 및 수술 기왕력: 망막박리수술이나 유리체 절제술을 받은 경우 수술에 어려움이 있을 수 있고, 망막색소 변성의 경우 수술 후 야간시력의 심한 저하, 눈부심, 대비감도 저하가 나타날 수 있다.
⑤ 녹내장: 수술 후 스테로이드 안약 사용에 따른 안압 상승과 수술로 인해 각막두께가 얇아짐으로 인해 안압이 실제보다 낮게 측정되는 문제가 있을 수 있다. 녹내장은 유전되는 경우도 있으므로 녹내장의 가족력이 있는 경우도 수술의 금기이다.

2) 안과검사
① 시력측정 및 굴절검사: 환자의 나안시력과 교정시력을 측정함으로써 수술 후에 얻을 수 있는 시력을 예측할 수 있으며, 검사 결과 약시라고 진단된 경우 수술 후에도 시력회복에 한계가 있음을 설명해야 한다.
② 안검 및 안 부속기 검사: 안구가 충분히 노출될 수 있는지 검사한다. 안검열이 작거나 움푹 들어

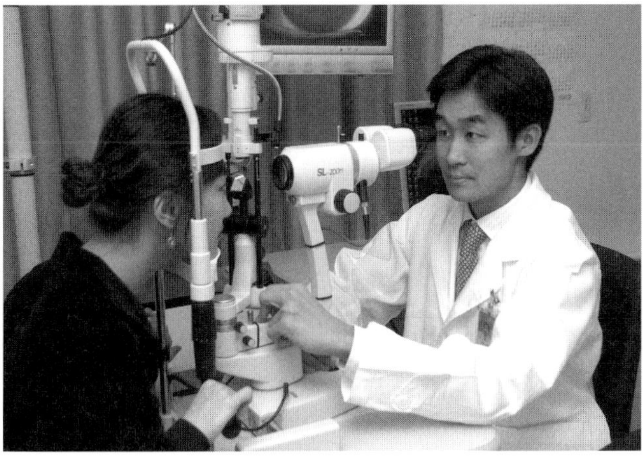

그림 9 세극등현미경검사

간 눈, 튀어나온 이마 등으로 안구의 노출이 힘든 경우 흡인환의 삽입에 어려움이 생기므로 라식보다는 PRK나 라섹으로 전환하는 편이 낫다.

③ 세극등현미경검사: 안과에서 가장 기본적인 검사로 안구 전반을 관찰한다(그림 9). 안검, 결막, 각막, 전방, 홍채, 수정체를 차례로 세심하게 살펴서 이상 유무를 확인한다. 동공크기의 측정도 중요한데, 동공의 크기가 레이저 치료범위보다 큰 경우 눈부심, 달무리, 대비감도의 감소 등의 불편함을 초래할 수 있다.

④ 안저검사: 근시성 황반변성, 후포도종 등의 후극부 병변 여부와 주변부 망막에 원공이나 열공 같은 망막박리를 유발할 수 있는 병변 여부를 세밀하게 관찰한다. 환자에게 주지시켜야 할 점은 굴절교정수술은 굴절이상만을 교정하는 것이지 굴절이상 환자의 망막에서 정상인보다 상대적으로 흔하게 동반되는 망막이상까지 교정할 수는 없다는 점이다.

⑤ 각막두께 측정: 각막기질에 레이저를 조사한 후 남는 각막기질의 두께가 최소한 250μm 이상 되어야 하며, 그렇지 못한 경우 각막확장증의 발생 가능성이 높아지므로 수술 전에 각막두께를 측정하고 수술 후 남게 되는 각막기질의 두께를 계산하여 수술방법을 결정해야 한다.

⑥ 눈물기능 검사: 심한 안구건조증의 경우 수술의 금기가 되므로 눈물띠 검사, 눈물막 파괴시간, 쉬르머 검사 등을 시행하여 건조증 여부를 확인한다.

⑦ 각막지각 검사: 심한 각막지각의 감소는 안구건조증을 초래하고 수술 후 여러 합병증을 유발할 수 있다.

⑧ 각막곡률 측정: 라식의 경우 각막의 곡률이 너무 높거나 낮으면 각막편이 원치 않는 모양으로 만들어 질 수 있으므로 PRK나 라섹으로의 전환을 고려해야 한다. 또 각막 곡률값이 비정상적으로 큰

경우 원추각막을 의심해 봐야 한다.

⑨ 각막지형도: 다른 검사로는 발견할 수 없는 초기 원추각막을 진단할 수 있으며, 수술 후 최대 교정시력이 저하된 경우 부정난시나 중심이탈 등의 문제를 발견할 수 있다.

4. 수술방법

1) PRK

각막상피를 제거한 후 노출된 각막기질에 엑시머레이저를 조사하여 기질을 절삭하고 치료용 콘택트렌즈를 삽입한 후 자연치유를 기다린다(그림 10).

기술적으로 간단하며 각막편 제작에 따른 합병증 발생 위험이 없다는 장점이 있으나, 수술 중 제거된 상피가 재생될 때까지 통증, 눈물흘림, 이물감이 있고, 시력회복이 느리다. 고도근시의 경우 근시퇴행, 각막혼탁의 발생의 가능성이 있으므로 경도나 중등도 근시 환자에게 사용한다.

2) 라식

미세각막 절개도를 사용하여 각막상피와 기질의 일부를 포함하는 각막편을 만든 다음, 이를 젖히고 노출된 기질을 역시 엑시머레이저로 절삭한 후 각막편을 다시 원위치로 부착한다(그림 11). 각막상피의 손상이 적으므로 통증이 거의 없고 시력회복이 빠르지만, 각막편을 만들고 재부착하는 과정에

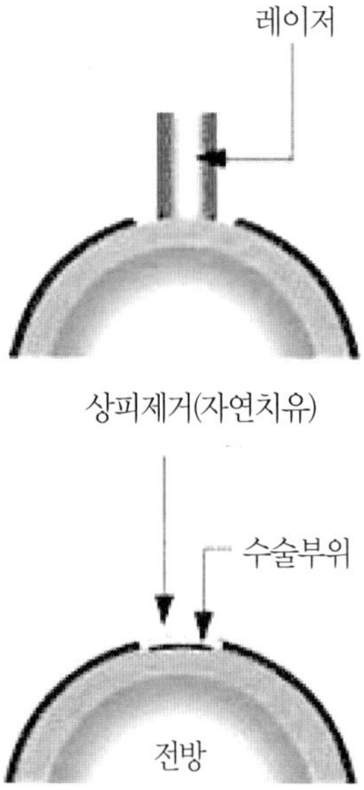

그림 10 PRK

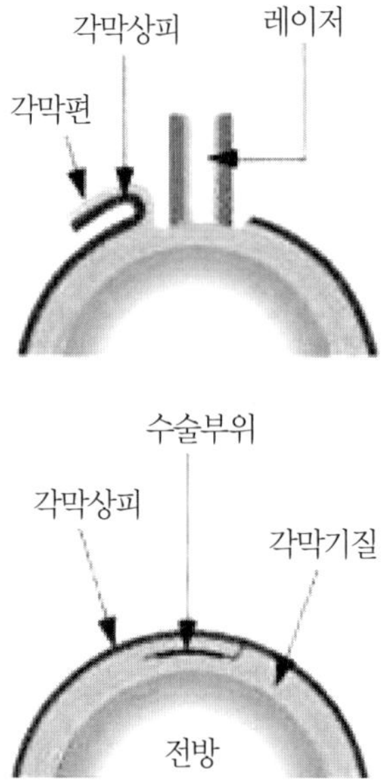

그림 11 라식

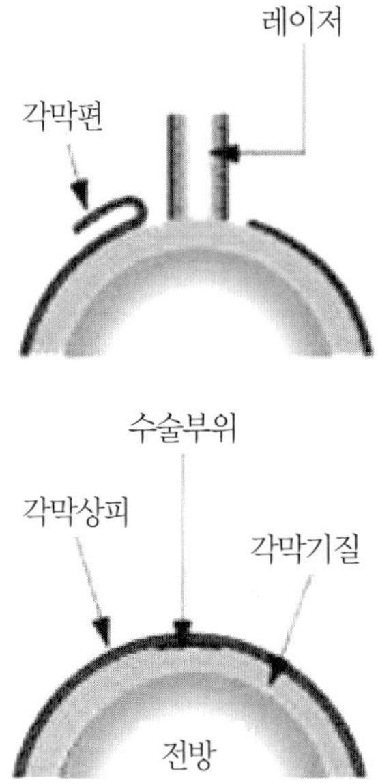

그림 12 라섹

서 합병증이 발생할 수 있고 각막이 얇은 경우에는 시행할 수 없다.

3) 라섹

희석한 알코올을 이용하여 각막상피와 보우만층을 분리시킨 후 술자가 직접 기구를 이용하여 상피만으로 이루어진 각막편을 만든 후 노출된 각막기질에 엑시머레이저를 조사하고 각막편을 원위치시킨다(그림 12). PRK와 라식의 장점을 취해서 개발된 수술방법으로 라식보다는 통증이 심하고 회복이 느리다.

4) 투명수정체 적출술

백내장이 없는 고도근시 환자에서 시력교정을 목적으로 수정체를 제거하고 적절한 도수의 인공수정체를 삽입하는 방법으로 기존의 백내장 수술과 유사하다. 그러나 인공수정체는 원래의 렌즈처럼 조절기능이 없으므로 근거리 · 원거리를 다 잘 볼 수는 없다는 단점이 있다.

5. 합병증 및 부작용

1) 일시적인 부작용

(1) 결막하출혈

라식의 경우 각막편을 제작할 때 눈에 흡인환을 끼우는데, 이때 결막하출혈이 발생할 수 있다. 이는 결막의 작은 혈관이 파열된 것으로, 대개 2주 정도 지나면 정상으로 돌아온다.

(2) 야간불번짐

굴절교정수술은 각막의 중심부 5~6mm만 레이저로 치료하는 수술이므로 동공이 커지는 밤에는 치료되지 않은 주변부를 통해 들어온 빛 때문에 퍼져 보일 수 있다. 대개 3개월 정도면 좋아지나, 3% 정도의 환자는 밤 운전시 불편을 호소한다.

(3) 근거리 시력 감퇴

수술 후 원거리 시력이 먼저 회복되며 근거리 시력은 나중에 회복되기 때문에 책이나 컴퓨터를 보면 안경이나 콘택트렌즈를 쓸 때보다 눈이 피곤함을 느낄 수 있으며, 이는 평균 2개월 이내에 회복된다.

(4) 안구건조증

수술시 눈물분비에 관여하는 각막신경이 손상되므로 3~6개월 정도 일시적인 안구건조증이 발생하게 된다. 신경이 재생되는 수술 후 3~6개월까지 뻑뻑함이나 이물감이 느껴지고 쉽게 충혈될 수 있으므로 그 기간 동안 인공누액을 점안해야 한다.

2) 시력에 영향을 미치는 부작용

(1) 각막편의 이상

수술 중 또는 수술 후 비비거나 외상을 입어 각막절편이 이탈될 수 있으며, 각막편이 완전히 떨어지는 경우 심한 통증과 함께 시력이 갑자기 저하된다. 이런 경우 떨어진 각막편을 가지고 즉시 병원을 방문해야 한다.

(2) 과교정/부족교정

반복적인 검사를 통해 정확한 수치를 얻어 수술하더라도 부족교정되어 약간의 근시가 남거나 반대로 과교정되어 원시가 발생할 수 있다. 그러나 약간의 과교정인 경우 시간이 지나면서 대부분 호전되며, 부족교정의 경우에도 다시 안경을 착용해야 할 경우는 드물다.

(3) 근시 재발

고도근시 환자에 있어서 수술 후 약 1년이 지나게 되면 경도에 근시로 회귀하게 되는 경우가 약 5%에서 발생할 수 있다. 다시 안경을 껴야 할 정도로 심하게 근시가 재발하는 경우는 약 1%로, 이런 경우에는 안경이나 재수술이 필요할 수 있다.

(4) 각막혼탁

라식의 경우에는 거의 발생하지 않으며, 고도근시에서 라섹을 할 경우 약 5%에서 발생할 수 있다. 각막혼탁이 발생하면 뿌옇게 보이고 이로 인해 눈부심이나 야간불번짐이 나타난다.

(5) 각막확장증

고도근시에서 무리하게 라식을 하거나 또는 각막이 엑시머레이저에 대한 이상반응으로 과다하게 깎였을 때 잔여 각막실질의 두께가 너무 얇게 되면 후부 각막이 늘어지는 현상이 발생한다(1/3000). 이런 경우 심한 난시가 발생하고 시력이 저하된다. 치료는 초기에는 하드 콘택트렌즈를 사용하며, 심하면 각막이식수술을 받아야 한다.

(6) 세균감염

수술시 각막에 생긴 상처가 완전히 치료될 때까지는 세균감염의 위험에 노출되어 있으므로 안약을 잘 넣고 청결히 함으로써 이를 예방해야 한다.

6. 수술 후 주의사항

수술 후 눈을 만지거나 비비지 않도록 주의한다. 라식의 경우 각막편이 이탈될 수 있으므로 특히 조심해야 한다. 외출할 때에는 보호용 안경(무도수 또는 선글라스)을 착용하고, 잘 때는 반드시 플라스틱 안대를 착용하여 자신도 모르게 눈을 비비는 일이 없도록 주의한다.

완전히 회복될 때까지 땀이 흐를 만한 심한 운동이나 수영, 눈화장, 음주, 밤샘작업, 장시간 컴퓨터 사용은 피하고, 눈에 물이 들어가지 않도록 한다.

수술 후 안약 점안이 감염이나 혼탁, 근시 재발을 예방할 수 있는 유일한 방법이므로 하루도 빠짐없이 의사의 지시대로 점안하도록 한다. 안약을 넣을 때에는 아래 눈꺼풀만 아래로 당긴 채로 안약병이 눈에 닿지 않도록 주의해야 하며, 두 가지 이상의 안약을 넣을 경우 5분 간격을 두고 점안하도록 한다.

참고문헌

윤동호, 이상욱, 최억(2002). 『안과학』 제6판. 일조각.
한국백내장굴절수술학회(2005). 『굴절교정수술』. 최신의학사.
한국외안부연구회 편(2005). 『각막』 제2판. 일조각.

16장 이비인후과 질환

1절 코질환

이비인후과 홍성룡 · 진홍률

I. 코의 구조와 기능

1. 코의 구조

코는 외비 · 비강 · 부비동으로 구성되며, 비중격에 의해 좌우로 나뉜다.

1) 외비

안면의 중앙부에 돌출된 외비는 골, 연골 및 피하조직과 피부로 구성되어 있고, 구조적으로 3등분할 수 있다. 위쪽 3분의 1에 해당하는 골부는 각각 좌우 한 쌍의 비골, 전두골 비돌기, 상악골 전두돌기로 이루어져 있다. 중간 3분의 1은 중앙선에서 융합하는 한 쌍의 외측비연골과 비중격연골로 구성되는데, 외측비연골은 중앙에서 비중격연골과 융합한다. 아래 3분의 1은 대비익연골에 의하여 그 형태가 유지되고 비전정을 형성하며 중앙에 비교가 위치하고 양측방으로 비익에 둘러싸여 두 개의 외비공을 이룬다(그림 1).

2) 비강

비강은 좌우를 구분하는 비중격, 앞쪽의 입구인 전비공 혹은 외비공, 비인두로 통하는 개구부인 후비공, 외비의 비익에 해당하는 비강 내 전방부위인 비전정, 하비갑개, 중비갑개, 상비갑개, 최상비갑개를 포함하는 측벽으로 구성된다(그림 2).

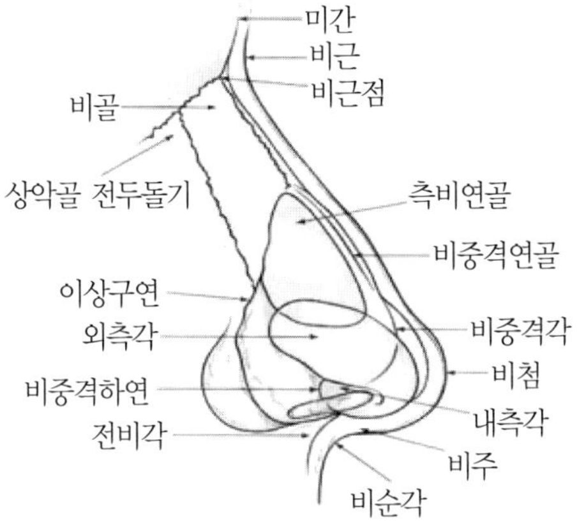

그림 1 외비의 구조

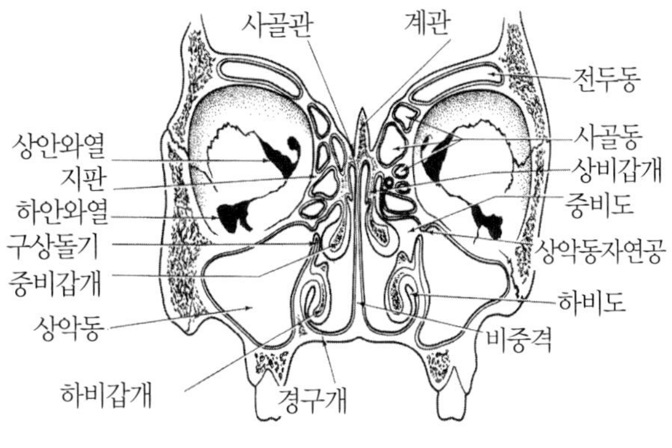

그림 2 비강과 부비동의 구조

3) 부비동

코를 중심으로 네 쌍의 부비동이 비강 점막의 팽출외번으로 형성되는데, 출생시에는 아주 작거나 발달이 없지만 성장 · 발육하여 사춘기가 되면 거의 완성된다. 부비동은 개구부의 위치에 따라서 중비도로 개구하는 전두동, 상악동, 전사골동으로 구성되는 전부비동군과, 상비도 혹은 접사함요로 개구하는 후사골동과 접형동으로 구성되는 후부비동군으로 구분한다.

2. 코의 기능

코는 크게 다섯 가지의 기능을 가지고 있다.

1) 호흡기능

코는 호흡시 공기의 통로 역할을 할 뿐만 아니라, 호흡기류의 온도조절 및 가습작용을 한다.

2) 자정기능

비강 및 부비동에 존재하는 점액층의 성분 및 섬모의 운동은 호흡시 그 표면에 붙은 먼지와 세균을 제거한다.

3) 후각기능

후각의 기전은 아직 확실하지 않으나, 후각 점막세포에 후각 수용체가 존재하며 냄새 입자와 결합함으로써 후각세포가 활성화된다고 생각된다.

4) 구음기능

'ㄴ', 'ㅁ', 'ㅇ' 발음시에는 비강, 부비동, 비인두의 공명작용이 필요하다.

5) 반사기능

반사성 무호흡과 재채기에 의해 호흡기도의 보호가 이루어진다.

II. 코질환의 증상

1. 비폐색(코막힘)

비폐색은 정도의 차이는 있으나 거의 모든 비질환에서 나타나는 증상으로, 비강 외부의 원인과 비강 내의 병변 또는 비인강 내의 종괴 등이 그 원인이 된다. 비폐색이 일시적인지 지속적인지, 또 일측성인지 양측성인지 교대성인지 등이 감별진단에 중요하다.

2. 비루(콧물)

정상 비점막의 점액은 후방으로 흐르고 있으며, 코에 염증이 있으면 코가 목으로 넘어간다는 호소를 하고, 코를 자주 풀게 되면 비루가 있다고 한다. 따라서 비루의 방향, 코푸는 빈도, 악취의 유무, 색깔, 비즙의 성상, 어느 쪽 코에서 나오는지 등이 감별진단에 중요하다. 수양성 비루는 울 때, 급성 비염의 초기, 혈관운동성 비염, 알레르기 비염 등에서 볼 수 있다. 점액성 또는 점액농성인 것은 비용이나 비·부비동염을 생각할 수 있다. 농성 비루가 한쪽에서만 있을 때에는 치성 부비동염 또는 비강이나 부비동의 악성 종양을 생각하고, 유소아에 있어서는 이물을 의심해야 한다.

3. 후각장애

후각신경 말단에서부터 중추 전도로의 어떤 부위에 장애가 있으면 후각상실증 또는 후각감퇴가 오며, 비강 내 질환에 의한 비폐색으로 후열이 막혀서 후소가 후각상피에 도달하지 못한 경우가 있는데 이를 호흡성 후각상실증이라고 한다.

4. 재채기

비점막의 분비과다를 동반하는 알레르기 비염에서 빈발하지만, 이물, 한기, 악취 등 기계적 · 온열적 · 화학적 자극에 의해서도 온다.

5. 두통

부비동의 부위에 따라 두부의 특정 부위에 느끼는 것보다는 전체적으로 머리가 무거운 느낌이나 양측 사이에 중압감이 나타나는 것이 일반적이다.

6. 비출혈(코피)

대부분은 비중격 점막의 전하방 부위에서 발생하며, 국소적인 원인으로서는 외상 · 수술 · 염증 · 종양에 의하고, 전신질환 즉 혈액질환 및 순환기 질환에 의해서도 볼 수 있다.

7. 비성

비강은 발성기에 부속된 공명기이기 때문에 비강에 어떤 이상이 있으면 음성의 변화가 생기며, 폐쇄성 비성 및 개방성 비성 등이 있다.

III. 코질환의 검사법

1. 비강 검사

1) 전비경 검사법

비강 검사에는 밝은 광원, 반사경, 비경, 비내시경 등이 필요하다. 전비경 검사법으로 비전정, 하비도 및 중비도, 하비갑개 및 중비갑개, 비중격, 후열, 비강 저부 등을 관찰할 수 있다.

2) 후비경 검사법

광원, 반사경, 후비경, 설압자가 필요하며, 후비강이나 비인두에 종양이 의심되는 경우에 시행한다.

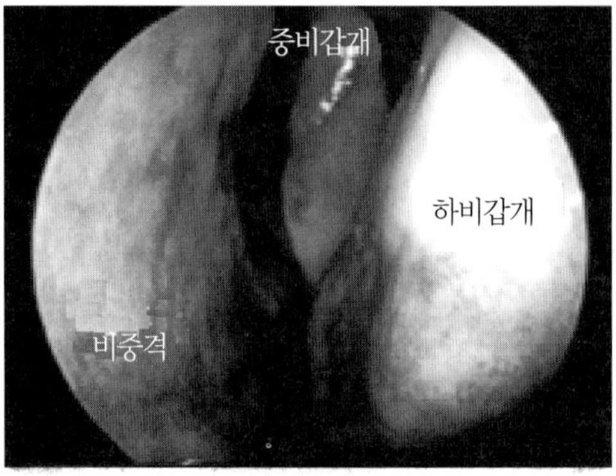

그림 3 내시경으로 본 좌측 비강

후비공, 상 · 중 · 하비갑개를 관찰할 수 있다.

3) 비내시경 검사법

최근에는 해상력이 뛰어나고 좁은 공간에서도 다양한 각도로 볼 수 있는 직선형 내시경을 비내시경 검사법에서 많이 이용하고 있다. 이 방법을 통해 해부학적 변형, 부비동 자연구, 반흔, 농, 용종, 종양의 존재 여부를 잘 파악할 수 있다(그림 3).

2. 알레르기 검사

1) 특이적 알레르기 검사

생체 내 피부반응 검사와 시험관 내 면역혈청 검사, 알레르기 유발 검사가 있다. 이 중 피부반응 검사에는 피부단자 검사와 피내 검사가 있으며, 면역혈청 검사에는 개별 알레르겐에 대한 검사인 알레르겐 테스트(RAST, MAST, CAP 등)가 있다. 현재 가장 기본이 되는 검사는 민감도가 가장 높고 안전한 피부단자 검사인데, 간편하면서도 경제적이고 진단적 가치가 높은 검사이다(그림 4).

2) 비특이적 알레르기 검사

혈액 호산구와 혈청 총 IgE 수치, 비세포 검사 등이 있다.

3. 후각기능 검사

후각기능에 대한 검사는 정성적 검사와 정량적 검사로 구별한다. 정성적 검사는 환자가 알지 못하는 냄새 나는 물질을 적당한 농도로 제시하여 환자가 정확히 물질의 이름을 알아맞히는지 판정하는

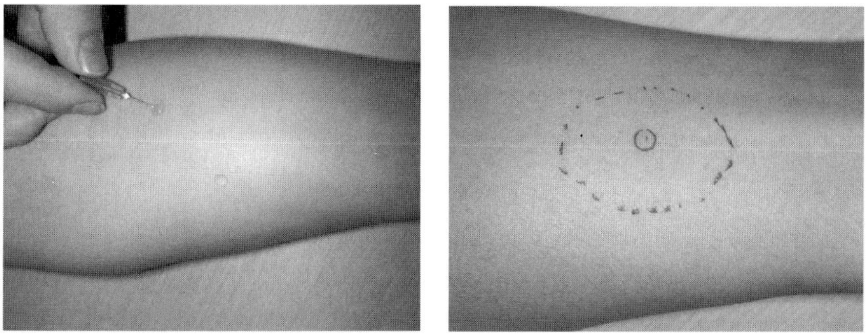

(A) (B)

그림 4 피부단자 검사(A) 및 피부단자 검사 후 피부 반응(B)

검사법이다. 정량적 검사법은 여러 가지 물질을 저농도부터 고농도까지 순서대로 환자에게 제시하여 환자가 어떤 농도에서 물질의 이름을 알아맞히는지 보는 방법으로, 특정 물질에 대한 환자의 역치를 측정할 수 있는 방법이다.

4. 비폐색 검사

비폐색을 평가하는 데에는, 반사되는 음향을 이용하여 거리에 따른 비강 내부 각 부위의 단면적을 측정할 수 있는 음향비강통기도 검사 및 비강 전후의 압력차와 그 차이에 따라 발생하는 기류의 양을 측정하여 비저항을 구할 수 있는 비강통기도 검사가 가장 많이 이용되고 있다.

5. 방사선학적 검사

1) 단순 X선 검사

단순 X선 검사에는 Waters 영상, Caldwell 영상, 측면 영상 등이 있으며, 비강과 각 부비동의 음영으로 비강의 해부학적 이상 여부, 부비동의 발육, 부비동 점막이상 여부, 부비동 내의 분비물 저류 유무, 비·부비동의 신생물 등을 관찰할 수 있다.

2) 전산화단층촬영(CT)

부비동 내시경 수술이 발달하면서 수술 전에 부비동 질환에 대한 정확한 진단과 특히 수술 중에 만날 수 있는 해부학적 기형 여부를 확인하기 위하여 보편화되기 시작하였다. 일반적으로 CT는 비·부비동과 주변의 구조를 관찰할 수 있는 가장 좋은 영상으로, 만성 비·부비동염의 내시경 수술 전 및 악성 종양의 병기 결정에 적용되고 있다.

3) 자기공명영상(MRI)

CT를 대체하는 영상술이 아니라 CT와는 다른 특성을 가진 검사법으로, 종양의 연조직 침범 정도와 두개 내 파급을 평가하는 데 CT보다 우월하다.

IV. 비 · 부비동의 흔한 질환

1. 비출혈

비출혈은 상기도 감염이 흔하고 습도 및 온도의 변화가 심한 추운 겨울철에 잘 생기나, 고온건조한 날씨에도 종종 발생한다.

1) 원인

국소적 원인으로 골절 등의 외상, 비염, 비 · 부비동염 등의 염증, 악성 종양, 비인강 혈관섬유종 등의 종양, 비중격 만곡증 등이 있다. 전신적인 원인으로는 고혈압 및 동맥경화증, 심장질환 등의 순환장애, 혈액질환, 간 또는 신장질환, 알코올 중독, 항응고제 투여, 비타민 C 또는 K 결핍 등이 있다.

2) 출혈부위

비출혈의 약 90%가 비중격 전단에 있는 Kiesselbach 혈관총(Little's area)에서 발생하며, 이러한 전방부 출혈은 소아 혹은 젊은층에서 주로 있어난다(그림 5). 지혈은 대개 용이하나 재발하는 경향이 있다. 비강의 후방부에서 나는 출혈은 동맥경화 혹은 고혈압을 가진 고연령층에서 많이 일어나며, 특히 하비도 내 하비갑개 후단부에서의 출혈을 자주 볼 수 있다. 이 부위의 혈관들은 내상악동맥의 분지이다. 지혈이 어렵고 재발이 잦아 치사율이 4~5%나 된다. 그 밖에 중비갑개 상부에서의 출혈은 고혈압 환자에서 가끔 볼 수 있으며, 여기에는 전사골동맥이 분포하고 있다. 중비도에서 나오는 출혈은 종양을 의심하여야 한다.

3) 치료

비출혈의 적절한 치료를 위해서는 정확한 출혈부위를 찾는 것이 중요하다. 앉은 자세에서 출혈이 줄어드는 경향이 있고 혈액이 목 뒤로 넘어가 구역질을 일으키는 경우가 적으므로, 의자에 앉히고 강력한 흡인기로 비강 내 혈액을 제거한다. 비중격 전단에 출혈이 있을 때는 우선 비익을 손가락으

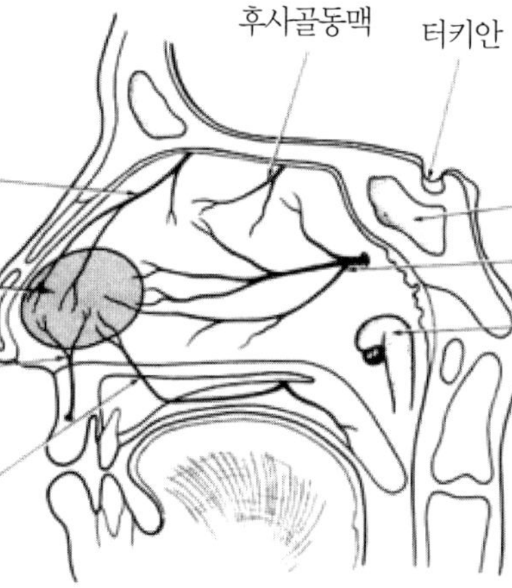

그림 5 코피가 흔히 발생하는 비중격의 전단부

로 강하게 압박한다. 이것으로 잘 안 되면 에피네프린을 약간 적신 탈지면을 그 부위에 넣고 비익을 손 끝으로 5~10분가량 압박한다. 출혈부위를 질산은이나 삼염화초산으로 부식하거나 전기소작을 할 수도 있다. 전비공 패킹 혹은 후비공 패킹을 시행한 경우 2~4일간 유지하고 항생제를 투여한다. 출혈이 심할 때는 수혈이 필요할 수 있다. 이와 같은 일반적 처치로 지혈이 안 될 때에는 비강으로 들어오는 동맥을 결찰하는 등의 수술적 처치를 해야 한다.

2. 후각장애

1) 원인

바이러스에 의한 상기도염이나 알레르기 비염, 위축성 비염 등에서와 같이 후각점막의 손상에 의해 발생하는 후각장애를 감각신경성 후각장애 또는 지각성 후각장애라고 한다. 한편, 만성 비 · 부비동염에서와 같이 후열 주위 점막의 부종이나 비강 내의 비용으로 인해 냄새가 후각 점막까지 접근하지 못하여 발생하는 후각장애를 전도성 후각장애라고 한다. 그러나 순수한 전도성 후작장애보다는 감각신경성 후각장애와 결합된 혼합형 후각장애인 경우가 더 많다. 뇌혈관 경색이나 뇌출혈로 인해 뇌의 후각피질이 손상 받아도 후각장애가 발생하는데, 이를 중추성 후각장애라고 한다. 그 외 내분비 질환, 후열 주위의 신생물, 정신과적 질환에 의해서도 후각장애가 발생하나, 아무 원인 없이 발생하는 특발성 후각장애도 있다.

2) 진단

후각장애를 호소하는 환자는 원인을 감별하기 위하여 병력, 이학적 검사, 신경학적 검사를 시행해야 하며, 비강 중 특별히 후열 주위를 관찰하기 위하여 내시경 검사를 시행하는 것이 좋다. 후각 검사와 방사선 검사를 시행해야 하며, 전산화단층촬영이나 자기공명영상이 감별진단에 큰 도움을 주기도 한다.

3) 치료

전도성 후각장애는 약물이나 수술로써 전도장애의 원인을 제거하면 후각장애가 치유된다. 그러나 감각신경성 후각장애는 회복의 가능성이 희박하다. 감각신경성 후각장애를 치료하기 위하여 스테로이드 제제, 아연 제제, 비타민 A 제제, 아미노필린 등을 투여하는 방법이 일부 시도되고 있으나, 유효성에 대해서는 논란이 있다.

3. 급성 비염

급성 비염은 비강 내의 급성 염증성 질환으로서 감기라고 알려진 흔한 질환이다. 대개의 경우 바이러스에 의하여 발생하며, 특히 리노바이러스가 원인이 되는 수가 많다. 5세 이하의 어린이가 가장 잘 감염되는 연령이나, 건강한 성인에서도 1년에 평균 2~3회 감염되는 것으로 추정된다.

1) 증상 및 징후

급성 비염의 임상적 증상은 감염 시점부터 1~3일간의 잠복기간이 지난 후에 나타나기 시작한다. 전구시기에는 전신적인 불쾌감, 미열과 오한, 근육통, 식욕감퇴, 두통이 발생하고, 이때 비강이나 비인강에 작열감을 느끼게 되며, 비강 신경이 자극되어 발작적인 재채기를 한다. 이 시기의 비강 점막은 창백한 모습이라서 이 시기를 '국소빈혈' 이라고도 한다.

몇 시간이 지난 후에는 소위 카타르성 시기가 시작된다. 이때에는 다량의 수양성 비루, 비폐색, 후각상실증이 앞서 설명한 전신 증세가 악화되면서 나타난다. 이 시기의 비강 점막은 발적되어 적색을 띠고 있으므로 이 시기를 '발적기' 라고도 한다. 4~5일 동안의 증세가 지속되면 세균에 의한 이차 감염이 되지 않는 한 점액기로 넘어가면서 모든 증세가 호전된다. 대개의 경우 6~10일이 경과하면 비강은 정상화되는데, 이 시기를 '흡수기' 라고 할 수 있다. 그러나 카타르성 시기를 지나면서 세균에 의하여 이차 감염이 되면 증세가 지속 혹은 악화되면서 특징적으로 화농성 비루가 발생하는데, 이 시기를 '이차 감염기' 라고 한다. 이때 적절한 치료를 하지 않으면 부비동염, 중이염, 기관지염, 후두염, 편도염, 림프선염, 폐렴 등의 합병증이 생길 수 있으므로 주의해야 한다.

2) 치료

바이러스성 급성 비염의 치료에는 대증요법, 즉 충분한 휴식과 수분섭취, 규칙적인 식사, 적절한 해열진통제의 사용이 제일 유효하다. 발적기에는 항히스타민제가 증상의 완화에 도움을 줄 수 있으며, 심한 비폐색이 지속되면 점막수축제를 국소적으로 2~4일 동안 사용할 수 있다. 항생제는 합병증이 없는 한 사용하지 않는다.

4. 알레르기 비염

알레르기 항원에 대한 과민반응으로 비강 점막의 염증이 유발된 경우를 알레르기 비염이라고 한다.

1) 병태생리

어떤 항원에 대해 과민한 사람이 그 항원에 노출되면 즉시 발작적인 재채기, 소양감, 수양성 비루 등의 증상을 보이는데, 이러한 급성 증상은 비점막 내의 비만세포 표면에 있는 특이 IgE 항체와 외부로부터 침입한 항원 간의 작용으로 비만세포로부터 여러 가지 염증성 매개물질이 유리됨으로써 나타난다(그림 6).

알레르기 반응은 급성 증상을 유발하는 급성 반응으로 끝나지 않고 약 50%의 사람에서 항원에 노출된 후 6~12시간이 지나면 후기 반응을 일으키는데, 이때의 증상은 급성 반응에 비해 재채기나 소양감은 적고 비폐색이나 후비루 또는 부비동 압박감 등의 증상이 특징적이다. 후기 반응에 관여하는 주된 세포는 호산구이다. 우리나라에서 현재까지 알려진 가장 흔한 원인 항원은 집먼지 진드기이다(그림 7).

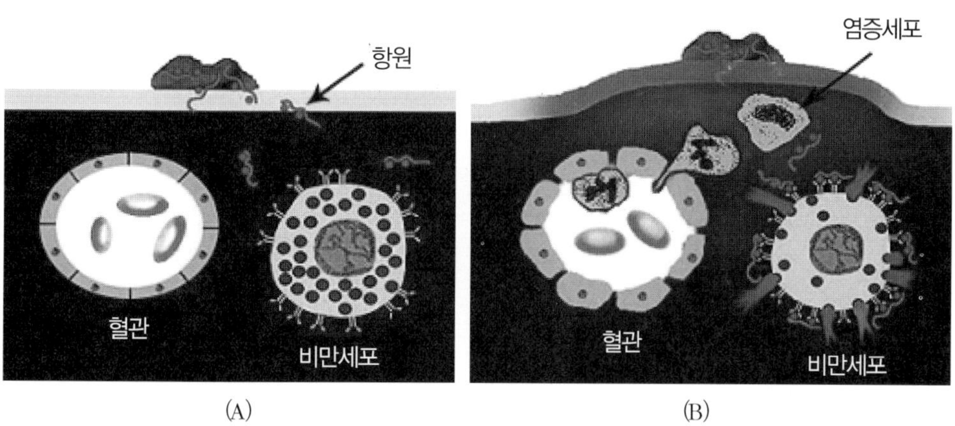

그림 6 알레르기 병태생리
항원에 의한 비만세포 자극(A) 및 비만세포에서 유리된 염증성 매개물질에 의한 염증반응(B)

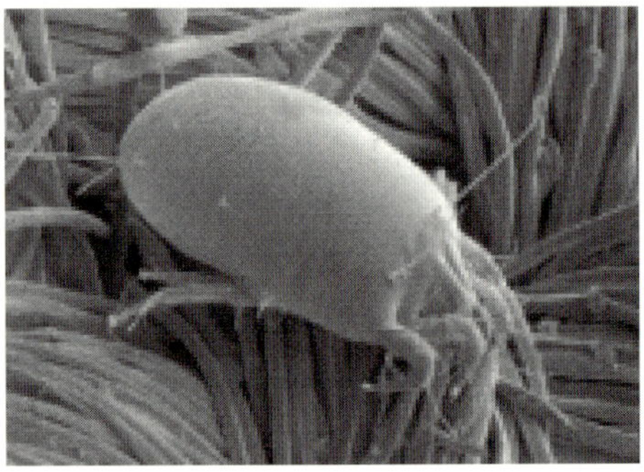

그림 7 알레르기 비염의 가장 흔한 원인인 집먼지 진드기

2) 진단

진단에 있어서 가장 중요한 것은 발작적인 재채기와 비폐색, 수양성 비루, 소양감 등의 특징적인 알레르기 비염의 4대 증상이다. 이러한 증상은 20세 이전에 시작되는 것이 보통이고, 알레르기 비염은 물론 기관지 천식, 아토피성 피부염을 포함한 알레르기 질환의 가족력이 있는 경우에 더 의심할 수 있다. 비강 소견으로는 점막의 창백한 부종과 수양성 비루가 특징적이나, 항상 전형적인 소견을 보이는 것은 아니다.

병력 및 이학적 검사에서 알레르기 비염이 의심되는 경우에는 피부단자 검사나 RAST, MAST 등의 면역혈청 검사로 특이 IgE 항체를 증명함으로써 확진할 수 있다.

3) 치료

(1) 회피요법

실내의 알레르기 항원에 대한 환경조절을 통한 회피요법은 일반적으로 그 효과가 수주 내지는 수개월 후에 나타나고 완전치유에는 미치지 못하는 것이 보통이지만, 환자의 증상을 완화시킬 수 있고 약물치료의 필요성을 경감시키는 효과가 있으므로 사용해야 한다. 집먼지 진드기는 실내의 먼지 자체를 줄이거나 실내 습도를 낮추고 살충제를 살포하며 진드기가 살 수 없는 천을 씌운 침구와 가구를 사용함으로써 회피할 수 있다.

(2) 약물요법

항히스타민제는 히스타민 수용체와 결합을 하나 자극을 유발하지 않음으로써 이미 증상이 유발된 이후에도 소양감, 재채기, 비루 등의 증상을 완화시킬 수 있다. 국소 스테로이드제는 알레르기 비염의 거의 모든 증상, 즉 소양감, 재채기, 비루와 비폐색 등에 효과가 있다. 혈관수축제는 비폐색은 완화시키지만 그 외의 증상에는 영향이 없다. 그러나 국소 혈관수축제를 7~10일 이상 사용할 경우 약물성 비염을 유발할 수 있으므로 주의해야 한다. 그 외 비만세포 안정제, 항콜린제 등이 사용된다.

(3) 면역요법

면역요법은 원인이 되는 항원을 낮은 농도부터 점차로 양을 증가시키면서 피하에 주사함으로써 외부에서 항원이 유입되어도 알레르기 반응이 일어나지 않도록 면역관용을 유도하는 방법이다. 면역요법은 아나필락시스 등의 치명적인 전신 부작용이 나타날 위험성이 있으므로 항상 의사의 감독 하에 시행되어야 한다.

5. 만성 비·부비동염

일반적으로 '축농증'이라고 알려져 있으며, 부비동 내 반복된 감염 혹은 지속된 감염에 의해 동점막의 비가역적 병변이 초래된 만성 염증성 병변이다. 즉 화농성 혹은 점액성 비루를 주증상으로 하고 증상의 호전과 악화가 반복되는 부비동 점막의 만성 감염증이다. 따라서 부비동 내 감염이 지속될 수 있거나 반복될 수 있는 원인이 되는 부비동 자연개구부의 폐쇄나 점액섬 모기능의 저하는 부비동염의 발병뿐 아니라 만성화에도 중요한 요인이 된다.

1) 증상

만성 비·부비동염의 가장 주된 증상은 화농성 비루이다. 급성 부비동염과는 달리 만성 비·부비동염에서는 전신적 증상과 동통을 동반하지 않는다. 일반적으로 두통을 흔히 동반하는 것으로 알려져 있으나, 자연개구부를 제외한 동점막은 동통에 예민한 곳은 아니므로 두통의 빈도는 생각보다 높지 않다. 비루는 주로 화농성이고 환자는 흔히 후비루를 호소한다. 후각감퇴 또는 무후각증이 동반되는 경우가 많다.

2) 진단

환자의 증상과 병력 및 이학적 검사상 비강 내 화농성 비루는 만성 비·부비동염 진단의 단서가 된다. 비내시경으로 화농성 혹은 점액성 비루가 부비동 자연개구부를 통하여 배설되는 것을 확인하면 부비동염으로 진단할 수 있다. 비경검사에서는 부비동 자연개구부의 폐쇄를 초래할 수 있는 비강 내 구조적 이상의 유무도 확인해야 한다.

단순방사선 검사상 침범된 부비동의 혼탁, 수평선 혹은 동점막의 비후 소견이 관찰된다. 부비동 전산화단층촬영은 만성 비·부비동염의 진단과 치료계획 수립에 꼭 필요한 진단적 방법으로 인식되고 있다. 전산화단층촬영은 침범한 부비동 내 점막 비후, 비루의 저류, 자연개구부의 폐쇄와 같은 병적 상태를 잘 보여준다(그림 8). 그리고 골미란이나 골파괴의 소견을 잘 보여주므로 종양과의 감

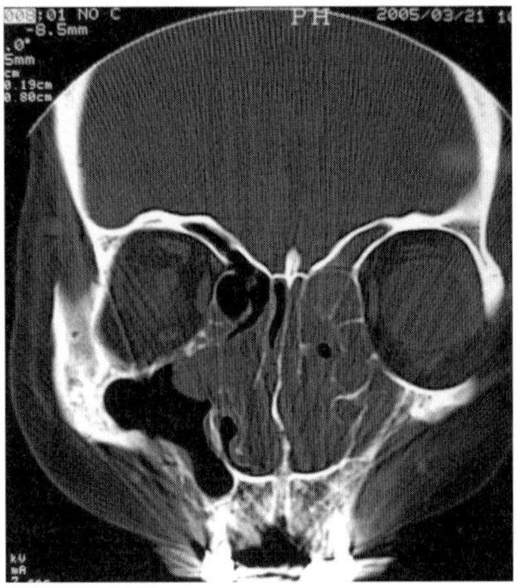

그림 8 만성 부비동염의 전산화단층촬영 소견

별에 유용하다.

3) 치료

만성 비·부비동염의 기본적 치료는 수술이다. 현재 부비동 내시경 수술이 만성 비·부비동염의 표준치료로 인정되고 있다. 수술의 원칙은 첫째, 부비동의 환기와 배설을 유지시키고, 둘째, 발병의 선행요인이 되는 비강 내 구조적 이상을 교정하며, 셋째, 동내 점막의 병변이 비가역적인 경우 동점막을 제거하는 것이다.

6. 비중격 만곡증

비중격 만곡의 발현도는 인종이나 보고자에 따라 차이가 있으며, 우리나라 사람에 있어서는 남자 24%, 여자 20% 정도로 남자에 많고 남녀 다 같이 좌측 만곡이 많다.

1) 원인

선천성 또는 발육이상, 외상, 압박 등이 있다.

2) 증상 및 징후

단순 비중격 만곡증으로 인한 증상은 거의 없는 경우가 많다. 그러나 심한 경우에는 비폐색, 구호흡, 후비루 등의 증상이 있고, 급성 비염에 대한 감수성이 높아진다.

국소 소견으로는 비중격에 여러 정도 및 형태의 기형이 있고, 비중격의 만곡이 현저할 때에는 외

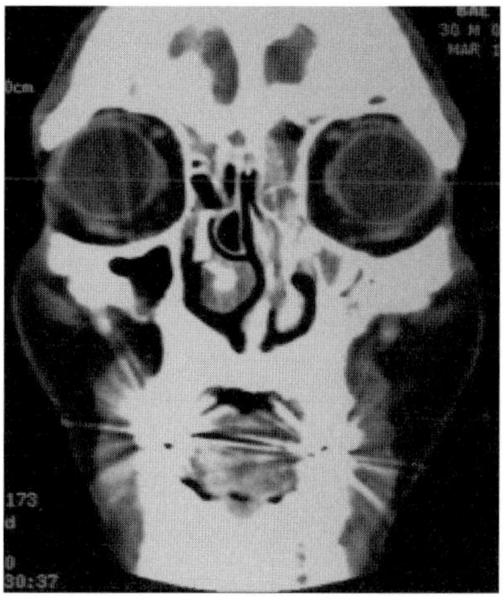

그림 9 좌측으로 만곡된 비중격

비의 기형, 즉 사비를 동반하는 수가 있으며, 비강 속에서는 만곡된 반대편의 중비갑개나 하비갑개의 대상성 비대를 볼 수 있다(그림 9).

3) 진단

비경검사만으로 용이하다. 비점막을 수축시킨 후 검사하면 더욱 확실하다.

4) 치료

과거에는 비중격 점막하 절제술이 시행되었으나, 최근에는 비중격 성형술이 치료의 근간이 된다.

7. 폐쇄성 수면무호흡증

폐쇄성 수면무호흡증은 수면 중 반복적인 상기도 폐쇄 및 협착으로 인해 발생하는 증상으로, 폐쇄부위가 구개부와 설근부로 알려져 있지만, 폐쇄의 원인은 단순하지 않고 폐쇄부위 또한 다발성인 경우가 많다.

1) 증상 및 관련 질환

수면분절로 인한 주간 기면증 및 피로감이 특징적이며, 이차적으로 역행성 기억상실, 주의집중력 저하, 판단력 저하, 다양한 성격변화 등이 발생할 수 있다. 성의학적 문제로 성욕이 감퇴되고 발기부전도 관찰된다. 근무 중이나 운전 중의 졸음으로 인한 사고발생 등은 사회경제적인 측면에서 큰 손실로 이어진다.

또한 고혈압, 심부전, 부정맥, 허혈성 심장질환, 뇌졸중, 폐성 고혈압 등의 심혈관 합병증을 가져온다고 알려져 있으며, 신경정신과적 질환을 동반할 가능성이 높아진다.

2) 진단

일반적으로 인정되는 진단기준은, 수면장애 증상을 동반하면서 수면다원검사상 호흡기류가 10초 이상 정지하는 무호흡이 수면 시간당 5회 이상이거나 시간당 무호흡과 저호흡을 합한 호흡장애지수가 10 이상인 경우이다.

3) 치료

(1) 비수술적 요법

체중감소, 체위요법, 구강 내 장치, 약물치료 등이 있으나, 현재까지 치료의 근간은 지속성 기도양압호흡(CPAP)이다. 이는 매우 효과적이어서 사용하는 즉시 효과가 나타나며, 사용하는 동안은 무호흡이 발생하지 않는다. 그러나 장기간 사용해야 하므로 장기적 순응도가 큰 문제이다.

(2) 수술적 요법

과다한 주간 기면증, 중등도 이상의 수면호흡 장애, 비수술적 치료의 실패 등은 수술적 치료의 적응증이 된다. 수술적 치료의 기본원칙은 비강 및 인후부의 진찰과 내시경으로 기도폐쇄 부위를 확인한 후 원인을 제거하여 기도폐쇄를 방지하는 것이다.

수술의 종류로는 기관절개술과 같은 기도 우회수술, 비강 수술, 인두부 수술, 설근부 수술 등과 같은 폐쇄부위에 특이적인 수술과 상악 · 하악 전방 전위수술 등과 같은 상기도에 존재하는 전반적 폐쇄부위를 동시에 교정하는 수술 등이 있다. 구개수구개인두 성형술이 가장 흔히 시행되는 수술법이나, 최근에는 환자 개인별 폐쇄부위에 따른 복합부위 수술의 개념이 정착되고 있는 추세이다.

8. 비 · 부비동의 악성 종양

비 · 부비동의 악성 종양은 대개 40대 이후에 호발하며, 전체 악성 종양의 1% 이하이고, 두경부 악성 종양의 약 3%를 차지한다. 이 중 80% 이상이 편평상피세포암이다.

1) 병인

만성 비 · 부비동염의 병력, 음주, 흡연이 관계가 있다고 한다.

2) 분류

상피성 악성 종양은 병리소견에 따라 분류되며, 이 중 80% 이상이 편평상피세포암이고, 전이성 세포암, 선암, 선형낭포암, 악성 흑색종, 후신경아세포종, 미분화암 등도 있다. 비상피성 악성 종양으로는 횡문근육종, 신경성육종, 림프종 등이 있다.

3) 증상

발생부위에 따라 다르나, 초기에는 증상을 잘 느끼지 못하다가 점차 진행됨에 따라서 증상을 보이게 된다. 초기에 잘 나타나는 증상은 비폐색, 동통, 화농성 비루의 순이나, 점차 진행되면 동통, 비폐색, 협부 종창의 순으로 변한다. 단, 악성 흑색종인 경우 폴립 모양의 흑색 종괴가 비강 내에 나타나 급속히 자라서 일측성 비폐색과 비출혈 등의 증상을 보인다. 따라서 중년 이후에서 편측성 비폐색이 있고 출혈이 잘 되며 분비물이 있을 때는 악성 종양을 의심해야 한다. 상악암이 상악동 하벽으로 진행되면 경구개 종창과 함께 치통이 생기므로 치과를 먼저 찾아가는 경우도 적지 않다. 상악동의 상벽이 침범되면 안검하수, 안구마비, 안구돌출 등의 안와증상이 나타난다.

4) 진단

동내에 국한되어 있는 경우 확실한 진단이 어려우며, 진행이 되어서나 또는 부비동염 수술시에 발견되는 수가 많다. 일반적으로 40대 이후에 폴립과 부비동염 그리고 출혈이 있으면서 완고한 두통, 치통이 있으면 일단 의심하고 단순방사선이나 그 밖의 검사를 받도록 해야 한다. 상악암의 60% 이상에서 X선 검사상 골파괴를 볼 수 있다. 최근에는 부비동 내시경을 이용하여 동내의 병변을 직접

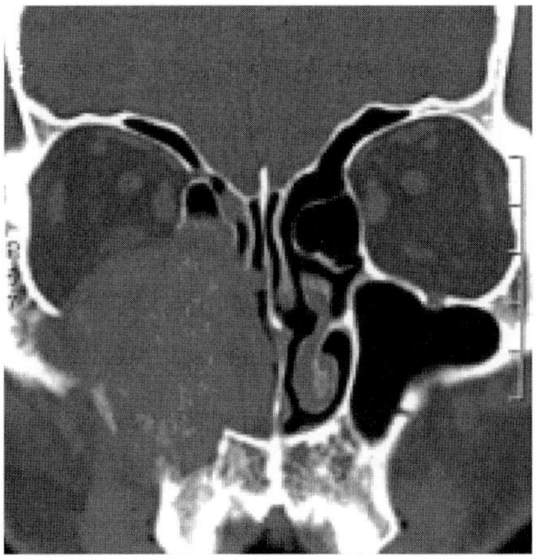

그림 10 악성 종양이 우측 비강, 상악동, 상악골과 안구를 침범하고 있는 소견

관찰할 뿐만 아니라 생검도 가능하여 조기진단에 큰 도움이 되고 있다. 동외 침범의 정도를 파악하는 데에는 전산화단층촬영이 도움이 된다(그림 10).

5) 치료

비 · 부비동의 상피성 악성 종양의 치료에는 수술을 통한 광범위 절제가 근간을 이루나, 항암화학요법이나 방사선 치료의 복합치료가 필요한 경우가 많다. 림프종의 경우에는 방사선 치료 및 항암화학요법을 병용한다.

9. 악안면 외상

안면부에 외상을 입을 경우 그 정도나 형태는 외상의 방향이나 안면골의 해부학적인 구조, 즉 크기, 모양, 위치, 침범되는 뼈의 밀도, 주위 조직 특히 비강, 부비강, 구강과의 상호 관계에 의해 결정되며, 골절편은 안면을 덮고 있는 연조직에 의해서 전위되고, 이 중 하악골이나 상악골의 근육, 골 주위 연조직, 지방조직들이 중요한 역할을 한다.

1) 발생빈도

안면골 중에서 비골이 가장 많이 골절되며, 하악골, 협골, 안와, 상악골, 전두동의 순서로 발생한다.

2) 이학적 검사

전두동의 골절은 뇌척수액루 같은 심각한 두개 내 합병증을 동반할 수 있으므로 전두부의 함몰이나 전두부 피하에 골편이 없는지 살펴보아야 한다. 비골의 변형이나 비정상적인 가동성에 대해 검사를 시행하는데, 엄지와 검지를 사용하여 비중격 전단부를 잡고 좌우를 움직여 봄으로써 비중격의 가동상을 쉽게 시험할 수 있다. 볼의 압통은 협골 골절을 시사하는 수가 많다. 하악골에 압통이나 변위가 없는지 하악골 전체에 대한 촉진을 시행한다.

3) 방사선학적 검사

비골 골절은 측면방사선 촬영에서 증명되는 수가 많고, 얼굴의 중앙이나 부비동의 골절은 Waters 영상에서, 하악골의 골절은 사면 촬영이나 파노라마 촬영에서 가장 잘 나타난다. 안면골과 후두의 골절에서는 전산화단층촬영이 진단에 큰 도움을 줄 수 있다. 볼에 심한 열상이 있을 때에는 타액선 조영술을 통해 이하선관을 확인한다.

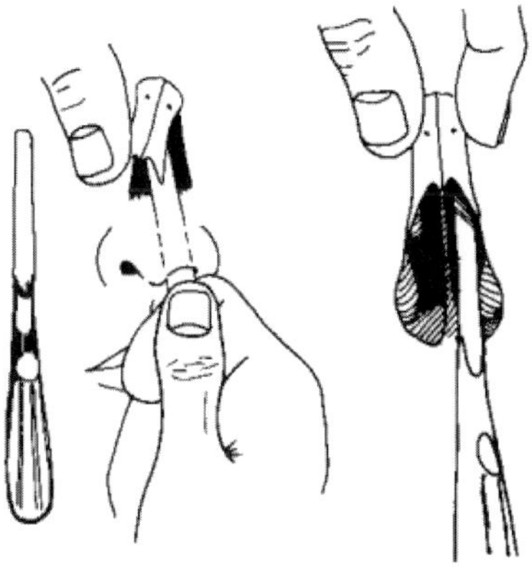

그림 11 비골 골절을 기자를 이용하여 정복하는 모습

4) 치료(골절 정복)

비골 골절은 흔히 한쪽 비골이 함몰되고 반대쪽으로 전위되는 유형으로 발생하는데, 기자로 큰 어려움 없이 정복될 수 있다(그림 11). 손상이 심해서 폐쇄정복술만으로는 만족스럽지 못하면 개방정복술을 시행하며, 철사봉합, 외부 현수법, 납판과 강선을 사용한 관통고정법 등을 사용할 수 있다. 비중격의 변위가 심하면 비중격 성형술을 시행하여 정복시킨다.

하악골 골절은 대부분이 구강열상을 통해 구강쪽으로 노출되어 있거나 경부의 피부열상을 통해 외부로 통하고 있으므로 대부분 복합골절이고, 특히 피부열상이 있는 경우 항생제를 투여하여 골수염을 예방해야 한다. 하악골 골절의 정복에는 골절편의 안정성 여부와 치아의 상태를 고려하여 수술방침을 세우게 되며, 정복술의 수기로는 Erich arch bar에 의해 상악과 하악을 수상 전 교합상태로 교정하는 방법과 여러 가지 판이나 의치 등을 이용하는 방법, 개방 절개하여 골절부위를 철사봉합 혹은 금속판으로 고정하는 방법 등이 있다.

안와 하벽 골절에서 안와 하벽을 수술적으로 노출시키는 방법은 안검 절개가 효과적이며, 상악동 전벽에서 얻은 골 이식편을 골절부위에 이식하여 주고 상악동 쪽에서 안와 하벽을 받쳐 주는 방법이 효율적이다. 최근에는 내시경을 이용하여 안면 피부의 절개 없이 비내를 통하여 안와골절을 정복하는 방법이 많이 이용되고 있다. 이 외에도 전두동 골절, 하악지 골절 등의 정복에도 내시경적 정복 및 고정술이 이용된다.

10. 외비 기형

코는 호흡과 후각의 중요한 생리적 기능을 가진 기관인 동시에, 얼굴의 한가운데 위치하면서 그 사

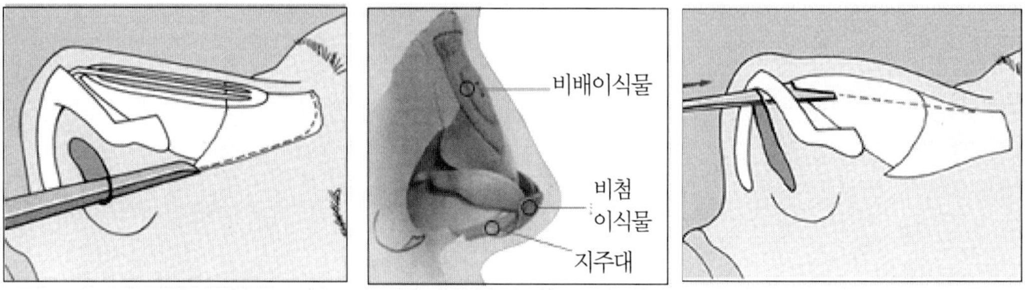

절골술 융비술 비혹제거술

그림 12 여러 가지 코 성형술식(절골술, 융비술, 비혹제거술)

람의 인상을 좌우하는 중요한 역할을 한다. 외비 기형에는 사비, 안비, 곡비 등이 가장 흔하며, 이들이 최근 많이 시행되고 있는 코 성형술의 가장 흔한 적응증이 되고 있다. 코 성형술이란 미용적인 목적만으로 코 주변의 조직을 제거하거나 이식물을 첨가하는 것이 아니고, 잘못 변형된 부위를 찾아서 정확하고 올바른 위치로 재배열해서 코의 기능을 회복하고 덧붙여 미용학적으로 만족스러운 결과를 얻기 위한 것이다(그림 12).

1) 사비

사비는 코가 지지구조의 소실 없이 얼굴의 정중앙 수직선으로부터 벗어난 상태를 의미하며, 구개열과 같은 선천적인 질환을 제외하고 대부분 외상이나 이전의 수술 후에 발생하는 경우가 많다. 사비에서는 미용적으로 코가 휘어 보여 문제가 되기도 하지만, 비중격 만곡증 및 비갑개의 점막 비후를 동반하여 기능적으로 비폐색을 동반하는 경우가 많다. 따라서 사비를 교정할 때에는 미용적인 면뿐만 아니라 반드시 기능적인 면도 고려해야 한다. 수술시 먼저 비중격 성형술을 통하여 휘어 있는 비중격 연골을 바로잡은 후 필요에 따라 비후된 비갑개 절제술을 함께 시행한다. 이어 휘어 있는 비골을 골절기를 이용해 인위적으로 골절시키는 절골술을 시행한 뒤 바로잡아 주고 연골을 가운데로 모아주게 된다.

2) 안비

안비는 태아의 발육부전이나 불완전 융합 등의 선천적 원인과, 비골 골절 등 외상과 비중격 수술 합병증 및 매독 · 결핵 등의 후천적 원인에 의해 발생한다. 이러한 안비 기형의 교정에는 비배부를 높여주는 융비술을 시행하는데, 여기에는 비중격, 이개, 혹은 늑연골에서 얻은 자가연골이 사용되거나 실리콘, 고어텍스, 알로덤 등의 인공보형물이 사용된다.

3) 곡비

곡비, 즉 매부리코는 비골과 비중격연골이 모두 정상 이상으로 성장함에 따라 비배부가 솟아 올라서 매의 부리처럼 보이는 코를 말한다. 선천적으로 비배부가 유난히 돌출된 경우도 있지만, 후천적 외상에 의한 경우도 있다. 따라서 곡비의 수술은 융기된 비골과 연골의 일부를 절제하거나 갈아주는 것이 기본적인 수술법이 된다.

참고문헌

노관택(2004). 『이비인후과학 두경부외과학』. 일조각.
대한비과학회 편(1997). 『임상비과학』. 일조각.
대한이비인후과학회 편(2002). 『이비인후과학 두경부외과학』. 일조각.
진홍률(2003). 『안면외상학: 기초에서 응용까지』. 도서출판 개신.

2절 귀질환

이비인후과 박민현

귀는 크게 외이 · 중이 · 내이로 나뉜다. 외이는 겉에서 보이는 귓바퀴와 안쪽의 고막에 이르는 외이도로 구성되어 있으며, 중이는 고막과 소리를 전달하는 3개의 이소골로 이루어져 있고 안면신경이 지나가는 경로이다. 내이는 소리를 듣는 달팽이관과 몸의 균형을 잡아주는 세반고리관, 그리고 2개의 이석기관으로 형성되어 있으며, 내이도를 통해서 두개강과 연결되어 있다(그림 13). 따라서 귀가 하는 역할은 소리를 듣는 것뿐 아니라 몸의 균형을 잡아주는 역할도 같이 하게 되며, 귀의 병변이 있을 때 안면신경에 손상이 발생할 수 있어 이는 안면마비로 나타나기도 한다.

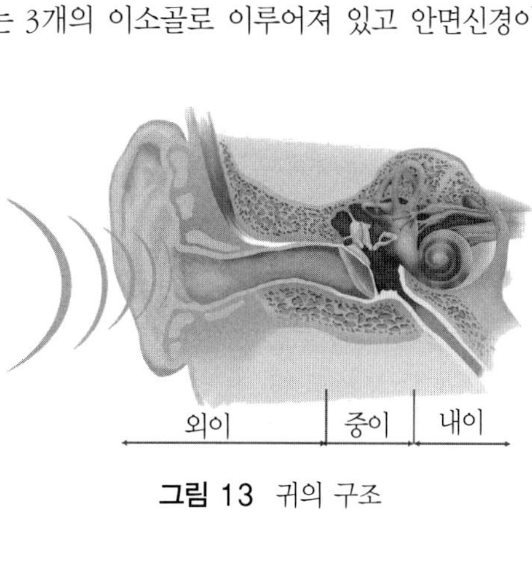

그림 13 귀의 구조

일반적으로 귀질환을 나눌 때는 병변의 위치에

따라 외이질환 · 중이질환 · 내이질환으로 나눌 수 있으며, 하는 역할에 따라 청력장애 · 전정기능장애 · 안면신경질환으로 구분할 수도 있다. 또한 병변의 성상에 따라 염증성 질환과 기능성 질환, 종양으로 구분할 수 있다. 여기에서는 가장 흔한 귀질환들인 외이도염, 삼출성 중이염, 만성 화농성 중이염, 감각신경성 난청, 어지럼증에 대해 간략히 소개하고자 한다.

I. 외이도염

외이도는 외부의 침입에 잘 견디고 자정작용을 하도록 구조가 되어 있으나, 여러 가지 형태의 감염이 가능하며, 그 중 외이도염이 가장 흔하다. 먼저 급성 국소형 외이도염은 모낭의 세균감염으로 모낭염에서 시작하여 작은 화농봉소, 즉 이절로 진행한다. 모낭이 많은 외이도 외방의 연골부 외이도에 국한하여 발현한다. 통증이 심하며, 외이도를 움직이면 통증이 더 심해지고, 부종 · 청력감소도 나타난다. 치료는 초기단계에는 항생제의 투여로 충분하지만, 진행된 후에는 농을 절개 배농하고 항생제를 투여한다.

급성 범발성 외이도염은 swimmer's ear라고도 불리며, 외이도의 전반적인 세균성 감염이다. 대개 외이도가 가려워져 면봉, 핀 또는 손톱으로 외이도 피부를 긁어서 국소외상이 생기면서 시작된다. 선행요인으로는 잦은 수영, 습한 기후, 좁고 털이 많은 외이도, 외골종증, 외이도 외상 또는 이물, 귀지의 이상, 보청기 또는 이어폰의 이용, 습진, 지루성 피부염, 건선 등의 피부질환, 당뇨병, 면역저하 상태 또는 땀이 많은 체질 등이다. 급성 외이도염의 증상은 동통, 소양증, 이충만감, 청력감소 등이다. 이학적 검사상 압통, 외이도 협착, 피부의 발적과 부종 등의 소견이 있다. 이루(귓물)는 맑거나 화농성으로 감염의 정도에 다르다. 급성 외이도염의 전형적인 징후로 이개를 상후방으로 움직이면 통증이 유발된다.

급성 외이도염의 치료원칙은 외이도를 자주 관찰하며 청결히 하고, 통증의 조절, 증상의 경중에 따른 적절한 약제의 이용, 외이도의 산도 유지와 원인인자의 제거 등이다. 특히 현미경이나 내시경을 이용하여 외이도를 철저히 세정하고 외이도강을 건조하게 유지하는 것이 가장 중요하다.

만성 외이도염은 수개월 또는 수년간 계속되는 약한 정도의 감염과 염증이 외이도에 반복되는 것이다. 피부소양증을 주소로 하며, 오랜 염증으로 외이도 피부가 특징적으로 두꺼워져 외이도강이 점차 좁아진다. 만성 외이도염의 치료는 외이도 폐색을 방지하고 외이도의 피부를 정상으로 회복시키는 것이다. 만성 외이도염의 결과로 발생하는 외이도가 바늘구멍 같이 좁아지는 외이도 폐색은 수술적인 치료가 필요하다.

만성 외이도염의 예방법은 외이도 피부에 과도한 자극을 가하지 않는 것이다. 면봉이나 종이, 귀후비개 등을 쓰지 않도록 하며, 추운 곳에서 수영하거나 다이빙을 자주 하는 경우 귀마개를 사용하도록 한다.

악성 외이도염은 노령의 당뇨병 환자나 면역억제 환자에서 주로 발생하는 질환으로, 외이도와 외이도 주변의 연부조직, 그리고 두개저까지 점진적으로 침범하며, 경우에 따라서는 매우 치명적인 질환이다. 감염은 외이도에서 시작되어 봉와직염 · 연골염 · 골염으로 발전하여 결국은 두개저 골수염까지 이르게 된다. 경유돌공이 침범당하면 안면신경 마비가 오게 되고, 경정맥공이 침범당하면 9번, 10번, 11번 뇌신경 마비가 오게 된다. 경정맥에 혈전증이 생기게 되면 횡정맥동 혈전증으로 발전하고, 사망에 이를 수 있다. 당뇨가 있거나 면역억제 상태인 환자에서 외이도염이 생겼을 때에는 악성 외이도염을 반드시 의심해 보아야 한다.

치료는 입원하여 일차적인 원인인 당뇨를 조절하고, 항생제를 고용량으로 충분한 기간 동안 사용해야 한다. 또한 자주 외이도의 병변에 대한 괴사조직 제거가 필요하며, 경우에 따라서 수술적인 치료가 필요하다.

II. 삼출성 중이염(그림 14)

삼출성 중이염이란 이통이나 발열 등의 급성 증상이 없이 중이강 내에 삼출액이 고이는 중이염의 일종으로, 급성 중이염에 속발하든지 감염이 없이도 생기는 수가 있다. 중이강 내 삼출액 저류의 평균 지속기간은 23~40일 정도이며, 급성 중이염 환아의 3분의 2에서 삼출성 중이염이 속발하게 된다. 중이강 내 삼출액이 3개월 이상 지속되는 경우 만성 삼출성 중이염이라 하는데, 이 경우는 수년간 추적 관찰하여도 자연 완해율이 20~30% 정도에 불과하다. 삼출성 중이염의 위험인자가 될 수 있는 것은 어린 연령, 남자, 젖병 수유, 밀집된 주거환경, 구개열, 유전, 면역결핍, 섬모운동 장애, 다운증후군, 낭성 섬유증 등으로 다양하다.

중이염은 이비인후과 및 소아과 외래를 찾아오는 환자 중 상기도염 다음으로 높은 빈도를 차지하는 질환으로, 출생 후 3세까지의 유 · 소아 3분의 1에서 3회 이상의 급성 중이염에 이환되며, 전체 소아의 3분의 2에서는 최소한 3세까지 1회 이상의 중이염에 이환된다고 알려져 있다. 약 85%의 유 · 소아가 적어도 한 번 이상의 중이염을 경험하게 된다. 4세 이하의 소아군에서는 중이염의 재발률이 높아 만성화 경향을 보이고 후유증을 나타내는 경우가 많다.

항생제의 개발로 중이염의 치료에 지대한 발전이 있어서, 과거에 비하면 감염의 두개 내 확장을 포함한 급성 합병증이나 오랜 기간 동안의 중이강 내 삼출액 저류에 의한 청력장애와 같은 만성 합병증이 줄었으나, 요즘도 드물게 심각한 합병증이 있으며 전음성 난청과 같은 후유증을 흔히 볼 수 있다. 지난 20여 년간 급성 중이염의 예방을 위해 장기간의 항생제 사용이 보편화되어 왔지만, 최근에는 심한 재발성 중이염 환아에서 새로운 감염기회를 줄이고 지속적으로 삼출액을 제거시키기

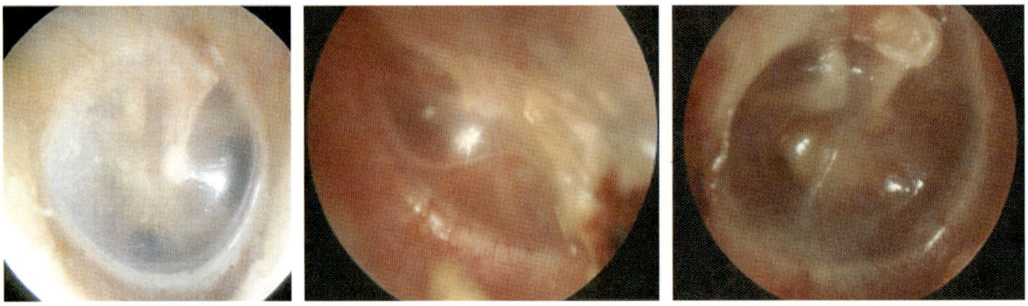

(A) (B) (C)

그림 14 정상 고막(A), 삼출성 중이염의 고막(B, C) 소견

위해 수술적 요법이 좀더 흔히 시행되고 있다.

중이염 환자의 약 10%에서 만성화하는 것을 볼 수 있으며, 초기에 완전히 치료되지 않을 경우 고막의 천공, 급성 유양동염, 유착성 중이염, 고실경화증, 이소골의 고정이나 단절, 만성 중이염, 미로염, 안면신경 마비, 두개골 내 합병증 등의 문제를 일으킬 수 있다. 유 · 소아에서의 가장 흔한 청력장애의 원인이 되고 있다.

삼출성 중이염은 이관의 기능장애가 중이강의 환기의 장애를 일으켜 중이강 안에 갇혀 있는 공기가 점막을 통해 흡수되어 중이강은 음압이 되고, 이 음압상태가 지속되면 고막은 내측으로 함몰이 일어나며, 중이점막에서는 부종과 혈관의 팽창으로 모세혈관의 투과성이 증가되어 삼출액이 분비되어 고이게 되어 발생된다. 이러한 이관기능의 장애를 초래하는 질환으로는 급성 상기도염, 비알레르기, 아데노이드 증식증, 만성 부비동염, 이관개대근(tensor veli palatini muscle)의 기능장애(구개열, 구개수열 등), 종양, 급격한 기압의 변화(barotrauma) 등이 있다. 예를 들면, 비인강염이나 아데노이드의 만성 염증이 이관염을 야기하고, 이로 인해 삼출성 중이염이 생기게 된다. 그러나 최근에는 삼출액에서 세균이나 바이러스가 발견되는 경우가 더욱 많아지고, 삼출성 중이염의 대부분에서 급성 중이염의 이환 경력의 과거력이 있으므로 급성 중이염과 동일 질환으로 이해되기도 한다. 이관 장애가 일시적일 때는 일시적인 액체 저류 상태로 급성 삼출성 중이염으로 경과되지만, 이관기능 장애의 원인이 지속되는 경우에는 만성적인 삼출성 중이염이 된다.

치료의 목적은 청력의 회복과 더불어 만성화에 의한 합병증의 예방에 있다. 약물요법으로 항생제 등을 사용할 수 있으며, 그 외에 원인질환을 제거하고 환경을 개선해 주는 등의 방법이 필요하다. 수술적인 처치는 적어도 2~3주 내지 2개월간의 꾸준한 고식적 요법을 시도한 이후에 하는 것이 좋다. 이러한 약물 및 고식적 요법에도 1개월 이상 지속되는 경우에는 고막천자 및 흡입술, 고막절개 및 환기관 삽입술이 필요하다. 예방법으로 내과적으로 소량의 항생제를 발병률이 높은 기간에 수개월간 투여할 수 있으며, 면역을 증강하기 위해 백신을 투여하기도 한다. 외과적으로는 환기관을 삽관하는 방법이 가장 흔하며, 이 외에 편도와 아데노이드 절제를 시행하기도 한다.

III. 만성 화농성 중이염

만성 중이염은 고막이 천공된 소견을 보이는 천공성(비진주종성) 만성 중이염과 고막의 천공 유무와 관계 없이 진주종 형성이 나타나는 진주종성 만성 중이염으로 나뉜다. 최근 한국인에서 중이염의 유병률을 조사한 연구에서, 전체 중이염의 유병률은 2.85%, 만성 중이염의 유병률은 2.19%로 보고되었다. 대부분의 급성 중이염은 후유증 없이 치료할 수 있지만, 경우에 따라서 다시 염증이 재발하거나 염증이 지속하는 재발성 중이염이나 삼출성 중이염의 양상을 나타내며, 이후에도 완전하게 치료되지 않고 중이강의 염증이 만성화로 진행하는 만성 중이염의 형태로 나타나기도 한다. 중이와 유양동 내의 급성 감염이 어떠한 요인에 의하여 만성 염증으로 발전하는지에 대해서는 아직 밝혀지지 않고 있다.

이루는 만성 중이염 환자에서 가장 흔하게 나타나는 증상이다. 진주종성 중이염에서 이루의 양은 비진주종성 중이염보다 적은 경우가 흔하다. 진주종에서 많은 양의 이루가 나타난다면 이차적인 세균감염이 동반된 것을 의미한다. 청력장애는 대부분 전음성 난청이며, 합병증으로 미로염이 동반되면 혼합성 난청이나 경우에 따라서 감각신경성 난청이 나타난다.

귀의 통증은 만성 중이염 환자에서 드물게 나타나는 증상이나, 통증을 호소하는 경우는 합병증의 가능성이 있으므로 확인이 필요하다. 병의 진행 및 침범 정도 등의 정확한 정보를 얻으려면 측두골 전산화단층촬영이 필요하다.

합병증으로는 두개강 내로 염증이 파급된 경우 뇌막염, 뇌농양이나 정맥혈전증 등을 일으킬 수 있으며, 달팽이관에 손상을 주게 되면 감각신경성 난청을 유발할 수 있다. 이 외에도 급성 골막하 농양, 안면신경 마비, 추체염 등을 일으킬 수 있으며, 이런 경우에는 대부분 수술적 치료가 필요하다.

치료로는 세균감염이 있으면 항생제의 투여가 필요하며, 이루에 의해 외이도염이 발생할 수 있으므로 이루의 제거와 점이액의 사용이 필요할 수 있다. 근본적인 치료는 수술적으로 병변부위를 제거하고 고막을 재건해 주는 것이 필요하다.

IV. 감각신경성 난청

난청은 이과영역에서 가장 흔한 증상으로, 이의 원인을 찾는 과정에서 전음성 난청인지 또는 감각신경성 난청인지를 감별하게 된다. 유·소아 감각신경성 난청의 경우 언어발달과 사회생활에 심각한 장애를 가져오고, 소리자극의 감소나 소실은 중추청각경로의 발달 및 성숙을 저해하여 진단이 늦어질수록 장애는 교정이 더욱 어려워진다. 어른의 경우 감각신경성 난청의 발견은 어렵지 않으나, 원인을 찾아내어 더 이상의 진행을 예방하고 경우에 따라서는 치료가 필요하거나 치료할 수 있는 질환을 발견할 수 있다. 감각신경성 난청을 일으키는 원인들은 무수히 많으며, 와우나 청각경로상의 다양한 질환들이 그 원인이 될 수 있다.

언어발달 이상으로 내원하여 영·유아기에 발견된 난청이 있으면 선천성 난청을 의심하게 되고, 이때 가족력, 임신 중 감염이나 약물복용, 출산시 외상 등의 확인이 필요하다. 출생시 1,000명당 0.5~1명이 중등도 이상의 감각신경성 난청을 보이며, 유전적 요인이 있는지를 확인해야 한다. 또한 다른 장기의 이상을 동반하고 있는 증후군형인지를 감별해야 하며, 내이손상을 야기할 수 있는 대표적인 외부요인인 이독성 약물과 소음에 노출되었던 적이 있는지의 병력이 중요하다. 청력검사 및 방사선학적 검사 등을 시행하여 청력감소의 정도와 다른 원인이 있는지를 확인한다. 선천적 내이 기형이 있는지, 혹은 청신경 종양 등의 병변이 있는지를 검사를 통해 확인한다. 하지만 이런 이상보다는 유전성, 이독성, 소음성, 돌발성, 노인성 난청 등이 대부분이며, 이런 경우들은 방사선학적 검사에서는 이상소견을 보이는 경우가 드물다.

소아에서 감각신경성 난청을 초래하는 가장 흔한 원인은 감염성 질환들이다. 산전, 주산기 또는 산후 감염은 출생아의 10%에서 일어나는데, 대부분 특별한 증상을 일으키지 않으나 경우에 따라 선천성 또는 후천성 난청의 원인이 될 수 있다. 현재 감각신경성 난청을 동반하는 선천성 또는 신생아 감염의 원인으로 톡소플라스마, 풍진, 거대세포 바이러스, 단순포진 및 매독 등이 있다. 유행성 이하선염(mumps)은 과거 백신이 개발되기 전 후천성 난청의 흔한 원인이었는데, 이 경우 거의 언제나 심한 일측성 난청이 나타나는 특징이 있다. 이에 비하여 홍역에서는 흔히 양측성 난청으로 나타난다. 백신 개발 이후 유행성 이하선염, 홍역, 풍진 등에 의한 난청 출현은 매우 드물게 되었다. 세균성 뇌막염은 소아에서 나타나는 후천성 감각신경성 난청의 가장 흔한 원인이며, 감염 후 감각신경성 난청의 발생률은 3~40%로 다양하게 보고되고 있다. 균의 종류에 따라 난청 발생률이 달랐는데, 폐렴구균에 의한 뇌막염의 경우 감각신경성 난청의 발생률이 높다고 알려져 있다. 난청은 대부분 뇌막염의 경과 중 초기에 나타나 입원 당시 이미 나타나는 경우가 많다. 난청은 일측성 또는 양측성으로 나타나지만, 다른 원인에 비하면 양측성 난청의 비율이 높으며, 대체로 전 음역에서 난청이 나타난다. 세균성 뇌막염에 의한 난청은 와우 내 고실계 기저부로부터 심한 화골화가 발생하여 폐쇄성 내이염을 일으키므로, 증례에 따라서는 초기 청각 재활을 위하여 1세 미만에서도 와우이식을 시행하기도 한다. 이 외에 감각신경성 난청을 초래할 수 있는 원인들로는 두부외상, 측두골 골절, 신경학적 질환으로 다발성 경화증, 뇌경색, 혈액질환, 종양성 질환, 대사성 질환, 신장질환, 당뇨병 등이 있다.

급성 감각신경성 난청 때는 스테로이드 등을 투약하여 증세가 호전되는 경우들이 있다. 그러나 급성기가 지난 이후에는 치료로 회복되는 경우는 드물고, 이를 위해서는 보청기 등이 필요하다. 보청기는 소리를 증폭하여 귀에 들려주는 것으로 크기와 형태가 다양하다. 보청기 선택시 외관상의 미용적인 면을 무시할 수는 없으나, 환자의 청력 상태, 귀의 모양 등 여러 요인들을 고려하여 가장 효과적인 보청기를 선택한다. 보청기는 사용 초기에 대개 4~6주의 적응기간이 필요하다.

보청기로 도움이 되지 않는 난청에는 와우이식이 도움이 될 수 있다. 와우이식기는 체내의 달팽이관에 전극을 삽입하고 외부에서 들어오는 소리자극을 전기신호로 바꾸어 와우를 자극함으로써 소리를 듣게 하는 장치이다. 와우이식은 일반적으로 양측 귀에 고도의 감각신경성 난청이 있고 보청기로 적절한 기간 동안 청력 재활을 해도 효과가 없을 경우 시행한다. 보편적으로 와우이식은 생후 18개월 이후에 시행하나, 일부 와우이식기는 12개월 이상의 영아에게도 사용할 수 있다. 와우이식을 시행 받으면 이를 이용한 언어치료가 일정 기간 필요하다. 소리를 듣던 성인은 짧은 시간에 적응할 수 있으나, 소리를 듣지 못하던 소아에서는 이를 통해 언어를 습득해야 하므로 장기간의 언어치료가 필요하다.

V. 어지럼증

어지럼증의 원인은 여러 가지이다. 이 중 내이의 전정기관에 이상으로 발생하는 어지럼증은 전체 어지럼을 호소하는 환자들에서 가장 많은 원인을 차지하고 있다. 우리 몸은 내이의 세반고리관과 이석기관으로부터 들어오는 정보, 눈으로 들어오는 정보, 몸의 고유 감각기관에서 들어오는 중력 등에 대한 신체의 균형정보 등이 뇌중추에서 통합되어 몸의 균형을 잡게 된다. 따라서 이런 정보가 들어오는 기관과 길에 장애가 있을 때 어지럼을 호소할 수 있으며, 이 외에도 심장질환, 소화기 질환, 편두통과 뇌경색을 포함하는 신경계 질환 등이 있을 때에도 어지럼증을 호소할 수 있다. 이러한 원인을 구별하기 위해서는 전정기능 검사를 포함하는 다양한 검사가 시행될 수 있으며, 이를 통해서 원인질환을 찾아야 한다.

어지럼증을 수반하는 질환은 여러 가지가 있는데, 이를 열거해 보면 일과성 뇌허혈, 다발성 경화증, 외상후성 어지럼증, 이독성 약물에 의한 어지럼증, 뇌혈류 순환부전, 편두통, 간질, 미로진탕, 측두골 골절, 메니에르병, 전정신경염, 양성 발작성 체위변환성 현기증, 돌발성 난청, 청신경 종양, 내이염 등이 있다. 이 중 가장 흔한 것이 양성 발작성 체위변환성 현기증이다. 이는 내이의 세반고리관에 이석기관의 이석에서 생긴 절편에 의해 흐름의 장애가 생겨서 어지럼증을 일으키는 것이다. 이에 대한 치료는 절편을 머리의 회전운동을 통해서 어지럼을 일으키지 않는 난형낭 쪽으로 이동시키는 것으로 좋은 치료성적을 보이고 있다.

일반적으로 전정신경염 등에 의해 발생한 전정기능 장애에 대해서는 초기에 약물치료를 시행하기도 하나, 전정 재활치료를 통해 전정기능의 보상을 촉진하고 전정장애의 회복 정도를 높여준다. 전정 재활치료의 목표는 환자의 활동, 신체상태와 활동수준, 평형기능, 보행안전, 보행과 관계되는 활동 등을 극대화하고 증세를 경감시키는 데 있다.

참고문헌

대한이비인후과학회 편(2002). 『이비인후과 두경부외과학』. 일조각.

3절 두경부 질환

이비인후과 진홍률

I. 기관과 식도

1. 기관과 식도의 해부와 생리

1) 기관의 해부 및 생리

기관의 위치는 제6경추(cervical vertebra)에 해당하는 윤상연골(cricoid cartilage)의 하연에서 시작하여 제5흉추의 상연에 해당하는 분기부까지이다. 기관과 기관지는 공기를 가온, 가습, 정화하는 작용이 있다. 공기가 코와 인후두, 기관을 지나는 동안 어느 정도 가온과 가습이 되고, 기관지에서 폐포로 들어갈 때는 체온과 거의 같은 온도가 된다. 기관과 기관지는 흡기 때 확장되고 호기 때에는 수축하며, 특수한 신경반사로 외부로부터의 유해물 침입을 방지한다.

2) 식도의 해부 및 생리

식도는 제6경추의 윤상연골 하연에서 시작하여 제10~11흉추부에서 횡격막을 관통하여 위의 분문부로 들어가는 점막으로 덮인 가동성이 있는 근육으로 입과 인두에서 위로 음식물을 이동시킨다. 길이는 성인이 약 25cm이며, 신생아는 약 10~11cm이다. 식도의 기능은 영양분의 이동, 기관 내로의 흡인 방지, 위장에서 역류한 물질의 제거, 위에서 생기는 과잉기체의 환기 등이다.

2. 기도와 식도 이물

1) 기도 이물

1~5세의 소아에서 특히 많으며, 어린이들이 장난감 등을 입에 물고 놀다가 갑자기 웃긴다든지 울린다든지 혹은 넘어질 때 반사적으로 일어나는 강한 흡기작용으로 인하여 물건이 기관 혹은 기관지까지 흡인되어 일어난다. 이물의 종류는 식물성 이물로는 땅콩 등이 있고, 광물성 이물로는 바늘, 못, 핀, 의치 등이 있으며, 동물성 이물로는 생선 가시가 제일 많다.

기도 이물이 자연적으로 배출되는 일은 드물다. 기도 이물의 제거에는 강직형 기관지경술과 직선, 혹은 굽은 자석, 겸자 등 다양한 기구가 보편적으로 이용된다.

2) 식도 이물

어린이는 입에 무엇인가를 물고 있다가 갑작스런 충격으로 오연되는 수가 많고, 성인에서는 식사 중 음식 가운데 혼합되어 있는 골편 등이 오연된다. 소아에서는 동전이 제일 많고 이 외에 작은 장난감, 배지, 단추, 안전핀 등이 많으며, 성인에서는 생선 가시, 의치 등이 많다. 식도 이물을 제거하는 술식에는 강직형, 굴곡형 식도경술 등 여러 가지가 있다.

3. 기도협착

1) 원인

(1) 선천성 후두협착

태생 3개월째에 상피융합이 완성된 후에 정상적으로 후두내강이 재소통되어야 하나 이것이 불충분하게 되어 발생한다. 완전히 막힐 경우에는 선천성 후두폐쇄증이 발생하며, 일부만 재소통되는 경우는 후두격막, 선천성 성문하협착증 등이 발생한다.

(2) 후천성 후두 및 기관 협착증

후두 및 기관 협착의 후천적 원인은 기관 내 삽관(endotracheal intubation)에 따른 합병증으로 발생하는 경우가 대부분이다(그림 15).

2) 치료

후두와 기관 협착증의 치료목적은, 기관 내 튜브나 기관 캐뉼러를 통하지 않고 비강을 통해 자연스럽게 호흡할 수 있도록 기도를 유지하면서 발성이 가능하고, 기도흡인 없이 연하가 가능하도록 하

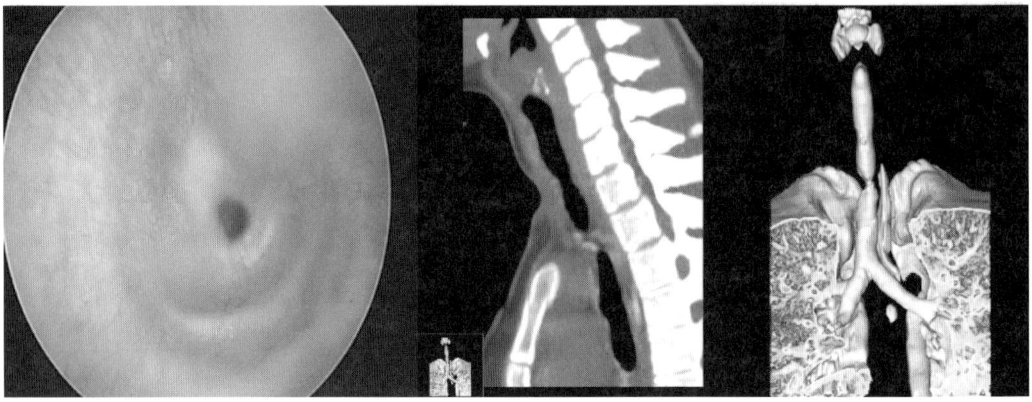

(A) (B) (C)

그림 15 기도협착. 후두내시경 소견(A), 컴퓨터단층촬영(B) 및 삼차원 재건 컴퓨터단층촬영(C)

며, 기침반사가 원활하게 되도록 하는 데 있다.

II. 타액선

1. 타액선의 해부

이하선은 타액선 중에서 가장 크고 얼굴에 위치하며, 사람에 따라 크기에 차이가 많으나 동일인에서 좌우 이하선의 크기 차이는 거의 없다. 악하선은 타액선 중에서 두 번째로 크며, 장액과 점액 분비세포를 함께 가지고 있다. 설하선은 구강 저부의 점막하에 위치하며, 주타액선 중에서 가장 작고 점액분비 소포세포를 가지고 있다. 소타액선은 작고 독립적이며 점액과 장액을 동시에 분비하는 혼합선이다. 그 수가 약 600~1,000개로서 구강과 인두 내에 대부분이 존재한다.

2. 타액선의 염증성 질환

1) 유행성 이하선염

유행성 이하선염은 타액선을 침범하는 바이러스성 질환으로 이하선 종창의 가장 흔한 원인이다. 초기에 한쪽, 혹은 양쪽 이하선의 동통과 종창을 특징으로 하며, 잠복기는 1~2주 정도이다. 보존적 치료가 원칙으로 충분한 수분공급과 휴식이 필수적이고, 부가적으로 타액분비를 최소화할 수 있는 음식조절이 필요하다.

2) 급성 화농성 타액선염

대부분의 환자는 50~60세 전후이고 남녀의 비는 같으며, 전신이 쇠약한 사람이나 고령자에 많다. 국소 증상으로는 급격한 동통, 부종, 이환된 타액선의 경화 등이 있고, 전신적 증상으로는 발열, 오한, 전신쇠약감 등을 호소한다. 수술 없이 치료만 할 때는 적절한 항생제 투여, 즉각적인 수액 및 전해질 보충, 구강위생, 타액분비촉진제 등이 사용된다.

3. 타액선 종양

1) 양성 종양

(1) 다형선종(혼합종)

가장 흔한 양성 타액선 종양은 다형선종으로 이하선 종양의 77%, 악하선 종양의 60%, 구개에 발생하는 종양의 53%를 차지한다. 20~40대 여성에서 호발하며, 대부분 안면신경 바깥의 천엽의 꼬리부분에서 수년간에 걸쳐 서서히 자라는 무통성 종괴로 나타난다.

(2) Warthin 종양

Warthin 종양은 다형선종 다음으로 흔한 양성 종양으로, 거의 대부분 이하선에서 생기고 특히 미부에 빈발한다. 중년의 백인 남자에 호발하고, 동양인에서는 드물다. 흡연이 유발요인으로 생각되는 종양이다. 증상 없이 천천히 자라고, 이하부나 이개 전면에서 촉지되는데, 10%에서 양측성으로 발생하고, 10~35%에서는 다발성으로 존재한다.

2) 악성 종양

(1) 점액표피양암종

점액표피양암종은 가장 흔한 타액선 악성 종양으로, 대부분 이하선에서 생기며, 악하선에서도 선양낭성암종 다음으로 흔한 악성 종양이다.

(2) 선양낭성암종

선양낭성암종은 타액선 악성 종양 중 두 번째로 흔하며, 이하선에서는 점액표피양암종보다 발생률이 낮지만, 악하선과 소타액선에서는 가장 흔하게 발생하는 악성 종양이다.

3) 타액선 종양의 치료

일반적으로 이하선 종양은 종양의 부위에 따라 천엽절제술, 심엽절제술을 시행하며, 악하선 종양은 악하선 절제술을 시행한다.

III. 구강

1. 구강의 해부와 생리

1) 구강의 해부

구강의 경계는 순홍부(vermilion)가 앞쪽 경계를 이루고, 경구개와 연구개의 경계부위가 상후방 경계, 유곽유두(circumvallate papilla)가 하후방 경계를 이룬다.

2) 구강의 생리

(1) 음식물의 섭취작용

하악의 운동과 치아의 작용과 아울러 볼, 혀, 구순의 협동작용으로 저작(mastication)이 이루어진다.

(2) 미각작용

과거에는 단맛은 혀의 전반부, 쓴맛은 혀의 설근부, 신맛은 설측부, 짠맛은 혀끝과 설측부에서 감지된다고 하였으나, 최근의 연구 결과에 의하면 혀 전체에서 네 가지 맛을 전부 조금씩 느끼며 부위에 따라 맛을 느끼는 역치가 조금씩 다를 뿐이라고 한다.

2. 구강점막의 질환

1) 아프타성 궤양

아프타성 궤양(aphthous ulcer)이란 원형 또는 유원형의 깊이가 얕은 소궤양으로, 구강점막 질환 중 약 20%로 가장 많이 발생하며, 동양인에서 발생 빈도가 높다.

치료는 원인을 알지 못하므로 치유 촉진과 증상 경감을 위한 고식적 요법(palliative therapy)을 주로 하나, 화학 또는 전기소작법과 약물요법까지 다양하다.

2) 급성 포진성 치은구내염

단순포진바이러스(herpes simplex virus, HSV)에 의한 급성 전염성 소수포 형성을 특징으로 하는 구내염이다.

치료는 구강위생을 깨끗이 하고, 충분한 수분섭취, 구강함수, 해열제, 진통제 등의 보존적 치료

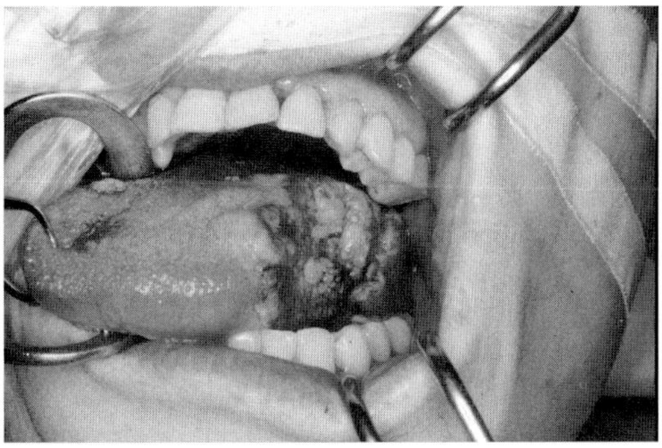

그림 16 좌측 혀의 측면에 발생한 설암으로 수술 직전 촬영한 사진

와, 이차감염 예방을 위한 항생제 치료를 병용한다.

3. 구강의 악성 종양

1) 원인

원인인자로는 흡연, 씹는 담배, 음주 등을 들 수 있다. 기타 원인들로는 불량한 구강위생, 의치나 치아로 인한 기계적 자극, 인체유두종 바이러스(human papilloma virus), 매독 등이 있다(그림 16).

2) 병리조직 소견

편평상피세포암이 87%로 가장 흔하고, 그 밖에 소타액선암, 육종(sarcoma), 림프종(lymphoma), 흑색종(melanoma) 등이 있다.

3) 치료의 일반원칙

종양의 확산 정도를 정확하게 평가하기 위한 진찰을 할 때 양수촉진이 중요하며, 이에 관한 추가적인 정보는 적절한 영상검사로 얻을 수 있다. 대개 CT나 MRI를 이용하고, 구강암일 경우에는 파노라마 영상(panorex view) 등의 치과적 방사선 검사를 시행한다.

대부분의 구강암은 수술, 방사선 혹은 이 둘의 병합요법으로 치료한다.

Ⅳ. 후두

1. 후두의 해부와 생리

1) 후두의 해부

후두는 후두개 첨단부터 윤상연골의 하연까지에 걸친 주로 연골로 이루어진 골격과 근육, 점막으로 덮인 섬유탄성막으로 이루어진 복잡한 구조물이다.

2) 후두의 생리

(1) 기도보호

기계적 또는 화학물질이 후두를 자극하면 호흡기능은 갑자기 정지된다.

(2) 호흡

후두는 기관의 개방, 폐쇄로 기도저항을 조절함으로써 기도의 기류변화를 조절할 수 있다.

(3) 발성

음성을 만들어 내는 과정 중에서 성대의 진동으로 성대음이 생기는 발성 과정이 후두의 중요한 기능이다.

2. 후두의 양성 종양

1) 후두낭

후두낭은 후두 양성 종양의 5%를 차지한다. 후두의 어느 부위에서도 발생할 수 있으나, 후두개 설측면이 가장 흔하다. 가장 흔한 증상은 폐쇄성 호흡곤란이며, 확진은 직접 후두경을 실시하여 얻을 수 있다. 치료는 낭의 흡인이나 내시경 조대술을 시행한다.

2) 후두 유두종

후두에서 발생하는 가장 많은 양성 종양으로, 병리조직학적으로는 양성이나 병변의 위치, 다발성, 높은 재발률 때문에 임상적으로는 악성이다. 발생연령에 따라 소아형과 성인형으로 나눈다. 소아형은 출생시 산모의 첨형 콘딜로마로부터 인체유두종 바이러스 HPV에 수직감염되어 발생하는 것으로

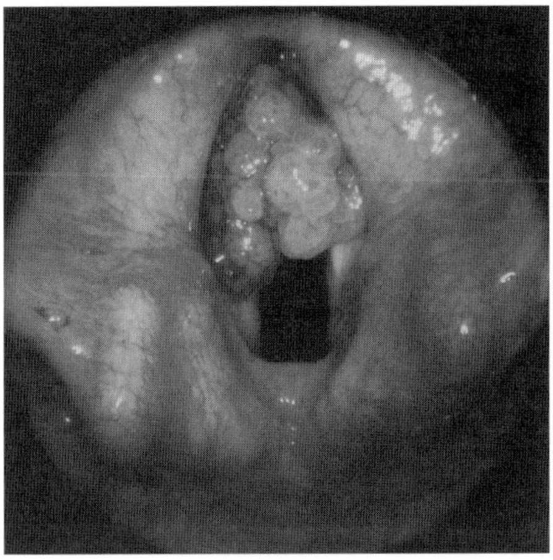

그림 17 후두내시경에서 본 성대 앞쪽에 전반적으로 발생한 성대 유두종

알려져 있다(그림 17).

애성이 가장 흔한 초기증상이고 심해지면 기도폐쇄, 호흡곤란 등을 야기한다.

기도확보와 음성보존 그리고 가능하다면 완치가 치료의 목표이지만, 아직 어떤 치료도 성공적이지 못하다. 현재 가장 주된 치료는 수술로 CO_2 레이저가 가장 선호되는 술식이다.

3. 후두의 양성 점막 질환

1) 성대 결절

지속적인 음성남용이나 무리한 발성으로 인해 생기며, 6~7세경의 남자 어린이 혹은 30대 초반의 여자, 직업적으로 가수, 교사 등 음성 전문인에서 많다. 가장 흔한 증상은 자주 재발하는 애성이다. 성대점막의 원활한 윤활작용을 위하여 성대의 충분한 가습과 함께 음성휴식, 음성치료와 같은 보존적 치료를 수술적 치료보다 우선으로 하는 것이 원칙이다.

2) 성대 폴립(성대 용종)

과격한 발성과 흡연이 주된 원인이고, 주로 편측성(90%)이며, 성인 후두질환 중 가장 흔하다. 남녀 차이나 나이에 따른 차이는 없으나, 편측 출혈성 폴립은 남자에게 많다. 대부분의 경우 수술적 치료가 필요하다.

3) 삽관육아종

기관 내 삽관이나 강직형 기관지경 검사 등 성대 피열연골부의 점막이나 연골막에 손상이 가해지는

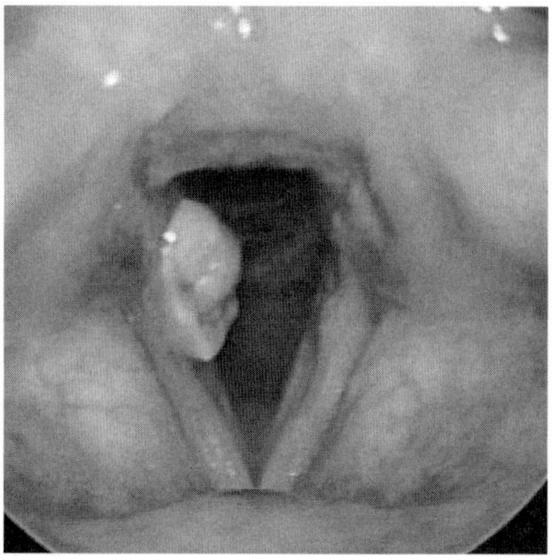

그림 18 후두 내시경에서 우측 성대 뒤쪽 피열연골 내측으로 관찰되는 삽관육아종

모든 경우가 원인이 될 수 있으며, 손상된 점막과 연골막의 치유 과정에 육아조직이 증식하면서 삽관육아종이 발생한다(그림 18).

삽관육아종은 완전히 자라면 저절로 떨어져 나가는 특성이 있으므로 먼저 보존적 치료를 시도하는 것이 원칙이다.

4. 후두의 악성 종양

1) 후두암의 병태

두경부 영역에서 가장 발생빈도가 높은 후두암은 전체 악성 종양의 약 2~5%를 차지하는 것으로 알려져 있다. 흡연과 음주가 관련이 있다고 많이 보고되었으나, 아직 정확한 발생기전은 알려져 있지 않다.

후두암의 95~98%는 편평세포암종이다.

후두암의 예후를 좌우하는 가장 큰 인자는 경부림프절의 전이 유무로서, 경부전이가 있으면 생존율이 40% 정도 감소하는 것으로 알려져 있다.

2) 후두암의 진단

후두암에 있어서 가장 중요한 증상은 애성이다. 따라서 성대에 암이 발생하면 조기에 진단할 수 있다. 40세 이상의 남자에서 특별한 원인 없이 애성이 2주 이상 지속되는 경우에는 후두의 자세한 진찰이 필수적이다. 후두암이 진행되면 호흡곤란과 천명이 나타날 수 있다.

3) 후두암의 치료

(1) 조기 후두암

후두암은 조기에 발견하여 적절히 치료한다면 두경부 영역에서 가장 완치율이 높아 전체 5년 생존율은 약 60~70%이다. 특히 경부전이가 없는 T1, T2 조기 후두암의 완치율은 90~95%로 보고되고 있다.

(2) 진행암

질병의 정도에 따라서 후두의 기능을 보존하는 보존적 수술을 시도하거나, 정도가 심할 경우 후두전 적출술을 시행하게 된다.

V. 인두

1. 인두의 해부와 생리

1) 인두의 해부

인두는 두개저에서부터 시작해 후두와 식도에 이르는 근점막으로 된 공간으로서, 점막으로 둘러싸여 있는 그 내강인 인두강은 상인두(비인두), 중인두(구인두), 하인두(후두인두)의 3개 부분으로 구분된다.

2) 인두의 생리

(1) 생체의 보호작용

인두점막은 중화작용을 담당하고 반사작용으로 인두이물을 배출한다.

(2) 호흡기류의 통로

상인두는 기도의 역할을 하고, 중인두는 기도와 음식물 통로의 역할을 한다. 하인두는 호흡, 그리고 특히 연하운동에서 아주 중요한 역할을 한다.

2. 편도질환

1) 편도의 해부

일반적으로 편도로 지칭되는 구개편도는 구인두 양외측의 편도와에 위치하며, 모양은 대체로 타원형이다. 설편도는 설근부에 위치하고, 구개편도와는 달리 피막이 없으며, 30~100개 정도의 림프여포를 갖고 있다.

인두편도 또는 아데노이드는 비인두의 상벽과 후벽에 위치한 삼각형 모양의 림프조직으로, 양쪽 이관 입구에까지 이르러 이관편도를 이루기도 한다.

2) 비종양성 편도질환

⑴ 급성 여포성 편도염

급성 여포성 편도염은 대개 양측 편도의 감염으로 발생하며, 원인은 학동기 이전에는 바이러스가 많고 학동기 이후에는 세균이 많다.

치료는 염증을 제거하고 충분한 수분섭취와 휴식 등의 적당한 보존적 치료를 하는 것이 중요하다. 필요하면 진통제를 투여하며, 전신적인 항생제 치료는 세균성 편도염을 치료하기 위해 필요하다.

⑵ 편도 주위 농양

편도 주위 조직에 국소적으로 농이 축적된 것으로, 대개 편도의 화농성 감염에서 비롯된다. 원인균은 혐기성 세균이 가장 흔한 것으로 알려져 있다. 지속되는 심한 인후통과 동측의 이통을 호소하며, 지속되는 발열과 오한, 위약감, 오심 등을 동반한다.

초기 치료는 적절한 수분공급, 항생제 정맥주사 등이며, 내과적인 치료만으로 초기 농양이 해결되기도 하지만 대개는 외과적 배농이 필요하다.

3) 편도 및 아데노이드의 수술적 치료

아데노이드 비대가 재발성 삼출성 중이염과 함께 동반되어 나타나거나, 아데노이드가 세균증식의 원인이 되는 경우, 그리고 비강기도의 폐쇄가 심해서 수면무호흡증이 나타나는 경우도 주요한 수술 적응증 중의 하나이다. 수술 후 출혈, 기도폐색, 폐부종 등이 급성으로 올 수 있으며, 이 가운데 출혈은 편도 및 아데노이드 수술 후 가장 흔히 발생하는 합병증이다. 지연성 출혈은 수술한 지 5~7일 후에 가장 흔히 발생하며, 적절한 주의 및 치료를 요한다.

3. 인두의 악성 종양

1) 비인두 악성 종양

비인두 악성 종양의 대부분은 편평상피에서 기원한 암종이다. 발병률이 10만 명당 1명 이하로 드문 암이다. 우리나라는 비인두암의 유행 지역이 아니며 전체 암의 0.4%(1995년)에 불과하고, 남자에서 2배 이상 발생하며, 평균 발병연령은 40대 중반이다.

2) 구인두 악성 종양

구인두에 발생하는 암은 예후가 좋지 않고, 동반된 내과적 질환이나 치료 후의 기능장애 때문에 두경부 영역에서 치료하기 힘든 질환 중 하나이다.

원인 인자로는 흡연, 씹는 담배, 후추, 음주 등을 들 수 있다. 병리조직 소견은 편평세포암종이 87%로 가장 흔하다.

3) 하인두 악성 종양

하인두 악성 종양은 대부분이 편평상피암종이며, 해부학적으로 이상와암, 하인두후벽암 , 윤상후부암으로 나눈다.

VI. 경부

1. 경부의 해부

경부는 하악골 하연과 유양돌기를 잇는 선으로 안면부와 경계를 이루며, 하부는 흉골과 쇄골의 상연과 제7경추를 잇는 선으로 흉부와 경계를 이룬다. 경부는 갑상선, 악하선, 이하선의 미부, 인두, 후두, 기관, 식도 등 중요한 장기와 함께 척수와 각종 신경, 근육, 혈관과 림프계가 통과하고 있으므로 대단히 복잡한 부위이다.

2. 경부종괴의 감별진단

1) 경부종괴의 감별진단

경부종괴는 크게 분류하여 선천성, 염증성, 종양의 세 가지로 나눌 수 있다. 경부종괴 중 갑상선 질환 다음으로 빈번한 것은 림프절의 종창이다. 염증성이 가장 많으나, 가끔 두경부나 타 지역으로부터의 전이암 혹은 악성 림프종인 경우도 있다.

2) 염증성 경부종괴

(1) 단순 림프절염

원인이 되는 염증의 병소는 경부, 안면부, 구강, 인두 등이다. 특징은 주로 단발성의 압통성 종괴로서 탄력성이 있다. 주위 조직과의 유착은 별로 심하지 않다. 2주간 항생제 치료에도 불구하고 호전되지 않으면 세침흡인세포검사 혹은 생검을 고려한다.

(2) 결핵성 림프절염

20~30대의 젊은 여성에 호발하고, 주로 혈행으로 전파되며, 그 외 편도를 통한 경로와 폐결핵이 원발하여 종격 림프관을 통해 상행하는 경로가 있다. 1년 이상의 항결핵요법이 주 치료법이다.

3) 경부 악성 종양

경부 악성 종양의 약 20%는 악성 림프종, 타액선암 등 원발성 경부 악성 종양이며, 나머지 80%는 악성 종양의 경부림프절 전이로서 발생한다. 이 중 85%는 쇄골 상부, 10%는 쇄골 하부에 원발병소가 있으며, 5%는 원발병소를 알 수 없는 경우이다.

(1) 악성 림프절 전이

악성 림프절 전이는 전이 림프절의 위치에 따라 원발부위를 추정할 수 있다

쇄골 상부의 경우는 편평세포암이 대부분이나, 쇄골 하부가 원발병소인 경우는 선암이 많다. 폐, 위장, 유방, 대장, 신장, 갑상선 등 여러 부위에서 전이될 수 있다. 두경부암의 림프절 전이는 원발병소 부위별로 차이가 있다.

(2) 악성 림프종

소아 악성 종양의 55% 이상을 차지하며, 경부림프절과 왈데어 환(Waldeyer ring)에 원발성으로 발병하는 경우가 많다. 일측성 편도비대가 있으면서 경부림프절 종대가 있는 경우 악성 림프종을 의심할 수 있다.

세침흡인세포검사로는 진단이 불가능하며, 림프종이 의심되면 절개생검을 해야 한다. 치료는 주로 항암화학 치료이며, 방사선 치료를 병행하기도 한다.

참고문헌

1. 기관과 식도

Bailey BJ, et al(1998). *Atlas of Head & Neck Surgery-Otolaryngology*. 1st ed. Philadelphia: Lippincott-Raven. pp.769-809.

Bailey BJ, et al(1998). *Head and Neck Surgery-Otolaryngology*. 2nd ed. Philadelphia: Lippincott Company. pp.912-922.

Paparella MM, Shumrick DA(1991). *Otolaryngology*. 3rd ed. Philadelphia: WB Saunders. pp. 2385-2398.

2. 타액선

American Joint Committee on Cancer(1997). *Manual for Staging of Cancer*. 5th ed. Philadelphia: JB Lippincott. pp.35-58.

Bataskis JG(1979). *Tumors of the Head and Neck: Clinical and Pathological Considerations*. 2nd ed. Baltimore: The Williams & Wilkins Company. pp.64-66

Berkovits BKB, Moxbam BJ(1998). *The Textbook of Head and Neck Anatomy*. Barcelona: Wolfe Publishing Ltd. pp.164-168

Cummings CW, Fredricson JM, Harker LA et al(2000). *Otolaryngology-Head & Neck Surgery*. 3rd de. St. Louis: Mosby. pp.1210-1222.

3. 구강

Clemente CD(1985). *Anatomy of the Human Body*. 30th ed. Philadelphia: LEA & FEBIGER. pp.235-238.

Cummings CW, Fredricson JM, Harker LA et al(2000). *Otolaryngology Head & Neck Surgery*. 3rd ed. St Louis, Mosby-Year Book, Inc. pp.1327-1353.

4. 후두

김기령, 김광문, 최홍식(1991). 『후두』. 중앙문화사. pp.51-72.

Charles N. Ford, Diane M. Bless(1991). *Phonosurgery: Assessment and Surgical Management of Voice Disorder*. New York: Raven Press.

Cummings CW, Fredricson JM, Harker LA et al(2000). *Otolaryngology Head and Neck Surgery*.

vol 3. pp.1823-1833.
Herbert H. Dedo(1990). *Surgery of the Larynx and Trachea.* Philadelphia: BC Decker Inc, 1990.
Hirano M(1981). *Clinical Examination of the Voice.* New York: Springer-Verlag. pp.1-98.
Hollinger PH et al(1970). Pediatric laryngology. *Otolaryngol Clin North Am* 3: 625-637.

5. 인두

Bailey BJ, et al(1998). *Head and Neck Surgery-Otolaryngology.* 2nd ed. Philadelphia: Lippincott-Raven Publishers. pp.1221-1235.
Cummings CW, Fredricson JM, Harker LA et al(2000). *Otolaryngology Head & Neck Surgery.* 3rd ed. St Louis, Mosby-Year Book, Inc. pp.1327-1353.

6. 경부

Bailey BJ et al(1998). *Head & Neck Surgery-Otolaryngology.* 2nd ed. Philadelphia: Lippincott-Raven. pp.1563-1594.
Cummings CW, Fredricson JM, Harker LA et al(2000). *Otolaryngology-Head and Neck Surgery.* 3rd ed. St. Louis: Mosby Year Book. pp.1686-1699.
Paparella M, Shumrick D(1973). *Otolaryngology.* 1st ed. Philadelphia: WB Saunders.

17장
성형

성형외과 김명국

I. 성형외과에 대한 바른 이해

성형수술(plastic surgery)에서 성형은 '형태를 만든다'는 뜻으로 미용수술만을 지칭하는 말은 아니다. 성형외과에서는 재건(reconstruction)이라는 용어를 사용하는데, '신체의 결여된 부분을 다시 만들어 준나'는 의미로 많이 쓰인다. 일반인들은 성형외과에서는 주로 미용수술을 하는 것으로 알고 있다. 그러나 성형이라는 단어는 단순히 형태를 만든다는 개념이 아니며, 모양을 만들고 만든 모양이 제 구실을 다해야 의미가 있다. 그러므로 성형수술은 형태를 만든다는 개념을 넘어 '기능의 회복'을 목적으로 하는 모든 수술을 의미한다. 성형외과 분야에는 손(hand) 수술이 포함되어 있다. 이유는 단순한 손의 형태 유지가 목적이 아니라, 물건 등을 다룰 수 있는 손의 기능의 회복이 목적이기 때문이다.

식도암이 생긴 환자는 종양을 제거해야 한다. 종양을 포함한 식도를 제거할 경우, 식도를 다시 만들어 주지 못하면 식사를 할 수 없다. 이럴 경우, 과거에는 가슴에 구멍을 뚫어 위(stomach)에 관(tube)을 삽입하여 직접 음식을 공급했기 때문에, 환자에게서 먹는 즐거움은 사라지게 되고 불편함이 남을 뿐, 생존을 위하여 많은 것을 희생해야 했다. 그러나 성형수술이 발달하게 되면서 식도를 만드는 수술방법이 개발되었다. 제거된 식도를 다시 만들어 준다는 의미로 식도 재건(reconstruction of esophagus)이라는 용어를 사용하게 되며, 식도 재건을 통하여 환자의 삶의 질은 상승하게 되었다.

미용수술도 '기능의 회복'이라는 연장선에서 시작한다. 다시 말하면, 기능상으로는 지장이 없고 외관상 정상범주이나, 선천적으로 타고난 인종이나 가계의 특성, 각종 수술이나 외상에 의한 흉터,

노화로 발생하는 주름, 작은 유방 등 결함이 있는 것을 좀더 보기 좋은 모습으로 고쳐 주는 것이 미용수술이다. 미용수술을 통하여 환자는 보다 원만한 대인관계를 유지할 수 있으며, 삶에 있어서 자신감을 가지고 살아갈 수 있다.

외과, 정형외과, 흉부외과, 신경외과, 안과, 이비인후과, 피부과 등 각 외과분야의 명칭에서 짐작할 수 있듯이, 각 분야는 신체의 특정 부분을 대상으로 진료를 하기 때문에, 일반인들도 질환에 대하여 어느 정도 식견이 있다면 어느 과에 가서 진료를 받아야 할지 알 수 있다. 그러나 성형외과는 기능의 회복을 목적으로 시행하는 모든 수술을 대상으로 하기 때문에, 그 분야는 머리에서 발 끝까지 거의 모든 외부 신체구조를 대상으로 한다.

성형외과에서 다루는 분야는 외부 신체구조 대부분이라고 위에서 설명하였으나, 구체적으로 나열하면 다음과 같다.

① 급성 외부 신체구조 손상(내장 손상 제외)
② 화상
③ 선천성 기형
④ 외상 후 변형(화상 후 구축, 흉터)
⑤ 종양: 피부와 두경부(머리 · 목 부위) 종양
⑥ 손: 수부 외과
⑦ 미용성형

II. 성형외과 수술이 필요한 주요 분야

1. 외상의 치료

각종 사고로 발생하는 신체적 상처를 정상적인 외형으로 환원시키는 수술이 이에 해당된다. 코뼈가 골절되거나, 턱이 깨지거나, 교통사고 등 외상에 의한 피부열상이나 얼굴뼈 골절, 신경이나 혈관 손상이 있는 경우 이를 복원하는 수술이다.

뼈가 골절되는 경우 외형은 신경 쓰지 않고 뼈를 제자리에 잡아주고 고정하는 것이 치료라고 생각한다면, 외형의 변형이 발생하게 될 수 있다. 그러므로 단순골절이 있다고 할지라도 성형외과 진찰 및 치료를 함께 고려하는 것이 바람직하다.

2. 화상

화상을 입을 경우 주로 응급실을 방문하게 된다. 화상에서의 응급처치의 목적은, 열손상은 입었으나 아직 생존 가능성이 있는 조직을 가능한 살려 화상에 의한 피부결손 부위를 최소화하는 데 있다.

일반적으로 작은 부위에 심하지 않은 화상이 발생할 경우 화상을 입은 부위는 차가운 생리식염수로 식히고 추가적인 열손상을 줄이는 것이 바람직하다. 생리식염수가 없다면 일반 물이라도 상처부위를 식혀야 하며, 피부에 심한 자극을 줘서는 안 되고, 건조하지 않게 하는 것이 또한 중요하다. 이렇게 상처부위를 보호하면서 성형외과 진료를 받게 된다.

성형외과에서는 화상의 깊이 및 범위에 따라 피부 재생이 어느 정도 될지 판단한 다음, 치료계획을 수립한다. 3주가 치료 기준이다. 보존적인 치료를 하여 3주 안에 완치되지 않을 것으로 판단되면 피부이식 등을 고려하게 된다. 3주 이상의 치료를 요하는 화상은 보존적인 치료 후 흉터조직이 생기고, 시간이 지남에 따라 반흔(흉터) 구축이 발생하게 되어 후유증이 남기 때문이다.

3. 선천성 기형의 교정

선천성 기형은 소아 및 부모에게 상당한 심적인 고통을 주고 있다. 성형외과에서 담당하는 선천성 기형에는 인칭이, 귀의 기형, 두개골 유합 이상에 의한 두개골의 형태 이상, 합지증, 다지증이 있다. 성형외과 의술이 발달함에 따라 정상인과 완전하게 동일하지 않으나 교정수술에 의하여 환아나 부모가 기형으로 고통을 받으면서 생활하는 것을 줄일 수 있다.

4. 외상 후 변형 교정

화상을 입은 후 피부가 흉터로 바뀌어 외형이 흉하게 변형된 사람들이 있다. 교통사고 등 불의의 사고로 인한 외상에 의하여 외형에 심한 흉터를 가진 사람들도 있다. 또 각종 수술에 의해 외형의 변형을 가지고 있는 사람들도 있다. 성형외과에서 이런 환자들을 위하여 여러 가지 수술을 시행한다. 즉 흉터제거술, 피부이식, 피판술 등 여러 가지 수술방법을 동원하여 보다 정상적인 외형으로 복원한다.

흉터를 없애는 흉터제거술은 명칭과는 다르게 일종의 '눈속임'이다. 흉터가 눈에 잘 보이는 이유는 흉터부위가 도드라지거나 함몰되는 등 윤곽이 주위와 다르거나, 혹은 흉터 색깔이 주위 피부의 것과 다르거나, 질감이 피부와 다르기 때문이다. 이것이 상처가 벌어져서 흉터가 많이 생길수록 육안으로 보다 더 식별이 잘 된다. 그러므로 흉터제거술은 흉터에 이러한 문제가 발생하면 이를 제거하고 다시 봉합함으로써 흉터가 눈에 덜 보이게 하는 것이다. 흉터를 제거하지만 재봉합하는 과정에서 다시 흉터가 생겨, 결국 눈에 잘 보이는 흉터를 눈에 잘 안 보이는 흉터로 바꾸는 것이기 때문에 일종의 '눈속임' 인 셈이다. 사람의 얼굴에는 여러 가지 주름선이 있다. 이런 주름선과 흉터가 평행한 방향으로 배열이 되면 흉터가 주름인지 흉터인지 잘 구분할 수 없게 된다. 이를 이용하여 흉터를 눈에 덜 보이게 할 수 있으며, 레이저 등을 이용한 피부박피술은 돌출된 흉터는 갈아서 평평하게 하고, 함몰된 흉터는 변연부를 갈아서 경계부위의 경사각을 줄여 완만하게 만들어서 눈에 덜 보이게 할 수 있다.

흉터제거술은 이와 같이 일종의 눈속임이며 새로 생기는 흉터는 될 수 있으면 눈에 덜 보이게 만들어야 하기 때문에, 시술 후 수술부위의 관리가 제일 중요하다. 이는 외상 후 상처관리에서도 동일하게 적용되기 때문에 중요하다.

상처치유 과정에 대하여 우선 알아야 한다.

상처치유(wound healing)에는 일차 치유(primary healing)와 이차 치유(secondary healing)가 있다. 피부가 긁혀서 가늘게 상처가 나고 시간이 지난 다음 상처를 보면 흉터가 안 보이는 경우도 있고 보이는 경우도 있다. 안 보이는 경우는 상처가 완전히 피부로 재생된 경우이고, 보이는 경우는 흉터조직이 상처부위를 메꾸고 있는 것이다. 피부는 재생능력이 있기 때문에 결손부위가 발생하면 재생능력이 증가하면서 이를 복구하게 된다. 그러나 결손부위가 크면 재생하는 데 시간이 많이 걸리기 때문에, 빠른 시간에 결손부위를 복구하기 위하여 원래 조직(피부)과 무관한 흉터조직이 자라들어와 결손을 메꾸게 된다. 생성된 흉터조직이 과다하게 성장하면 볼록하게 튀어나오게 되고, 적으면 함몰된다. 이것은 처음에는 혈관조직이 풍부하여 붉은색을 띠다가, 1년 정도 지나면 창백하게 변한다. 질감도 피부와 다르다.

그러므로 흉터가 덜 생기기 위해서는 흉터조직을 최소화하는 것이 종요하다. 앞서 말한 것처럼, 결손부위가 크면 흉터가 많이 생기게 되기 때문에 결손부위를 줄여야 한다. 봉합에 의하여 변연부가 근접하게 되면 일차 치유 과정이 진행되고, 멀게 되면 이차 치유 과정이 진행된다. 상처를 봉합하는 이유는 이것 때문이며, 무손상 기법(nontraumatic technique)에 의하여 봉합을 해야 한다. 이는 봉합시 발생하는 상처 변연부의 손상을 최소화하여 흉터가 적게 생기게 하기 때문이다. 변연부에서 피부가 자라는 데 최적의 환경을 제공해야 한다. 새로 생성된 세포는 쉽게 건조해지며, 기계적 손상에 의해 쉽게 죽을 수 있다.

소독약은 세균감염 등에는 유리하나, 새로 생성된 세포도 마찬가지로 소독약에 손상을 입는다. 그러므로 독성이 낮은 재제로 소독하는 것이 좋다. 상처부위의 건조를 막기 위하여 연고 제제의 도포가 좋으며, 최근에는 드레싱 제제의 발달에 의하여 효과적으로 상처를 덮을 수 있다.

5. 종양 제거

신체에 종양이 생기면 제거해야 한다. 악성 종양뿐만 아니라 양성 종양도 최근에는 미용상의 목적으로 제거하는 경우도 많다. 종양을 제거하는 이유는 종양에 의하여 피부가 튀어나와 보이기 때문이며, 제거시 피부에 흉터가 남게 되며 함몰이 생기는 경우도 있다. 이마에 종양을 제거한 후 그 부위가 함몰되는 것을 종종 볼 수 있다. 이럴 경우 성형외과에서는 함몰부위에 충진물질이나 자신의 지방을 이용하여 함몰부위를 교정해 줄 수 있다. 유방암 수술시 종양뿐만 아니라 유방을 함께 절제하게 되는데, 이럴 경우 환자들은 심한 수치심을 느끼게 된다. 최근에는 유방암 제거 수술 이후에 즉시 유방을 재건하는 수술을 권하며, 환자는 심리적으로 안정감을 찾을 수 있다.

6. 미세현미경 수술

외과수술 분야에서 성형외과가 가장 섬세하게 수술한다고 생각하게 만드는 수술이다. 피부 및 조직(근육, 뼈 등) 결손이 있어 이를 복원하기 위하여 피판술을 사용하게 되는데, 결손부위 주위에서 유용한 조직을 얻을 수 없으면 먼 부위의 조직을 도려내어 결손부위를 재건할 수 있다. 먼 부위 조직이 생존하기 위해서는 혈관이 연결되어 있어야 한다. 공여부의 혈관을 잘라내어 수여부 혈관에 연결하는 수술을 시행할 때, 육안으로 거의 보이지 않는 실을 이용하여 봉합하기 때문에 현미경이 필요하다. 그래서 이런 시술을 미세현미경 수술이라고 한다. 외상에 의한 혈관손상, 신경손상이 발생하여 다시 연결하는 수술도 현미경이 필요하다.

7. 미용 성형수술

요즘은 누가 성형수술을 한다고 하면 '미용수술을 받았구나' 라고 생각할 만큼 미용수술은 성형외과의 대표적인 수술이다. 과거에는 눈(쌍거풀) 수술, 코높이는 수술 등 안면 위주의 성형이 주를 이루었으나, 최근에는 유방 성형수술, 지방흡입 수술 등 전신성형으로 그 범위가 확산되고 있다.

III. 성형에 대한 잘못된 인식

성형외과에서 다루는 분야가 크게 재건(reconstructive surgery)과 미용(aesthetic surgery)으로 구분된다고 앞에서 설명하였으나, 일반인들의 주된 관심분야가 미용에 치우쳐 있는 점을 감안하여, 성형에 대한 잘못된 인식은 주로 미용에 대한 것을 위주로 설명하고자 한다.

1. 성형외과 의사는 마법사이다

"성형외과 의사는 마법사이고 나는 어떤 외모로든지 탈바꿈이 가능하다?" 결론은 아니다. 모두가 알고 있듯이 돈이 아주 많은 사람들도 특정인으로 탈바꿈하는 것은 불가능하다. 많은 사람들이 가능하면 특정 연예인으로 바뀌고 싶어할지 모르지만, 성형외과 의사는 안면의 윤곽을 바꾸어 주거나 쌍꺼풀이나 코수술 등을 할 수 있을 뿐이다.

지방흡입 수술을 받은 모 여자 가수를 약간은 시기하며 "수술했는데"라고 얘기하는 것을 본 적이 있다. 하지만 지방흡입으로 뺄 수 있는 양은 생각보다 훨씬 적다. 너무 기대하면 항상 실망한다고 얘기한다. 그런데 수술할 정도로 마음 먹은 가수라면 아마 운동이나 식이요법으로도 꽤나 노력했을 것이다. 개인적으로 그 가수의 성공을 빈다. 그만한 노력이라면 성공할 수밖에 없으리라.

2. 성형외과 의사와 미용사는 비슷하다

성형외과 의사, 특히 미용성형을 주로 하는 개업의 중에서 아주 존경 받는 분이 한 말이다. 이렇게 원하면 이렇게 해주고 저렇게 원하면 저렇게 해주고, 미용사란 직업과 비슷하다고 생각한다. 의사와 예술가와 미용사가 합쳐진 직업이 성형외과 의사이다. 물론 결과가 외모로써 금방 드러나는 것도 미용사와 성형외과 의사가 닮은 점이라고 생각한다.

3. 성형수술은 유행에 따라서 변화시켜 준다

실제로 유행하는 코 모양과 쌍꺼풀 모양이 있는 것은 사실이다. 하지만 그건 그 사람과 잘 어울리기 때문이라고 생각한다. 성형수술이 머리카락 자르는 것과 다른 것은, 유행이 변한다고 다시 할 수 없는 수술이기 때문이다. 성형외과 의사는 독창적인 아름다움을 찾아 주어야 한다고 생각한다. 고흐의 그림과 피카소의 그림이 섞여 있는 분위기는 별로라고 생각한다. 유행보다는 자신이 원하는 모양이 무엇인지를 성형외과 의사와 상담하기 전에 깊이 생각해 보는 자세가 필요하리라 본다.

4. 성형외과 환자는 정신병 환자이다

성형수술시 많은 부분이 심리적인 만족감과 관계가 있다. 다른 진료행위와 다르게 성형외과 수술은 심리적 · 사회적 · 도덕적인 요소가 더 많이 작용하는 이유가 여기에 있다.

성형수술을 받는 환자의 대부분은 소극적 대인관계의 원인이 자신의 외모와 관계가 있다고 생각하며, 자기 자신에 대한 이미지(self-image)가 저하되어 있다. 심한 경우 대인기피증이 생긴 환자도 종종 볼 수 있다. 성형수술을 받은 후 변한 외모에 의하여 타인의 호감도가 상승하면서 대인관계가 호전될 수도 있으나, 환자들이 자신감이 생기면서 대인관계에 있어서 보다 적극적으로 변하게 되면서 대인관계가 호전되는 경우도 많다. 아무튼 여러 가지 요소가 작용하여 환자의 사회적 관계는 호전되고, 심리적 만족감은 다른 것에 비하여 보상효과가 크다.

우리는 성형수술을 받은 환자가 여러 번 재수술을 받는 경우를 많이 보게 된다. 이유는 성형수술에 의하여 경험한 심리적 만족감이 너무나 크기 때문에 수술 결과가 안 좋아도 다시 해서 성공하면 심리적 위안을 되찾을 수 있다는 생각에서 계속 재수술을 받게 만드는 것이다. 성형외과 환자는 정신적으로 문제가 있는 경우가 다른 과에 비하여 많은 것도 사실이나, 대부분 원래 정신적으로 문제가 있다고 생각하는 것은 잘못된 것이다. 보통 사람들도 성형수술이 가져다 주는 매력에서 벗어나는 것이 쉬운 일은 아니다.

5. 이 사진처럼 만들어 주세요

성형수술에 대한 상담을 할 때, 일부 사람들은 사진을 가지고 온다. 사진을 내밀면서 "내 코가 마음에 안 드니 이 사진처럼 해 주세요"라고 자신의 원하는 바를 제시한다. 성형외과 의사들은 이럴 경우 조심스럽게 어울리지 않는다고 하거나, 똑같이 만들지 못하며 이상할 수 있다고 설명하는 경우가 많다.

일반인들은 "이 연예인은 눈이 예쁘고, 저 연예인은 코가 예쁘다"라고 말하고 그 사람과 닮고 싶다고 한다. 반면 성형외과 의사들은 진찰 도중 환자의 사진을 찍고 곧 윤곽에 대한 X선 사진도 촬영하여 각 부분의 윤곽에 대하여 면밀히 분석한 후, 환자의 얼굴에서 어떤 점을 고쳐야 한다고 말한다. 이렇게 수술의 목적이 다른 이유는 미(美)에 대한 관점이 다르기 때문이다.

결론적으로 말한다면, 미를 평가하는 데 있어서 신체를 구성하는 각각의 부분도 아름다워야 하지만, 각 부분의 조화가 더 중요하다. 대부분의 여성들에게는 화장을 조금 더 진하게 하다가 더 어색해져서 다 지우고 처음부터 다시 화장했던 경험이 있을 것이다. 옷을 입을 때도 마찬가지로, 이 재킷만 보면 괜찮은데 다른 옷과 맞지 않아서 별로 마음에 안 드는 다른 재킷으로 입은 경우가 있다. 얼굴형이 갸름하고 길어서 이것을 콤플렉스로 느끼는 여성들이 남자들은 긴 생머리를 좋아한다고 본인의 얼굴형과는 무관하게 긴 생머리를 유지하는 경우도 있다. 성형수술에 있어서 눈을 크게 하고 코를 높여도 균형과 조화를 살리면서 성형을 해야 하는 것이지, 성형 교과서나 유명 스타와 똑같이 해 달라고 하거나 그들과 같이 고치게 된다면 아무래도 수술한 것이 표가 나고 부자연스럽게 보이기 때문에 원하지 않는 결과를 얻을 수 있다.

그러므로 성형수술에서 가장 아름답게 수술하는 방법은 자신의 골격 및 윤곽에 맞추어 이를 최대한 활용하여 균형과 조화를 살리는 방향으로 수술하는 것이다.

6. 미용 성형수술에 대한 평가의 긍정적 전환

최근 어느 화장품 회사가 자체 미용지를 구독하는 미혼여성 1천 명을 무작위로 추출, 성형수술에 대한 미혼여성들의 반응을 조사한 결과가 있는데, 상당히 흥미롭다.

미용성형을 긍정적으로 생각하는 여성의 응답자가 79.5%이며, 부정적으로 생각하는 여성의 비율은 20.5%이다. '왜 긍정적으로 생각하는가' 라는 질문에 성형수술의 고정관념인 '남에게 예쁘게 보이기 위하여 한다' 는 답변은 20.9%으로 낮은 반면, '아름다워지고 싶다는 본능 때문에 수술을 받는다' 라는 답변은 41.4%, '자기만족의 수단' 이라는 답변은 38.7%으로 나와, 고정관념이 깨지고 있음을 반영하고 있다.

'만약 성형수술을 하면 어디를 하고 싶은가?' 라는 질문에 지방제거술이 44.4%로 가장 받고 싶은 수술로 조사가 되었다. 화장을 함에 있어서 요즘은 개성을 강조하고 있듯이, 성형수술이 다변화되는 이유도 개성과 관계가 있음을 유추할 수 있다.

요즘 연예인들은 자신이 성형수술을 받았다는 것을 떳떳히 밝히고 있다. 이는 성형수술이 일반인들에게 긍정적으로 평가되고 있음을 반영하고 있으며, 미용성형은 '외과적으로 하는 화장' 이라는 생각이 확산되고 있다고 볼 수 있다.

미용 성형수술에 대한 의견이 긍정적으로 변화되었으나, 앞에서 지적한 대로 미용수술을 받는다고 다 좋은 것은 아니다. 자신의 신체에 대한 긍정적인 태도가 선행되어야 미용수술의 궁극적인 목적을 이룰 수 있다.

Ⅳ. 수술 전 주의사항

1. 생리기간 중의 수술은 피한다

생리기간 중에는 출혈이 평시보다 더 많다. 지혈이 잘 안 되기 때문이며, 출혈이 많아지면 멍이 더 잘 들고 붓기가 더 심해지기 때문에 수술의 결과가 안 좋을 수 있다.

2. 감기약 복용시 수술은 연기한다

감기약 성분에는 아스피린 성분이 있으며, 지혈이 잘 안 되는 결과가 생긴다. 최소 2주 전에는 감기약을 복용하지 말아야 수술의 결과가 좋다. 비타민 E도 지혈장애를 초래할 수 있으므로 조심한다.

3. 담배는 최소 3일 전 끊어야 한다

흡연은 혈액순환에 나쁜 영향을 미치기 때문에 최소 3일 전부터 금연해야 한다.

V. 수술 후 주의사항

1. 수술 후 3일간 얼음찜질을 해야 한다

수술 후 3일까지 염증이 심해지면서 많이 붓고 통증도 심해진다. 얼음찜질은 붓기를 가라앉혀 주며, 감각의 둔화에 의하여 통증도 감소시킨다. 염증은 상처치유의 정상 과정이기 때문에 지속적으로 얼음찜질을 하는 것은 좋지 않다. 3일 이상 얼음찜질을 할 경우 상처치유 기간이 길어질 가능성이 있다.

2. 감기약, 비타민 E 복용은 피한다

수술 전 주의사항과 동일하다.

3. 수술 후 1주일간 금연 및 금주를 해야 한다

18장
치과 질환

1절 충치 치료

치과 김희선

I. 치아의 구조

치아는 맹출 시기에 따라 유치와 영구치로 구분된다. 유치는 생후 6~7개월경에서 2세에 걸쳐 20개의 치아가 나고, 영구치는 6세경부터 시작하여 13세경까지 총 28개의 치아가 나온다. 사랑니는 퇴화 과정에 있는 치아로서 한 개도 없는 사람도 있으며, 다른 치아에 비해 발육이 늦어 20~30세경에 나오기도 한다. 사랑니 4개가 모두 날 경우 치아는 총 32개가 된다.

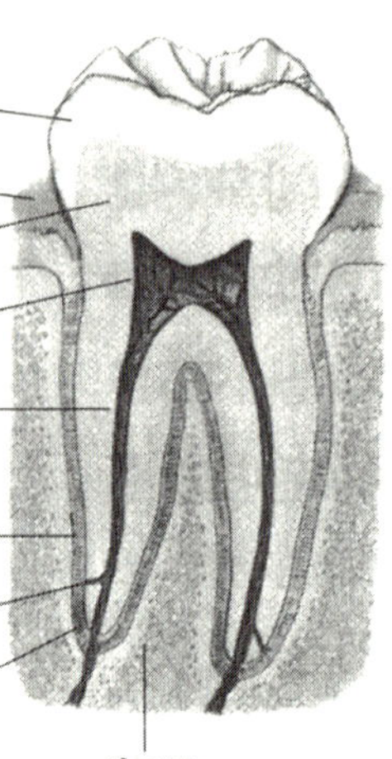

그림 1 정상 치아의 구조

구강 내에서의 위치에 따라 치아를 전치(앞니)와 구치(어금니)로 나누기도 한다. 전치는 외모와 발음에 중요한 역할을 하며, 구치는 음식물을 씹는 저작기능을 담당한다.

개개 치아는 치관과 치근으로 이루어져 있으며, 치관은 잇몸 위로 나와 있는 부분을, 치근은 잇몸 안쪽 뼈속에 묻혀 있는 부분을 지칭한다. 치아는 법랑질, 상아질, 백악질, 치수의 네 가지 조직으로 구성되어 있으며, 치은, 치조골, 치근막이 치아 주위를 둘러싸며 지지하고 있다.

① 법랑질: 치관의 외벽을 덮고 있으며, 인체에서 가장 단단한 조직이다.

② 상아질: 치관에서 치근부까지 치아의 대부분을

구성하고 있다.
③ 백악질: 치근부의 상아질을 둘러싸고 있으며, 치근막과 연결되어 있다.
④ 치수: 상아질 내부에 있는 부드러운 조직으로 혈관, 신경 등으로 이루어져 있다.
⑤ 치은(잇몸): 치아를 직접 둘러싸고 있는 점막
⑥ 치근막: 치근과 치조골 사이의 얇은 막으로, 치아를 치조골에 연결시키는 기능을 한다.
⑦ 치조골: 치아를 지탱하고 있는 턱뼈

II. 충치의 원인

'치아우식' 혹은 '충치'란 우리가 먹는 음식물에 들어 있는 탄수화물을 세균이 발효시켜 산을 만들고 이 산이 치아를 파괴하여 생기는 치아조직의 결손을 말한다.

충치는 잇몸질환과 더불어 인류에서 가장 흔히 발생하는 만성 질환이다. 충치는 선사시대 이래 인류를 괴롭혀 왔으나, 근대사회에 이르러 발병률이 급격히 증가하였다. 이는 정제된 음식물과 당분섭취의 증가 등 식생활의 변화와 관련이 있는 것으로 알려져 있다. 2005년 건강보험 심사원의 보고서에 따르면, 외래방문 다빈도 질환 상위 10위에 충치가 4위, 잇몸질환이 5위, 치수 및 치근단 질환이 7위로 우리나라 국민들에게도 가장 빈발하는 질환들임을 알 수 있다.

충치의 발생원인은 여러 가지가 있으나 대체로 숙주요인, 환경요인, 병원체 요인의 세 가지로 구분한다.

1. 숙주요인

치아의 성분, 형태, 위치, 배열과 타액의 점도, 분비량 등이 있다. 치질의 불소 함량이 높은 경우에는 충치가 잘 발생하지 않는다고 알려져 있는 반면, 치아의 배열이 불규칙하거나 타액의 분비량이 적고 점도가 높은 경우에는 치아 표면의 음식물 찌꺼기와 세균막의 자정작용이 잘 일어나지 않아 충치 발생률이 높아진다. 개개 치아에서도 깊은 골이나 치아 사이 등 음식물에 끼기 쉬운 곳은 평평한 곳보다 충치가 발생하기 쉽다.

2. 환경요인

구강위생, 음료수 불소이온 농도, 경제수준, 생활환경, 식품 등을 생각할 수 있다. 충치 원인균이 산을 생성하기 위해서는 탄수화물을 필요로 하므로 당분 섭취량이 높고 정제 탄수화물 식품을 자주 섭취하는 경우 충치가 많이 발생하게 된다. 많은 개발도상국에서 생활수준이 높아지면서 충치 발생률이 높아지는 현상이 나타나는 이유이기도 하다. 선진국에서는 오히려 충치 발생률이 낮아지는데, 이는 구강위생 수준이 높아져 섭취된 정제식품이 치아면에 남아 있지 않도록 구강관리를 철저히 하기 때문이라 여겨진다.

3. 병원체 요인

치아에 붙어 있는 탄수화물을 분해하여 산을 생성하는 세균을 말한다. 사람의 구강 내에는 최소 300여 종의 세균이 있으며, 치아는 이러한 세균들의 서식처가 되기 쉽다. 구강 내 세균들은 대부분의 경우 조화를 이루며 살고 있으며, 충치를 일으키는 세균들은 적은 부분을 차지하고 있으나, 당분 섭취량과 횟수가 증가하면 이러한 균형이 깨지고 충치 유발균이 증식되어 충치가 발생하게 된다.

III. 충치의 증상 및 징후

1. 충치의 분류(그림 2, 3, 4, 5, 6)

1) 진행 정도에 따른 분류

① 초기 우식증: 발생한 지 오래되지 않은 작은 크기의 충치
② 진행 우식증: 충치가 상당히 확산되어 치아가 많이 파괴된 충치

2) 진행속도에 따른 분류

① 급성 우식증: 진행속도가 빠른 충치로 어린이나 환자에서 호발
② 만성 우식증: 서서히 진행되는 충치

3) 발생부위에 따른 분류

① 열구 우식증: 치아의 홈 부위에 생긴 충치
② 평활면 우식증: 치아의 평평한 면에 생긴 충치

4) 발생조건에 따른 분류

① 일차 우식증: 건강하던 치아에 생긴 충치
② 이차 우식증: 치료받은 치아에 다시 생긴 충치

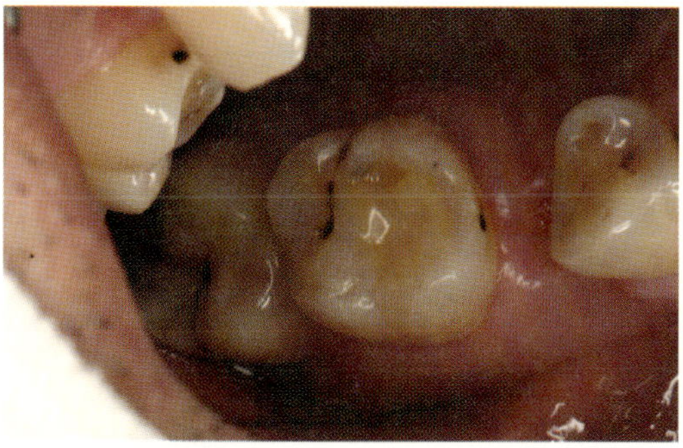

그림 2 교합면에 생긴 초기 열구 우식증

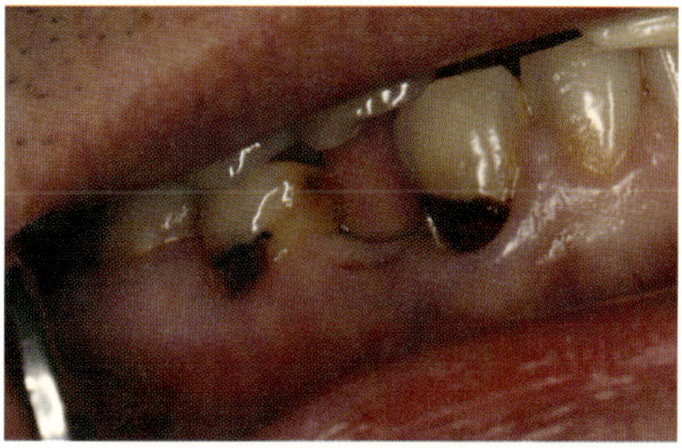

그림 3 치경부에 생긴 평활면 우식증

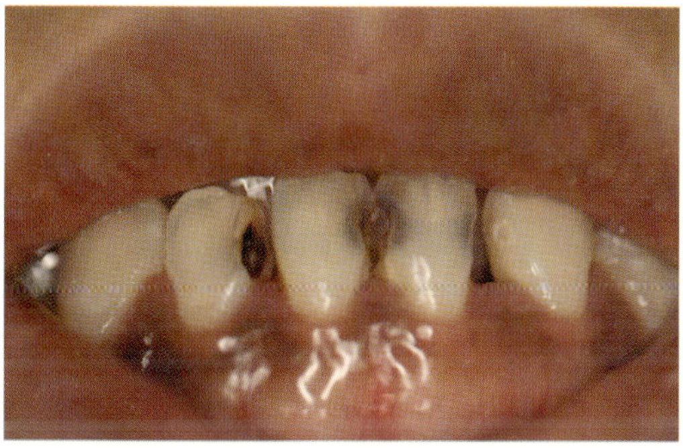

그림 4 인접면에 생긴 평활면 우식증

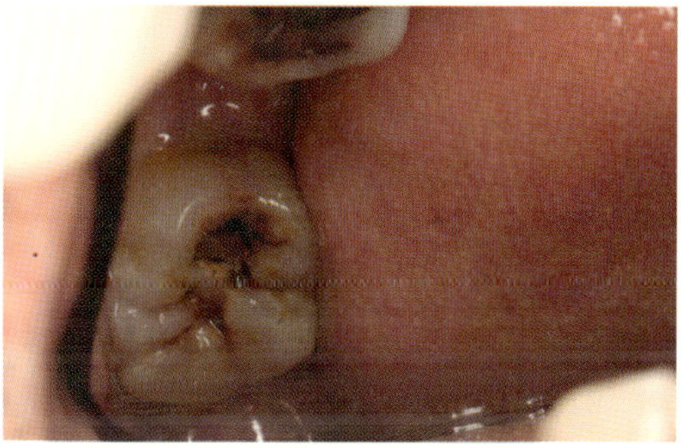

그림 5 교합면에 생긴 진행성 열구 우식증

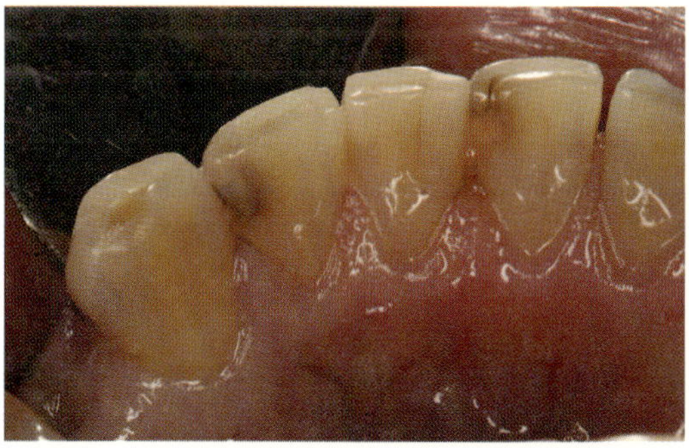

그림 6 인접면에 생긴 초기 우식증. 치아 내부의 충치가 청회색으로 비쳐 보인다.

5) 발생된 치면에 따른 분류

① 교합면 우식증: 치아의 씹는 면에 생긴 충치

② 인접면 우식증: 치아와 치아 사이에 생긴 충치

2. 충치의 증상

초기 충치는 법랑질에 국한되어 대부분 자각증상이 없으며, 임상적으로는 불투명한 백색 반점(white spot)이나 황색 또는 갈색 점으로 나타난다. 상아질까지 충치가 진행되면서 주위 법랑질은 청백색으로 보이며, 치아의 일부가 떨어져 나가고 갈색 또는 검은색 웅덩이가 생기게 된다. 음식물, 특히 단 것이나 찬 것이 충치부위에 닿으면 시큰한 느낌이나 통증을 느끼기도 하며, 음식물이 잘 끼고 한번 끼이면 잘 빠지지 않아 입에서 냄새가 나게 된다.

충치가 치수까지 확산되면 세균이 치수로 침투하여 염증이 생기고, 초기에는 차가운 것에 민감하다가 차차 뜨거운 것에 통증을 느끼고 말기에는 아무 자극이 없어도 통증을 느끼게 된다. 계속 방치하면 치수가 괴사되고 뿌리 끝에 염증이 생겨 뿌리 끝의 뼈가 녹아 없어진다. 씹을 때마다 아프고 이가 솟은 것처럼 느껴지거나 이가 흔들리고 잇몸이 붓기도 한다.

일반적으로 충치가 심할수록 통증도 심하지만, 반드시 그렇지는 않다. 어떤 경우에는 치수가 괴사되고 뿌리 끝에 염증이 생길 때까지 전혀 불편을 못 느끼기도 한다.

Ⅳ. 치료 및 예후

충치의 크기와 위치에 따라 충전치료나 근관치료(신경치료) 또는 발치를 결정하게 된다. 치통이 없는 작은 충치는 충치를 제거한 후 아말감, 레진, 금 등을 사용하여 메워 주고, 증상이 없더라도 치아의 신경부위에 근접한 충치는 근관치료를 해야 하는 경우가 많다. 이미 치통이 동반되거나 충치가 신경까지 침범한 경우에는 필수적으로 근관치료를 해야 하고, 충치가 너무 심하거나 충치부위가 깊어서 수복이 불가능한 치아는 발치하게 된다.

1. 충치치료에 사용되는 재료

1) 아말감(그림 7)

'충치를 떼웠다, 봉해넣었다' 고 말하는 경우 대개는 아말감 충전 치료를 받은 것을 얘기하는데, 진

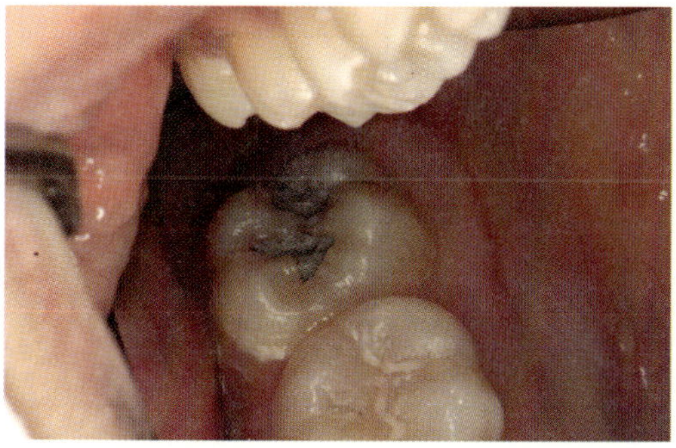

그림 7 아말감을 이용하여 충치를 치료한 모습

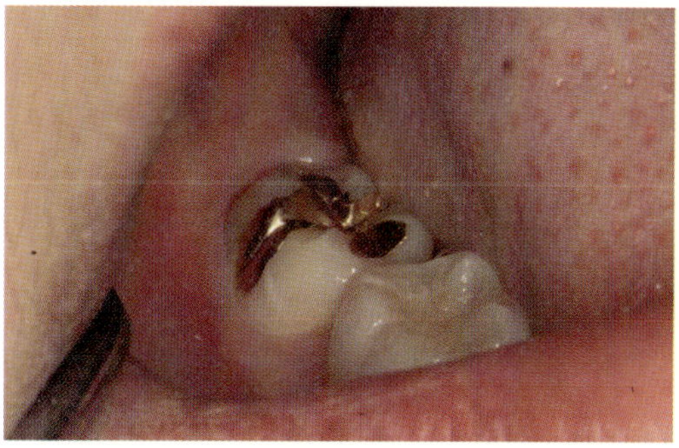

그림 8 금을 이용하여 충치를 치료한 모습

료비가 저렴하고 한번에 치료가 끝나며 적당한 강도를 가지기 때문에 널리 사용되어 왔다.

'아말감' 이란 사전적 의미로는 여러 금속의 혼합물 또는 수은에 여러 금속을 섞은 합금을 뜻한다. 은, 주석, 구리, 아연, 수은 등의 여러 금속을 일정 비율로 혼합시키면 안정적인 합금상태를 얻게 되며, 치과용 수복 재료로서 금과 더불어 가장 오랫동안 사용되어 왔고, 현재도 많이 사용되고 있다. 근래에 아말감 성분 중 하나인 수은의 인체 유해성 문제가 언론 및 환경단체 등에서 제기되어 논란이 되고 있으나, 아직까지 아말감에서 수은이 유리된다는 증거는 없으며 유해성 여부도 찬반이 계속되고 있다.

단점으로는 색상이 검은 회색이라 심미적이지 못하고, 일정 크기에서는 충분한 강도를 보이지만 광범위한 부위를 수복했을 때는 깨지기 쉬우며, 장기간이 경과하면 표면에 변색과 부식이 일어나는 점 등이 있다.

2) 금(그림 8)

치아 수복에 가장 오래 전부터 사용된 재료라고 할 수 있다. 치아와 가장 유사한 강도와 탄성, 마모성을 가지며, 넓은 부위에 수복해도 깨지거나 변형되지 않고, 장기간 사용해도 부식이나 변색이 없는 것으로 알려져 있다. 또한 정밀하게 주조할 수 있어 치아형태를 거의 완전하게 회복할 수 있는 우수한 재료이다.

한편, 주조 · 제작 과정이 필요하기 때문에 1회 시술이 불가능하고, 환자가 2회 이상 내원해야 하며, 색깔이 자연치아와 다르고, 진료비가 고가라는 단점이 있다.

환자의 경제적 사정이 문제가 되지 않는 경우 눈에 많이 띄지 않는 어금니 부위의 일정 크기 이상의 충치 수복에는 가장 이상적인 재료라고 하겠다.

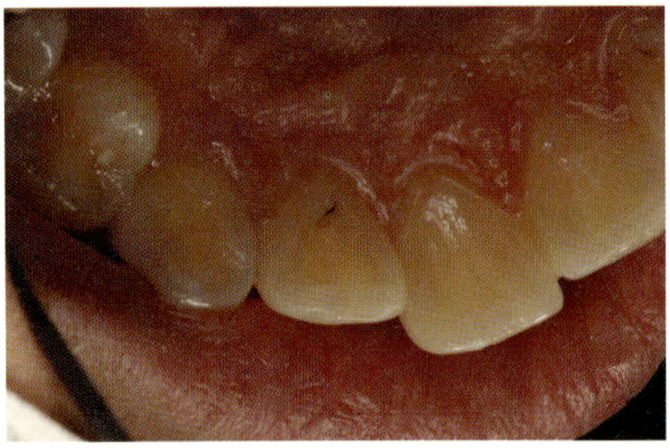

그림 9 앞니 안쪽에 생긴 열구 우식

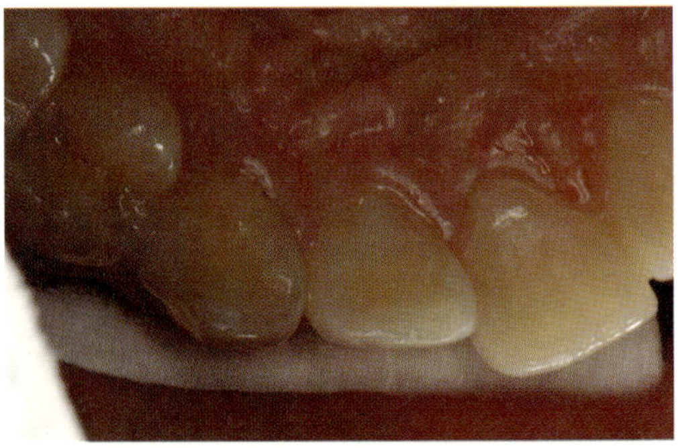

그림 10 레진으로 치료한 후의 사진

3) 레진(그림 9, 10)

20세기 중반 이후 본격적으로 개발된 재료로서 심미 치과 분야에 대변혁을 가져온 화학적 신기술의 산물이라고 할 수 있다.

기존의 충치치료는 충치를 제거하고 금속류의 재료(금이나 아말감)를 그 부위에 끼워 넣는 방식으로 수복 재료와 치아 사이에 직접적 결합은 없었다. 이런 재료가 수복부위에서 탈락되지 않고 유지되도록 하기 위해서는 치아 내에 유지구조를 만들기 위해 충치부위 이상의 치아를 삭제해야 하는 경우가 많았다.

레진은 치아와 직접 접착하기 때문에 충치부위만 제거하고 수복이 가능하여 치아 삭제량을 적게 하면서도 충치를 치료할 수 있다. 또한 자연치아와 거의 유사한 색을 가지기 때문에 미적으로 중요한 부위를 수복하는 데 있어서 탁월한 결과를 보여준다. 그러나 아직은 강도나 내구성 면에서 금속재료에 못 미치기 때문에 힘을 많이 받거나 손상부위가 넓은 경우에는 사용이 제한되어 있다. 또한 시간이 오래 지나면 재료 자체가 변색될 수 있으나, 이런 경우에도 레진부위만 제거하고 다시 수복해 주면 된다.

레진의 변색은 콜라, 커피, 담배 등의 섭취에 의해 많이 좌우되며, 이갈이나 딱딱한 음식을 선호하는 습관은 레진의 파절이나 탈락을 촉진하게 된다.

4) 도재(도자기)

자연치아와 유사한 색상을 지니고 있으며 안정성이 우수하고 색상이나 외형의 변화가 거의 없는 심미성이 뛰어난 재료이다. 그러나 도자기와 마찬가지로 강도는 높아도 파절되기 쉽기 때문에 적용부위의 선택과 치료 후의 사용에 주의가 필요하다.

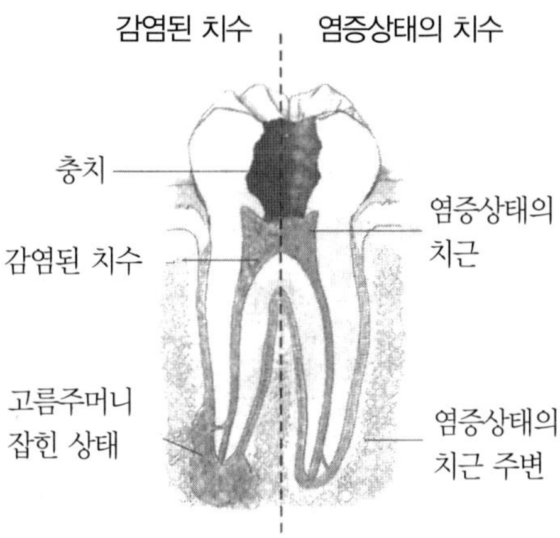

그림 11 병든 치아의 상태

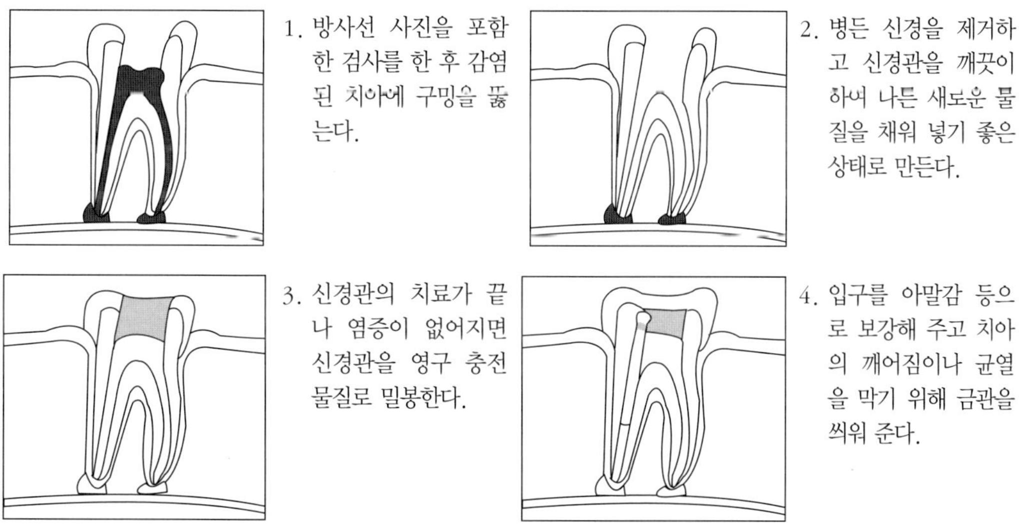

그림 12 근관치료

2. 근관치료(신경치료)

충치가 심하게 진행되어 치아 안의 치수(신경)가 감염된 경우 혹은 치아가 외상을 받거나 심한 치주질환으로 치수에 손상이 생긴 경우에는 근관치료를 해 주어야 한다.

근관치료란 감염되고 염증이 생긴 치수를 제거하고 근관 벽에 붙어 있는 치수 찌꺼기와 염증조직을 깨끗이 긁어낸 후 생체 적합성을 지닌 재료로 밀봉해 주는 것이다. 대개 마취를 한 상태에서 시술하므로 통증이 거의 없으며 3~4회에 걸쳐 치료를 하게 되는데, 염증이 심한 경우 여러 번의 추가 내원이 필요한 경우도 있다. 근관치료가 끝난 치아는 파절을 방지하기 위해 금 등의 단단한 재료로 씌워 주어야 한다.

치수에 염증이 생긴 치아를 근관치료하지 않고 방치하거나 근관치료가 실패할 경우 치아를 뽑는 방법밖에 없으므로 근관치료는 자연치아를 살려서 쓸 수 있는 최후의 보루라고 할 수 있겠다.

V. 충치의 예방

앞서 충치의 원인을 세 가지 요인으로 구분했듯이 충치의 예방도 발생요인에 따라 구분할 수 있다.

1. 숙주요인 제거법

치아를 충치가 잘 생기지 않는 방향으로 변화시키는 방법이다.

1) 불소 이용법

불소는 산에 대한 치아의 내성을 증가시키고 치아 표면에 불소막을 형성해 세균의 효소작용을 억제함으로써 충치예방에 확실한 효과가 있다고 알려져 있다.

가장 대표적인 불소 이용법은 상수도의 불소화로 수돗물에 불소를 미량(1ppm 정도) 첨가하는 것이다. 적은 비용으로 60% 이상의 충치예방 효과를 가져온다고 보고되어 있으나, 불소의 인체 유해 여부에 대한 찬반 논란으로 우리나라에서는 전면적으로 시행되지 않고 있다.

그 외에 불소 정제 및 시럽, 불소 양치액 사용 및 불소 도포법이 있다. 불소 도포는 불소가 함유된 젤이나 용액을 치아에 도포하는 방법으로, 주로 3~13세의 소아에게 치과에서 시행하는 술식이다. 성인의 경우 가장 흔한 불소 이용법은 불소가 함유된 치약으로 매일 칫솔질을 하는 것이다.

2) 치면열구전색(그림 13)

'홈메우기' 또는 '실란트(sealant)'로 알려져 있는 술식으로, 잘 닦이지 않아 충치가 생기기 쉬운 깊은 골을 레진계의 재료로 메꾸어 주는 것이다. 충치가 생긴 후에는 시행할 수 없으므로 주로 어린이에서 영구치가 나온 직후에 시술한다.

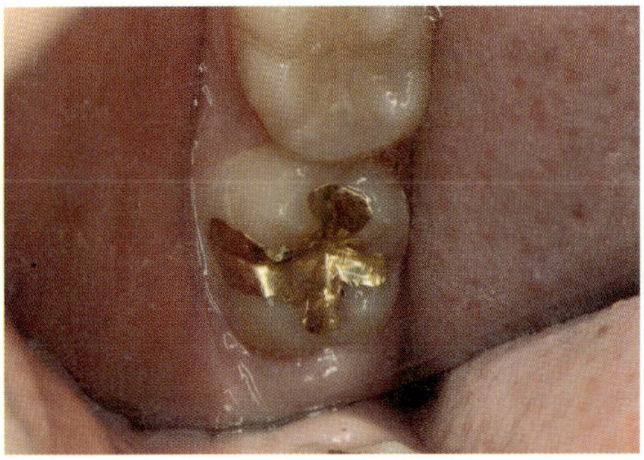

그림 13 위쪽은 실란트(sealant), 아래쪽은 금 인레이(gold inlay)로 치료한 모습

2. 병원체 요인 제거법

충치의 원인균을 제거하는 방법이다. 충치 원인균에 대한 백신을 개발한다면 가장 확실한 방법이 되겠지만, 아직은 충치 백신이 실용화되지 않은 상태이다. 녹차, 죽염, 자일리톨 등 충치균을 억제한다는 여러 가지 물질들이 있지만, 확실한 효과가 입증된 것은 없다고 알려져 있다.

3. 환경요인 제거법

세균의 먹이가 되는 당질과 음식물 찌꺼기가 입 안에 남아 있지 않도록 하는 방법이다.

1) 식이조절법

점성이 커서 끈끈한 식품은 치아에 달라붙어 치아 표면에 오래 남아 있기 때문에 충치균이 자라는 장소를 제공하며, 당분이 많은 식품은 충치균이 산을 생성하는 데 원료 역할을 한다. 반면, 섬유소가 풍부한 식품은 치아 표면에 붙어 있는 음식 찌꺼기를 제거하는 자정작용을 한다. 따라서 점성이 큰 식품과 당분이 많은 식품을 제한하고 섬유소가 풍부한 식사를 하면 충치예방에 도움이 될 것이다.

2) 세치법

치아 표면을 깨끗이 닦아 음식물 찌꺼기를 제거하는 방법이다. 올바른 칫솔질이 가장 좋은 충치 예방법이 된다고 할 수 있다. 매끼 식사 후 3분 이내에 칫솔질을 하며, 간식은 피하는 것이 좋다. 칫솔질만으로 깨끗이 하기 힘든 부위는 치간치솔이나 치실을 사용하여 음식물을 제거한다. 주기적인 스케일링도 세치법의 하나라고 볼 수 있다.

참고문헌

김종배 외(1990). 『예방치학』. 고문사.
임성삼 외(2001). 『치과질환 바로알기』. 에디터.

2절 치아 교정치료

치과 심혜영

교정치료의 목적은 치아 및 악골 기능을 향상시키고 심미성을 증진시킴으로써 궁극적으로는 환자의 삶을 향상시키는 데 있다고 할 수 있다. 따라서 여기에서는 교정치료와 관련된 전반적인 사항들을 살펴보고자 한다.

I. 정상교합

교합(occlusion)이란 위아랫니가 맞물리는 상태를 말하며, 악골 위에 위치하고 있는 치아와 그 주위 조직들이 성장발육 과정이나 기능을 수행하는 과정에서 상호 유기적인 관계를 맺으며 작용한 결과에 의해 나타난다. 따라서 정상교합이란 중심교합(centric occlusion)에서 해부학적으로 정상적인 교합 상태를 이루며 치아 주위 조직, 저작근, 악관절이 정상적으로 기능하는 경우를 의미한다. 그러나 치아의 크기, 형태, 위치, 발육 시기 및 과정, 악안면골의 성장 등의 양상이 다양한 만큼 그 결과인 교합도 다양하기 때문에 무엇이 정상인지 정의하는 것은 쉬운 일이 아니다.

역사적으로 여러 학자들의 교합에 대한 언급을 시작으로 정상교합의 개념이 갖추어지기 시작하였고, 두부방사선 계측 사진이 도입되며 좀더 객관적인 기준이 마련되었으며, 여기에 동적인 개념들도 고려되기 시작하였다. 현재 교정의들이 가장 널리 받아들이는 부정교합 분류체계를 만든 Angle에 의하면, 정상교합이란 상하악 제1대구치 관계가 적절히 이루어지고 치아들이 교합선(line of occlusion)상에 배열된 상태를 말한다(그림 14). 이때 상하악 제1대구치의 적절한 관계란 상악 제1대구치의 협측 교두가 하악 제1대구치의 협측구에 교합되는 관계라고 하였다.

정상교합을 보다 더 구체적으로 정의한 사람은 Andrew로서, 그는 120명의 자연적인 정상교합자로 보이는 사람들의 모형을 분석하여 일관되게 나타나는 여섯 가지 특징을 발견하고 이를 'Six keys to normal occlusion'이라 하였다. 이 Six keys는 Angle의 정상교합 개념의 불완전성을 보완하였으며, 교정의들에게 최적의 교합을 표현할 수 있는 지표가 되었다.

Andrew의 Six keys는 다음과 같다.

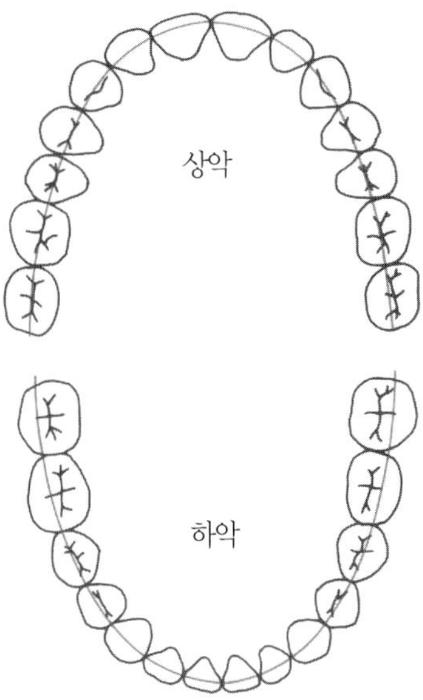

그림 14 교합선(line of occlusion)

Key I: 상하악간 관계(interarch relationship)(그림 15)

적절한 악궁간 관계와 교합 접촉을 정의하였다.

① 상악 제1대구치의 근심 협측 교두는 하악 제1대구치의 협측구와 교합한다.

② 상악 제1대구치의 원심 변연 융선은 하악 제2대구치의 근심 변연 융선과 교합된다.

③ 상악 제1대구치의 근심 설측 교두는 하악 제1대구치의 중심와에 교합된다.

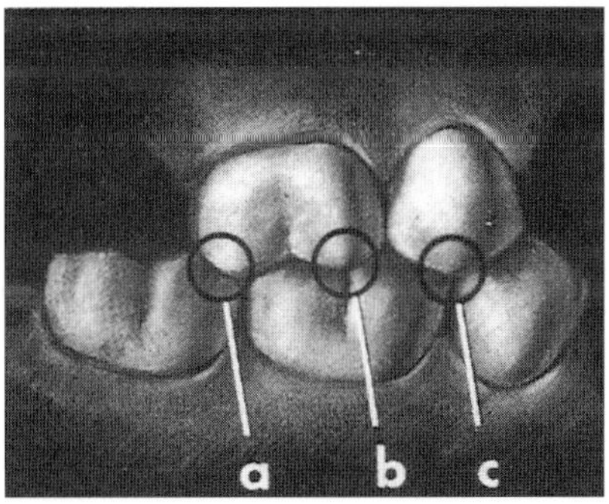

그림 15 구치와 소구치의 악궁간 관계(a: 변연 융선 교합, b: 구치 교두-구 관계, c: 소구치 교두-embrasure 관계).

Key II: 치아의 근원심 경사도(crown angulation)(그림 16)

근원심 경사도는 순측 치관의 중앙에서의 접선(facial axis of clinical crown, FACC)이 교합평면에 대한 수선과 이루는 각을 말하며, 기본적으로 모든 치관은 (+) angulation을 갖는다.

Key III: 치아의 순설측 경사도(crown inclination)(그림 17)

순설측 경사도는 교합평면에 수직인 선과 치아의 순측 치관 중앙에서의 접선이 이루는 각도이다. 대부분의 상악 절치들은 절단측이 치은측보다 순측에 위치하여 (+) inclination을 갖는다. 반면 하악 전치부와 상하악 구치부는 접선의 교합측이 치은측보다 설측에 위치해서 약간의 (–) inclination을 갖는다. 상악은 견치나 소구치보다 대구치가 약간 더 큰 (–) inclination을 갖지만 비슷한 경사도를 보이는 것에 반해, 하악은 절치에서 제2대구치로 가면서 점진적으로 (–) inclination이 증가한다.

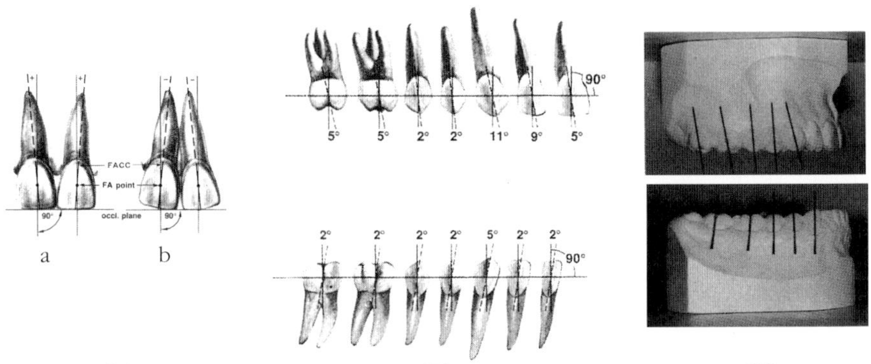

(A) (B) (C)

그림 16 치아의 근원심 경사도(crown angulation). (A)에서 a는 (+), (b)는 (-), (B)와 (C)는 평균 crown angulation

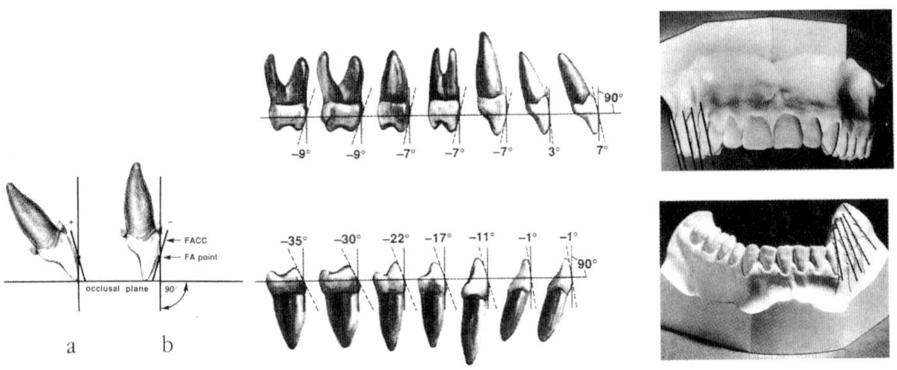

(A) (B) (C)

그림 17 치아의 순설측 경사도(Crown inclination). (A)에서 a는 (+), (b)는 (-), (B)와 (C)는 평균 crown inclination

Key IV: 회전(rotation)

최적의 교합을 이루기 위해서는 치아의 회전이 없어야 한다.

Key V: 긴밀한 접촉(tight contact)

치아간 접촉은 긴밀해야 한다.

Key VI: Spee 만곡(curve of Spee)
하악 교합평면의 curve인 Spee 만곡은 편평하거나 약간의 만곡만을 보여야 한다.

II. 부정교합

정상교합과 부정교합 사이에 명확한 경계선을 설정하는 것은 거의 불가능하다. 정상교합일지라도 치아의 위치와 상하악 치열궁 사이의 관계에서 경미한 변이가 있을 수 있고, 치열궁의 모양도 마찬가지이다. 어떤 치열교합이 이상적인 것은 아닐지라도 해부적 구조의 균형, 기능의 효율성과 심미적 조화를 이룰 수 있으면, 이는 정상교합으로 볼 수 있다.

부정교합은 치아, 골, 근육, 신경의 4개 조직계에서 나타날 수 있다. 부정교합의 상태는 이 중 하나만 비정상일 수도 있고, 4개의 조직계가 모두 비정상일 수도 있다.

1. 부정교합의 발생빈도

부정교합의 발생빈도는 연구대상의 20~96%까지 발생하며, 정상교합의 발생빈도는 80~20% 정도라고 한다. 우리나라 성인을 대상으로 한 연구에서 부정교합은 80~90% 정도라고 발표되었다. 발생빈도가 연구자마다 많은 차이를 나타내는 것은 부정교합으로 인정하는 기준이 약간씩 다르고, 기준이 같다고 하더라도 경계에 있는 많은 증례는 조사자의 주관적 판단에 의해 좌우되기 때문이다. 부정교합의 발생빈도에 영향을 줄 수 있는 인자로 성별, 연령, 인종 및 환경적 요인을 생각할 수 있다.

1) 성별
남녀 사이에 부정교합의 발생빈도는 뚜렷한 차이가 없으나, 교합의 부위별 부정교합 양상은 차이가 있다고 보고되었다.

2) 연령
부정교합 발생빈도는 연령이 증가함에 따라 증가하는 것으로 조사되었다. 유치열기에는 비교적 낮으며(18.5~43%), 혼합치열기에서는 증가하고(31~83.4%), 영구치열기 및 성인에서는 더 증가하는 경향을 보인다(43~96%).

3) 인종
순수 인종보다 혈통이 혼합된 인종에서 부정교합이 더 많이 발생한다. 또한 부정교합의 발생유형은 인종간에 뚜렷한 차이가 있다. 백인에서는 I급 부정교합이 가장 많이 발생하고, II급 · III급 부정교합의 순으로 발생빈도가 줄어든다. 그러나 한국인을 포함한 아시아인에서는 I급 부정교합 다음으로 III급 부정교합의 발생빈도가 매우 높게 나타난다.

4) 환경적 요인

식생활, 저작습관과 영양, 사회경제적 수준, 문화적 수준 등의 환경적 요인은 부정교합의 발생빈도에 영향을 미친다.

2. 부정교합의 분류

부정교합은 특정한 원인에 의한 질환이라기보다 성장과 형태가 정상범위를 벗어난 임상적 의미가 있는 변이이다. 따라서 분류는 비교, 치료, 설명의 용이성을 위하여 유사한 변이의 증례를 그룹으로 나누는 것이다. 여기서는 가장 널리 사용되는 Angle의 분류법에 의해 분류하였다.

Angle은 제1대구치가 '교합중심(key to occlusion)'이라는 개념에 의해 악골관계를 반영하는 상하악 치열의 전후방적 관계를 분류하였다. 이 분류법은 부정교합을 세 가지로 나누었는데, I급 부정교합은 중심교합(neutroclusion), II급 부정교합은 원심교합(distoclusion), III급 부정교합은 근심교합(mesioclusion)의 특징으로 나누었다(그림 18).

1) I 급 부정교합

정상적인 제1대구치 관계를 갖고 있지만 국소적인 문제를 갖는 교합을 I급 부정교합이라 한다. 대개 골격적인 문제보다는 치성 문제에 의해 발생되었으며, 치아의 회전이나 잘못된 배열, 상실치, 치아 크기 부조화, 양악 치조 전돌증 등이 해당된다.

2) II 급 부정교합

하악 제1대구치 협측구가 상악 제1대구치 협측 교두보다 더 후방에 위치한 부정교합이다. 상대적으

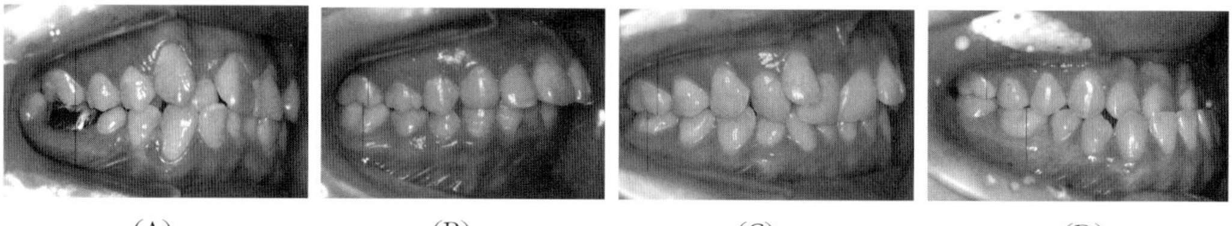

(A) (B) (C) (D)

그림 18 부정교합의 분류. (A)는 I급, (B)는 II급 1류, (C)는 II급 2류, (D)는 III급이다.

로 상악이 하악보다 전방에 위치하는 전후방적 부조화를 보인다. 일반적으로 윗니가 튀어나왔다거나 무턱이라고 표현되고 있다.

II급 부정교합은 상악 전치의 전방경사가 심하고 하악이 후하방 회전되어 상하악 전치가 전후방적으로 차이가 심한 II급 1류 부정교합과, 오히려 상악 중절치가 직립되어 있고 하악이 전방회전되어 상하악 전치가 서로 깊게 교합이 되지만 전후방적인 차이는 심하지 않은 II급 2류 부정교합으로 나눌 수 있다. II급 1류 부정교합은 손가락 빨기나 혀내밀기 등의 습관과 관련이 있으며, 대개 볼록한 안모를 보인다. 반면 II급 2류 부정교합은 비교적 평편한 안모에 돌출된 턱끝을 보인다.

3) III 급 부정교합

하악 제1대구치 협측구가 상악 제1대구치 협측교두보다 더 전방에 위치한 부정교합이다. 상대적으로 하악이 상악보다 전방에 위치하는 전후방적 부조화를 보인다. 심한 경우 하악 전치가 상악 전치보다 더 전방에 위치하는 반대교합을 보이기도 한다. 일반적으로 주걱턱이라고 표현되고 있다.

3. 부정교합의 원인

부정교합은 성장 · 발육 중에 정상범위에서 벗어난 형태적 기능적 변이로서 발병원인을 모두 규명하기는 어렵다. 어린 시절의 골절에 의한 이차적인 하악골의 발육부전이나 몇몇 유전적 증후군을 수반하는 특징적인 부정교합에서와 같이 원인이 명확한 경우도 있으나, 대부분의 부정교합은 성장과 발육에 영향을 미치는 여러 인자들의 복잡한 상호작용에 의한 결과이고 이것을 특정적인 병인인자로 말하기는 어렵다.

Graber는 부정교합의 원인을 전신적 원인과 국소적 원인으로 분류하였는데, 이 중 대부분이 국소적 원인에 의하여 발생하나, 일부는 비정상적 습관을 포함하는 전신적 원인에 의해 유발될 수 있다(표 1).

III. 교정치료

1. 교정치료 시기

대개 9~14세가 대부분의 교정치료를 위해 적당한 시기로 생각된다. 이 무렵 많은 안면성장이 이루어지고 악궁간 관계가 확립되어 이 시기가 지나면 악궁관계가 크게 변하지 않기 때문이다. 또한 성인에 비해 아동에서는 치아 이동이 용이하고 치료 후 잘 적응하며 재발의 위험이 적으므로 이 시기

표 1. 부정교합의 원인(Graber)

1. 전신적 원인(General Factors)
   (1) 유전(Heredity)
   (2) 선천적 결손(Congenital defects)-구순구개열, torticollis, cleidocranial dysostosis, cerebral palsy, syphilis 등
   (3) 환경(Environment)
      ① 출생 전(Prenatal)-외상, 산모의 식이 및 대사, German Measles 등
      ② 출생 후(Postnatal)-출산시 외상, cerebral palsy, TMJ 손상 등
   (4) 대사성 소인과 질환(Predisposing metabolic climate and disease)
      ① 내분비계 불균형(Endocrine imbalance)
      ② 대사장애(Metabolic disturbance)
      ③ 감염성 질환(Infectious disease)-poliomyelitis 등
   (5) 식이성 문제(Dietary problems)-영양결핍
   (6) 비정상적 압력 습관과 기능이상(Abnormal pressure habits and functional aberrations)
      ① 비정상적인 수유(Abnormal suckling)-전방 하악위, 비생리적 수유, 과도한 협측 압력 등
      ② 손가락 빨기(Thumb and finger sucking)
      ③ 혀내밀기와 혀빨기 습관(Tongue thrust and tongue sucking)
      ④ 입술, 손톱 물어뜯기 습관(Abnormal swallowing habits)
      ⑤ 비정상적 연하 습관(Abnormal swallowing habits)
      ⑥ 언어장애(Speech defects)
      ⑦ 호흡이상(Respiratory abnormalities)-구호흡 등
      ⑧ 편도와 아데노이드(Tonsils and adenoids)-보상적 혀 위치
      ⑨ 심인성 안면경련과 이갈이(Psychogenic tics and bruxism)
   (7) 자세(Posture)
   (8) 외상 및 사고(Trauma and accidents)
2. 국소적 원인(Local Factors)
   (1) 치아 수의 이상(Anomalies of number)-과잉치, 결손치
   (2) 치아 크기의 이상(Anomalies of tooth size)
   (3) 치아 형태의 이상(Anomalies of tooth shape)
   (4) 비정상적 순측 소대(Abnormal labial frenum)
   (5) 조기 상실(Premature loss)
   (6) 만기 잔존(Prolonged retention)
   (7) 영구치의 맹출 지연(Delayed eruption of permenent teeth)
   (8) 비정상적 맹출 경로(Abnormal eruptive path)
   (9) 유착(Ankylosis)
   (10) 치아 우식(Dental caries)
   (11) 부적절한 치아 수복물(Improper dental restoration)

에 교정치료를 받는 것이 가장 좋은 것으로 알려져 있다. 그러나 성인에서도 성장조절을 위한 악정형 치료 외의 교정치료가 가능하므로 교정치료에 연령제한은 없다고 할 수 있다.

골격적 문제가 없는 경우 대개 영구치열기에 교정치료를 시작하지만, 치아와 악골 크기 부조화가 심한 경우 혼합치열기에 연속 발거술이나 악교정적 확대술을 먼저 시행하는 것이 필요할 수도 있다.

일반적으로 골격적 문제가 존재할 경우 유치열기와 혼합치열기에 상하악골의 전후방적 관계를 개선하기 위한 1단계 악정형 치료를 먼저 시행하고, 이후 영구치열기가 되면 치열의 교정을 위한 2단계 교정치료를 시행한다.

III급 부정교합에서는 전치부 반대교합이 하악골의 위치 전위와 상악골의 성장 방해를 일으킬 수 있으므로 가능한 빨리 치료해 준다. 골격성 III급 부정교합의 악정형 치료는 8~10세 이전 또는 늦어도 사춘기 최대성장기 1~2년 이전에 시행되는 것이 좋으며, 특히 유년기 성장시기의 악정형 치료는 짧은 기간 동안 더 좋은 결과를 기대할 수 있으므로 성장조절 치료는 어린 나이에 시행할 때 더욱 효과적이라고 할 수 있다. 그러나 골격성 III급 부정교합의 조기치료는 하악골 성장의 유전성과 성장시기 및 성장량의 문제로 재발할 가능성이 있으므로 항상 이것을 염두에 두고 치료해야 한다.

하악이 후퇴된 II급 부정교합의 경우 기능적 악교정장치를 사용하여 후기 혼합치열기에 일어나는 상당한 양의 하악 성장을 이용한 치료를 할 수 있다. 상악이 전돌된 II급 부정교합의 치료시기는 결정적이지 않으며, 혼합 및 영구치열기에 헤드기어를 사용할 수 있다.

2. 교정장치의 종류

교정장치는 그 종류가 수백 종에 이르며, 크게 구강 내에 장착하는 장치와 구강 밖에 장착하는 장치로 나눌 수 있다. 구강 내에 장착하는 장치는 환자가 끼우고 뺄 수 있는 가철식 장치와 치아에 붙여서 사용하는 고정식 장치, 구강 내에 느슨하게 장착하여 골격성장이나 교합발육에 영향을 주는 기능적 교정장치가 있다.

구강 밖에 장착하는 장치는 주로 성장을 조절해야 할 필요가 있는 경우 사용되고 있으며, 교정치료시 보조적으로 사용하는 경우도 있다.

1) 구내 장치

(1) 가철식 교정장치

가철식 교정장치는 환자가 장착 및 제거를 할 수 있어 구강위생 조절이 쉽긴 하지만, 환자 협조도에 의해 치료 결과가 좌우되고 치아가 경사이동만 할 수 있다는 단점이 있다.

가철식 교정장치는 악궁의 확장을 위한 능동적 가철식 교정장치, 각 치아를 치열궁 내에 재위치시키기 위한 스프링을 가진 가철식 교정장치, 상하악 치아간 교합을 띄우는 교합판 장치 등이

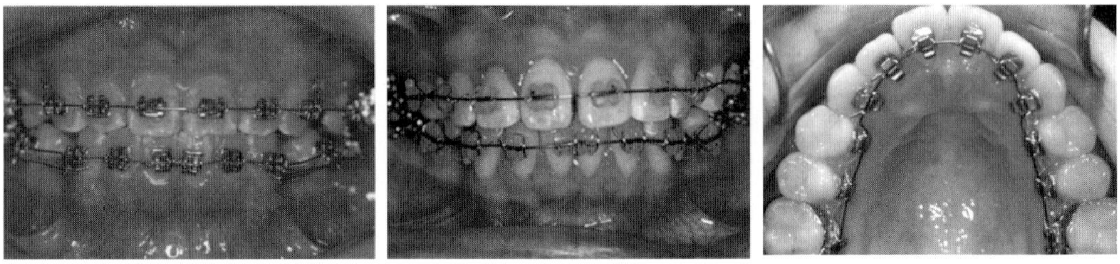

(A) (B) (C)

그림 19 브라켓의 종류. (A) 금속 브라켓, (B) 도재 브라켓, (C) 설측 브라켓

있다.

(2) 고정식 교정장치

고정식 교정장치는 브라켓(braket)과 튜브(tube), 호선(archwire), 보조장치(accessories)의 세 가지 기본요소로 이루어져 있다.

현재 브라켓은 거의 edgewise 브라켓이 기본형태로, 사각형 슬롯을 가지고 있고 여기에 각형 호선을 위치시켜 삼차원적으로 치아를 이동시킨다. 브라켓은 재질에 따라서 금속 브라켓, 레진 브라켓, 도재 브라켓 등으로 분류할 수 있다. 또한 치아의 설측에 부착하여 치아를 이동시키는 설측 브라켓도 있다(그림 19)

호선은 브라켓과 기계적인 상호작용을 통하여 개개 치아의 위치에 영향을 주고 치열궁의 전체적인 모양을 결정한다. 호선의 작용에 영향을 미치는 요소로는 호선의 직경 및 성분, 브라켓간 거리, 브라켓 폭, 호선과 브라켓간 마찰력 등이 있다.

치아이동을 위해 사용되는 보조장치들로는 고무줄이나 스프링 등이 있다.

(3) 기능적 교정장치

기능적 교정장치는 구강 내에 느슨하게 장착되어 발육 중인 치아 및 두개안면골에 바람직한 환경을 제공함으로써 맹출 중인 치아를 바람직한 위치로 유도하고 악골의 성장방향을 변화시키기 위해 사용된다.

2) 구외 장치(그림 20)

성장이 남아 있는 환자들에서 악골에 구외력을 가하여 성장조절을 하기 위한 목적으로 주로 사용되며, 성인 환자에서 고정원으로 사용되기도 한다.

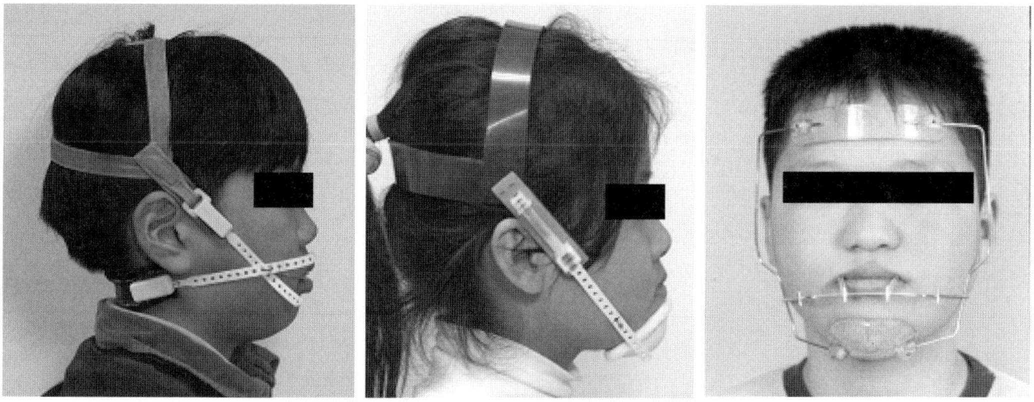

(A) (B) (C)

그림 20 구외 장치. (A) 헤드기어, (B) 이모장치, (C) 페이스마스크

(1) 헤드기어(headgear)

II급 부정교합 환자에서 상악골에 힘을 가하여 비상악 복합체의 전방 또는 하방 성장량을 감소시키기 위해 사용된다.

(2) 이모장치(chin cup)

III급 부정교합 환자에서 하악골에 힘을 가하여 하악골의 성장방향을 수직적으로 변화시켜 하악을 후하방으로 회전시킴으로써 하악골의 전방 성장을 감소시키기 위해 사용된다.

(3) 페이스마스크(face mask)

III급 부정교합 환자에서 상악골에 전방견인력을 가함으로써 상악골 봉합부를 분리하여 전방 성장을 촉진하기 위해 사용된다.

3. 교정치료의 부작용

교정치료 과정이나 치료 후에 다음과 같은 문제점들이 발생할 수도 있다

1) 치근 흡수

치아에 가해진 교정력이 치조골을 흡수시키는 과정에서 치근의 흡수도 동시에 일으키는 경우가 있으나, 대개 치아의 수명에 영향을 주지 않는다.

2) 치아 우식

교정장치로 인해 잇솔질이 어려워져 치아 우식의 가능성이 증가한다. 따라서 교정치료 중 구강 위생관리에 더욱 신경을 써야 한다.

3) 치주질환

교정력 자체가 치주질환을 일으키지는 않으나, 교정장치로 인해 잇솔질이 잘 되지 않아 치은에 염증이 존재하는 상태에서 교정력을 가할 경우 치주에 파괴적인 영향을 줄 수 있으므로 구강 위생관리에 유의해야 한다.

4) 재발

교정치료 후 원래의 상태로 돌아가려는 경향이 있으므로 교정치료 후 보정장치를 사용하여 치주조직의 재형성이 이루어질 때까지 적절한 보정을 해 주어야 한다.

5) 치수 괴사

치아 속에 있는 혈관 및 신경 조직이 교정기간 중 괴사하는 경우가 있다. 이로 인해 치아가 변색될 수 있으며, 그 경우 근관치료가 필요하다.

4. 교정진단

1) 임상적 검사

⑴ 안모의 심미적 평가

정면에서 보았을 때 안모의 대칭성, 정중선에 대한 수평적 비율 및 수직비율 등을 검사한다. 또한 측모를 주의깊게 관찰함으로써 악골의 전후방적 위치관계, 입술의 돌출도 및 절치의 돌출 정도, 수직적 안모 비율 및 하악 평면각을 평가한다.

⑵ 구강검사

치아우식증이나 치주건강을 평가하여 치아우식증이나 치수 병변은 교정치료 전 치료한다.

⑶ 악골 및 교합기능 평가

악관절 문제의 증상들이 있는 경우, 특히 통증이 있는 경우 이에 대한 치료를 우선 시행한다. 또한 악관절 문제로 인해 하악골의 위치가 불안정한 경우 하악골 위치가 안정될 때까지 교정치료를 연기

해야 한다. 또한 교합을 평가하여 교합장애나 폐구시 하악의 변위에 의해 보이는 교합이 실제 교합과 다르지는 않은지 확인해야 한다.

2) 진단자료의 분석

(1) 모형 분석

좌우 치열궁의 대칭성 평가, 치아 배열을 위한 공간 분석, 정상교합을 이루기 위한 상하악간 치아크기 비율이 적절한지 평가한다.

(2) 두부방사선 계측사진 분석

부정교합은 골격 및 치조골 형성 장애와 밀접한 관계가 있으므로 교정치료 전 두개안면 형태의 분석이 반드시 필요하다. 치과 교정학에서는 두부계측법이라 불리는 표준화된 방사선 규격사진의 계측법을 이용하여 분석을 시행하고 있다. 두부계측법이란 생체 두부의 복잡성을 기하학적 도해로 요약한 것으로, 두부방사선 계측사진이라는 이차원적 방사선 사진을 이용한다. 방사선 사진에서 기하학적 도해를 투사도로 작성한 다음 거리와 각도를 이용하여 계측을 시행하고, 이 계측치를 집단의 표준치 등과 비교하여 분석을 시행할 수 있다.

두부방사선 계측사진을 치료 전에 촬영하여 임상적 문제의 원인과 그 정도를 정량적으로 파악함으로써 치료계획 수립에 큰 도움을 줄 수 있다. 또한 치료 중이나 종료시 촬영하여 치료 전 사진과 비교 분석함으로써 교정치료에 의해 나타난 변화를 평가할 수 있다.

현재까지 수많은 분석법들이 발표되었으며, 학자에 따라 선호하는 기준점이나 기준 평면이 달라 여러 가지 분석법들이 사용되고 있다. 그 중 가장 자주 사용되는 분석법으로는 Downs 분석법, Tweed 분석법, Steiner 분석법, Jarabak 분석법, Ricketts 분석법, McNamara 분석법 등이 있다(그림 21).

최근에는 연조직의 심미성에 대한 관심이 증가하고 악교정수술 증례가 늘어나고 있어 연조직 분

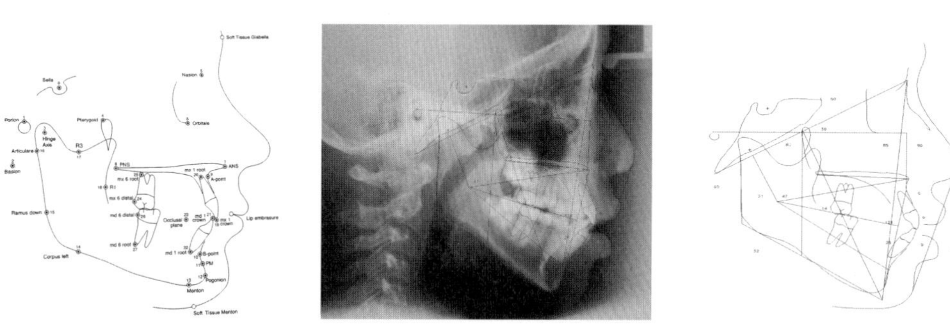

(A) (B) (C)

그림 21 두부방사선 계측사진. (A) 계측점, (B) 두부방사선 계측사진과 tracing, (C) Ricketts 분석

석법들도 많이 사용되고 있다.

(3) 파노라마 방사선 사진 분석

전체 치아 및 치주 조직에 대한 평가와 하악골과 하악과두 병변을 검사한다.

3) 성장 · 발육의 평가

진단 및 치료계획에서 성장 · 발육의 평가는 필수적이다. 교정치료의 결과는 'Good growers' 에서는 양호하나, 'Poor growers' 에서는 원하는 결과를 얻기 어렵다. 'Good growers' 란 성장량, 속도, 방향 및 그 양상이 치료를 더욱 쉽게 하는 방향으로 일어나는 것을 말한다.

교정치료가 성장에 미치는 영향에 대해서는 아직 논란의 여지가 있으나, 두개안면 성장이 치료결과에 영향을 미치는 것은 분명하다. 따라서 사춘기 성장의 시작 시기 및 그 양상을 예측한다는 것은 교정치료 계획에 있어 무엇보다 중요하다. 신체 성장 · 발육의 단계는 신장-체중 곡선이나 수완부골 골화 정도에 따른 골격연령 평가를 통해 알 수 있으며, 그 밖에 체형, 성적 성숙도 등도 참고할 수 있다.

4) 진단

환자의 부정교합 상태에 대한 평가에서 중요하다고 생각되는 내용을 약술하여 부정교합 상태를 정확하게 설명한다.

5. 치료목표의 설정

일반적으로 심미적인 치아배열 및 안모, 기능적인 교합 및 건강한 악관절, 치주건강의 유지 및 치료결과의 장기간 안정성 등을 치료의 목표로 설정하나, 경우에 따라서 이상의 목표를 완전히 성취하지 못할 수도 있기 때문에 각 증례에서 최선의 치료목표가 무엇인지 설정한다.

6. 치료계획 수립

올바른 교정치료법을 선택하기 위해서는 환자의 문제점을 정확히 파악하는 것이 중요하다. 또한 골격적 문제와 치성 문제를 구분해야 하며, 연조직 문제를 포함하는 포괄적 분석이 필요하다. 이러한 분석을 시행한 후 환자에게 필요한 치료목표를 설정해야 한다.

골격적 문제와 치성 문제가 모두 존재하는 경우 각각 어느 정도로 심각한지, 그리고 각 문제들을 어느 정도까지 조절해 줄 것인지 예상하고 치료목표를 정해야 한다. 그런 다음 환자에게 가장 중요하다고 생각되는 것을 우선으로 하여 치료계획을 설정한다.

또한 목표의 가능성을 검증하고 서로 상충되거나 영향을 줄 수 있는 것들은 제외시켜 우선되는 목표에 초점을 맞추어 치료계획을 수립한다. 환자의 치료목표가 설정되면 구체적으로 치료계획을 수립한다.

일반적으로 골격적 문제와 치성 문제가 모두 존재할 경우 일차 치료를 통해 골격적 문제를 먼저 해결하고 이차 치료로 치성 문제를 조절하는 것이 보통이다. 골격적 문제의 해결을 시도한다면 어느 정도까지 개선할 수 있을지에 대한 대략적인 계획을 세워야 한다. 그러나 성장에 대한 정확한 예측이 어려우므로 일차 치료 결과에 따라 이차 치료 계획이 달라질 수 있다. 최대성장기를 지난 환자나 성인 환자에서는 골격적 변화를 기대하기 어려우므로 현재의 골격상태에서 절충 치료를 하거나 수술을 동반하는 방법 중 문제의 심각한 정도와 환자의 여건 등을 고려하여 결정하도록 한다.

7. 치료의 실례

1) 돌출된 치열의 I 급 부정교합 환자의 치료(그림 22)

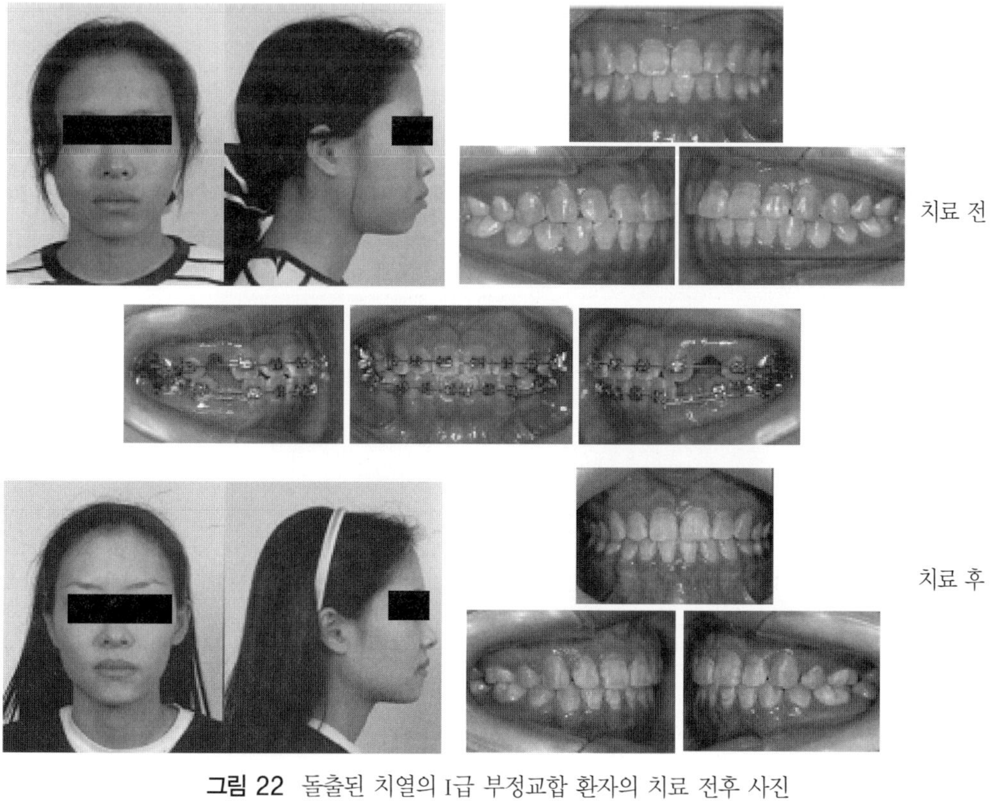

그림 22 돌출된 치열의 I급 부정교합 환자의 치료 전후 사진

2) 심한 전치부 밀생을 보이는 Ⅱ급 2류 부정교합 환자의 치료(그림 23)

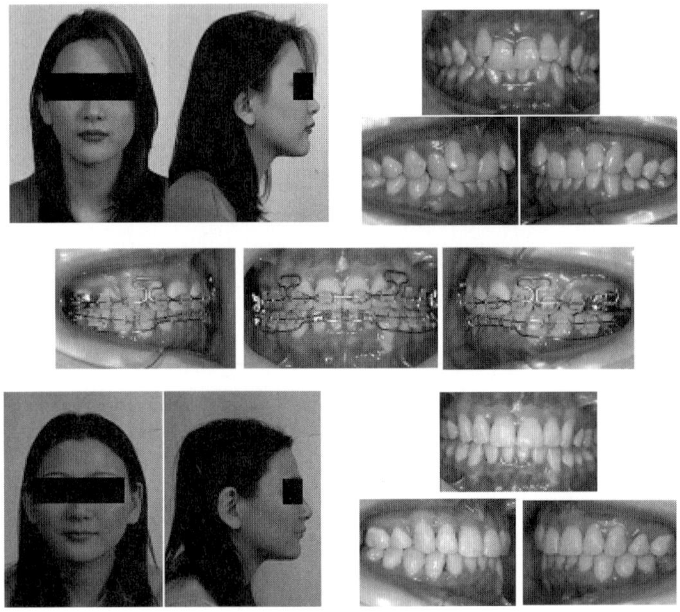

치료 전

치료 후

그림 23 심한 전치부 밀생을 보이는 II급 2류 부정교합 환자의 치료 전후 사진

3) 하악전돌증을 보이는 Ⅲ급 부정교합 환자의 양악수술 교정치료(그림 24)

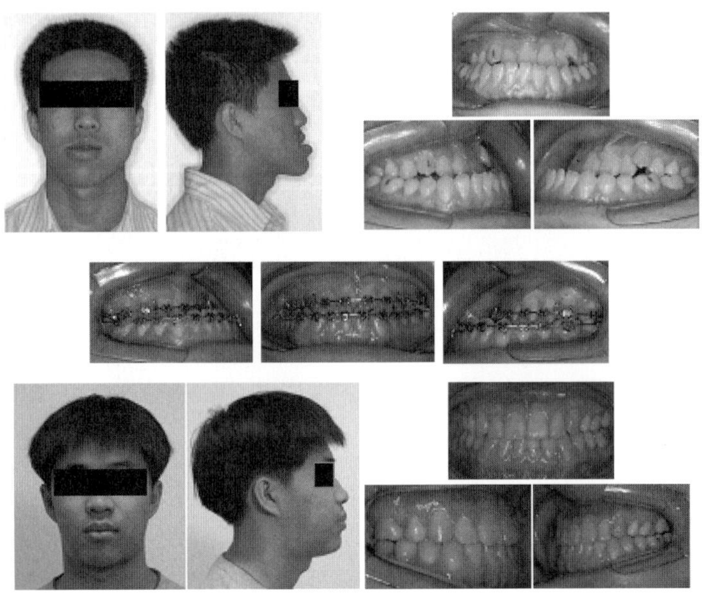

치료 전

치료 후

그림 24 하악전돌증을 보이는 III급 부정교합 환자의 양악수술 교정치료 전후 사진

참고문헌

양원식(1995). 『치과교정 진단학』. 지성출판사.

전국치과대학교정학 교수협의회(1998). 『치과교정학』. 지성출판사.

Andrews, LF(1972). The six keys to normal occlusion. *Am. J. Orthod* 62: 296.

3절 치아 미백술

치과 정다운

사회가 발달하고 국민들의 생활수준이 높아짐에 따라 이전에 기능중심의 치과치료가 주로 행해졌던 데 비해, 근래에는 심미치료의 중요성이 대두되고 있다. 특히 치아의 삭제나 기계적인 이동(교정)을 동반하지 않고 비교적 손쉽게 만족할 만한 결과를 얻을 수 있는 치아 미백술(tooth bleaching)에 대한 인식 · 수요가 최근 들어 증가하고 있다. 역사적으로, 유럽에서 치아미백을 위해 요산(uric acid)을 비롯하여 질산 · 옥살산 · 염산 등을 사용했으며, 약 100년 전부터 과산화수소수를 사용하기에 이르렀다

I. 치아 변색의 원인

치아 미백술을 시행하기 위해서는 우선 치아를 변색시킨 원인이 무엇인지 정확하게 진단해야 한다. 변색의 원인은 크게 두 가지로 나누어 볼 수 있는데, 외인성 요인과 내인성 요인이 그것이다.

외인성 요인인 부적절한 구강위생, 우식, 습관 및 음식물에 의한 변색은 치과 의사의 적절한 치아관리, 수복 또는 미백술에 의해 치료가 가능하다. 내인성으로 전신질환, 외상, 약물(불소, 테트라사이클린; 그림 25, 26), 유전적 질환, 의사성 인자를 들 수 있는데, 이것 역시 적절한 수복 또는 미백술에 의해 해결될 수 있다.

또 다른 원인별 분류에는 다음 두 가지를 들 수 있다.

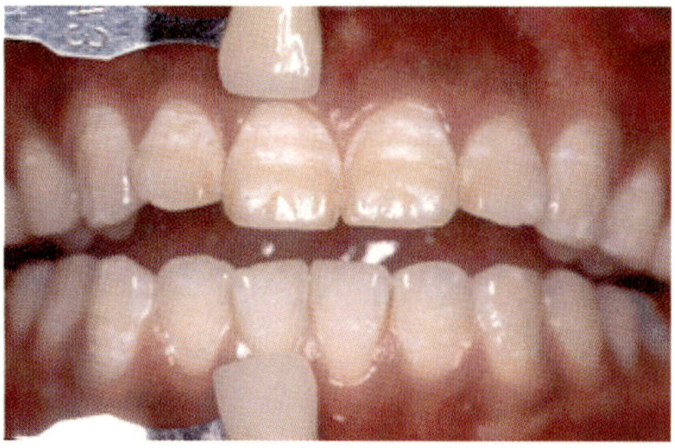

그림 25 불소침착증에 의한 치아 변색

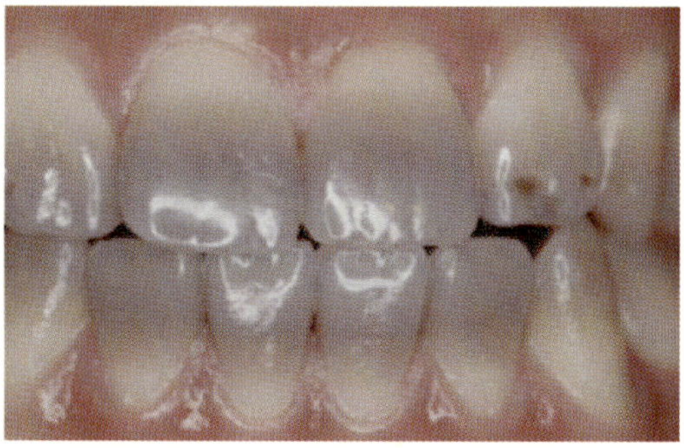

그림 26 테트라사이클린에 의한 치아 변색

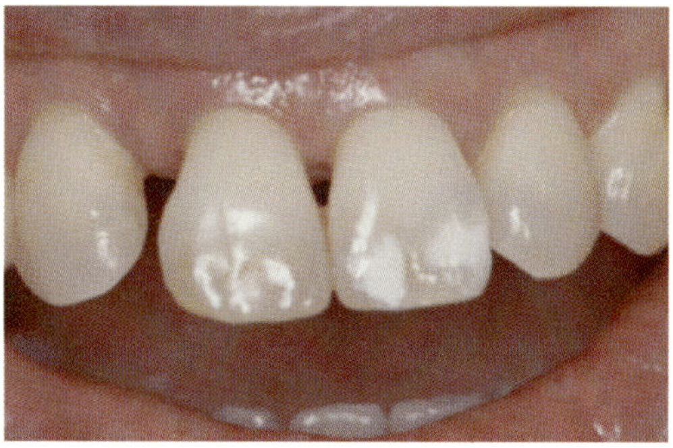

그림 27 법랑질 형성부전에 의한 백색 반점

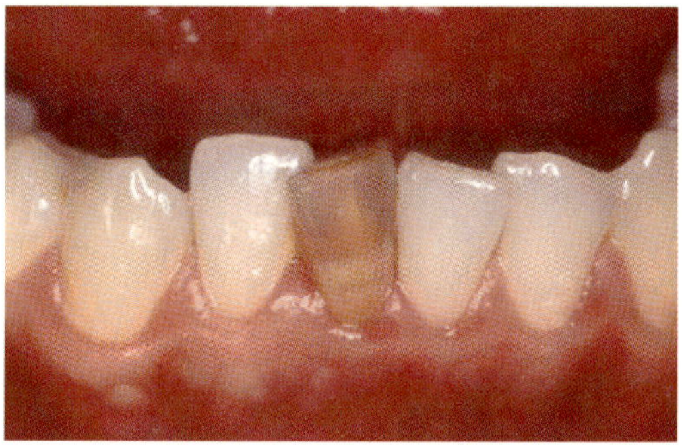

그림 28 외상에 의한 치수괴사 및 변색

1) 환자와 관련된 원인

치수괴사(그림 28), 치수 내 출혈, 상아질의 과석회화, 연령증가, 치아형성 결함(그림 27) 등이 있다.

2) 치과치료와 관련된 원인

근관치료와 관련된 원인으로는 잔존 치수조직, 근관 내 약제, 충전재 등이 있고, 수복물과 관련된 원인으로는 아말감, 핀 및 포스트, 복합레진 등이 있다.

이러한 원인을 제대로 분석하지 못하면 만족스러운 치료 결과를 기대하기 어렵다

II. 치아 미백의 기전

치아 미백제란 다양한 형태의 과산화수소가 함유된 제품이라 정의할 만큼 주로 과산화수소수(H_2O_2)

또는 carbamide peroxide(→ H_2O_2 + urea) 및 낮은 농도의 과산화수소를 전달할 수 있는 sodium perborate 등이 이용되고 있다. 미백 기전은 아직까지 명확하게 밝혀지지는 않았지만, 과산화수소는 약산으로 조건에 따라 산소 자유기 또는 과산화수소 자유기를 방출한다. 이러한 자유기는 매우 불안정하여 전자친화성을 가지며, 다른 유기질 분자와 결합하여 안정성을 얻으면서 계속적인 자유기를 생성함으로써 미백이 진행된다. 과산화수소는 치질의 삼투성을 증가시켜 이온이 치질 내에 쉽게 이동하도록 하여 치아 경조직의 유기성분 및 색소를 나타내는 분자에 산화-환원 반응(redox reaction)하여 물과 이산화탄소로 분해된다.

과거에는 주로 고농도의 과산화수소를 미백제로 사용하였으나, 자극성이 높고 치경부 흡수 등의 부작용이 있어 최근에는 보다 낮은 농도의 과산화수소를 전달할 수 있는 sodium perborate, carbamide peroxide 등이 이용되고 있다.

현재 이용되고 있는 치아 미백술의 술식을 살펴보면 다음과 같다.

① 실활치 미백술(walking bleaching)
② 생활치 미백술(home nightguard bleaching)
③ In office light and chemical bleaching
④ In office heat and chemical bleaching
⑤ 레이저를 이용한 미백술 등

1. 생활치 미백술

1) 미백제

Home bleaching에는 10~30% carbamide peroxide, power bleaching에는 30% carbamide peroxide와 광원을 이용하거나 superoxole(30% H_2O_2)이 이용된다.

2) 장점

비교적 적용이 용이하고, 재료의 안전성과 성공률이 높으며, 진료실에서의 시간과 경비가 절약된다.

3) 주의사항

임신 · 수유, 전신질환, 우식, 치주질환, 다수의 전치부 수복물(치수에 대한 침투성 증가), 흡연 등에는 금기증이 되며, 환자가 5년 이내에 미백술을 받은 경우에는 그 효과 및 예후에 대하여 신중한 고려가 필요하다. 또한 치료 중 레몬주스 및 탄산음료를 비롯하여 차 또는 와인 등은 미백의 효과 및 결과에 부정적 영향을 미친다. 수복물이 존재하는 경우 미백치료 후 색조의 차이에 따른 재수복의 가능성이 있으며, 이를 환자에게 주지시켜야 한다. 일부 환자에서는 심한 상아질 과민증을 보이는 경우가 있다.

4) 미백제의 농도

많은 연구에서 10%의 carbamide peroxide가 안전하고 효과적인 것으로 보고하고 있다.

5) 미백제의 지속시간

적용 후 1시간에서 가장 효과적이며 그 후에는 효과가 급격히 저하되므로 빠른 미백효과를 위해서는 장치를 오랜 시간 장착하기보다는 약제의 교환이 필요하다. 미백술이 종료된 후 재발 가능성은 개인차가 크며 1~5년 후 재치료가 필요하나, 최초의 치료보다는 단기간 내 그 효과를 거둘 수 있다.

6) 부위별 효과

절단측에서 가장 효과적이며, 다음으로 중간부 치경부 순으로 효과를 보인다. 즉 절단측의 변색이 심한 경우에는 상당히 짧은 시간 내 효과를 거둘 수 있다.

7) 부작용

발생 가능한 부작용으로는 상아질 과민증이나 치은염/치은궤양, 접착성 수복재의 결합력 저하 등이 있다.

(1) 상아질 과민증

미백치료 중 시린 증상이 발생될 수 있는데, 법랑질이 얇거나 투과도가 높은 경우 또는 상아질이 노출된 경우에 발생한다. 이는 미백제의 농도와 장착시간에 비례하여 발생할 수 있으며, 개인차가 크게 나타난다. 미백 과정에서의 상아질 과민증은 가역적 반응이므로 치료를 중단하면 증상은 사라진다. 불소를 도포하고 기다린 후 재치료한다. 지속적인 과민증을 호소하는 경우에는 더 이상 치료가 불가능하기 때문에 사전에 이에 대한 가능성을 주지시키는 것이 중요하다.

(2) 치은염/치은궤양

고농도의 미백제에 의하며, 주로 tray 변연의 적합성이 없어 약제가 누출된 경우 발생한다. 치료를 일시적으로 중단하고 tray의 적합성을 확인하고, 문제가 있으면 재제작하며 저농도(10%)의 약제를 사용한다.

(3) 결합강도의 감소

레진의 중합은 개시제가 활성화되어 자유기를 형성하면서 이루어진다. 탄소 이중결합이 자유기에

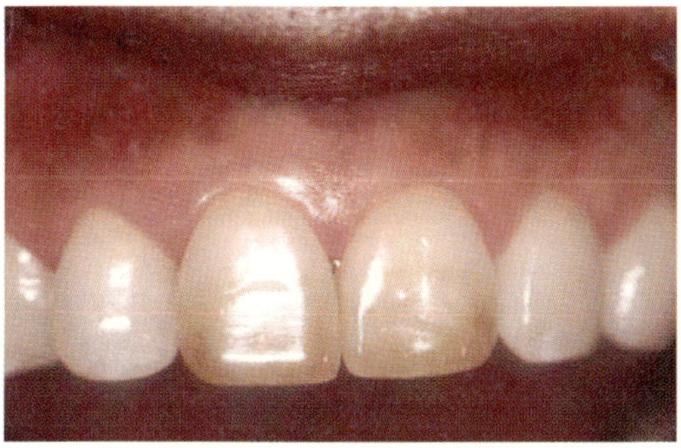

그림 29 절단측의 심한 변색

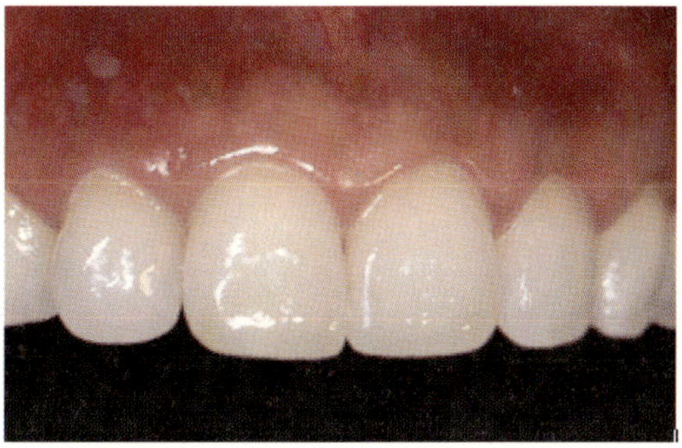

그림 30 생활치 미백치료 3주 술후 사진

의해 활성화되어 연쇄중합반응이 일어나는데, 미백제에 의한 산소 자유기는 이러한 반응을 멈추게 한다. 즉 R· + C = C∂R − C − C· 대신 R· + O·∂R − O 반응으로 인하여 더 이상 반응할 수 없게 된다. 이러한 현상은 가역적인 현상으로 미백치료 종료 후 일정 시간이 경과되면 산소 자유기가 소멸되기 때문에 약 1~2주일 후 접착성 수복을 해야 한다. 미백시술 후 즉시 수복을 요하는 경우 환원제인 ascorbic acid로 표면을 처리한 후 수복할 수 있다.

2. 실활치 미백술

1) 원인

술자 또는 환자와 관련된 원인으로 구분되는데, 환자와 관련된 원인으로 치수 내 출혈이나 치수괴사 후 오랜 기간 방치된 경우, 연령증가 및 치아외상 후 오랜 기간이 경과하여 치수강 내 치수괴사와 함께 과석회화가 동반된 경우 등이 있으며, 술자와 관련된 경우는 선행 근관치료시 부적절한 근관와동의 형성으로 치수강 내 적혈구 및 치수조직이 잔존하는 경우에 변색이 발생한다. 외상으로 인한 변색의 경우 치수의 생활력이 있는 경우도 있지만, 대부분의 경우 소실되어 있다. 따라서 병력의 확인과 함께 치수의 생활력 검사를 선행하고 원인을 규명해야 한다.

2) 미백제

실활치의 미백술에는 분말이나 액상 형태의 미백제를 흐르지 않을 정도로 혼화하여 사용하는데, 주로 3% H_2O_2 + sodium-perborate가 이용되며, 10% carbamide peroxide를 이용하기도 한다.

과거에 superoxole(30~35% H_2O_2) + sodium-perborate를 이용한 열촉매 미백제(thermo-catalystic bleaching)를 많이 사용하였으나, 치경부 흡수의 가능성이 높아 최근에는 거의 사용하고 있지 않다.

3) 과정

① 술전 준비: 생활치 미백술과 마찬가지로 shade guide를 이용하여 치아색상을 평가하고 shade guide를 포함한 임상사진을 찍는다. 이는 치료 후 환자의 이해와 만족을 위해 필수적인 과정이라 할 수 있다.

② 방사선 사진 및 임상적 관찰을 통하여 근관충전 상태를 확인하고 러버댐을 장착한 후, 치수각 부위의 잔존 조직이나 레진 등의 충전물을 확인하여 제거한다.

③ 치주탐침을 이용하여 치관의 길이를 측정하고, 이 길이로부터 2~3mm 정도의 GP cone을 제거한다. 근관으로 미백제의 침투를 막기 위해 근관 내 GI cement, Compomer 또는 Flowable resin을 이용하여 치은연 하방 1mm까지(외측 상피 부착부) 충전하여 기계적 방어층을 형성한다. 근관충전재 또는 봉쇄를 위한 베이스가 과충전된 경우에는 치경부의 미백이 되지 않으며, 부족한 경우에는 미백제가 상아세관을 통하여 치근막을 자극하여 외흡수를 유도할 수 있어 주의를 요한다.

과거에는 주로 고농도의 과산화수소를 미백제로 사용하였으나, 자극성이 높고 치경부 흡수 등의 부작용이 있어 최근에는 보다 낮은 농도의 과산화수소를 전달할 수 있는 sodium perborate, carbamide peroxide 등이 이용되고 있다.

④ 4일~1주일 간격으로 환자를 재내원하게 하여 색상을 비교하고, 재치료시 이전의 과정을 반복한다.

⑤ 미백이 종료된 후에는 불투과성 색조(opaque resin)의 광중합형 복합레진으로 신중하게 충전을 하는데, 과산화물이 복합레진의 결합력에 영향을 미칠 수 있기 때문에 미백 후 최소 1~2주일이 경과한 후에 복합레진 수복을 시행한다.

4) 부작용

실활치 미백술의 부작용으로 외흡수, 치아 파절, 복합레진 결합력 감소 및 과도한 미백 등을 들 수 있다.

(1) 외흡수

초기 백악질의 흡수로부터 치근의 흡수 및 치주염이 동반된다. 외상의 병력이 있는 경우에는 미백술과 무관하게 치근의 흡수가 발생할 수 있으며, 열촉매성 미백술, 고농도의 과산화수소수 및 베이스가 부적절하게 형성된 경우 등이 원인이 될 수 있다

(2) 치아 파절

과도한 치질 삭제로 인해 미백치료 과정에서 외력에 의해 파절될 수 있다. 미백술 자체가 치질을 약

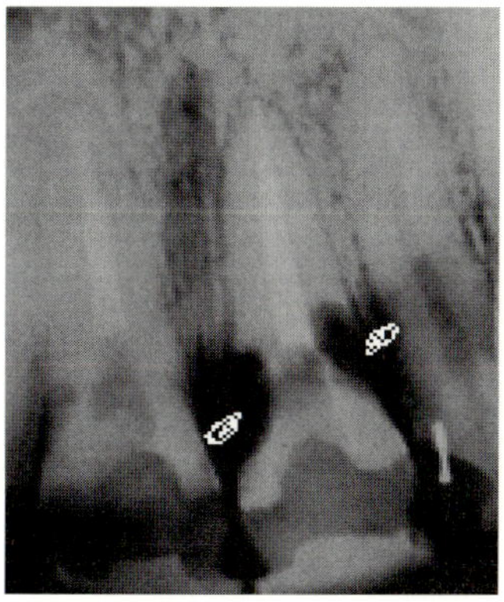

그림 31 미백술 후 치경부 외흡수 양상

화시켜 파절의 위험을 증가시키는 것은 아니다.

(3) 복합레진의 결합력 감소

약 1~2주일 후 접착성 수복을 해야 한다.

(4) 과도한 미백

생활치와는 달리 실활치에서는 대개의 경우 미백의 효과가 현저히 나타난다. 따라서 일반적인 내원은 5~7일이지만, 초기에 급격히 미백의 효과를 나타내 수 있다. 따라서 환자 스스로가 자주 확인하여 과도한 미백이 일어나기 전에 내원토록 한다. 과도한 미백이 진행된 경우 복합레진의 색조로 어느 정도 보상할 수 있으나, 예방이 더욱 중요하다.

5) 실활치 미백술을 이용한 치아미백 임상사례(그림 32, 33, 34, 35)

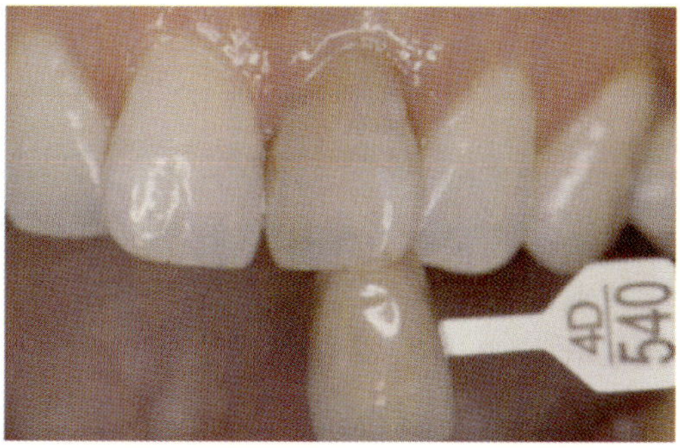

그림 32 상악 좌측 중절치의 변색(술전)

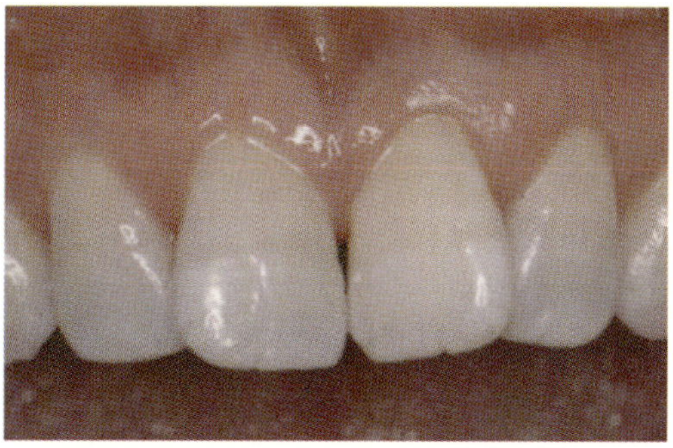

그림 33 실활치 미백술 2주 후 사진(술후)

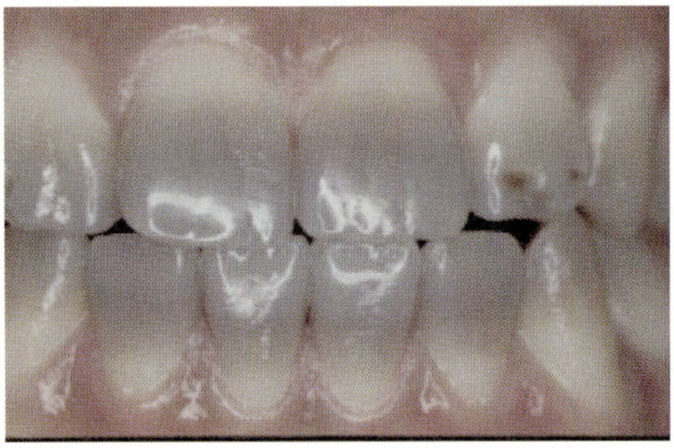

그림 34 테트라사이클린으로 인한 변색

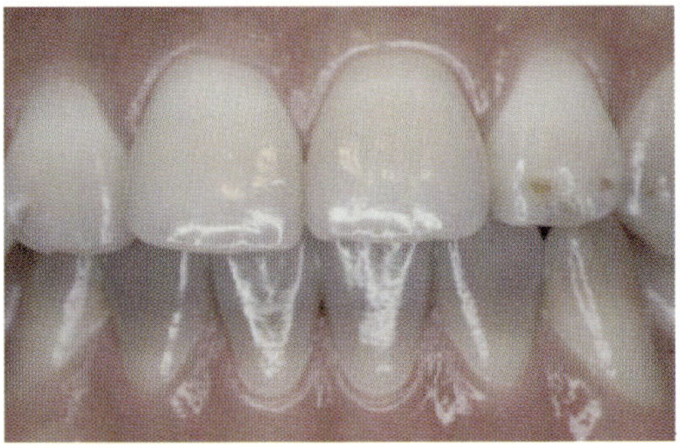

그림 35 근관치료 후 실활치 미백술 시행 후

참고문헌

이승종(2000). *Atlas of endodentic Practice*. 신흥인터내셔날.

Ronald EG, David AG(1995). *Complete Dental Bleaching*.

Stephen Cohen(2005). *Pathway of the Pulp*.

4절 임플란트

치과 서제덕 · 정일혁

I. 인공치아 임플란트

치주질환 또는 치아우식증, 외상 등의 이유로 인해 치아를 잃어버린 환자들은 과거의 건강한 치아를 다시 찾게 되기를 바란다. 치아보철시 일반적인 방법은 치아 상실부 주위의 치아들을 기둥으로 이용하는 방법이다. 그러나 기둥으로 이용할 수 있는 치아가 존재하지 않는 경우 고정성으로 치아 보철치료가 난이해지며, 이러한 경우는 뺏다 꼈다 하는 부분 또는 완전 틀니를 이용한 치료만이 가능하다. 틀니 착용이나 자연치아의 삭제를 싫어하는 환자에게 자연치아처럼 보이면서 고정된 인공치아를 치아가 상실된 부위에 심어서 저작기능을 회복해 주는 방법을 인공치아 임플란트 시술이라

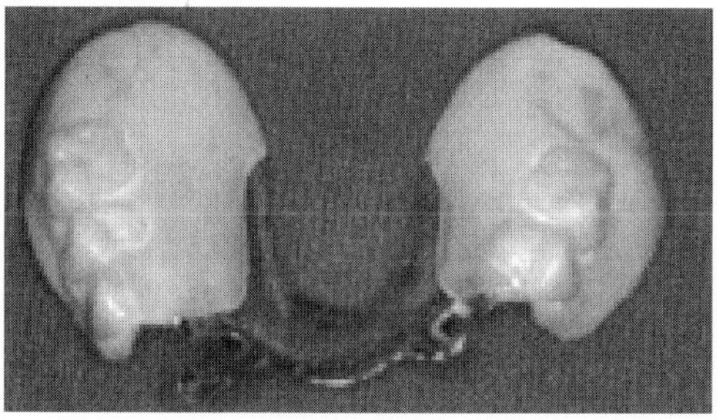

그림 36 부분틀니

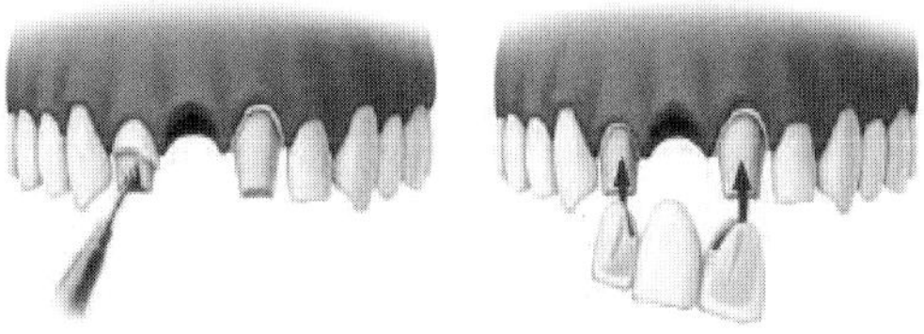

그림 37 금관가공의치(3 unit bridge)를 이용한 보철

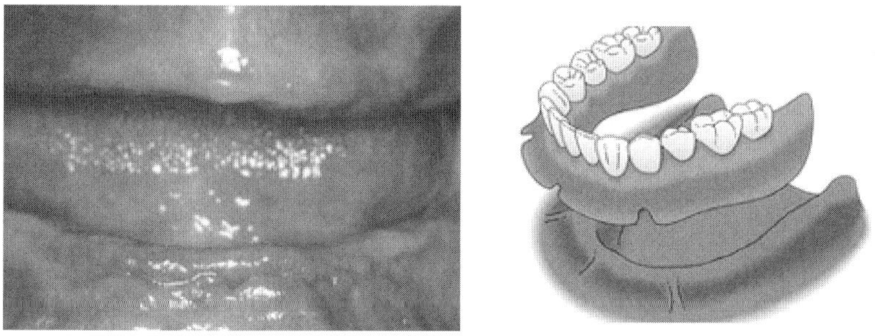

그림 38 완전무치악 구강상태(A) 및 완전틀니를 이용한 보철(B)

한다.

II. 임플란트의 역사

인류는 오래 전부터 치아가 상실된 경우 대체할 인공치에 대해 끊임없이 연구해 왔다. 고대로부터 동물의 뼈나 치아를 조각하거나 상아 등을 이용하여 인공치를 만들려는 흔적을 발견할 수 있으며, 마야 인디언들은 AD 100년경 흑요석으로 치아모양의 인공치를 만들어 사용하기도 했다. 19세기에는 금이나 사기로 만든 인공치를 식립하려는 노력을 하였으나, 성공적이지는 못했다.

20세기 초반에는 크롬 코발트 임플란트나 스테인리스 스틸 임플란트를 제작하기도 하였다. 최초의 티타늄 임플란트는 1965년에 식립되었으며, 1969년 스웨덴의 Branemark 교수는 티타늄 임플란트와 뼈와의 직접 골 결합에 대한 연구를 발표하였다.

이후 여러 가지 개량된 티타늄 임플란트가 개발되었고, 현재에는 성공률 또한 많이 증가하여 안정적인 치료법으로 각광을 받고 있다.

III. 임플란트의 재료

임플란트는 생체 친화성이 좋고 치조골과의 결합이 잘 되는 재료를 선택하여 제작해야 한다. 생체 친화성이 좋은 임플란트의 재료들로는 티타늄, 지르코늄, 니오브, 수산화인회석 등이 있는데, 강도 및 뼈와의 결합능력 등을 고려할 때 티타늄 임플란트가 가장 안정적인 재료라고 할 수 있다. 티타늄 임플란트는 오랜 기간 실험을 거쳐 인체에 안전한 재료임이 밝혀졌으며, 정형외과나 신경외과 영역에서도 광범위하게 사용되고 있는 재료이다.

특히 현재에는 임플란트의 표면을 특수 처리하여 골과의 결합력을 높이는 방법이 개발되어 임플란트의 성공률을 한층 높일 수 있게 되었다.

IV. 임플란트의 장점

1) 보철치료를 위해 문제가 없는 인접 자연치를 삭제할 필요가 없다

일단 치아를 깎으면 보철물의 종류와 치아 상태에 따라 다르지만 평균 7~10년마다 기존의 보철물을 제거하고 다시 제작해야 하는 경우가 많다. 그러나 임플란트는 인접한 건강한 치아를 깎을 필요가 없으므로 보다 보존적인 치료라 할 수 있다.

2) 임플란트의 저작력이 자연치와 유사하다

부분 또는 완전 틀니의 경우 제작이 잘된 경우라 하더라도 정상치아의 저작력과 비교시 20~70% 수준밖에 회복되지 않는다. 그러나 임플란트는 자연치아와 거의 유사한 수준의 저작력 회복을 기대할 수 있다.

3) 치조골의 흡수를 방지할 수 있다

턱뼈에서 치아가 발거되면 그 부위의 치조골은 점진적인 흡수가 일어나게 된다. 틀니를 했을 경우에는 이러한 흡수양상이 더욱 심해질 수 있다. 심한 흡수가 발생한 경우 부가적인 치조골 보강 없이는 임플란트를 식립하지 못하게 되는 경우가 많다. 치아가 발치된 부위에 흡수가 진행되기 전 임플란트를 식립하면 턱뼈의 흡수를 방지하여 건강한 턱뼈를 오랫동안 유지할 수 있다.

4) 잇몸손상의 위험성이 적다

틀니를 사용한 경우 잇몸과 직접적으로 닿는 부위인 틀니의 내면을 정기적으로 조정하지 않는 경우 과도한 부하를 받는 부위에 궤양 등이 생겨 심한 통증을 유발할 수 있다. 그러나 임플란트를 이용한 보철 수복시 잇몸부에 대한 손상이 없다.

5) 심미적으로 우수하게 제작이 가능하다

임플란트의 상부 인공치는 다양한 재료로 제작할 수 있으므로 자연치와 유사한 색조로 심미적인 인공치 제작이 가능하다.

6) 고정식으로 독립적인 보철치료가 가능하다

부분틀니의 경우 이의 유지를 위하여 남은 자연치아에 고리를 걸어 사용하게 된다. 이러한 경우 저작활동 등 다양한 아래턱 운동시에 고리가 걸리는 치아에 과다한 부하를 주게 된다. 또한 적절히 이 힘의 분산을 도모하도록 고안되지 않았을 때 지속적으로 고리가 걸리는 치아를 흔들게 되어 결국 발치를 해야 되는 단점이 있다.

그러나 임플란트는 대부분 독립적으로 제작을 하게 되므로 주위의 잔존 치아에 해를 주지 않는다. 또한 뿌리 역할을 하는 임플란트로 인해 각각 치아를 고정하므로 틀니처럼 뺐다 꼈다 하는 번거로움이 없다.

7) 입천장 및 혀 하방으로 지나는 금속 구조물을 만들 필요가 없다

부분틀니의 경우 입천장 또는 혀 하방으로 양측을 연결하는 금속 구조물을 필수적으로 제작하게 된다. 이로 인해 미각이상 또는 이물감 등을 호소하는 경우가 많은데, 임플란트로 제작하는 경우 독립적으로 제작이 가능하여 이러한 금속 구조물을 만들 필요가 없으므로 미각이 유지되며 이물감이 적다.

따라서 임플란트는 이러한 틀니의 단점을 원천적으로 극복할 수 있는 좋은 보철치료법이라 할 수 있다.

V. 임플란트의 치료 과정

1. 임플란트의 식립

수술 전 항생제를 복용하고 국소마취 하에 임플란트를 턱뼈에 식립한다. 식립은 간단하며, 대부분의 경우에 1시간 이내에 식립을 완료할 수 있다(그림 39). 술후 통증도 사랑니를 뽑았을 경우보다 경미한 경우가 대부분이다.

2. 간단한 소독 및 실밥제거

수술 다음날 간단히 수술부위를 소독하고 약 1주일 후에 실밥을 제거한다. 실밥 제거시 통증은 거의 없다.

3. 치과 방사선사진 촬영 및 검사

대략 2주~1개월 간격으로 수술부위에 대한 검사 및 치과 방사선사진 촬영을 실시하며, 이때 임플란트가 뼈 속에서 유착이 잘 이루어지고 있는지 판단한다(그림 40).

4. 임플란트 상부구조물 연결(그림 41)

아래턱은 약 3개월 후, 위턱은 약 6개월 후 임플란트 상부구조물을 연결하기 위한 작업을 시작하지만, 치조골의 양이 풍부하고 골질이 좋을 경우 등 필요한 조건이 갖춰지면 임플란트 식립 직후에 곧바로 상부구조물을 연결하고 보철치아를 완성할 수 있다.

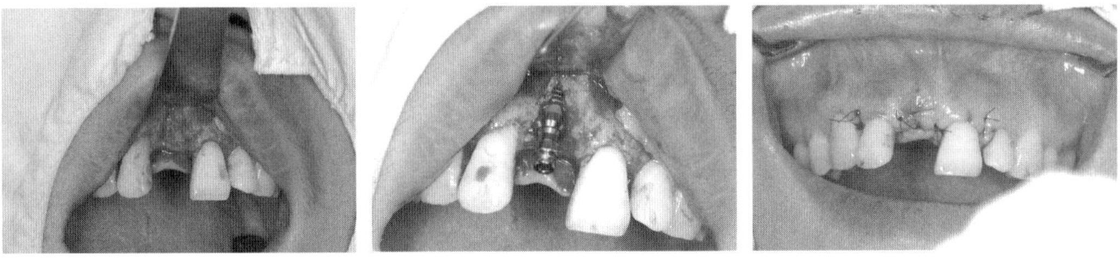

그림 39 임플란트의 식립

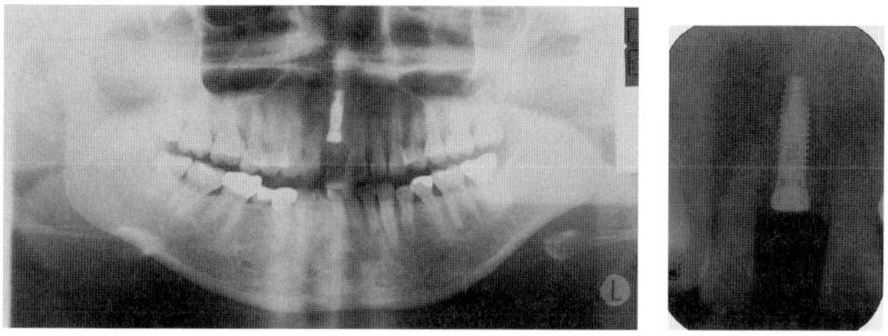

그림 40 임플란트 치료 후 시행한 방사선사진 검사 소견

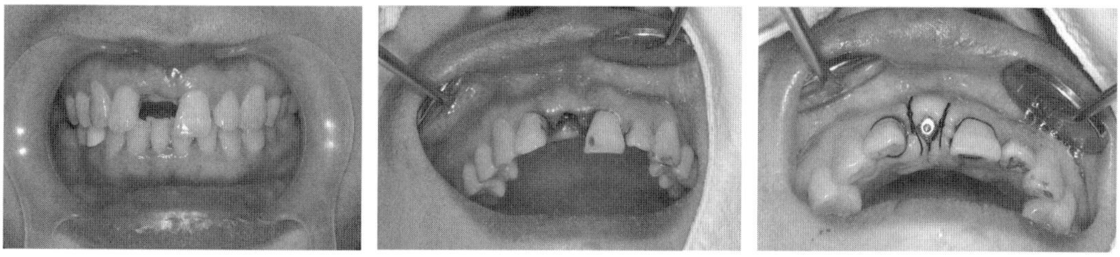

그림 41 임플란트 상부구조물 연결

상부구조 연결시 임플란트의 종류에 따라 간단한 마취 후 잇몸의 절개가 필요할 수도 있다. 절개를 하더라도 술후 통증은 거의 없다.

5. 임플란트 치아의 완성(그림 42)

일반적인 방법으로 인상을 채득하여 보철물을 완성한다. 인상 채득시 마취의 필요성은 거의 없다.

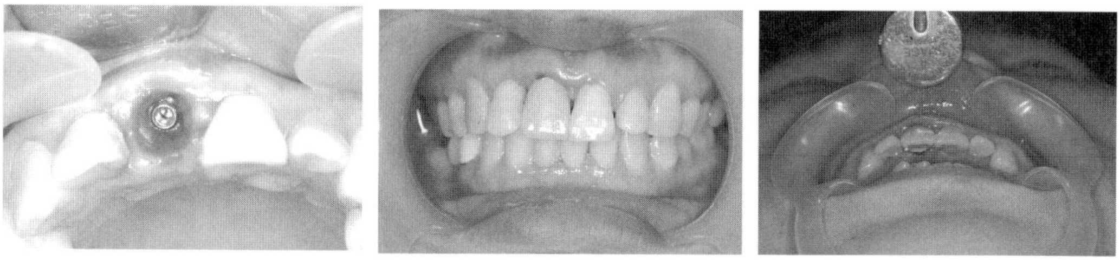

그림 42 임플란트 치아의 완성

즉시 임플란트(immediate implant)

임플란트는 식립 후 보통 3~6개월 후에 보철치아를 제작하여 완성하게 된다. 이는 티타늄 임플란트와 골조직이 결합할 수 있는 충분한 시간을 주기 위해서이다. 그러나 최근에는 임플란트의 구조와 표면 처리기술이 많이 발달하여 턱뼈의 양이 충분하고 골질이 좋은 경우 임플란트 식립 직후 또는 2~3주 후에 곧바로 보철치아를 연결할 수도 있다.

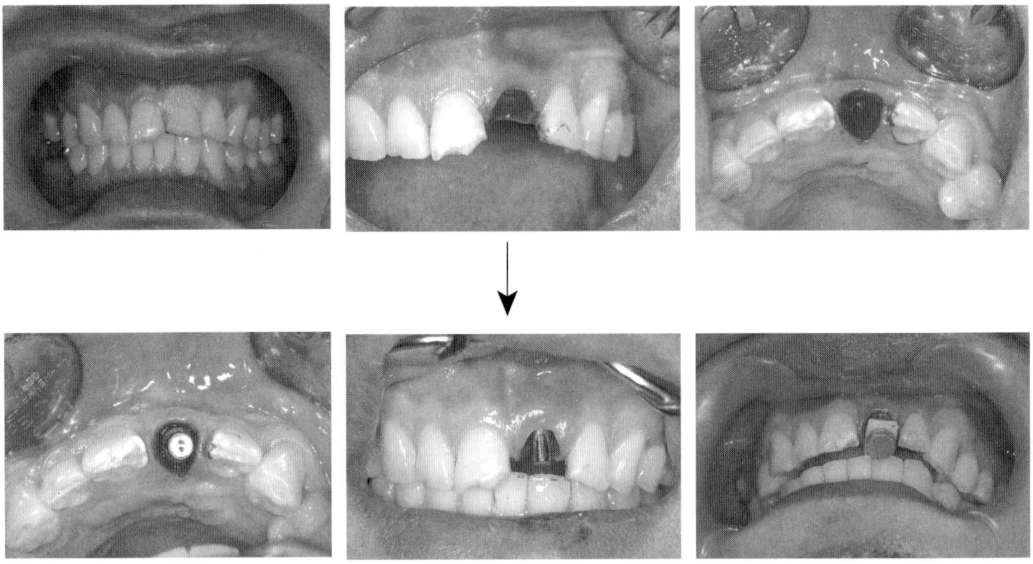

그림 43 외상으로 인해 발치된 치아에 발치와 동시에 임플란트를 즉시 식립하고 당일 보철까지 완성한 예

6. 특수한 경우의 임플란트

1) 턱뼈가 좋지 않은 경우의 임플란트

턱뼈의 양이 충분하지 못한 경우 임플란트의 수명이 단축될 수 있다. 나아가 오랜 기간 동안 치아가 상실된 경우, 틀니를 장기간 사용한 경우, 개인적인 해부학적 구조의 차이에 의해 턱뼈의 양이 너무 부족한 경우에는 임플란트 식립 자체가 불가능할 수 있다. 이런 경우 자가골이나 인공뼈를 이식하고 차폐막을 사용하여 골유도 재생술을 시행하여 턱뼈의 양을 증대시키면서 임플란트를 식립할 수 있다.

2) 당뇨 환자의 경우

당뇨 환자는 치주염이 잘 발생하여 치아가 조기에 발치되는 경우가 많아 임플란트에 대한 필요성도 많아진다. 당뇨 환자의 경우 조직 치유가 늦고 임플란트 식립시 위험성이 있어 주의가 요구된다. 그러나 당 조절이 잘 되는 환자인 경우에는 의사의 지시만 잘 따른다면 큰 문제점은 없다.

3) 이갈이 환자의 경우

보통의 사람보다 이갈이 환자의 경우 자연치에 가해지는 힘은 6배 정도 높다. 따라서 이갈이를 하는 환자에서 임플란트를 하는 경우에는 불필요한 압력을 피할 수 있도록 세심한 치료가 필요하다.

7. 임플란트 시술과 관련된 합병증

임플란트의 식립과 관계된 합병증은 재료의 조직 친화성, 인공치의 생역학적 구조에 기초하지만, 임상적으로는 구강 조건에 맞는 인공치의 선택과 골유합의 원칙에 맞는 외과적 시술 그리고 기능적 보철에 달려 있다.

2단계 치근형 임플란트가 매우 성공적이고 합병증이 적기는 하지만, 임플란트 시술과 관계된 합병증은 임플란트의 부적절한 위치, 불량한 골식, 무리한 시술에 의한 출혈과 신경손상, 술후의 감염, 골질 및 골량의 부족, 상악동 및 비강의 천공, 하악골절 등 인공치의 골내 식립과 관계된 것과, 지대치 및 상부구조의 연결과 관계된 인공치 주변의 염증, 골흡수 및 골유리, 임플란트의 파절 등에 의한 제거의 필요성 등으로 구분된다.

드물게 일어나는 대부분의 문제점이나 합병증은 임플란트 자체의 결점보다는 무리하고 불완전한 시술에 의하므로 충분히 예방할 수 있고, 기대하지 않은 결과에 대하여는 조기에 적절히 대처하고 환자의 이해와 협조 하에 더 큰 합병증으로의 이행을 막아야 한다.

1) 시술 중의 합병증

① 출혈
② 기종
③ 상악동, 비강천공
④ 신경손상
⑤ 하악골절
⑥ 기구의 삼킴 혹은 흡입

2) 술후 조기 합병증

① 종창과 부종
② 후출혈, 피하출혈반, 혈종
③ 감염
④ 창연의 괴사, 조기 노출
⑤ 임플란트의 동요
⑥ 지각이상

3) 술후 지연성 합병증

① 증식성 치은염
② 골흡수
③ 임플란트의 파절
④ 임플란트의 동요

8. 임플란트의 수명

자연치의 경우 환자의 구강위생 상태, 전신건강 상태, 잇몸질환에 대한 저항력, 식습관 등에 따라 수명이 다양하여 젊었을 때 치아를 발거하게 되는 경우도 있고, 평생 건강한 치아를 유지하는 사람도 있다. 임플란트를 식립한 경우도 자연치와 비슷하여 조건이 좋다면 자연치에서와 마찬가지로 건강하게 사용할 수 있다. 틀니나 브릿지는 일률적으로 말할 수는 없지만 일반적으로 10년 이상 사용하는 게 쉽지 않다. 임플란트는 틀니에서처럼 잇몸이 줄어들거나 브릿지처럼 내부의 자연치에 충치가 생기지 않는다. 그러나 임플란트 시술 후 적절한 구강위생 관리와 정기적인 검사를 소홀히 하면 자연치에서와 마찬가지로 치석이 생기고 잇몸이 붓는 등 임플란트 주위에 치주질환이 생겨 임플란트를 빼야 할 수도 있다. 따라서 임플란트의 반영구성을 맹신하지 말고 구강위생 관리에 힘쓰고 치과 의사에게 정기적인 검진을 받으면 자연치처럼 훌륭하게 사용할 수 있다.

참고문헌

Albrektsson T, Bergman B, Folmer T, Henry P, Higuchi K, Klineberg I, Laney WR, Lekholm U, Oikarinen V, Van Steenberghe D, Triplett RG, Worthington P, Zarb G(1988a). A multicenter study of osseointegrated oral implants. *J Prosth Dent* 60: 75-84.

Albrektsson T, Dahl E, Enbom L, Engevall S, Engquist B, Eriksson RA, Feldmann G, Freiberg N, Glantz PI, Kjellman P, Kristersson L, kvint S, Kondell PA, Palmquist J, Weerndahl L, Astrand P(1988b). Osseointegrated oral implants. A swedish multicenter study of 8139 consecutive inserted Nobelpharma implants. *J Periodont* 59: 287-296.

Albreksson T, Zarb G(1989). Clinical results of a 24-team multicenter study of the branemark implant. In Albreksson T and Zarb G(eds). Quintessence Chicago, Berlin, Tokyo, Sao Paulo, pp.229-232.

Brånemark P-I, Adell R, Breine U, Lindsrtom J, Ohlsson P(1969). Intraosseous anchorage of dental prostheses. I. Experimental study. *Scand j Plast Reconstr Surg* 3: 81-100.

Brånemark P-I, Hansson BO, Adell R, Breine U, Lindsträm j, Hallen O, Ohmann A(1977). Osseointegrated implant in the treatment of the edentuous jaw. Experience from a 10 year period. Almqvist & Wiksell International, Stockholm, Sweden.

WELL-BEING MEDICINE

4편

특정 영역에 대한 이해

Comprehension for the Specific Fields

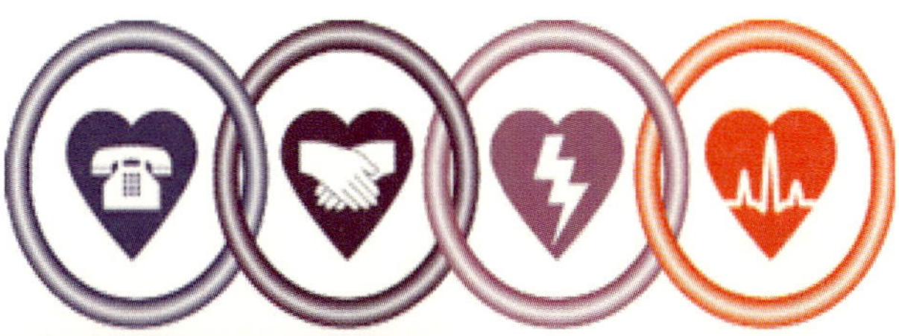

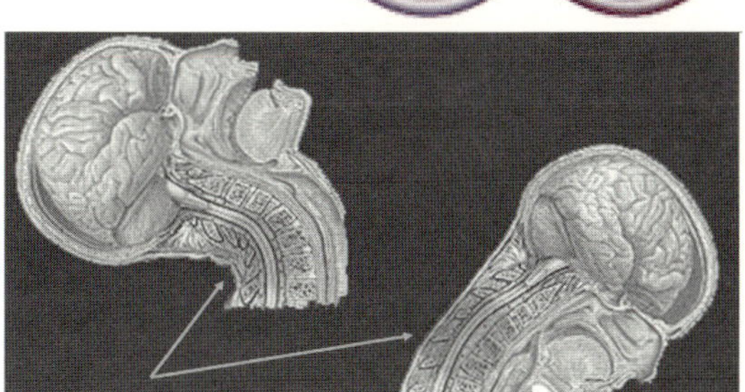

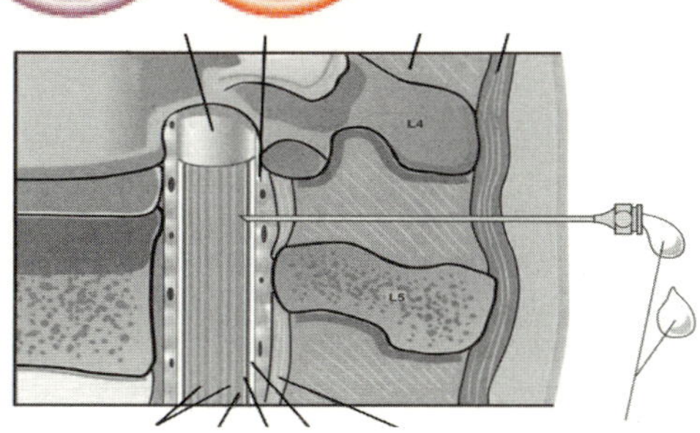

1장
응급의학

1절 심폐소생술

응급의학과 유은영

I. 심폐소생술의 중요성

심폐소생술(cardio-pulmonary resuscitation, CPR)은 인공적으로 호흡과 혈액순환을 유지해 줌으로써 심장마비가 일어난 사람의 생명을 구하고자 시도하는 응급처치 방법이다. 어떠한 이유로든 심정지(혹은 심장정지, cardiac arrest)가 발생하게 되면 심장박동과 호흡이 정지하게 되는데, 이 경우 심장의 펌프기능이 상실되어 온 몸으로 가는 혈액공급이 중단되므로 사망에 이르게 된다.

심폐소생술은 심장이 멎은 것이 확인되거나 의심될 경우에 즉시 시작해야 하는데, 이는 심정지 발생 후 4~5분이 경과하면 이미 뇌세포가 손상되기 때문이다. 심폐소생술을 하더라도 늦게 시작하면 심장박동이 다시 시작되더라도 뇌손상에 의해 의식을 찾지 못할 가능성이 높아지므로 빠른 시작이 중요하다.

심정지 상황은 언제, 누구에게라도 발생할 수 있고, 가정이나 길거리, 직장, 공공장소 등 어디서든 닥칠 수 있기 때문에, 심폐소생술은 119 구급대원이 도착하거나 병원에 옮긴 후에 시작하는 것보다 심장마비가 일어난 사람을 목격한 사람이 즉시 시작해야 인명구조 효과를 가장 높일 수 있다. 이렇게 심정지를 목격한 사람에 의해 진행된 심폐소생술을 bystander CPR(bystander는 사건 · 사고 현장에 우연히 있었던 사람을 뜻함)라고 부르는데, 심장마비를 목격한 사람이 즉시 심폐소생술을 시행하게 되면 심폐소생술을 시행하지 않은 경우에 비해 심장마비 환자의 생명을 구할 수 있는 확률이 3배 이상 높아진다. 즉 처음 발견한 목격자의 역할이 매우 중요하다.

심폐소생술을 보다 효율적으로 시행하면 그렇지 않은 경우에 비해 심장마비 환자의 생존율이 3배가량 높은 것으로 조사되었다. 따라서 모든 사람이 심폐소생술을 배운 후 응급상황에서 이를 보다 빨리 제대로 시행한다면 많은 생명을 구할 수 있을 것으로 기대된다. 국민 모두가 심폐소생술을 배워서 이를 시행할 수 있다면, 시간과 장소에 상관 없이 심정지에 대처할 수 있는 응급처치가 가능해지므로 현재 미국이나 유럽의 많은 초·중·고 교과과정에는 CPR 교육이 필수 교과과정으로 채택되어 있다. 따라서 소방대원, 경찰, 운전기사, 구조요원, 양호교사 등 심장마비 현장에 있을 가능성이 높은 사람들은 필수적으로 배워야 하고, 심장병 환자의 가족들은 특히 심폐소생술을 배워서 만일의 경우에 대비해야 하는 것이 마땅하다.

II. 심폐소생술 교육의 권고안

심폐소생술 교육에는 국제적으로 표준화된 심폐소생술 지침이 권고된다. 심폐소생술은 과거로부터 경험에 기초하여 그 방법이 정립되어 왔는데, 한때 심폐소생술에 대해 매우 다양한 방법들이 혼재하다가 2000년에 ILCOR(the International Liaison Committee on Resuscitation)라는 심폐소생술 관련 국제학술협력 단체가 조직되어 그 이론과 기술을 일원화하려는 노력이 시작되었고, 여기서 내놓은 권고안들과 학문적 근거들이 세계적으로 받아들여지고 확산되었다. 이 권고안은 일반인과 의료인이 심폐소생술을 하는 데 필요한 보편타당한 기준을 제시하고 있다. 이 ILCOR 국제지침 개발 과정은 30여 개국의 500명이 넘는 소생술 전문가들이 참여하여 학문적인 토론과 전 세계 25,000건 이상의 자료를 검토한 뒤 다음 단계로 국제 소위원회와 2개의 편집부가 이 권장사항들을 검토하고 개정하였다. 마지막으로 6개국의 심폐소생술 대표 단체들이 최종 권장사항을 인증하였는데, 그때 참가했던 여섯 단체는 AHA(the American Heart Association, since 1974), ERC(the European Resuscitation Council, since 1992), HSFC(the Heart and Stroke Foundation of Cananda), ARC (the Australian Resuscitation Council), RCSA(the Resusciation Coundils of Southern Africa), CLAR(the Council of Latin America for Resuscitation)이다. 이 가운데 AHA는 1974년부터(1980, 1986, 1992, 1996, 2000) 심폐소생술 권고안을 리서치를 통해 보다 과학적인 이론을 정립하여 개정해 왔으며 그에 따른 체계적 교육 시스템을 발달시켰고, 2005년 12월에 가장 최근 권고안을 발표했다. 이와 같이 결정된 심폐소생술 권고안은 알고리듬 형식으로 정리되며, 병원, 학교, 군대, 국제적십자 등과 같은 단체 등을 통해 실습교육으로 전달되고 있다. 그러나 이러한 AHA의 노력은 새로운 권고안이 나올 때마다 보급을 다시 해야 하는 부담이 있는 것도 사실이다.

우리나라의 심폐소생술 교육은 보건소, 군대, 민방위, 학교, 적십자사 등을 통해 다양하게 전개되고 있다. 2002년에 결성된 대한심폐소생협회(KACPR)는 AHA 권고안에 따른 교육을 확대하고 있다. 여기에 소개하는 심폐소생술은 AHA와 KACPR가 접목한 권고안에 따른 내용들이다.

1. 소생의 사슬(chain of survival)

생명구조를 위해 연속적으로 맞물려 진행되어야 하는 4개 과정을 상징화해 놓은 심볼이다.

1) 빠른 연락(early access)

심장마비를 목격한 사람은 빨리 119에 전화를 걸어 도움을 요청한다.

2) 빠른 심폐소생술(early CPR)

119에 연락한 후에는 즉시 심폐소생술을 시작한다.

3) 빠른 전기쇼크(early defibrillation)

심장마비를 일으키는 부정맥, 심실세동(ventricular fibrillation)은 전기쇼크가 유일한 치료법이므로 심폐소생술과 더불어 전기쇼크를 최대한 빨리 시행한다.

4) 빠른 전문 소생술 시행(early advanced care)

약물투여를 비롯한 전문 치료가 빠른 시간 내에 시작되도록 한다.

2. 성인 1인 구조 심폐소생술(1-rescuer adult CPR)

1) 의식 확인(check responsiveness)

심정지 발생이 의심되는 사람을 반듯이 돌아 눕힌 다음, 양쪽 어깨를 잡고 가볍게 흔들면서 큰 소리로 "여보세요", "정신 차리세요"라고 외치면서 반응을 확인한다.

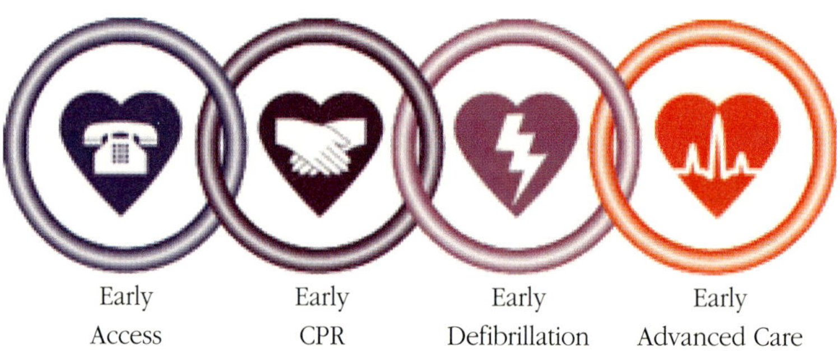

그림 1 소생의 사슬(chain of survival)

2) 응급의료 도움 요청(activate emergency medical services)

의식이 없다는 것이 확인되면 즉시 큰 소리로 주변 사람에게 도움을 요청해야 한다. 자신이 심폐소생술을 할 수 있다면 주변 사람에게 119에 연락하게 한 뒤 심폐소생술을 시작하고, 주변에 아무도 없이 혼자일 때는 자신이 119에 먼저 전화를 한 뒤 심폐소생술을 시작한다. 심폐소생술은 응급처치로서 궁극적으로 전문적인 치료에 빨리 연결되어야 하기 때문이다.

3) 기도 유지(open airway)

의식이 없는 사람에게 첫 번째 응급조치는 기도(숨길)를 열어주는 것이다. 기도폐쇄의 가장 흔한 원인은 환자 자신의 혀이다. 기도 개방을 위해 한 손을 목 뒤에 넣고 다른 한 손을 이마에 댄 후, 목을 들고 이마를 밀면 목 부위가 뒤로 젖혀진다. 목이 젖혀지면 이마에 있는 손은 그대로 둔 채, 목 뒤의 손을 빼내어 턱 끝을 들어올리면 기도가 열리게 된다. 턱을 들어올릴 때에는 턱의 뼈 부분을 들어올려야 하는데, 뼈 부분이 아닌 곳을 누르면 오히려 혀의 뿌리를 눌러 기도가 막히게 되므로 주의해야 한다.

4) 호흡 확인(look, listen, feel)

기도 개방을 잘 유지한 상태에서 호흡을 확인해야 한다. 자신의 귀를 환자의 입과 코 근처에 대고, 호흡을 위해 환자의 가슴이 오르내리는지를 눈으로 살펴보면서(look), 숨 쉬는 소리가 들리는지(listen), 본인의 뺨에 환자의 숨결이 느껴지는지(feel)를 확인하면서 5초 이상 10초를 넘지 않도록 관찰한다. 호흡이 없다고 판단되면 즉시 인공호흡을 시작한다.

5) 인공호흡(구조호흡, rescue breathing)

인공호흡을 할 때에는 기도가 잘 개방된 상태에서 해야 한다. 기도 유지를 위하여 턱을 들어올리고 있던 손으로 환자의 입을 열고, 이마를 누르고 있던 손으로 환자의 코를 잡아서 코를 막는데, 이때에도 기도가 잘 유지되도록 목이 젖혀져 있어야 한다. 구조자 본인이 숨을 들이쉰 상태에서 환자의 입에 자신의 입을 대고 1초 동안 환자의 가슴이 부풀어(chest rise) 오를 정도의 공기를 불어넣어 준다. 숨을 불어넣은 후에는 입을 떼고 코도 놓아주어서 공기가 배출되도록 한다. 구조하는 사람의 들숨에는 산소가 대기 중 농도와 같이 20~21%가 있고 날숨에는 16~17% 존재하므로 환자에게 인공호흡을 할 수 있다.

6) 순환의 징후 확인

두 번의 입-입 인공호흡을 한 후에는 혈액순환이 유지되고 있는지를 확인하기 위해 맥박을 만져보아야 하지만, 심장마비가 의심되는 환자에서 맥박을 정확히 확인하는 것은 비전문가들로서는 매우 어렵기 때문에 인공호흡을 하는 과정에서 호흡, 기침, 손발의 움직임이 전혀 없으면 심장이 멎은 것으로 판단하고 가슴압박을 시작하도록 한다. 이 확인 과정은 5초 이상 10초를 넘지 않도록 한다.

그러나 이 부분, 즉 맥박을 포함한 '순환의 징후' 확인은 2005년 AHA 최신 권고안에서 일반인들이 시행하는 데 오판율이 높아서 교육하지 않도록 지침이 바뀌었다.

7) 흉부(가슴)압박

양측 젖꼭지를 연결하는 가상의 선 중앙에 손목 끝부분을 이용해 가슴이 4~5cm 정도 눌릴 정도의 강도로 압박한다. 이때 손바닥 전체를 사용하게 되면 가슴뼈(흉골)나 갈비뼈(늑골)의 골절을 만들어 기흉, 복강 내 장기손상, 심낭파열 등의 합병증이 생길 수 있기 때문에 이를 방지하고자 손가락이 가슴에 닿지 않도록 주의하면서 가슴뼈를 수직으로 눌러야 한다. 성인에서는 두 손을 포갠 뒤 양팔을 쭉 편 상태에서 체중을 실어서 환자의 몸에 수직이 되도록 하여 30회 압박을 한다. 압박을 할 때에는 "하나", "둘", "셋" …… "서른" 하고 큰소리로 세면서 압박을 해야 하고 1분당 100회의 속도로 시행한다. 가슴압박이 끝나면 2회의 인공호흡을 하는데, 이를 한 사이클로 하여 5사이클 혹은 약 2분간 시행한다(흉부압박 : 인공호흡 = 30 : 2).

성인의 흉부압박 속도와 호흡과의 비율은 권고안이 발표될 때마다 조금씩 변하고 있어서 과거에 심폐소생술을 받은 사람들에게 혼란을 줄 수 있다. 오래 전에는 정상인의 심장박동 수를 기준으로 1분에 60회 혹은 80회 압박을 권장하기도 했으나, 동물실험 등의 보고를 통해 CPR시 흉부압박 속도가 1분에 100번의 속도일 때 심근으로 가는 혈류가 가장 효과적으로 증진된다고 하여 현재는 성인·소아 모두 1분에 100회 가슴압박을 원칙으로 한다.

느린 속도로 흉부압박을 하는 경우 혈류량이 부적절해지는 것을 의미하므로 압박속도의 개선이 요망된다(push hard and fast). 또한 잦은 중단 없이 여러 번 가슴을 지속적으로 압박하는 것이 심장으로 가는 혈류를 증가시키고 심혈관 확산 압력이 상승한다고 밝혀져 30번 흉부압박 후 2번의 구조호흡을 실시한다. 즉 과거 5 : 1로 시행하던 권고안이 2000년에 15 : 2로 바뀌었다가 2005년 이후 30 : 2로 압박과 호흡을 시행하도록 권고되고 있다.

심폐소생술에서 흉부압박은 심장에서 피를 내보내고 손을 누르지 않을 때 전신의 피가 심장으로 들어가게 되므로 압박만큼 이완(chest recoil)도 중요하므로 흉부압박에서 손을 누르는 시간과 손을 떼는 이완 시간은 1 : 1로 같아야 한다. 더불어 구조호흡을 위해 흉부압박을 정지하는 시간(hands-off time)이 역시 5초 이상 10초를 넘지 않도록 해야 한다.

8) 2분 후 확인

5사이클 혹은 2분간 가슴압박과 인공호흡을 시행한 후 환자의 상태를 다시 평가한다. 재평가는 먼저 맥박을 포함한 순환의 증거를 확인하여, 순환의 증거가 없는 경우에는 다시 심폐소생술을 계속(압박 : 호흡 = 30 : 2, 5회 혹은 2분 후 재평가 반복)한다. 재평가에서 순환의 징후는 있으나 호흡이 불완전한 경우에는 가슴압박은 멈추고 구조호흡만을 약 5~6초마다 한 번씩 1초 동안 해준다. 순환과 호흡이 모두 회복되었다고 판단되면 환자의 호흡과 맥박이 계속 있는지 확인하면서 119 구조대원이 도착할 때까지 환자를 관찰한다.

3. 자동체외제세동기(automatic external defibrillator, AED)

자동체외제세동기(AED)를 사용하는 4단계는 다음과 같다.
① 전원을 켠다.
② 패드를 부착한다.
③ 리듬분석을 기다린다(이때 환자를 건드리면 오류가 발생할 수 있으므로 모든 접촉을 금한다).
④ 지시에 따라 쇼크버튼을 누른다.

4. 상담전화를 이용한 심폐소생술(dispatcher CPR)

심정지 환자를 목격했지만 심폐소생술을 할 줄 모르거나, 오래 전 교육은 받았지만 기억이 안 나든가 혹은 당황해서 망설여질 경우에는 먼저 119에 구조를 요청하고, 119에 연락한 전화를 끊지 말고 119 전화상담원과 통화하면서 전화를 통한 119 대원의 지시에 따라 심폐소생술을 시행할 수도 있다(dispatcher CPR).

현재 우리나라는 119 및 1339로 연결할 경우 가능하다.

5. 흉부압박만을 시행하는 경우(compression only CPR)

반대로, 심폐소생술을 할 줄은 알지만 심장마비가 발생한 사람과 입-입 인공호흡을 하고 싶지 않을 때에는 인공호흡은 하지 않더라도 흉부압박만이라도 해줄 것을 권장한다. 이것은 심정지 직후에는 혈액 속의 산소가 아직 고갈되기 전이기 때문에 가슴만 압박하더라도 산소를 전달할 수 있으며, 아무것도 하지 않는 것보다 단기간 동안은 훨씬 효과적일 수 있기 때문이다. 특히 심장마비가 일어난 직후(약 5분 이내)에는 인공호흡을 하지 않고 흉부압박만 하더라도 인공호흡을 병행했을 때와 비슷한 효과가 있다.

흉부압박만 하는 CPR(compression only CPR)는 환자를 구급차로 이송할 수 없어서 구급장비를 쓸 수 없는 상황에서 구조원이 구조호흡을 실시하기 어렵거나 또는 하고 싶지 않을 때 권장된다. 그러나 입-입 인공호흡(mouth-to-mouth)을 통해 후천성면역결핍증후군(AIDS)이나 간염, 결핵 등의 병이 전염되었다거나, 심폐소생술 교육장에서 병이 전염되었다는 보고는 아직 없다.

6. 기도폐쇄에 의한 심정지

심정지(cardiac arrest)는 기도가 막혀서도 발생할 수 있다. 그러나 이물질에 의해 기도가 막힌 뒤 무반응 상태로 가는 경우보다 심장마비(acute myocardial infarction, AMI)로 인해 무반응인 경우가 훨씬 많다고 한다.

미국 통계를 인용하면, 갑작스런 심장마비 사망자가 연간 25만 명이고, 이물질로 인한 기도폐쇄에 의한 사망자는 연 3,200명 정도라고 한다. 그 수는 상대적으로 적으나 응급처치로 도움을 줄 수 있는 사항이기 때문에, AHA는 모든 심폐소생술 교육에 '하임리히 술기' 라는 이물질 제거법을 교육과정에 포함시켜 왔다. 하임리히 술기는 1세 이하의 영아에서는 복부 장기손상의 가능성 때문에 시행하지 않지 않는 것이 원칙이다. 기타 의식이 있는 전 연령의 환자에게 적용할 수 있는데, 역시 복부 장기손상을 초래할 수 있으므로 절대로 교육 과정 중에 실습생끼리 연습하거나 장난해서는 안된다. 하임리히 술기는 이물질이 나와서 질식이 없어지거나 아예 의식을 잃어버릴 때까지 시행한다. 만일 질식된 성인 환자가 반응이 없게 되면 역시 119에 연락하여 도움을 요청하고 CPR를 시작한다. 단, 인공호흡을 시도할 때 기도를 박는 이물질이 있는지 확인하면서 한다.

III. 결론

심폐소생술에 대한 여러 과학적 이론들과 체계적인 교육이 강조되지만, 실제 인명을 구조하는 데 가장 중요한 것은 환자의 바로 옆에 있던 사람들의 태도라고 한다. 즉 가슴압박의 위치, 깊이, 속도 등과 같은 세부사항도 중요하지만, 무의식 상태에 빠진 사람에게 소생의 고리로 표현된 4단계를 진행시켜 주고자 하는 성의 있는 마음과 노력이 가장 중요하다고 한다. 현재 우리나라에서 병원 도착 전에 심폐소생술이 실시되는 비율은 매우 저조하다. 특히 bystander CPR는 약 1% 수준이다. 이 비율이 빠른 시간 내에 향상되는 것도 우리나라 보건의료 및 대국민 교육에서 중요한 과제일 것이다.

참고문헌

Circulation 2005; 112: IV-19-IV-34. AHA 2005 Guidelines 2000 for Cardio Pulmonary Resuscitation and Emergency Cardiovascular Care.

Supplement to Circulation vol.102 no.8 Aug 22, 2000, Guidelines 2000 for Cardio Pulmonary Resuscitation and Emergency Cardiovascular Care.

(This special supplement to Circulation is freely available at http://www.circulationaha.org)

www.KACPR.org

2절 교통사고 손상 - 편타성 손상을 중심으로 -

정형외과 강승백

I. 서론

교통수단이 필수적인 현대 사회에서는 교통사고와 이와 관련된 손상은 필연적으로 발생한다. 교통사고 손상은 전 세계적으로 사망과 질병이환의 주요 원인 중 하나이다. 세계보건기구의 자료에 의하면, 전 세계적으로 교통사고로 매일 3천 명이 사망하고, 적어도 3만 명이 부상을 입는다고 한다. 이는 교통사고로 1년에 100만 명 이상이 사망하고, 2~5천만 명이 부상을 입고 있다는 통계이다.

우리나라에서도 경찰청 자료에 의하면, 2005년 한 해에만 214,171건의 교통사고가 발생하였고,

표 1. 2004년 한국인의 사망원인 (단위: 인구 10만 명당 %)

순위	사망률	사망원인
1	133.5	암(악성 신생물)
2	70.3	뇌혈관 질환
3	36.9	심장질환
4	25.2	고의적 자해(자살)
5	24.3	당뇨병
6	19.1	간질환
7	17.3	만성 하기도 질환
8	17.2	운수사고
9	10.4	고혈압성 질환
10	7.2	폐렴
계	506.9	

자료: 통계청, 2004.

표 2. 교통사고 부위 및 부상 비율 (단위: 건, %)

구 분		좌상 · 염좌	창상	골절 · 탈구	기타	계	구성비 2	총부상자 중 발생률
두안부		174.227	1,100	4,693	3,269	183,289	16.9	28.0
	구성비 1	95.1	0.6	2.5	1.8	100.0		
경부		454,622	252	1,053	18	455,945	42.0	69.6
	구성비 1	99.7	0.1	0.2	0.0	100.0		
배요부		212,848	16	2,949	28	215,841	19.9	32.9
	구성비 1	98.6	0.0	1.4	0.0	100.0		
흉부		4,794	45	8,242	59	13,140	1.2	2.0
	구성비 1	36.5	0.3	62.7	0.4	100.0		
복부		1,905	38	2,279	48	4,270	0.4	0.7
	구성비 1	44.6	0.9	53.4	1.1	100.0		
상지		60,353	404	14,464	130	75,351	6.9	11.5
	구성비 1	80.1	0.5	19.2	0.2	100.0		
하지		71,941	908	27,014	242	100,105	9.2	15.3
	구성비 1	71.9	0.9	27.0	0.2	100.0		
전신		35,384	1,558	–	414	37,356	3.4	5.7
	구성비 1	94.7	4.2	–	1.1	100.0		
합계		1,016,074	4,321	60,694	4,927	1,086,016	100.0	–
	구성비 1	93.6	0.4	5.6	0.5	100.0		

주: 1피해자에게 2개의 상병이 있는 경우 2개로 함.
자료: 보험개발원, 2002.

이 사고로 6,376명이 사망하고, 342,233명이 부상하였다고 한다. 2004년 통계청 자료에 의하면, 한국인 사망원인 중 교통사고(운수사고)가 8위를 차지하고 있다(표 1). 이러한 통계는 교통사고 손상이 질병이환에 매우 중요한 요소이고, 이 손상은 엄청난 경제적 및 사회적 손실을 유발하고 있음을 보여준다고 하겠다.

이러한 교통사고 손상 중에 가장 빈도가 흔한 손상은 편타성 손상(경추염좌 상해, whiplash injury)로, 2002년 보험개발원 통계에 의하면 전체 교통사고 부상자 상해부위 중 69%를 차지하고 있다(표 2). 여기서는 교통사고 손상 중 가장 흔한 편타성 손상에 대하여 살펴보고자 한다.

II. 편타성 손상

1. 정의

차량 추돌 및 충돌과 같은 교통사고로 인하여 목에 급속한 가속–감속 에너지가 가해져 연부조직이나 골조직에 손상을 받게 되는 것을 편타성 손상(whiplash injury)이라고 한다. 이 손상에 의하여 발생하는 다양한 임상증상을 편타성 손상 관련장애(whiplash associated disorders, WAD)라고 한다. 이 '편타성 손상'이라는 용어는 경추부의 다양한 연부조직의 손상을 표현하는 일반적 용어로 사용된다. 또한 일본의 경우 편타성 손상의 용어보다는 경추염좌나 경부좌상이라고 하며, 기타 다양한 증상을 나타내는 것을 외상성 경부 증후군이라는 용어를 사용한다.

2. 빈도 및 경제적 손실

미국의 경우 2000년 기준으로 한 해에 약 1,300만 건의 교통사고가 발생하였고, 이 중 편타성 손상이 발생하는 교통사건은 100만 건이며, 이 손상의 치료, 배상 및 보험 지불 등의 제 비용이 290억 달러에 이른다고 한다. 또한 수상자의 26%가 6개월이 지나도 수상 전의 활동으로 복귀를 하지 못하고, 9.6%는 영구 장애자로 남고, 38%는 직장을 떠나거나 해고된다고 한다. 우리나라에서도 앞에서 설명한 바와 같이, 2002년 보험개발원 통계에 의하면 편타성 손상(경추염좌 상해)이 전체 교통사고 부상자 상해부위 중 69%를 차지하고 있다고 한다. 경제적 손실에 대해서는 우리나라에서는 아직 정확한 통계가 없지만 미국과 비슷할 것으로 추정된다.

3. 손상기전

이 손상의 정확한 기전은 많은 논란이 있다. 물리적으로는 매우 쉽게 해석되지만, 실제 손상을 받은 환자가 호소하는 증상을 설명하기에는 많은 문제점이 있다. 일반적으로 편타성 손상은 추돌사고로 인하여 두부의 갑작스런, 그리고 비예측적인 전후 운동인 과신전(hyperextention) 및 과굴곡(hyperflexion) 운동에 의하여 발생하고, 이러한 운동이 경부의 해부학적 구조물(근육, 인대, 경추관절, 추간판, 신경근, 골조직 등)의 생리적 한계를 넘을 경우 손상을 초래하게 된다고 알려져 있다(그림 2).

편타성 손상은 고전적으로 후방 추돌에 의한 경부의 갑작스러운 굴곡에 의해 발생한다고 알려져

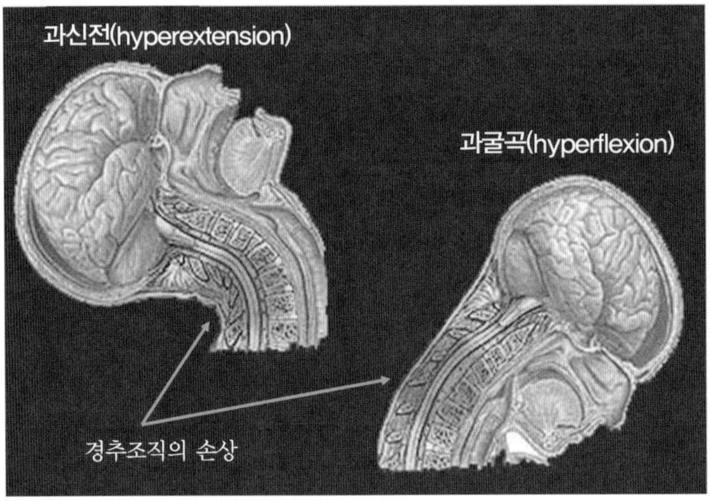

그림 2 편타성 손상의 기전

있다. 그러나 최근의 사체 실험과 컴퓨터 모사 실험은 다른 설명을 하고 있다. 후방 추돌을 당한 차는 앞쪽으로 가속을 받고, 약 0.1초 후에 차에 고정된 좌석에 의하여 탑승자의 몸통은 앞쪽으로 가속된다. 이 순간 탑승자의 두부에는 힘이 가해지지 않고 공중에 정지한 상태가 되고, 두부 아래의 몸통은 앞쪽으로 가속되면서 두부는 뒤로 젖혀지는 신전(extension)을 하게 된다. 이 신전에 이어 두부의 관성력은 두부를 앞쪽으로 가속하게 된다. 이 가속은 경부가 지렛대가 되어 두부를 앞쪽으로 굴곡시키게 한다. 이때 작용한 힘은 20마일/시간(32km/hr)로, 추돌시 경부에는 12G의 힘이 가해진다고 한다. 이러한 힘은 경부의 조직을 충분히 손상시킬 수 있다.

4. 증상

이 손상의 시간적 양상을 보면, 손상 당시에는 특별한 증상이 없다가 수시간 후 경부의 경직을 호소하고, 24시간 후 동통, 전신에 경직이나 행동이 어려움을 호소하면서 비로소 병원 등을 찾게 된다. 대부분 수개월 내에 회복되나, 25% 정도에서 계속 증상을 호소하기도 한다.

임상증상은 매우 다양하여 경부 동통/강직, 두통(후두부, 긴장형) 및 어지럼, 이명/상박 및 견관절부의 동통 및 저림, 집중력이나 기억력 문제, 근육과 인대 등의 손상, 흉쇄유돌근 손상, 근육통증, 음식 삼키기 어려움, 인두 부종, 경추신경 손상, 턱관절 손상, 요통, 권태감, 불면증 등이 있다(표 3).

표 3. 편타성 손상시 흔한 증세 (단위: %)

경부 동통(neck pain)	92
두통(headache)	57
피로감(fatigue)	56
어깨 동통(shoulder pain)	49
불안(anxiety)	44
견갑골간 동통(interscapular pain)	42
하요부 동통(low back pain)	39
수면불안(sleep disturbance)	39
상지의 감각이상(upper limb paresthesia)	30
냄새 과민성(sensitivity to noise)	29
집중력 감소(impaired concentration)	26
시력 감소(blurred vision)	21
예민(irritability)	21
연하곤란(dysphagia)	16
어지럼(dizziness)	15
기억력 장애(forgetfulness)	15
상지 동통(upper limb pain)	12
상기 위약(upper limb weakness)	6
이명(tinnitus)	4
턱/안면부 동통(jaw/facial pain)	4

5. 분류와 진단

편타성 손상의 진단은 이학적 및 신경학적 검사, 방사선 사진, 전산화단층촬영, 핵자기공명검사, 뇌파검사, 근전도 검사 등 현대의학의 다양한 검사와 방법으로 진단할 수 있지만, 환자가 호소하는 증상과 일치하는 소견을 갖는 확실한 진단방법은 아직 없다.

교통사고 손상은 매우 흔한지만 모호한 증상과 진단의 어려움 등으로 1995년 캐나다 퀘백 자동차 보험협회(Societe de l'assurance Automobile du Quebec, SAAQ)에서 지원하여 편타성 손상에 대한 연구를 위한 퀘백 추진팀(task force team, QTF)을 구성, 연구를 시행하여 보고서를 발표하였다. 여기서 편타성 손상의 정의, 분류, 치료 가이드 등을 제시하였고, 현재 많이 이용되고 있다.

편타성 손상에 대한 QTF 임상분류를 보면, 등급 0은 경부에 대한 증세가 없고 이학적 검사상 음성인 경우이고, 등급 I은 경부의 동통, 강직 또는 압통만 있고 이학적 검사상 음성인 경우, 등급 II는 경부 증상, 경부 운동범위 감소와 압통부분이 있는 근골격계 증상이 있는 경우, 등급 III는 경부

표 4. QTF의 편타성 손상 분류

등급	분 류
0	경부 증세가 없으며, 이학적 증세도 없다.
I	경부 동통, 강직 또는 압통만 있고, 이학적 증세는 없다.
II	경부 증세, 근골격계 증세가 있다. (근골격계 증세: 운동제한과 압통점)
III	경부 증세와 신경학 증세가 있다. (신경학적 증세: 심부건 반사 감소 또는 손실, 근력약화, 감각소실)
IV	경부 증세와 골절 또는 탈구

증상과 심부건 반사 소실, 위약과 감각소실 등의 신경학적 증상이 있는 경우, 등급 IV는 경부 증상과 골절 또는 탈구가 있는 경우이다(표 4).

6. 치료

편타성 손상은 대부분 보존적 치료방법으로 치료가 되고 증상이 소실된다. 보존적 방법으로는 보조기 착용, 약물요법, 국소 주사, 재활치료가 있다. 보통 2~4주간 치료로 회복되지만, 4~6주 이상 치료에도 불구하고 계속 증상이 있거나 악화가 되는 경우는 정밀검사가 필요하다.

편타성 손상에 대한 특효적인 치료방법은 알려져 있지 않다. 왜냐하면 현재까지 손상의 정확한 기전과 병태생리학적 기전이 정확히 규명되지 않았기 때문이다. 따라서 보다 정교한 생체역학적인 연구와 객관적인 진단법으로 손상 양상의 규명이 필요하다.

7. 예방

편타성 손상으로 인한 경제적 손실은 매우 크다. 미국의 경우 보험청구 건수의 30~40%에 이르고, 연간 8조 4천억 원의 보험금이 지급되고 있다고 한다. 일본의 경우 2002년 전체 부상자 지급보험금의 46%인 3조 2천억 원이 이 손상에 대하여 지급되었고, 독일의 경우도 2002년에 2조 8천억 원의 보험금을 지급하였다고 한다. 이러한 심각성과 많은 경제적 소실로 전 세계적으로 예방을 위해 많은 노력을 하고 있다. 특히 자동차 좌석 및 머리받침대(head rest)의 구조설계 개선을 통해 추돌사고 시 손상을 최소화하고자 노력하고 있다.

자동차의 구조개선도 중요하지만 운전자의 부적절한 머리받침대 사용도 문제이다. 최근 국내 한 연구소의 조사에 의하면, 운전자의 20%만이 적정하게 머리받침대를 이용하고 있다고 한다. 머리받

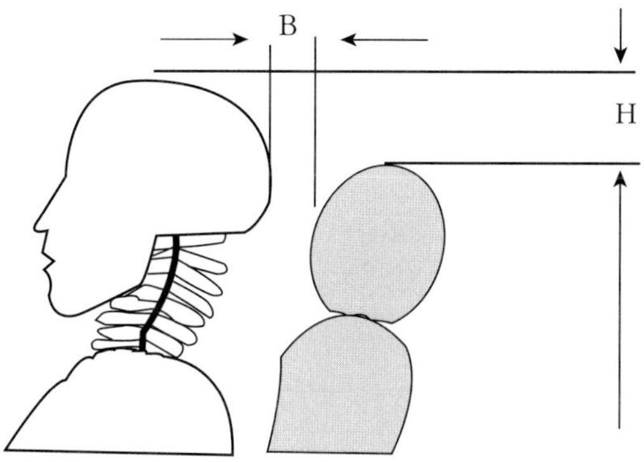

B(backset): 뒷머리와 머리받침대까지의 거리
H(height): 머리끝에서 머리받침대까지의 높이

표 5. 머리받침대 사용 안전등급 평가기준

평가	H(mm)	B(mm)
좋음(Good)	< 60	< 70
양호(Acceptable)	70±10	80±10
보통(Marginal)	90±10	100±10
불량(Poor)	> 100	> 110

침대 사용 안전등급 평가기준은 표 5와 같다.

참고문헌

보험개발원(2002). 『자동차보험 의료비 통계를 이용한 자동차사고 상해에 관한 분석』.

삼성교통안전문화연구소(2005). 『추돌사고로 인한 목 상해 현황과 대책』.

통계청(2005). 『2004년 사망원인 통계』.

Korean National Police Agency: Traffic Statistic. [online]. Available from: URL: http://www.police.go.kr/index.jsp?_page=1632

Peden M, Scurfield R, Sleet D et al(2004). World report of road traffic injury prevention. Geneva: WHO. Available from; URL: http://www.who.int/world-health-day/2004/infomaterials/world_report/en/

The Quebec Whiplash-Associated Disorders Cohort Study Spine Vol. 20, #8S 1995.

2장
마취 및 통증의학

1절 마취의 이해

마취통증의학과 민성원

I. 마취의 정의

마취란 무엇인가를 정의하기 전에 몇 가지 알아두어야 할 내용이 있다.

우선 진통(analgesia)과 마취(anesthesia)의 차이점으로, 이 둘은 매우 혼동하기 쉬운 개념이다. 진통이란 단순한 통증의 경감(relief of pain)을 의미하는 것이며, 마취란 이와는 달리 통증 및 통증에 대한 반응의 완전한 제거(complete obliteration of pain or of the response to pain)를 의미하는 더 포괄적인 개념이다.

현대 마취방법의 다양화와 마취개념의 점진적 변천으로 인하여 그 내용이 현대 마취의 내용과 완전히 부합한다 할 수는 없으나 비교적 잘 정리된 고전적 개념으로 Woodbridge가 일찍이 제창한 마취의 4요소 혹은 4차단설(Four Blocks of Woodbridge)이 있다. 이에 의하면 의식차단(mental block), 감각차단(sensory block), 운동차단(motor block), 반사차단(reflex block) 등이 마취의 주요 구성요소이며, 각각 무의식, 진통, 근이완, 유해반사 차단 등을 의미한다. 물론 이들 4요소는 고전적 의미의 전신마취의 경우에는 모두 해당되나, 현대의 다양한 마취에서는 전부가 포함되지 않을 경우도 있다. 즉 의식소실이 없는 부위마취나 근이완이 동반되지 않는 의식하 진정 목적의 정맥마취 등이 그 예에 해당된다.

결론적으로, 고전적 정의에 의한 마취란 의식차단, 감각차단, 운동차단, 반사차단 등을 내포하고 있으며, 이런 작용을 나타내는 약물들을 적절히 사용하여 수술에 필요한 최적의 생리상태를 유지할 수 있도록 각종 처치를 하는 동시에 지속적으로 환자의 상태를 감시하는 진료행위라 할 수 있겠다.

II. 마취과의 업무영역

실제적으로 현대 마취과의 업무영역은 '마취' 라는 단어만으로는 학문 전체를 대표할 수 있는 면이 결여되어 있을 정도로 다양하다.

그 내용을 살펴보면 다음과 같다.

① 수술 전 평가 및 주술기 관리(preoperative evaluation & perioperative management)
② 수술실 환자 관리(operating room)
③ 회복실 환자 관리(postanesthetic care unit)
④ 중환자실 환자 관리(critical care medicine)
⑤ 외래 수술 환자 관리(ambulatory care)
⑥ 통증클리닉 환자 관리(pain management)
⑦ 각종 타과의뢰 환자 관리(consultation)
⑧ 심폐소생술, 호흡관리요법 관련 업무(cardiopulmonary resuscitation, respiratory therapy)
⑨ 기타(교육, 연구, 행정 등)

III. 마취과학의 다양한 명칭

앞에 언급한 바와 같은 다양한 업무영역을 반영하는 다음과 같은 여러 명칭이 세계 각국의 의과대학 마취과학교실과 병원 마취과에 의해 사용되고 있다.

anesthesiology & critical care medicine
anesthesiology & intensive care medicine
anesthesiology & perioperative medicine
anesthesiology & pain medicine
anesthesiology & resuscitology

국내에서는 2002년 2월 개정된 의료법에 의해 마취과의 명칭이 마취통증의학과로 전문과목/표방과목의 변경이 이루어져 현재 국내 대부분의 병원에서는 '마취통증의학과' 의 명칭을 사용하고 있다.

IV. 마취의 종류

마취의 종류를 세세히 열거하기엔 그 양이 너무 많으므로 주요 마취방법들을 중심으로 정리해 보면 다음과 같다.

1) 전신마취

① 흡입마취(inhalational anesthesia)
② 정맥마취(intravenous anesthesia)
③ 기타 근주마취(intramuscular anesthesia) 및 직장내마취(intrarectal anesthesia) 등

2) 부위마취

① 척추마취(spinal anesthesia)
② 경막외마취(epidural anesthesia)
③ 국소마취(local anesthesia)
- 신경차단(nerve block)
- 부위신경차단(regional nerve block): 상완신경총차단(brachial plexus block) 등
- 말초신경차단(peripheral nerve block)
- 침윤마취(infiltration)

④ 기타 척추-경막외마취(combined spinal-epidural anesthesia) 등

1. 전신마취

흡입마취는 현재 임상에서 가장 흔히 사용되는 마취방법으로, 폐를 통하여 흡입마취제를 투여 및 제거하는 방법이며, 정맥마취는 마취제를 정맥주사하여 마취를 유도, 유지하는 방법이다.

이 외에 최근에는 소아 환자 외에는 거의 사용하지 않지만, 근육주사 혹은 직장 내 좌약 등을 투여하는 방법도 있다.

2. 부위마취

부위마취는 환자의 의식소실 없이 필요한 부위만을 마취시키는 방법으로, 척추마취와 경막외마취

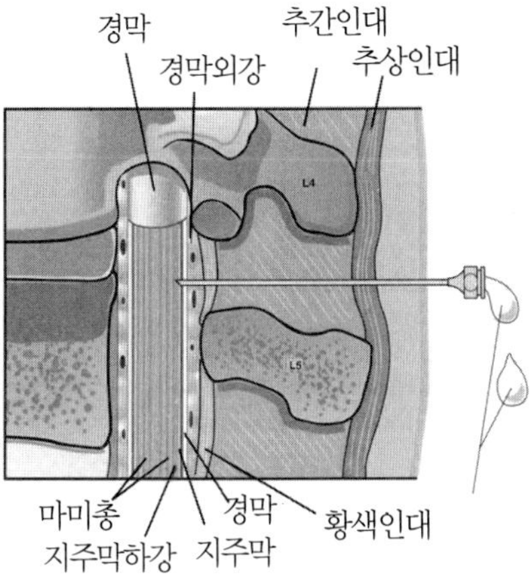

그림 1 척추마취

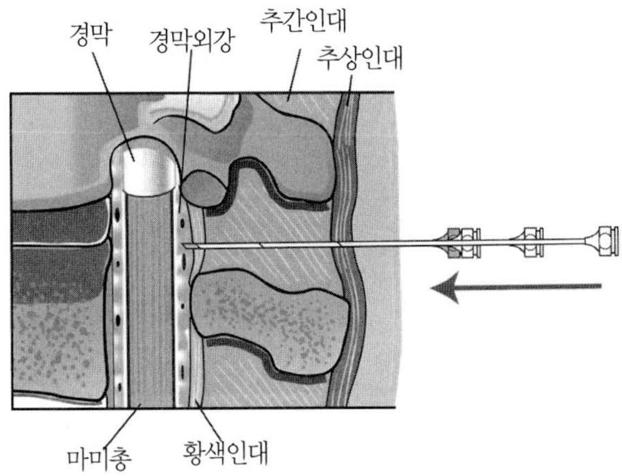

그림 2 경막외마취

등이 있다.

척추마취는 마취제를 지주막하강(subarachnoid space)에 주입하여 신경전도를 차단(nerve conduction block)하는 마취방법(그림 1)으로 하복부 및 하지의 수술에 적용된다.

경막외마취는 마취제를 경막외강(epidural space)에 주입하여 마취하는 방법(그림 2)이고, 가장 흔히 시행하는 부위는 하복부 및 하지 수술을 위한 요추(lumbar) 경막외강 부위이며, 그 외 경추(cervical), 흉추(thoracic), 미추(caudal) 경막외강 부위에 시행할 수 있다.

최근에는 이 두 가지 마취방법의 장점들을 함께 취하고자 척추-경막외마취(combined spinal-epidural anesthesia) 방법이 사용되기도 한다. 신경차단 방법 중에는 일정 부위를 모두 마취하는 부위신경차단이 있는데, 흔한 예로는 상지의 수술시 사용하는 상완신경총차단이 있다. 그 외에 부위신경차단보다 차단부위가 더 좁은 말초신경차단, 시술부위에 직접 마취제를 침윤하는 침윤마취 등의 국소마취 방법이 있다.

그 외 세부 특수마취 분야의 경우는 각 수술방법 및 대상 장기의 특수성, 대상 환자의 특수성 등에 따라 다음과 같이 분류할 수 있다.

① 뇌신경 마취(neuroanesthesia)
② 심장마취(cardiac anesthesia)
③ 폐마취(pulmonary anesthesia)
④ 혈관마취(vascular anesthesia)
⑤ 산과마취(obstetric anesthesia)
⑥ 소아마취(pediatric anesthesia)
⑦ 노인마취(geriatric anesthesia)

⑧ 이식마취(transplantation anesthesia)
⑨ 기타

이상의 마취방법은 모두 각기 적응(indication)및 적응불가(contraindication) 상황이 있으며, 이와 더불어 각 환자의 다양한 상태를 고려한 마취의의 종합적 판단에 따라 적용해야 한다.

참고문헌

대한마취과학회(2003).『마취통증의학』초판. 여문각.

Miller RD(2005). *Miller's Anesthesia*. 6th ed. Elsevier Chrchill Livingstone.

Morgan GE, Mikhail MS, Murray MJ(2006). *Clinical Anesthesiology*. 4th ed. McGraw-Hill.

2절 통증치료

마취통증의학과 심성은

I. 만성 통증의 정의

급성 통증 후 3~6개월이 경과한 후에도 지속되는 통증을 만성 통증(chronic pain)이라고 하는데, 만성 통증은 단순히 급성 통증(acute pain)이 연장된 것을 의미하는 것은 아니다.

급성 통증이 조직손상을 알리는 경고의 의미가 있는 데 비해, 만성 통증은 조직손상 그 자체보다는 말초신경이나 중추신경의 변형이 동반되어 있고, 스트레스나 정신적 및 환경적 요인이 가미되어 있다.

이런 만성 통증은 우울증과 그 외의 병적 행동을 나타내는 경우가 많고, 진단 및 치료가 곤란한 경우가 많다.

II. 만성 통증을 일으킬 수 있는 질환

1. 대상포진 및 대상포진 후 신경통

1) 대상포진

(1) 병인

대상포진은 수두바이러스의 재활성화에 의해 생기는 질환이다.

수두를 앓고 난 후 바이러스가 척수신경절 또는 차신경절 등에 잠복되어 있다가 생체의 면역기능이 저하된 경우 재활성화가 되어 신경염을 일으키고 탈신경이 발생한다. 각 분절의 신경 재활성의 유발요인은 전신질환, 악성 종양이나 면역억제제의 투여, 척수방사선 조사, 수술 등이며, 특히 세포성 면역이 억제된 경우에 잘 발생한다.

(2) 증상

40~60세에 가장 많이 나타나며, 60세 이상에서는 대상포진 후 신경통의 발생이 증가한다. 호발부위는 흉추부가 가장 많고, 그 다음이 삼차신경, 요추부의 순서이다. 피부발진 수일 전부터 일측성으로 피부분절에 따라 통증, 동각과민, 가려움증, 작열통, 전격통 등이 나타나며, 피로, 두통, 전신쇠약, 미열 및 임파절 증대도 보인다.

피부발진은 피부분절을 따라 띠모양으로 나타나고, 중앙선을 넘지 않고 홍반 위에 군집한 수포가 생기며, 3일째가 되면 농포가 되고 7~10일경에 가피를 형성한다. 평균 발진기간은 2주이지만, 심한 경우는 한 달 이상 경과하기도 한다. 발진이 없이 통증만 있는 경우도 있고, 통증이 없는 경우도 있다.

Ramsey Hunt 증후군은 수두바이러스가 안면신경 및 청신경을 침범하는 것으로 동측의 안면신경 마비 및 귓바퀴의 피부병변을 특징으로 한다.

가장 흔한 합병증은 대상포진 후 신경통으로 이행하는 것이며, 그 밖에 드물게 폐렴, 뇌수막염, 심내막염 등을 일으키는 경우에는 사망에 이를 수도 있다.

(3) 치료

① 항바이러스제

• Acyclovir(zovirax): 피부발진, 통증의 강도 및 기간을 감소시키며, 발병 72시간 내에 투여해야 효과가 있고, 발진이 끝나면 중지한다. Acyclovir 800mg씩 7일간 5회 복용한다. 신독성이 있으므로 신기능 검사를 확인한 후 투여한다.

• Famcyclovir(famvir): 500mg 하루 3회 7일간 복용

• Valacyclovir(valtrex): 100mg 하루 3회 7일간 복용

② 진통제: Acetaminophen, NSAIDS, tramadol, opioid, steroid, amitriptyline

③ 신경블록, 체성신경 블록 및 교감신경 블록이 급성기의 통증 치료 및 대상포진 후 신경통 예방에 효과적이다. 안면부나 상흉부의 경우는 성상신경절 블록을 매일 시행하고, 흉부 이하의 경우는 경막외 카테터를 유치하고, 지속적으로 국소마취제를 주입하거나 매일 경막외 블록을 반복 시행한다. 그 외에 늑간신경 블록, 말초지 블록 등을 적극적으로 시행한다.

2) 대상포진 후 신경통(postherpetic neuralgia, PHN)

(1) 정의

대상포진 발증으로부터의 시기에 대한 논란이 있지만, 대개 피진이 치유된 후 1~3개월 이상 통증이 남아 있는 경우로 정의한다. 발생빈도는 10~70%이며, 나이가 들수록 증가하여 60세 이상에서는 50%, 70세 이상에서는 15%로 보고되고 있다. 통증은 50%에서 3개월 이내, 78%에서 1년 이내에 소실된다.

대상포진 후 신경통으로 이행할 가능성이 높은 위험인자로는 고령, 면역 약화, 급성 대상포진의 통증이나 피부발진, 피부발진에 선행한 통증성 전구증상, 안신경의 대상포진 등이 있으며, 감각소실이 심할수록 빈도가 증가한다.

(2) 임상증상

지속적인 화상성 통증과 박동성이며 쑤시는 듯한 통증, 간헐적인 예리하고 찌르는 듯한 통증 등 다양하다. 통증부위의 감각은 통증이 심할수록 감소되거나 없는 경우가 많다. 이상감각, 통각과민, 지각과민, 이질통을 나타낸다. 통증 외에 수면장애, 우울증 등 일상생활에 지장을 초래하는 경우가 많다.

(3) 발생기전

발생기전은 아직 확실하지 않다. 그러나 말초신경 및 척수신경절의 직접 혹은 간접적인 손상과 신경재생에 의한 이소성 방전, 말초성 감작, 중추성 감작, 하행성 억제기구의 손상, 중추에서의 변형 등 여러 기전이 복합적으로 관여한다고 생각된다. 환자마다 임상증상이 다르고 작용기전이 다를 가능성이 많으므로 환자에 따라 다른 치료가 시행되어야 한다. 특히 대상포진의 시기에서 침해수용체에 의해 유발된 중추성 과흥분을 억제하는 것이 중요하다.

(4) 치료

최선의 대책은 예방이며, 급성 감염기에 국소마취제를 이용하여 교감신경 차단을 시행함으로써 통

증을 완화하고, 피부수포의 건조화 및 신경통의 발생빈도를 감소시킬 수 있다. 일단 대상포진 후 신경통으로 이행하면 신경차단에도 잘 반응하지 않는다.

① 약물치료

• 항우울제: 삼환계 항우울제인 amitriptyline이 가장 흔히 사용되며, 초회량 10~25mg에서 시작하여 75mg까지 증량한다. 부작용으로 심한 진정 및 심혈관계 부작용이나 항콜린성 증상이 있다. 노인이나 전신상태가 나쁜 경우 nortriptyline을 사용하거나 그 외에 SSRI(sertraline, fluoxetine, paroxetine), SNRI(venlafaxine), NDRI(bupropion) 등을 사용한다.

• 항경련제: Carbamazepine, valproic acid, phenytoin 등이 사용되어 왔으나, 부작용 때문에 최근에는 gabapentin을 우선적으로 추천하고 있다.

NSAIDS의 효과는 확실하지 않은 것으로 되어 있다. Tramadol은 마약성 및 비마약성 진통작용을 가지며, 100mg부터 시작하여 600mg까지 서서히 용량을 증량한다. Opioid는 다른 약제와 병용하여 시도해볼 수 있다.

② 신경블록: 급성기에 교감신경 블록 및 체성신경 블록이 대상포진 후 신경통으로의 이행을 예방한다는 것은 인정되고 있으나, 1년 이상 지난 대상포진 후 신경통에 대한 장기 진통효과는 논란이 되고 있다. 2개월 이상된 대상포진 후 신경통에는 알코올이나 고주파 열응고법에 의한 흉부 교감신경절 블록이나 요부 교감신경절 블록, 척수신경근 블록 등을 시행한다.

③ 기타 치료법: 경피적 신경자극, 심리치료 외에 피부동결법, 레이저 조사법, 물리치료 등을 시행한다. Capsaicin의 국소도포가 유용한 경우도 있다

2. 근막통증 증후군

1) 정의

근막통증 증후군(myofascial pain syndrome)은 어깨, 목, 등, 허리의 가장 흔한 통증질환으로 근육이나 근육을 싸고 있는 근막에서 유발되는 통증 증후군이다. 통증 유발점(trigger point)이 있고, 그 부위를 자극하면 심한 통증과 국소연축(local twitch)이 있으며, 특정 부위로 방사된다(referred pain).

2) 임상증상

(1) 통증 유발점과 방사통

근육을 촉진하면 근육의 주행에 따라 딱딱한 줄처럼 만져지는 단단한 띠(taut band) 내에 있는 통증 유발점을 자극하면 근육이 수축하면서 방사통이 생기고 환자는 회피반응(positive jumping sign)을 보인다. 통증 유발점은 섬유근육통에서 흔히 보이는 누를 때만 아프고 방사통이 없는 압통점(tender point)과 구별해야 된다.

활동성 통증 유발점(active trigger point)은 움직일 때뿐만 아니라 휴식시에도 항상 통증이 있으며, 누르거나 주사시에 국소연축이나 점핑현상을 볼 수 있다. 잠재성 유발점은 일상생활에서 통증을 유발하지 않으며, 특별히 치료하지 않아도 된다. 나이가 들면 활동성에서 잠재성으로 변하는 경향이 있다.

호발부위는 목, 어깨 부위의 자세유지근과 저작근에 가장 흔하며, 승모근 상부, 사각근, 흉쇄유돌근, 견갑거근, 요방형근에 가장 흔히 발생한다.

⑵ 수반증상

통증 외에 어지럼증, 현기증, 저린 느낌, 이명, 눈물, 발한, 국소혈관의 수축 등 자율신경 증상을 동반하며, 그 외 불안, 불면, 우울증, 근력약화 및 운동제한을 동반한다.

⑶ 통증 유발점을 지속시키는 인자

① 반복되는 외상, 근육의 과부하, 나쁜 자세, 추간판탈출증, 소형 골반 등의 구조적 문제
② 수술이나 만성 피로, 불충분한 수면
③ 만성 불안, 우울, 약물중독이나 정신적 긴장
④ 그 외 전해질이나 비타민 결핍, 호르몬 불균형, 감염 등

3) 진단

병력 및 이학적 검사로 진단하며, 방사선 검사는 도움이 되지 않는다. 통증부위의 근력 및 근육촉진에 의해 통증 유발점을 찾는다.

4) 치료

⑴ 통증 유발점 주사

통증 유발점에 27G 1cm 주사바늘로 국소마취제 0.5~2mL를 주사한다. 통증 유발점을 정확히 관통시키고 2~3회 반복하여 taut band를 관통시키는 기계적인 방법이 중요하다. 소량의 스테로이드제를 함께 주사하면 더 효과적이기도 하지만, 근육독성이 있으므로 반복 사용하지 않아야 된다.

⑵ 신장과 분무(stretch and spray)

통증 유발점이 있는 근육을 신장시켜서 활동성 통증 유발점을 비활성화시키는 방법으로, 침해근육에 냉각제를 분무하여 통증 유발점을 둔화시킨 후 근육신장에 의한 물리치료를 시작한다.

(3) 기타

자세교정, 일과 관련된 스트레스 및 전신적 · 의학적 문제점인 통증 유발점 지속인자를 교정한다. 또한 정신적 증상을 치료한다. 압박이나 마사지, 경피적 전기신경자극 등의 물리치료와 약물요법이 필요한 경우도 있다.

3. 요하지통

1) 발생빈도

일생 동안 한 번 이상 요하지통을 경험하는 빈도가 전 인구의 80% 정도라고 할 정도로 요통은 흔한 질환이다. 다행히 대부분의 요통 환자는 4주 이내에 특별한 치료를 하지 않아도 좋아지지만, 7~10%는 만성 요통으로 고생하게 된다.

요통의 치료는 발병원인에 따라 빠른 기간 내에 체계적으로 통증을 경감시키는 것이 중요하다. 원인을 규명하기 위해서는 자세한 문진과 이학적 검사, 신경학적 검사가 선행되어야 하며, 단순 X 선 검사, CT, MRI, 근전도 등의 검사가 필요하다. 또한 척추의 구조 및 생체역학을 확실히 이해해야 된다. 요통의 원인은 다양하기 때문에 치료는 어떤 특정한 방법에 의하기보다는 다학제적인 접근이 필요하다.

마취과 의사들은 수십 년 전부터 통증의학 분야에서 요하지통에 신경블록을 적용해 왔으며, 이런 신경블록의 효과는 비록 통증완화 효과가 일시적이라고 할지라도 환자에게 나을 수 있다는 희망을 주고 치료에 협조적이 되게 한다.

2) 원인

변형성 척추증, 추간판탈출증, 추간관절증, 척추관 협착증, 근근막성 통증, 척추전방전위증, 골다공증 등이다.

3) 진단

병력 청취 및 이학적 검사, 통증유발 검사, 방사선학적 검사 등이 있다.

4) 치료

(1) 휴식 및 약물치료 NSAIDS, 근이완제

(2) 물리치료 및 각종 보존적 요법

(3) 신경블록

경막외 조영술, 추간판 조영술, 신경근 조영, 경막외 차단, 신경근 차단, 추간관절 차단, 추간판 내 주사, 요부 교감신경절 차단, 허리구획 차단, 국소 침윤 등이 있다.

(4) 수술

요통에서의 신경차단술은 일반적인 보존요법에 반응하지 않거나 통증이 심한 급성 요통, 갑자기 악화되는 만성 통증이 우선적인 적응이 된다. 원인이 무엇이든 국소마취제의 작용에 의해 즉시 통증을 소실시킬 수 있고 악순환에 의한 병태를 시정할 수 있기 때문이다. 신경블록은 신경을 마비시키는 것이 아니라, 말초에서 생기는 통증감각을 차단시킴으로써 통증에 의한 반응을 차단하게 되는 것이다. 요통을 일으키는 원인은 상당히 다양하며, 사용할 수 있는 신경블록의 종류도 상당히 많다. 여기서는 흔히 사용되는 신경블록에 대해 기술한다.

① 신경블록의 특징: 신경블록의 기전은 아직 명확하지 않지만, 우선 고려될 수 있는 것은 통증의 악순환을 차단하는 것이다. 신경블록에 의해 진통과 혈행이 개선이 되면 장애부위의 항염증작용과 부종을 개선시키게 되고 환자의 자연치유력을 증가시킨다고 생각된다.

요통에 대한 신경블록요법이 다른 보존요법과 다른 점은 신경블록 자체가 기능적 진단에 기초한 치료법이라는 것이다. 즉 경막외 블록으로 효과가 적으면 척추관 내 병변에 의한 것인지 척추관 질환 이외의 병태인지를 고려하여 다음 단계의 검사나 블록을 진행하게 된다. 즉 치료해 가면서 진단을 확인해 가는 진단적 치료법이다. 또한 효과의 정도에 따라 증상의 정도나 병변의 위치가 유추될 수 있다. 장애를 일으킨 신경이나 신경근, 추간관절과 추간판을 직접 치료하고 통증을 없앨 수 있다는 것이 가장 큰 장점이다.

② 신경블록요법의 적응질환: 요통을 유발하는 대부분의 질환이 포함되며, 어떤 신경블록을 할 것인가는 환자의 증상 및 질환에 따라 달라지게 된다. 또한 많은 경우 증상이나 징후가 뚜렷하지 않으므로, 이런 경우 진단목적으로 신경블록을 시행하게 된다. 적응질환은 근막성 통증, 추간관절성 요통, 퇴행성 척추증, 추간판탈출증, 요통증, 척추관 협착증, 척추분리증, 퇴행성 전방전위증, 척추수술 후 요통증, 골다공증, 전이성 척추종양 등이다.

③ 일반적인 신경블록의 금기: 혈액의 응고장애나 천자부위의 염증성 병변이 있는 경우이다. 또한 사용하는 약제의 성질 등에 대한 이해가 요구된다. 신경블록요법으로 효과를 보기 어려운 질환에는 척추염(결핵성, 화농성 등), 방광직장 장애 또는 고도의 하지근력 장애를 나타내는 질환, 원발성 척추종양, 외상성으로 골절이 심한 경우, 척추종양, 혈관성 질환, 출혈경향이 있는 혈액질환, 항응고요법을 받고 있는 환자 등이 있다.

5) 급성 요통

급성 요통에서의 신경블록요법은 격통 발작에서 즉시 통증을 멈추게 할 수 있고, 관절 가동범위를 개선시킬 수 있으므로 치료기간을 단축시킬 수 있다.

급성 요통의 원인은 요추염좌를 포함한 외상, 추간판탈출증, 추간관절증, 골다공증이나 척추암 전이에 의한 병적 골절, 척추관 협착증 등이 있다. 원인이 무엇이든 가장 기본적인 치료는 경막외 블록이다. 국소마취제에 의한 경막외 블록으로 즉시 통증이 소실되며, 반복적인 주사로 극적인 효과를 얻을 수 있다. 또한 스테로이드의 동시 투여로 치료효과를 높일 수 있다.

경막외 조영술은 경막외 블록을 통하여 통증을 소실시킴과 동시에 방사선 투시 하에 조영제를 주사하여 경막외강 조영술을 시행함으로써 추간판탈출증이나 척추관 협착증 등의 척추관 내 병변의 유무를 화인할 수 있는 진단적 방법이다.

추간관절증의 경우는 추간관절 블록을 시행하고, 신경근 자극증상이 있을 때는 신경근 블록을 시행한다. 급성 통증은 빨리 회복되지 않으면 만성 통증으로 이행하기 때문에 자가진단에 의한 치료보다는 전문가의 도움을 받는 것이 중요하다.

6) 만성 요통

만성 요통의 원인은 ① 추간판 장애, ② 고령화에 의한 퇴행성 척추증, 추간관절증, 골다공증, ③ 척추 구조이상에 의한 척추관 협착증이나 척추이분증, ④ 강직성 척추염과 같은 염증성 병변 ⑤ 근막성 증후군에 의한 통증 등이 있다. 또한 만성 요통의 경우 ① 히스테리나 심신증과 같은 심인성 원인, ② 류머티스, 당뇨병 등의 전신질환, ③ 담낭이나 췌장, 골반강 내 질환에 의한 연관통의 가능성에 대해서도 감별진단이 필요하다.

만성 요통은 장기간 요통이 지속되면서 사회적 · 심리적 요소가 작용하여 기질적 병변보다 훨씬 통증이 증가되어 있는 경우가 많다. 즉 장기간 통증에 시달리고 여러 의료기관을 전전하면서 의료에 대한 강한 불신을 나타내는 경우가 많다. 신경블록은 일시적으로나마 통증을 감소시킬 수 있으므로 의사 · 환자간 신뢰관계를 회복하는 데도 도움이 된다.

(1) 추간판탈출증

원인이 무엇이든 경막외 블록은 요통에 효과가 있지만, 특히 신경근 자극증상을 나타내는 추간판탈출증(herniated lumbar disc)에는 경막외강 스테로이드 주입법이 가장 효과가 있으며, 보존적 치료로 널리 이용되고 있다. 경막외강으로 주입된 스테로이드는 소염작용과 함께 유해성 신경자극 물질의 작용을 길항하고 통증을 유발하는 프로스타글란딘의 생성을 억제하는 prostaglandin A2 길항제의 생합성을 도와 작용을 나타낸다.

신경근 자극증상은 추간판 탈출에 의한 물리적 압박도 원인이 되지만, 주위의 염증, 신경근염, 신경근 주위염 등의 부종에 의해 초래된다. 추간판탈출증은 장애부위에 따라 증상이 나타나며, 경막외 블록은 증상이 있는 해당 분절에서 시행하는 것이 좋고 수차례 반복 시행할 수 있다.

(2) 추간관절증에 의한 요통
척추의 퇴행성 병변에 의한 추간판 변성이나 추간관절의 변성에 의한 경우가 많다.

추간관절증(facet joint syndrome)에 의한 요통의 특징은 다음과 같다.

① 후굴시 통증이 있거나 후굴 제한이 있는 경우가 많고, 움직이기 시작할 때 통증이 많다.
② 이환 관절에 일치한 극돌기에 압통이 있다.
③ 이환 관절에 국한된 압통이 있거나 척추 주위에 통증이 있다.
④ 둔부나 대퇴외측에 방산통이나 연관통이 있다.
⑤ 분명한 신경학적 증상은 없다.
⑥ 단순방사선 소견상 퇴행성 병변 외에 특이 소견이 없는 경우가 많다.
⑦ 추간관절 조영시에 통증이 재현된다.

추간관절 블록으로 통증이 있는 관절을 찾아낼 수 있으며, 통증이 소실되면 확진된다. 또한 추간관절증 중에서 완고한 통증에 대해서는 후지내측지의 고주파 열응고술(facet rhizotomy)의 적응이 된다.

(3) 척추관 협착증
척추관 협착증(spinal canal stenosis)에 의한 신경근 압박증상이 있는 경우 신경근 블록이 유효하다. 척추관 협착증은 엉덩이 부위에서 다리 쪽으로 저리면서 통증이 있고 간헐성 파행을 특징으로 한다. 추간판이나 퇴행성 변화에 의해 추간공이 좁아지고 골극이 생겨 신경근 압박증상을 나타내게 된다. 경막외 블록으로 효과가 없거나 증상이 심한 경우 신경근 블록을 시행한다.

신경근 블록은 신경근을 천자하여 다른 신경병증성 통증을 유발할 가능성이 있으므로 임상에서는 흔히 경추간공 경막외 블록(transforaminal epidural block)을 사용한다. 경추간공 경막외 블록은 특정 신경근을 대상으로 하는 선택적 경막외 주사로서 신경근을 천자하지 않고 앞쪽의 경막외강으로 약제가 투여되도록 함으로써 해당 신경근 증상을 완화한다. 하지의 시린 느낌을 동반하는 요통에는 요부 교감신경절 블록이 도움이 된다. 척수신경과 교감신경 사이는 연결이 되어 있어 요통이 있는 경우 교감신경이 자극되어 여름에도 냉감이 동반되는 경우가 많다. 경막외 블록으로도 교감신경 블록 효과가 있으나, 효과가 짧은 경우나 냉감이 심한 경우 요부 교감신경절 블록이 효과적이다.

(4) 요추수술 후 통증 증후군(failed back surgery syndrome)
수술 후 통증이 지속되는 경우 환자의 고통도 크지만, 수술의 영향으로 병변부위를 진단하거나 치료하는 데 상당한 어려움이 있다. 경막외 조영으로 병변부위를 확인하고 유착을 박리할 목적으로 다량의 약제를 주입하거나 카테터를 이용한 박리술(epidural adhesiolysis)도 시행된다. 최근에는 경막외 내시경(epiduroscopy)에 의한 치료가 이용되기도 한다.

(5) 천장골 관절통
천장골 관절부위에 압통을 호소하는 경우 시행하며, 관절내 조영으로 확인한 후 국소마취제와 스테로이드를 주사하며 통증이 소실되는 것으로 확진한다.

(6) 골다공증에 의한 압박골절
초기의 통증은 경막외 블록 및 추간관절 블록으로 통증조절이 가능하다. 최근 척추성형술(vertebroplasty)이 시행되고 있다.

4. 목 · 어깨의 통증

무거운 머리와 몸통을 연결하고 있는 목은 해부학적으로 부하가 걸리기 쉽고 외력이나 나이가 들면서 구조상 변화가 생기기 쉽다. 또한 어깨관절은 우리 몸에서 운동범위가 가장 크므로 흔히 통증을 일으킨다. 목과 상지는 통증에 예민한 조직인 신경, 혈관, 근육, 인대, 연골로 구성되어 있고, 통증은 이러한 조직에 대한 자극, 손상, 염증과 감염에 의한 결과이다. 해부학적으로 경신경은 일부 뇌신경과 밀접한 관계를 갖고 있으므로 경신경 장애는 어지럼증이나 이명, 안면통 등의 뇌신경 증상을 일으키는 일도 있다.

이 부위의 통증의 원인은 신경성 통증, 근골격 통증, 연부조직 통증, 연관통 및 자율신경성 통증 등으로 대별된다

1) 오십견
어느날부터인가 어깨가 욱신거리고 뻐근하면서 시작되는 어깨의 통증은 30~40대에는 골절이나 회전근개의 파열에 의한 경우가 많지만, 40~50대인 경우 오십견(동결견), 퇴행성 관절염, 류머티스 관절염 등이 대표적이다. 대부분의 경우 어깨의 통증은 곧 좋아지겠지 하고 대수롭지 않게 생각하다가, 점차 팔을 들 수 없거나 옷입기가 어렵게 되어서야 병원을 찾게 된다. 보통 오십견이란 중년 이후에 어깨관절의 통증과 운동범위에 제한이 있는 경우를 말하나, 엄밀한 의미에서 진단명은 아니며 견관절 주위염 중의 하나이다.

오십견은 특별한 원인 없이 오는 경우를 유착성 관절낭염 또는 특발성 동결견이라 하고, 다른 병변에 의해서 오는 경우를 이차성 동결견이라 한다. 어깨관절 주위 근육의 퇴행성 파열, 회전근개 질환, 근육 주위의 석회화 현상, 이두박근 건초염 등 다양한 원인이 있을 수 있으나, 많은 경우 연부조직의 이상에서 발생하므로 방사선 촬영에 의해 이상소견을 발견하지 못하는 경우가 많다. 그 외에 어깨관절 부위의 통증은 목 디스크나 경추의 퇴행성 변화에 의해 올 수 있으며, 심근경색, 당뇨병이나 뇌졸중 같은 전신질환의 후유증으로도 올 수 있기 때문에 감별진단에 주의해야 한다.

어깨의 통증은 그 원인과 통증을 유발시키는 인자를 찾아서 치료해야 하는데, 보존적 요법, 수술적 요법 및 신경블록요법이 있다. 운동요법은 매우 중요하지만, 급성기에는 안정하고 관절운동을 삼가해야 한다.

그 후에는 환자가 가능한 범위 내에서 환자 자신이나 다른 방법에 의한 운동을 실시해야 어깨관절이 경직되는 것을 예방할 수 있으나, 통증 때문에 적절한 운동요법이 어려울 때가 많다. 또한 통증이 생길 정도로 과도한 운동은 병세를 악화시킬 수 있다. 통증치료실에서는 통증을 유발하는 근육의 통증 유발점을 찾아서 약제를 주입하여 원인을 제거하거나 여러 가지 신경블록 치료를 실시한다.

견갑상신경 블록 치료는 어깨관절 주위의 통증을 줄여 주고 운동범위를 넓히는 데 매우 중요한 치료방법이다. 또한 액와신경 블록이나 견봉하 점액낭에 약제주사, 이두박근 건내주사도 통증경감 및 어깨관절 운동에 매우 좋은 결과를 가져올 수 있다. 특히 치료 직후부터 매우 효과적으로 어깨운동을 할 수 있다.

또한 성상신경절 블록 치료로서 어깨부위의 혈액순환을 개선시켜 준다면 오십견에 의한 고통에서 보다 효과적이고 빠른 회복경과를 볼 수 있다.

결과적으로 어깨의 통증은 치료를 빨리 시작하거나 치료 전 상태가 좋을수록 예후가 좋으므로 여러 가지 치료와 운동을 조기에 실시하는 것이 좋다.

2) 경추 추간판탈출증

목을 움직이면 목이 아프거나 어깨부터 손가락 끝까지 저리고 통증을 느끼는 경우 목 디스크를 의심하게 된다. 경추 추간판탈출증(herniated cervical disc)은 목뼈 사이에 있는 물렁뼈(디스크)의 변성이 있는 곳에서 급성 또는 만성으로 외력이 가해져 후방 섬유륜이 찢어진 곳으로 수핵이 빠져나와 신경을 압박하는 질환이다. 면도를 한다거나 이중 초점렌즈 안경 착용, TV 시청, 침대정리, 높은 선반에 물건 올리기, 천장에 페인트 칠하기 등은 목 디스크의 증상을 악화시킬 수 있다.

경추 추간판탈출증은 디스크 탈출 부위에 따라 증상이 다르다. 목이 뻣뻣해지면서 어깨와 팔을 따라 손가락 끝까지 저리고 아프며, 등 뒤나 견갑골 사이에도 통증을 느낀다. 또한 목을 구부리거나 고개를 숙일 때 목에서 나오는 신경을 압박하여 팔의 통증이 심해지며, 기침이나 코를 풀 때 증상이 악화된다. 그러나 실제 목의 통증은 없이 어깨만 아파서 오십견이라고 진단되어 치료를 받는 경우도 있다.

통증이나 감각장애가 나타나는 부위는, 경추 4~5번 디스크는 어깨와 삼각근, 5~6번 디스크는 엄지와 두 번째 손가락, 6~7번 디스크는 세 번째 손가락, 특히 견갑골 사이와 이두박근 통증, 경추 7~흉추 1번 디스크는 넷째와 새끼 손가락, 삼두박근 통증이 있다.

진단은 증상과 진찰소견이 도움이 되며, 단순 X선 촬영, 컴퓨터 촬영, 경막외 조영, 척수강 조영 등에 의한다.

치료는 약물요법이나 지압, 물리치료 등이 흔히 사용되고, 수술적 근치술도 고려된다. 통증클리닉에서는 우선 성상신경절 블록을 한다. 목이나 어깨 등의 근 긴장이나 압통이 뚜렷한 경우 압통점 주사도 효과적이다. 효과가 없는 예에서는 경막외 블록, 심부 및 천부 경신경 블록, 상완신경총 블록, 신경근 블록, 추간관절 블록 등도 시행한다.

신경블록 치료는 안전하고 효과적이며, 외래에서 치료가 가능하고, 사회나 가정으로의 복귀가 매우 빠르다.

3) 경부 변형성 척추증(경추증)

경추증(cervical spondylosis)이란 목 디스크, 즉 경추 추간판, 추간관절, 인대의 퇴행성 변화에 의하여 추간공이 좁아져서 국소 지배 신경이나 신경근 척수가 압박되어 나타나는 증상의 총칭이다. 경추 디스크의 퇴행성 변화는 방사선 촬영시 50세 이상 약 50%에서 디스크 간격이 좁아져 있고 배가 자라나 있는 골편을 볼 수 있다. 65세 이상에서는 약 75%에서 퇴행성 변화를 볼 수 있지만, 이들 모두 증상이 있는 것은 아니고 모두 관절염이라고 할 수 없다. 증상이 있는 사람의 95%에서 경추 5번과 6번 사이, 경추 6번과 7번 사이, 경추 4번과 5번 사이의 순서로 많이 발생한다.

증상은 반사적으로 생기는 목 주위 근육의 뻣뻣함, 두통(머리 뒤쪽), 어깨 날개뼈 사이의 통증, 상지통증, 때로 상지나 머리 뒤쪽의 저린 증상 등이 있으며, 어지럼증, 귀울림, 현기증 등의 교감신경 증상이 동반되는 경우도 있다.

치료는 약물요법이나 물리치료 등이 시행되며, 통증클리닉에서는 성상신경절 블록, 경막외 블록, 심부 경신경총 블록, 후두 신경블록, 압통부위 주사 등이 행해진다.

5. 두통

두통은 가장 흔한 신경학적 증상이며, 기질적인 원인에 의한 일차성 두통과 기질적인 병변이 없는 이차성 두통으로 나누어진다. 기질성 질환을 감별해야 될 경우는 지금까지 경험한 적이 없는 두통, 전체적으로 악화되는 두통, 의식장애, 표재성 지각장애, 운동마비, 평형기능 장애, 복시, 경련발작,

성격변화를 동반한 두통이다. 이런 일차성 두통에는 진단에 긴급을 요하는 지주막하 출혈, 수막염, 원발성이나 전이성 뇌종양 등이 있으며, 진단에 긴급을 요하지 않는 악관절증, 술후성 낭포 등이 있다. 통증치료실의 치료대상이 되는 두통에는 이차성 두통인 편두통(miraine), 긴장성 두통(tension headache), 군발두통(claster headache)이 있다.

1) 편두통

심한 두통과 자율신경계 및 신경학적 증상을 수반하는 신경혈관성 두통으로, 남녀비는 3 : 2로 여성에 많다.

(1) 분류 및 진단

국제통증학회의 분류기준에 의하면, 전조(aura)를 동반하지 않은 편두통과 전조를 동반한 편두통으로 분류된다. 편두통의 진단에는 병력청취가 가장 중요하며, 긴장성 두통과 감별이 필요하다. 편두통과 긴장성 두통의 혼합형 두통, 편두통 약 과다투여에 의해 만성화된 변형형 편두통(transformed migraine)은 만성 일상성 두통의 가장 흔한 원인이며, 과거 두통의 성질 및 진통제 사용 등에 대한 과거력으로 감별해야 된다

(2) 임상증상

① 전구증상기: 두통 시작 1~24시간 전에 어떤 냄새, 빛, 소리에 과민한 반응을 보이거나 심한 피로, 졸림 등의 전구증상을 보인다.

② 전조기: 전조는 대개 30분에서 1시간 전에 시작하여 5~60분 동안 지속되며, 약 10~20% 환자에서 나타란다. 섬광처럼 빛나는 불빛이나 맹점 등이 나타난다

③ 두통기: 욱신거리는 박동성 두통이 특징이며, 간혹 지속적이며 비박동성인 경우도 있다. 약 40%에서 양측성이다. 심한 경우 눈알이 빠질 것 같다고 하고, 4~72시간 지속되며, 움직이면 심해진다. 빛, 소음, 냄새에 민감해지므로 조용한 방에서 가만히 있게 된다. 전조가 없는 경우는 5회 이상, 전조가 있는 경우는 2회 이상의 두통이 있어야 진단이 가능하다. 구역, 구토, 설사, 식욕부진 등의 위장관 증상이 동반된다.

④ 해소기: 두통이 소실되면 하루 정도 심한 피로와 탈진감이 뒤따르게 된다.

(3) 유발 · 악화인자

편두통은 가족력이 있다. 여성의 경우 월경 직전 혹은 월경 중에 두통이 악화되는 경우가 많다. 생리주기, 피로, 수면부족과 함께 초콜릿, 치즈, 포도주 등도 악화인자가 된다.

(4) 치료

① 약물요법

• 대증요법: 두통의 초기에 ergotamine tartarate 1정을 복용한다. 효과가 없으면 30~1시간 후에 1정 추가한다. Sumatriptan(imigran), 5HT에 높은 선택성을 가진다.
• 비스테로이드성 소염진통제: 혈관 주위의 통증 역치의 상승을 돕는다.
• 예방요법: Ca channel 길항제 flunarizine 1정을 취침 전에 복용한다

② 신경블록요법: 성상신경절 블록, 하악 신경블록, 통증유발점 블록

2) 긴장성 두통

(1) 특징

근수축을 동반하는 것과 동반하지 않는 것으로 분류하며, 조이는 듯한 통증이 머리 전체에 나타난다. 통증의 정도는 경도에서 중등도이며, 일상생활 동작으로 악화되지 않는다. 병인으로서 정신적 · 육체적인 스트레스가 직 · 간접적으로 근긴장을 초래하고, 그것이 국소적인 순환부전을 일으키며 국소에 발통물질을 축적시키게 된다. 만성화된 통증은 스트레스와 상승작용으로 불안 · 우울증을 증가시키고, 이렇게 악순환을 형성함으로써 만성 경과를 취하게 된다.

(2) 증상

두경부에 조이는 듯하게 후두부나 측두부에서 경견부를 중심으로 통증이 나타나는 경우가 많다. 그러나 두정부 측두부에 띠모양으로 전체가 다 아픈 경우도 있다. 하루 중 저녁 혹은 일주일 중 주말에 심해지고, 만성화되면 기분불량을 호소한다. 단말기 조작, 같은 자세로 일하는 사무비서 또는 스트레스가 심한 직업에 많다.

(3) 치료

① 약물요법: 항불안제, 항우울제, 근이완제, 소염진통제

② 신경블록, 성상신경절 블록, 통증유발점 블록, 후두 신경블록, C2 신경절 블록, 경추 추간관절 블록

③ 물리치료

6. 삼차 신경통

삼차 신경통(trigeminal neuralgia)이란 삼차 신경분포 부위에 돌발적으로 전기가 지나가는 듯한 날카로운 통증이 특징적이며, 이환부위의 안면근 경련이 동반되는 경우가 많다.

1) 발생부위

삼차 신경의 분포(하나 이상의 분지를 침범)에 국한되며, 97%에서 편측에 발생한다. 발작의 시작과 끝은 갑자기 일어나거나 소실되며, 보통 episodes 사이에는 통증이 없어지게 된다. 어떤 환자는 발작 사이에 쑤시거나 타는 듯한 통증을 느끼거나 또는 침범 받은 곳에 감각이상이 오기도 한다. 발작은 몇 초간 지속되지만, 몇 시간 동안 연속적으로 잇달아 일어나기도 한다. 무해한 자극이 통증을 유발시키고, 항상 얼굴의 같은 쪽을 침범하지는 않는다. 세수, 면도, 대화나 조그만 움직임에 의해 유발된다. 통증의 유발은 언제나 같은 쪽에서 일어나지만, 삼차 신경의 같은 또는 다른 지역에서도 일어날 수 있다.

발생빈도는 삼차 신경의 제2분지가 44%, 제3분지가 33%, 제1분지가 19%이다. 통증부위에는 약간의 감각소실이 있는 경우도 있으나, 대부분은 감각소실은 없다. 통증은 종종 일상생활이 불가능할 만큼 심하다. 환자는 유발된 곳을 움직이거나 만지려 하지 않는다. 감정적 압박과 육체적 압박이 통증을 증가시킨다.

2) 원인

원인은 분명하지 않지만 삼차 신경근이 혈관에 의해 압박되어 발생한다는 설이 가장 유력하다. 드물게 삼차 신경은 소뇌뇌교각에서 동정맥혈관 기형, 동맥류 또는 종양에 의해 압박된다. 또한 급성 대상포진, 안면외상 후 또는 안면이나 치아의 수술 후에 발생한다.

다발성 경화증 환자에서 삼차 신경통의 빈도가 증가한다. 50~70세에 빈도가 높으며, 60%가 여성이다.

3) 진단

삼차 신경통을 확진할 검사는 없으나, 자세한 병력과 특징적인 증상으로 쉽게 진단된다. 유발부위에 국소마취제를 주사하여 그 동안 유발 효과가 없어진다면 진단이 가능하다. 드문 경우 차단(block)은 몇 개월 혹은 몇 년간 지속되는 자연적인 회복을 유도할 수 있다. 신경학적인 이상이 있는 경우 자기공명영상이나 단층촬영을 한다

4) 치료

(1) 약물치료

Carbamazepine, diphenylhydantoin, valproic acid, baclofen, gabapentin이 사용된다.

(2) 신경블록

안와하 신경블록, 턱끝 신경블록, 상악 신경블록, 하악 신경블록 등의 삼차 신경 말초지 블록, 삼차 신경절 블록, 삼차 신경절 고주파 열응고법 등이 있다.

(3) 수술 미세혈관 감압술, 감마나이프

① 경피적 삼차 신경절 압박법
② 미세혈관 감압술
③ 감마나이프 방사선 수술
④ 하행 삼차 신경로 절제술

7. 기타 안면부 통증

(1) 악관절증(temporomandibular dysfunction, 측두하악골의 관절장애)

안면통의 흔한 원인이며, 퇴행성 관절질환, 선천성 이상, 종양 및 외상의 과거력을 제외, 감별하는 것이 중요하다. 증상은 눈 · 귀, 얼굴과 목근육의 통증을 동반하며, 측두 하악골 관절 증후군으로도 알려져 있다. 귀의 울림, 이상시력, 안면 이상감각을 호소하는 경우가 많다.

검사상 환자가 입을 벌리거나 다물 때마다 하악골의 심한 이탈이 있으며, 입을 벌리는 것이 매우 제한된다. 턱을 움직일 때마다 턱에서 소리가 날 가능성이 있다. 방사선상 이상소견이 나타나지 않는 경우가 많다.

치료로는 안정, 안심, 통증부위의 열 도포, 초음파, 단파투열요법, NSAIDS(저농도로 2주간), 항불안제(2주 동안 하루에 2~4번 diazepam 투여), 항우울제(amitriptyline 또는 doxepin을 2개월 이상 취침 전 낮은 유지량으로 점점 줄여감)를 사용한다.

교합간 치과 교정장치, 행동변이(이완, 생체되먹임) 등이 시행된다. 성상신경절 블록, 통증유발점 블록, 악관절 블록이 도움이 된다. 이들 치료의 각각은 한 가지 또는 여러 방법을 혼합하여 측두하악골 관절 증후군의 통증을 경감시키는 결과를 가져온다.

(2) 저작근의 근막 통증 증후군

대부분 외측 안면에서 발생한다. 통증은 경련과 함께 쑤시고 타는 듯한 양상이고, 이야기하거나 씹을 때와 같이 턱이나 근육 사용시 악화된다. 근육은 촉진시 통증이 있을 수 있다. 통증 유발점(trigger point)이 존재하며, 통증은 두피와 목으로 방사된다. 치료는 측두하악골 관절 증후군과 유사하다.

근수축으로 인한 두통, 외상 후 두통, 입벌림 장애(trismus), 근염 또는 양성 저작근 이영양증과 같은 것으로부터 발생한 근육통 또한 안면통의 원인이 된다.

치료로는 일단 일차 원인을 제거하고 진통제, 항우울제, phenothiazines, 생체되먹임, 그리고 정신치료 등으로 증상을 완화시키는 것이다.

(3) 설통

어떤 환자는 이상 맛감각과 연관되어 혀와 입에 타는 듯한 통증감각을 호소한다. 주관적인 구강건조증과 덩어리 같고 단단한 타액의 감각이 존재한다. 환자의 입 주위에 이상감각이 있을 수 있다. 이러한 증상을 증명하려면 완전한 이학적 검사가 시행되어야 한다.

임상증상 및 검사실 검사와 안면과 두개골의 방사선 검사가 도움이 된다. 구강 칸디다증, 당뇨, 말초신경병, 유진분증, 다빌싱 골수종, 혀로 전이된 악성 병변, 설신경의 신경병, 설인 신경통, 측두하악골 관절 증후군, 구강건조증, 지도상 혀, 내측 능형의 설염, 외상 등과 함께 정신적 인자와 비타민 B12, 철, 엽산염 결핍증 등의 감별이 필요하다. 히스테리, 정신분열증 그리고 건강염려증 등이 통증의 원발 또는 기여원인이 된다.

환자들은 자신의 상태에 적합한 약물에 잘 반응한다. 항우울제, MAO 억제제, lithium, minor tranquilizer, 특히 chlorodiazepoxide와 diazepam, meditation, 최면치료, 행동치료와 생체되먹이기가 도움이 된다.

참고문헌

대한통증학회(2000). 『통증의학』 제2판. 군자출판사.

윤덕미 역(2000). 『통증클리닉 진단치료지침』 제2판. 군자출판사.

3장
보완대체의학에 대한 이해와 활용

해마한의원 윤영주

I. 보완대체의학의 등장과 개념정립 과정

인류역사 전체를 볼 때 서양의학이 보편적으로 받아들여지고 전 세계적으로 가장 우월하며 주도적인 위치를 차지하게 된 것은 200년 남짓한 비교적 최근의 일이다. 세계 각국은 질병관, 진단과 치료에서 현대의학과 확연히 구별되는 다른 의학체계를 가지고 있었고, 아직까지도 그런 전통의학(traditional medicine)이 생명력을 가지고 있는 곳도 많다.

1970년대 초반 미국에서 동양의학의 일부인 침술이 의학계와 일반인들에게 특별한 관심을 불러일으키면서 붐이 일기 시작했고, 이후 다양한 의학들이 속속 소개되기에 이르는데, 이때 서양의학자들은 '서양의학 외의 모든 의학적 지식과 기술'을 대체의학(alternative medicine)이라고 부르기 시작했다. 그러나 현대 서양의학의 입장에서는 기존의 정통의학(conventional medicine, orthodox medicine)을 대신한다는 '대체'라는 표현을 불쾌하게 여길 수밖에 없었고, 부족한 부분을 보충해준다는 의미로 보완의학(complementary medicine)이라는 표현이 등장했다.

자연요법, 자연치료의학, 전인의학(holistic medicine) 등의 개념이 주장되기도 했지만, 현재는 여러 가지 논란을 거쳐 보완대체의학(complementary and alternative medicine, CAM)이라는 용어가 정착되어 사용되고 있다. 현대의학을 신봉하는 이들은 과학적으로 검증되지 않은 부분이 많고 의학이 아닌 요법일 뿐이라고 여전히 주장하고 있기 때문에, 지금 보완대체의학은 요법(therapy)과 의학(medicine)의 중간 지점에 어중간하게 걸쳐져 있는 형국이다. 최근에는 보완대체의학 중에서 안전성과 효과가 입증된 부분을 정통의학으로 통합해야 한다는 보완통합의학(complementary and integrative medicine, CIM) 혹은 통합의학(IM)의 개념이 등장해서 힘을 얻어가고 있다.

이미 1999년 말 미국 국립보완대체의학센터(NCCAM)의 디렉터인 Straus 박사는 "2020년에는 엄격한 과학적인 연구에 의해 현재 보완대체의학에서 사용되는 몇 가지의 예방법 및 치료법들이 효과가 있는 것으로 밝혀져 기존 정통 의학교육 및 치료에 포함될 것이며, 보완대체의학이란 용어는 통합의학이라는 용어로 바뀔 것이다"라고 예측했다. "의학은 의학 그 자체일 뿐이지 정통의학과 비정통의학으로 나누어서는 안 된다. 의학은 효과가 있는 의학과 효과가 없는 의학(사이비의학), 과학적 또는 논리적으로 검증이 된 의학과 검증이 되지 못한 의학으로 구별되어야 한다"라는 주장도 같은 맥락으로 이해될 수 있다.

과거의 전통의학들이 보완대체의학이라는 이름으로 복권이 되고, 또 현대 과학기술을 활용한 각종 보완대체요법들이 등장하여 널리 사용되게 된 가장 중요한 배경은 현대 서양의학의 한계 그 자체라고 볼 수 있다. 수많은 약물의 개발, 첨단 수술요법의 등장으로 의료비 지출이 급증했음에도 불구하고 현대인들은 여전히 질병의 고통에서 해방되지 못하고 있으며, 고질적인 만성 생활습관병과 여기서 기인한 심혈관 질환, 암 등의 치명적 질환도 점점 늘어가고 있다. 완치(cure)가 어려운 질환이 많아지면서 돌봄(care, 관리)과 치유(healing)가 더 강조되고, 전반적인 사회의 고령화 속에서 삶의 질이나 웰빙(well-being)이 중요한 가치가 되고 있는 사회추세 또한 보완대체의학의 유행에 큰 영향을 미치고 있다.

II. 보완대체의학의 기본철학과 특징

보완대체의료의 종류는 수백 가지이지만, 기존 정통의학과 다른 기본철학과 원리에 기초하고 있다는 공통점을 가진다. 인체의 면역기능과 회복 능력, 자율조절 능력을 증강시켜 주는 여러 가지 자연적인 방법을 동원하여 질병을 예방 · 치유하려는 것이 그 핵심이다. 즉 환자를 전체성을 가진 인간으로 보고 그 병이 난 신체 부위에만 집중하여 치료하는 것이 아니라 정신적 · 사회적 · 환경적인 부분까지 관찰하여 조화롭게 치료하자는 것이다.

20세기를 풍미했던 전문화와 세분화 및 중재적(수술, 약물 등으로 인체에 직접 개입(intervene)하는 것) 의료철학은 수많은 전염병 및 급성 질환의 정복에 기여를 하였다. 그러나 해부병리학에 기초한 진단방법은 비가역적인 상태에 대한 치료와 증상완화에 목표를 둘 수밖에 없는 의료영역의 제한을 초래하기도 했다. 보완대체의학은 해부 병리학적인 이상(구조적 · 기질적 변화)이 나타나기 이전의 상태, 즉 가역적인 기능이상(dysfunction)을 진단하고 정상화시키는 광의의 예방적 의료를 강조한다. 즉 난치병뿐만 아니라 건강과 질병의 중간상태인 반(伴)건강, 미병(未病)의 상태도 중요한 치료의 영역이 되는 것이다. 이 시기의 치료는 주로 문제를 일으킬 수 있는 원인을 제거하고 자생력을 높여 스스로 병을 이길 수 있도록 하는 데 중점을 둔다.

치료법을 여러 가지로 통합하여 사용할 뿐 아니라 개개인의 유전적 특성, 생활양식, 식이, 환경 등의 인자도 통합적으로 고려하여 맞춤 식단, 맞춤 운동처방 등 개별화된 치료를 적용하고, 가능하면 비침습적(nononvasive) 혹은 덜 침습적인 방법을 사용하려고 하는 것도 중요한 특징이다.

요약하면, 보완대체의학은 전인적인(holistic) 관점에서 인간과 질병을 보고, 예방을 강조하며(preventive), 가능하면 자연적인(natural), 그리고 비침습적인(noninvasive) 방법을 사용하여 통합적(integrative)이면서도 개인별로 맞춤화된(individualized) 치료를 시도하는 의학이라고 볼 수 있다.

III. 보완대체의학의 체계와 요법들

보완대체의학에 포함되는 의료는 200여 가지나 될 정도로 매우 광범위한데, 이들의 종류를 분류하고 과학적인 근거와 객관성을 설정하는 것이 매우 중요하다. 현재는 미국 국립보건원(National Health Institute, NIH)의 직속기관인 국립보완대체의학센터(National Center for Complementary and Alternative Medicine, NCCAM)에서 사용하는 분류법(다섯 가지로 대분류)이 일반적으로 통용되고 있다.

1. 대체의료 체계(alternative medical system)

비교적 체계화되어 있으며, 역사가 긴 세계 각국의 전통의학(중의학, 한의학, 일본 한의학, 인도의 아유르베다 의학, 이슬람의 우나니 의학 등)과 서양에서 오래 전부터 사용되던 동종요법(homeopathy) 등이 여기에 속한다.

2. 심신개입에 의한 의료(mind-body medicine)

심리학적 또는 행동요법적 영향이 정신에 작용하여 신경계와 면역계의 작용을 거쳐 몸의 장애나 증상을 개선하는 요법들로서 명상, 바이오피드백(biofeedback), 음악치료 · 미술치료 · 무용치료 등의 예술요법, 향기요법, 이완요법, 요가, 기공, 태극권 등이 있다.

3. 생물학적 요법(biologically based therapy)

약초나 음식물, 동식물로부터 얻은 추출성분, 비타민이나 미네랄 등 영양건강 보조식품이 사용되고 있으며, 소위 허브(herb, 약초)는 고대로부터 공통적으로 거의 모든 나라에서 사용되어 왔다. 해독

요법, 효소요법, 봉독치료, 메가 비타민 요법, 중금속 제거요법(chelation) 등도 여기에 속한다. 소위 보조제라고 불리는 건강 보조식품 등은 현대 서양의학에 비교적 가까운 요법으로 엄격한 차이를 두기 힘든 것이 많다.

4. 수기조작 및 신체운동에 의한 요법(manipulation and body based therapy)

카이로프랙틱(chiropractic, 척주조정요법, 추나요법), 정골의학, 마사지, 지압, 반사요법, 수치료, 롤핑요법, 테이핑요법 등이 있는데, 다른 요법들에 비해 국내에 먼저 도입되고 일반화된 것이 많다.

5. 에너지 요법(energy therapy)

인체 내부에서 유래되는 에너지 또는 외부로부터의 에너지를 이용한 치료법으로서, 전자장요법(자석요법), 광선치료, 극성요법뿐만 아니라 안수나 기도 등도 치료법으로 인정되고 있다.

Ⅳ. 보완대체의학의 국내외 현황

1. 미국

WHO의 자료에 의하면, 세계 의료시장의 30~40%만이 서양 정통의학을 따르고 나머지는 보완대체의학이 차지하고 있다. 미국의 경우 NIH의 보고에 의하면, 2003년에 보완대체의학으로 들어간 비용이 약 30조 원이나 되며, 해마다 15~20% 정도 성장하고 있다고 한다.

연구 차원에서는 하버드, 듀크, UCLA, 애리조나 등 명문 대학교를 포함하여 많은 대학에 보완대체의학 관련 연구소 및 진료센터들이 만들어져 있다. 1992년 NIH 내에 대체의학연구원(Office of Alternative Medicine, OAM)이 설치되었고, 이것은 1998년 NCCAM이라는 독립 연구기관으로 승격되었다. 미국의 의과대학 학생 중 80%가량이 보완대체의학을 배우고 있으며, 전공의 및 전임의에 대한 교육도 실행되고 있다. 여러 대학이 참여하는 컨소시엄이 형성되어 보완대체의학에 대한 체계적인 교육 시스템을 연구하고 있다.

1990년 알래스카 주에서 의사가 보완대체요법을 시술할 수 있도록 하는 최초의 법안이 통과되었으며, 그 이후 많은 주에서 '시술권의 자유'를 보장하는 법안이 통과되었다. 의료보험 회사들도 67%가 보완대체의학에 의한 치료비를 적어도 한 가지 이상의 치료행위에 지불하고 있다. 암치료 전문 병원으로 유명한 미국 엠디엔더슨 암센터에도 72가지의 보완대체요법을 실행하는 'Place of

Wellness' 가 있어 병원 입원 환자뿐만 아니라 외부 환자들도 이용하도록 하고 있다.

2. 유럽

유럽의 영국, 독일 등에서는 보완대체의학의 역사가 더욱 깊다. 미국에 비해서 현대의학과 보완대체의학의 이분법적 사고가 적었고, 식물요법(phytotherapy, 서양에서 고유하게 사용되어 오던 허브요법), 동종요법(homeopathy) 등은 현대의학과 더불어 오래 전부터 자연스럽게 공존해 왔다. 유럽에서 2001년에 동종의학에 사용된 비용만 해도 30억 유로(약 4조 원)에 달하고, 1980년대부터는 동양의 침술도 본격적으로 널리 시술되고 있다.

영국은 공영 의료기관 시스템이 발달되어 잘 운영되고 있는 나라로서, 여러 종류의 보완대체의학에 대한 치료비를 국가 의료보험에서 지불하고 있고, 1983년의 의료법에 따르면 의사는 환자에게 도움이 된다고 확신하면 어떤 형태의 대체요법도 사용할 수 있다. 한편, 영국의학협회는 "의사로서 대체요법을 사용하고자 하는 경우에는 적절한 관련 단체에서 제공하는 훈련 과정을 마쳐야 하며 시술사로서 등록을 필한 후에 사용해야 한다"라는 지침을 발표했다. 이와 더불어 현대의학에서 보완의학에 대한 훈련을 제공하는 사례가 급속히 늘어났으며, 의과대학 중 보완대체의학 관련 강좌를 개설한 비율이 급속히 증가하는 추세로서 1997년에 이미 40%에 달했다.

독일에서는 연방보건복지부 산하 6개 연구소 중 '약제 및 의료기구 연방연구소' 가 있어 보완대체의학을 등록하고 시술하는 보장을 받을 수 있다. 80% 이상의 의사들이 식물요법을 하고 있으며, 약 2만 명이 넘는 의사들이 침술을 실시하고 있고, 약 55%의 의사들이 동종요법을 하고 있다. 이런 치료를 하기 위해서는 각 대학과 관련 전문학회에서 일정한 수련 후 자격증을 인정받아야 하는데, 이렇게 수련 과정을 거친 보완대체의료 시술에 대해서만 치료행위를 인정하며 보험도 청구할 수 있다.

3. 우리나라

이렇듯 현대 서양의학의 본고장이라 할 수 있는 미국과 유럽에서 보완대체의학이 광범위하게 시술 · 연구되고 있는 반면에, 우리나라의 의료계는 여러 형태의 보완대체의학을 많이 접하고 있으면서도 이에 대해 상당히 무관심했었다. 환자들이 보완대체요법에 대해 물어도 "그런 것 하면 안 됩니다"라는 대답이 대부분이었기 때문에, 결국 환자는 의사의 충고에 관계 없이 건강기능 식품을 복용하거나 다른 보완대체의학 치료를 선택하는 일이 많았다.

그러나 최근 몇 년 동안 보완대체의학에 대한 관심이 증가하면서 일반인들은 물론 의료인들 사이에서도 이를 의료현장에서 적용하거나 관심을 갖고 새로운 분야로 발전시켜 나가려는 사람들이 늘어나고 있다. 한국대체의학회, 대한보완대체의학회, 한국통합의학학회 등의 연구단체들이 잇달아 생겨났고, 포천 중문의대에서 처음으로 대체의학대학원을 설립한 이래, 여러 대학과 대학원들에서 대체의학과 관련한 다양한 교과 과정이 개설되었다. 2004년 가톨릭의대에 처음으로 통합의학교실이 생기고, 2005년에는 의과대학에서 보완의학교육을 본격적으로 도입해야 한다는 논의가 더욱 활성화 되었다.

물론 보완대체의학에 대해 알아보려는 노력도 없이 무조건 현대 정통의학 이외의 다른 의학은 없다는 폐쇄적인 견해를 갖고 있는 의사들이 아직은 다수이고, 특히 대학병원이나 큰 종합병원의 의사들일수록 이런 경향이 많다. 주류 의학계의 시각은 아직까지는 냉담한 것이 사실이며, 아예 사이비라고 몰아붙이는 이들도 적지 않은 형편이다. 그러나 개원가를 중심으로 해서 아로마테라피, 뉴로피드백, 메조테라피, 태반요법, 각종 항산화제를 비롯한 건강기능 식품의 판매 등이 급속도로 확산되면서 점차 정통의학과 보완대체의학의 엄격한 경계가 허물어지고 있는 실정이다. 웰빙 바람은 병을 치료하기 위한 목적으로만 병원을 찾았던 과거와 달리 점차 삶의 질 향상을 위해서 전문기관의 도움을 받을 필요가 있다는 인식의 변화를 가져왔고, 이에 부응하는 각종 대체요법의 도입은 경쟁이 더욱 치열해지고 있는 의료계의 경영환경에서 새로운 돌파구로 부각되고 있다.

V. 보완대체의학의 전망

치료보다 예방을 중시하는 기본철학과 전통적인 약물, 수술요법에 비해 합병증과 부작용의 위험이 적다는 것, 의료비용의 절감효과를 기대할 수 있다는 것 등의 이유로 인해 보완대체의학은 전 세계적으로 더욱 발전, 확대되어 나갈 것으로 보인다. 그러나 각 요법들의 효과와 안전성이 아직 과학적인 검증 과정을 다 거치지 못했다는 것이 가장 큰 한계이다. 그것은 보완대체의학이 현대의학의 분석방법과 과학적인 실험 과정을 통한 통계학적 처리와 효과 측정에 있어서 아직 만족할 만한 결과들을 얻지 못하고 있기 때문이기도 하지만, 보완대체의학과 현대의학이 그 개념과 분석적 접근방법을 달리하고 있기 때문이기도 하다. 또한 제약회사에서도 새로운 치료법에 대한 개발비, 평가비, 마케팅 비용 등을 제한적으로 사용하고 보완대체의학에 시간과 노력을 투자하지 않는 문제도 있다. 영양요법이나 행동요법 등은 특허를 받기 어려우므로 투자한 만큼 이윤이 남지 않을 것이기 때문에 적극적인 연구를 하지 않으려는 경향도 있다.

그러나 최근에는 많은 변화가 일어나 세계 각국에서 보완대체의학에 대한 과학적 실험과 검증을 앞다투어 추진하고 있으며 상당한 성과를 거두고 있다. 현대 과학기술의 발달은 이러한 검증 과정을 더 용이하게 해주는 도구로도 사용되는데, 양자물리학의 개념을 의학에 접목하여 몸을 파동구조로 보고 마음 에너지를 fMRI, MEG 등의 최신 기계를 사용하여 측정하려는 시도 등이 그 좋은 예이다. 신경생리학의 발달로 침술, 명상과 위약 효과(placebo effects) 등에 대한 기전이 밝혀지고 있으며, 인간의 정시상태와 스트레스에 의해 미세 호르몬의 변화, 면역체계 활성의 변화 등이 일어난다는 정신-신경-면역학의 발전은 많은 보완대체요법들의 치료효과를 증명하는 데 중요한 근거로 되고 있다.

서구에서든 우리나라에서든 이제 정통 주류의학이 보완대체의학을 무조건 배격하고 외면해서는 안 된다는 인식이 일반화되면서 주류의학에서는 보완대체의학을 적극적으로 포섭해 내려는 쪽으로 방향을 전환하고 있다. 보완대체의학의 목적은 현대 정통의학을 보완하는 것이고, 이것이 정통의학을 대체하거나 의학의 주류로 될 수는 없으나, 현대의학에 종사하는 의료인들이 거부감 없이 받아들일 수 있고, 과학적으로 검증된 요법들을 부분적으로 받아들여 현대의학 체계에 통합해 내자는 것이 통합의학을 주장하는 이들의 논리이다. 서양의학, 한의학, 치의학, 민간요법 등으로 나누는 것은 의료인의 관점이고, 소비자(환자) 중심의 입장에서는 통합적인 의료서비스, 통합의학으로 나갈 수밖에 없다는 것에도 점점 더 많은 사람들이 동의하고 있다.

이런 관점이 의료계에 받아들여지면 의사 등 의료인이 중심이 되지만 다양한 대체요법사들이 협력하는 팀 접근법(team approach)이 권장되고, 의사 자신이 보완대체요법을 시술하는 경우에도 엄격한 훈련과 자격부여 과정을 거치도록 하는 방향으로 나아갈 것으로 전망된다. 각종 대체요법의 시술자들은 자격증 제도를 정비하면서 기존의 방사선사, 임상병리사, 물리치료사 등과 같은 준의료인(paramedical)의 자격으로 의료체계 안에 자리를 잡게 될 가능성이 많다.

현재 우리나라의 상황은 특히 보완대체의학에 전문 의료인의 참여가 결여되어 있고, 체계적인 보완대체의학 교육이 부재함으로써 질 높은 보완대체의료의 실시가 어렵다. 법적 · 제도적 측면에서도 보완대체의료의 실행을 통제하는 것은 많으며, 진료행위를 위한 적극적인 법제도나 체계적으로 보완대체의료의 질을 관리할 수 있는 법제도는 찾아보기 힘들다. 또한 서양에서는 보완대체의학의 일부로 여겨지는 한의학이 우리나라에서는 대중적인 지지를 받으면서 엄연한 제도권 의학의 한 축으로 자리잡고 있다는 특수성이 있다. 의료일원화 논쟁, 양 · 한방 협진 등의 문제가 복잡하게 얽혀 있기 때문에, 우리나라에서는 서양의학-한의학-(나머지)보완대체의학의 3자 구도로 의료체계가 짜여지고 통합의 길이 모색될 것으로 보인다.

VI. 의료소비자로서의 보완대체의학 활용

보완대체의학은 의학의 새로운 희망이기도 하지만, 많은 한계와 위험성 또한 안고 있다. 대부분 비의료인들에 의해 시술되어 심각한 질환의 환자를 간과하여 생명을 위험하게 하는 경우도 종종 있다. 보완대체의학의 한계성을 인식하지 않고 효과를 왜곡 또는 과장하거나 이를 상업화하는 비윤리적 상술에 의해 악용되기도 한다.

그렇다면 환자, 의료소비자의 입장에서는 보완대체의학을 어떻게 바라보고 활용해야 할 것인가?

첫째, 서양 현대의학과 보완대체의학은 양자택일의 대상이 아니다. 단순한 가정이나 한두 가지 치료 예로 특정한 치료법을 정당하다고 주장해도 안 되고, 효과가 있으나 현재의 과학 수준으로 검증이 안 된다고 무시해서도 안 될 것이다. 어느 하나를 배척하여 버리거나 하나만을 절대시하여 예찬하는 것이 아니라, 중용의 도를 발휘하여 질병의 종류나 단계, 몸의 상태에 따라 가장 적합한 치료법을 찾고 배합하는 것이 중요하다. 어떤 의료인이나 대체요법 시술자이든지 "이 방법 하나로 충분하고, 어떤 질병이든 고칠 수 있다"고 말한다면 일단 의심해 보는 것이 현명할 것이다.

둘째, 모든 치료법(혹은 건강증진법)의 효과만이 아니라 안전성에 관심을 가져야 한다. 보완대체의학을 정식으로 공부한 전문가로부터는 올바르고 안전하게 치료를 받겠지만, 의학적 지식이 없이 경험적으로 시술하는 사람에게 치료를 받으면 위험이 따를 가능성이 많다. 어떤 요법이든지 크고 작은 부작용이 있을 수 있고, 효과와 부작용은 사람마다 다 다른 정도로 나타난다. 다른 사람에게 효과가 있었다고 해서 나에게도 같은 효과가 있는 것이 아니고, 다른 사람에게 부작용이 없었다고 해서 나에게 아무 해가 되지 않는 것도 아니다. 자기 몸을 최신 도입된 요법의 실험대상으로 만들지는 말아야겠다.

셋째, 비용-효과의 문제를 고려하여 현명한 선택을 해야 한다. 최근 개원가에서 경쟁적으로 도입되고 있는 상업적인 보완대체요법은 대부분 높은 비용을 요구하는데, 비용 대비 효과라는 관점에서 보면 의문의 여지가 있다. 또한 저렴한 비용만을 선택 기준으로 삼는다면 사이비 시술자를 만나게 되기도 쉽다.

넷째, 건강의 주체는 의료인이나 대체요법 시술자가 아니라 자기 자신이며, 지식보다는 실천이 중요하다는 점이 가장 중요하다. 전문적인 치료는 반드시 의료인이나 정식 자격을 갖춘 시술자에게서 받아야 하지만, 치료법의 선택과 실천 전 과정에서 환자 자신이 모든 결정을 내리고 책임을 져야 하는 것이 엄연한 현실이다. 인터넷의 발달로 보완대체의학뿐 아니라 정통의학에 대한 정보도 일반인이 쉽게 접할 수 있는 요즘 같은 정보의 홍수 시대에는, 단편적인 정보와 지식만으로 잘못된 판단을 할 위험 또한 커진다. 보완대체요법을 사용할 때도 의료인의 조언을 받는 것이 좋은데, 유명한 의사보다는 내 몸에 대해 오랫동안 잘 알고 관리해 주는 믿을 만한 주치의를 만들어야 한다. 또한 환자 자신의 의지와 노력이 치료 과정에 절대적인 영향을 끼친다는 사실도 중요하다. 어떤 치료법이더라도 치료자와 치료법에 대한 믿음을 가지고 꾸준히 실천할 때 가장 큰 효과를 볼 수 있기 때문이다.

참고문헌

김영균(2004). 『보완대체의료』. 도서출판 엠디.

대한보완대체의학회(2004). 『보완대체의학 — 통합의학으로 가는 길』. 이한출판사.

오홍근(2004). 『자연치료의학』. 도서출판 정한 PNP.

장석원(2002). 『암 치료법의 선택』. 산보출판사.

전대근, 김민석(2003). 『알고 치료합시다』. 월인.

전세일(2004). 『보완대체의학』. 계축문화사.

전세일, 전홍준, 오홍근(2000). 『새로운 의학, 새로운 삶』. 창작과 비평사.

4장
한의학과 한방의료에 대한 올바른 이해

해마한의원 윤영주

이 장에서는 한의학 전반에 대한 소개를 하기보다는 한의학에 대해 흔히 갖는 몇 가지 오해를 바로 잡고 현대 서양의학과 한의학이 조화·협력할 수 있는 바람직한 의료체계를 모색해 보는 데 초점을 맞추고자 한다. 물론 현대 서양의학과 한의학에는 기본 관점에서부터 실제 의료행위에 이르기까지 큰 차이가 존재하지만, 차이의 강조는 부당한 왜곡을 가져올 수 있기 때문이다. 양자의 차이, 우열을 논하기보다는 이원화된 의료체계라는 현실을 인정한 상태에서 양자의 관계, 상호 보완성에 주목하고자 한다.

보완대체의학의 경우와 마찬가지로 의료 소비자의 입장에서 한의학을 올바로 알고 잘 이용하는 것 또한 매우 중요하다. 한방의료를 이용할 때도 현명한 소비자, 좋은 환자가 되는 것은 개인의 건강에 큰 도움을 줄 뿐만 아니라, 협력보다는 대립·갈등을 보이고 있는 두 의료의 화해·통합에도 큰 동력으로 작용할 것이기 때문이다. 한의학에 대해 보다 깊이 있고 체계적으로 공부하기를 원하는 독자는 참고문헌을 활용하기 바란다.

I. 한의학과 서양의학의 차이점

한의학과 서양의학은 같은 사람과 같은 질병을 다루지만, 기본적인 철학과 이론이 다름으로 인해 많은 차이를 가지고 있으며, 거의 정반대의 경향을 가지는 것으로도 볼 수 있다. 두 의학의 차이에 대해서 여러 가지 표현(철학적 : 과학적, 방어적 : 공격적, 기능 위주 : 해부학 위주 등등)을 써서 기술할 수 있지만, 구체적인 의료수행에서 보면 다음 세 가지로 요약할 수 있다.

첫째, 한의학은 전체로서의 인간에 대해 총체적으로 접근하지만, 서양의학은 부분으로서의 장기, 조직, 세포, 유전자, 질병(disease entity)에 보다 주목하는 경향이 있다.

둘째, 한의학은 심(心), 신(神)을 형(形, 육체)보다 강조하며 건강을 유지하고 질병을 치료하는 데 있어서 중요한 위치를 부여하지만, 서양의학은 정신의 활동조차도 물리(전자기파로서의 뇌파) 화학적(각종 신경전달물질)인 방식으로 접근하려고 한다.

셋째, 한의학은 전체적인 조화와 균형의 복구, 전신적인 저항력(正氣)의 증강을 치료의 대원칙으로 삼는다면, 서양의학은 병인(외부의 세균이든, 내부의 콜레스테롤 수치이든)을 특정화하여 직접 공격하거나 제거하는 치료를 주로 한다(유전자 치료나 stem cell 주입 등도 외부에서 인체에 직접 개입하는 방식이므로 크게 다르지 않음).

이렇게 접근방향이 다르기 때문에 잘 결합되면 상호 보완적 · 상승적인 치료효과를 낼 수 있는 것은 자명한 일이다.

서양의학의 장점은 응급상황에 대처할 수 있는 방법이 많이 있다는 것, 여러 가지 정량적 검사나 영상검사를 통해 정확한 진단과 예후 판단이 가능하다는 것, 수술기법이 매우 높은 수준으로 발달했다는 것 등이다. 이렇게 서양의학은 응급상황, 급성기에 장점을 발휘하는 것에 비해, 한의학의 장점은 환자 자신이 갖고 있는 원기(생명력)의 고양을 통해 질병이 물러나게 하며, 건강을 회복하거나 나아가 더 건강해지게 만들 수 있는 의학이라는 것이다. 또한 침습적인 수술치료, 약물치료에 비해 한방의료는 상대적으로 덜 침습적이거나 비침습적인 방법을 사용함으로써 부작용을 줄일 수 있다는 것이 장점이다. 이런 장점을 바탕으로 한방의료가 각종 생활습관병, 만성병, 난치병에 시달리는 현대인들에게 새로운 가능성으로 인식되면서 오히려 서구에서 한의학에 대한 관심이 증가되고 있다.

이론적으로는 이렇듯 상호 보완적일 수 있는 두 의학이 실제로는 협력 · 협진이 잘 이루어지지 못하고 많은 의료 소비자들을 혼란에 빠뜨리기도 하는 것이 현재 우리나라의 안타까운 의료현실이다. 그 이유로는 여러 가지가 있겠지만, 철저하게 분리되어 상호 불신을 키우는 의학교육 과정과 의료제도, 수용적이기보다는 상호 배타적인 의료 당사자들의 인식도 하나의 큰 원인이라 할 수 있어 개선이 필요한 현실이다.

근래 현대의학과 과학기술이 눈부시게 발전하면서 한의학과 서양의학은 새롭게 만나고 있다. 현대의학의 발전 경향은 한의학을 낡고 비과학적인 것으로 도태시키기보다는 오히려 과학기술이 한의학적 원리를 증명해 낼 수 있는 도구로도 사용되면서 협진이나 두 의학의 접목에 긍정적으로 작용하고 있다. 현대의학은 '면역', '유전', '개별화된 맞춤치료', (이제까지는 관찰이나 측정이 불가능했던) 기능의 측정과 영상화, 즉 fMRI(functional MRI), MEG(magnetoencephalography) 등을 키워드로 발전하고 있다. 한의학에서 사기(邪氣)보다는 정기(正氣)를 강조하는 것은 모든 질병을 '면역력', '면역반응'의 개념으로 설명하는 현대의학 이론과 다르지 않고, 개체의 특성과 체질을 기본적으로 고려하는 체질의학은 서양의학의 유전체 연구와 유사하다. 또한 한의학에서는 병명이 같더라도 사람에 따라 또 나타나는 증상에 따라 각각 다른 처방을 사용하는 경우가 많은데, 현대 의약학에서도 최근 이와 유사한 '맞춤치료'를 본격적으로 추구하고 있다. 신(神), 기(氣)를 핵심 개념으로 하는 한의학의 여러 선험적 명제들은 최신 영상진단기나 양자의학을 응용한 측정기기들에 의해 증명되면서 비과학(非科學)이라는 비판을 벗어나, 최첨단 과학이 가장 관심을 갖는 분야 중의 하나가 되고 있다. 물론 일부 양의사와 서양과학자들은 더욱 작게 쪼개어 분석하고 직접 개입(공격)하는 서양의학의 기본태도를 중시하고 있지만, 연구의 수준이 높아질수록 한의학 이론과 만나고 한의학 이론의 정당성이 입증되는 결과를 가져올 수 있다고 예상된다.

II. 한국 한의학의 역사 — 한 · 중 · 일 비교

한국 한의학(韓醫學)의 뿌리는 물론 수천 년의 전통을 가진 중국 한의학(漢醫學)이다. 중국 한의학은 한국, 일본뿐 아니라 베트남, 티베트 등 아시아권 전체에 영향을 미쳤으나, 주로 중국, 한국, 일본 등의 동아시아에서 체계적으로 계승 · 발전되어졌다. 먼저 세 나라의 서로 다른 역사와 현황을 살펴보자.

중국에서는 1949년 새로운 정부가 들어서면서 국가 주요 정책으로 중서의 결합을 주창하고, 이 정책을 실현하기 위하여 다수의 중서 결합의(중서의)를 배출하였다. 1999년 현재 중서결합병원이 48개에 달하고, 1958년부터 1995년까지 총 58,000명의 중서의 결합인력이 배출되었다. 국내적으로는 중의 · 서의 · 중서의 3자를 병행 발전시켜 3원 체계를 유지하면서, 풍부한 인력과 한약자원을 무기로 전 세계에 진출하여 '한의학 = 전통 중의학(Traditional Chinese Medicine, TCM)'이라는 인식을 심어 나가고 있다. 구체적인 중의 진료과정에서는 양의학적 진찰이나 진단기기에 의한 검사를 하는데, 어떤 제한도 받지 않지만 약은 중약의 사용을 우선으로 한다. 한약만으로 치료가 너무 늦어진다든가 힘들다고 하면 중의사가 양약도 사용할 수 있고, 입원할 정도의 중한 병에는 대부분 양약과 한약을 같이 사용한다.

일본은 이원화 체계의 우리나라와는 달리 메이지 유신 이후 한의사 제도가 사라지고 의료가 일원화된 상태에서 침구학원이나 대학에서 배출된 침구사들은 한약을 사용할 수 없으나, 의사들은 의과대학에서 한방과 침구를 배우지 않더라도 전부 사용할 수 있도록 되어 있다. 그러나 일반적으로 의사들의 관심은 한약이고, 전체 의사의 72%가량이 한방제제(엑기스제 위주)를 사용하고 있다. 일본의 한의학은 황한의학(皇漢醫學, Campo Medicine)이라고 불리며 고방(古方), 즉 『상한론』, 『금궤요략』 등 고의서에 기재된 처방 위주로 사용하고, 진찰에서는 설진(舌診)과 복진(腹診)을 강조하며, 기혈수(氣血水) 이론을 생리학의 기본으로 한다는 점에서 우리나라의 한의학과는 많은 차이를 보인다.

우리나라에서는 19세기 말 서양의학이 도입되었고, 일본 제국주의의 식민지화 정책의 일환으로 한의학은 공공의료에서 완전히 배제되어 서양의학 일변도의 정책이 시행되었다. 해방 후 혼란의 시기를 거쳐 1952년에 국민의료법이 제정되어 한의학도 제도권으로 들어와 의사 · 한의사의 이원화된 의료제도를 갖게 되었다. 동양의학대학이 경희대 한의대로 바뀐 이후에 전국에 11개 한의과대학이 하나씩 설립되었고, 한의대 부속 한방병원들도 설치되면서 의료의 한 축을 형성하게 된다. 1987년 한방의료보험이 실시되고, 인구의 고령화 및 만성 퇴행성 질환의 증가로 양 · 한방 의료간 상호 보완적 진료의 방안이 모색되면서 1990년 이후에는 양 · 한방 협진이라는 의제가 대두되어 새로운 의료의 흐름을 형성하고 있다.

한국 한의학은 중국 한의학에 뿌리를 두고 있지만, 조선시대 이후에는 이 땅에서 쉽게 구할 수 있는 '향약(鄕藥)'을 강조하고, 광해군 때는 기존 중국 의서들을 새로운 관점에서 집대성한 『동의보감』이 만들어지면서, 청대의 온병의학, 중서회통의학과는 다른 발전의 길을 걷게 되었다. 사암도인에 의해 만들어졌다는 '사암 오행침법', 이제마의 '사상의학', 유의(儒醫)였던 석곡 이규준의 '부양론' 등은 한국 한의학의 고유한 부분으로 현재까지 계승되어 실제 임상에서 많이 활용되고 있다.

일본은 제도적으로 한의사 제도가 사라지고, 중국도 공산화와 문화대혁명 과정을 겪으면서 유물론적 입장에서 중의학이 실용주의적으로 재편되었다. 이에 비해 우리나라는 비교적 유불선의 전통이 잘 보존 · 계승되었고, 한의학이 대중의 생활 속에 많이 뿌리내리고 있다는 배경 때문에 한의학 이론이나 실제 임상이 전통적인 동양철학, 한의학의 관점에 충실한 모습으로 남아 있다는 장점을 가지고 있다. 서양의학 수준도 선진국에 필적할 만큼 높은 수준이고, 한의사들의 사회적 지위가 높아 계속 우수한 인력이 충원된다는 점은 한국 한의학의 잠재적 발전 가능성을 높여주는 또 다른 요소이다.

III. 한의학의 기본체계와 핵심개념

'한의학은 과학이 아니다'라고 비판하는 사람들은 한의학을 미신적인 것으로 보거나, 좋게 봐도 몇 가지 경험적인 의료를 모아 놓은 것에 불과하다고 평가한다. 그러나 일관된 논리와 방대한 체계를 갖춘 학문이라는 의미에서 한의학은 과학이다.

한의학은 동양의 자연철학을 바탕으로 독자적인 의철학 위에 인체를 설명하는 생리학, 질병의 원인과 발생, 전변을 설명하는 병리학, 진단학, 침구학, 본초학, 방제학 등 치료에 관한 학문뿐 아니라 예방의학(양생의학)까지 전체적인 체계를 갖추고 있다. 앞에서 언급한 것처럼 현대의학과 과학기술, 방법론에 의한 검증이 아직 다 이루어지지 못했다는 의미에서 한의학은 비과학(非科學)이 아니라 미과학(未科學)이라는 주장을 하기도 한다.

1. 기본철학

한의학에서는 우주-자연-인간을 개별적인 분석대상으로 보지 않고 하나의 연결된 전체로 보는 관점을 견지한다. 인간은 하나의 소우주이고, 자연에서 적용되는 여러 원리들은 인간의 몸과 마음, 생리, 병리현상을 설명하는 데도 그대로 적용된다. 동양철학의 핵심개념의 하나이기도 한 음양, 오행은 한의학 이론에서도 중심에 놓인다.

음양(陰陽)은 여러 가지 철학적 개념으로 설명할 수 있지만, 한의학에서 가장 중요한 것은 동정(動靜)과 변화, 즉 쉬지 않는 생명력의 활동과 균형을 표현한다는 점이다. 하늘과 땅, 해와 달, 물과 불, 남과 여, 형(形)과 기(氣) 등이 음양의 대표적인 표상들이며, 음양은 조화와 균형이 중요할 뿐 아니라, 절대적인 것이 아니라 관계 속의 상대적인 개념이라는 것, 상호 전화(轉化)할 수 있다는 것 등이 중요하다. 음양은 사상(四象), 팔괘(八卦) 등으로 계속 분화해 나가기도 하지만, 태양(太陽), 양명(陽明), 소양(少陽)의 삼양(三陽)과, 태음(太陰), 소음(少陰), 궐음(厥陰)의 삼음(三陰)으로 분화하기도 한다.

목화토금수(木火土金水) 오행(五行)을 나무 · 불 · 흙 · 쇠 · 물의 구체적인 다섯 가지 물질로 비유하여 설명하기도 하지만, 이런 식의 설명은 오행에 대한 풍부하고 정확한 이해를 가로막을 수도 있다. 오행은 음양이 분화하여 나타나는 다섯 가지 기운이라 할 수 있고, 사계절의 변화에서 그 기상을 어렴풋하게나마 느껴볼 수 있다. 태극기의 원이 음양을 상징하며, 음양을 대표하는 일월(日月)과 오행인 화수목금토로 요일 이름을 사용하는 것에서도 알 수 있듯이, 음양 오행은 한국인의 생활 깊숙이 스며들어 있는 개념이다.

목(木)은 봄의 기상으로 승달(升達) 기운 — 아지랑이가 피어오르듯, 새싹이 돋아나듯, 나무가 쭉쭉 뻗어 올라가듯 하는 기운 — 이며 생(生: 탄생)을 주관한다. 화(火)는 여름의 기상으로 염상(炎上) 기운 — 불이 활활 타 오르고, 여름에 풀과 나무들이 무성하게 번창하는 모습 — 이며 장(長: 성장)을 주관한다. 토(土)는 여름과 가을 사이, 혹은 사계절이 바뀌는 각 시기들의 기상으로 유습(濡濕) 기운 — 촉촉한 습기를 머금은 땅이 만물을 포용하고 길러내는 기운으로 화(化: 변화, 성숙)를 주관한다. 금(金)은 가을의 기상으로 조한(燥寒) 기운 — 가을의 건조한 공기와 맑고 파란 하늘, 가을 서리 같은 엄정한 기운 — 으로 수(收: 수렴)를 주관한다. 수(水)는 겨울의 기상으로 윤하(潤下) 기운 — 물이 흘러내리며 적시는 모습, 봄의 탄생을 위해 생명체가 씨앗을 만들 듯, 겨울잠을 자듯 좋은 것을 저장하는 기운 — 이며 장(藏: 저장)을 주관한다.

우주와 자연의 변화는 인체의 생리와 질병에도 중요한 영향을 미친다. 자연의 변화에 맞게 기거와 섭생을 하면 건강할 수 있지만, 그렇지 못하면 병이 생긴다. 인체에 가장 큰 영향을 미치는 자연의 기운을 육기(六氣)라 하는데, 이는 풍한서습조화(風寒暑濕燥火)이다. 육기는 외부에만 존재하는 것이 아니라 인체 내부에서도 생기는 기운으로, 적절히 조화되지 못하면 또한 질병을 일으킨다. 풍(風, 바람)은 목(木) 기운으로, 인간의 감정 중에서는 갑자기 심하게 화를 내는 것을 내부의 풍으로 본다. 우리가 흔히 쓰는 중풍(中風)이란 말은 '바람에 맞았다, 바람이 인체에 적중했다'는 의미로, 여기서의 풍은 외부 자연의 바람일 수도 있지만 인체 내부의 바람일 수도 있는 것이다.

2. 생리학

한의학에서는 인체의 구조와 기능을 크게 장부와 경락으로 설명한다. 장부는 오장(五臟: 肝, 心, 脾, 肺, 腎)과 육부(六腑: 담, 소장, 위, 대장, 방광, 삼초)로 이루어져 있는데, 각각 오행에 배속되어 있고, 인체의 이목구비, 피부, 근육, 골격 등의 다른 구조들도 각 장부에 연관되어 있다. 예를 들면, 폐-대장-코-피부-흰색-매운맛 등은 모두 오행 배속상 금(金)에 해당되는 것으로 서로 밀접한 연관을 가지고 있다. 그러므로 한의학에서 말하는 장부는 현대의학에서 지칭하는 해부학적 장기(organ)와 일대일로 대응하는 것이 아니라, 비슷한 기운과 기능을 가진 하나의 유(類)기능 체계라고 할 수 있다.

한의학에서 말하는 신(腎)은 신장(kidney, 콩팥)이라는 장기뿐만 아니라, 인체의 성, 생식기능과 시상하부-뇌하수체-부신호르몬 축이 담당하는 기본적인 생명활동 기능까지도 포괄하는 개념으로 이해해야 한다. 인체의 내부에 존재하는 장부의 상태는 외부로 표현되는 여러 가지 상(象)으로 미루어 짐작할 수 있나는 장상론(臟象論)이 한의 생리학의 핵심개념이다. 오행의 상생(相生: 생성, 도와줌)과 상극(相剋: 억제와 조절)의 이론은 한 장부의 병이 다른 장부에 영향을 미치거나 다른 장부의 병으로 전화하는 것을 설명하는 데도 적용된다.

경락은 인체를 종횡으로 운행하는 경맥(經脈)과 낙맥(絡脈)을 합해 가리키는 말이다. 인체에는 중요한 기(氣)의 통로로서 육장(六臟: 五臟에 心包라는 무형의 장을 합함), 육부와 연결되는 12경맥과 기경팔맥이 존재한다. 기경팔맥 중에서도 인체 중앙의 전면과 후면을 종으로 연결하는 독맥과 임맥을 12경맥에 합해서 14경맥이라고도 한다. 낙맥은 주로 횡으로 분포하면서 경맥 사이를 연결해 주고, 경맥이 직접 분포하지 않는 인체영역에서의 기 순환을 보조해 준다. 경락이 인체의 기가 흐르는 도로라면, 경혈은 그 도로의 주요한 정거장으로 비유될 수 있다. 경락과 관계된 장부나 인체영역의 질병상태를 경혈부위의 피부색이나 압통, 이상감각 등으로 알 수 있기 때문에, 경혈은 진단에도 사용될 수 있고, 침구시술 부위라는 점에서는 치료방법의 하나로 사용된다.

한의학에서는 인체의 구성요소를 크게 정기신(精氣神) 혹은 정기신혈(精氣神血)로 설명한다. 정(精)은 인체가 호흡과 음식물 섭취를 통해 만들어낸 가장 정미로운 물질을 가리키며, 영양소, 호르몬 등을 포함하는 개념으로 이해될 수 있다. 혈(血)은 단지 물질적인 혈액만이 아니라, 혈액을 전신으로 순환시켜 주는 기운까지 포함한 개념이다. 신(神)은 인체의 정신작용으로 인체 모든 기능을 총

괄한다. 음양의 개념으로 대별해서 가장 음적인 것부터 양적인 것으로 나열하면 정-혈-기-신의 순서가 되며, 음의 대표로 혈, 양의 대표로 기를 들 수 있다.

3. 병리학

한의학의 질병관에서 가장 큰 특징은 정기(正氣)와 사기(邪氣)의 싸움, 힘의 관계로 질병발생을 설명한다는 것이다. 인체에 정기가 강하면 사기가 감히 틈탈 수 없고, 사기가 인체에 들어와 머문다면 정기가 반드시 허약한 것이다. 이런 원리는 사기를 직접 공격하여 제거하기보다는 정기를 북돋아 사기가 스스로 물러가도록 하는 치료원칙으로 연결된다.

병인은 크게 외인(外因), 내인(內因), 불내외인(不內外因)으로 나눈다. 질병은 외부 육기가 정상변화를 잃고 크게 문란해져 생기는 외감병(감기, 독감, 전염병 등)과 음식이나 지나친 과로, 정신적 스트레스 등의 원인으로 생기는 내상병(內傷病)으로 크게 나누어지고, 추락이나 창상, 사고로 인한 외상 등은 불내외인에 의한 병으로 본다.

한의학에도 물론 병명은 존재하지만, 각각 독립적으로 구분되는 실체를 가진 병명보다는 어느 시점에서 환자가 나타내는 증상들의 총합의 성격을 더 중요하게 본다. 이것을 증(證)을 판별한다 하여 변증(辨證)이라 한다. 인체의 주요 장기를 상중하 세 부분으로 나누어 어느 부분의 병인지를 살피는 삼초(三焦)변증, 오장육부 중 주로 어느 장부의 병인지를 밝히는 장부변증 등도 많이 사용되지만, 가장 대표적인 것은 팔강(八綱)변증이다. 팔강이란 음양, 허실, 한열(寒熱), 표리를 말하며, 이렇게 여덟 가지 기준으로 병태를 규정(예: 양허증, 표한증, 이실증 등)하는 것이 팔강변증이며, 한의학 진단의 기초가 된다.

4. 진단학

전통적인 한의학의 진단법을 사진(四診)이라고 한다. 망진(환자의 모습을 보아 아는 것), 문진(환자의 음성을 듣거나 냄새를 맡아 아는 것), 문진(환자에게 증상에 관한 여러 가지를 물어보아 아는 것), 절진(환자의 맥을 짚어보거나 피부를 만지거나 배를 눌러보아 아는 것) 이렇게 네 가지인데, 합해서 망문문절(望聞問切)이라 부르기도 한다.

과거의 한의학이 오로지 인간의 오감을 통한 직접 관찰에 의존하는 것이었다면, 현대 한의학에서는 전통 한의학의 이론과 방법을 계승하면서도 보다 객관화되고 재현성이 있는 진단을 할 수 있는 한방 진단기기 개발에도 힘쓰고 있다. CT, 초음파, 각종 혈액검사 등의 서양의학적 방법을 한의사가 사용하는 것에 대해서 많은 논란이 있다. 한방 의료기관 내에서 한의사가 이런 의료기기를 사용할 수 있는가라는 의료법이나 제도상의 문제를 논외로 한다면, 검사 결과를 한의학적으로 해석하여 진료에 참고하거나, 환자의 예후 추정, 경과 추적 관찰에 사용하는 것은 한의학을 더욱 발전시키고 풍부하게 하는 방법으로도 될 수 있을 것이다.

5. 치료의 원칙

한의학적 치료의 가장 큰 원칙은 병이 들기 전에 치료하는 것(治未病), 즉 양생을 잘 하여 병을 예방하는 것이다. 서양의학적인 질병의 진단기준에는 부합하지 않고 아직 구조적인 이상의 단계로까지 발전하지는 않았지만, 완전히 건강하다고는 할 수 없는 상태, 즉 아직 병들기 전(未病)의 반(半) 건강 상태에 주목한다는 점이 한의학의 큰 특징 중 하나이다. 병이 걸린 후에는 자연치유력을 극대화하고, 깨어진 음양, 기혈의 균형을 회복하는 것이 중요하다. 인체를 상중하로 나누었을 때, 머리와 가슴 부위는 맑고 시원하게 해주며, 위장 등의 소화기관은 기운 소통, 물체의 소통이 잘 되도록 해주고, 아랫배와 발쪽은 따뜻하게 해주는 청상통중온하(淸上通中溫下)의 방법을 사용하여 전신의 기운이 잘 활동하도록 해주는 것이 치료의 대법이다.

구체적인 치료수단으로 사용하는 침, 도인안교(기공, 마사지 등)는 기 이론에 바탕을 두고 있는 치료이며, 뜸은 온열자극과 경락이론을 결합한 치료이다.

한약은 약재가 가진 고유한 기운(氣: 덥고 찬 성질, 방향성 등을 포함하는 개념)과 맛(味: 성분물질을 포함하는 개념)을 설명하는 기미론(氣味論)에 의해 처방된다. 오미(五味: 신맛, 쓴맛, 단맛, 매운맛, 짠맛)는 각각 오장육부에도 내응되며, 주(主)약과 그것을 보조하는 약들을 적절하게 배합하는 군신좌사(君臣佐仕) 이론은 처방을 구성하는 중요한 원리로 사용된다. 최근 한약에서 유효성분을 찾아내려는 연구나 그 성분을 이용하여 신약을 개발하려는 연구가 활발하지만, 약재 하나씩 일반 화학적인 분석으로만 접근하기보다는 한의학 이론에 입각한 처방 단위로 접근, 연구하는 것이 필요해 보인다.

요즘 많은 한의원에서는 전통적인 한의학의 치료도구인 침, 뜸, 한약 이외에도 카이로프락틱(추나) 요법, 테이핑 요법, 아로마 치료, 동종요법 등의 각종 대체요법을 사용한다. 한의학과 보완대체의학, 서양의학의 경계가 허물어지고 있는 것이다. 한의학 원리에 입각하여 여러 다양한 요법이나 시술 등을 활용할 수 있지만, 그것은 어디까지나 한의학의 지엽에 해당하는 것이지 근본이 된다고 볼 수는 없다.

Ⅳ. 한방의료의 실제

1. 진맥

한의원 하면 많은 사람들이 우선 생각하는 것은 진맥이다. 진맥만으로 종양 여부와 그 부위까지 진단하는 유명한 중국 한의사의 이야기가 매스컴에 보도되기도 했다. 그렇다면 과연 불문진단(不問診斷: 묻지 않고 다 아는 것)이 명의의 조건이며 한의학의 특징인가? 그렇지는 않다. 맥은 생기(생명력)의 표현이며, 질병의 상태가 급격하게 변할 때 더 많은 정보를 준다. 하지만 앞에서도 언급했듯이, 맥만으로 모든 것을 알 수 있는 것이 아니고, 맥은 망문문절의 네 가지 진단법 중에서도 가장 하위에 위치한 진단방법의 일부일 뿐이다. 따라서 정확한 진단을 위해서는 관형찰색(觀形察色: 환자의 모습과 색을 관찰하는 것), 자세한 문진(問診), 혀나 복부에 대한 진찰이 종합적으로 필요하다.

2. 침과 뜸

침이 서방세계에 알려지기 시작한 것은 1972년 닉슨의 중공 방문시 침술 마취 수술로부터였다. 그 후 많은 서양의사들이 침에 대해 관심을 가지게 되고, 특히 독일을 중심으로 한 유럽에서는 침 시술과 연구가 활발하게 이루어졌다. 1997년 NIH consensus에서는 침 치료가 외과수술이나 화학요법에 의한 오심, 구토, 치과수술 후 통증, 중독, 중풍재활, 두통, 월경통, 테니스엘보(tennis elbow), 섬유근육통, 근막동통, 관절염, 요통, 수근관 증후군, 천식에 효과가 있음을 확인하였다. 우리나라 의사들도 한약에 비해서는 침에 대한 저항감이 적고, 정형외과나 재활의학과, 마취통증의학과 등에서는 IMS(intra-muscular stimulation)라 하여 전통 침 치료와 유사한 시술을 하는 곳이 점점 늘고 있다.

일침(一針) 이구(二灸) 삼약(三藥)이라는 말이 있다. 이 말을 침이 가장 중요하다고 해석하는 사람도 있지만, 각 치료법이 쓰이는 곳이 다르며 적용순서가 중요하다는 뜻으로 이해하는 것이 더 올바를 것이다. 침은 급성 병일수록, 원기 왕성할수록 효과가 빠르고, 효과가 지속된다. 신체 건장한 젊은이가 허리를 삐거나 발목을 삐었을 때 등이 좋은 적응증이다. 새롭게 기를 만들어 낸다기보다는 환자 자신이 가지고 있는 기를 운행시켜 치료하는 것이므로, 쇠약한 노인일수록 효과가 적고 효과 지속시간도 짧을 수밖에 없다. 만성 병이거나 몸이 차서 생기는 한랭병(寒冷病)의 경우, 또 원기가 부족할수록 꾸준히 뜸을 뜨는 것이 효과가 좋다. 난치병이거나 원기부족일 경우 약의 도움이 필요한 때가 많고, 약과 침을 함께 하면 효과가 더 빨리 나타나기도 한다.

침의 원리는 한마디로 기운의 소통, 즉 기운이 막혀 있는 곳을 뚫어주고, 상하 좌우 내외의 균형을 잡아주는 것이다. 이런 원리 때문에 다양한 침법이 나올 수 있다. 침을 꼭 아픈 부위에 맞아야 하는 것이 아니며, 반대로 건강한 쪽이거나 환부와 멀리 떨어진 곳에서 취혈하여 침 치료를 하는 경우가 많은 것도 이 때문이다. 침이 표피를 뚫고 들어가기 때문에 순간 따끔하게 아픈 것은 어쩔 수 없으나, 침이 들어간 후에는 아픔이라기보다는 묵직하거나 뻐근한 느낌, 뭔가 퍼져나가는 느낌 등이 드는 것이 좋다. 이것을 득기(得氣)라고 하는데, 침 치료가 효과를 내기 위해서 반드시 필요한 것이므로 침을 맞을 때 그 느낌을 정확히 표현하여 시술자에게 알려주는 것이 좋다.

침은 어느 정도 맞아야 효과가 있는가, 많이 맞을수록 효과가 좋은 것인가라는 문제에 대해서도 정확히 이해할 필요가 있다. 일시적인 병일 경우 침 치료도 단기간으로 끝나지만, 오래된 지병의 경우 최소한 주 2~3회의 간격으로 일정 기간 지속적으로 치료를 하는 것이 좋다. 침의 개수와 굵기, 자침의 깊이, 침을 꽂아두는 유침시간 등 여러 가지 요소에 의해 침 치료의 자극강도를 달리할 수 있다. 침의 개수가 많고 오래 꽂아두어야만 좋은 것이 아니고, 가장 중요한 것은 경혈의 위치를 정확히 잡아서 확실하게 득기를 하는 것이다. 침이 별 효과를 내지 못하는 경우, 또 침을 맞아서는 안 되는 경우도 있다. 지나치게 쇠약하거나 음주, 심한 운동으로 몸이 흥분상태이거나 기가 어지러운 상태에 있을 때는 침을 맞지 않는 것이 좋다.

예부터 뜸은 장수 양생법의 하나로 알려져 왔다. 침에 비해서는 안전하고 일반인들도 사용할 수 있는 제품이 많이 나와 있기 때문에, 추위를 많이 타거나 몸이 찬 사람, 일정 부위에 오랫동안 지속적으로 통증이 있는 경우에는 자기요법의 하나로 시도해 볼 수도 있겠다. 그러나 역시 침만큼 강한 자극은 아니지만 뜸도 다다익선(多多益善)은 아니므로 먼저 한의사의 진단과 처방, 상담이 반드시 필요하다. 부항이나 사혈요법은 피부관리실, 찜질방 등에서의 시술, 자가치료로 더 많이 대중화되어 있는 요법이나, 기본적으로 보(補)하는 것이 아니라 사(瀉)하는 것이므로 남용해서는 안 된다. 특히 사혈과 부항을 겸하는 요법은 급성 염증반응으로 부종과 통증이 심하거나 근육뭉침 등이 심할 때 보조적인 요법으로 활용할 수 있지만, 습관적으로 시술하면 출혈량이 많아져서 빈혈 등의 부작용도 생길 수 있다.

3. 한약

많은 사람들이 하는 오해 중의 하나가 한약에는 치료약은 없고 보약뿐이라는 생각이다. 그러나 어떤 의미에서는 한약은 모두 치료약이다. 몸의 이상이 구조적 이상까지 발전하기 전의 기능적 이상 단계에서 치료한다는 치미병(治未病)의 입장에서 보아도 그렇고, 실즉사(實卽瀉) 허즉보(虛卽補)라는 치료원칙으로 설명해도 그렇다. 사기가 실(實)할 때는 사기를 사(瀉)하는, 사기를 공격하여 없애는 약을 쓰지만, 정기가 허할 때는 정기를 보(補)하는, 정기를 도와주고 보충해 주는 약을 써야 한다.

그러므로 보약은 몸에 특별한 이상이 없을 때 먹는 약이 아니라 허증(虛證)의 치료약으로서의 개념인 것이다. 한의원에 와서 특정한 양방 병명을 지칭하면서 "이런 병도 한약으로 치료 되나요?"라는 질문을 하는 환자들이 많다. 한의학에서는 질병을 보고 치료하는 관점이 다르기 때문에 모든 병에 치료 가능성이 열려 있다고 볼 수 있다.

과거의 질병과 현대의 질병이 다르므로 보약의 개념도 많이 달라졌다. 항상 먹을 것이 부족하던 과거와 달리 오히려 과잉영양으로 여러 가지 생활습관병이 문제가 되고 있는 요즘에는 부족한 영양을 보충하는 것보다는 오히려 막힌 기운을 소통하고 마음을 편안하게 해주는 안신(安神)이 중요해졌다. 보약의 대표로 이해되고 있는 녹용만 보더라도 그렇다. 녹용이 들어가는 비싼 약이어야 보약이라고 생각하는 사람들이 있지만, 녹용을 먹어서는 안 되는 경우(비만, 소화불량, 설사를 하는 경우)가 있고, 녹용이 필요 없는 경우(영양, 자료가 충분할 때)도 있다. 한약을 먹으면 살이 찌는 것이 겁나서 한약을 기피하는 사람도 있으나, 모든 한약이 살을 찌게 하는 것은 아니다. 입맛이 없고 소화도 잘 안 되어 마른 사람에게는 당연히 식욕과 소화력을 도와주는 한약을 사용하기 때문에 살이 찌게 할 수 있지만, 반대로 요즘은 비만을 치료하는 목적으로도 한약을 많이 복용하고 있다. 체내의 신진대사가 전체적으로 저하되면 똑같은 양을 먹어도 살이 찌기 쉽기 때문에, 원기를 돋구어 주는 한약을 사용하면 자연스럽게 체중감소 효과가 생긴다.

대부분의 의사들은 환자들에게 한약을 오래 먹으면 간에 안 좋다거나 간질환이나 신장질환이 있는 경우 한약을 복용해서는 안 된다는 말을 많이 한다. 그러나 일본 의사들의 75%가 한약 처방을 하고 있고, 일본 내과 의사들이 가장 많이 한약 처방을 내리는 병은 '만성 간염'이다. 무조건 한약은 간에 나쁜 것이 아니라, 어떤 약을 어떻게 사용하는가에 따라 다른 것이다. 물론 한약재 중에도 독성이 알려진 약이 있고, 소염제 · 항생제의 작용을 하는 약, 설사 시키는 약도 있다. 그러나 이런 약은 오래 쓰지 않을 뿐 아니라 독성을 약화시키는 약재 가공(修治라고 함)을 미리 하며, 단일 약재만으로 처방을 하지도 않는다. 반드시 강렬한 약의 작용을 조절 · 중화시키는 다른 한약재와 조화된 복합처방을 하는 것이 원칙이다. 또한 차나 음식물로 사용될 정도로 순하게 몸을 도와주는 약은 얼마든지 오래 먹을 수 있다.

특정 약재가 위험하다기보다는 환자의 증상에 맞지 않거나 용량이 부적절했을 때 한약의 부작용이 생기기 쉽다. 즉 한약의 부작용은 그 정도도 덜하며, 올바른 처방으로 피할 수 있다. 그러나 한의사의 진단과 처방 없이 민간요법으로 단일 약재(인진쑥, 오가피, 붕어즙 등)만을 많은 양 장기 복용하는 것은 위험할 수 있다. 한약과 양약을 같이 복용하는 경우는 약물 상호작용의 문제가 있기 때문에 더 주의가 필요하지만, 함께 복용하는 것이 유익할 때도 있으므로 무조건 금기시해서는 안 된다. 같은 효과를 나타낸다 하더라도 작용기전은 다르기 때문에 서로 상승적인 효과를 나타낼 수도 있고, 항암제 등 불가피하게 사용하는 양약의 부작용을 치료하기 위해서 한약을 복용하는 경우도 있기 때문이다.

4. 양생법(건강생활법)

1) 음식과 체질

한의사들이 환자에게 가장 많이 듣는 질문의 하나가 "저는 무슨 체질인가요? 어떤 음식이 맞고, 어떤 음식을 가려 먹어야 하나요?"라는 것이다. 사상의학을 창시한 동무 이제마를 주인공으로 한 TV 드라마가 방영될 정도로 사상체질은 대중화되어 있고, 체질별로 금하는 음식과 권하는 음식은 웬만한 건강 관련 사이트에서 쉽게 찾아볼 수 있다. 과연 음식을 가려 먹는 것이 가장 중요한 것일까?

한의학은 개인의 특성에 따른 맞춤의학이라는 면에서 기본적으로 체질의학이라고 할 수 있다. 그러나 체질의 분류법은 여러 가지이며 사상체질만이 체질이론의 전부라고 보기는 힘들다. 체질이란 출생시부터 정해지며 평생 변하지 않는 것으로 보는 입장도 있지만, 개인의 경향성이며 변할 수 있는 것으로 보기도 한다. 사상의학은 분명 한국 한의학의 귀중한 유산이지만, 한의학의 전부는 아니며 한의학의 일부분으로 보고 자리매김을 해야 한다. 또 사상의학 이론체계 내에서도 체질에 따른 식이조절이 양생법의 중심은 아니다. 사상의학에서 가장 강조한 것은 마음의 수양을 통해 타고난 성격의 편향을 극복하고 음양화평지인(陰陽和平之人)이 되는 일이다. 예를 들면, 태음인은 간대폐소(肝大肺小)하여 성내기 쉬우며, 발산하는 기운은 적고, 응취하는 기운이 많으므로, 성내는 것을 절제하고, 음식이든 일이든 욕심을 버리는 수양을 하는 것이 가장 중요하다.

몸에 좋은 음식을 먹는 것은 물론 중요하다. 특히 중금속과 화학비료, 항생제, 유전자 조작 식품 등으로 모든 먹을거리들이 오염되어 있는 상황에서 건강한 식탁을 만들기 위해 노력하고 영양적으로 균형잡힌 식사를 하는 것은 반드시 필요하다. 그러나 먹는 것만으로 모든 문제를 해결할 수는 없다. 운동 등 다른 생활습관의 변화는 없이 몸에 좋은 특정 음식이나 영양제, 건강기능 식품을 먹는 것만으로 건강을 유지하려 하는 것은 어떻게 보면 쉽고 편하게 건강해지는 길을 찾는 마음 때문이다. 해롭다고 알려진 음식을 먹지 않는 것, 소박하고 절제된 식생활을 하는 것이 보양식을 찾아다니며 먹는 것보다 더 중요할 것이다.

'잘 먹는 방법'의 핵심은 음식의 종류를 가리는 것보다는 올바른 식사습관을 가지는 것에 있다. 아침을 굶는 것이 좋다는 주장도 있지만, 한의학 이론에 비추어 보아도 하루 세 끼를 시간 맞추어 규칙적으로 먹는 것이 무엇보다 중요하다. 냉장고의 보급으로 찬 물과 찬 음료수를 지나치게 많이 마시는 것도 위장기능을 약하게 만들기 때문에 피해야 할 일이다. 나에게 맞는 음식을 먹는다는 것은 복잡한 음식 분류표에 따라 철저하게 음식을 가려먹는 것이 아니라, 내가 소화를 잘 시키고 좋아하는 음식, 몸이 원하는 음식을 골고루 적당히 즐겁게 먹는 것이다.

2) 기거와 섭생

우리 조상 때부터 한의학은 의학이나 의료 이전에 생활 전반을 지배하는 원리였으며 '삶의 방식'이었다. 설사를 심하게 하면 쌀로 묽은 죽이나 미음을 끓여 먹인다. 한때는 부족한 전해질을 보충하기 위해 병원에서 수액주사를 맞는 것이 더 중요한 것처럼 생각하기도 했으나, 최근에는 미음이 손상된 장 점막을 재생하는 효과가 어떤 약보다 크다는 것이 밝혀졌다. 감기에 걸리지 않으려면 목과 어깨와 등을 따뜻하게 해야 한다는 어른들의 말에, 감기는 바이러스에 의해 생기는 질환인데 무슨 소리냐고 비웃을 수도 있다. 그러나 감기를 일으키는 바이러스 중 대표격인 라이노바이러스가 33~34°C에서 가장 잘 증식한다는 사실이 밝혀짐으로써 노출로 인해 쉽게 체온이 떨어질 수 있는 목 주위를 부분 보온해 주는 것이 감기를 예방하는 데 효과적인 방법임이 과학적으로 증명되었다. 또한 최신 연구들에 의해 태아의 성장 과정이 자세히 밝혀질수록 태교의 중요성을 강조했던 조상의 지혜에 머리를 숙이지 않을 수 없다.

그렇다면 어떻게 사는 것이 '잘 사는 것'인가? 여러 가지로 말할 수 있지만, 가장 중요한 것은 자연의 기운에 맞추어, 즉 춘하추동 사계절의 기상에 맞추어 사는 것이다. 미숙하고 어리석은 사람을 철(계절, 계절의 기상과 계절에 해야 할 일)을 모르는 사람이라 하여 철부지라 부른 데서도 이것이 얼마나 중요한지 알 수 있다. 지구 온난화로 인한 기상이변과 자연재해가 연일 지구촌을 강타하는 요즘은 정상적인 사계절의 운행마저도 흐트러지는 양상을 보인다. 환경을 지켜야 건강하게 살 수 있다는 것은 한의학 이론에서는 당연한 결론이다. 한의학의 최고 경전으로 일컬어지는 『황제내경(黃帝內經)·소문(素問)』 중에서 사기조신대론(四氣調神大論)의 일부를 살펴보자.

> 봄 석 달을 일컬어 묵은 곳에서 발한다고 합니다. 천지의 기운이 모두 살아나 만물이 이로써 파릇파릇하게 차츰 커 올라옵니다. 밤에 자고 아침에 일찍 일어나서 느긋하게 뜰에 걸음을 하고 겨울에 동여매었던 머리를 풀어헤치며 생기가 자유로이 활동할 수 있도록 껴 입었던 것을 느슨하게 해서 뜻으로 하여금 살게 하니, 살리되 오그라뜨리지는 말며, 베풀되 빼앗지를 말고, 상을 주되 벌하지 말 것이니, 이것이 봄 기운에 순응하는 것이요 생(生)을 기르는 도(道)입니다.
>
> 여름 석 달을 일러 무성하고 빼어난 것이라 합니다. 이제는 천지기운이 활발히 사귀어 만물이 화려하고 실답습니다. 밤에 자고 아침에는 봄보다 더 일찍 일어납니다. 또 해를 싫어하지 말아야겠습니다. 성을 내지 말아서 꽃이 활짝 피듯이 하고, 기운을 설(泄)하기를 마치 사랑하는 바가 밖에 있는 것과 같이 하니, 이것이 여름 기운에 순응하는 것이요 장(長)을 받드는 도(道)입니다.
>
> 가을 석 달을 일러 용납(容納)함이 평평(平平)하다고 합니다. 천기(天氣)는 급(急)해지고 지기(地氣)는 밝아집니다. 일찍 자고 일찍 일어나 닭과 더불어 같이 일어나고, 뜻으로 하여금 평안케 함으로써 가을

형벌을 완만히 하고, 신기(神氣)를 수렴(收斂)하여 가을 기운으로 하여금 평평하게 해야겠습니다. 그 뜻을 밖으로 부리지 말고 잘 수렴하여 폐의 기운이 맑도록 합니다. 이렇게 하는 것이 가을 기운에 응하는 것이요 수(收)를 받드는 도(道)입니다.

겨울 석 달을 닫고 간직한다고 일컫는데 물도 얼고 땅도 갈라집니다. 겨울에는 생기를 너무 흔들어 낭비하지 말아야겠습니다. 일찍 자고 늦게 일어남으로써 반드시 날이 환할 때까지 기다려 일어나고, 뜻으로 하여금 마치 엎드려 있는 것 같이 하고, 마치 숨어 있는 것 같이 하고, 마치 내가 얻어 가지고 있는 것 같이 해야겠습니다. 찬 것을 멀리하고 따뜻한 데로 나아가며, 피부로 설(泄)을 해서는 안 되며 기운으로 하여금 꼭 오무려 쥐어야겠습니다. 이것이 겨울 기운에 잘 응하는 것이요, 장(藏)을 기르는 도(道)입니다.

아침형 인간, 올빼미형 인간 어느 쪽이 능률적이며 건강한가에 대해 많은 주장들이 있지만, 한의학적으로 보면 모두가 옳지 않다. 계절마다 낮 길이의 길고 짧음, 외부 기온의 차이 등에 따라 자고 일어나는 시간을 달리하는 것이 옳다. 또 해를 싫어하지 말고 사랑하는 바가 밖에 있는 것 같이 왕성하게 활동해야 할 여름에 지나치게 냉방이 되어 있는 사무실 안에서 꼼짝하지 않고 있는 것이 자연의 이치에 맞지 않음도 자명하다. 이러한 사계절의 기운의 흐름, 생장수장(生長收藏)의 도는 일 년을 단위로만 적용되는 것이 아니라, 하루 중의 아침-점심-저녁-밤, 일생에서 유년-청년-장년-노년에도 해당된다. 장(藏)을 해야 할 한밤중까지 일을 하는 것, 수렴의 단계에 들어선 장년의 나이에 격렬한 운동을 시작하는 것 등은 피해야 할 일이다.

성생활에 있어서도 지나치지도 모자라지도 않는 중용의 도가 필요하다. 서양의학에서의 정액은 몇 그램의 단백질에 불과하지만, 정액(精液)이라는 말에 정(精)이라는 글자가 들어가는 데서 추측할 수 있듯이 한의학에서는 가장 정미로운 물질로 보고 함부로 누설하지 말아야 한다고 본다. 『동의보감』에서는 성욕은 있으나 욕구를 이룰 수 없을 때 생기는 기울증(氣鬱症)에 대한 처방도 있지만, 과도한 성생활로 인해서 생기는 병을 방로상(房勞傷)이라 하여 중요하게 다루고 있다.

운동 역시 마찬가지이다. 무조건 운동을 많이 할수록 좋은 것이 아니라, 체력과 나이에 맞는 운동을 해야 한다. 노화를 설명하는 많은 이론 중의 한 가지가 총 열량설(total calorie theory)인데, 사람이 일생 동안 소비할 수 있는 열량은 일정하기 때문에 일찍 많은 열량을 소모하는 운동선수 같은 경우에 노화가 매우 빨리 온다는 것이다. 한의학에서는 이런 병을 허로증(虛勞症), 노권상(勞倦傷)이라 부른다. 격렬한 운동보다는 기공, 요가, 스트레칭 등 신체에 부드러움과 유연함을 주는 운동, 기 소통을 원활하게 해주는 운동이 모든 사람에게 권할 수 있는 운동이다. 반신욕, 찜질방, 냉온욕도 새로운 건강법으로 유행하고 있는데, 어떤 것도 지나친 것은 모두 좋지 못하다.

3) 마음 다스리기

앞에서도 말했듯이 한의학에서는 병의 원인을 크게 외인(外因), 내인(內因), 불내외인(不內外因)으로 구분하며, 내인으로 생기는 내상병(內傷病)은 다시 음식상(飮食傷), 노권상(勞倦傷)으로 나누고, 노권상은 노력상(勞力傷), 노심상(勞心傷)을 포함한다. 마음을 과도하게 사용하여 생긴 병을 따로 하나의 범주로 설정할 정도로 한의학은 마음의 작용을 중요하게 보고 있다. 한의학은 '삶의 방식'이면서 또한 '생각의 방식'이며, 그런 의미에서 한의학은 의료, 의술, 의학 이상의 의도(醫道)라고도 볼 수 있다. 한의학에서는 뇌를 오장육부와는 다른 기항지부(奇恒之腑)의 하나로 보고 뇌수(腦髓) 부족 등으로 생기는 질병에 대한 언급이 있으나, 정신작용의 대부분은 신(神)의 기능, 심(心)의 작용으로 설명한다. 기쁨, 분노, 우울함, 생각(걱정스럽게 골똘하게 하는 생각), 슬픔, 놀람, 공포 이렇게 일곱 가지의 정서를 칠정(七情: 喜怒憂思悲驚恐)이라고 한다. 칠정이 과도했을 때는 장부에 영향을 미치는데, 각각 주로 손상되는 장부와 유발하는 질병이 다르다고 본다. 현대의 유방암이라 볼 수 있는 유암(乳巖, 嬭癌)의 병리와 치료에 대한 『동의보감』의 설명을 살펴보면 다음과 같다.

> 부인이 분노하고 억울한 것이 오래 되면 …… 마침내 숨어 있는 핵(核)이 되고, 바둑돌과 같아서 아프지도 않고 가렵지도 않다가 십 수년 후에 바야흐로 피부가 헐고 허물어지니 …… 마음을 맑히고 신(神)을 편안히 해서 치법을 베풀면 고칠 수 있다.

현대의 심리치료에 해당하는 이정변기(移精變氣)법을 사용한 치료 사례들도 의서에서 많이 찾아볼 수 있다.

현대로 올수록 마음에서 오는 병이 많아지고 있으며, 뇌 기능의 영상화, 뇌 신경전달물질에 대한 연구들이 발전하면서 뇌의 작용, 마음이 건강에 미치는 영향과 그 기전들이 하나하나 밝혀지고 있다. 스트레스 호르몬은 고혈압과 당뇨를 유발, 악화시키는 원인의 하나로 되고 면역력을 떨어뜨린다. 명상이나 이완요법, 감정표현법 등 자신에 맞는 방법을 통해 지나친 감정의 기복과 만성적인 스트레스를 조절하는 것은 건강을 위한 실천에서 가장 중요하다고 할 수 있다. 약(한약)에 의존하거나 의사(한의사)와 병원에 의존하는 것이 아니라, 스스로 건강의 주체가 되는 실천을 하고자 할 때 한의학적 양생법은 많은 도움을 줄 것이다.

참고문헌

김용옥(1993). 『동양학 어떻게 할 것인가』. 통나무.

김홍경(1994). 『동의에의 초대』. 신농본초.
둥원지 외 / 생활의학연구회 역(2001). 『경락의 대발견』. 일월서각
박찬국(2000). 『한의학 특강(증보판)』. 집문당.
양계초, 풍우란 / 김홍경 편역(1993). 『음양오행설의 연구』. 신지서원.
어윤형, 전창선(1994). 『음양이 뭐지』. 세기.
어윤형, 전창선(1994). 『오행이 뭘까』. 세기.
어윤형, 전창선(1999). 『음양오행으로 가는 길』. 세기.
임진석(2004). 『추상한의학』. 가서원.
장회익(1998). 『삶과 온 생명』. 솔.
조헌영(1990). 『통속한의학 원론』. 학림사.
지정옥(2000). 『한의학 에세이』. 동녘.
최승훈(1997). 『최승훈 교수의 한의학 이야기』. 푸른 나무.
하야시 이지메 / 한철연 기철학 분과, 동의과학연구소 역(1994). 『동양의학은 서양과학을 뒤엎을 것인가』. 보광재.

5장
죽음 및 환자 간호

1절 삶과 죽음

신경정신과 이준영

I. 죽음의 정의

일반적으로 죽음은 사회적 죽음, 정신적 죽음, 생물학적 죽음으로 나눈다. 사회적 죽음은 환자와 환자의 주변 사람들이 고칠 수 없는 질병으로 인한 장해(disability)로 인해 서로 단절되는 것을 말한다. 정신적 죽음은 환자 스스로 죽음에 대한 공포 때문에 자아와 단절되는 것을 의미한다. 생물학적 죽음은 환자의 의식이 사라지면서 뇌사, 심폐사 상태에 빠지는 것을 의미한다.

죽음을 맞이할 때 제일 바람직한 것은 죽음에 대한 준비를 하면서 자기 삶을 정리하지만, 주위 사람들이나 본인과의 관계가 끝까지 단절되지 않은 채 유지가 되면서 세 가지 형태의 죽음이 동시에 일어나는 것이다. 그러나 현대의학이 발달하면서 사람의 수명이 늘어나고, 점점 관계보다는 일 중심으로 진행되는 현대사회에서는 요양소에서 사회적 죽음을 맞이하고, 치매로 정신적 죽음을 맞이하고, 결국 생물학적 죽음도 맞이하는 비극이 많이 일어나고 있다.

생물학적 죽음은 크게 뇌사와 심폐사로 나눈다. 심폐사는 심장 및 폐의 활동이 불가역적으로 정지한 상태이며, 뇌사는 뇌간을 포함한 전뇌기능이 불가역적으로 소실된 상태이다. 이 경우 평균 2일 내에 심폐사로 진행되는 것으로 알려져 있다. 전에는 심폐사와 뇌사가 거의 동시에 일어났으나, 현재에는 생명유지술의 발달에 따라 심폐사는 일어나지 않았으나 뇌사는 일어난 경우가 많이 늘고 있다. 또한 2005년 장기이식 통계에 따르면, 최근 이식을 기다리는 사람이 1만 5천여 명에 달하는데, 뇌사자의 장기만이 이식이 가능하기 때문에 뇌사에 대한 정확한 판정을 더욱 더 요구하고 있다.

장기 등 이식에 관한 법률 제16조 제2항에 나오는 뇌사의 판정기준은 다음과 같다.

① 외부자극에 전혀 반응이 없는 깊은 혼수상태일 것

② 자발호흡이 되살아날 수 없는 상태로 소실되었을 것
③ 두 눈의 동공이 확대, 고정되어 있을 것
④ 뇌간반사가 완전히 소실되어 있을 것
• 광반사(light reflex)
• 각막반사(corneal reflex)
• 안구두부반사(oculocephalic reflex)
• 전정안구반사(vestibuloocular reflex)
• 모양체척수반사(ciliospinal reflex)
• 구역반사(gag reflex)
• 기침반사(cough reflex)
⑤ 자발운동, 제뇌강직, 제피질강직 및 경련 등이 나타나지 않을 것
⑥ 무호흡 검사 결과 자발호흡이 유발되지 않아 자발호흡이 되살아날 수 없다고 판정될 것

위의 뇌사 기준을 다 만족시키는지를 6인 이상 10인 이하의 위원으로 구성한 뇌사판정위원회에서 출석인원 전원의 찬성에 따라 뇌사 판정을 내리도록 되어 있으나, 판정이 오래 걸려서 뇌사자의 장기기증을 막는 측면이 있기 때문에 신경과 · 신경외과 의사 2인 이상이 뇌사를 판정할 수 있도록 법 개정이 추진되고 있는 상황이다.

흔히 뇌사자가 다시 살아날 수 있다고 생각하고 있으나, 뇌기능이 다 정지되어 있기 때문에 뇌사자가 다시 살아날 수 있을 가능성은 전혀 없다. 보통 죽은 사람이 7년 만에 깨어났다 등의 기사가 게재되는 경우가 있으나, 이는 모든 대뇌의 기능은 없어졌으나 뇌간의 기능은 유지되어 있는 상태인 식물인간이었던 사람이 의식을 회복하는 경우이다.

II. 죽음의 원인

국내에서 평균 연령은 남자의 경우 73세, 여자의 경우 80세로 여자가 남자보다 7년 오래 산다. 그리고 한 해에 사망하는 사람은 약 24만 6천 명에 달한다(통계청, 2004). 이 중 암으로 사망하는 사람이 제일 많고, 그 다음이 뇌혈관 질환, 심장질환, 자살, 당뇨병 순이다. 뇌혈관 질환이나 심장질환으로 인한 사망은 점점 감소하는 반면, 암, 자살, 당뇨병으로 인한 사망은 점점 증가하고 있는 추세이다. 암 중에서 1994년에는 위암, 간암, 폐암 순으로 사망하였으나, 2004년 사망통계에서는 폐암, 위암, 간암 순으로 폐암이 지속적으로 증가되는 것을 볼 수 있다. 남자의 경우 지속적인 흡연과 음주 때문에 폐암, 간암, 위암의 순으로 사망하는 사람이 많고, 여자의 경우 위암, 폐암, 간암 순이

표 1. 주요 사망원인 (단위: 인구 10만 명당)

분류	사망자 수 (천 명)	사망률 (%)	구성비 (%)	1일 평균 사망자 수(명)	증감률(10년) (%)
전체	246	506.9	100.0	672	–23.3
암(악성 신생물)	65	133.5	26.3	177	20.8
뇌혈관 질환	34	70.3	13.9	93	–14.1
심장질환	18	36.9	7.3	49	–6.7
고의적 자해(자살)	12	25.2	4.8	32	14.7
당뇨병	12	24.3	4.7	32	7.3

표 2. 연령별 사망원인 (단위: 인구 10만 명당)

20대	사망률 (%)	사망자 수 (명)	30대	사망률 (%)	사망자 수 (명)	40대	사망률 (%)	사망자 수 (명)
고의적 자해(자살)	13.8	1,088	고의적 자해(자살)	20.6	1,829	암(악성 신생물)	72.2	5,915
운수사고	11.1	875	암(악성 신생물)	20.3	1,808	간질환	30.7	2,514
암(악성 신생물)	6.0	472	운수사고	11.3	1,003	고의적 자해(자살)	29.5	2,419
심장질환	2.3	180	간질환	6.2	550	뇌혈관 질환	18.6	1,526
익수사고	1.6	126	심장질환	5.5	493	운수사고	18.1	1,484
50대	**사망률 (%)**	**사망자 수 (명)**	**60대**	**사망률 (%)**	**사망자 수 (명)**	**70세 이상**	**사망률 (%)**	**사망자 수 (명)**
암(악성 신생물)	207.9	9,946	암(악성 신생물)	514.7	18,739	암(악성 신생물)	1,144.6	27,400
뇌혈관 질환	52.2	2,500	뇌혈관 질환	188.7	6,869	뇌혈관 질환	947.2	22,675
간질환	50.9	2,438	심장질환	94.7	3,447	심장질환	441.6	10,572
고의적 자해(자살)	38.1	1,822	당뇨병	88.4	3,220	만성 하기도 질환	278.5	6,667
심장질환	37.7	1,803	간질환	58.3	2,121	당뇨병	272.0	6,512

나, 지속적으로 대장암으로 인한 사망이 늘고 있다. 연령별로 보았을 경우 20~30대에서는 자살로 인한 사망이 제일 많으나, 40대 이후부터는 암으로 인한 사망이 제일 많다.

III. 자살

최근 들어서 유명 연예인이나 경제인, 경제적인 어려움으로 인한 가족 전체 자살 등이 신문이나 TV에 자주 보도되고 있다. 현재 국내에서 자살인구는 급증하고 있다. 현재 OECD 국가 중 자살로 인한 사망률의 빈도나 증가속도가 제일 높다. IMF 이전에는 인구 10만 명당 자살로 인한 사망이 약 10명 수준이었으나, 2004년 현재 약 25명 수준으로 급증하였다. 사회적으로 보편타당한 가치기준이 흔들리고 경제적인 혼란을 통해 사회가 양극화되면서 사회의 지지기반이 무너졌기 때문이었을 수 있다.

도대체 어떤 사람들이 자살할까? 자살의 위험요인으로는 인구학적으로 남자, 고령, 정신질환/자살의 가족력 등이 제시되고 있다. 여자가 남자보다 자살 시도가 많으나, 실제적인 자살로 인한 사망은 남자에서 2배 정도 높다. 개인적인 자살 위험요인으로는 이전 자살 시도력, 정신질환(특히 우울증), 물질사용/남용, 동반 내과질환, 신체/성 학대의 병력 등이 제시되고 있다. 특히 자살한 사람의

표 3. 자살위험이 있는 사람의 가족과 친구를 위한 지침

- 그 사람의 말이나 행동을 가벼이 넘기지 말라.
- 침착함을 유지하되, 소극적으로 대처하지 말라.
- 다른 사람의 도움을 구하라. 건강이나 안전에 위험이 생길 수 있으므로 위기상황을 혼자 해결하려 하지 마라. 필요하면 1577-0199(자살상담)를 불러라.
- 그 사람의 담당의사나 치료사, 구급팀, 또는 다른 전문가에게 연락하라.
- 우려되는 바를 그 사람에게 이야기하라. 그 사람이 자살할 것 같다는 생각이 들게 된 이유를 구체적으로 표현하라.
- 그 사람이 하는 말을 잘 들어라. 눈을 맞춰라. 적절하다고 생각되는 순간에 가까이 다가가거나 손을 잡는 등 몸으로 이야기하라.
- 단도직입적으로 물어라. 그 사람이 구체적인 자살계획을 가지고 있는지 확인하라. 가능하다면 그가 어떤 자살방법을 염두에 두고 있는지 판단하라.
- 그 사람의 감정을 인정하라. 그의 마음을 이해하려고 노력하되, 판단하지 말라. 하지만 그가 자신의 행동에 대한 책임감의 끈을 놓게 해서는 안 된다.
- 강조하라. 순간의 문제를 모면하기 위한 영원히 돌이킬 수 없는 해결책이 바로 자살임을 강조하라. 희망을 불어넣어라. 도움의 손길이 존재하며 일이 잘 풀릴 거라는 점을 상기시켜라.
- 비밀로 해주겠다는 약속을 하지 말라. 그를 보호하기 위해 그의 담당의사에게 알리는 게 좋을 수 있다. 그의 목숨을 위험에 빠뜨릴 수 있는 약속은 하지 마라.
- 믿을 만한 전문가의 손에 맡겨질 때까지는 가능한 한 혼자 있게 하지 마라.

자료: 미국 우울증 및 조울증 협회

경우 80%에서 우울증이 있으며, 또한 우울증이 있는 경우 자살의 위험이 약 20배 높아지는 것으로 알려져 있다. 자살은 봄이나 여름, 월요일, 아침에 많이 일어난다. 모든 것이 시작하고 밝아질 때 자기에게 있는 어둠과 절망이 더욱더 대조적으로 느껴지기 때문일 수 있다.

주위에 자살위험이 높은 친구나 가족이 있는 경우 내가 할 수 있는 일에 대해 미국의 우울증 및 조울증협회에서는 지침을 제공하고 있다. 이 지침은 표 3과 같다. 결론을 이야기하자면, 그 사람의 말을 진지하게 듣고, 자살에 대해 단도직입적으로 이야기하며, 그 사람이 삶과 끈을 가질 수 있도록 돕는 것이다.

IV. 죽음의 단계

사람이 죽음을 맞이할 때 겪게 되는 심경변화는 사람마다 다양하고 또 동시에 여러 심경이 섞여 있다. 우울하기도 하면서 화도 나고, 받아들이기도 하면서 못 받아들이기도 하는 등 여러 혼재된 감정을 보인다. 하지만 정신과 의사인 Kübler Ross는 2년간에 걸쳐서 500명의 임종 환자와 면담을 하면서 죽음을 맞이하면서 겪게 되는 심리 과정을 다섯 단계로 구분해 정리하였으며, 이때 주위 사람들이 해야 할 일을 정리하였다.

1. 부정과 고립(denial and isolation)

죽을 병이라는 이야기를 들은 후 환자는 심리적인 두려움에 빠져서 자기가 죽을 병이 아니라는 이야기를 듣기 위해 이 병원, 저 병원을 전전하게 된다. 이때 주위 사람은 병에 대해서 솔직하게 이야기할 필요가 없고, 오히려 희망적인 이야기를 많이 해주고 환자를 짧게 자주 보는 것이 좋다.

2. 분노(rage and anger)

'왜 내게 이런 병이 생겼나?' 라는 분노 가운데 주위의 있는 사람들에게 자주 화를 낸다. 이때 주위에 있는 사람들은 환자가 자기를 비난하는 것을 감싸주어야 하며, 환자가 가진 고통에 대해서 동감해야 한다.

3. 협상(bargaining)

내가 선하고 열심히 살면 언젠가는 병이 고쳐지거나 사는 날이 길어질 것이라고 신 또는 본인과 타

협한다.

4. 우울(depression)

비로소 병을 받아들이고, 죽게 되는 자신에 대한 애도반응을 보인다. 이때 자살의 위험도 커지는 것으로 알려져 있다. 이 시기에는 환자 옆에 머물러 주면서 환자가 가진 생각이나 감정을 주의 깊게 듣고 공감해 주어야 한다.

5. 용납(acceptance)

죽음의 운명을 받아들이면서 내적인 평화를 가지게 된다. 이때 환자는 자기의 가치관을 재정립하게 되고 죽음을 맞이할 준비를 하니, 주위의 사람들은 환자의 생각이나 가치관을 물어보면서 환자가 생각을 정리하도록 도와주어야 한다.

죽음에 대해서 환자에게 통고를 반대하는 반대론, 통고해야 한다는 찬성론이 있으나, 결국은 환자 상황에 맞는 만큼만 이야기하는 절충론이 정답이다. 서울대학교 정신과 조두영 교수는 다음과 같이 죽음에 대한 통고방법을 제시하였다.

> 우선 자신해서 설명해 주지 말고 우선 환자가 물어보게 한다. 모든 정보를 한꺼번에 다 말하지 말고, 환자가 감당해 내는 정도를 보아가면서 조금씩 알려준다. 환자가 정보를 제공받은 후 불면증, 식욕상실, 악몽, 호흡곤란 등의 불안 · 우울증상을 호소하면 환자가 감당하지 못하는 것으로 생각하고 정보의 제공을 멈춘다. 시일이 경과해서 환자가 불안과 우울에서 벗어난 것이 확인되면 환자가 물어보는 만큼 대답해 준다. 대개 환자가 물어보는 것은 어떤 선이 있으며, 그 이상 물어보지 않는다. 그 선을 파악해 그만큼까지만 정보제공을 해야 한다. 또한 다른 치료방법이 있을 수 있다는 희망을 환자에게 강조한다.

참고문헌

국립장기이식관리센터(2005). 『장기이식통계』. http://www.konos.go.kr/index.jsp

레드필드 재미슨(2004). 『자살의 이해』. 뿌리와 이파리.

조두영(2001). 『행동과학』. 일조각.

통계청(2004). 『사망통계』. http://www.nso.go.kr

Kübler Ross E(1969). *On Death and Dying*. London: Macmillan.

2절 간병 및 간호

간호과 유주화

Ⅰ. 건강과 간호

1. 건강의 정의

과거에는 건강과 질병이환에 대한 책임이 개인과 그 가족에게 있었으나, 오늘날 건강은 인간의 기본권 이상으로 고려되어지고 있다. 건강전달체계 역시 병원중심의 질병치료에만 국한되지 않고 예방과 건강유지를 위한 건강지식이 대중매체를 통하여 신속하고 광범위하게 전달되고 있다. 따라서 국민 모두가 건강에 대한 관심은 물론 건강지식 역시 상당한 수준에 있으며, 건강전문직에 대한 기대 역시 질적 · 기술적으로 높아져 있다.

세계보건기구(WHO)는 건강에 대한 정의를 "질병이 없을 뿐만 아니라 신체적 · 정신적 · 사회적으로 완전한 안녕상태"로 정의하였고, Rogers(1971)는 "건강이란 개체와 환경 간의 상호작용을 통한 삶의 과정으로서 상호관계성, 동시성, 공명성, 나선성을 통해 얻어지는 역동적인 균형상태"라고 정의했다. 또한 Orem(1991)은 건강이란 "신체적 · 정신적 · 사회적으로 통합된 기능을 수행할 수 있는 상태로서 개인이 일상생활을 자기 스스로 시작하고 수행할 수 있는 자가간호(self care) 기능이 가능한 상태"라고 했다.

이상에서 살펴본 바와 같이 건강이란 단지 질병이 없는 상태가 아니라 환경 속에서 보다 역동적으로 변화해 가는 연속적인 과정이며, 만성병이나 불구를 가진 개인에서도 그에게 내재되어 있는 잠재력을 최대한 확대시켜 그에게 필요한 기능을 가능한 범위 내에서 성공적으로 수행할 수 있을 때 안녕상태에 있다고 할 수 있다.

2. 건강신념과 건강행위

건강신념이란 건강행위가 일어나기 직전의 마음의 상태로서 동기유발에 의해 높아질 수 있는데, 건강신념이 높아질수록 건강행위가 증가하는 것으로 보고되어 있다.

건강행위(health behavior)란 크게 세 가지로 나눌 수 있는데, 첫째, 건강시에 건강을 유지하기 위한 예방적인 건강행위, 둘째, 어떤 증상을 느꼈을 때 진단을 받기 위해 행해지는 질병행위, 셋째, 특정한 진단을 받았을 때 치료를 위해 행해지는 대상자 역할행위가 있다.

예를 들어, 전문가의 치료적 처방을 잘 실천하는 것을 이행(compliance)라고 하는데, 많은 연구에 의하면 만성병 환자들은 대부분 자기 질병에 대한 지식은 상당한 수준에 있으나, 건강에 대한 지식이 높다고 하여 반드시 이행이 높아지는 것은 아닌 것으로 밝혀져 있다. 따라서 간호사가 대상자에게 건강교육을 실시할 때 건강지식을 높이는 것에 더하여 대상자와의 친밀한 상호작용을 통한 신뢰관계가 형성되면 회환이 가능한 정서적 지지를 통하여 대상자의 건강신념을 향상시키기 때문에 건강행위를 촉진시킬 수 있을 것이다.

3. 간호의 정의

Nightingale은 "간호란 대상자의 물리적 · 심리적 · 사회적 환경을 최적의 상태로 조절하여 대상자의 자연적인 치유가 보다 빠르게 일어나게 하여 대상자로 하여금 건강이 회복되도록 도와주는 활동"으로 정의하였다. 또 Handerson은 "간호란 건강 · 불건강을 막론하고 개인이 일상생활을 유지하는 데 필요한 지식, 의지, 체력이 부족할 때 이를 보충해 주는 것"이라 하였다. 또한 Orem은 "간호란 개인이 일상생활 영위에 필요한 자가간호 기능을 수행할 수 있도록 돕는 예술"이라고 하였는데, 이는 대상자인 인간에 대해 개별적 간호(individual care)와 전인적 간호(comprehensive care)가 이루어져야 한다는 설명이다.

4. 간호사의 역할

간호사는 도움을 필요로 하는 사람의 요구를 인식하고 반응할 수 있도록 특별히 훈련된 사람으로서 교육자, 상담자, 지도자, 정보제공자, 능숙한 기술자, 그리고 대리인의 역할을 담당하고 있다. 임상현장에서의 전문직 간호사는 임상전문가의 역할, 교육 및 상담자, 변화촉진자, 지도자, 연구자 등의 역할을 하고 있다.

그 중 전문적 간호는 건강간호 서비스의 증진과 간호의 비용을 줄이기 위한 욕구에 반응하여 발전하였다. 전문간호사는 대상자와 가족에게 다방면의 일차적인 건강간호 서비스를 직접적으로 제공하고 있으며, 자율성과 아울러 다른 건강전문인과 협력을 증진하는 것에 초점을 두고 있을 뿐만 아니라, 비용 효과적이고 효율적인 관점에서 대상자의 건강간호 요구를 충족시키는 서비스와 자원들을 조직하고 조화시키는 역할을 담당하고 있다.

5. 간호현장의 확대

간호전달체계는 의료법의 변화, 보험조건의 강화, 대안적 건강간호 전달체계의 발전으로 인해 변화되어 왔다. 병원은 다양화된 의료서비스 환경의 변화에 따라 가능한 대상자를 퇴원시킴으로써 비용을 절약하고 수입을 증대시키게 되었으며, 동시에 대상자는 병원과 연계된 가능한 기관으로 옮겨감으로써 과거보다 빠른 회복기간을 갖게 되었다.

가정간호는 의료전달체계의 변화로 간호사의 광범위한 간호현장의 일부가 되었는데, 갑작스러운 질병이나 만성 건강문제를 갖고 있는 가정간호 대상자는 전문간호사, 가정간호 보조자, 사회복지사, 물리치료사, 언어치료사, 작업치료사들의 다학제간 접근을 통하여 간호를 제공받고 있다.

가정간호 대상자는 조기퇴원한 환자, 퇴원 후에도 지속적인 상태관찰 및 치료적 처치가 필요한 환자, 여러 가지 의료기구를 가지고 있는 환자, 외래로 통원치료를 해야 하나 거동이 불편한 환자 등이다. 가정간호 대상에 따라 요구되는 가정간호 서비스의 성격은 크게 달라진다. 조기퇴원 환자를 위한 가정간호 사업은 병원에서의 서비스를 병원 대신 가정에서 제공하는 것으로 치료가 중심적인 서비스가 될 것이며, 만성 퇴행성 질환 환자의 경우는 지지와 예방이 중심적인 서비스가 되고, 임종, 노인 환자, 가정간호는 일상생활활동과 기존의 생활양식을 유지하는 돌봄이 중심이 될 것이다.

II. 재활간호

1. 재활간호의 필요성

재활은 만성 질환자나 기능장애인들이 자신의 잠재능력을 최대한 개발하고, 심신장애로 인해 변화된 생활양식에 적응하여 사회적으로 복귀하는 것을 의미한다. 노인, 지체장애인, 만성 질환자, 시각 및 청각 장애인들이 점차 증가되고 있음에도 불구하고 이들을 위한 적극적인 재활전달체계가 부족한 실정이다. 따라서 재활간호사는 병원이나 가정 또한 재활기관에서 재활 대상자들이 최상의 조건으로 살아갈 수 있도록 다각적으로 접근해야 하며, 이를 위해 전문적 지식과 기술을 갖추고 인간애를 바탕으로 재활간호를 실시해야 한다. 구체적인 재활의 목표는 자신의 기능이 최대한으로 활성화되고, 자기 효능을 성취하고, 만족할 만한 삶의 질을 유지하고 달성하며, 변화된 삶의 형태에 대상자와 가족이 적응하고, 구체적인 욕구를 표출하며, 합병증을 예방하고 안녕감이 증진됨으로써 사회에 재적응할 수 있게 하는 것이다.

2. 재활간호 중재

1) 체위간호

적절한 체위를 유지하기 위해서는 질병 초기이거나 만성 단계에서나 항상 바른 자세가 매우 중요하다. 적절한 체위유지와 변경은 올바른 자세를 유지하고 부동으로 인한 합병증을 예방할 수 있으므로 대상자와 가족에게 적절한 체위변경의 중요성과 체위유지 및 변경방법을 교육해야 한다. 보통은 2~4시간마다 체위변경이 필요하나, 감각상실, 마비 대상자는 2시간보다 더욱 자주 체위를 변경해 주는 것이 요구된다. 앙와위, 측위, 복와위 등을 취해 줄 수 있으며, 자세에 따라 굴곡이 생기는 부위는 보조기구 등을 이용하여 지지해 주는 것이 필요한데, 이때 기능적인 자세를 취해 주어야 이차적으로 나타날 수 있는 여러 가지 문제를 예방할 수 있다.

2) 마사지

마사지는 손을 이용하여 효과적으로 인체의 연조직을 조작함으로써 신경 및 근육계의 반응을 촉진시키고, 혈액과 임파의 국소적이고도 전반적인 순환을 나무는 조직적이고 과학적인 조작이다. 마사지의 효과는 근육의 긴장 감소, 혈액과 임파 순환의 증가, 심박동수와 혈압의 감소, 신체의 유연성 증진 및 신경계의 각성을 가져와 정신적인 평안함과 피로회복을 얻는 것이다.

⑴ 적응증

골절이나 탈골, 관절손상, 염좌 또는 좌상, 건이나 신경손상, 관절염, 점액낭염, 신경염, 요통, 마비성 질환, 신경증 등

⑵ 금기증

악성 종양, 혈전성 정맥염, 관절결핵, 심장질환, 골수염, 전염성 질환, 화농성 피부염, 폐색전증 등

⑶ 마사지 방법

① 경찰법(쓰다듬기): 양 손바닥으로 피부를 가볍게 누르면서 율동적으로 원위부에서 근위부로 향하여 구심성으로 크게 쓰다듬는 동작

② 유날법(주무르기): 경찰법보다 더 심부의 마사지이며, 양 손가락이나 손바닥을 사용하여 직경을 약간 크게 하여 시계 도는 방향과 반대방향으로 강하게 문지르는 동작

③ 마찰법(문지르기): 엄지 또는 손가락 끝으로 원모양으로 깊고 둥글게 문질러 표면조직을 자극하는 방법

④ 경타법(두드리기): 근육이완을 증진시키는 방법으로, 양 손을 컵 모양으로 약간 구부려 둥글게 하여 빠르게 교대로 두드리는 동작
⑤ 진동법: 피부 위에 손을 얹고 강하고 빠르게 심부조직을 계속 흔들어 주는 동작

3) 욕창간호

욕창은 압력에 의하여 지속적으로 눌리는 부위에 상처가 생기거나 피부상처와 함께 그 밑에 있는 조직에 괴사가 일어나는 것을 의미하는데, 조직의 압박으로 생기는 압력이 모세혈관압보다 커서 이로 인해 조직에 장시간 빈혈을 초래하여 생기는 피부의 비정상적인 반응이다.
① 물리적인 힘이 욕창의 원인이며, 기여요인으로는 습기 증가, 영양상태, 위생상태, 부동, 운동마비, 근육위축, 빈혈, 연령, 감염 등이다.
② 발생부위는 체중을 지탱하는 뼈 돌출부위의 피하지방이 적은 부위이다.
③ 욕창의 진행단계는 다음 4단계로 분류한다.
- 1단계: 피부발적이 초기증상으로 나타나며, 발적부위는 압력제거 후에도 정상 피부색으로 회복되지 않는다.
- 2단계: 피부가 헐거나 괴양이나 물집이 생기며, 응집형성, 혈전 및 부종이 온다.
- 3단계: 피하조직으로 확대되고, 인근 조직의 피부가 깊게 파여 배액이 계속되며 감염이 유발된다.
- 4단계: 근육과 뼈까지 파급되며, 화농성 분비물과 악취가 있으면 감염을 의미한다. 욕창의 감염으로 골수염, 화농성 관절증, 전신성 패혈증 등이 유발된다.

④ 간호중재
예방적 측면과 치료적 측면으로 나눌 수 있는데, 예방적 측면의 간호중재는 욕창 발생요인을 제거하는 것으로 조직에 대한 압력을 감소시키고, 피부관리를 철저히 해야 하며, 적절한 수분과 영양을 섭취하도록 하는 것이다. 치료적 측면의 간호중재는 압력을 제거하고, 조직을 건조하게 유지하며, 순환을 촉진시키는 방법들을 도모한다. 또한 베타딘이나 과산화수소 등의 소독제를 사용하여 피부소독 및 상처를 관리하고, 욕창부위에 적절한 드레싱을 해야 하며, 감염의 예방 및 치료를 위하여 항생제 요법이 필요하다. 한편, 욕창부위가 광범위하고 근육이나 뼈까지 파급되어 치유가 지연될 때에는 외과적 중재가 필요하다.

4) 배뇨훈련 간호

실금이 되면 독립성이 저하되고 당황하게 되며, 소외감 때문에 사회적 활동이 위축된다. 요실금은 비뇨기계 감염, 압박근의 불안정성, 방광 배출구 폐쇄 또는 부전증, 신경학적 결손, 방광경련이나 경축 등 다양한 원인으로 발생한다.

요실금의 경향이 확인되면 즉시 사정자료를 분석하여 간호계획을 세워야 하는데, 비뇨기계 문제

나 선천적 · 후천적 신경질환에 의한 실금이 아니면 배뇨 조절방법으로 규칙적 배뇨습관을 훈련한다. 최대 목표는 요실금이나 요정체를 조절하며 배뇨 자제능력을 증진하는 것이고, 이를 위해서는 배뇨일지를 작성하여 배뇨형태를 파악한 것을 근거로 일정한 시간간격으로 배뇨를 시도하거나 괄약근과 골반근육을 강화시키는 운동 등으로 방광훈련을 도모한다.

5) 배변훈련 간호

배변훈련의 목적은 규칙적인 배변습관으로 변실금, 분변매복, 불규칙한 배변을 예방하는 것이다. 기본적인 관리는 개별화되어야 하는데, 배변의 간격이 대상자에 따라 다양하므로 배변주기를 사정하여 기록하며, 규칙적인 습관을 형성하도록 계획하고, 신체활동 장려, 항문직장 반사 자극, 정상적인 배변자세 유지, 풍부한 섬유소 섭취 및 변비예방을 위한 노력들이 시도되어야 한다.

6) 자가간호

자가간호는 일상생활에서 가장 기본적인 동작으로 화장실 사용, 목욕하기, 옷 입고 벗기, 음식 먹기, 세면동작 등을 스스로 할 수 있는 능력을 말한다. 자가간호 동작의 목적은 이 중에서 한 가지 이상을 제대로 수행할 수 없을 때 대상자의 잠재능력을 발휘하게 하거나 보조기구나 방법을 통해서 능력을 극대화시키는 데 있다. 이 경우 환자를 돕는 사람은 대상자 스스로 어떤 일을 하려고 시도할 때 느리고 실수가 많더라도 독립성을 유지시키는 방법이라면 어떤 것이든 격려해 주어야 한다.

7) 일상생활동작 훈련

일상생활동작(activities of daily living, ADL) 훈련이란 기능장애인을 훈련시켜 가능한 한 스스로 일상생활을 할 수 있도록 돕는 것이다. 일상생활동작은 인간이 매일 생활을 영위하는 데 필요한 동작으로 개인 자신이나 가정, 사회생활을 유지하는 데 기본적으로 필요한 활동이다. 이를 위해서는 관절운동, 근력과 지구력, 수용감각 능력 등이 원활해야 하며, 때로는 보조장구 및 생활기구를 이용하기도 한다. 이 훈련은 침상활동, 의자차 사용, 보행훈련, 자가관리 훈련 등이 포함되며, 의학적인 면뿐만 아니라 사회직업적인 면에도 역점을 두고 훈련해야 한다.

일상생활동작 훈련의 원칙은 다음과 같다.

① 일상생활동작의 목표를 설정한다.
② 활동동작에 이용할 수 있는 방법을 확인한다.
③ ADL의 수행 정도를 관찰하여 대상자의 능력을 사정한다.
④ 활동에 필요한 동작을 확인한다.
⑤ 동작에 필요한 근육을 사용하도록 권한다.
⑥ 점차적으로 상세한 동작을 가능한 한 오래 한다.

⑦ 활동시간은 대상자가 견딜 수 있는 범위 내에서 가능한 한 오래 한다.
⑧ 실제 생활현장에서 필요한 동작을 훈련한다.
⑨ 장애의 범위 내에서 최대한의 능력으로 모든 활동을 수행하도록 한다.
⑩ 대상자가 수행한 동작과 노력에 대하여 칭찬함으로써 대상자를 지지한다.

8) 기능적 재활방법

(1) 물리치료

물리치료란 물리적인 요소인 열, 물, 운동 및 전기 역학적인 기구를 이용하여 질환이나 장애를 치료하는 전문분야이다. 이 치료의 목표는 관절의 운동성, 기민성, 근력의 유지 및 증진, 동통과 부종의 감소, 근육경련 감소, 활동저하와 관련된 합병증 예방이며, 자기간호와 보행기술 교육 등이 있다. 물리적 치료방법으로는 열, 냉의 적용, 마사지, 운동 등이 있다.

(2) 보철기와 보조기 사용

보철기와 보조기는 신체의 상실된 부분을 인공적으로 대치하는 것으로, 보조기는 신체를 지지하고 바로잡으며 기형을 예방 · 교정하며 신체기능을 증진시키는 것이다. 보조기는 신체부분에 통증, 마비, 허약함 등이 있을 때 사용한다.

9) 장애인 피로에 대한 대처

만성적 건강문제를 가진 환자들은 그에 따른 불편감과 동통, 장기간의 침상안정과 부동상태 및 운동기능의 결손으로 이동이나 보행이 힘들기 때문에 과도하게 에너지를 소모해야 하며, 일상생활동작을 하면서 겪는 좌절감으로 신체적 · 정서적으로 지치게 된다. 또한 기능장애에 대하여 효율적으로 대처하지 못할 때 슬픔, 우울을 느끼기 쉬운데, 그 자체가 피로의 원인이 된다. 따라서 이런 대상자를 돌보는 사람은 이에 따른 대처전략을 잘 사용할 수 있어야 한다.

(1) 장애인의 대처능력 사정

장애인의 대처 과정을 돕기 위해서는 먼저 장애인의 대처행위가 효과적인지 아니면 비효과적인지를 사정한다. 또한 질병 이전에 이미 사용하던 대처행위와 가족과 사회적 지지체계는 어떠한지, 대상자의 강점과 약점, 재정적 상태를 사정한다.

(2) 대처를 위한 재활간호 중재

① 적절하고 효과적인 대처반응을 격려하여 장애인의 대처능력을 촉진한다.
② 휴식기간을 마련하여 간호제공자나 가족이 피로감을 풀 수 있는 여유를 준다.

③ 의료적인 위기상황을 예방하고 정확히 조절한다.
④ 사회적 소외를 예방하고 지역사회 자원을 적절하게 활용할 수 있도록 한다.
⑤ 절망감 · 무력감을 완화하도록 돕고, 스트레스 관리방법을 교육한다.
⑥ 조절할 수 있는 장애를 관리한다.
⑦ 상담과 경청 및 인지적 재형성을 촉진할 수 있는 간호를 한다.
⑧ 영적 지지를 도모하고 사회적 지지체계를 동원한다.
⑨ 문제 중재를 위한 교육이나 초기 재활 과정에는 가족을 포함시킨다.

참고문헌

김모임(1993). 「가정간호연구의 전망」. 『간호학 탐구』 2(1).

서문자, 이정희, 김영숙, 이향련 외(1999). 『성인간호학 · 상』 Ⅰ · Ⅱ. 수문사.

오은경(2005). 『가정간호사업사례』. 한국보건복지인력개발원.

3절 임종과 호스피스

간호과 유주화

Ⅰ. 임종 환자에 대한 간호

임종 환자의 가장 흔한 문제점은 신체적으로는 통증, 호흡곤란, 방사선 치료나 화학요법과 관련된 면역기능 저하와 영양상태 불량, 수분섭취 부족, 전해질 불균형, 운동부족, 진통을 위한 마약사용과 관련된 배설장애, 감염과 관련된 요실금, 빈뇨, 피부손상 등이 있고, 정서 심리적으로는 죽음에 대한 공포, 부적응, 상실에 대한 슬픔, 무력감과 관련된 고립 등이 있으며, 끝으로 영적인 요구와 관련된 문제점들이 있다.

따라서 이 시기의 간호목표는 첫째, 죽음에 대한 수용, 둘째, 슬픔을 함께 나누는 것, 셋째, 변화된 환경에 적응하는 것, 넷째, 증상완화에 있다.

1. 임종 환자와의 관계 형성

불치의 병이라는 진단을 받은 환자를 접근하기는 그렇게 쉬운 일이 아니다. 간호사는 우선 환자가 자기의 운명을 이미 알고 있는지, 만일 모른다면 어떤 식으로 알려주어야 할지 난감해진다. 혹시 실수로 그에게 상처를 주지나 않을지 마음에 부담을 갖게 마련이다.

환자는 임종을 맞이할 준비가 되어 있지 않고, 자신의 불편한 조건으로 인하여 의심과 허위관계에 놓이는 경우가 종종 있다. 또한 죽음이 점점 다가온다는 사실을 느끼는 가운데 그 엄청난 일을 혼자 감당해야 하며, 다른 사람들이 자기와 거짓되게 얘기하고 있다는 사실에 더욱 괴로워한다.

가끔 환자는 다른 사람들의 행동에서 자신의 병이 이미 말기에 도달했다는 것을 깨닫는다. 이때 의료진들은 진단이 틀림없는 것으로 확인되는 즉시 그가 중병을 앓고 있다는 것을 알려주되, 가능한 범위 내의 치료법을 설명해 주어야 한다. 아직 마음의 준비가 되어 있지 않은 환자에게 죽음을 직시하라고 강요해서는 안 된다. 환자는 중병을 앓고 있다는 것만 알면 된다. 환자 스스로가 죽음과 임종에 대한 화제를 꺼낼 때까지 기다리되, 그가 장례준비를 하려 한다든가 유언을 하고 싶어하면 말리지 말고 변호사를 불러준다거나 집안을 어떻게 정리할 것인가를 구상하도록 도와주는 것이 좋다.

2. 영적인 간호

인간을 육체, 정신, 감정 그리고 영혼이 있는 존재로서 볼 때 영적 분야는 삶과 고통과 죽음, 그리고 죽음 후의 세계에 대한 철학과 자세, 믿음과 희망이라고 정의할 수 있다. 특히 말기 환자들은 영적인 관심을 보이고, 절대자에게 자기를 의지하고자 하는 심정이 되기도 한다. 따라서 봉사자가 죽음과 내세에 대한 뚜렷한 믿음을 가진 사람일 경우 환자들은 영적인 도움을 받는 데 훨씬 효과적이다. 또한 환자의 영적인 관심을 민감하게 파악하고 원하는 의식이나 종교적인 조언과 위로를 받을 수 있도록 알선해 주는 것이 필요하다. 만일 환자의 고통이 심해서 원하는 바를 얘기할 수 없다면 가족과 의논해서 도와주도록 한다.

목사나 신부 등 종교적인 지도자가 임종의 순간 직전에만 오는 것보다는 사전에 여러 차례 환자와 접촉할 기회를 갖는 것이 바람직하다. 환자는 죽음에 접근해 갈 때 비로소 한 인간으로서 성장할 수 있다. 그의 철학이나 종교적인 견해가 성숙해질수록 자신의 생명을 우주의 일부분으로서 보는 넓은 시야를 갖게 되고, 죽음을 생명의 자연스러운 한 사건으로 생각하게 된다. 또한 가족과 친구에 대해서도 전에 느껴보지 못했던 친밀감과 따뜻함을 경험하게 된다. 환자가 무섭고 위대한 신비 앞에서 죽음이 삶의 한 과정이며 내세가 열리기 직전의 한 단계라고 받아들이게 된다면 죽음을 좀더 희망적으로 받아들일 수 있을 것이다.

3. 정서적인 간호

죽음이 눈앞에 있다는 사실을 알게 되면 처음에는 부정하며 화를 내고 또한 스스로 고립되어지며 외로워진다. 간호사와 다른 사람들 역시 환자 대하기를 꺼려하고 피하려 하게 된다.

이때 충분한 시간을 주어 충격과 거부의 단계를 견뎌낼 수 있게 하고 그의 노여움을 받아주며 환자 곁에 차분히 앉아서 환자의 말에 귀를 기울여 주는 것이 도움이 된다. 환자가 한두 번 만나 말을 꺼내기 싫어하면 몇 번이라도 찾아가 관심을 표해줘야 한다. 누군가 관심을 가져주는 사람, 속 이야기를 나눌 사람, 곁에서 도와주려고 기다리는 사람이 있다는 데 신뢰감을 갖게 되고, 자긍심을 유지할 수 있으며, 따라서 덜 외로워질 수 있다. 이때 환자가 아끼고 좋아하는 사람이 옆에 있어 주거나 소중히 여기는 소유물을 함께 두는 것이 가장 바람직하다.

4. 신체적인 간호

우선 환자의 불편 중에 동통을 감소시키는 것이 가장 필요하다. 필요에 따라서는 마약성 진통제를 사용할 수 있다.

간호사들이 임종 환자를 대할 때 알아두어야 할 가장 중요한 것은 그가 아직은 생명이 있는 살아 있는 인간이라는 것을 깊이 인식하는 것이다. 자칫하면 환자가 이제 죽음을 앞에 둔 사람으로서 쓸모없는 인간이라는 생각에 그의 신체적인 여러 가지 장애를 소홀히 해 버리거나 기계적으로 다루어 버릴 수도 있다. 환자가 겪는 불편 하나하나에 세심한 관심을 갖고 성의를 다하고 최선을 다하는 것이 참 인간애의 발휘인 것이다.

다음은 신체적인 간호의 요점이다.

1) 통증 경감

통증은 대부분의 암 환자에서 발생하며, 반드시 조절되어야 하는 중요한 문제이다. 비마약성 진통제로 조절되지 않는 극심한 통증의 경우임에도 불구하고 마약사용에 대한 사회 통념상의 제약과 마약중독에 대한 두려움으로 인하여 마약성 진통제를 포기하는 예가 많다. 동통은 환자에게 불안을 일으키고, 그 결과 불면증이 발생하며, 그로 인해 더욱 심한 통증을 느끼게 되는 악순환이 초래된다. 그러므로 통증이 이미 시작되었을 때 진통제를 투여하기보다는 지속적 통증의 조절을 위하여 규칙적으로 진통제를 사용하는 것이 최근의 경향이다. 이는 환자의 통증에 대한 기억과 공포를 없애고 불안을 막을 수 있을 뿐만 아니라, 약제에 대한 내성이나 약의 과용을 막기 위하여 통증이 있을 때만 진통제를 사용하는 것은 잘못이라는 의견에 근거한다.

일반적으로 통증조절의 방법에는 약물요법이나 물리치료, 행동요법, 마취 등의 비수술적 방법과 신경절제술과 같은 수술적 방법이 있다. 진통제의 투여는 가능하면 경구투여가 권장되는데, 그 이유는 병원에 입원하지 않고도 다른 생활을 병행할 수 있기 때문이다.

2) 호흡증진

대부분의 경우 갑작스런 공기부족으로 인해 질식사에 대한 공포감이 크므로 혼자 있지 않도록 안심시키고, 호흡을 용이하게 하는 자세를 취해 주며, 필요하다면 산소흡입과 기관지 확장제를 사용할 수 있다. 객담이 많으면 수분섭취를 증가시키고 습도를 높여주며 객담배출을 용이하게 하고, 기력이 없을 때에는 흡인기를 이용하여 객담을 제거해 준다.

3) 구강간호와 영양공급

대부분의 말기 환자들은 화학요법이나 위장관 장애와 관련된 오심 · 구토증이 있고, 이로 인해 식욕부진이 발생하고, 구내염과 구강통증으로 영양섭취가 부족하게 된다. 증상이 심하면 식전에 진토제 · 진통제를 사용하기도 한다. 음식은 부드럽고 소화하기 쉬운 것을 소량씩 자주 먹도록 하고, 가능하면 질적으로 좋은 고단백 · 고열량 식이를 먹게 한다. 환경을 쾌적하게 하고 가족과 함께 편안한 기분으로 식사하게 하는 것이 좋다.

4) 수분섭취와 체액균형

탈수가 있을 때는 이뇨제 사용을 줄이고 구강과 정맥 내로 수분을 공급한다. 복수나 부종이 있을 때는 이뇨제를 투여하고 혈액순환을 도울 수 있는 체위를 유지한다.

5) 배설증진

음식과 수분섭취 감소, 운동부족, 통증감소를 위한 마약사용 등으로 변비가 오며, 화학요법 또는 방사선 요법으로 장기능이나 간기능이 저하되어 배설이 용이하지 못할 수도 있다. 이런 경우 배변 완하제나 연동운동 자극제를 사용한다.

6) 휴식과 수면

취침 전에 따뜻한 우유나 음식을 먹게 하고, 환자의 신체적 · 영적 어려움을 이해하고 정서적으로 지지하여 이완시켜 줄 수 있으며, 수면제를 사용할 수도 있다.

7) 피부관리

부종, 실금, 발한 등으로 피부손상이 있거나 잠재될 수 있다. 욕창이 용이하므로 체위변경을 자주

하고, 피부는 건조하고 깨끗하게 유지하며, 압력을 제거하고 침상 내에서 부분적으로 씻어준 후 피부 마사지를 자주 해줘야 한다. 욕창이 발생하면 환부를 베타딘으로 닦아낸 후 바람이 통하도록 열어놓거나 드레싱을 한다.

5. 환자 가족에 대한 간호

죽음이 덮치고 간 후 남아 있는 가족들의 반응 역시 처음에는 부정적일 수 있고, 도저히 믿을 수 없는 충격에서 헤어나지 못할 수도 있다. 이때 가족들을 위로하기 위해서 하나님의 사랑을 운운하며 억지로 위로하는 것은 오히려 잔인할 뿐만 아니라 부적절한 대응이기도 하다. 그러므로 이 시기에는 그들로 하여금 말하고 울고 마음껏 표현하게 놓아두는 것이 더 적당하다. 속을 털어놓고 감정을 드러낼 수 있도록 도우며 말없는 말벗이 되어주는 것이다. 유가족들이 쓰라린 마음과 화나고 넋이 나간 채로 병원 복도를 서성거릴 수도 있는데, 이때 다른 환자들에게 충격을 주지 않으려면 유가족들이 마음 놓고 울 수 있는 방이 따로 마련되면 좋다.

유가족들은 장례가 끝나고 친지들이 돌아가버린 공허함과 고인이 떠나버린 허탈감에 빠진다. 누구라도 최근에 고인과 접촉을 가졌던 사람이 찾아오거나 친했던 사람을 만나게 되면 더없이 반갑고 위로가 되는 시기가 바로 이때이며, 그로 인해 충격과 슬픔이 경감되고 고인이 정말 세상을 떠났다는 사실을 서서히 받아들이기에 이른다.

어린이든 어른이든 간호사가 가족에세 세공할 수 있는 최선의 도움은 그들이 느끼는 감정을 표현하도록 놔두고 죽음이라는 현실을 받아들여 현명하게 극복할 수 있도록 조용히 지지해 주는 것이다.

II. 호스피스

호스피스 간호란 '말기 환자와 가족을 위한 전인적인 돌봄'이며 사별 후 유가족 관리를 포함한다. 죽음이란 누구나 피할 수 없는 것이고, 출생이나 성장과 마찬가지로 생의 정상적인 과정 중 하나이지만, 말기 환자와 가족을 위한 의료관리는 현행 보건의료체계에 포함되어 있지 않은 실정이다. 호스피스의 대상자는 말기 환자와 가족이다. '말기 환자'라 함은 현대의학에서 할 수 있는 모든 치료방법을 다 사용하여도 완치가 어려운 질환의 말기 상태에 있는 환자를 의미한다.

말기 환자의 경우 'cure'보다는 'care'가 더욱 필요하기 때문에 호스피스 간호에서는 간호사의 역할이 상당히 큰 비중을 차지하고 있다.

호스피스의 목적은 말기 환자들이 가능한 한 편안하고 충분히 살 수 있도록 돌보며, 이를 위해

질환에 수반되는 증상을 조절하고, 환자와 그 가족이 필요로 하는 정서적 · 영적 지지를 제공하며, 가족이 최선을 다하여 환자를 돌볼 수 있도록 지원하여 의미 있는 경험을 간직하도록 도와주며, 또한 환자가 사망한 후에도 가족이 사별에 잘 적응하도록 돕는 데 있다.

호스피스 간호의 원칙은 다음과 같다.

① 증상 조절이다. 완치가 아닌 증상을 조절하는 데 초점이 맞추어지고 있다.

② 돌봄의 연속성이다. 환자와 가족의 상태와 필요에 따라 환자가 어느 곳에 있든지 호스피스 간호가 연속적으로 제공될 수 있어야 한다.

③ 환자와 그의 가족을 돌봄의 대상으로 한다.

④ 다학문적인 팀접근이다. 간호사, 의사, 성직자, 사회사업가, 자원봉사자 등으로 구성된 팀접근이 가장 효과적이다.

호스피스 간호는 대상자의 상태에 따라 말기단계, 임종단계, 사별단계로 나눌 수 있는데, 각 단계마다 대상자의 요구와 간호중재 내용이 조금씩 달라지게 된다.

참고문헌

김모임(1993). 「가정간호연구의 전망」. 『간호학 탐구』 2(1).

서문자, 이정희, 김영숙, 이향련 외(1999). 『성인간호학 · 상』 Ⅰ · Ⅱ. 수문사.

오은경(2005). 『가정간호사업사례』. 한국보건복지인력개발원.

WELL-BEING MEDICINE

5편
검사 및 중재술에 대한 이해

Comprehension for the Laboratory/
Radiographic Exam and Interventional Radiology

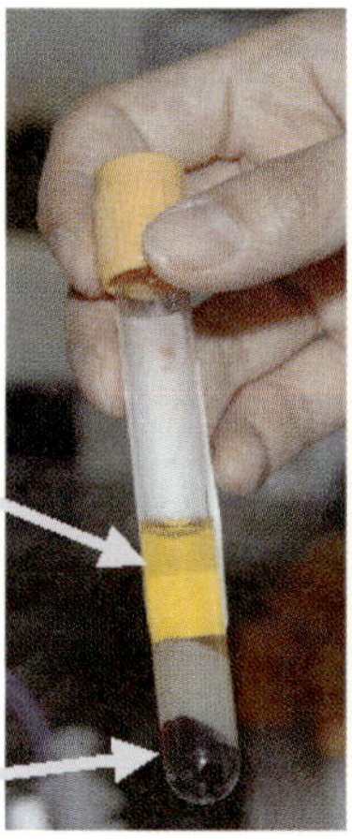
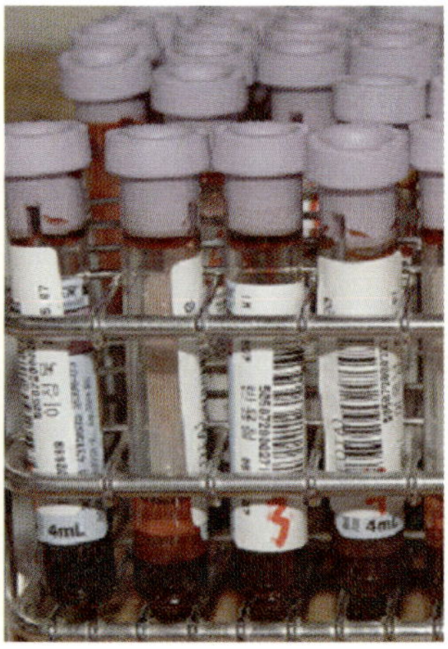
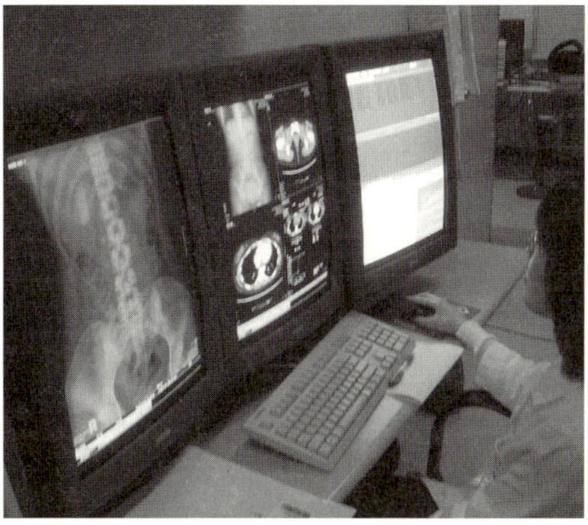

1장
검사실 검사

1절 혈액을 이용한 검사

진단검사의학과 노은연 · 신수

I. 임상병리검사

1. 의미

임상병리검사란 환자에서 채취되는 혈액, 요 등 각종 검체를 분석하여 진단과 치료에 필요한 정보를 제공하는 것을 말하는데, 이러한 검사의 시행, 해석 및 연구를 담당하는 분야가 검사의학(laboratory medicine)이며, 임상병리학(clinical pathology)이라고도 한다.

임상병리검사는 정확한 진단, 치료방향 결정, 치료효과 판정, 질병경과 판단 및 예후 추정에 반드시 필요하다. 의학수준과 검사기술이 진보함에 따라서 임상병리검사 종목도 계속 증가하여 현재 검사가 가능한 종목이 수천 가지에 이르지만, 일반적으로 대규모의 병원에서 실시하는 검사종목은 약 500여 종류이다.

진료를 담당하는 의사는 환자의 상태와 질병에 따라서 이 중 몇 가지를 선택하여 의뢰하고, 검사실에서는 검사 결과를 의뢰한 담당의사에게 통보하게 된다.

담당의사는 검사의학 전문의의 협조를 받아 검사 결과를 평가하고 질병의 진단, 치료방침의 결정, 치료효과 및 예후 판단에 이용하는데, 일차적으로 실시한 검사 결과가 환자 파악에 부족하거나 확인이 필요하면 다시 같은 검사를 의뢰하거나 복잡한 검사를 추가로 실시하게 된다.

표 1. 임상병리 검체의 종류

- 혈액(피)
- 소변
- 체액
- 골수
- 조직
- 대변
- 객담(가래)
- 기타 농(고름) 등

2. 분류

특정 질병 여부를 배제하기 위한 선별검사에는 민감도가 높은 검사를 이용하며, 확진을 위해서는 특이도가 높은 검사를 시행한다. 임상병리검사는 그 이용면에서 환자의 기본상태 확인과 질병의 선별에 이용되는 일상적인 검사(routine test)와 일상적인 검사만으로 환자 파악이 충분하지 않을 때 시행하는 특수검사(special test)로 분류할 수 있고, 검사방법에 따라서는 자동화 검사(automatic examination)와 수기검사(manual examination)로 나눌 수 있다. 병원의 규모와 환자군의 분포를 고려하여 임상적인 요구도가 큰 검사는 병원 내 검사실에서 직접 시행하지만, 의뢰가 드문 일부 검사는 대규모 검사실이나 상업적 검사기관에 위탁한다. 일상적인 검사에는 자동혈구계산(CBC), 혈액응고검사, 소변검사, 분변검사, 일반화학검사, 감염질환의 혈청학적 검사(매독, 간염, 에이즈), 혈액은행검사 등이 포함된다.

II. 병원에서 시행하는 피검사

1. 혈액채취 및 검체처리

1) 혈액채취 부위

혈액은 대부분 정맥에서 주사기 또는 진공채혈기로 채취되며, 성인의 통상적 채혈부위는 팔의 정맥인 척측피정맥(basilic vein), 요측피정맥(cephalic vein) 또는 팔오금중간정맥(median cubital vein)이며, 영·유아 등 팔에서 채혈이 불가능한 경우 대퇴정맥(femoral vein)이나 경정맥(jugular vein)에서 채혈한다. 그 외에 소량 혈액이 필요한 경우에는 귀나 손 끝에서 채취하기도 한다.

2) 혈액채취 방법 및 주의사항

검사 결과에 신빙성을 부여하기 위해서는 검사실 자체의 노력만으로는 충분한 효과를 기대할 수 없다. 우수한 장비와 인력으로 검사하여도 검사 외적 요인에 의한 오차가 유발된다면 정확한 검사 결과를 얻을 수 없으며, 이러한 검사 외적 요인의 대부분은 검체채취 및 처리미숙에 기인하므로 채혈시에는 다음과 같은 사항에 주의해야 한다.

① 채혈시 구혈대를 1분 이상 묶어두면 울혈이 생겨 검사 결과의 오류를 초래하므로 주의해야 한다.

② 1회용 주사기를 사용할 때는 적당한 속도로 거품이 생기지 않도록 채혈한 후 주사바늘을 진공채

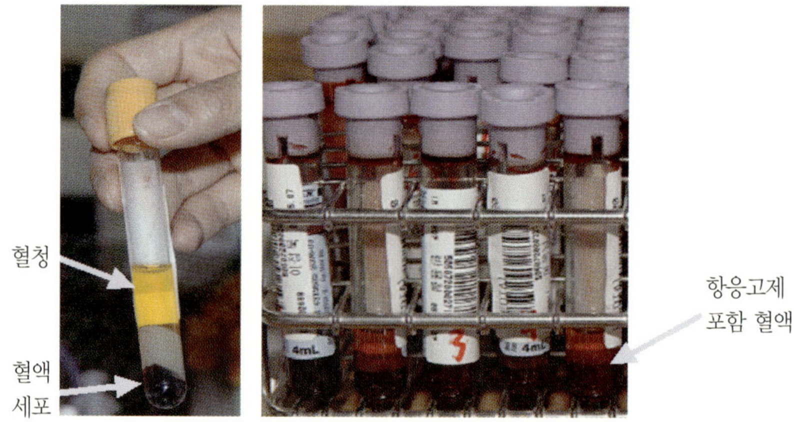

그림 1 원심분리된 혈청 검체 및 항응고제가 포함된 전혈 검체

혈관의 고무마개에 찔러 혈액이 일정한 압력으로 튜브(진공채혈관)에 유입되도록 한다. 각 검사용기의 기벽을 따라 혈액이 흘러내리도록 분주한다.

③ 검사종목에 따라서는 항응고제가 포함되거나 포함되지 않은 튜브에 채취해야 하며, 검사에 따라 적합한 항응고제의 종류가 다르기 때문에 반드시 정해진 튜브에 채혈해야 한다. 항응고제와 혈액은 잘 혼합되도록 충분히 섞어준다. 항응고제와 충분히 혼합이 안 될 경우 간혹 눈에 잘 안 보이는 응집(microclot)이 생겨 잘못된 검사 결과를 얻게 되고, 특히 혈액응고검사는 조직액이 섞이거나 항응고제의 비율이 부적당하면 환자 상태와는 전혀 다른 결과가 나온다.

④ 검사종목에 따라 전혈을 이용하기도 하고 원심분리하여 혈청(serum)이나 혈장(plasma)과 혈액세포(blood cells)의 2구획으로 나누어 검사를 시행하기도 한다.

⑤ 모든 혈액 검체는 채혈 후 즉시 검사실로 운반하여 검사하거나, 혈청분리 후 냉장보관한다. 혈청분리가 늦어지는 경우는 많은 종류의 검사에서 심한 오차가 유발된다. 부득이한 경우 검체운송이 지체되어야 한다면 냉장보관 하도록 한다.

⑥ 검사종목에 따라서 채혈시간, 처리방법에 차이가 있다. 예를 들어, 식후 2시간 혈당검사, 치료적 약물농도 측정 등은 특정 채혈시간이 필요하고, 출혈시간 검사는 환자가 직접 검사실로 오는 것이 권장되며, 암모니아, 동맥혈가스 분석은 검체의 냉장운반이 필요하다.

⑦ 검체용기에는 환자 등록번호, 환자명, 수행검사, 검사실, 검체명, 검체번호가 바코드로 표시된 라벨이 부착된다. 검사실에서는 이러한 바코드 시스템을 이용하여 빠르고 정확한 검체 접수, 검사업무 수행 및 결과보고가 가능하다.

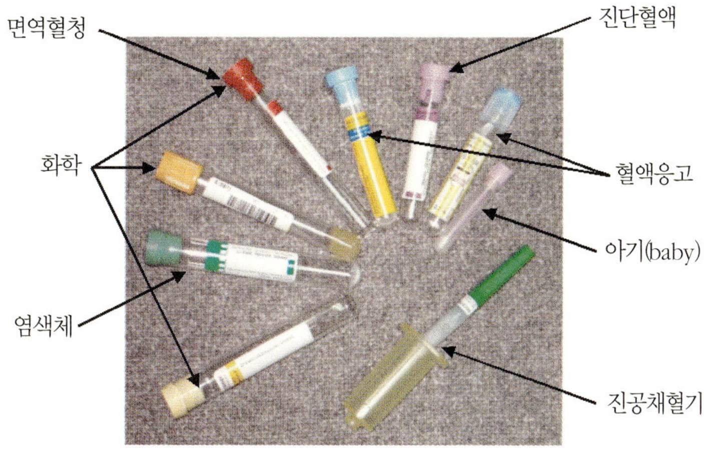

그림 2 각종 진공채혈관 및 채혈도구

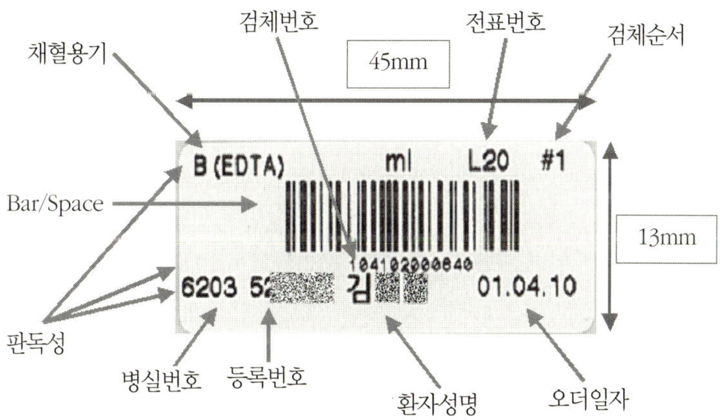

그림 3 검체에 부착되는 바코드 라벨

2. 검사 결과의 해석

1) 참고치(reference value), 정상치(normal value)

정상 또는 건강의 개념은 연령, 성별뿐 아니라 인종, 생활습관, 자연 및 사회환경에 따라 차이가 있다. 참고치란 현재 특별한 질병이 없고 "건강해 보이는" 사람들이 보편적으로 보이는 검사 결과로, 참고치를 벗어나면 질병을 의심하게 되어 보완적인 검사들을 통해 진단에 접근하게 된다. 측정 결과가 정규분포를 이루는 정량적 검사의 경우 평균±2SD, 비정규분포일 때는 2.5~97.5퍼센타일

(percentile)의 구간으로 하는 것이 보통이며, 정성검사의 경우에는 음성과 양성의 개념을 사용하기도 한다. 검사방법이나 시약 등에 따라 참고치의 변동이 있으므로 검사 결과를 해석할 때에는 해당 검사실의 참고치를 기준으로 삼아야 한다.

2) 결정치(cutoff value)

질병상태를 판정하는 데 있어서 기준이 되는 수치로 예민도, 예측치 및 효율이 높은 기준치로 설정한다. 일반적으로 결정치를 높게 잡을수록 진단의 특이도는 높아지고 민감도는 낮아진다.

3. 검사 결과의 변동 원인

검사실 검사 결과에 영향을 미치는 요인은 표 2에 제시한 바와 같으며, 그 영향을 제한할 수 있는 요인도 있으나 조절이 불가능한 요인들도 존재하므로 검체 채취 전 환자 준비, 검체 처리 및 결과 해석에 있어서 이러한 변동요인을 고려해야 한다. 예를 들어, 포도당, 철, 인, 중성지방, ALP 등은 식사 후 증가하므로 검사 전 12시간 이상 금식을 요하며, 음주 후에는 젖산, 요산, GGT, HDL 콜

표 2. 검사 결과의 변동 요인

환자의 상태	유전적 요인: 개체간, 성별, 인종 생활환경 요인: 지역, 식습관, 흡연, 직업 시간적 요인: 연령, 일내 변동, 계절에 따른 변동 행동요인: 식사, 체위, 운동, 음주 생리적 요인: 호르몬 주기, 임신
검체의 상태	검체 채취 시간 • 말라리아 도말, 세균성 심내막염의 세균검사: 발열시 • 혈당검사, 중성지방 등: 공복시 및 적절한 부하시 • 연속검사, 약물검사, 호르몬: 정해진 시간 엄수 채취 용기: 항응고제가 든 용기 사용, 용혈되지 않도록 주의 채취 부위: 동맥, 정맥, 모세관 등에 따라 다를 수 있음 검체 뒤바뀜: 정확한 라벨링 및 바코드 시스템이 유용 용혈, 황달성, 지질성 혈청: 검사에 간섭 유발 가능 검체 처리: 지연시 포도당 감소 등의 검사치 변동 유발 온도 및 광선: 암모니아, 빌리루빈 등이 예민
분석오차	고유 오차(inherent error): 검사방법, 기기, 검체 취급 습관 기술적 오차(technical error) • 우발오차: 기구의 오염, 피펫의 취급 부주의 • 계통오차: 표준용액과 시약의 오염, 변질, 반응온도 및 시간변화

레스테롤, 중성지방이 증가하고, 포도당이 감소한다. 심한 운동시 AST와 ALT가 증가하고, 채혈시의 체위는 단백 · 지질 등의 결과에 영향을 미친다.

4. 일상적인 피검사

입원 환자에서 입원 당시에 흔히 시행되는 검사이다.

1) 전체 혈구 계산(complete blood cell count, CBC)

혈색소(헤모글로빈, Hb), 적혈구 용적률(헤마토크릿, Hct), 적혈구 수, 백혈구 수, 혈소판 수, 백혈구 감별계수(세포백분율), 적혈구 지수 등을 측정하는 검사이다. 적혈구 1개당 평균용적(MCV), 적혈구 1개에 포함된 혈색소의 평균치(MCH), 적혈구 내 혈색소의 평균농도(MCHC), 적혈구 용적의

표 3. 정상 성인의 CBC 검사 참고치 및 결과의 해석

검사항목(단위)	참고치		이상소견 및 관련 질환
	남자	여자	
백혈구($\times 10^3/\mu L$)	4.0~10.0		증가: 감염, 염증, 백혈병 감소: 골수부전, 심한 감염, 약물, 악성 종양의 골수침윤
적혈구($\times 10^6/\mu L$)	4.2~6.3	4.0~5.4	증가: 적혈구 증다증, 흡연, 고산지대 주민, 탈수
혈색소(g/dL)	13.0~17.0	12.0~16.0	감소: 빈혈
적혈구 용적(%)	39~52	36~48	
혈소판($\times 10^3/\mu L$)	130~400		증가: 감염, 골수증식성 질환 감소: 골수부전, EDTA에 의한 위 혈소판 감소증
적혈구 지수			
MCV(fL)	81~96	79~95	증가: 거대적아구성 빈혈, 간질환, 실혈 감소: 철결핍성 빈혈, 만성 질환에 의한 빈혈
MCH(pg)	27~33	26~32	감소: 철결핍성 빈혈
MCHC(g/dL)	32~36		증가: 구상적혈구증
RDW(%)	≤14.5		증가: 빈혈, 수혈, 골수이형성증
백혈구 감별 계산($\times 10^3/\mu L$)			
호중구(Neutrophil)	1.8~7.7		증가: 감염, 염증, 심한 운동, 악성 종양 감소: 재생불량성 빈혈, 심한 감염, 약물, 골수침윤
림프구(Lymphocyte)	1.0~4.8		증가: 바이러스 감염, 림프종
단구(Monocyte)	0~0.8		증가: 진균감염, 골수회복기
호산구(Eosinophil)	0~0.45		증가: 알레르기 질환, 기생충 감염
호염기구(Basophil)	0~0.2		증가: 알레르기 반응, 골수증식성 질환

분포(RDW) 등의 적혈구 지수(RBC index)는 적혈구 용적(Hct), 혈색소 농도(Hb) 등과 함께 빈혈의 종류를 감별하고 치료방향과 치료효과를 평가하는 데 이용된다. 우선 CBC에서 이상소견이 나타나면 말초혈액도말검사, 골수검사 등을 시행하여 CBC에서 나타난 혈액질환에 대해 더 자세한 진단을 내리게 된다(표 3).

2) 혈액응고검사

프로트롬빈 시간(prothrombin time, PT) 및 활성 트롬보플라스틴 시간(activated partial thromboplastin time, aPTT) 검사는 구연산(sodium citrate)이 첨가된 혈장에서 응고가 일어나는 시간을 측정하는 검사로, 혈액응고 과정 전반에 관한 선별검사이다. 출혈 경향을 보이는 환자의 선별검사, 출혈 위험성 평가를 위한 수술 전 검사, 또는 혈전 예방을 위해 경구 항응고제를 복용 중이거나 혈전용해 치료를 받는 환자의 적정 용량 결정에 이용된다. 간질환, 비타민 K 결핍, 항응고제 투여, 응고인자 결핍 등에서 응고시간이 연장되는 소견을 보인다.

3) 일반화학검사

주로 혈청이나 혈장을 분리하여 각종 물질의 농도를 측정하는 검사이다(표 4).

(1) 포도당

정상치는 공복에 정맥혈로 검사한 경우 70~110mg/dL이고(표 4), 당뇨병, 내당능 장애, 임신성 당뇨병 외에도 식후, 임신, 노인에서 증가하며, 인슐린 과다투여, 약물복용, 선천성 효소결핍, 내분비계 질환 등에서는 감소한다. 혈청을 분리하지 않고 실온에 방치한 혈액에서는 해당작용(glycolysis)에 의해 혈당이 시간당 약 7mg/dL씩 감소하는데, 백혈구 수치가 높거나 세균오염이 있는 경우 해당작용이 더 활발하게 일어난다.

자가혈당측정기를 이용할 경우 전혈을 사용하므로 혈청이나 혈장에 비해 10~15% 낮고, 사용자의 숙련도나 빈혈 여부 등에 따라 결과 차이가 크며, 혈당치가 매우 높거나 낮을 때는 결과의 신뢰성이 떨어지므로 당뇨병의 진단용으로 사용해서는 안 되며, 선별검사용으로도 불명확하다.

(2) 단백질

① 총단백: 혈청단백은 끊임없이 흡수, 합성, 분해, 배설을 통해 동적인 평형을 유지하고 있으며, 총단백량의 증감은 이러한 단백 대사과정의 이상에서 나타난다. 총단백량은 연령에 따라 차이를 보여 유아기에 가장 낮고 20~30세에 최고치를 나타내며, 채혈시의 체위, 검체보존, 용혈 등에 의해 결과의 변화를 보인다. 총단백량이 정상범위라도 단백이상증이 존재할 수 있으므로 경우에 따라서는 혈청 단백분획의 전기영동검사 등 특수한 검사가 필요하다.

표 4. 일반화학검사의 참고치

검사항목	단위	참고치	
		남자	여자
총칼슘(total calcium)	mg/dL	8.8~10.5	
인(phosphorus)	mg/dL	2.5~4.5	
포도당(glucose)	mg/dL	70~110	
Urea nitrogen(BUN)	mg/dL	10~26	
요산(uric acid)	mg/dL	3.0~7.0	
총단백(total protein)	g/dL	6.0~8.0	
알부민(albumin)	g/dL	3.3~5.2	
총빌리루빈(total bilirubin)	mg/dL	0.2~1.2	
알칼리인산 분해효소(ALP)	IU/L	30~115	
GOT(AST)	IU/L	8~35	
GPT(ALT)	IU/L	10~40	
Gamma-GT(GGT)	IU/L	2~30	1~24
크레아티닌(creatinine)	mg/dL	0.9~1.3	0.6~1.1
나트륨(sodium, Na)	mmol/L	135~145	
칼륨(potassium, K)	mmol/L	3.5~5.5	
클로라이드이온(chloride, Cl)	mmol/L	98~110	
철(iron, Fe)	μg/dL	50~170	50~130
총철결합능(TIBC)	μg/dL	280~400	
중성지방(triglyceride, TG)	mg/dL	< 200	
총콜레스테롤(cholesterol)	mg/dL	70~240	
HDL콜레스테롤	mg/dL	35~55	45~65
LDL콜레스테롤	mg/dL	< 130	

② 알부민: 혈청단백의 약 60%를 차지하는 알부민은 내인성 아미노산의 공급원이며, 운송기능과 교질 삼투압의 조절기능을 담당한다. 정상 성인에서 하루 14g 정도가 합성되며 3주마다 그 양이 절반으로 감소하는데, 주로 간에서 합성되므로 간기능의 중요한 지표로 이용된다. 혈청단백에서 알부민을 제외한 약 40%는 글로불린 계통의 단백질이 차지하고 있으며, 알부민과 글로불린의 비율은 다발성 골수종이나 염증성 질환 등에서도 변화를 보여 이들 질환의 진단에 유용한 참고자료로 이용된다.

(3) 지질 검사

지질검사는 자세에 따라 결과의 변동이 크기 때문에(20분 기립시 HDL 및 LDL 콜레스테롤은 10%,

중성지방은 50%까지 감소) 가능하면 앉은 자세에서 채혈한다.

① 중성지방(triglyceride): 심한 운동시, 조절이 안 되는 당뇨 환자, 글리세롤이 포함된 치료제를 사용하는 환자에서는 실제보다 높게 측정될 수 있다. 식사에 영향을 많이 받으므로 중성지방을 포함한 지질검사를 실시하는 경우 9시간 이상의 공복시간을 지켜야 한다.

② 총콜레스테롤: 총콜레스테롤과 콜레스테롤 결과는 다른 관상동맥 질환 위험인자와 함께 치료지침의 결정에 중요한 의미를 가진다.

③ LDL콜레스테롤: 중성지방이 아주 높지 않은 경우는 계산식[총콜레스테롤 – HDL콜레스테롤 – (중성지방/5)]을 이용하며, 고도로 증가된 경우는 직접 측정한다.

④ HDL콜레스테롤: 낮은 HDL콜레스테롤은 관상동맥 질환의 위험인자로 작용한다.

(4) 간 및 담도계 기능 검사

간기능 검사는 간질환의 유무와 감별진단 및 그 정도와 예후의 판단, 치료방침의 결정에 중요한 역할을 한다. 간기능 검사는 간의 70~80%가 나빠질 때까지 정상인 경우가 많으며, 간기능 검사의 대부분이 특이하지 않아 간질환 이외에도 양성으로 나타나기 때문에, 한 종류의 간기능 검사를 실시하고 그 결과로 간기능을 판단하는 것은 매우 위험하며, 여러 종류의 검사를 실시하여 각 검사를 서로 보완할 수 있도록 해야 한다.

① 빌리루빈: 수명을 다한 적혈구가 파괴되면서 적혈구 속의 헤모글로빈이 대사되어 생성되는 물질이다. 정상적인 상태에서는 적혈구의 파괴와 간에서의 배출 사이에 균형을 이루고 있으나, 어떤 원인에 의해 이 균형이 깨진 경우에는 혈중 빌리루빈 농도가 올라간다. 빌리루빈의 형성에는 간에서의 대사뿐 아니라 적혈구에서의 형성 과정, 담즙을 통해 십이지장으로 배설되고 난 후의 과정도 포함되므로 혈중 빌리루빈이 증가하는 경우는 간기능 장애 외에 용혈성 질환(적혈구 파괴 증가)이나 담즙을 통한 배출 장애 등도 포함된다. 혈중 빌리루빈 농도가 올라가면 피부에 침착하기 때문에 황달증상을 나타낸다.

② 아미노 전이효소(aspartic aminotransferase, AST, GOT & alanine aminotransferase, ALT, GPT): 간세포 안에 존재하는 효소이므로 간세포가 파괴되면서 이들 효소도 같이 혈중으로 나오게 되고, 이들 효소의 농도를 측정하면 간세포의 손상이나 파괴 정도를 알 수 있다. ALT는 주로 간에만 존재하는 반면 AST는 간·근육과 심장·뇌에도 광범위하게 분포하고 있으므로, ALT와 AST의 증가비율이 서로 다른 것을 비교하여 간질환의 진단뿐 아니라 간질환과 다른 질환을 구별하는 데에도 이용한다. 예를 들어, 심장의 질환이나 근육의 질환이 있는 경우 AST는 크게 증가하는 반면 ALT는 약간 증가하거나 거의 정상 수치를 나타내고, 간질환이라 하더라도 그 종류에 따라 서로 증가하는 비율이 다르게 나타난다. 참고치는 연령에 따라 차이가 크지 않다.

③ 글루타밀 전이효소(gamma-glutamyl transferase, GGT, γ-GT): GGT는 간, 신장, 췌장 및 신장

세뇨관에 다량으로 존재하지만, 혈청 GGT는 주로 간에서 유래한다. 담즙울체시 고도의 증가를 보이며 음주, 과체중, 약물투여시에는 경도의 증가를 나타내지만, 급성 간염이나 임신시에는 증가하지 않는다. 간기능 검사의 다른 항목들은 정상이지만 GGT만 높게 나오는 경우 알코올 섭취가 그 원인인 경우가 많으며, 2~3주간 술을 마시지 않은 상태에서 재검사를 해보는 것이 좋다.

④ 알칼리인산 분해효소(alkaline phosphatase, ALP): 여러 장기에 분포하고 있으며, 임상적으로 유의할 필요가 있는 증가는 간과 담도의 이상이 있는 경우와 뼈의 질환이 있는 경우이다. 뼈의 성장이 활발한 소아에서는 성인보다 2~3배 높은 수치를 보이며(1~12세 <350IU/L, 12~15세 <500IU/L), 임신 중에도 일반적인 경우보다 2~3배 높게 측정될 수 있다. 담즙울체나 간의 종양, 간농양 등에서 고도의 증가를 보이며, 바이러스성 간염과 알코올성 간염 등에서는 증가 정도가 심하지 않다.

⑤ 알부민, 글로불린 등의 혈청단백의 변화, 암모니아 증가, 응고인자 결핍으로 인한 응고시간의 연장 등을 보인다.

(5) 신기능 검사

① BUN(blood urea nitrogen): 간에서 생성된 요소(urea)는 90%가 신장에서 배설되며, 단독으로 측정하기보다는 크레아티닌 농도를 동시에 분석하여 요독증(uremia) 감별에 이용한다. 신기능 장애, 고단백식 등에서 증가하고, 기아나 간질환에서 감소한다.

② 크레아티닌(creatinine): 크레아티닌은 근육 총량의 영향을 받으므로 개체 내의 일중 변화는 거의 없고, 정상치는 남녀 차이를 보이며, 신기능 장애시 혈중치가 증가한다.

(6) 전해질 검사

① 나트륨(Na^+, sodium): 전체 수분상태와 관련이 있으며, 정상 참고치는 135~145mmol/L이다. 고나트륨혈증은 항이뇨호르몬 부족에 의한 물의 재흡수 장애, 당뇨 등에서 과다한 수분배설, 피부나 호흡을 통한 수분 증발시에 나타나며, 저나트륨혈증은 이뇨제를 사용한 경우, 항이뇨호르몬의 과량분비 등에서 나타난다.

② 칼륨, 포타슘(K^+, potassium): 일반적으로 알칼리혈증에서 감소하고 산혈증에서 증가한다. 고칼륨혈증은 만성 신부전, 산혈증, 당뇨 등에서, 저칼륨혈증은 이뇨제 사용시, 설사 및 구토시 나타나는 소견이다.

③ 염화이온(Cl^-, chloride): 일반적으로 Na^+ 농도와 함께 증감하는 경향을 보이지만, 아닌 경우 bicarbonate와 관계되어 반대방향으로 변화함으로써 산·염기 불균형을 의심할 정보를 제공한다.

(7) 요산

신부전이나 이뇨제 사용 등에서 증가하며, 고요산혈증은 요산 나트륨(monosodium urate)이 체액 내에서 과포화 침강을 일으켜 통풍(gout), 신장질환 등을 유발할 위험성이 높다.

(8) 철

여러 효소 및 헤모글로빈의 구성성분이며, 혈청 철 농도는 transferrin에 결합된 철의 양을 나타낸다. 총철결합능(total iron binding capacity, TIBC)은 transferrin의 농도, 즉 결합할 수 있는 철의 최대량을 나타낸다. 정상 성인의 TIBC 참고치는 280~400μg/dL이며, 노인에서는 250μg/dL까지 감소한다. 혈청 철 농도의 참고치는 일내 변동이 심하여 아침이 3분의 1가량 높다. 혈청 철은 섭취부족, 출혈에 의한 손실, 감염 등에서 감소하며, 용혈이나 급성으로 세포가 파괴되는 경우 증가한다.

(9) 칼슘

체내 칼슘은 98%가 골격에 존재하고 1%만이 세포외액에 존재한다. 총혈장칼슘의 50%는 이온화된 칼슘형태로 존재하며, 5%는 여러 음이온과 결합을 이루고, 나머지 45%는 혈장단백(특히 알부민)과 결합되어 있다. 이러한 세 형태의 분포는 산성도(pH)와 단백 농도에 의해 변화한다.

(10) 인

소아는 정상적으로 성인보다 높은 수치를 보인다. 식이에 따라 혈중농도가 변화하며 월경 중 감소하는 경향을 보인다.

4) 면역혈청검사(immuno-serology)

감염질환에 대한 혈청학적 검사로 각종 세균 및 바이러스에 대한 항원-항체 검사가 포함된다. 통상적으로 B형 간염, C형 간염, 에이즈, 매독 등에 대한 항원-항체 검사로 이들 감염증을 진단한다.

(1) B형 간염 항원(HBsAg)

B형 간염 환자 또는 무증상의 보균자에서 양성 결과를 나타낸다.

(2) B형 간염 항체(anti-HBs)

B형 간염 항원(HBsAg)에 대한 항체로, B형 간염 예방접종을 통해 면역을 획득했거나 과거 감염력이 있는 경우 양성을 보이며 평생 지속된다. Anti-HBs 항체가 있는 경우 완전하지는 않지만 B형 간염 바이러스의 감염이 예방된다.

(3) AIDS(HIV) 항체검사

바이러스에 대한 항체검사법은 간편하고 저렴하지만 항체 미형성 기간(감염 후 6~14주) 중인 환자의 경우 음성으로 판정되는 한계가 있다. 선별검사에서 양성을 보이는 환자의 검체는 질병관리본부에서 western-blot으로 확진하여 보고한다.

※ 항체 미형성 기간(window period): 일반적으로 6~14주(평균 약 12주)로 알려져 있으나, 개인에 따라 차이를 보여 드물게는 6개월에서 2년이 걸리는 경우도 보고되고 있다.

(4) 매독의 혈청학적 검사

VDRL 및 RPR 검사는 매독의 선별검사로, 매독균 감염시 세포에서 유리되는 물질에 대한 항체를 측정하지만, 노인이나 자가면역 질환에서도 양성 결과를 보인다. 따라서 VDRL 및 RPR 검사에서 양성을 보이면 매독균에 특이적인 검사(FTA-ABS, TPHA)로 확진해야 한다.

(5) C형 간염 항체검사(anti-HCV)

C형 간염은 주로 수혈로 전파되며, 통상적인 선별검사에서 양성을 보이는 경우에는 보다 특이도가 높은 RIBA(immunoblotting) 검사로 확진한다. 바이러스 RNA 검사를 시행하면 항체형성 이전에 조기진단이 가능하며, 정량적인 바이러스 RNA 검사를 통하여 치료반응을 예측하고 효과를 모니터링한다.

5) 혈액은행검사

기본적인 혈액형 항원 및 항체 검사로는 ABO 혈액형, Rh 혈액형, 비예기항체 선별 및 동정검사를 실시하며, 수혈 전에는 혈액형 검사, 비예기항체 선별 및 동정검사와 함께 환자에게 수혈될 혈액과 수혈 받을 환자의 혈액을 섞어보는 교차시험을 시행한다.

5. 특수검사

1) 말초혈액도말검사

혈액을 유리 슬라이드에 얇게 도말하여 염색한 후 현미경으로 적혈구 형태, 백혈구의 수와 분포 및 이상세포 유무, 혈소판 수 등을 관찰한다. 자동혈구계산기의 검사(CBC) 결과에서 이상을 보이는 경우, 말라리아가 의심되는 경우, 원인불명의 고열이 지속되는 경우, CBC 결과가 환자의 임상상과 맞지 않는 경우에 시행한다.

2) 골수검사

골수는 혈액세포를 생산하는 조혈기관으로 골수검사는 혈액학적 질환 및 기타 질환에서 조혈기관에 미치는 영향을 판단하는 기본 검사이다. 백혈병 등 혈액질환의 진단과 경과 판정, 림프종이나 악성 종양의 침습 여부 판단 등을 위해 실시한다. 골수검사는 골수액의 천자(aspiration)와 생검(biopsy)을 동시에 실시하며, 세포의 종류와 형태를 관찰하고 조직변화를 관찰한다.

3) 응고 관련 검사

혈소판 기능 검사, 섬유소 용해 검사, 응고인자 및 응고억제인자 검사 등이 포함된다.

4) 특수화학검사

① 심근경색증, 심부전: 심근에 특이적인 효소나 물질을 측정하여 심근경색이나 심부전을 진단하고 예후를 예측하며 치료효과를 판정하는 데 이용한다.

② 페닐케톤뇨증, 갈락토혈증, 호모시스틴뇨증 등 신생아 대사이상 질환 선별검사

③ 아미노산 및 각종 대사물질을 분석하여 대사장애의 진단에 이용한다.

④ 치료적 약물농도 모니터링(therapeutic drug monitoring): 동일한 양의 약물 투여에도 사람마다 반응에 차이를 보이므로 치료효과는 극대화하고 독성은 최소화할 수 있는 적절한 약물요법을 찾기 위해 시행한다. 일부 항생제, 항경련제, 면역억제제 등 치료범위와 독성범위의 안전경계가 좁거나 원하는 임상반응을 알기가 어려운 경우, 농도와 임상경과의 관련이 명확한 약물이 대상이 된다.

⑤ 뇌하수체호르몬, 갑상선호르몬, 부신호르몬, 성선자극호르몬과 성호르몬 측정

5) 면역혈청검사

(1) 류머티스 질환 검사

루푸스, 류마티스 관절염 등의 류머티스 질환은 원인을 알 수 없는 전신적인 자가면역 질환으로 세포성분에 대한 자가항체를 생성하는 것이 특징이며, 이러한 자가항체 검사는 류머티스 질환의 진단과 경과 관찰 및 예후 추정에 도움이 된다.

(2) 면역기능에 관한 검사

면역결핍 질환이 의심되는 환자에서 호중구, 림프구의 기능 검사, 면역글로불린 측정, 보체평가 등을 시행한다.

(3) 알레르기 검사

알레르기 질환에서 증가하는 특정 면역글로불린(IgE)의 총량 및 의심되는 원인물질에 대한 면역글로불린을 측정하여 알레르기의 원인을 밝힐 수 있다.

⑷ 종양표지자

암 환자에서 생성되지만 정상 및 양성 질환에서는 생성되지 않고, 쉽게 측정되며, 수치가 암의 경과(종양의 크기, 치료효과)와 비례하는 물질을 측정하여 암 선별, 경과 관찰, 예후 추정, 치료효과 판정, 재발 검색 등에 이용한다. 그러나 현재까지 단독으로 암을 확진할 수 있는 종양표지자는 없으며 대부분이 비특이적이므로 해석에 유의해야 한다. 임상에서 흔히 이용되는 종양표지자로는 알파태아단백(간세포암), 각종 효소, CEA(대장직장암), PSA(전립선암), CA125(난소암) 등이 있는데, 특정 암을 직접 진단해 주지는 못하지만 암의 진단을 위한 보조적인 수단으로 사용되며, 치료 후 재발 등의 추적관찰에 유용하다.

⑸ 조직적합성 검사

면역반응과 관련하여 항원을 인지하는 데 필수적이며, 골수이식이나 장기이식 거부반응에서 가장 중요한 인간백혈구항원(human leukocyte antigen, HLA)의 형별을 판정하여 적합한 장기이식 공여자 검색, 친자감별, 인류유전학 연구 등에 이용한다.

⑹ 백혈병 세포의 면역표지자 검사(leukemia marker study)

백혈병이나 림프종에서 세포 표면항원 및 세포질 항원을 검사하여 백혈병의 아형을 결정하고 추적검사에 이용한다.

6) 유전자 검사: 세포유전/분자유전학

유전학 검사는 혈액 내에서 DNA, RNA 등 핵산을 추출하여 유전자 검사를 시행하고 각종 유전자 이상을 진단하는 검사 분야로, 정확한 종양진단 및 치료방법의 결정, 산전 진단을 통한 선천성 기형 감별, 판정이 어려운 혈액형의 정밀검사, 친자감별 등의 법의학적 이용 및 복합적인 유전자 질환의 이상유전자 검색 등에 이용된다. 유전학 검사 분야는 DNA 칩 등 자동화, 경제성, 실용성 등의 문제를 해결하여 미래 진단검사의 중추적 역할을 담당할 것으로 예상된다.

한편, 2005년 발효된 '생명윤리 및 안전에 관한 법'에 따라 인간의 배아 또는 태아를 대상으로 하거나 유전소인에 대한 유전자검사를 의뢰할 때는 환자 혹은 보호자의 동의서가 첨부되어야 검사가 가능하다.

6. 현장검사(POCT)

검사실이 아닌 곳에서 실시하는 검사로, 당뇨병 환자들의 자가혈당검사가 대표적인 예이며, 혈압계나 온도계, 심전도계 등도 같은 범주로 볼 수 있다. 정확성이 다소 떨어지고, 체계적인 정도관리가 어려우며, 기기간 또는 개인간의 결과 차이가 커서 진단을 위한 사용은 불가능하지만, 치료경과의 추적, 약물투여 시기의 조정 등에 이용할 수 있다.

7. 올바른 검사를 위한 노력

1) 이상적인 임상병리검사

정확도(accuracy, 검사 결과가 참값에 얼마나 근접한가), 정밀도(precision, 동일 검체로 반복 검사 시 항상 같은 값을 얻을 수 있는가), 예민도(sensitivity, 검사를 통해 환자를 분별해 내는 능력) 및 특이도(specificity, 검사를 통해 질병이 없는 사람을 분별해 내는 능력)가 높고, 신속하고(fast), 경제적(inexpensive)인 검사이며, 책임자인 검사의학 전문의와 임상병리사 및 각 분야의 전문가에 의하여 시행되어야 한다. 개원의나 소규모의 병원에서 모든 검사를 실시하는 것은 검사의 신빙성뿐만 아니라 경제성이 없기 때문에 일부의 흔한 검사를 제외하고는 외부 검사기관 또는 검사시설이 우수한 종합병원에 의뢰하게 된다. 이 외에도 진료진(의사, 간호사)과의 지속적인 대화 및 피드백을 통해 신속하고 정확한 검사 결과를 제공할 수 있도록 노력한다.

2) 정도관리 및 인증

환자 상태를 정확히 반영하고 일관성 있는 검사 결과를 제공하기 위해서 진단검사의학과 검사실에서는 검사의 질 관리를 위한 정도관리를 실시하고 있으며, 직원의 교육, 우수한 기기와 시약 사용, 전문의의 지속적인 관리체계 등에 관해 검사실 인증을 필하지 않은 검사실에는 검사의 위탁을 금지하고 있다. 정도관리란 검사 전후의 모든 과정과 인력, 장비, 환경 등을 잘 관리하여 오류의 원인을 조기 감지, 예방하며 오류가 검사 결과에 미치는 영향을 최소화하여 신뢰성 있는 결과를 제공하고자 하는 모든 노력을 지칭한다. 시판되는 정도관리 물질이나 환자의 정상 혹은 비정상 검체를 이용하여 내부 정도관리(internal QA)를 시행하며, 관리물질의 결과가 허용범위를 벗어나는 경우 원인을 분석하고 교정한 후 환자검체를 검사하고 보고한다.

외부 정도관리(external QA)는 국가기관이나 학회 등 공인된 단체에서 각 검사실로 검체를 보내 검사를 실시하게 하고 그 결과를 분석하여 신뢰도를 판정하는 프로그램으로, 검사실의 수행능력을 평가하여 검사의 정도를 유지하고 시설간, 장비간, 측정방법간 차이에서 발생하는 계통오차를 해결하며 정확도를 유지하기 위해 실시한다. 국제기관으로는 CDC, CAP, SBCL, Mayo ML 등이 있으며, 국내에는 대한임상검사정도관리협회(http://www.lab-qa.org)가 검사실 인증 프로그램을 담당한다.

참고문헌

대한임상병리학회(2001). 『임상병리학(진단검사의학)』 개정 3판. 고려의학.

보라매병원 진단검사의학과(2005). 『진단검사의학과 검사의뢰지침서』 3판. 보라매병원 진단검사의학과.

서울대학교 의과대학(1995). 『혈액학』 전정판. 서울대학교출판부.

Henry JB editor(2001). *Clinical Diagnosis and Management by Laboratory Methoids*. 20th ed. Philadelphia: WB Saunders.

2절 소변, 대변 및 기타 체액을 이용한 검사

진단검사의학과 노은연

I. 소변 검사

1. 목적

소변은 신장에서 걸러진 순환혈액의 노폐물이 방광에 모아져 배출되는 것이다. 따라서 소변을 생성하는 신장이나 그 통로인 요로, 방광, 요도에 병변이 있으면 혼탁뇨나 혈뇨 등의 이상이 나타나고, 또 소변 속에는 전신의 대사산물이 배설되고 있으므로 비뇨기 계통 이외의 전신적인 질환 진단에도 소변검사가 널리 시행된다.

2. 종류 및 채취방법

1) 통상적 검사

일반 요검사의 검체로는 아침 첫뇨, 중간뇨가 가장 좋다. 아침 첫뇨는 농축되어 있어 검사에 가장 유용하며, 검체 오염을 피하기 위해서는 처음에 나오는 요 30mL 정도를 버린 후 중간뇨를 10mL 정도 요검사 전용 플라스틱 용기에 받아야 한다.

일반적인 요검사 방법에는 다음과 같은 것들이 있다.

① 육안 검사

② 요시험지봉 검사: 플라스틱 받침대에 각 항목별(pH, 당, 단백, 잠혈, 빌리루빈, 케톤, 유로빌리노겐, 아질산염, 비중 등)로 시약이 함유된 반응부위가 부착되어 있다. 검사 직전 잘 흔들어 혼합한 요검체 용기에 시험지봉의 반응부가 완전히 젖도록 담근 후 과잉의 요를 제거하고, 지정된 판정시간이 경과한 다음 비색표와 대조하여 반응 정도(색 변화)를 판정한다.

③ 요침사 현미경 검사

2) 24시간 요검사

지정된 시간(예: 오전 8시)에 환자에게 소변을 보게 하여 버리고, 다음 날 오전 8시까지의 모든 소변(대변시 나오는 소변도 포함)을 모은다. 이때 다음 날 오전 8시의 소변은 반드시 포함시킨다. 24시간 요검사의 오차는 대부분 검체채취 및 보관상의 문제 때문이다. 소변의 특수화학검사는 지정된 보존제를 용기에 넣고 24시간 냉장보관하면서 채뇨하며, 보존제를 안 넣거나 실온보관하면 측정할 물질이 파괴되어 검사의 신빙성이 떨어진다.

3) 세균배양을 위한 요검사

배양 후 집락을 계수하는 반정량 배양을 하므로 소변채취가 잘못되면 아무런 의미가 없다. 요도구를 잘 닦은 후 중간뇨를 받아 즉시 검사실로 보내는 것이 원칙이며, 부득이한 경우는 반드시 냉장고에 보관한다. 보다 정확한 결과해석을 위해서는 요 채취시간을 반드시 기록해야 한다.

3. 주요 검사항목

1) 양

정상 성인의 요량은 하루 600~2,000mL(평균 1,200~1,500mL) 정도이며, 식이나 수분섭취, 체온 및 운동량에 따라 달라진다.

2) 냄새

신체질환이 있는 경우 정상적인 소변의 냄새 외에 다양한 다른 냄새가 날 수 있다. 특히 당뇨병 환자의 소변에서 과일 냄새가 난다면 당뇨의 합병증을 의심해 볼 수 있으며, 뭔가 썩는 듯한 냄새인 경우에는 요로계통의 염증을 의심해 볼 수 있다. 지린내가 나는 것은 요소가 세균의 작용으로 분해되기 때문이며, 신선한 소변에서도 이런 냄새가 나는 것은 대개 폐쇄성 방광염이나 신우염의 경우이다.

3) 색깔

정상적인 소변은 엷은 노란색(straw-yellow)이지만, 비중이 높은 농축뇨는 호박색(amber)을 나타내고, 요량이 많아 희석된 비중이 낮은 소변은 무색(colorless)을 나타내는 등 수분의 양, 섭취한 음식이나 약물에 의해서 소변의 색이 바뀔 수 있다. 그러나 지나치게 짙은 노란색이나(황색, 녹색 또는 황갈색은 담즙의 존재를 시사함), 우윳빛 같은 탁한 흰색, 붉은색(혈액이 섞이면 그 양에 따라 적색, 갈색계통 색을 나타냄) 또는 콜라처럼 검은색(용혈)에 가까운 소변인 경우에는 간질환, 요로계통의 감염, 요로계통의 출혈을 의심할 수 있다.

4) 혼탁도

맑고 투명한 것이 정상적인 소변이지만, 염분, 세균, 농, 지방이나 혈액, 상피세포 등이 포함된 경우 혼탁을 나타낸다. 심한 정도의 거품이 있으면서 혼탁한 소변이 나오는 경우에는 소변에 단백질이 섞여 나오는 것을 의심해 볼 수 있는데, 주로 신장에 문제가 있는 경우에 나타난다.

5) 요단백

소변 중에 배출되는 단백질은 그 대부분이 혈액에서 유래된 것으로 정상적인 단백뇨와 병적인 단백뇨로 나눌 수 있다. 건강인에서도 하루 동안에 수 mg 정도의 단백질이 소변을 통하여 배설될 수 있는데, 특히 과격한 운동을 한 후나 열탕목욕을 한 경우, 월경시, 고열이 있는 경우, 장시간 서 있는 경우에는 단백질의 배출이 증가하는 경향이 있다. 이는 정상적인 상태로 잠깐 동안 나타났다가 다시 원래의 상태로 회복되는 경우이다. 병적인 단백뇨는 주로 신장계통에 이상이 있는 경우에 나타난다. 즉 신장에서 혈액을 걸러낼 때 단백질의 누출이 일어나는 경우이거나, 누출된 단백질을 재흡수하지 못하여 발생하는 현상이다. 또한 방광염이나 세균에 의한 감염에서도 나타나게 되며, 신장의 이상이나 악성 고혈압, 당뇨병에서도 나타날 수 있다. 정상적으로 단백질의 배출량이 증가할 수 있는 상태가 아닌데도 소변검사에서 단백뇨가 1+ 이상인 경우에는 보다 자세한 검사가 필요하다.

6) 요잠혈

혈색소 및 근육 내의 미오글로빈과 반응하는 시약을 이용하므로 비뇨기계 출혈, 용혈, 수혈 부작용, 근육손상 등에서 양성 결과를 나타낸다. 비중이 높거나 비타민 C를 과량 복용한 경우 위음성을 나타낼 수 있다.

7) 요산도

정상 소변은 약산성으로 pH(숫자가 낮을수록 산성, 높을수록 알칼리성)가 약 6.0이지만, 섭취한 음식물에 따라 4.5에서 8.0까지 다양하게 변화할 수 있다. 그 외에도 열이 있거나 설사를 하는 경우, 탈수증상이 있는 경우, 심한 운동을 한 직후에는 산성을 보이게 되는 경우가 흔하다. 따라서 1회 검사로 정상인지, 병적인 상태인지를 판단하기는 매우 어려우며, 산성도에 영향을 미칠 수 있는 다양한 상황을 배제한 후 다시 검사를 해보는 것이 좋다.

8) 요당

요당검사의 목적은 우리 몸 안에서 일어나는 당의 대사를 알아내기 위한 일차 선별에 있다. 당에는 여러 가지 종류가 있으나, 요시험지봉을 통한 검사에서는 포도당(glucose)만을 알아낼 수 있다. 소변 중에 배출되는 당질은 혈당치와 신장의 기능에 의해 결정된다. 그러므로 소변 중 당분이 검출되는 경우에는 혈당이 높은 당뇨병 또는 신장의 이상을 의심해 볼 수 있다. 요시험지봉을 이용한 소변검사에서는 상당한 고혈당 상태(혈당이 180mg/dL 이상)에서만 요당검사가 양성 반응을 보이며, 때로 신장기능이 나쁜 당뇨병 환자에서는 혈당이 많이 올라도 요당이 음성으로 나오는 경우가 있으므로 요당검사는 당뇨병의 심한 정도를 대략 짐작은 할 수 있으나, 약물의 용량조절에 직접 이용하기는 어렵다. 또한 비타민 C를 다량 섭취한 경우 위음성을 보인다.

9) 아질산염

요중에 충분한 세균이 있는 경우(세균감염) 세균의 효소에 의해 질산염이 아질산염(nitrite)으로 환원되어 양성 반응을 보인다. 단, 방광 내에 충분히 저류되지 않은 소변이거나 효소를 생산하지 않는 세균감염에서는 음성 결과를 나타낼 수 있다.

10) 요백혈구

여성의 경우 질분비물에 의해 위양성 결과를 나타낼 수 있다.

11) 요빌리루빈

일부 간질환, 혈색소 대사이상, 기아상태 등에서 양성을 보이며, 특정 약물을 복용하는 경우 위양성의 결과를 나타낼 수 있다.

12) 요침사 현미경 검사

요를 원심분리하여 침사(sediment)를 얻고 여기에 염색약을 첨가하여 관찰하기 좋게 만든 후 현미경으로 관찰하여 적혈구 수, 백혈구 수, 상피세포 수, 이상세포, 세균, 결정(crystal), 원주체(cast) 등의 유무를 확인한다. 이 검사 역시 가격이 저렴하고 비교적 빠른 시간에 결과를 얻을 수 있어 질병을 진단하고 파악하는 데 유용하게 이용되고 있다.

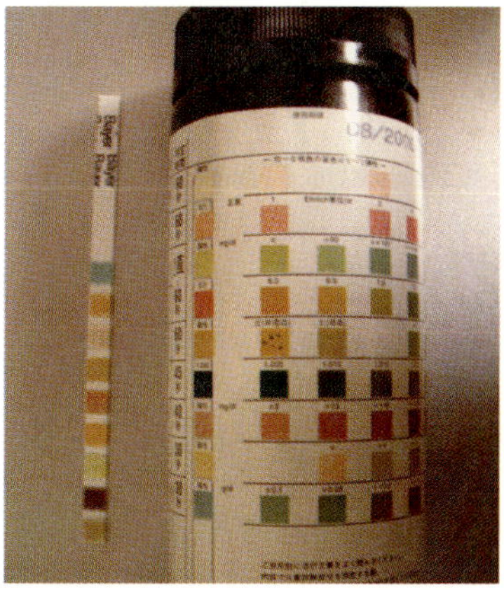

그림 4 요시험지봉 및 비색판정표

⑴ 요적혈구 수

신선한 소변을 채취하여 현미경으로 관찰하였을 때 현미경의 한 시야에 들어오는 적혈구의 수를 세어 표시한다. 정상의 경우 고배율 시야에서 3~5개까지 관찰될 수 있다. 이보다 더 많은 적혈구가 관찰되는 경우 신장질환, 요관이나 방광의 질환, 요도의 질환을 생각할 수 있으며, 전립선 비대의 경우에도 관찰될 수 있다. 요침사의 경우 질환이 있는데도 불구하고 검사시기에 따라 관찰되지 않는 경우가 있어, 현미경 상에서 관찰되지 않았다고 해서 혈뇨를 완전히 배제할 수는 없으며, 임상적인 증상 등과 함께 고려해야 하며, 의심이 되는 경우에는 반복검사를 시행할 필요가 있다.

⑵ 요백혈구 수

정상적인 상태에서는 한 시야에서 5개 이하의 백혈구가 관찰되어야 한다. 만약 백혈구의 수가 증가되어 있는 경우라면 방광이나 신장의 감염을 의심할 수 있다. 대개 백혈구 수의 증가와 함께 소변에서 세균이 같이 관찰되기도 한다. 이런 경우 정확한 감염의 원인을 찾기 위해 소변에서 미생물 배양검사가 추가로 이루어져야 한다.

II. 대변 검사

1. 검체 채취

검사실에서 제공하는 플라스틱 용기에 대략 5g(용기의 3분의 1 이상)을 채워야 한다. 검체에 소변이나 휴지, 흙 등 이물질이 오염되지 않게 점액과 혈액이 묻어 있는 부분을 중심으로 채취한다. 조영제, 관장약을 사용하였거나 지사제, 제산제 등을 복용한 경우 검사시기는 일주일 후를 권장한다.

2. 주요 검사항목

1) 대변 잠혈 검사

위장관 출혈, 대장암 등에서 나타날 수 있는 눈에 보이지 않는 소량의 혈액을 검출한다.

2) 기생충란 검사

기생충란의 유무와 종류를 현미경 관찰을 통해 확인한다.

3) 분변 배양검사

콜레라, 이질, 살모넬라 식중독 등 소화기 계통의 감염이 의심되는 경우 1~2g의 분변이나 변이 충분히 묻은 면봉을 지정된 용기에 넣어 검사실로 운반하면 이를 배양하여 병원성 세균이 자라는지 확인한다.

III. 체액 검사

1. 뇌척수액

감염에 의한 뇌수막염, 두개강 내 출혈, 종양의 전이 등의 진단에 이용된다. 3개의 멸균 시험관에 2~4mL씩 채취하며, 첫 번째 시험관은 화학 또는 면역학적 검사용(포도당, 단백질, 알부민), 두 번째 시험관은 미생물 검사용, 세 번째 시험관은 세포수 산정 및 백혈구 감별계산에 사용한다.

2. 관절활액

육안검사, 세포수 산정, 백혈구 감별계산, 비정상세포 관찰, 결정체 관찰(특히 통풍 등), 미생물 검사를 시행하며, 관절강 내 감염, 염증, 출혈 등의 진단에 이용된다.

3. 복수, 복막액

복강 내에 정상적으로 50mL 정도 존재하며, 병적인 복막액을 복수(ascites)라고 한다. 복수는 심부전, 간경화, 저단백혈증, 감염, 종양, 외상 등에서 생기며, 복막천자 후 육안검사(색, 혼탁, 이물 여부), 세포수 산정, 현미경 검사(백혈구 수 감별계산, 이상세포 확인), 화학적 검사, 미생물 검사를 시행하면 원인진단에 도움이 된다.

4. 흉수

병적인 흉수(pleural fluid)는 심부전, 간경화, 저단백혈증, 감염, 종양, 외상 등에서 생긴다. 흉막천자를 통해 얻어진 흉수는 육안검사, 세포수 산정, 현미경적 검사, 화학검사, 미생물 검사를 시행하며, 특히 화학검사의 경우 혈청과 흉수 결과의 비(ratio)가 진단에 중요하다.

5. 기타

담즙, 타액, 위액, 췌장액, 눈물, 양수, 정액 등에 대해서도 미생물 배양검사, 염색체 검사, 화학검사, 면역학적 검사 등을 시행한다.

Ⅳ. 객담 검사

1. 검체 채취

객담배양용 검체 중 상당수가 부적절한(unacceptable) 검체인데, 대부분의 경우 검체 채취 과정의 잘못에 기인한다. 따라서 환자에게 "물로 입 속을 깨끗이 씻고 가래(침이 아님)를 받도록" 검체 채취 요령을 충분히 설명해야 한다. 현미경으로 관찰시 상피세포가 많이 보이면 이는 타액에 의해 오염된 것으로 간주하고 검체를 거부한다.

2. 주요 검사항목

1) 일반 세균배양

기관기관지 객담(tracheobronchial sputum)이 요구되며, 큰 기침(deep cough)으로 나온 화농성(purulent) 또는 점액화농성(mucopurulent) 객담 1~3mL이면 충분하다.

2) 결핵균 배양

아침 첫 단일 객담이 가장 좋고 24시간 객담은 부적당하다. 치료 전 3~5일간에 걸쳐서 반복 의뢰하는 것이 원칙이며, 객담이 잘 배출되지 않는 환자의 경우는 10% 식염수를 45°C 정도로 데워 포말 흡입하면 약 10~15분 후에 watery sputum을 얻을 수 있다.

V. 미생물 검사

각종 감염증이 의심될 때 세균, 결핵균, 진균(곰팡이), 바이러스, 기생충에 대한 검사를 시행한다.

1. 검체 채취 및 처리

① 검사 외적 요인에 의한 오류가 가장 흔하며, 검체 채취나 운송에 세심한 주의를 기울이지 않는다면 잘못된 결과를 얻기 쉽다. 미생물 검사의 의뢰시 임상소견 외에 의심되는 균종, 검체 종류 및 채취부위, 채취시간, 항생제 투여 여부를 반드시 검사실에 알려준다(검사오더 입력화면 또는 의뢰서). 왜냐하면 검체의 종류, 채취부위, 의심되는 균종에 따라서 검체조작이 모두 달라지기 때문이다.

② 모든 검체는 규정된 멸균용기에 채취해야 하고, 검체조작은 모두 무균적으로 시행해야 한다. 면봉, 시험관, 수송배지, 혈액배양용 배지 등은 사용하기 전에 오염 여부, 마개가 열린 것인지 등을 검토하고, 의심스러우면 새로운 것으로 바꾸도록 한다.

③ 혈액배양은 무균조작에 숙달된 의사에 의해 실시되어야 하며, 혈액 10mL을 채취하여 호기성 및 혐기성 혈액배양병에 각각 5mL씩 넣은 후, 병을 똑바로 잡고 공기층으로 액체 배지가 올라가지 않도록 수평으로 돌리면서 혼합한다.

④ 농(pus) 및 창상(wound) 검체배양은 검사에 따라 방법에 차이가 있으므로 채취부위나 예상되는 진단명을 반드시 기록한다.

⑤ 혐기성 배양을 위해서는 흡인액(aspiration fluid)을 주사기에 뽑아 공기를 완전히 제거하고, 주사침 끝에 고무마개를 끼운 후 즉시(10분 이내) 검사실로 보내며, 의뢰서에는 '혐기성 배양검사'라고 표시한다.

2. 검사항목

① 미생물 도말 및 그람염색 후 관찰: 신속한 확인이 가능한 검사이다.

② 미생물 배양 후 동정: 감염 미생물의 종류을 판별한다.

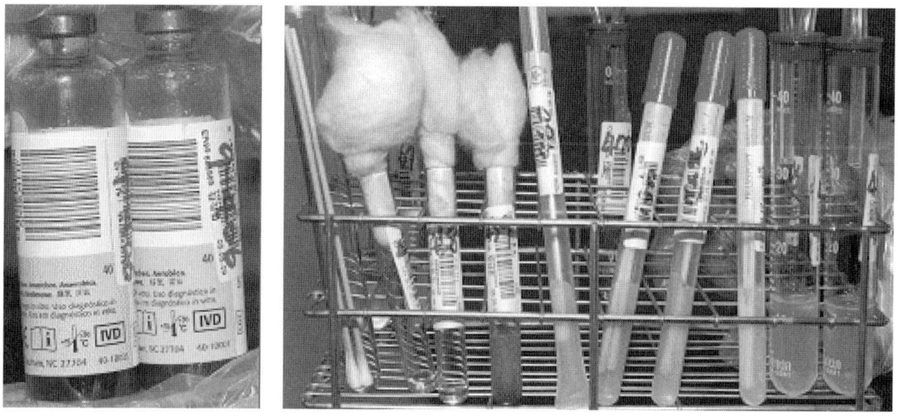

그림 5 미생물 검사 검체(혈액배양병 및 기타 검체)

③ 항균제 감수성 검사: 확인된 감염원(미생물) 치료에 알맞은 항생제를 찾는다.

④ 바이러스: 배양이 어려워 주로 항원-항체 검사를 이용한다.

⑤ 기생충의 충란이나 성충을 관찰한다.

참고문헌

대한임상병리학회(2001). 『임상병리학(진단검사의학)』 개정 3판. 고려의학.

보라매병원 진단검사의학과(2005). 『진단검사의학과 검사의뢰지침서』 3판. 보라매병원 진단검사의학과.

서울대학교 의과대학(1995). 『신장학』 전정판. 서울대학교출판부.

Henry JB editor(2001). *Clinical Diagnosis and Management by Laboratory Methoids*. 20th ed. Philadelphia: WB Saunders.

2장
방사선학적 검사 및 시술

1절 진단적 방사선 검사

영상의학과 한대희

I. 단순방사선 촬영

1. 개요

단순방사선 촬영은 흔히 엑스선(X-ray) 검사로 불린다(그림 1). 이는 최초로 개발된 의학용 영상검사로서, 약 100년 전 개발되었다. 환자 몸의 일부에 X선을 쬐면 마치 전등을 물체에 비추었을 때처럼 그림자가 생기는데, 이 그림자를 필름이나 디지털 영상판(digital imaging plate) 혹은 투시화면 등 막(screen)에 비추어 보여주는 검사를 모두 단순방사선 촬영이라고 부른다.

물체에 전등을 비추었을 때 물체의 일부가 유리나 물로 되어 있다면 그 부분은 빛을 통과시키고 나머지 부분은 그림자를 만드는 것처럼, 인체 내부에도 X선을 잘 통과시키지 않는 물질로 된 부분이 있기 때문에 X선의 그림자가 생긴다. 게다가 인체 내에 같은 물질로 이루어진 두 부분이 있어도 그 중 두꺼운 부분은 얇은 부분에 비해 더 많은 X선을 흡수 혹은 산란시키기 때문에 두께에 따라 그림자가 진하거나 옅은 부분들이 생긴다. 이런 원리로 인체 내부의 그림자가 화면이나

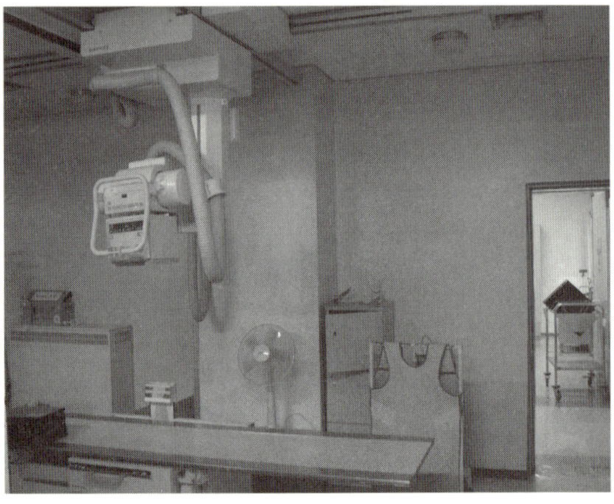

그림 1 단순방사선 촬영실

필름에 흑백으로 비치게 된다.

2. 뼈와 관절의 단순방사선 촬영

뼈는 X선을 잘 통과시키지 않기 때문에 뼈에 대해 단순방사선 촬영을 시행하면 뼈의 모습이 그대로 고밀도(필름에서는 흰색)로 비쳐 보이게 된다. 사실 인류가 X선에 대해 알게 된 계기도 뢴트겐이 그의 아내의 손뼈가 그림자를 형성하는 것을 우연히 발견한 사건이었던 것만큼, 뼈와 관절의 단순방사선 촬영은 그 역사가 길다. 이렇게 오래된 검사임에도 불구하고, 아직도 골절이나 탈구(관절이 빠지는 것)의 영상진단은 거의 전부 단순방사선 촬영에 의존해서 내려진다고 해도 과언이 아니다(그림 2).

그 외에도 골종양의 감별진단(나타난 이상소견을 해석하여 가능성 높은 진단명을 찾는 것)에도 단순방사선 촬영은 CT나 MRI 이상의 중요한 역할을 하고 있다.

한편, 뼈 혹은 관절의 감염이 생겼을 때도 흔히 단순방사선 촬영을 하게 되는데, 이는 조기진단을 위한 것이 아니다. 왜냐하면 단순방사선 촬영에 이상소견이 보일 정도의 시점에는 이미 이들 질병이 상당히 진행된 다음이기 때문이다.

골격 단순방사선 촬영의 특수한 한 유형을 관절강 조영술이라고 하는데, 관절 내부에 주사바늘을 찌른 후 이를 통해 X선을 통과시키지 않는 물질(X선용 조영제)을 집어넣고 X선을 찍는 검사이다(그림 3).

조영제가 마치 물감과 같은 역할을 하여 관절강(관절 내부 공간)의 모습을 보여 준다. 관절강에 X선용 조영제(요오드 함유)를 채우면 단순방사선 촬영 혹은 CT를 이용하여 관절모습을 볼 수 있지

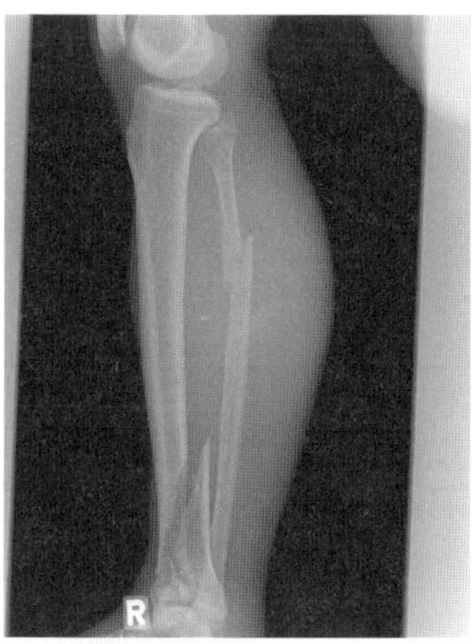

그림 2 하지골절의 단순방사선 사진

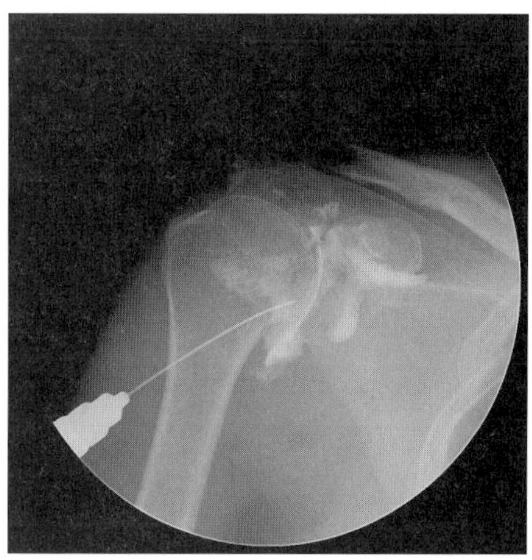

그림 3 관절강 조영술 사진

만, 대신에 MRI용 조영제(gadolinium 함유)를 채우면 관절의 모습을 MRI로 볼 수 있다. 실제로 요즘에는 단순방사선 촬영만으로 관절강 조영술을 하는 경우는 드물고, CT 혹은 MRI를 써서 관절 및 유관 구조물의 모습을 삼차원적으로 영상화하는 경우가 오히려 더 흔하다.

3. 흉부의 단순방사선 촬영

뼈가 X선을 잘 통과시키지 않기 때문에 단순방사선 촬영의 좋은 표적이 된다면, 폐는 그 반대로 X선을 잘 통과시키기 때문에 단순방사선 촬영의 좋은 표적이 된다. 정상적인 폐조직은 공기로 꽉 차 있으므로 공기와 거의 같은 저음영(필름에서는 검은색)으로 나타나며, 그 안쪽의 폐혈관이나 심장, 폐 주변의 늑골(갈비뼈) 등의 모습이 그대로 비추어 보인다.

그 때문에, 예를 들어 심장의 경우 심장이 커지거나(그림 4) 심장의 모습이 선천적으로 이상한 경우 단순방사선 촬영으로 쉽게 이를 인지할 수 있다.

또 폐 주변을 두 겹으로 싸고 있는 두 겹의 흉막 사이(흉막강, pleural cavity)에 비정상적으로 액체가 차오르면 이를 접하는 폐가 안쪽으로 밀리면서 모양이 변형되므로 흉막강에 액체가 고여 있음(흉막삼출)을 쉽게 발견할 수 있다(그림 5).

그러나 역시 흉부 단순방사선 촬영의 가장 흔한 표적은 폐의 질환이다. 폐에는 수많은 미세한 꽈

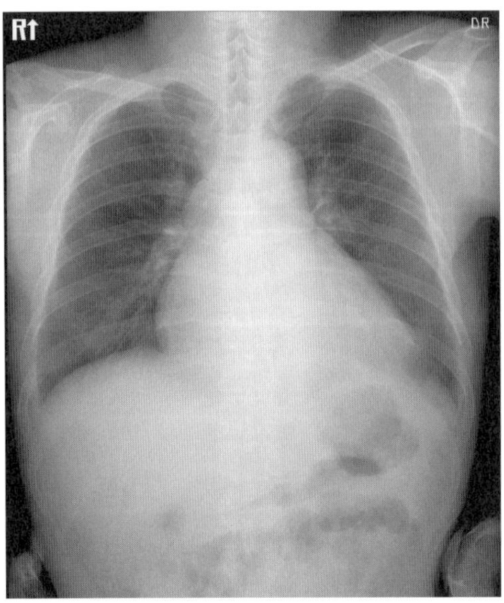

그림 4 심장이 커져 있는 모습
(단순방사선 촬영 사진)

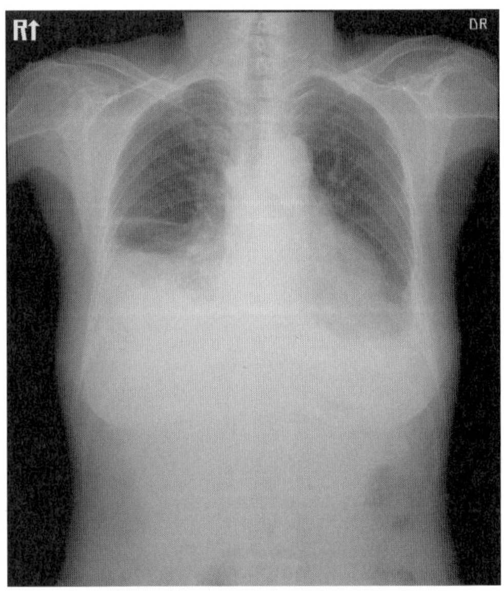

그림 5 좌우 양측에 흉막삼출이 생긴 모습
(단순방사선 촬영 사진)

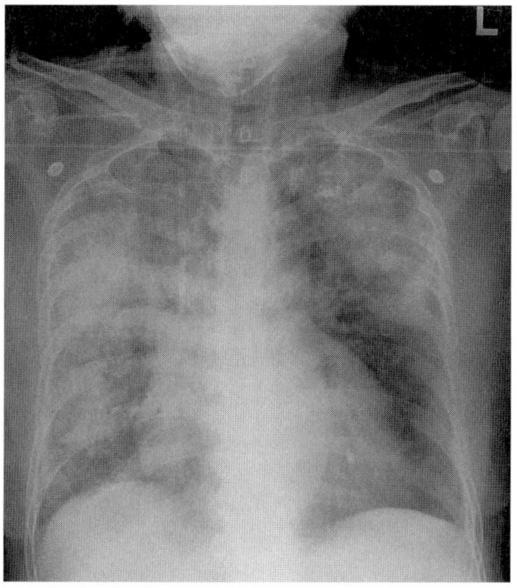

그림 6 폐출혈로 인하여 폐의 여기저기에 고밀도 그림자(흰색)들이 생긴 모습

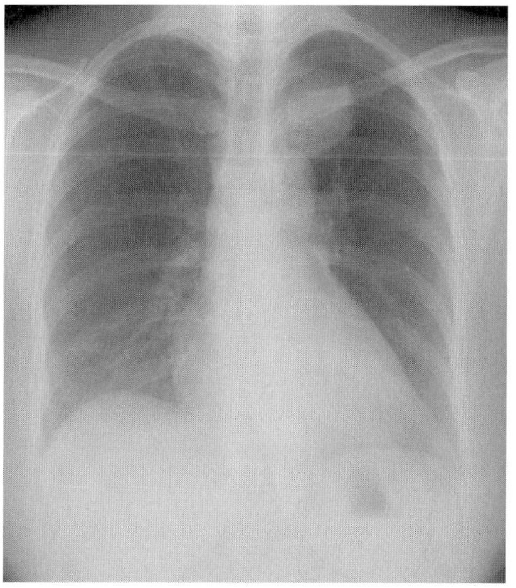

그림 7 폐종괴

리모양 풍선(폐포)이 매우 가느다란 세기관지(bronchiole)로 이어지고, 이러한 세기관지들이 합쳐져 기관지(bronchus)들을 이루는데, 폐포에 염증이나 부종(폐가 부어서 물이 차는 것), 출혈 등이 생기면 폐포 내부에 정상적으로 존재하던 공기를 밀어내므로, 그 부분의 폐조직은 주변의 정상적인 폐조직에 비해 X선을 덜 통과시키게 되며, 필름에서 고밀도(흰색)를 나타나게 된다(그림 6).

또 폐암이나 폐전이 등으로 폐 내부에 결절이나 종괴가 생기면, 연부조직으로 이루어져 있는 이들 병변들은 거의 공기로 차 있는 주변 폐조직보다 X선을 훨씬 덜 통과시키기 때문에 이들 병변들의 그림자가 사진에 비치게 된다(그림 7).

폐 내부에 석회화가 생기는 일도 흔히 있는데, 칼슘은 적은 양만 있어도 고밀도의 그림자를 형성하므로, 결핵 등 칼슘이 침착되는 질환은 단순방사선 촬영만으로 쉽게 진단할 수 있는 경우가 종종 있다.

4. 위장관의 단순방사선 촬영

위장관(gastrointestinal tract, 위와 소장 · 대장) 자체는 단순방사선 촬영에서 별로 뚜렷한 그림자를 형성하지 않지만, 그 내부의 공기 음영은 매우 잘 보이므로 위장관의 모습을 간접적으로 보여준다. 예를 들어, 장관 내의 공기 음영이 비정상적으로 커져 있다면 장 자체가 늘어나 있음을 의미하므로 장폐색(장이 막히는 것) 등의 상태를 진단할 수 있다(그림 8).

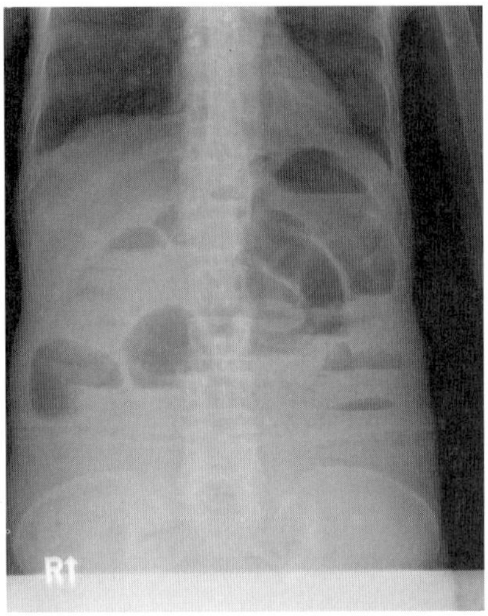

그림 8 아래쪽이 막혀 그 위쪽 장관이 늘어나 있는 모습이 보인다.

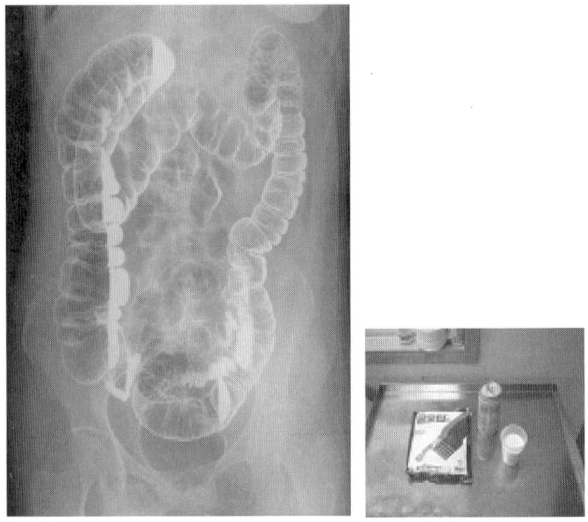

그림 9 바륨과 공기를 주입하여 대장을 검사한 모습(왼쪽)과 바륨 분말과 이를 캔, 컵에 따라놓은 모습(오른쪽)

마치 관절강 내에 조영제를 집어넣는 것처럼, 위장관 내에도 조영제를 집어넣고 위장관의 모습을 X선으로 비추어 볼 수 있다. 이를 위해 이용되는 조영제는 인체에 무해한 바륨(barium)이라는 물질인데(그림 9), 환자에게 먹여서 위(upper GI study) 혹은 소장의 모습을 관찰하여 질병 유무를 판단하는 데 사용하기도 하지만, 먹이는 대신 환자의 항문을 통해 대장으로 주입하여 대장의 질병 유무를 검사하는 데 쓸 수도 있다(barium enema)(그림 9).

위장관의 단순방사선 촬영에서 가장 중요한 두 가지 대상 질병은 위암과 대장암이다. 그 중 위암의 조기진단은 주로 내시경으로 이루어지는 추세이지만, 대장암의 진단에 있어서는 아직도 단순방사선 촬영이 매우 중요한 역할을 하고 있다. 왜냐하면 대장이 튜브와 비슷한 비교적 간단한 모습을 하고 있어 X선으로 비추었을 때 그 이상 유무를 판단하기 쉽고, 대장암은 대부분 초기에 barium enema에서 쉽게 발견되는 용종(polyp, 뾰족 튀어나온 병변) 모습을 하고 있다가 수년에 걸쳐 서서히 커지고 나중에 암으로 진행하는 성질을 가지므로 위암과는 달리 정기적 검사로 이를 조기 발견할 수 있는 가능성이 높기 때문이다. 게다가 대장 내시경은 상당히 고난도의 기술을 필요로 하고 환자도 barium enema를 받을 때보다 훨씬 힘들어 한다는 점도 중요한 고려사항들이다.

5. 비뇨기계의 단순방사선 촬영

요로결석은 석회화를 많이 포함하여 단순방사선 촬영에도 잘 보이는 경우가 대부분(90%)이다. 따라서 결석에 특징적인 증상을 보이는 환자에서 신장에서 방광까지를 포함하는 복부 단순방사선 촬영

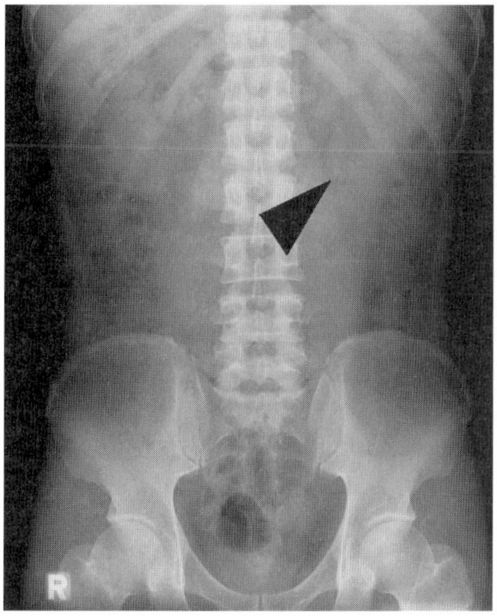

그림 10 KUB 사진에서 좌측 신장 근처에 하얀 결석(화살촉)이 보인다.

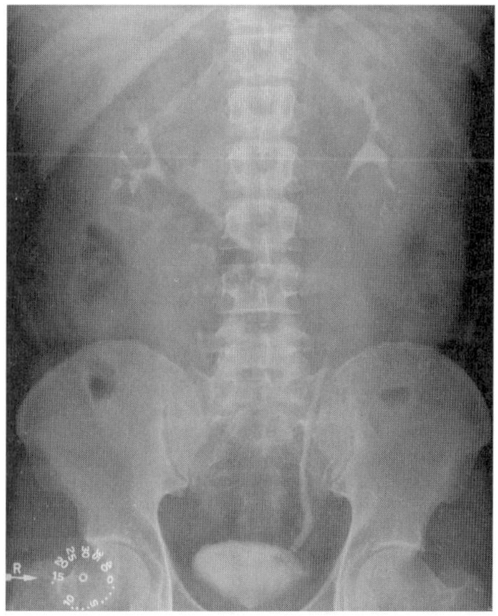

그림 11 IVU 혹은 IVP 사진

(KUB 사진)을 찍으면 그것만으로 진단은 끝나는 경우가 많다(그림 10). 그러나 KUB만으로 진단이 확실지 않은 경우 X선용 요오드 조영제를 정맥에 주사하여 요로(소변이 신장에서 배설된 후 모여서 배출되는 길)의 모양을 직접 보기도 한다(IVU, intravenous urography 혹은 IVP). 이때 정맥에 주입된 조영제는 곧 혈액에 희석되어 수분 후에는 단순방사선 촬영에 보이지 않지만, 혈류가 신장을 통과할 때 소변으로 배설되는 과정에서 고농도로 농축되어 다시 보이게 되며, 조영제가 섞인 소변은 신장 내 세뇨관(신장 내에 있는 무수히 많은 작은 소변 길)에서 방광에 이르는 요로의 전체 모습을 보여 준다(그림 11).

배뇨방광요도조영술(voiding cystourethrography)은 비뇨기계 단순방사선 촬영에 대한 설명에서 빠질 수 없는 중요한 검사이다. 주로 어린 아이 혹은 영아에서 시행되는데, 아이의 요도에 가는 카테터를 집어넣고 이를 통해 X선용 조영제를 주입시켜 방광을 채운 후 아이가 소변을 볼 때 사진을 찍는다. 사진에서 방광에서 요관으로 소변이 역류하는지, 역류한다면 어느 정도로 심한지 판단한다. 방광요관 역류는 요로감염의 원인이 되기 때문에 신장의 손상을 방지하기 위해 조기에 발견되어야 한다.

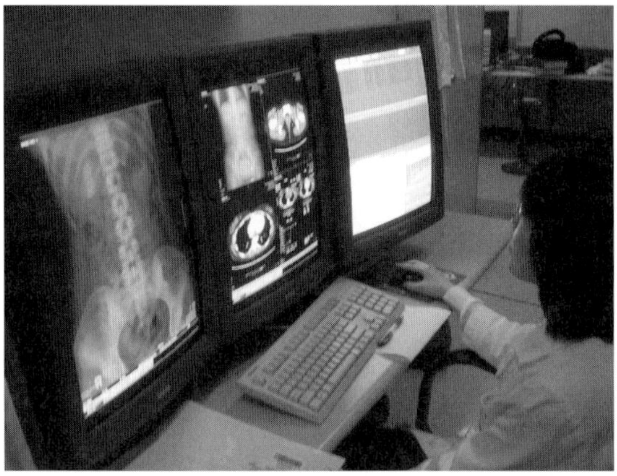

그림 12 영상의학과 전문의가 PACS 모니터를 보며 사진을 판독하고 있는 모습

6. 유방의 단순방사선 촬영

유방은 지방과 연부조직이 섞여 있는 조직이므로 두 조직간의 차를 극대화시키는 낮은 에너지의 X선을 발생시키는 몰리브덴 음극선관을 사용하며, 따라서 일반적인 단순방사선 촬영 기계가 아닌 유방전용 촬영기계를 써서 검사한다. 미세석회화(microcalcificaiton)나 종괴 등 이상소견을 조기에 발견하기 위해서는 성능 좋은 촬영기계뿐 아니라 숙련되고 열성을 갖춘 방사선사 및 고도의 수련을 받은 영상의학과 전문의 등 까다로운 조건들이 모두 충족되어야 한다.

7. PACS(picture archiving communication system)

판독대에 필름을 거는 대신 고해상도 모니터를 이용하여 단순방사선 촬영이나 그 외 다른 검사를 판독할 수 있게 하는 전산 시스템을 말하며, 1990년대 중반부터 급격히 기존의 필름-스크린 시스템을 대치해 나가고 있다(그림 12).

II. 전산화단층촬영(CT computed tomography/CAT computer-assisted tomography)

CT 시스템의 개념은 영국인 Hounsfield에 의해 이미 1960년대 중반에 탄생하였지만, 급격한 속도의 혁신이 현 시점에도 이루어지고 있다. 현재 시점에서 CT란 X선 발생장치와 감지장치(detector)를 고리모양 틀(gantry)에 마주 달고 gantry를 돌려가며 X선 신호를 받은 후 그 데이터를 역으로 계

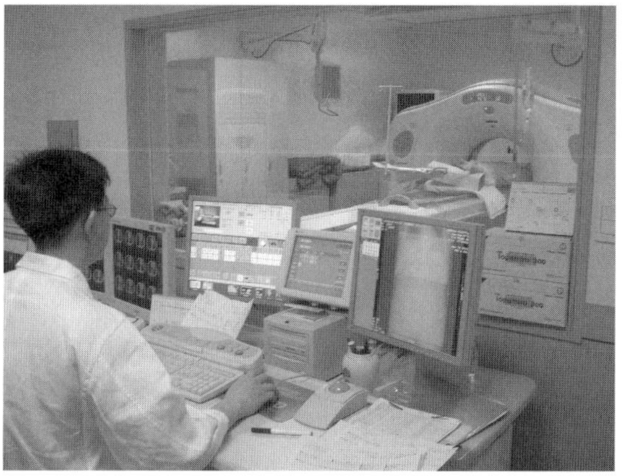

그림 13 방사선사가 방사선 차단용 유리 밖에서 전산화단층촬영을 하고 있는 모습. 안쪽 검사실에는 전산화단층촬영 기기 위에 누운 환자가 보인다.

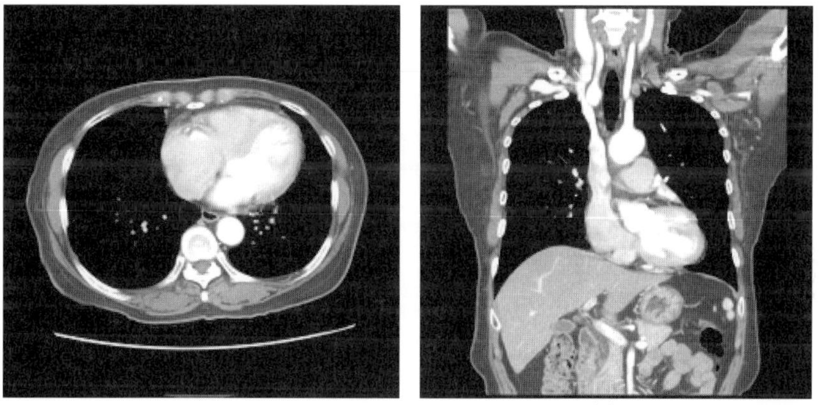

(A) (B)

그림 14 Multidetector CT로 찍은 데이터를 재구성해 만든 심장 근처의 횡단면 사진(A) 및 관상면(환자를 마주보는 방향) 사진(B).

산하여 인체의 횡단면을 그려내는 검사를 뜻한다(그림 13). 현대적인 CT는 gantry를 돌리며 동시에 환자가 누운 테이블을 위아래로 움직이는 기법(spiral 혹은 helical CT) 및 수십 개의 detector를 위아래로 촘촘히 배열한 후 이들로부터 동시에 데이터를 얻는 기법(multidetector CT, 소위 MDCT)을 쓰기 때문에, 환자의 심장박동을 전기적으로 감지하는 EKG와 연동하여 데이터를 재구성하면 가는 관상동맥(심장의 혈관)까지 영상화할 수 있을 정도의 놀라운 성능을 보여주고 있다. 또 이렇게 얻어진 데이터를 횡단면뿐 아니라 어떤 방향의 단면으로도 보여줄 수 있고, 최근 발전된 소프트웨어들을 이용하여 혈관만을 따로 뽑아서 보여주는 등 CT의 원리를 이용한 검사방법은 눈부신 발전을 거듭하고 있다(그림 14).

III. 자기공명영상(MRI magnetic resonance image)

단순방사선 촬영이나 CT가 X선을 이용한다면, MRI는 자기장과 전자기파를 이용하여 인체의 단면을 보여준다. 따라서 MRI 검사기는 거대한 자석통이라고 볼 수 있고, 환자는 자석 내부에 들어가서 검사를 받는 것이다.

주 자장과 방향은 같지만 x, y, z축에 따라 세기가 조금씩 달라지는 경사자장, 특정 절편만을 자기적으로 흥분시키는 좁은 주파수 대역의 전자기파 등을 써서 인체 내의 물분자 proton들로 하여금 전자기파를 내게 한 후, 안테나로 받은 그 신호를 수학적으로 역산하여 어떤 위치의 proton들이 어떤 세기의 신호를 내는지 도시한다.

CT에서는 전자밀도에 따라 연부조직, 뼈, 지방 등이 구분될 뿐 연부조직들 사이에는 별로 밀도(흑백) 차이가 없지만, 이에 반하여 MRI에서는 같이 연부조직에 속하는 조직들이라도 이들을 구성하는 물분자의 proton들이 놓인 미세 자기장이 서로 다르다면 조직들간의 흑백 차이를 보일 수 있다(그림 15).

게다가 섬유화, 부종, 출혈 등의 병리적 현상은 조직 내 물분자의 자기적 환경을 크게 바꾸어 놓기 때문에 MRI 영상에서 매우 뚜렷한 흰색 혹은 검은색으로 나타나 진단에 도움을 준다(그림 16).

연부조직간의 대조가 진단에 중요한 뇌신경계, 근골격계에 가장 많이 쓰이지만, 최근 영상기술의

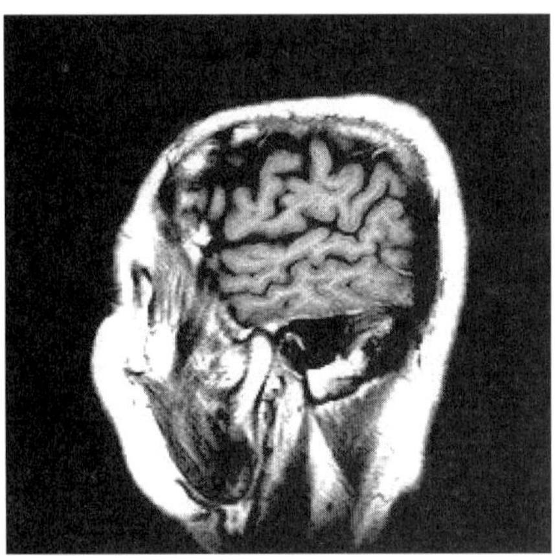

그림 15 MRI T1 강조 영상에서는 뇌의 백질이 흰색으로, 회백질은 회색으로 서로 다르게 나온다.

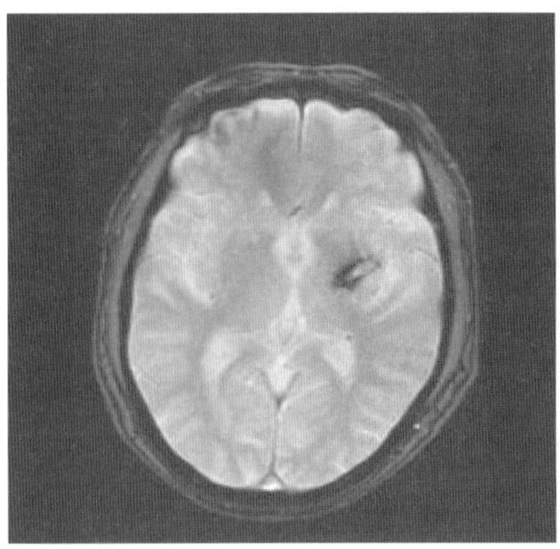

그림 16 MRI 경사자장 에코 영상에서 뇌 한가운데의 오래된 출혈부위가 새까맣게 나타나 주변 정상조직과 뚜렷이 구분된다.

발달로 그 외 다른 신체부위에도 널리 쓰이고 있다.

MRI는 임산부에게도 시행될 수 있을 만큼 인체에 무해하지만, 검사기기가 강력한 자석이므로 이에 따르는 위험이 있을 수 있다. 즉 심장박동기, 쇠로 된 물체들은 자장에 영향을 받아 환자에게 위해를 가할 가능성이 있고, 또 영상을 크게 왜곡시켜 판독을 불가능하게 만들기도 하므로 주의하여야 한다.

IV. 초음파 검사(ultrasonography)

단순방사선 촬영이나 CT는 X선을 투과시켜 영상을 얻고 MRI는 인체 내에서 발생되는 전자기파를 안테나로 받는다. 이에 반해 초음파는 환자 몸에 초음파를 보낸 후 몸 안에서 반사되어 돌아오는 초음파를 다시 감지하여 영상을 얻는다. 의학용 초음파 장치에서는 소리를 만들고 소리를 듣는 두 가지 역할을 모두 하는 진동소자들을 검사자의 손바닥 정도 크기의 probe에 달아 검사자가 probe를 환자 몸에 대고 검사할 수 있도록 만들어 놓았다(그림 17).

인체 내 연부조직은 거의 물로 차 있으므로 초음파가 잘 통과하지만(그림 18), 장 내의 공기나 뼈는 초음파를 실질적 의미에서는 전혀 통과시키지 않으므로 이런 구조물에 가린 부분은 검사될 수 없다.

초음파의 또 다른 단점으로는 한번에 볼 수 있는 영역의 크기가 CT나 MRI에 비해 매우 작다는 점을 들 수 있고, 그러한 이유들로 인하여 초음파 검사의 정확성은 검사자의 숙련도에 크게 좌우된

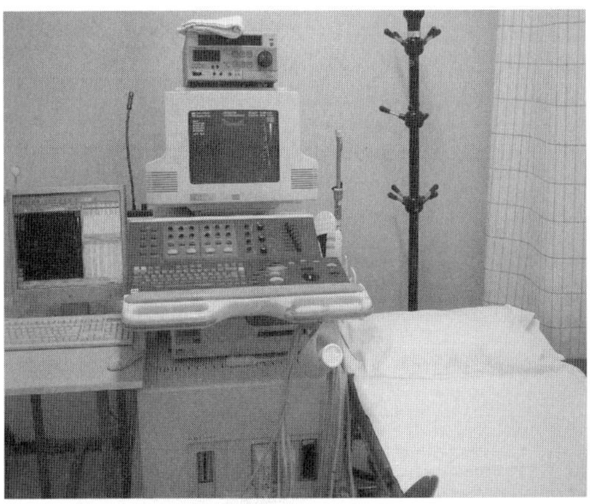

그림 17 초음파 검사 기기

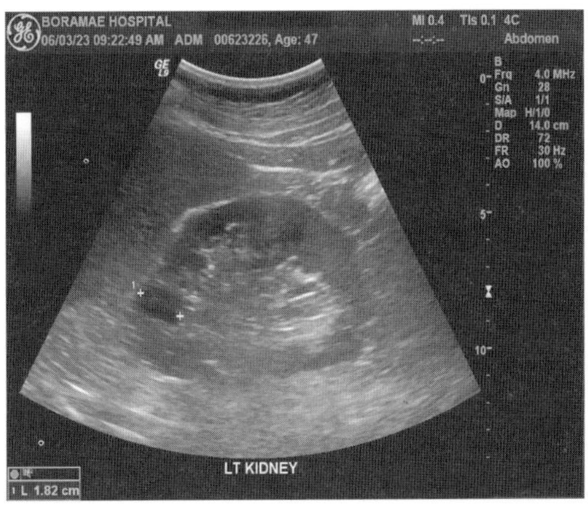

그림 18 초음파 검사에서 비장의 일부와 좌측 신장이 보이고, 신장 안의 낭종(물주머니)에 십자모양 표시가 되어 있다.

조영 Chest CT (Report Date : 19XX/03/28)

[Conclusion]

Stable tbc, RUL and RLLz.

A large LLL mass causing pleuritis.

--Abscess more likey than a lung cancer.

Recommendation: Consider a thoracentesis.

[Finding]

Rt apex에는 커다란 석회화 종괴가 있어 결핵종으로 생각되며

그림 19 영상의학과 의사가 외래에서 환자를 보는 의사에게 보내는 흉부 전산화단층촬영 소견 보고서의 첫부분

다는 것이다.

이러한 단점에도 불구하고 초음파가 많이 쓰이는 까닭은, 첫째, 검사기기가 비교적 작아 병원 내 어디나 끌고 다닐 수 있어 검사실로 내려오지 못하는 환자에 쓰일 수 있고, 둘째, 실시간 영상을 간편하게 얻을 수 있으며, 셋째, 인체에 절대적으로 무해하기 때문이다(특히 태아나 소아의 검사에 유용).

V. 결론

의학영상검사는 거듭된 발전에 힘입어 맨눈으로는 볼 수 없는 인체 내를 보여준다. 그러나 옛날부터 영상의학과 의사들 사이에 전해져 내려온 "X레이는 그림자일 뿐이다"라는 격언이 현재에도 유효한 만큼, 과신은 금물이다.

우선 X선이나 전자기파, 초음파 등을 이용해서 그려낸 영상이 인체 내의 모습을 100% 그대로 반영하는 경우는 거의 없기 때문에 영상검사에 나타난 영상의 해석에는 고도의 훈련이 필요하다. 또 고가의 장비를 쓰는 만큼 장비 자체가 진단을 내려주지 않을까 하는 미신적 믿음을 갖는 사람들이 일반대중 가운데는 상당히 있는데, 진단은 사람이 내리는 것이지 기계가 내리는 것이 결코 아니라는 점을 명심해야 하겠다.

결국 영상검사의 해석은 하나의 시진(inspection, 눈으로 환자를 관찰하면서 진단을 내리는 행위)이므로 의학적 지식을 가지고 진찰행위를 하는 의사들, 특히 영상기기를 이용하는 시진에 익숙한 영상의학과 전문의들에 의해 내려지는 것이 검사의 신뢰성 제고 측면에서 가장 좋은 방법이다(그림 19).

2절 중재적 검사 및 시술

영상의학과 성창규

중재적 영상의학 또는 인터벤션 영상의학은 주로 영상의 도움을 받아 시행하는 외과적 수술을 대치할 수 있는 진단 및 치료목적의 시술로, 영상유도 수술(radiologic image-guided surgery)을 행하는 적극적인 영상의학의 한 분야이다. 이 분야는 혈관조영술의 발달, 방사선 투시, 초음파, CT, MR 등 영상기법의 발달과 시술도구의 개발을 통하여 그 영역과 역할이 확대되어 왔다.

이러한 영상유도 하의 검사나 시술은 대부분 국소마취 상태에서 시행함으로써 전신마취의 위험을 피할 수 있고, 손상 및 합병증이 적고 회복이 빠르며, 여러 번 재시술이 가능한 장점이 있다. 여기에서는 현재 많이 시행되고 있는 중재적 검사 및 시술을 소개한다.

Ⅰ. 혈관조영술

혈관질환의 기본적인 영상진단 방법으로 혈관 천자를 시행하여 도관을 삽입한 후 조영제를 주입하면서 고속필름 교환기, 영화심장촬영기, 디지털 감산촬영기 등을 이용하여 영상을 얻는 검사방법이다. 동맥조영술의 경우 총대퇴동맥을 주로 천자하여 시행하며, 정맥조영술은 필요한 검사목적에 따라 적절한 부위의 정맥을 천자하여 시행한다. 이러한 직접적인 혈관 천자를 통해야 하는 혈관조영술을 대체하거나 보완할 수 있는 비침습적인 영상방법으로 초음파 검사, CT 혈관조영술, MR 혈관조영술 등이 개발되어 그 활용범위가 확대되고 있다.

고식적 동맥혈관조영술(그림 20)은 도관을 통해 혈관으로 투여된 조영제의 이동에 따라 동맥기, 모세혈관기, 정맥기 영상을 얻을 수 있다. 조영제가 주입된 혈관과 골격 및 연조직 등에 의한 음영이 같이 보여 미세한 혈관 병변의 확인이 어려울 수 있다. 디지털 감산 혈관조영술(그림 21)은 조영제를 주입하여 얻은 영상에서 조영제가 주입되기 전의 기초영상을 감산(subtraction)하여 조영제가 지나가는 혈관만 영상화하는 방법으로, 대조도를 높일 수 있고 조영제 사용량을 줄일 수 있다.

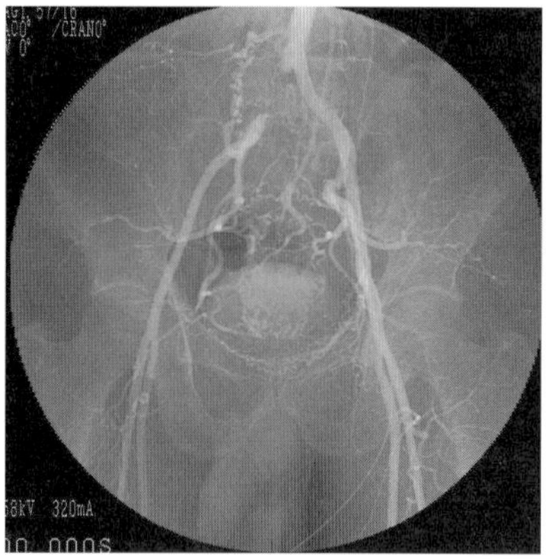

그림 20 고식적 동맥혈관 영상. 골반 부위의 동맥기 혈관조영 영상으로 대동맥에서 갈라져 나온 장골동맥과 대퇴동맥이 골반뼈와 함께 보인다. 우측 총장골 동맥에 폐쇄 소견이 있다.

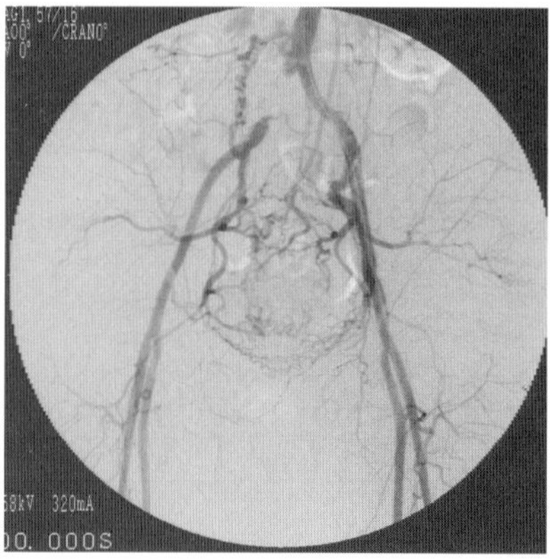

그림 21 디지털 감산 혈관조영술. 컴퓨터를 이용하여 그림 20의 영상에서 조영제 주입 전의 영상을 감산하면 조영제가 지나가는 혈관만 영상화할 수 있다.

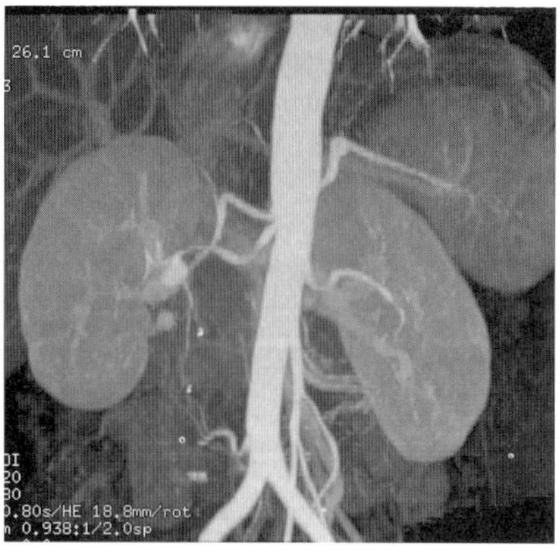

그림 22 CT 혈관조영술. 대동맥부터 장골동맥까지 보이는 그림으로 우측 신동맥에 꽈리 모양의 동맥류가 있다.

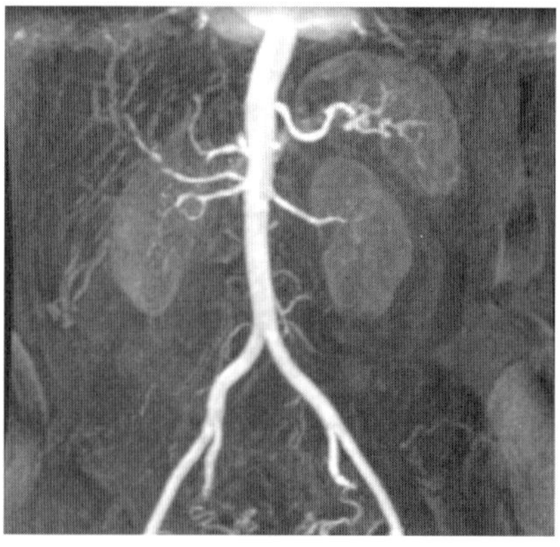

그림 23 MR 혈관조영술. 복부대동맥부터 장골동맥까지 보이고 있으며, 양측으로 분지한 신동맥이 잘 보이고 있다.

초음파는 동맥이나 정맥 천자가 필요 없고, 조영제의 투입 없이 혈관을 영상화할 수 있으며, 도플러 초음파로 혈류의 흐름에 대한 추가적인 정보를 얻을 수 있다.

CT 혈관조영술(그림 22)은 조영제 주입 후 얇은 영상단편을 얻고, 이를 컴퓨터를 이용하여 삼차원적으로 재구성함으로써 혈관조영술과 유사한 혈관영상을 얻는 방법이다. 최근에는 짧은 시간에 영상을 얻을 수 있는 MDCT의 개발로 더욱 향상된 CT 혈관조영술이 가능해 졌으며, 심장박동으로

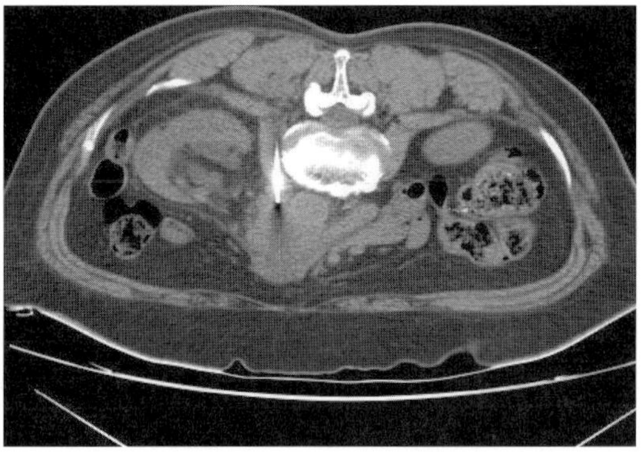

그림 24 CT 유도하 경피적 조직생검. 대동맥 주위에 있는 전이성 암을 CT 유도 하에 생검을 할 수 있다. 척추뼈 옆으로 삽입된 바늘이 보인다.

인해 CT 혈관조영술이 어려웠던 관상동맥도 정확하게 영상화할 수 있게 되었다.

MR 혈관조영술(그림 23)은 혈류에서 움직이는 수소원자핵의 신호강도를 선택적으로 증강시키고 배경 신호강도를 억제함으로써 혈관조영술과 유사한 영상을 얻을 수 있는 방법이다.

II. 경피적 바늘흡인 및 조직생검

영상진단을 통해 발견된 국소적 종괴나 고형 장기의 미만성 질환에 대한 병리조직학적 검사는 다음 치료방향을 결정하는 데 매우 중요하다. 피부경유 바늘흡인 및 조직생검술은 수술을 통한 조직생검을 대체할 수 있는 덜 침습적인 방사선과적 검사방법으로 투시나 초음파, CT, MR 등의 도움을 받아 가는 바늘이나 조직 생검총을 검사부위에 직접 천자한 후 조직이나 세포를 얻는다(그림 24).

III. 혈관계 중재적 시술

1. 영상유도하 혈관도관삽입술(그림 25, 26)

약제, 영양제, 혈액제 등의 지속적인 투입이 필요한 경우 정맥이나 동맥에 도관을 삽입하는 방법이다. 초음파나 투시검사를 통해 혈관의 위치를 정확히 파악할 수 있어 시술과 관련된 합병증을 줄이고 안전하게 시행할 수 있다.

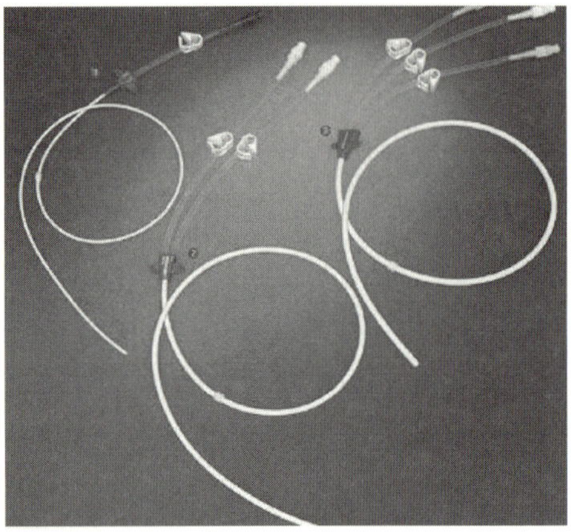

그림 25 사용되는 혈관도관의 몇 가지 예

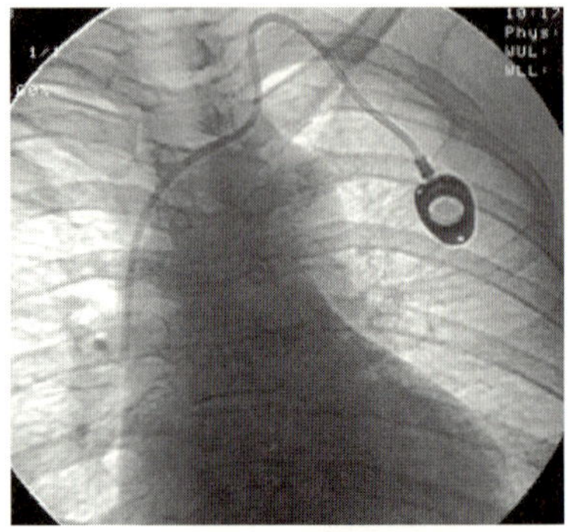

그림 26 투시 유도하에 삽입된 피하 함몰 포트. 항암화학요법을 위한 목적으로 주로 시술된다. 좌측 내경정맥을 통해 카테터의 끝이 우심방 근처까지 삽입되어 있다.

2. 혈관색전술(embolization)

혈류의 차단을 위하여 색전물질을 도관을 통해 주입하는 시술로, 사용되는 색전물질로는 자가혈전(autologous blood clot), 젤라틴 스펀지, 에탄올, 접착제, 금속 코일 등이 있다.

1) 출혈의 치료(그림 27)

출혈의 치료에 있어 경피적 혈관색전술은 내시경 등을 통한 내과적인 치료에 실패하거나 외과적 수술 후 재발한 경우, 응급수술로 인한 위험성이 높을 때, 출혈로 인한 사망을 방지하고 환자의 상태를 호전시켜 수술을 가능하게 하거나, 때로는 출혈을 근본적으로 치료하여 출혈 장기를 최대한 보존할 수 있는 장점이 있는 치료방법이다. 모든 출혈이 중재적 시술로 치료가 가능한 것은 아니지만, 출혈부위가 확인된다면 혈관색전술로 안전하고 효과적이며 신속한 지혈이 가능하다. 색전술을 통한 지혈의 적응증이 되는 질환으로는 대량의 기관지 객혈, 위장관 출혈, 외상으로 인한 출혈, 종양파열에 의한 출혈 등이 있다.

2) 종양색전술

종양색전술은 종양의 혈액공급을 차단함으로써 허혈성 괴사를 유도하거나 수술 전 종양 크기의 감소와 수술 중 출혈 경감 등의 목적으로 이용된다. 색전물질과 항암제를 같이 주입하여 혈류차단과 함께 종양 내에 고농도의 항암제를 투여하는 방법을 화학색전술(chemoembolization)이라 한다. 주로 과혈관성(hypervascular) 종양인 간암, 신세포암, 골육종, 자궁근종 등의 치료에 이용된다.

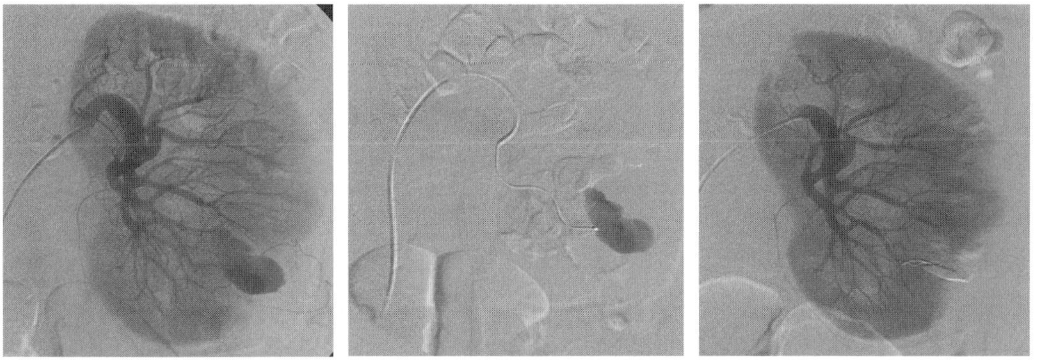

(A) (B) (C)

그림 27 (A) 신장조직 검사 후 좌측 신동맥 분지에 생긴 가성 동맥류가 보인다. (B) 미세도관으로 가성 동맥류가 생긴 혈관까지 초선택한 후 색전술을 시행하기 전에 가성 동맥류를 조영제로 확인하고 있다. (C) 금속 코일로 색전술 후 시행한 좌측 신동맥의 디지털 감산 혈관조영술로 좌측 신장에서 보이던 가성 동맥류가 더 이상 조영되고 있지 않다. 정상 신조직으로 가는 동맥은 잘 유지되어 있어 신장기능에는 거의 영향이 없다.

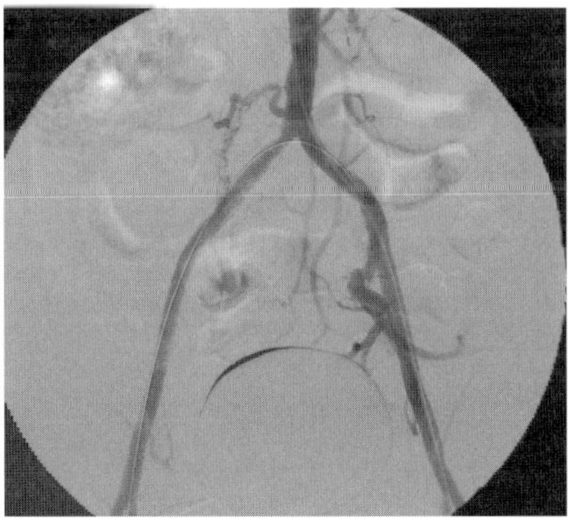

그림 28 경피적 혈관스텐트 삽입술. 그림 20의 환자로 폐쇄된 우측 총장골 동맥을 풍선 혈관성형술 후 금속 스텐트를 삽입하여 개통시켜 주었다.

3. 경피적 풍선 혈관성형술 및 경피적 혈관스텐트 삽입술(그림 28)

혈관이 막히거나 좁아졌을 때 피부를 통하여 삽입된 풍선 카테터(balloon catheter)로 혈관 벽에 인위적인 손상을 가하여 기계적으로 재개통시키는 것을 경피적 혈관성형술이라 한다. 이 시술은 외과적인 수술을 하지 않고도 혈관 협착이나 폐쇄에 의한 허혈성 증상을 없애거나 완화시켜 주고 영구

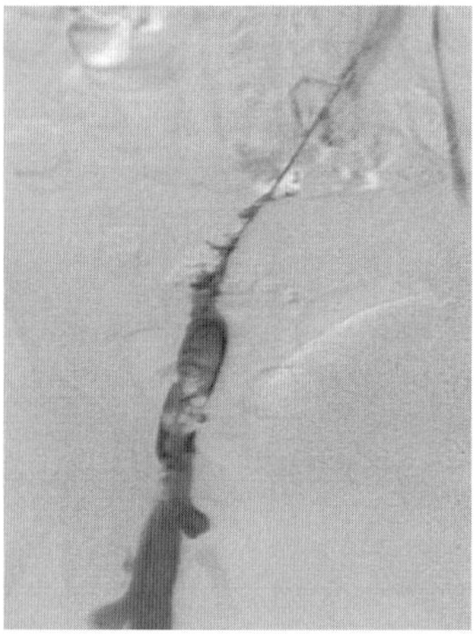

(A)

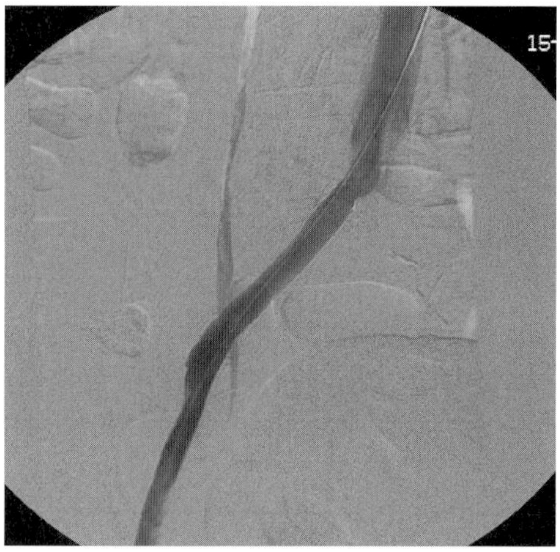

(B)

그림 29 국소 혈전용해술 및 혈관스텐트 삽입술. (A) 총대퇴동맥과 외장골동맥 내에 혈전으로 인해 조영제가 차지 않는 부분이 있고, 총장골동맥에 협착이 동반되어 있다. (B) 혈전을 다 녹인 후 장골동맥의 협착에 대하여 풍선 혈관성형술 후 금속 스텐트를 삽입하여 개통시켜 주었다.

적인 경색이 초래되는 것을 예방할 수 있는 방법으로, 수술에 비해 이환율과 사망률이 낮다. 모든 혈관 협착이나 폐쇄를 해결할 수는 없으나, 짧은 구간의 단일 협착이나 폐쇄인 경우는 외과적 동맥우회수술을 대체할 수 있을 정도의 높은 치료성적을 보인다. 그러나 병변이 길고 다발성 또는 미만성이거나 심한 석회화를 동반한 경우는 상대적으로 치료 성공률이 떨어진다. 근래에는 혈관성형술 후의 잔류 협착이나 재협착, 내막박리로 인한 치료 실패를 줄이기 위해 혈관벽을 기계적으로 지지하여 혈관의 개통을 유지시켜 주는 스텐트 삽입술이 선호되고 있다.

4. 국소 혈전용해술(그림 29)

혈전에 의하여 폐쇄된 동맥이나 정맥 혈관을 재개통시키는 방법으로, 혈전으로 차 있는 혈관에 도관을 삽입하고 혈전 용해제를 직접 주입함으로써 혈전에 고농도의 혈전 용해제가 작용케 함으로써 혈전을 녹이는 방법이다. 혈전으로 막혔던 혈관에 협착이 동반되어 있는 경우는 혈전 용해 후 혈관성형술을 함께 시행한다.

5. 경경정맥간내문맥정맥단락술

경경정맥간내문맥정맥단락술(transjugular intrahepatic portosystemic shunt)은 간문맥 고혈압 환자

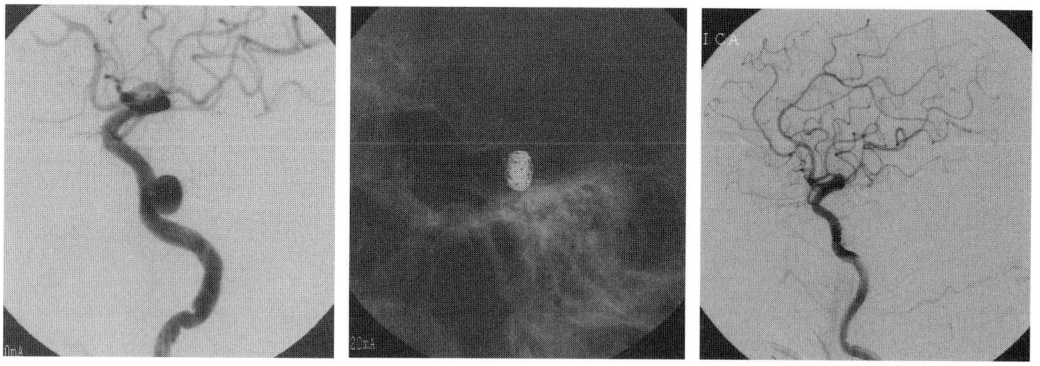

(A) (B) (C)

그림 30 뇌동맥류에 대한 분리형 코일 치료. (A) 시술 전 혈관조영술로 좌측 내경동맥에 꽈리모양의 동맥류가 있다. (B) 뇌동맥류를 미세도관으로 선택한 후 총 9개의 분리형 코일을 동맥류 내에 삽입한 사진. (C) 치료 후의 혈관촬영 사진으로 내경동맥의 동맥류는 폐색되어 조영되지 않고 있으며, 정상 뇌혈관들은 잘 유지되어 있다.

에서 발생하는 위식도 정맥류 출혈에서 내시경적 치료가 실패한 경우에 수술적 방법을 대신하여 시행되는 중재적 시술로, 풍선 카테터와 금속 스텐트를 이용하여 간 내에서 간문맥과 간정맥을 연결하는 단락을 만들어 정맥류 내의 압력을 낮추어 지혈을 유도하는 방법이다.

6. 뇌혈관 질환의 중재적 시술(그림 30)

뇌혈관성 질환의 중재적 시술은 방사선 영상의 발전과 새로운 기구의 개발로 최근 비약적인 발전을 가져왔으며, 뇌의 특성상 경우에 따라서는 돌이킬 수 없는 결과를 유발할 수 있기 때문에 고도의 숙련도가 요구되는 분야이다. 뇌종양 수술 중의 출혈을 감소시키거나 뇌동정맥 기형의 치료를 위한 색전술, 급성 뇌졸중을 유발하는 뇌동맥류와 급성 허혈성 뇌졸중의 치료, 뇌동맥 협착에 대한 혈관성형술과 스텐트 삽입술 등이 시행되고 있다.

7. 관상동맥 질환의 중재적 치료

심장내과에서 주로 시행되는 관상동맥 질환의 중재적 치료에는 풍선 혈관성형술, 죽상반 절제술, 스텐트 삽입술 등이 있다. 최근에는 약물 유리 스텐트(drug eluting stent)가 개발됨으로써 재협착 예방에 큰 발전이 이루어지고 있다.

IV. 비혈관계 중재적 시술

1. 경피적 농양 및 체액 배액술(percutaneous abscess and fluid drainage)(그림 31)

부위에 관계 없이 체내에 농양이나 액체 저류가 있을 때 초음파나 투시, CT 등의 영상유도 하에 피부를 통하여 배액관을 삽입하여 체외 배액을 하는 치료방법이다. 부분마취 하에서 안전하고 간편하

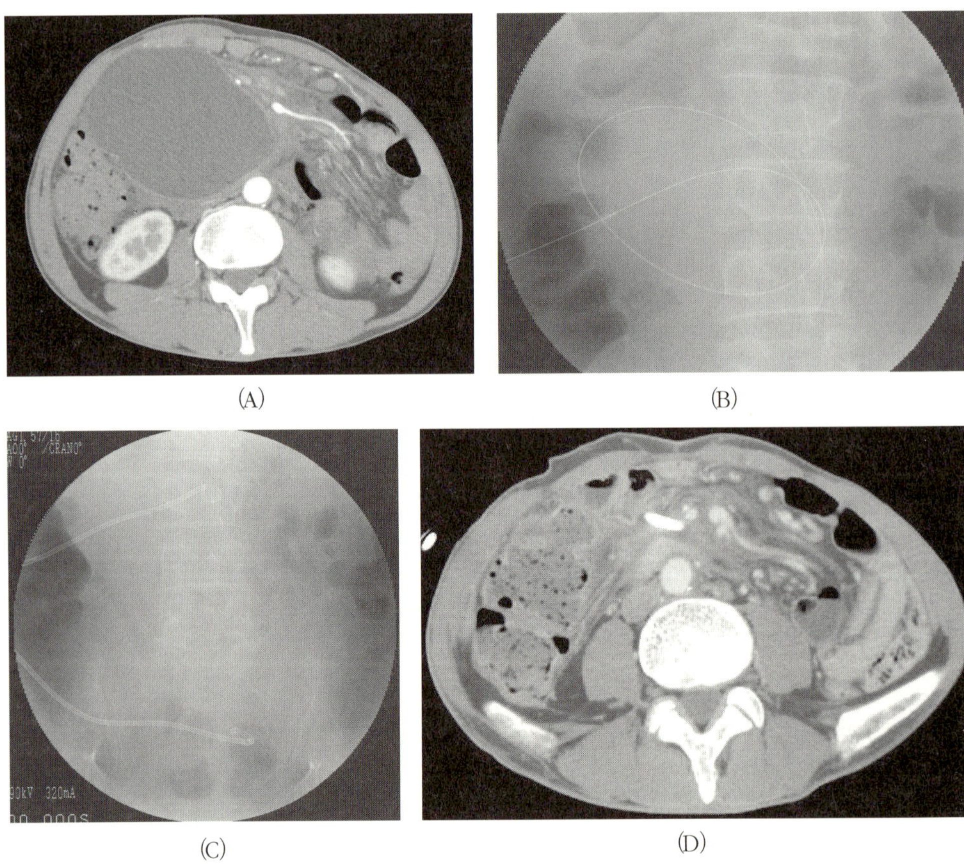

그림 31 경피적 농양 및 체액 배액술. (A) 시술 전 CT 영상으로 급성 췌장염에 합병된 커다란 가성 낭종이 복강 내에 보인다. (B) 초음파 유도 하에 낭종을 천자하여 유도철사를 가성 낭종 내에 삽입한 사진. (C) 두 개의 배액관을 유도철사를 따라 가성 낭종 내에 삽입한 후의 사진. (D) 배액관으로 배액한 후 추적검사한 CT 영상으로, 이전에 보이던 가성 낭종이 완전히 소실되어 있다.

게 시행할 수 있는 방법으로 수술을 대체할 수 있으나, 배액관을 삽입하는 데 안전한 경로가 확보되지 않으면 경피적 배액술이 어렵거나 불가능할 수 있다. 삽입하는 배액관의 굵기는 체액의 성상에 따라 달라지는데, 끈끈할수록 굵은 배액관이 필요하다.

2. 담도계의 중재적 시술(biliary intervention)

1) 경피경간담배액술(percutaneous transhepatic biliary drainage)

악성 종양이나 담석 등에 의해 담관이 막혀 담즙 저류로 인한 증상이 있을 때 이 증상의 완화를 위해 시행하며, 경피적으로 우엽 또는 좌엽의 간내 담관을 바늘로 천자한 후 유도철사를 삽입하고 경로를 넓힌 후 배액관을 담관 내에 삽입하는 시술이다(그림 32). 담즙의 배액방법에 따라 체외배액술과 체내배액술로 나눌 수 있다. 체외배액술은 배액관을 담관 폐쇄부위 상부에 위치시켜 담즙을 체외로 빼내는 것으로, 담즙 주머니를 배액관에 연결하여 항상 휴대해야 하고, 배액관이 자주 막히거나 빠지는 등의 불편함이 있다. 체내배액술은 담도 폐쇄부위에 측공이 있는 플라스틱 스텐트나 금속 스텐트를 삽입하여 담즙이 십이지장으로 배액되게 하는 방법이다.

2) 담도 내 스텐트 설치술

담즙의 체내배액술의 한 방법으로 방사선과적 및 내시경적 방법으로 시행할 수 있다. 주로 수술적 치료가 불가능한 악성 담도폐쇄 환자에서 시행하며, 담도 내 협착부위에 금속 스텐트(그림 33)를 삽입하여 십이지장으로의 자연스러운 체내 담즙배출을 유도할 수 있다. 장기간의 외부 배액관 유지와

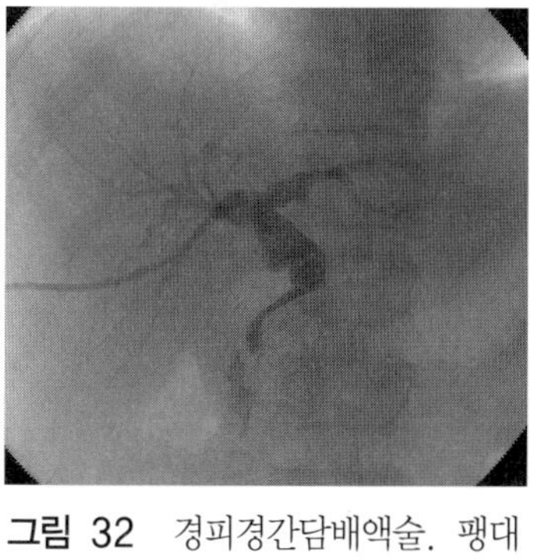

그림 32 경피경간담배액술. 팽대부 주위암으로 막힌 담도의 배액을 위하여 경피경간담배액술을 시행하였으며, 담도 조영술상 양측 간내담도와 총담관 등이 조영되고 있다.

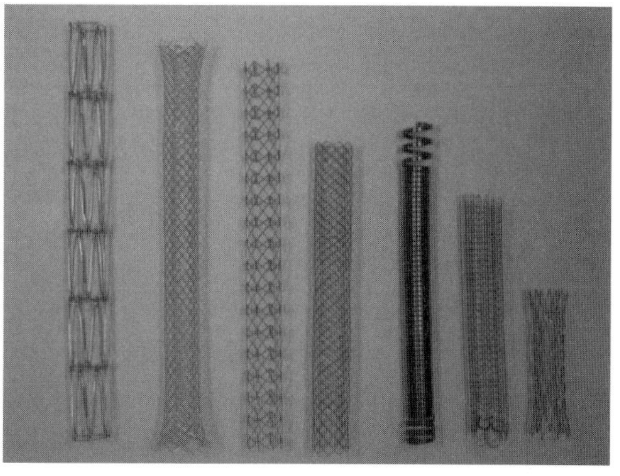

그림 33 담도 내 스텐트 설치술에 이용되는 여러 가지 스텐트

관련된 불편함이나 합병증을 피할 수 있는 장점이 있으나, 스텐트가 막히거나 스텐트 주변으로 종양이 퍼져 담도폐쇄가 재발할 경우에는 다시 담배액술이나 스텐트 삽입술을 시행해야 한다.

3) 경피적 담석 제거술

간흡충증의 이환율이 높은 우리나라에서는 담관염 및 담관협착과 관련된 담석의 발생률이 높다. 담석증은 수술이나 경구내시경을 통하여 제거할 수 있으나, 수술 후 잔류 담석이 있는 경우, 위절제술 등으로 경구내시경이 어렵거나 협조가 안 되는 환자 등에서 경피경간담배액술 경로나 수술 후 설치되어 있는 T-tube를 통해 담석 제거가 가능하다.

4) 경피적 담낭루 설치술(percutaneous cholecystostomy, percutaneous transhepatic gall bladder drainage)

급성 담낭염이 있는 환자에서 수술적 처치가 힘든 경우 증상의 완화를 위해 경피적으로 담낭에 배액관을 설치하는 임시적인 시술방법이다.

3. 위장관 협착 확장술 및 스텐트 설치술

식도의 협착에 의해 음식물의 섭취가 어려울 때에 투시 하에서 좁아진 부위에 적절한 크기의 풍선 카테터를 삽입하여 협착부위를 확장시켜 음식물 섭취를 개선시켜 줄 수 있다. 악성 종양에 의한 협착이나 폐쇄는 풍선확장술로는 효과를 기대하기 힘들어 자기팽창성이 있는 금속 스텐트를 삽입하여 충분한 내경을 확보할 수 있다. 특히 피막이 있는 스텐트(그림 34)는 기관지-식도 누공이 있을 경우에 누공을 효과적으로 막을 수 있다. 양성 협착의 경우에도 풍선확장술로 증상의 개선이 없을 때, 풍선확장술을 반복하거나 피막이 있는 금속 스텐트의 일시적 삽입을 고려할 수 있다. 위나 십이지장 종양에 의한 상부위장관의 폐쇄 증상을 개선시키기 위한 고식적 치료방법으로 중재적 또는 내시

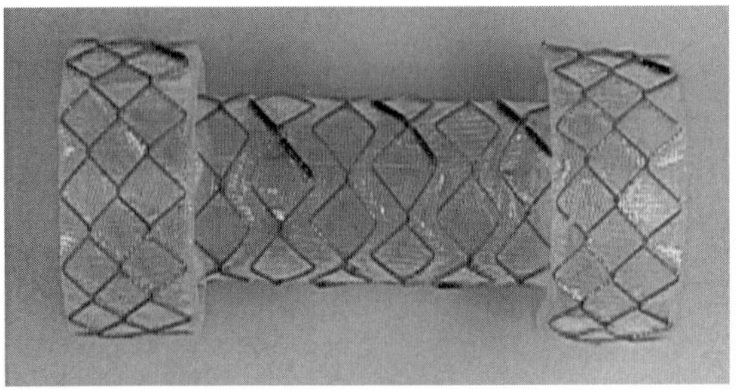

그림 34 식도와 위장관 내 스텐트 설치술에 이용되는 피복형 스텐트의 예

경적 방법을 통한 금속 스텐트 삽입술을 적용할 수 있다.

하행결장 이하의 대장이나 직장 폐쇄에 대해서도 수술에 앞서 금속 스텐트를 삽입하여 일차적인 감압을 가능하게 하여 충분한 준비를 거쳐 수술하게 함으로써 수술 결과를 향상시키고 응급수술로 인한 이환율과 사망률을 낮출 수 있으며, 수술이 불가능한 환자에 대해서도 고식적인 치료방법으로 금속 스텐트 삽입술을 시행할 수 있다.

4. 경피적 신루설치술과 요관 스텐트 설치술(그림 35)

경피적 신루설치술은 방광 상부의 요로폐쇄시 일시적인 배액과 감압을 위해 시술되어 왔으며, 근래에 들어서는 경피적 결석제거술, 요로협착에 대한 확장술, 요관 스텐트 설치술, 신우나 요관에 대한 생검 등을 위한 경로의 확보에도 이용되고 있다.

경피적 요관 스텐트 설치술은 요관협착이 있을 때 풍선 카테터를 이용한 요관확장술 후 요관 스텐트를 삽입하여 확장시 받은 손상이 회복되는 과정에서 생길 수 있는 재협착을 방지할 수 있다. 악성 원인질환에 의한 요관협착에서도 내부에 설치된 도관을 통한 자연스러운 배뇨를 유도함으로써 삶의 질을 높일 수 있다. 보통 이중 돼지꼬리형 도관을 한쪽 끝은 신우에, 다른 끝은 방광 내에 위치하게 설치하며, 경피적인 방법뿐만 아니라 방광경 하에서도 도관을 설치할 수 있다.

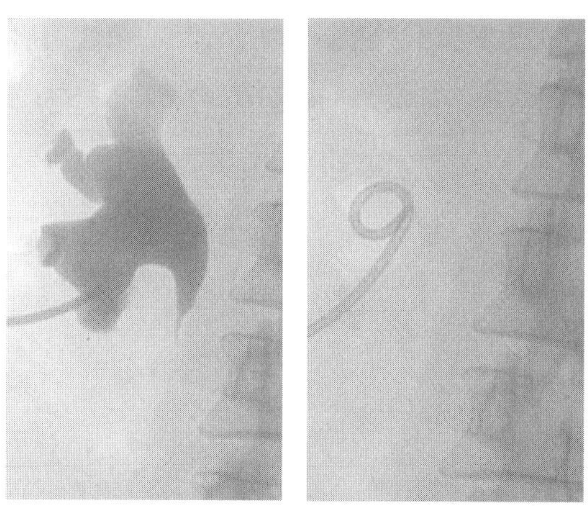

(A) (B)

그림 35 경피적 신루설치술. 상부 요로가 폐쇄되어 있으며(A), 시술 후 배액관으로 들어간 조영제가 잘 나온다(B).

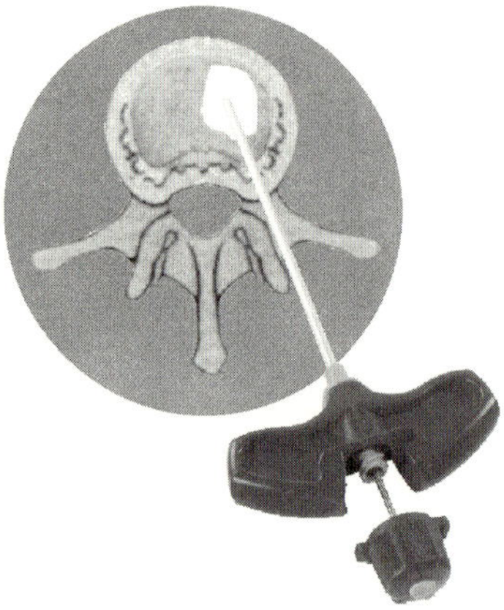

그림 36 척추성형술 모식도

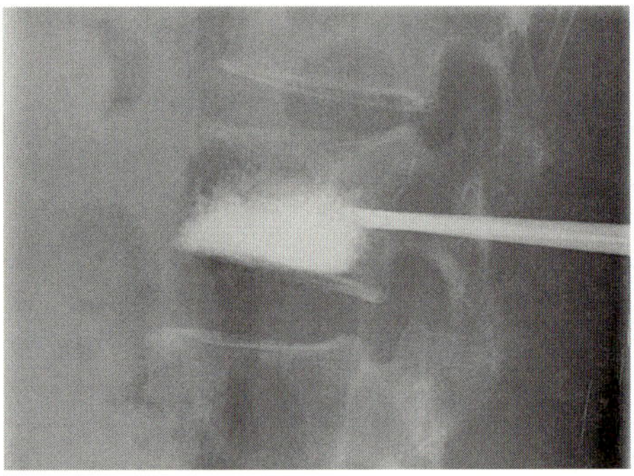

그림 37 척추성형술. 골다공증으로 골절이 생긴 척추뼈에 투시 하에서 바늘을 삽입한 후 골시멘트를 주입하고 있다.

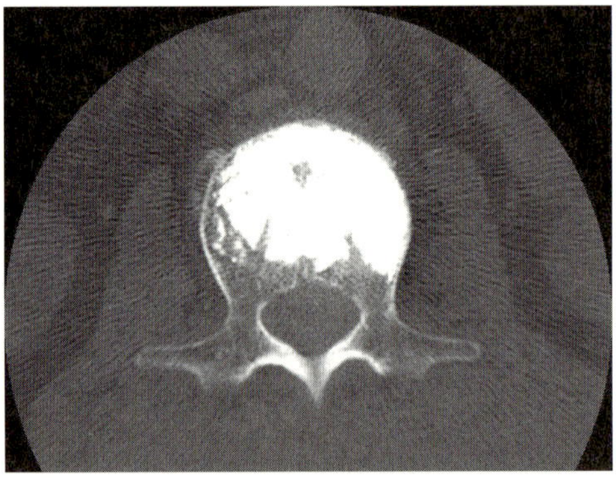

그림 38 척추성형술 후 시행한 CT 영상으로, 척추뼈 내에 골시멘트가 잘 주입되어 있으며, 주변 조직을 압박하는 등의 부작용은 보이지 않는다.

5. 척추성형술(그림 36, 37, 38)

척추성형술(vertebroplasty)은 골다공증, 종양, 외상 등에 의한 척추의 압박골절에 대한 중재적 시술로서, 투시 하에서 압박골절된 척추뼈에 바늘을 진입시킨 후 골시멘트를 주입하여 굳어진 골시멘트에 의해 지지력을 보강시켜 골절을 안정화시키고 추가붕괴를 방지하며 통증 등의 증상을 완화시킬 수 있다. 척추 내에 작은 풍선을 넣고 풍선을 팽창시켜 낮아진 척추를 높인 후에 시멘트를 주입하는 척추후만성형술(kyphoplasty)은 기존의 척추성형술에 비해 압박골절로 낮아진 척추의 높이를 회복시키는 데 효과가 있다.

6. 낭종의 경화요법

간이나 신장의 낭종은 흔한 양성 병변으로 별다른 문제를 일으키지 않는 것이 대부분이지만, 염증이나 감염이 병발하거나 크기가 커져 주변 조직에 압박증상을 초래할 수 있다. 경피적 배액술로 낭종의 액을 체외로 뽑아낼 수 있지만, 낭종의 내피세포의 분비기능이 유지되어 있다면 시간이 지난 후 원래의 크기로 되돌아올 수 있어 이전과 같은 증상을 유발할 수 있다. 이러한 낭종의 재발을 위해서는 낭종 내피세포의 파괴가 필요하며, 여러 가지 약제를 이용한 경화요법(sclerotherapy for cyst)이 개발되었다.

가장 흔히 시행되는 경화요법은 무수에탄올을 이용한 것으로, 도관을 낭종 내에 삽입하여 낭액을 모두 제거한 후 무수에탄올을 낭종 내에 주입하여 분비성 내피세포들을 파괴시켜 재발을 예방할 수 있다.

7. 종양의 경피적 치료

간암, 신장암, 폐암, 전립선 암 등의 고형성 암에 대하여 영상유도 하에 종양 조직을 선택적으로 파괴하는 방법이 개발되었다. 가장 흔히 간의 원발성 암이나 전이성 암에 대한 치료로 많이 시행되고 있으며, 에탄올 주입이나 고주파를 이용하여 종양 조직을 파괴하는 방법이 대표적이다.

종양 내에 주입된 에탄올은 탈수작용, 단백질 응고, 그리고 혈전 형성과 색전효과를 통해 종양을 파괴시키게 되는데, 시술시 에탄올이 주변의 혈관이나 담관에 유입되어 주변 간조직에 손상을 주지

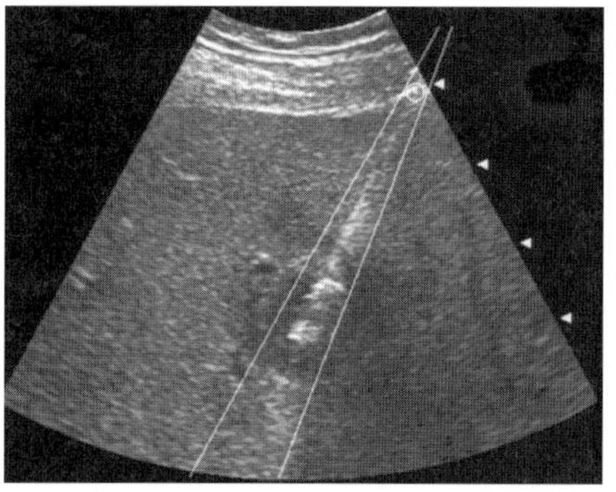

그림 39 고주파 종양 열치료술. 초음파 유도 하에 저음영의 간종양에 바늘이 삽입되어 있다. 바늘이 종양 내에 삽입되면 바늘 끝에서 고주파를 발생시켜 바늘 주위의 온도가 올라가도록 하여 열에 의해 종양이 파괴되도록 한다. 종양이 크면 바늘의 방향과 위치를 바꿔 가며 몇 차례 더 시행해야 종양 전체를 파괴시킬 수 있다.

않도록 주의가 필요하다.

고주파 열치료술(그림 39)은 특수 전극이 부착된 바늘을 영상유도 하에서 피부를 경유하여 암조직 내에 위치시킨 후 고주파 영역에서 교차하는 전류를 통하게 하여 바늘 주위에 열을 발생시켜 종양세포를 파괴하는 방법이다.

이러한 국소치료는 주변 정상조직을 최대한 보존하면서 종양세포를 선택적으로 파괴할 수 있으며, 다른 암치료법과 병행할 수 있고 반복치료가 가능하다는 장점이 있다.

3장
병리학적 검사

병리과 장미수

I. 병리학의 의미

병리학(pathology)의 문자적 의미는 질병(pathos)에 대한 연구(logos)이다. 즉 병리의학자(병리과 의사)는 질병 과정을 연구하여 환자가 겪는 증상의 이유와 원인을 설명함으로써 임상치료 및 질병 예후 확립에 기초를 제공한다. 따라서 병리학은 기초의학(basic medicinc)과 임상의학(clinical medicine)을 연결하는 주요 고리이다.

위에 언급한 '질병 과정 연구'를 좀더 자세히 말하자면, 질병 과정의 네 가지 핵심, 즉 원인(etiology), 병리기전(Pathogenesis), 구조적 변화(morphologic changes) 및 구조적 변화로 인한 기능적 결과(clinical significance)를 연구하는 것으로, 이를 우리 몸을 구성하는 분자(molecule), 세포(cell), 조직(tissue) 및 기관(organ) 차원에서 연구하는 것이다.

II. 병리학 검사 및 진단

17세기에 생물체 관찰에 현미경이 필수도구로 등장하고, 18세기에는 조직병리학, 19세기에는 세포병리학이 비롯된 이래, 병리학의 기초의학 지식을 임상의학(병원 현장에서 환자를 직접 치료하는 의학)에 적용할 수 있도록 많은 검사법이 개발되었으며, 오늘날에도 첨단의학적 연구성과를 환자에 적용할 수 있는 최신 검사법을 확립코자 하는 노력이 지속되고 있다. 현대의학에서 병원에서의 병리학적 검사는 질병의 진단, 치료 및 예후 확립에 필수적인 검사법 중의 하나이다.

즉 임상의가 환자로부터 조직 및 세포를 채취하여 병리과로 보내면(때로는 병리과 의사가 직접 가는 침을 이용하여 환자의 병소에서 세포 또는 조직을 채취함), 병리과 의사는 이를 현미경으로 관찰하여 최종 진단 및 치료, 예후 관련 소견을 보고서로 작성하여 임상의에게 발송한다.

병리학적 검사는 크게 여섯 부분으로 나눌 수 있는데, 조직병리학 검사, 세포병리학 검사, 전자현미경 검사, 면역조직화학 검사, 면역형광 검사 및 분자병리학 검사 등이 그것이다. 이 중 후자의 네 가지 검사법은 병리과 의사가 추가적으로 필요하다고 판단한 경우에 시행되며, 특히 분자병리학 검사는 최첨단 의학적 지견을 접목한 고도의 전문 검사로서, polymerase chain reaction(결핵균, *Helicobacter pylori*균 검사 등), RNA *in situ* hybridization(Epstein-Barr virus 검출 등), fluorescence in situ hybridization(gene amplification, deletion, ploidy 검사 등), gene mutation 검사(EGFR gene, c-kit gene 등), DNA chip을 이용한 human papilloma virus 검사 등을 병원 병리과에서 시행하고 있다.

여기에서는 임상의가 병리과 의사에게 의뢰하는 고전적 병리학 검사법인 조직병리학 검사와 세포병리학 검사에 대해서만 간략히 살펴보겠다.

1. 조직병리학 검사 및 진단

임상의가 채취한 환자의 조직 검체를 병리과로 보내면 병리과 의사는 이를 현미경으로 관찰하여 환자의 질병에 대한 진단, 치료, 예후 관련 소견을 '조직병리학 진단보고서'에 요약하여 검사를 의뢰한 임상의에게 발송한다.

1) 조직표본의 제작

환자의 조직 검체를 현미경으로 자세히 관찰하기 위해서는 다양한 크기와 형태로 채취되어 병리과로 온 조직을 현미경 검경에 적합하도록 조직표본으로 제작해야 한다. 조직표본 제작 과정을 간단히 살펴보면 다음과 같다.

⑴ 육안 검색, 절취 및 조직의 고정

병리과 육안 표본 검색실에서 병리과 의사가 표본을 육안 검색하고 절취(gross cutting)하여 조직을 작게 자르고(통상 우표크기 면적 × 0.4cm 미만 두께), 이 조직을 특정 화학용액 속에 넣어 조직이 부패되지 않는 영구적 고정상태로 만든다.

⑵ 자동조직처리기에서 화학적 처리 후 포매, 박절, 염색, 봉입

고정된 조직을 병리과 표본 제작실로 보내면, 조직병리사는 고정된 조직이 여러 가지 화학용액을 거치게 하는데, 이는 자동조직처리기(tissue processor)에서 이루어지며, 보통 overnight 기간이 소요되고, 익일 아침에 파라핀(특수한 양초 재질)으로 된 작은 직육면체 블록 안에 환자의 조직을 영구적으로 심고(포매, embedding), 이 파라핀에 심은 조직을 특수한 조직절편기(microtome)로 2~4μm 두께로 깎아서(박절) 유리 슬라이드 위에 붙인 후, 염색(현미경 검경에 적합하도록 설계된 특수한 염색)을 하고, 이 위에 얇은 투명판을 덮어 완전 밀착시키는 봉입 과정을 거쳐서, 비로소 환자의 조직은 현미경 검경에 적합한 상태로 완성된다.

2) 조직병리학 검사의 판독 및 진단

제작된 유리 슬라이드를 병리과 판독실로 보내면, 현미경 위에 놓고 병리과 의사가 자세히 관찰하여 환자 질병에 대한 진단, 치료, 예후에 대한 정보를 제공하게 된다.

조직병리학 진단보고서 발송까지 소요 시일

제1일: 병리과 접수, 육안 검색 및 절취
제2일: 조직 고정(절취가 불필요한 작은 생검조직의 경우 이 과정이 생략됨)
제2일 저녁~제3일 오전: 자동조직처리기
제3일 오전: 포매
제3일 정오~제3일 오후: 박절, 슬라이드 건조, 염색, 봉입
제3일 오후: 슬라이드 판독(진단)

조직병리학 검사의 진단은 염색된 유리 슬라이드를 병리과 의사가 현미경으로 관찰하면서 이루어진다. 대부분의 경우는 이 단계에서 판독이 끝나게 되지만, 여기까지의 과정으로 진단이 어려운 경우 추가박절 및 다음과 같은 추가검사를 시행하며, 이에 1~2일이 추가로 소요된다.

조직병리학 추가검사 및 진단

① 특수염색: 조직 안에 있는 특정한 물질, 성분 또는 미생물에 다르게 염색되는 염료를 이용한다.
② 면역조직화학염색: 세포의 종류마다 세포의 표면이나 세포질, 핵에 표현되는 여러 가지 단백질이 있는데, 이 단백질을 인지하는 항체를 이용하여 종양 또는 병변을 이루고 있는 세포의 성질을 알아보는 검사이다.
③ 분자병리학 검사(앞의 II. 병리학 검사 참조)
④ 전자현미경 검사: 세포를 크게 확대하여 세포 내의 소기관이나 구조물을 관찰하는 검사이다. 세포의 종류, 기원에 따라 차이가 있기 때문에 종양에서 종양세포의 기원 또는 분화를 판단하는 데 도움을 줄 수 있으며, 각종 내과적 신장질환, 피부질환에서 세포형태의 변화를 알아보는 데 이용한다.
⑤ 면역형광검사: 세포 안의 특정 단백질에 대한 항체에 형광물질을 붙여서 그 단백질이 있는지를 관찰하는 것으로, 신장질환 및 피부질환에서 주로 이용한다.

3) 조직병리학 검사의 검체

(1) 생검 검체

임상의가 내시경을 이용하거나 산부인과 내진을 통해서, 또는 진단방사선학 장비(컴퓨터전산단층촬영, 초음파 등)를 이용하여 병소에서 채취한 아주 작은 조직 조각을 뜻한다.

(2) 수술 검체

외과 의사가 외과적으로 적출한 장기 또는 큰 조직 덩어리를 뜻한다. 수술 검체에 대한 조직병리학 검사의 목적은 수술 전 진단(즉 임상진단 또는 생검 검체에 대한 진단)의 확진, 병소의 정확한 성상 파악, 즉 종양의 양성과 악성(암) 판별, 병소의 범위 및 완전절제의 성공 여부 등 치료 확진 및 예후 측정에 필요한 정보를 제공하는 것이다.

(3) 동결절편 검체

수술 과정 중에 외과 의사가 병소 일부에서 채취한 검체를 뜻한다. 병리과 의사는 신속(10~15분), 정확한 진단을 외과 의사에게 알려 줌으로써, 외과 의사는 수술 중에 병소의 악성 판별 및 절제범위 확정을 하면서 수술을 진행하게 된다.

따라서 앞서 설명한 통상적 조직표본 제작 과정을 거치지 않고 특수한 조직냉동박절기(cryotome)에서 −25°C에서 5~10분간 얼린 조직을 박절한 후 바로 염색하여 판독함으로써 조직 접수 후 10~15분에 진단을 줄 수 있다.

그러나 단점으로는 첫째, 조직병리학 진단이 다소 어려울 수 있는바, 조직냉동 자체로 인한 인공산물이 생기고, 냉동조직 박절이므로 파라핀 블록 박절보다 다소 거칠어진다. 둘째, 조직의 영구보존을 위해 동결절편 진단 후에 조직을 녹여서 특수 화학용액에 고정시키고 다시 통상적인 조직표본 제작 과정을 거치는데, 이때 조직 양의 손실이 불가피하다.

2. 세포병리학 검사 및 진단

세포병리학 검사 및 진단은 세포를 대상으로 한 진단방법으로 악성 종양(암)의 조기진단에 필수적인 검사이다. 세포병리학 검사의 검체로는 병소에서 자연탈락한 검체, 직접 긁어낸 검체, 또는 가는 침으로 병소를 찔러서 얻어낸 검체 등이 있다. 이러한 검체를 유리 슬라이드에 얇게 펴서 도말하고 특수한 염색 과정을 거쳐서 제작한 표본을 병리과 판독실로 보내면 병리과 의사가 현미경으로 관찰하여 진단하게 된다.

세포병리학적 검사는 채취하는 방법에 따라서 세 종류로 나눌 수 있다.

1) 탈락 세포(병리)학(exofoliative cytology) 검사

탈락 세포병리학 검사물은 다음과 같은 장기에서 얻는다.

① 상피의 표면: 자궁내막 및 경관, 질, 피부, 요로, 비인후두, 구강, 식도

② 선상피의 분비: 유방, 췌관, 담도, 위장관, 기관, 기관지

③ 삼출액(exudate)과 여출액(transudate): 늑막강, 복막강, 심낭, 뇌척수액

신체를 구성하는 조직에서 늙거나 병든 세포, 특히 암세포는 잘 탈락한다. 신체의 외표나 점막의 표면을 덮고 있는 상피세포는 끊임없이 탈락하고, 새롭게 발생한 세포들이 탈락한 세포의 자리를 메꾸어 조직을 구성하는 세포의 수를 일정하게 유지하는데, 조직의 기능과 신진대사의 활성에 따라 세포의 탈락 속도와 탈락 정도가 다르다.

자연적으로 탈락한 세포 검사물의 대표적인 예가 자궁경부와 질의 표면에서 채취한 도말이다. 흉강과 복강의 유출액(effusion) 내에 부유하는 중피세포(mesothelial cell) 그리고 호흡기도에서 객담내로 배출되는 세포들이 모두 자연적으로 탈락한 세포학적 검사물이다. 체강의 유출액은 적절한 영양분을 함유하여 여기에 탈락한 세포들은 상당 기간 생존할 수 있지만, 어떤 검사물(예: 위 분비물, 소변)은 부적합한 환경과 적절한 영양소의 결핍으로 인하여 탈락한 세포들이 어느 정도 이차적인 변화(변성과 괴사)를 일으킨다. 그래서 탈락 세포학적 검사물은 채취 즉시 적절하게 고정되고 이차적 변화를 막아야 현미경적 판독이 정확하게 이루어진다.

2) 찰과 세포(병리)학(abrasive cytology) 검사

찰과 세포병리학 검사물을 얻을 수 있는 장기는 다음과 같다.

① 찰과에 의한 채취: 자궁경부, 자궁내막, 질, 피부, 구강, 식도, 각막

② 솔질에 의한 채취: 기관지, 식도, 위장관, 요로

③ 세척에 의한 채취: 기관지, 자궁내막, 위장관, 요로, 복강, 흉강

장기의 표면에서 인위적으로 탈락시킨 세포를 세포학적 검사물로 이용하려는 시도가 활발하게 전개되고 있다. 점막이나 병소의 표면을 긁거나(찰과, scraping) 솔질(brushing) 또는 세척(washing)하여 병소의 표면에서 얻은 세포를 세포학적 검사물로 이용한다. 이는 광의의 탈락 세포병리학 검사에 속한다. 다만, 그 검사물의 채취방법이 탈락 세포병리학 검사와 다를 뿐이다. 자궁경관, 자궁내막, 기관지, 위장관, 식도 등의 점막 표면에서 검사물을 흔히 이런 방법으로 채취한다. 특히 각종 내시경(가요성 내시경, flexible endoscope)의 발달로 폐장, 위장관 및 요로의 점막을 직접 관찰하면서 검사물을 채취할 수 있는 수기가 발달하였다.

이 검사법의 장점은 검사하고자 하는 병변에서 직접 검사물을 채취하기 때문에 병적 세포들의 수가 풍부하고, 자연적으로 탈락한 세포에 비하여 세포의 구조가 잘 보존되어 있다는 점이다.

3) 흡인 세포(병리)학(aspiration cytology) 검사

흡인 세포병리학 검사가 주로 이루어지는 장기는 다음과 같다.

① 표재성 장기: 경부 및 표재성 림프절, 갑상선, 타액선, 유방, 피하 및 연부조직(그 외에도 손으로 촉지되는 모든 종괴)

② 심부 장기: 흉강 내 장기(폐, 종격동), 복강 내 장기(간, 담낭, 비장, 장간막 및 연부조직), 복막후강 장기(신장, 췌장, 부신, 림프절, 기타 연부조직), 골반강 장기(난소, 전립선, 연부조직)

가는 바늘(보통 22~23guage)을 부착한 주사기를 병소(lesion) 내에 삽입한 후 음압 하에서 흡인하면 병소의 세포들이 가는 바늘 내로 빨려들어 온다. 자연적으로 탈락하지 않거나, 인위적으로 탈락시킬 수 없는 부위, 신체 외부와 교통이 없는 장기에 병소가 깊숙이 있을 때 이 방법으로 세포병리학 검사물을 얻을 수 있다. 검사물을 채취하기 위하여 가는 바늘(fine needle, thin needle)을 사용하기 때문에 이 검사를 세침흡인 세포병리학 검사(fine needle aspiration cytology)라고 한다.

과거 30년 동안 흡인 세포학적 검사 건수가 다른 세포학적 검사 건수에 비하여 엄청나게 증가하고 있다. 즉 표재성 병소에 대해서는 병리과 의사가 직접 육안으로 병소를 검색하면서 세침흡인 천자를 실시함으로써 더욱 확실한 세포병리학 검사 진단을 내릴 수 있다. 또한 최신 영상진단 기재(imaging diagnostic techniques)의 유도로 진단방사선과 의사가 심부 장기의 병소에서 정확하게 검사물을 흡인 채취하는 수기가 보편화되고, 이를 표본으로 제작하여 병리과 의사가 판독 · 진단하고 있다.

이렇게 흡인된 세포들은 개별 세포로 떨어져서 도말될 수도 있지만, 흔히 집단(조직편)으로 도말되어 세포 상호간의 관계를 유지하며 조직표본에서 관찰되는 세포의 모양과 짜임새를 닮게 된다. 따라서 흡인 세포병리학 검사 표본의 판독에는 병리조직학적 지식이 필수적이며, 이 검사법은 탈락 세포병리학 검사와 조직병리학 검사의 중간적인 분야라고 할 수 있다.

참고문헌

김용일, 이재택, 김수성, 박기화, 이진숙, 장순철(1994). 『병리조직검사학』. 고문사.

이중달, 김종열(1999). 『진단세포병리학』. 대학서림.

제갈승주, 민병운, 김성인, 이명환, 임형선, 장병수, 곽성규, 심재환, 김태전, 김흥두, 신용칠, 김

극성(1998). 『조직검사학』 제3판. 고려의학.

Kumar V, Abbas AK, Fausto N eds(2005). *Robbins and Cotran Pathologic Basis of Disease*. 7th ed. Elsevier Saunders, Philadelphia, Pensylvania, USA.

Ramzy I(2001). *Clinical Cytopathology and Aspiration Biopsy*. 2nd ed. McGraw-Hill Medical Publishing Division, New York, USA.

Rosai J(2004). *Rosai and Ackerman's Surgical Pathology*. 9th ed. Mosby, New York, USA.

Wied GL, Keelber CM, Koss LG, Patten SF, Rosenthal DL(1992). Compendium on diagnostic cytology. 7th ed. *Tutorials of Cytology*. Chicago, Illinois, USA.

찾아보기

ㄴ

ㄷ

ㄹ

ㅁ

ㅂ

ㅇ

ㅈ

ㅊ

ㅋ

ㅌ

ㅍ

ㅎ

ABSTRACT

WELL-BEING MEDICINE

Edited by Hee Soon Chung

Recently, 'well-being' has become a hot issue for people who want to live a more healthy existence, both physically and psychologically. This book is written by medical doctors for readers who are greatly interested in 'well-being' as well as students in 'well-being medicine' courses. Topics associated with general health care such as risk factors for diseases, diet, and exercise are introduced in the first part. Next, symptoms, diagnostic procedures, and treatment of various major diseases are considered. Interventional radiology, introduction to emergency medicine, alternative medicine, and laboratory/radiographic tests are covered in last part of this book. The contents of this book are certain to be helpful to readers to live a better, well-being life.

발간사

오늘의 대학은 문명사적 대전환의 와중에서 진리탐구와 인력양성이라는 두 가지 과제를 수행해야 한다. 급변하는 현대사회에서 진리의 본질을 찾기 위한 연구와 사회의 개선을 위한 교육은 서로 밀접히 연관되어 있다. 이를 통해 대학은 지역, 국가, 인류 사회의 발전에 봉사하고 공헌한다.

서울대학교는 세계화 시대에 다양한 문화와 가치를 이해하고, 더불어 사는 공동체를 위한 덕목과 윤리를 갖추고, 세계 수준의 전문가로서 전공지식을 배우고, 그리고 현실사회의 문제 해결을 위한 비판적 사고와 분석 능력을 길러 주는 것을 주요한 교육목표로 설정하고 있다.

이를 위해 현대사회의 다양한 주제와 쟁점들에 대한 교양교재의 개발은 필수적이다. 서울대학교는 '학문의 기초', '핵심교양', '일반교양'을 기초교육의 중심 분야로 설정하고 있다. 이 세 분야에 걸친 교양교재의 발간이 비단 서울대학교 학생들뿐만 아니라 우리 사회 젊은이들의 지적 양식의 보고로서 학문적 · 실천적 안목과 지평을 높일 수 있는 계기가 되기를 기대한다.

서울대학교 기초교육원장

집필진(가나다순)

강승백 서울대학교 보라매병원 정형외과
김대열 서울대학교 보라매병원 재활의학과
김덕겸 서울대학교 보라매병원 내과(호흡기)
김명국 서울대학교 보라매병원 성형외과
김명아 서울대학교 보라매병원 내과(순환기)
김병관 서울대학교 보라매병원 내과(소화기)
김병수 서울대학교 보라매병원 내과(혈액종양)
김상완 서울대학교 보라매병원 내과(내분비)
김상현 서울대학교 보라매병원 내과(순환기)
김재현 서울대학교 보라매병원 내과(내분비)
김지원 서울대학교 보라매병원 내과(소화기)
김희선 서울대학교 보라매병원 치과
노은연 서울대학교 보라매병원 진단검사의학과
문민경 서울대학교 보라매병원 내과(내분비)
문병희 서울대학교 보라매병원 신경과
문상은 문상은 피부과
민성원 서울대학교 보라매병원 마취통증의학과
박민현 서울대학교 보라매병원 이비인후과
박상원 단국대학교병원 내과(감염)
서제덕 서울대학교 보라매병원 치과
성창규 서울대학교 보라매병원 영상의학과
손영제 서울대학교 보라매병원 신경외과
손환철 서울대학교 보라매병원 비뇨기과
신 수 서울대학교 보라매병원 진단검사의학과
심성은 서울대학교 보라매병원 마취통증의학과
심혜영 서울대학교 보라매병원 치과
양희진 서울대학교 보라매병원 신경외과
오윤규 서울대학교 보라매병원 내과(신장)
유은영 서울대학교 보라매병원 응급의학과
유주화 서울대학교 보라매병원 간호과
원종현 서울대학교 보라매병원 피부과
윤강섭 서울대학교 보라매병원 정형외과
윤영주 해마한의원
윤종현 서울대학교 보라매병원 진단검사의학과
이국래 서울대학교 보라매병원 내과(소화기)
이시욱 서울대학교 보라매병원 재활의학과
이재협 서울대학교 보라매병원 정형외과
이정상 서울대학교 보라매병원 흉부외과
이준영 서울대학교 보라매병원 신경정신과
이지호 서울대학교 보라매병원 정형외과
임춘수 서울대학교 보라매병원 내과(신장)
장미수 서울대학교 보라매병원 병리과
전혜원 서울대학교 보라매병원 산부인과
정다운 서울대학교 보라매병원 치과
정병창 서울대학교 보라매병원 비뇨기과
정용진 서울대학교 보라매병원 내과(소화기)
정일혁 서울대학교 보라매병원 치과
정중기 서울대학교 보라매병원 외과
정지봉 서울대학교 보라매병원 내과(소화기)
정 현 서울대학교 보라매병원 비뇨기과
정호경 서울대학교 보라매병원 안과
정희순 서울대학교 보라매병원 내과(호흡기)
정희연 서울대학교 보라매병원 신경정신과
조소연 서울대학교 보라매병원 피부과
조주희 서울대학교 보라매병원 내과(순환기)
조진환 서울대학교 보라매병원 신경과
진홍률 서울대학교 보라매병원 이비인후과
최인실 서울대학교 보라매병원 내과(혈액종양)
최지은 서울대학교 보라매병원 소아과
한대희 서울대학교 보라매병원 영상의학과
한성구 서울대학교병원 내과(호흡기)
한영근 서울대학교 보라매병원 안과
허승철 서울대학교 보라매병원 외과
홍성룡 서울대학교병원 이비인후과
홍윤호 서울대학교 보라매병원 신경과

기초교양교육 시리즈 8

증보판

참살이 의학

저자 정희순 외

2007년 2월 25일 초 판 제1쇄 발행
2009년 4월 30일 증보판 제1쇄 발행

발행인 이장무
발행처 서울대학교출판부
151-742 서울 관악구 관악로 56-1
마케팅과 02-889-4424, 02-880-7995
Fax 02-888-4148
E-mail snubook@snu.ac.kr
Home-page http://www.snupress.com
출판등록 제15-3호

ISBN 978-89-521-1033-6 94510
978-89-521-1018-3(세트)

값 47,000 원

기초교양교육 시리즈

01 한 단계 높은 러시아어 | 박송소 · 니나 바스고

02 중급한문 | 서울대학교 중어중문학과 편

03 사회과학 글쓰기 | 정병기

04 민주주의와 권위 | 박효종

05 과학고전선집 | 홍성욱

06 시장경제와 법 | 권오승

07 차이를 넘어 공존으로 | 서울대학교 서어서문학과 편

08 참살이 의학 | 정희순 외

09 프리즘 | 박민아 · 김영식 공편

10 현대 교육의 이해 | 나일주

11 독일 명작의 이해 | 이재원 · 임홍배 · 전영애 · 황승환

12 세상 읽기와 세상 만들기 | 김광억 편

13 스페인어 화화작문 | 신자영 · 김은경 · 조은영 · Claudia Macías